HANDBUCH DER MEDIZINISCHEN RADIOLOGIE

ENCYCLOPEDIA OF MEDICAL RADIOLOGY

HERAUSGEGEBEN VON · EDITED BY

L. DIETHELM   O. OLSSON   F. STRNAD
MAINZ   LUND   FRANKFURT/M.

H. VIETEN   A. ZUPPINGER
DÜSSELDORF   BERN

BAND/VOLUME XVI
TEIL/PART 1

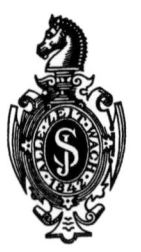

SPRINGER-VERLAG   BERLIN · HEIDELBERG · NEW YORK · 1970

ALLGEMEINE STRAHLEN-THERAPEUTISCHE METHODIK
(THERAPIE MIT RÖNTGENSTRAHLEN)
TEIL 1

METHODS AND PROCEDURES OF RADIATION THERAPY
(THERAPY WITH X-RAYS)
PART 1

VON · BY

G. BARTH · G. FLETCHER · W. GAHLEN · S. KALLERT
W. KERN · R. LOEVINGER · G. J. VAN DER PLAATS · D. RINGLEB
K. ROEDEL · W. TESCHENDORF · H. VIETEN · F. WACHSMANN

REDIGIERT VON · EDITED BY

H. VIETEN   F. WACHSMANN
DÜSSELDORF   MÜNCHEN

MIT 447 ABBILDUNGEN
WITH 447 FIGURES

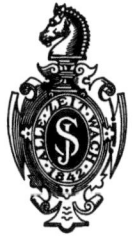

SPRINGER-VERLAG   BERLIN · HEIDELBERG · NEW YORK · 1970

ISBN-13: 978-3-642-95152-7   e-ISBN-13: 978-3-642-95151-0
DOI: 10.1007/978-3-642-95151-0

© by Springer-Verlag Berlin · Heidelberg 1970. Library of Congress Catalog Card Number 68—26461.
Softcover reprint of the hardcover 1st edition 1970
        — Die Wiedergabe von Gebrauchsnamen, Handelsnamen, Warenbezeichnungen usw. in diesem Werk berechtigt auch ohne besondere Kennzeichnung nicht zu der Annahme, daß solche Namen im Sinne der Warenzeichen- und Markenschutz-Gesetzgebung als frei zu betrachten wären und daher von jedermann benutzt werden dürften.

Titel-Nr. 5857

Vorwort

In den letzten 20—30 Jahren hat sich in der Strahlentherapie manches geändert. Ihre Möglichkeiten wurden durch die ultraharten Strahlungen von Beschleunigern und den Strahlungen von künstlich radioaktiven Stoffen, wie Kobalt-60, dann aber auch durch die Anwendung offener Radionuklide erheblich erweitert. Das hat natürlich auch zu manchen Änderungen der klassischen Methoden der percutanen Strahlentherapie mit Röntgenstrahlen geführt. Ganz neue Applikationsformen sind, namentlich im Rahmen der Nuclearmedizin, hinzugekommen.

In den Grundlagen jeder Strahlentherapie sind einerseits Physik und Technik sowie Biologie, medizinisches Grundwissen und klinische Erfahrung und andererseits Theorie und Empirie in sehr komplexer Weise miteinander verknüpft. Aus diesem Zusammenwirken haben sich die allgemeinen Methoden der Strahlentherapie entwickelt. Ihrer Besprechung ist Band XVI dieses Handbuches gewidmet, während die speziellen physikalisch-technischen und strahlenbiologischen Probleme in den Bänden I bzw. II dargelegt sind und die Bände XVII—XIX die spezielle Strahlentherapie und damit auch die vorwiegend klinischen Fragen behandeln.

Für die Abhandlung der einzelnen Methoden der Strahlenapplikation konnten Autoren gewonnen werden, die jeweils über besondere Erfahrungen auf dem zu besprechenden Gebiet verfügen und von denen einige sogar die Grundlagen der betreffenden Methode geschaffen haben. Zur Begründung solcher Verfahren müssen natürlich auch grundsätzliche Fragen angeschnitten werden.

Jede Methode dient einem ganz bestimmten Zweck, der seinerseits die Voraussetzungen für das strahlentherapeutische Vorgehen bestimmt.

Es ist durch die Kompliziertheit des Zusammenwirkens physikalischer, biologischer und medizinischer Tatbestände bedingt, daß verschiedene Voraussetzungen mitunter auch zu scheinbar widersprüchlichen Folgerungen führen können. Es darf z.B. nicht verwundern, daß für die Methode der Kontaktbestrahlung die einzeitige Applikation der Gesamtdosis befürwortet wird, während bei anderen Methoden die zeitliche Verzettelung der Dosis die Regel ist. Die ideale Konzentration der Dosis im Herd und die klinische Unkompliziertheit der meisten mit der Kontaktbestrahlung behandelten lokalisierten Prozesse machen die in der Tiefentherapie sonst unentbehrliche Ausnützung des Zeitfaktors hier tatsächlich überflüssig.

Jede Methode also muß für sich als Ganzes betrachtet werden. Es ist nicht oder zumindest ohne äußerste Kritik nicht statthaft, einzelne Faktoren, z.B. die zeitliche Verabreichungsart einer Dosis, von einer Methode in eine andere zu übertragen. Wenn man dies berücksichtigt, entstehen keine Widersprüche, oder sie werden dort, wo solche auftreten, verständlich.

Die Gliederung des Stoffes nach Methoden macht gewisse Wiederholungen in den einzelnen Kapiteln unumgänglich. Im Interesse der leichteren Lesbarkeit und der Abgeschlossenheit der einzelnen Beiträge mußten sie in Kauf genommen werden.

Die Schilderung der allgemeinen strahlentherapeutischen Methodik erfordert einen so großen Raum, daß ein Band zu umfangreich geworden wäre. Deshalb mußte auch Band XVI des Handbuches unterteilt werden. Der hiermit vorliegende Teilband XVI/1 behandelt die Grundlagen und die klassischen Methoden der percutanen Therapie mit Röntgenstrahlen einschließlich der dazu gehörenden Dosimetrie, während dem bald folgenden Teilband XVI/2 die Therapie mit Corpuscularstrahlen, die Sonderformen der Therapie mit offenen und umschlossenen Radionukliden sowie einige besondere Methoden und Spezialfragen vorbehalten bleiben.

Allen Autoren dieses Bandes gebührt unser besonderer Dank.

Düsseldorf/München, Januar 1969

H. VIETEN u. F. WACHSMANN

Preface

Over the last 20—30 years much has changed in radiation therapy. Its potential has been vastly extended thanks to ultrahard radiation from accelerators and the use of artificial radioactive isotopes, such as cobalt 60, also by the application of open radio-nuclides. Naturally this has brought about a great many changes in the classical methods of percutaneous X-ray therapy. New types of application have also been devised, notably with the advent of nuclear medicine.

The basic principles of radiation therapy arise from a highly complex interaction between physics, technology, biology, fundamental medical knowledge and clinical experience on the one hand, and theory and empiricism on the other. The general methods of radiation therapy have grown out of this interaction of disciplines. Volume XVI/1 of this Encyclopedia discusses this development, as distinct from Volumes I and II, which deal with the specialized physical, technological and biological problems of radiology, and Volumes XVII to XIX, which are devoted to specialized radiation therapy and hence to predominantly clinical aspects.

We were fortunate in being able to recruit authors with special experience in the methods of radiation therapy about which they write, some of whom even helped to create the methods they describe. It is, of course, impossible to explain the procedures involved without going into fundamental questions.

Each method is devised for a definite purpose which itself predetermines the conditions for the radiotherapeutic approach.

The interplay of the physical, biological and medical factors is so complex that different requirements sometimes lead to seemingly contradictory conclusions. It should be no surprise, for instance, to find that in contact radiation a once-for-all application of the total dose is recommended, while other methods commonly require the dose to be staggered. The facts that the dose is ideally concentrated on the focus and that most of the local processes treated by contact radiation run an uncomplicated clinical course make it superfluous to adopt the careful timing which is indispensable in most deep-ray therapy.

Each method must be considered on its merits. It is inadvisable, at least without the most careful scrutiny, to translate single factors, such as periodic administration of the dose, from one method to another. If this is borne in mind, the contradictions either vanish completely or become comprehensible.

A certain repetition of material is unavoidable because of its arrangement under the various methods. However, this drawback was judged acceptable in the interest of readability and the completeness of the separate chapters.

A full presentation of the entire range of methods used in radiation therapy demands so much space that a single volume would have been too bulky. So Volume XVI has also been divided. The present sub-volume, XVI/1, describes the fundamentals and classical methods of percutaneous X-ray therapy, including the relevant dosimetry; sub-volume XVI/2, which will follow shortly, deals with corpuscular radiation, special forms of treatment with open and enclosed radio-nuclides and miscellaneous special methods and problems.

Our thanks are due to all those who contributed to this volume.

Düsseldorf/München, January 1969

H. Vieten and F. Wachsmann

Inhaltsverzeichnis

Inhaltsübersicht zu Band XVI/2

Mitarbeiter von Band XVI/1 — Contributors to volume XVI/1

Professor Dr. Dr. GUNTHER BARTH, Wilhelm-Conrad-Röntgen-Klinik der Universität, 63 Gießen, Friedrichstraße 25

Professor Dr. G. FLETCHER, M. D., Anderson Hospital and Tumor Institute, The University of Texas, Texas Medical Center, Houston, Texas (USA)

Professor Dr. WALTHER GAHLEN, Abteilung Dermatologie an der Rheinisch-Westfälischen Technischen Hochschule Aachen, 51 Aachen, Goethestraße 27—29

Dipl.-Phys. SIEGFRIED KALLERT, 852 Erlangen, Marquardsenstraße 9

Dr. WALTER KERN, Wilhelm-Conrad-Röntgen-Klinik der Universität, 63 Gießen, Friedrichstraße 25

Dr. ROBERT LOEVINGER, Dosimetry Section, Center for Radiation Research, National Bureau of Standards, Washington, D.C. 20234 (USA)

Professor Dr. G. J. VAN DER PLAATS, Ursulinenweg 3, Maastricht (Holland)

Privatdozent Dr. DIETRICH RINGLEB, Wilhelm-Conrad-Röntgen-Klinik der Universität, 63 Gießen, Friedrichstraße 25

Dipl.-Phys. KURT RÖDEL, Wilhelm-Conrad-Röntgen-Klinik der Universität, 63 Gießen, Friedrichstraße 25

Professor Dr. WERNER TESCHENDORF, 5 Köln-Marienburg, Wolfgang-Müller-Straße 12, und Funchal-Madeira (Portugal), Caixa postal 486

Professor Dr. HEINZ VIETEN, Institut und Klinik für medizinische Strahlenkunde der Universität, 4 Düsseldorf, Moorenstraße 5

Professor Dr. FELIX WACHSMANN, Institut für Strahlenschutz der Gesellschaft für Strahlenforschung mbH., 8042 Neuherberg b. München, Ingolstädter Landstraße 1

A. Grundlagen der strahlentherapeutischen Methoden

Von

Felix Wachsmann und Heinz Vieten

Mit 113 Abbildungen

I. Die geometrische Dosisverteilung

Die Anwendung ionisierender Strahlungen zu therapeutischen Zwecken zeichnet sich dadurch aus, daß die Bedingungen der Verabreichung in weiten Grenzen so gestaltet werden können, daß die Dosis nach Möglichkeit *auf den Krankheitsherd* lokalisiert wird. In dieser Beziehung ist die Strahlentherapie z.B. der *Chemotherapie* überlegen, bei der es nur selten gelingt, das Pharmakon selektiv an den beabsichtigten Wirkungsort heranzubringen.

Je nach dem vorliegenden Krankheitsfall werden an die gewünschte räumliche Dosisverteilung sehr verschiedene Bedingungen gestellt: Bei *umschriebenen Prozessen,* z.B. kleinen, nicht infiltrativ wachsenden Hautcarcinomen, ist im Sinne der „*Kleinraum-bestrahlung*" (MARTIUS, 1943) eine möglichst vollkommene „*Konzentration der Dosis auf den Herd*" erwünscht (Nah- und Kontaktbestrahlung nach CHAOUL, 1934 bzw. VAN DER PLAATS, 1938). Bei der Bestrahlung von *ausgedehnten Dermatosen* wird eine gleichmäßige Verteilung der Dosis auf große Hautbezirke gefordert mit der Bedingung, die Subcutis und das darunterliegende Gewebe möglichst zu schonen (*Weichstrahltherapie,* EBBEHØJ, 1936; SCHREUS, 1940). Bei *tiefliegenden Herden* wird die Verabreichung hoher Dosen im Körper-innern unter möglichster Schonung der vorgelagerten durchstrahlten Gewebe verlangt, was sich insbesondere durch die *Kreuzfeuer-* und *Bewegungsbestrahlung* verwirklichen läßt (Zusammenfassung aus neuerer Zeit vgl. DU MESNIL, 1955). Manchmal soll aber auch nur ein bestimmtes, im Körper beliebig verteiltes System — z.B. das Knochenmark allein — beeinflußt (Therapie mit inkorporiertem ^{32}P) oder in gewissen Fällen der ganze Körper bestrahlt werden (Ganzkörperbestrahlungen). Die moderne Strahlentherapie bietet mit ihren verschiedenen Strahlenarten und -qualitäten (Energien) sowie den verschiedenen Applikationsmethoden sehr viele Möglichkeiten, auf die räumliche Dosisverteilung einzuwirken. Diese Möglichkeiten müssen vom Strahlentherapeuten gekannt und beherrscht werden, damit er bei der *Bestrahlungsplanung* optimale Bedingungen auswählen kann. Von der geometrischen Dosisverteilung wird das Ergebnis der Strahlenbehandlung entscheidend beeinflußt.

1. Abhängigkeitsfaktoren

Die räumliche Dosisverteilung wird durch die Eigenschaften der verschiedenen für die Therapie benutzten ionisierenden Strahlungen, d.h. ihre *Absorption* und Streuung in den bestrahlten Geweben und die *geometrischen Bedingungen* der Anwendung — wie z.B. *Focus-Haut-Abstand, Ausblendung* und *Feldgröße* sowie *Form* und *Größe* des *bestrahlten Körpers* — bestimmt. Die einzelnen Faktoren wirken in komplizierter Weise zusammen. Dabei spielen vor allem folgende Grundvorgänge eine Rolle:

a) Das Abstandsgesetz

Wie bei jeder sich geradlinig ausbreitenden, divergent von einer punktförmigen Strahlenquelle in den Raum ausgehenden Strahlung gilt auch für die ionisierenden Strahlungen, daß die *Intensität* und damit *Dosisleistung* und *Dosis* mit dem *Quadrat des*

Abstandes von der Strahlenquelle abnehmen. Dies ist einfach damit zu erklären, daß die von der Strahlung getroffene Fläche mit dem Quadrat des Abstandes wächst, wodurch die Intensität entsprechend kleiner wird (Abb. 1). Diese Tatsache hat nicht nur zur Folge, daß die auf eine Körperoberfläche einfallende Dosis mit dem Abstand von der Strahlenquelle steil abnimmt; das Quadratgesetz wirkt sich auch noch innerhalb des bestrahlten Körpers auf den Dosisabfall aus.

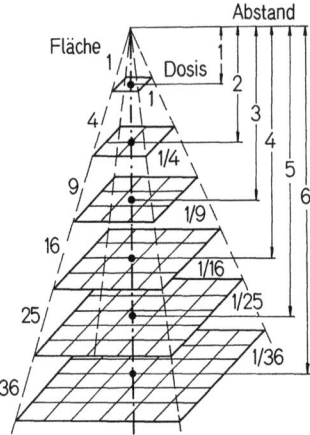

Abb. 1. Erklärung für die Abnahme der Intensität einer Strahlung mit dem Quadrat des Abstandes von einer punktförmigen Strahlenquelle

b) Die Strahlenschwächung

Die sich aus *Absorption* und *Streuung* zusammensetzende Strahlenschwächung der in der Therapie verwendeten ionisierenden Strahlungen folgt bei den verschiedenen Strahlenarten unterschiedlichen Gesetzen:

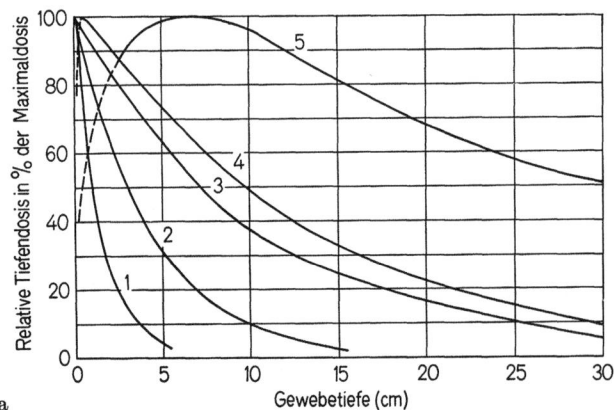

Abb. 2a. Dosisabfall verschiedener Strahlungen (schematisch). a Quantenstrahlen mit exponentiellem Dosisabfall

Quantenstrahlen, d.h. Röntgen- und Gammastrahlen, werden stets nach einem *Exponentialgesetz* absorbiert. Das heißt, daß in einer stark von der Strahlenqualität (Energie) abhängigen Dicke einer bestimmten Gewebeart, der sog. *Gewebehalbwerttiefe* (GHWT), die Hälfte der Strahlung absorbiert wird und in den folgenden Schichten gleicher Dicke dann angenähert immer wieder die Hälfte des verbliebenen Strahlenrestes. Hieraus folgt, daß die Wirkung von Quantenstrahlung stets tief in das Gewebe hineinreicht. Bei den ultraharten Quantenstrahlen tritt an der Oberfläche auch noch der „*Aufbaueffekt*" in Erscheinung (Näheres vgl. I 3a δ) (Abb. 2a).

Corpuscularstrahlen besitzen dagegen stets eine von ihrer Art und Energie abhängige *definierte Reichweite*. Bei *Betastrahlen* (monoenergetischen) oder schnellen Elektronen bestimmter Energie bleibt die Dosis von der Oberfläche nach der Tiefe bis zu etwa zwei Drittel der Reichweite angenähert gleich, um erst im letzten Drittel praktisch bis zum Wert 0 abzufallen. Bei schweren Teilchen, z.B. *Protonen* oder *Deuteronen*, kommt es nach dem Bahnende hin infolge der Zunahme der Ionisationsdichte mit kleiner werdender Energie sogar zu einem sehr ausgeprägten Dosismaximum (Abb. 2b).

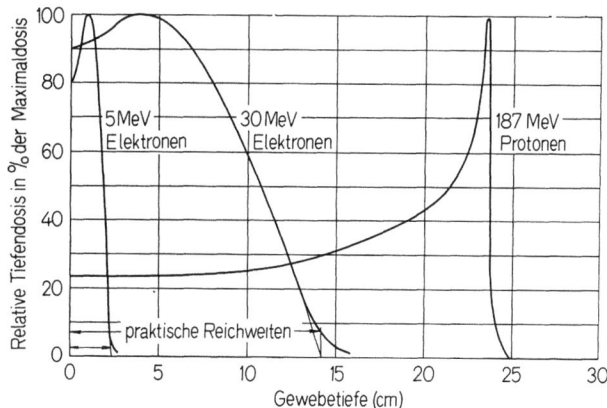

Abb. 2b. Corpuscularstrahlen mit endlicher Reichweite

c) Die Streuung

Alle Strahlungen — auch ionisierende Quanten- und Corpuscularstrahlen — werden durch Wechselwirkung mit Materie *mehr oder weniger stark gestreut*, d.h. aus ihrer Richtung abgelenkt. Dabei ändert sich meistens auch ihre Energie. Für die Strahlentherapie hat die Streuung praktisch zur Folge, daß auch scharf ausgeblendete Strahlenkegel innerhalb des Körpers „verwischt" werden. Darüber hinaus hat aber die Streuung, besonders im Gebiet der konventionellen Strahlenqualitäten (100—200 kV Röhrenspannung) auch auf die Verteilung der Tiefendosis entscheidenden Einfluß (Abb. 3). Der Streuung ist es zuzuschreiben, daß auch die *Form* und Größe des bestrahlten Körpers Einfluß auf die Dosisverteilung besitzt.

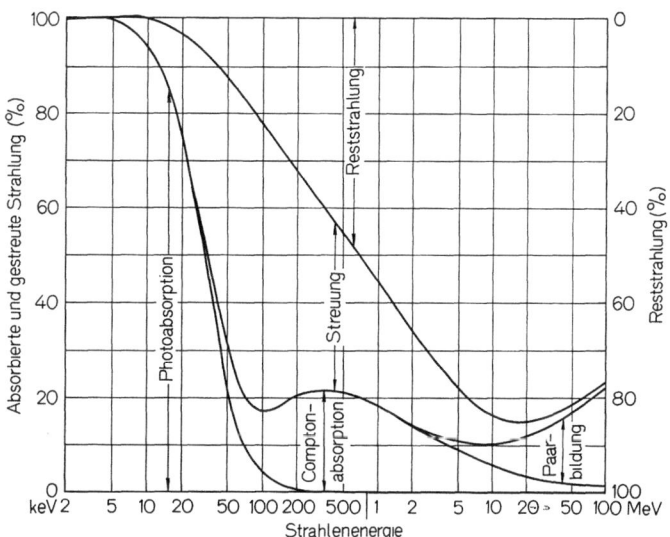

Abb. 3. Anteile der durch Photo-, Compton- und Paarbildungsprozesse bedingten Absorption von Quantenstrahlen sowie Größe der Streustrahlung und unbeeinflußter Strahlenrest in einer 10 cm dicken Wasserschicht

Von den *quantitativen Auswirkungen* der einzelnen Abhängigkeitsfaktoren in der praktischen Strahlentherapie wird in den folgenden Abschnitten noch ausführlicher die Rede sein.

2. Die Dosisverteilung an der Oberfläche

Der Verlauf der Dosis entlang der Oberfläche eines bestrahlten Stehfeldes spielt vor allem bei *Hautbestrahlungen* in der Dermatologie eine wichtige Rolle. Er ist aber auch sonst in der Strahlentherapie nicht ohne Interesse, und zwar besonders, wenn gewisse Hautpartien bis in die Nähe der Toleranz belastet werden.

a) Dosisverlauf auf ebenen Oberflächen bei Einzelfeldern

α) *Grundsätzlicher Dosisverlauf bei konventionellen Strahlungen*

Die von einer feststehenden Strahlenquelle auf eine ebene Körperoberfläche eingestrahlte Dosis ist aus zwei Gründen nicht entlang des ganzen Feldes gleichmäßig:

Zunächst macht sich der Einfluß des Abstandsgesetzes bemerkbar, und zwar in dem Sinne, daß die Dosis von der Mitte des Feldes, d.h. der Stelle des kleinsten Abstandes von

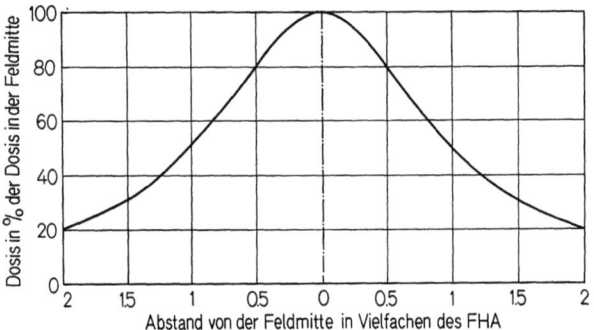

Abb. 4. Dosisabfall von der Feldmitte zum Feldrand bei einem unausgeblendeten Bestrahlungsfeld entsprechend dem quadratischen Abstandsgesetz

der Strahlenquelle, nach dem Feldrande umgekehrt proportional dem Quadrat des größer werdenden Abstandes abfällt (Abb. 4). Noch steiler wird der Dosisabfall aber dadurch, daß der Anteil des *Streuzusatzes* von der Feldmitte zum Feldrand hin abnimmt. Dieser Einfluß spielt bei den in der Hauttherapie benutzten weichen Strahlungen allerdings nur eine untergeordnete Rolle. Bei sehr weichen Strahlungen kommt dagegen hinzu, daß diese in der nach dem Feldrand hin dicker werdenden durchstrahlten Luftschicht zunehmend geschwächt werden, was unter Umständen nicht vernachlässigt werden darf (Wagner, 1955).

Jedenfalls ergibt sich aus der Abnahme der Dosis zum Feldrand, daß dort, wo eine angenähert *homogene Ausstrahlung* der Feldoberfläche gefordert wird, ein bestimmtes *Verhältnis* von *Focusabstand* zu *Felddurchmesser* bzw. bei rechteckigen Feldern zur *Diagonalen* nicht unterschritten werden darf. Soll z.B. die Dosis am Feldrand nicht weniger als 90% der Dosis in der Feldmitte betragen, so muß der Focusabstand mindestens 2,2mal so groß sein wie der Felddurchmesser. Praktisch verlangt man im allgemeinen, daß zur Vermeidung eines übermäßigen Dosisabfalles zum Feldrand der Focus-Haut-Abstand mindestens dem Zweifachen des Felddurchmessers entspricht. Dann ist die Dosis am Feldrand unter Vernachlässigung von Streuung und Luftabsorption etwa 12—15% kleiner als in der Feldmitte.

β) *Dosisverlauf unter Berücksichtigung störender Einflüsse*

Abgesehen von grundsätzlichen Einflüssen wird die gleichmäßige Dosisverteilung entlang der bestrahlten Felder auch noch durch ungewollte Nebeneffekte beeinflußt und gestört. In diesem Zusammenhang ist bei Verwendung von Bestrahlungstubussen die von den Tubuswänden ausgehende *Streustrahlung* zu erwähnen. Diese — teils Quanten-, teils Elektronenstrahlung — kann unter Umständen zu einer Erhöhung der Dosis besonders in der Nähe des Feldrandes führen (EPSTEIN, WICKHAM und EPSTEIN, 1953).

Ferner bewirken aber auch noch die *Ungleichmäßigkeiten* der Anodenoberfläche und die unvermeidlichen *Herstellungstoleranzen* des Strahlenaustrittsfensters, besonders bei Weichstrahlröhren, gewisse Inhomogenitäten der Dosisverteilung (GRAU, 1949; WUCHER-PFENNIG, 1951; SCHIRREN, 1955) (Abb. 5).

Schließlich muß noch der Einfluß der Größe *des Anodenwinkels* berücksichtigt werden. Dadurch nimmt die Dosis auf dem bestrahlten Feld anodenwärts — d.h. bei kleiner werdendem Anodenwinkel — steiler ab als in Richtung auf die Kathode (WACHSMANN, 1959) (Abb. 6).

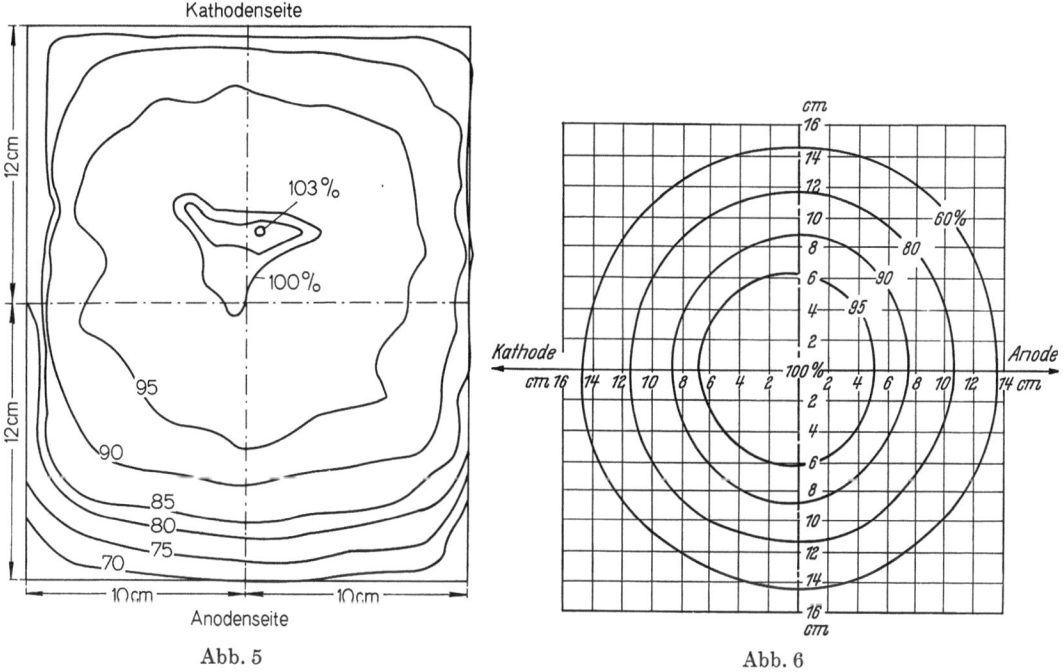

Abb. 5   Abb. 6

Abb. 5. Dosisverteilung gemessen an einer Therapieröhre bei 180 kV, 10 mA, Filter 0,5 mm Cu, FHA 40 cm Feldgröße 20 × 24 cm² mit Tubusausblendung. (Nach HUBER, THIEL u. SIMON, 1954)

Abb. 6. Feldverteilung bei einer modernen Beryllium-Fensterröhre (Siemens Dermopan); FHA 30 cm

γ) Dosisabfall am Feldrand und Definition der „Feldgröße"

Der besonders durch die endliche Ausdehnung der Strahlenquelle bedingte, als „*Halbschatten*" bekannte Dosisabfall am Feldrand bewirkt, daß die Felder niemals ganz scharf ausgeblendet werden können. Für die Breite des Halbschattens (H) gilt $H = D\,a/b$. Dabei ist a = Abstand Blende—Haut, b = Abstand Focus—Blende und D = Durchmesser der Strahlenquelle (Abb. 7).

Der Dosisabfall am Feldrand ist aber nicht nur durch den Halbschatten allein bedingt, sondern er wird in starkem Maße auch noch durch die *Streustrahlung* beeinflußt (GSCHEID-LEN, MALSCH und SCHITTENHELM, 1960). Bei sehr harten Strahlungen kommt noch hinzu, daß der *Blendenrand* stets auch noch mehr oder weniger stark durchstrahlt wird. Deshalb ist eine zweckmäßige *Definition der Feldgröße* erforderlich.

In der *konventionellen Strahlentherapie* ist es meist üblich, mit der aus der Annahme eines punktförmigen Brennfleckes, d.h. unter Vernachlässigung des Halbschattens, sich ergebenden „*geometrischen Feldgröße*" zu rechnen (NBS Handbook 87, 1963). Die Streustrahlung führt natürlich auch hier zu einem allmählichen Übergang der Dosis vom bestrahlten Feld zur nicht direkt bestrahlten Umgebung.

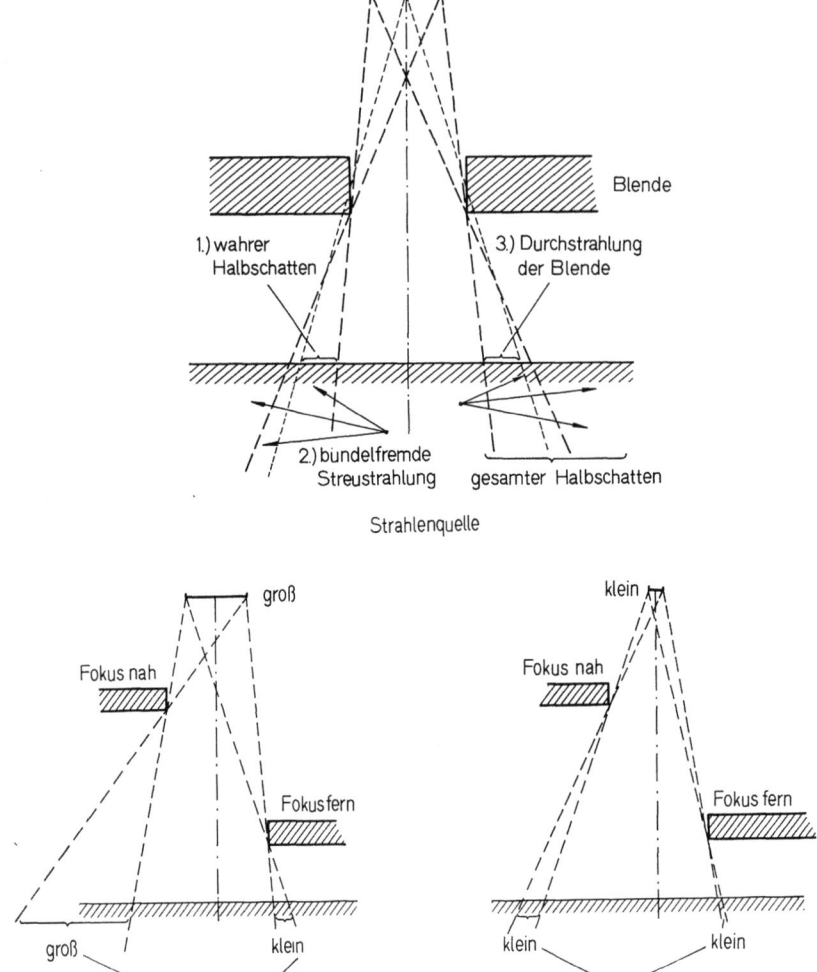

Abb. 7. Entstehungsursachen des Halbschattens

Besonders in der *Bewegungsbestrahlung*, bei der oft mit schmalen Bestrahlungsfeldern und ungünstigen Ausblendungsverhältnissen (kleine Focus-Blenden- und große Blenden-Herd-Abstände) gearbeitet wird, ergeben sich bezüglich homogener Ausstrahlung der Herde unbefriedigende Verhältnisse, wenn man mit geometrischen Herdfeldgrößen rechnet. Deshalb ist hier als Feldgröße zweckmäßiger das *vollausgestrahlte Feld* (d.h. die Feldgröße ausschließlich des Halbschattens) zu bezeichnen (Wachsmann und Barth, 1959). Manche Autoren bezeichnen als Feldgröße aber auch dasjenige Feld, das von der 50, 80 oder 90%-Isodose umschrieben wird (NBS Handbook 87, 1963). Jedenfalls sollte überall, wo es auf die Einhaltung bestimmter Feldgrößen ankommt, unmißverständlich angegeben werden, worauf sich die genannten Feldgrößen beziehen.

δ) Dosisabfall nach dem Feldrand bei ultraharten Röntgenstrahlen und schnellen Elektronen

Während konventionelle Röntgenstrahlen vom Brennfleck aus in alle Richtungen des Raumes in angenähert gleicher Intensität ausgestrahlt werden, ergibt sich bei ultraharten Strahlungen ein mit wachsender Energie immer ausgeprägter werdender *Bündelungseffekt* (Charlton und Breed, 1948; Gund und Schittenhelm, 1953). Der Abfall der

Dosis vom Zentralstrahl — der hier mit der Richtung der die Bremsstrahlung erzeugenden Elektronen zusammenfällt — nach dem Feldrand wird mit höher werdender Energie immer steiler (Abb. 8).

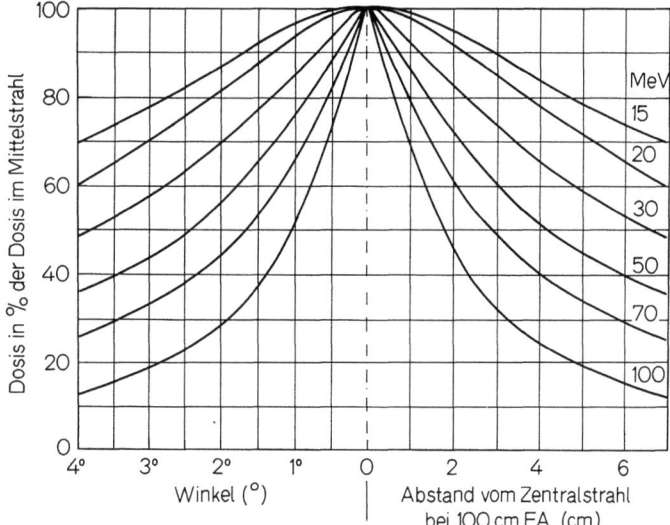

Abb. 8. Winkelverteilung ultraharter Strahlungen bzw. Dosisabfall vom Zentralstrahl nach dem Feldrand bei Strahlenenergien von 15—100 MeV und 100 cm Focus-Abstand. (Nach WACHSMANN und DIMOTSIS, 1957)

Ähnlich werden *Corpuscularstrahlen*, d.h. schnelle Elektronen, Protonen und Deuteronen in den Beschleunigern gerichtet beschleunigt. Dadurch ergibt sich auch hier an der Oberfläche und natürlich auch in der Tiefe eine von Fall zu Fall verschiedene Dosisverteilung, die berücksichtigt werden muß.

ε) Maßnahmen zur Homogenisierung der Oberflächendosis

Die von verschiedenen Strahlenquellen gelieferten Strahlungen können in gewissen Grenzen durch *Homogenisierungsfilter* so beeinflußt werden, daß eine angenähert gleichmäßige Dosisverteilung auch auf größeren Flächen an der Oberfläche (GREENFIELD und HAND, 1952) bzw. in der Tiefe (CHESTER und MEREDITH, 1945) erreicht wird. Derartige

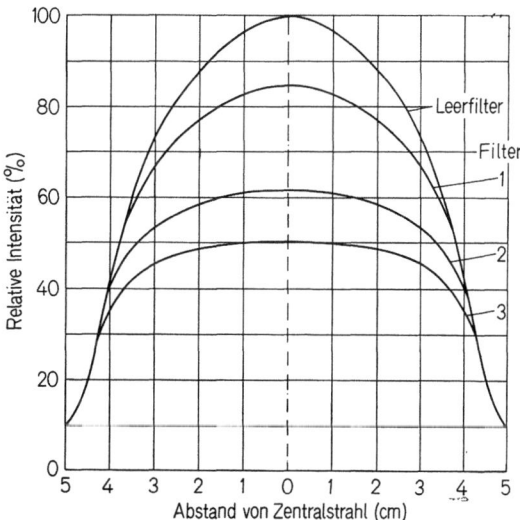

Abb. 9. Wirkung der Kompensationsfilter des 18 MeV-Siemens-Betatrons zur Abflachung des Dosisabfalls von der Feldmitte zum Feldrand. (Nach eigenen Messungen)

Kompensationsfilter werden heute besonders bei *ultraharten Strahlungen* benutzt (Adams und Kerst, 1948; Newbery und Bewley, 1955), um bei Einhaltung mäßig großer Focus-Haut-Abstände größere Felder angenähert homogen ausstrahlen zu können (Abb. 9).

Durch *Kompensationsfilter* wird jedoch immer die Dosisleistung reduziert, da ihre Wirkung darauf beruht, innerhalb des Bereiches, in dem die Dosisleistung homogenisiert werden soll, sie durch Strahlenschwächung dem kleinsten dort auftretenden Wert anzugleichen. Außerdem beeinflussen Kompensationsfilter stets auch die *Strahlenqualität*. Da bei weichen Strahlungen, insbesondere wenn es sich um stark heterogene, d.h. schwach gefilterte Strahlengemische handelt, eine *Aufhärtung* der Strahlung eintritt, kann die Homogenisierung der Dosis an der Oberfläche nicht gleichzeitig und nicht im gleichen Maße auch eine Homogenisierung der Dosis in der Tiefe zur Folge haben. Bei ultraharten Strahlungen spielen diese Vorgänge allerdings nur eine untergeordnete Rolle.

Bei *schnellen Elektronen* werden zur homogenen Ausstrahlung größerer Felder nicht Kompensationsfilter, sondern *Streufilter* benutzt. Diese sorgen (natürlich auch unter Verlust an Dosisleistung) für die Verteilung der Elektronen auf eine größere Fläche. Um einen großen Streueffekt bei möglichst geringem Energieverlust der Elektronen zu erreichen, sollten diese Filter aus Stoffen hoher Ordnungszahl bestehen (Gold, Blei usw.).

ζ) Gewollt ungleichmäßige Oberflächendosis

Es ist übrigens keineswegs gesagt, daß stets die homogene Bestrahlung einer genau abgegrenzten Oberfläche erwünscht ist. Verschiedene Argumente sprechen vielmehr häufig für eine gewollt ungleichmäßige Dosisverteilung.

So kann z.B. in der Dermatologie aus *kosmetischen Gründen*, z.B. zur Vermeidung störender Pigmentränder an sichtbaren Hautstellen, ein *allmählicher Dosisabfall am Feldrand* erwünscht sein. Sofern dieser durch einen entsprechend gewählten Focus-Haut-Abstand nicht erzielbar ist, werden Keilfilter am Feldrand aufgelegt. Stärke und Material dieser Keilfilter müssen sich natürlich ganz nach der Qualität der verwendeten Strahlung richten (z.B. bei Grenzstrahlen dünnes Papier oder Kunststoff-Folien, bei härteren Strahlungen Keil- oder Stufenfilter aus Aluminium). Unter Umständen genügt es aber auch, bei fraktionierten Bestrahlungen die Felder bei den einzelnen Sitzungen bewußt jeweils einige Millimeter zu versetzen.

In gewissen Fällen kann es auch wünschenswert sein, die Oberflächendosis in der *Feldmitte niedriger* zu halten als am Feldrand. Dies ist z.B. bei der Behandlung von Hämangiomen der Fall, bei denen die zentralen Abschnitte häufig zum spontanen Zerfall neigen und deshalb kleinere Dosen erhalten sollen als die Randgebiete. Auch hier kann das Gewünschte durch ein Schwächungsfilter, das in diesem Falle linsenförmig ist, erreicht werden. Solche Filter sind z.B. als „Hämangiomfilter" von Barth benutzt worden (persönliche Mitteilung).

Eine ungleichmäßige Dosisverteilung an der Oberfläche und in der Tiefe wird schließlich noch bei der Sieb- oder Gitterbestrahlung angestrebt. Da es sich dabei um eine besondere Bestrahlungsmethode handelt, wird an anderer Stelle dieses Bandes des Handbuches darüber berichtet.

b) Bestrahlung unebener und großer Flächen
α) Bestrahlung unebener Flächen

Besonders in der *dermatologischen Strahlentherapie* gilt es häufig, mehr oder weniger stark unebene Flächen, z.B. im Gesicht, angenähert homogen zu bestrahlen. Das ist unter Verwendung kleiner FHA nicht möglich, da von der Strahlenquelle weiter entfernte Hautabschnitte dem Quadratgesetz zufolge niedrigere Dosen erhalten. Erst bei einer Vergrößerung des FHA wird der Unterschied der Dosis an focusnahen und focusfernen Hautabschnitten kleiner (Abb. 10).

Bei einer nicht senkrecht auf die Hautoberfläche einfallenden Strahlung wird allerdings auch die senkrecht von der Oberfläche in die Tiefe gemessene *Dicke der Schicht*, in der die Dosis in einem bestimmten Grade abfällt, kleiner, und zwar um so mehr, je kleiner der Einfallswinkel wird (vgl. z.B. SCHREUS und BERGERHOFF, 1925; oder MOLESWORTH und RIDDLE, 1935). Um dies zu verdeutlichen, wurde in Abb. 10 die Dicke der Schicht, in der die Dosen beispielsweise auf die Hälfte des Oberflächenwertes abfallen, schraffiert eingezeichnet. Aus dieser Abbildung erkennt man aber auch, daß bei einem gegebenen Hautprofil der Strahleneinfallswinkel am Feldrand beim kleinsten Focus-Haut-Abstand (FHA) am stärksten abnimmt, da hier zur Neigung der Hautfläche gegenüber dem Zentralstrahl noch die Divergenz des Strahlenbündels hinzukommt. Aus allen diesen Gründen empfiehlt sich zur homogenen Bestrahlung unebener Flächen stets die Verwendung *ausreichend großer FHA*.

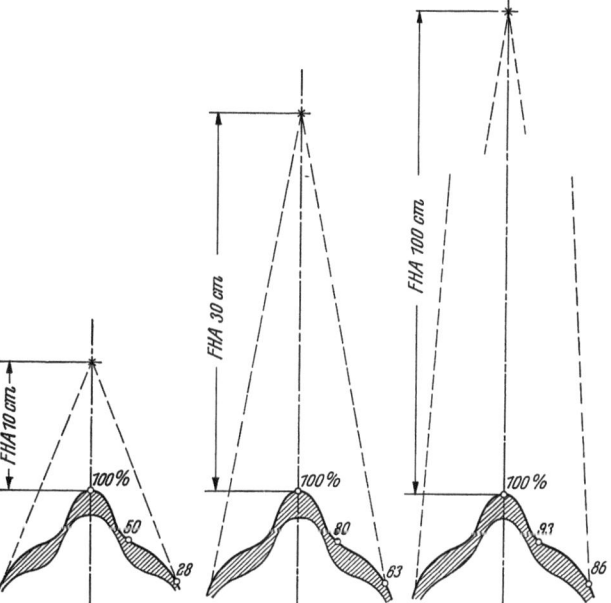

Abb. 10. Beispiel für die Verringerung der Unterschiede der Einfallsdosis bei Bestrahlung unebener Flächen und der Dicke der mit einer bestimmten Dosis durchstrahlten Schicht durch Vergrößerung des Focusabstandes. (Schematisch nach WACHSMANN, 1959)

β) Bestrahlung stark gekrümmter Flächen

Sind Flächen zu bestrahlen, die stark gekrümmt sind — wie z.B. die kugelige Oberfläche des behaarten Schädels — so sind notwendigerweise *mehrere gegeneinander geneigte Felder* zu verwenden. Ihre Anordnung wird dabei so gewählt, daß sich eine möglichst homogene Ausstrahlung der gesamten zu bestrahlenden Oberfläche ergibt.

Für die *Bestrahlung des Kopfes* vorwiegend zum Zwecke der Epilation wurde von HOLZKNECHT bereits (1904) eine „mehrstellige Totalbestrahlung" angegeben. Sie wird in der von MEYER und RITTER (1914) angegebenen Form, bei der Feldgröße und FHA auf die Dimensionen des Kopfes so abgestimmt sind, daß sich auch in den Überschneidungszonen benachbarter Felder möglichst gleichmäßige Dosen ergeben, auch heute noch im Prinzip unverändert angewendet (vgl. z.B. KNOLL, 1954; oder LIPSKI, 1956). Zur Technik der Bestrahlungen sind z.B. von PROPPE (1936) Untersuchungen angestellt und Verbesserungsvorschläge gemacht worden. Danach können auf Grund mathematischer Ableitungen *zylindrische Flächen* dann homogen bestrahlt werden, wenn zwischen dem Krümmungsradius r, der zu bestrahlenden Fläche sowie dem Abstand (FHA), aus dem bestrahlt wird, und dem Winkel α, unter dem die einzelnen Felder angesetzt werden, folgende Beziehung besteht:

$$\cos \alpha = \frac{r}{\mathrm{FHA} + r} \cdot$$

Aus dieser Formel folgt, daß eine Zylinderfläche mit dem Krümmungsradius von 10 cm aus einem FHA von 10 cm mit um je 60° versetzten Feldern bestrahlt werden kann, d.h., daß 6 Felder angewendet werden müssen, wenn der ganze Umfang bestrahlt werden soll. Bei 20 cm FHA ergeben sich dagegen Felder, die um 70° gegeneinander versetzt sind. Selbstverständlich werden dabei nur die zwischen zwei Bestrahlungsfeldern liegenden Zonen nach Angaben von PROPPE (1938) auf ±5% homogen ausgeleuchtet.

Bei der Anwendung dieser Verfahren, bei denen mit offenen, d. h. nicht ausgeblendeten Strahlenkegeln gearbeitet werden muß, darf nicht vergessen werden, außerhalb der zu bestrahlenden Felder gelegene Körperteile (besonders die Gonaden) durch geeignete Abdeckungen abzuschirmen.

Gute Möglichkeiten zur homogenen Bestrahlung zylindrischer oder kugelförmiger Flächen bietet schließlich auch die *Pendel- und Rotationsbestrahlung* mit entsprechend weichen Strahlungen (Wachsmann, 1959). Diese Methode wurde von Becker und Weitzel (1955) für schnelle Elektronen eines Betatrons zwar empfohlen und in der Folgezeit verschiedentlich angewendet, nicht aber in Verbindung mit Röntgenstrahlen. Dies liegt offenbar daran, daß Weichstrahlröhren aus Scheu vor den Kosten bisher noch niemals an einem Pendelgerät angebracht wurden.

Bei der Bestrahlung gekrümmter Oberflächen mit Strahlenkegeln, die aus verschiedenen Richtungen konvergent einfallen, ist stets daran zu denken, daß es in der Tiefe zu einer *Überschneidung* der einzelnen Felder, also gleichsam zu einer unbeabsichtigten Kreuzfeuerbestrahlung kommt. Die heute benützten Weichstrahlen gestatten, früher gelegentlich beobachtete Schädigungen des Gehirns bei Epilationsbestrahlungen des Kopfes (Lorey und Schaltenbrand, 1932; Symann, 1936; Proppe und Gahlen, 1940; Kalbfleisch, 1947 und Knierer und Seidl, 1953) mit Sicherheit auszuschalten.

γ) Bestrahlung großer Flächen

Besonders in der *dermatologischen Strahlentherapie* wird häufig die Bestrahlung großer Flächen gefordert (z. B. Proppe, 1957). Die Erfüllung dieser Forderung bereitet wegen des stets vorhandenen Dosisabfalles von der Feldmitte zum Feldrand (vgl. I, 2, a) gewisse Schwierigkeiten.

Die einfachste Möglichkeit, große Flächen angenähert homogen auszuleuchten, besteht in der Wahl eines entsprechend *großen FHA*. Dieser muß zur Erzielung einer Dosis am Feldrand von nicht weniger als 80 % der Dosis in der Feldmitte mindestens das Zweifache des Durchmessers des zu bestrahlenden Feldes betragen (vgl. Abb. 4). Wiskemann (1951) und Wagner (1957) empfehlen für ihre „*Großfeldtechnik*" bei einem Durchmesser der zu bestrahlenden Felder von 60—70 cm Focus-Haut-Abstände von 90—100 cm; sie sind also bereit, einen größeren Dosisabfall zum Feldrand in Kauf zu nehmen. Schirren (1955) geht bei der von ihm angegebenen „*Fernbestrahlung*" der Haut bei generalisierten Dermatosen sogar bis auf einen FHA von 2 m. Daß dabei die Absorption weicher Röntgenstrahlungen in Luft berücksichtigt, d. h. daß die Dosis im Bestrahlungsabstand gemessen werden muß, ist selbstverständlich (Abb. 11).

Bei der *Bestrahlung nicht kreisförmiger* oder nicht angenähert quadratischer Felder kann es ökonomischer sein, anstelle eines großen FHA mehrere nebeneinandergesetzte Felder zu benutzen. Diese werden dabei entweder scharf ausgeblendet und unmittelbar aneinandergesetzt oder unausgeblendet so angewendet, daß die Stelle, an der die Dosis auf 50 % der Dosis im Zentralstrahl abgefallen ist, vom Nachbarfeld die fehlenden 50 % erhält. Im ersten Falle müssen die einzelnen Felder genau nebeneinandergesetzt werden, um unbestrahlte Grenzzonen ebenso wie doppelt bestrahlte Gebiete nach Möglichkeit zu vermeiden. Um dies z. B. bei der Nahbestrahlung mit der notwendigen Genauigkeit zu erreichen, empfehlen Lutterbeck und Hummon (1951) gitterförmige, auf die Haut aufgelegte Schablonen. Bei diesem Vorgehen darf jedoch nicht vergessen werden, daß es besonders bei der Anwendung härterer Strahlungen und stark divergenter Strahlenbündel in der Tiefe zu unerwünschten *Dosisüberschneidungen* kommen kann. Sie können zur Folge haben, daß dort der Dosisabfall des Einzelfeldes bei der Kombination mehrerer nebeneinandergesetzter Felder nicht mehr vorhanden ist (Wachsmann, 1961).

Eine gute Möglichkeit, große Felder homogen zu bestrahlen, bietet auch die von Jacob (1947) angegebene Technik, nach der ein schmal ausgeblendetes Feld quer zu seiner Längsachse kontinuierlich über die zu bestrahlende Zone *hinwegbewegt* wird. Die Methode erfordert allerdings einigen technischen Aufwand und wird deshalb praktisch nur selten angewandt.

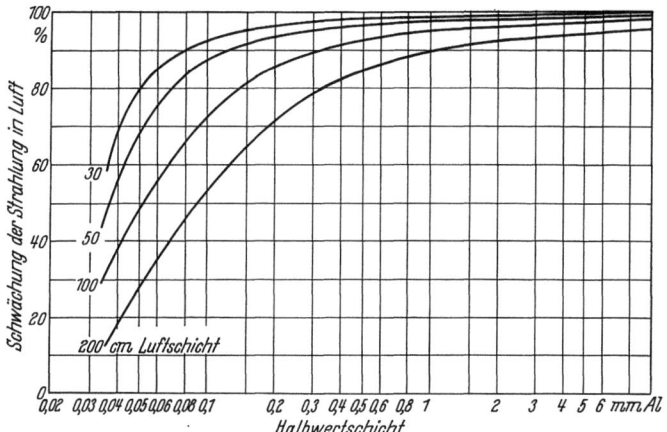

Abb. 11. Schwächung von Strahlungen verschiedener HWD in Luft von 760 mm Hg und 20° C gegenüber der in einem Focusabstand von 20 cm gemessenen Dosis. (Nach ZIELER, 1956 und WACHSMANN, 1959)

3. Der Dosisabfall nach der Tiefe

Daß der Dosisabfall in der Tiefe durch die drei Abhängigkeitsfaktoren Divergenz, Absorption und Streuung bestimmt wird, wurde bereits eingangs erwähnt (Abschnitt I, 1). Hier sollen der Einfluß dieser einzelnen Faktoren auf die Tiefendosis bei den verschiedenen Strahlenarten und -qualitäten getrennt besprochen und quantitative Angaben für die strahlentherapeutische Praxis gemacht werden.

a) Röntgen- und Gammastrahlen
α) *Einfluß des Focus-Haut-Abstandes*

Die durch den FHA gegebene Strahlendivergenz bewirkt, ganz abgesehen von der Schwächung durch Absorption und Streuung, einen von dem angewendeten Focus- bzw. Quellen-Haut-Abstand abhängigen *Dosisabfall nach der Tiefe*. Wie groß dieser Dosisabfall bei verschiedenen FHA ist, zeigt die Abb. 12.

Kleine Focus-Haut- bzw. *Quellen-Haut-Abstände* von wenigen mm bis zu etwa 5 cm werden bei der Kontakt- und Nahbestrahlung meist bei gleichzeitiger Verwendung

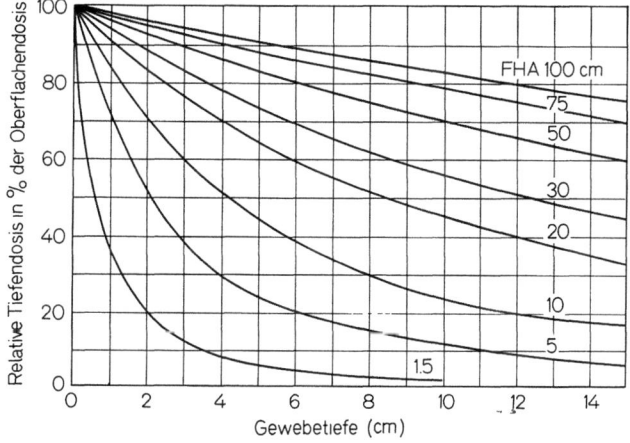

Abb. 12. Durch die Strahlendivergenz (umgekehrtes Quadratgesetz) allein verursachter Dosisabfall bei verschiedenen FHA von punktförmigen Strahlenquellen

relativ harter Strahlungen (Nahbestrahlung) oder auch sehr harter Strahlungen (Radium-Kontaktbestrahlung) ausgenutzt, um einen *steilen Dosisabfall* zu erreichen. Die dabei erzielten Gewebehalbwertstiefen betragen wenige Millimeter bis etwa 1,5 cm. Damit wird eine weitgehende Schonung der Tiefe erreicht. Gleichzeitig gewinnt man noch folgende Vorteile: Die erzielbaren Dosisleistungen sind sehr hoch und außerdem nahezu unabhängig von der Strahlenqualität und eventuellen Schwankungen der Röhren-spannung, weil der Dosisabfall im wesentlichen durch die Divergenz allein bestimmt wird (vgl. z.B. Chaoul und Wachsmann, 1953). Es sind aber auch Nachteile zu nennen: Es können stets nur kleine Felder bestrahlt werden. Bei der Bestrahlung mancher Körperoberflächen — hervorgerufen z.B. allein durch das Hineinwölben der Haut in den Bestrahlungstubus, wenn dieser unter Druck aufgesetzt wird — treten starke Dosisunterschiede bzw. Dosiserhöhungen auf. Auch ist die applizierte Raumdosis bei der Anwendung harter Strahlungen trotz des erzielten steilen Dosisabfalles groß (Wachsmann, 1961). Trotz dieser offenbaren physikalischen Nachteile hat sich die Methode der Kontakt- und Nahbestrahlung klinisch aber so ausgezeichnet bewährt, daß sie aus der Strahlentherapie kaum wegzudenken ist.

Mittlere Focus-Haut-Abstände von etwa 5—15 cm werden in Verbindung mit mittel-harten oder harten Strahlungen benutzt, um einen weniger steilen Dosisabfall als in der Kontakt- und Nahbestrahlung zu erreichen, aber trotz der Anwendung harter Strahlungen tiefe Gewebeschichten zu schonen. Mit der „*Kurzdistanzbestrahlung*" (Chaoul, 1939) werden bei Gewebehalbwerttiefen von angenähert 3 cm Bedingungen erzielt, unter denen man „*Halbtiefentherapie*" auszuführen pflegt. Daß dies auch unter Verwendung sehr harter Strahlungen (z.B. ^{137}Cs oder ^{60}Co) möglich ist, erscheint vorteilhaft, da sich auf diese Weise die Vorteile der sehr harten Strahlungen, d.h. der Hautschonungseffekt und die Entlastung des Knochens, ausnutzen lassen. Im übrigen bestehen bei der Bestrahlung mit Abständen von 5—15 cm die für die Nahbestrahlung genannten Vor- und Nachteile weiter.

Große *Focus-Haut-Abstände*, d.h. Abstände von wenigstens 30 cm, besser aber 50—80 cm oder mehr, werden angewendet, wenn es gilt, mit stehenden Strahlenkegeln möglichst hohe relative Tiefendosen zu erzielen, d.h. *Tiefentherapie* zu betreiben. Wie der durch Divergenzverluste bedingte Dosisabfall dabei mit wachsendem FHA kleiner wird, zeigt ebenfalls die Abb. 12. Aus ihr erkennt man, daß eine Erhöhung des FHA über etwa 50 bis höchstens 60 cm allerdings nicht mehr allzuviel bringt. Wie aus Abb. 13 zu ersehen ist, fällt aber die Dosisleistung mit größer werdendem Abstand so stark ab, daß die Wirtschaftlichkeit der Bestrahlung alsbald in Frage gestellt wird. Die bei kleinem FHA als Vorteil genannte hohe Dosisleistung verwandelt sich bei großem FHA in niedrige Dosisleistung und damit zum Nachteil!

Im Zusammenhang mit dem Einfluß des FHA auf die relative Tiefendosis sei hier nochmals darauf hingewiesen, daß die geschilderten Verhältnisse nur für die divergenten Strahlenbündel von Stehfeldern gelten. Bei der *Bewegungsbestrahlung* ergeben sich infolge der bei ihr quasi-konvergenten Strahlungen andere Verhältnisse (du Mesnil, 1939; Dresner, 1954; Wachsmann und Barth, 1959; sowie Azuma, Barth und Wachsmann, 1963).

Allgemein kann bezüglich des FHA-Einflusses auf die relative Tiefendosis gesagt werden, daß es bei der Wahl kleiner Focus-Haut-Abstände zwar gelingt, auch bei Verwendung sehr harter Strahlungen im bestrahlten Gewebe einen steilen Dosisabfall zu erreichen (Einfluß des Focus-Haut-Abstandes dominierend), daß es aber umgekehrt bei weichen Strahlungen trotz großer Focus-Haut-Abstände immer bei einem steilen Dosisabfall bleibt. In der Tiefentherapie stellt der FHA also nur eine der beiden Forde-rungen dar, die erfüllt sein müssen, um eine große relative Tiefendosis zu erreichen, wobei die zweite Forderung die Verwendung einer harten Strahlung ist.

β) Einfluß der Strahlenabsorption

Die Absorption von Röntgen- und Gammastrahlen in Materie ist besonders im Gebiet weicher Strahlungen in starkem Maße von der *Ordnungszahl* der durchsetzten Stoffe

(Fett, wasseräquivalente Gewebe, Knochen) und der *Energie der Strahlung* abhängig. In den verschiedenen Energiebereichen treten dabei sehr unterschiedliche Prozesse (Photoabsorption, Comptonprozesse und Paarbildung) bevorzugt auf. Zweck dieses Abschnittes kann es nicht sein, die physikalischen Vorgänge der Strahlenabsorption zu erklären (Näheres hierüber vgl. HAXEL, Band I/1 dieses Handbuches), sondern nur zu zeigen, wie sich die Absorption verschieden harter Strahlungen auf die *Tiefendosis* auswirkt. Zu diesem Zwecke wurden in Abb. 14 die Tiefendosen in verschiedenen Wassertiefen in

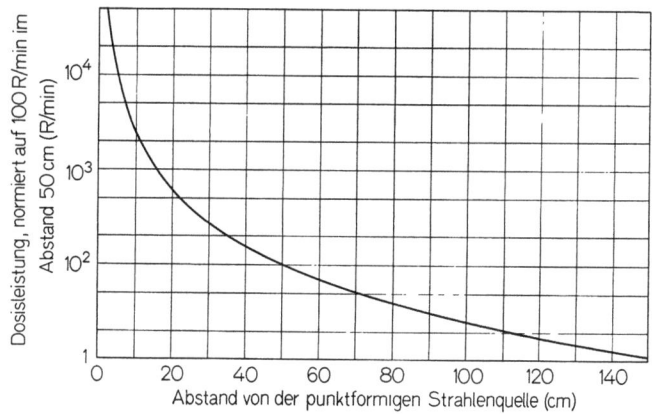

Abb. 13. Dosisleistung in Abhängigkeit vom Abstand zwischen der punktförmig angenommenen Strahlenquelle und der Haut (normiert auf 100 R/min in 50 cm FHA)

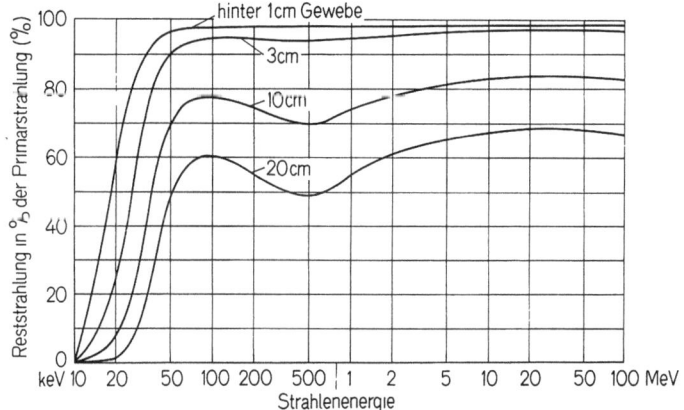

Abb. 14. Relative Tiefendosen in verschiedenen Wassertiefen bei Vernachlässigung der Einflüsse von Divergenz und Streuung (berechnet aus den Massenabsorptionskoeffizienten)

Abhängigkeit von der Strahlenenergie dargestellt, die sich ergeben, wenn nur Absorptionsprozesse auftreten würden. Man erkennt aus Abb. 14, daß in kleinen Tiefen (1—3 cm) nur bei sehr weichen Strahlungen durch Absorption eine nennenswerte Dosisverminderung gegenüber der Oberflächendosis eintritt. Auch in größeren Tiefen (10—20 cm) wären die relativen Tiefendosen jedoch unerwartet groß, wenn es nur Absorptionsprozesse gäbe. Daß sich dann bei Strahlungen von 100 keV Quantenenergie — d. h. in der Praxis etwa 200 kV Röhrenspannung — sogar höhere relative Tiefendosen ergeben müßten als bei 500 keV, ist auf den Absorptionsanteil der Comptonprozesse zurückzuführen, die zwischen 400 und 500 keV ein Maximum besitzen. Der Rückgang der unter alleiniger Berücksichtigung der Absorption sich ergebenden Dosen in verschiedenen Tiefen bei Strahlenenergien über 50 MeV ist durch die Zunahme der Paarbildungsprozesse bedingt. In diesem Energiebereich wird auch in Medien niedriger Ordnungszahl (hier z. B. Wasser) die Absorption im wesentlichen durch Paarbildungsprozesse bestimmt (vgl. Abb. 3).

Da zur reinen Absorption noch der Einfluß von Divergenz und Streuung hinzukommt, sind die tatsächlich erreichbaren Tiefendosen in der Regel kleiner als in Abb. 14 angegeben. Lediglich bei ultraharten Strahlungen kommt an der Oberfläche der *Aufbaueffekt* hinzu, dessen Einfluß hier ebenfalls nicht berücksichtigt wurde (Näheres vgl. Abschnitt I, 3).

γ) Einfluß der Streuung

Ebenso wie die Absorption sind auch die verschiedenen *Streuprozesse* (klassische Streuung, Comptonstreuung und von Paarbildungselektronen erzeugte Bremsstrahlung) von den Eigenschaften der Materie, in der sie entstehen, und von der *Energie* der Strahlung

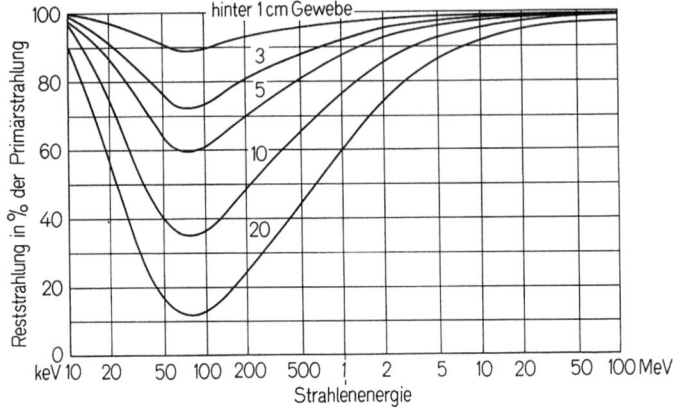

Abb. 15. Relative Tiefendosen enger Strahlenbündel (Feldgröße „0") in verschiedenen Wassertiefen bei Vernachlässigung der Einflüsse von Divergenz und Absorption (berechnet aus den Massenstreukoeffizienten)

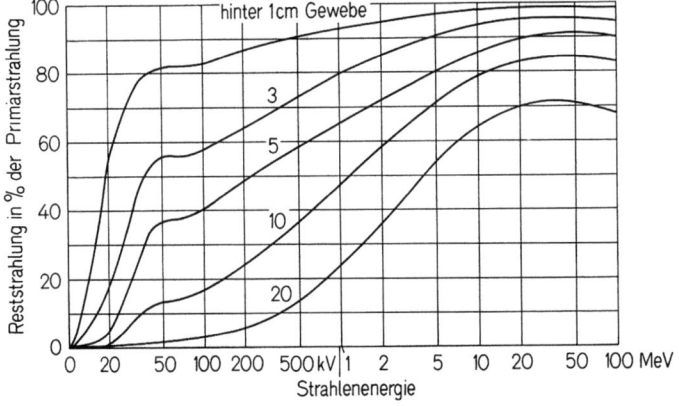

Abb. 16. Relative Tiefendosen enger Strahlenbündel (Feldgröße „0") in verschiedenen Wassertiefen bei Vernachlässigung der Divergenz (FHA ∞) berechnet aus den Massenabsorptions- und Streukoeffizienten

abhängig. In Analogie zu Abb. 14 wurde in Abb. 15 dargestellt, welche Tiefendosen sich in verschiedenen Wassertiefen ergäben, wenn nur Streuprozesse zur Schwächung der Strahlung beitragen würden.

Abb. 15 zeigt, daß Streuung vor allem im Gebiet *mittelharter Strahlungen* von 40 bis 150 keV Quantenergie auftritt, d.h. bei Röhrenspannungen zwischen etwa 80 und 300 kV. Bei diesen Strahlenqualitäten ist der Anteil der Streuung an der Schwächung am größten.

Die in Abb. 15 dargestellten, durch Streuung bedingten Dosisabfälle gelten im übrigen nur für *kleine Felder* (Feldgröße 0). Mit zunehmender Feldgröße wird nämlich ein ständig wachsender Anteil der gestreuten Strahlung noch ins Innere des Bestrahlungsfeldes gestreut, so daß sich dann höhere Tiefendosen ergeben. Dieser Effekt zeigt bei etwa 80 keV ein Maximum.

In Abb. 16 sind die Einflüsse von Absorption und Streuung noch einmal zusammengefaßt dargestellt. Die Kurvendiskussion ergibt sich aus den Erläuterungen zu Abb. 14
und 15.

δ) Der Aufbaueffekt

An den Grenzen von Medien verschiedener Ordnungszahl wird Elektronengleichgewicht
bekanntlich erst in einer gewissen Tiefe erreicht („*Grenzschichteffekt*", WACHSMANN, 1948).

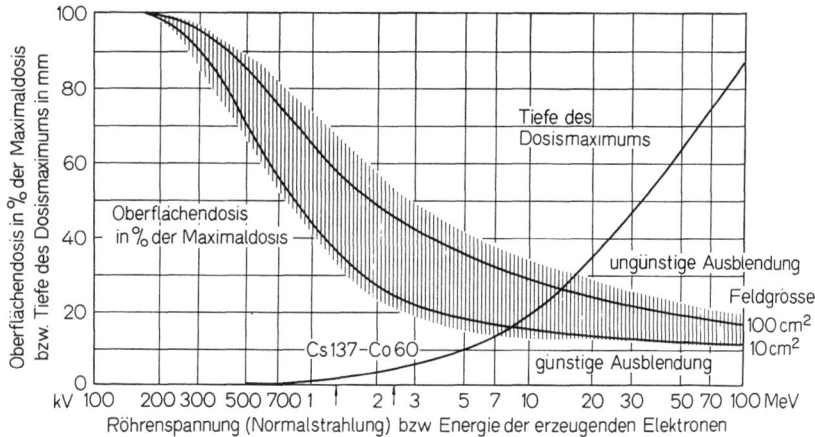

Abb. 17. Tiefenlage des Dosismaximums nach vollzogenem Aufbaueffekt in Abhängigkeit von der Strahlenenergie und angenäherte Größe des Aufbaueffektes unter günstigen und ungünstigen Ausblendungsbedingungen.
(Nach WACHSMANN, 1961)

Hierauf ist es zurückzuführen, daß bei dem besonders von *ultraharten Strahlungen* her
bekannten *Aufbaueffekt* die Dosis von der Körperoberfläche nach der Tiefe zunächst

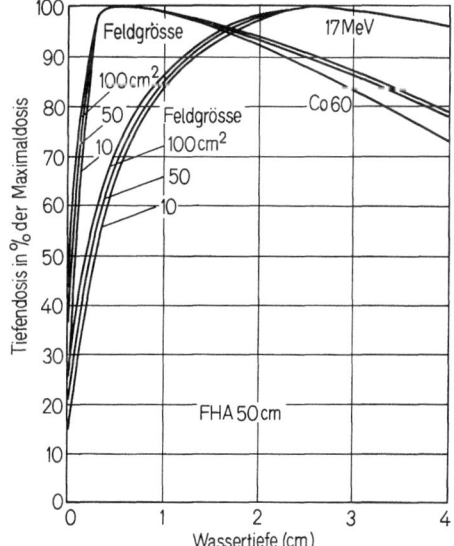

ansteigt, bis etwa in der Grenzreichweite der von
den einfallenden Quanten gebildeten Sekundärelektronen das *Dosismaximum* auftritt (WACHS-
MANN und JAKOB, 1948). Es ist bekannt, daß
dieser Aufbaueffekt nicht nur bei ultraharten
Strahlungen vorhanden ist (MOOS, 1957). Die
Tiefe, in der das Dosismaximum liegt, ist bei
mittelharten Strahlungen allerdings sehr klein
und beträgt in Wasser z.B. bei 300 kV etwa 50
und bei 50 kV sogar nur etwa 10 µ (Abb. 17). Deshalb kann der Aufbaueffekt in diesem Energiebereich mit den meist verwendeten Elektronen-
gleichgewichtskammern nicht gemessen werden.

Die Größe des Aufbaueffektes, d.h. das Verhältnis der Oberflächendosis zur Maximaldosis
hängt im übrigen nicht nur von der *Strahlenenergie*,
sondern in starkem Maße von der *Bestrahlungsanordnung*, d.h. von Feldgröße, Abstand von der
Strahlenquelle und Art der Ausblendung ab
(RICHARDSON, KERMAN und BRUCER, 1954; ASPIN,
BAKER und JOHNS, 1957; DAHL und VIKTERLÖF,
1959 sowie DREXLER u. WACHSMANN, 1967). Dies

Abb. 18. Abhängigkeit des Aufbaueffektes einer
17 MeV Röntgenstrahlung von der Feldgröße.
(Nach DREXLER u. WACHSMANN, 1967)

wird ohne weiteres verständlich, wenn man sich vergegenwärtigt, wie der Aufbaueffekt zustande kommt: Die von ultraharten Strahlungen im Blendensystem und in der zwischen
Strahlenquelle und Körperoberfläche liegenden Luftsäule gebildeten Sekundärelektronen
großer Reichweite werden unter verschiedenen Streuwinkeln meist in Vorwärtsrichtung auf

den zu bestrahlenden Körper eingestrahlt. Befindet sich das Blendensystem von der Körper-oberfläche weit entfernt (großer Focus-Haut-Abstand) und ist das Strahlenbündel eng (kleine Feldgröße), so fallen auf die Flächeneinheit des Bestrahlungsfeldes nur wenige Elektronen. Die Oberflächendosis ist in diesem Falle klein. Mit größer werdendem Bestrahlungsfeld wird der Aufbaueffekt immer kleiner (Abb. 18). Ebenso wächst die auf die Maximaldosis bezogene Oberflächendosis mit der Annäherung an das Blendensystem oder den Boden eines geschlossenen Bestrahlungstubus. Da bei der Tiefentherapie mit ultraharten Strahlungen meist Aufgabe ist, die Oberfläche zu schonen, ergeben sich hieraus für die Technik der Bestrahlung wichtige Konsequenzen (DREXLER und WACHSMANN, 1967). Bei den konventionellen Strahlungen spielt der Aufbaueffekt dagegen praktisch keine Rolle, da er sich in der biologisch uninteressanten Hornschicht der Haut abspielt.

Erwähnt sei hier schließlich noch der „Abbaueffekt", der auf der Austrittsseite der Strahlung aus einem Körper auftritt (DREXLER und WACHSMANN, 1967) und in gewissem Grade zu einer Entlastung des Austrittsfeldes führt.

b) Relative Tiefendosen in der Praxis

Die relativen Tiefendosen, d.h. die auf die Oberflächendosis bezogenen Dosen in der Tiefe des bestrahlten Körpers oder Phantoms, sind für alle vorkommenden *Strahlenqualitäten*, *Focus-Haut-Abstände* und *Feldgrößen* in unzähligen Einzeluntersuchungen gemessen worden. Bei der Beurteilung der Ergebnisse dieser Messungen muß man sich jedoch klar sein, daß die ermittelten Werte strenggenommen niemals *allgemeine Gültigkeit* besitzen können.

Zunächst beziehen sich alle diese Messungen auf *bestimmte Phantommaterialien*, meist Wasser, Wachs oder Paraffin, Preßholz, Plastik usw. mit eventuellen Zusätzen, um sie „*gewebeäquivalent*" zu machen. Diese Stoffe sind jedoch nur bedingt und niemals allgemein gewebeäquivalent. Grobe Abweichungen von der Absorption im menschlichen Körper können insbesondere bei weichen Strahlungen vorkommen (WAGNER, 1956). Aber auch bei harten und ultraharten Strahlungen ist die richtige Auswahl geeigneter Phantomsubstanzen wichtig (MARKUS, 1956). Die in homogenen Phantomen gemessenen Tiefendosen können jedenfalls nicht oder nur angenähert auf den menschlichen Körper bezogen werden, wenn es sich um die Bestrahlung inhomogen zusammengesetzter Körperabschnitte handelt.

Aber auch Focus-Haut-Abstand und Größe des Phantoms, in dem die Tiefendosen gemessen werden, haben einen oft nicht zu unterschätzenden Einfluß auf die ermittelten Tiefendosiswerte (SPIERS, 1949; WACHSMANN, 1952). Dies muß um so mehr beachtet werden, als die Tiefendosismessungen sich in der Regel auf praktisch „unendlich große Phantome" beziehen.

Außerdem ist zu erwähnen, daß die verschiedenen Messungen mit *Strahlengemischen* durchgeführt wurden, die — auch wenn die benutzte Röhrenspannung und Filterung sowie die Halbwertdicke (HWD) der Strahlung angegeben sind — mit den verschiedenen Apparaten (Gleichspannungsapparate verschiedener Welligkeit, Halbwellenapparate) und Röhren mit verschiedenen Eigenfilterungen niemals streng genau nachgeahmt werden können. Nun hat die Homogenität der Strahlung bei gleicher HWD allerdings nur wenig Einfluß auf den Verlauf der Tiefendosis (WACHSMANN und JASCHKE, 1963); mit gewissen Unterschieden muß aber gerechnet werden (ZIELER, 1956).

Schließlich darf nicht vergessen werden, daß die mit *verschiedenen Dosimetern* und besonders Meßkammern unterschiedlicher Form, Größe und Konstruktion gemessenen Tiefendosen auch niemals ganz gleich ausfallen! Hierauf konnten kürzlich WOOD, SUTHERLAND und COHEN (1963) und RAKOW (1964) sehr eindrucksvoll hinweisen. Allzu große Genauigkeitsansprüche dürfen also bereits an die Tiefendosiskurven selbst nicht gestellt werden, geschweige denn an deren Übertragung auf den Patienten (MARTIN, EVANS und ANDERSON, 1960). Trotz dieser Einschränkungen stellen die in verschiedenen alten

(z. B. MAYNEORD u. LAMMERTON, 1941; BUSH, 1944; GREBE u. WIEBE, 1950; GLASSER, QUIMBY, TAYLOR and WEATHERWAX, 1952; ALLSOP, 1953; Brit. Inst. of radiol., 1953) und neuen (WACHSMANN u. DIMOTSIS, 1957; JOHNS, 1961; Brit. Inst. of Radiol., 1961) Tabellenwerken und unzähligen Einzelarbeiten publizierten Tiefendosiskurven auch heute nach wie vor die *Grundlage* jeder quantitativen Strahlentherapie dar. HERVE (1964) vertritt dabei mit Recht die Auffassung, daß die Berechnung der Herddosis auf Grund einer zuverlässigen Tiefendosiskurve meist sicherer ist als der Verlaß auf oft anzweifelbare eigene Messungen!

Die nun folgenden *Tiefendosiskurven* sollen keineswegs die weit ausführlicheren und stärker differenzierten Angaben in den vorgenannten Tabellenwerken ersetzen. Ihr Zweck ist lediglich, die bei den verschiedenen strahlentherapeutischen Methoden auftretenden *charakteristischen Tiefendosen* zu veranschaulichen und ihre wichtigsten *Abhängigkeiten* von FHA und Feldgröße aufzuzeigen.

α) Tiefendosen weicher Strahlungen

Unter „*sehr weichen Strahlungen*" versteht man nach DIN 6809 (1963) Strahlungen, deren Erzeugungsspannung kleiner ist als 20 kV und unter „*weichen Strahlungen*" solche, deren Erzeugungsspannung zwischen 20 und 60 kV liegt. Nun hängt zwar die „*Härte*" einer Bremsstrahlung oder genauer gesagt, ihre „*mittlere*" oder „*effektive Wellenlänge*" — wie anschließend noch gezeigt werden wird — nicht nur von der lediglich die *Grenzwellenlänge* bestimmenden Röhrenspannung, sondern in starkem Maße auch von der angewandten Filterung ab. Trotzdem erscheint es richtig, die verschiedenen in der Strahlentherapie benutzten Strahlenarten nach *Röhrenspannungen* zu ordnen, weil sie ein sehr anschauliches und dem Strahlentherapeuten stets bekanntes Kriterium für die Qualität der benutzten Strahlungen sind.

Da sowohl sehr weiche als auch weiche Strahlungen mit ihren *Gewebehalbwerttiefen* (GHWT) von wenigen Millimetern (bei den Grenzstrahlen sogar Bruchteilen von Millimetern) bis zu etwa 2 cm vorwiegend in der *Oberflächen-* oder *Hauttherapie* angewendet werden, wird über sie hier gemeinsam berichtet.

Um die Ausmessung der Tiefendosen sehr weicher Strahlungen haben sich vor allem KÜSTNER (1928) und in neuerer Zeit JENNINGS (1950 und 1953) sowie VENNART (1954) verdient gemacht, während sich u. a. LAMERTON (1940), QUIMBY (1942), BURGER, BRAAMS und WERZ (1952), PROPPE (1955), WAGNER (1955) sowie WACHSMANN (1959) um die Tiefendosen weicher Strahlungen bemühten. Zu den genannten Autoren kommen noch diejenigen, die sich mit der Klärung der Tiefenwirkung von Kontakt- und Nahbestrahlungsanlagen beschäftigten, von denen hier nur VAN DER PLAATS (1938), BRAESTRUP und BLATZ (1940), CHAOUL, SCHATTER und WACHSMANN (1941), OESTERKAMP (1950), ALLSOPP (1953) sowie CHAOUL und WACHSMANN (1953) genannt seien. Die Ergebnisse der einzelnen Messungen wiederzugeben, ist natürlich unmöglich und auch nicht der Zweck dieses Beitrages. Es sollen jedoch hier und ebenso in den folgenden Abschnitten über die härteren Strahlungen einige Beispiele für die geometrische Verteilung der Tiefendosis bei den in der Praxis am häufigsten benutzten Bedingungen (kV, Filterung, HWD, FHA und Feldgröße) gezeigt werden. Außerdem werden einige grundsätzliche Fragen, die den Verlauf der Tiefendosis und ihre Beeinflussung betreffen, wenigstens kurz erörtert.

Zunächst ergibt sich, daß die Tiefendosis weicher Strahlungen stark von der *Energie* der Strahlungen, d. h. der *Röhrenspannung* abhängt (Abb. 19). Dies besagt, daß man bei Verwendung sehr weicher und weicher Strahlungen zu therapeutischen Zwecken bezüglich der Auswahl der Strahlenqualität besonders vorsichtig und gewissenhaft vorzugehen hat. Richtlinien, was man dabei aus klinischen Indikationen zu beachten hat, um das Verhältnis von gewollter zu ungewollter Strahlenwirkung günstig zu halten (SCHREUS, 1929), um die Bestrahlung „ökonomischer" zu gestalten (EBBEHØJ, 1952, 1 + 2) oder um die „relative Herdraumdosis" (WACHSMANN, 1954) groß zu machen, sind von verschiedenen Autoren gegeben worden und in diesem Band von GAHLEN ausführlich behandelt.

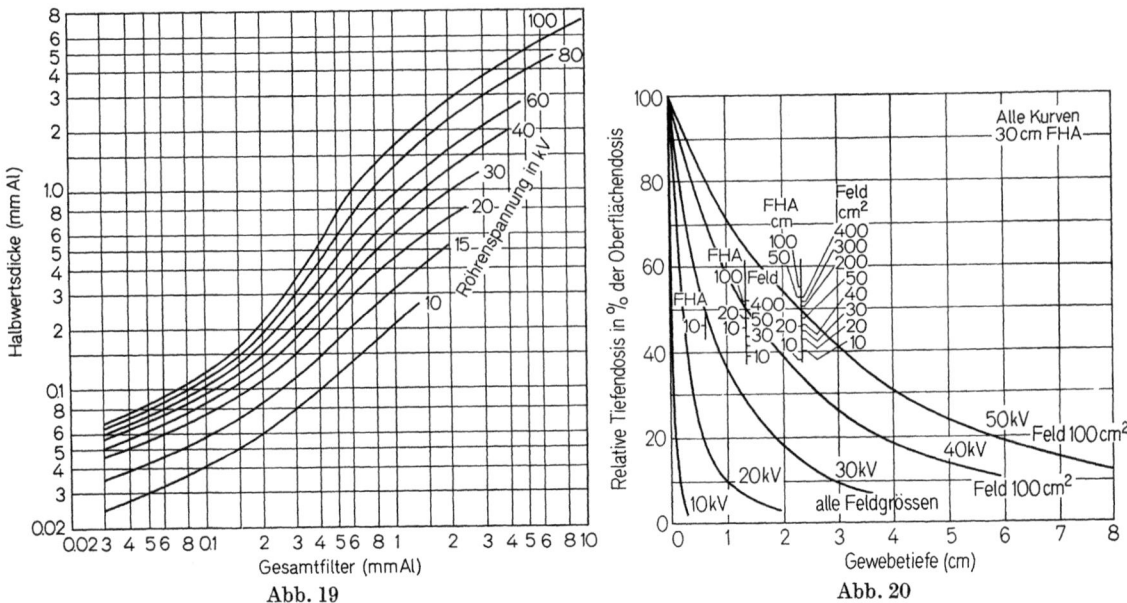

Abb. 19. Halbwertdicke weicher Strahlungen in Abhängigkeit von der Filterung. (Nach Wachsmann, 1959)

Abb. 20. Tiefendosen weicher Strahlungen bei 30 cm FHA und 100 cm² Feldgröße. Vergleichsweise einge-zeichnet der Einfluß des FHA und der Feldgröße für andere Werte. (Zusammengestellt nach Wachsmann und Dimotsis, 1957)

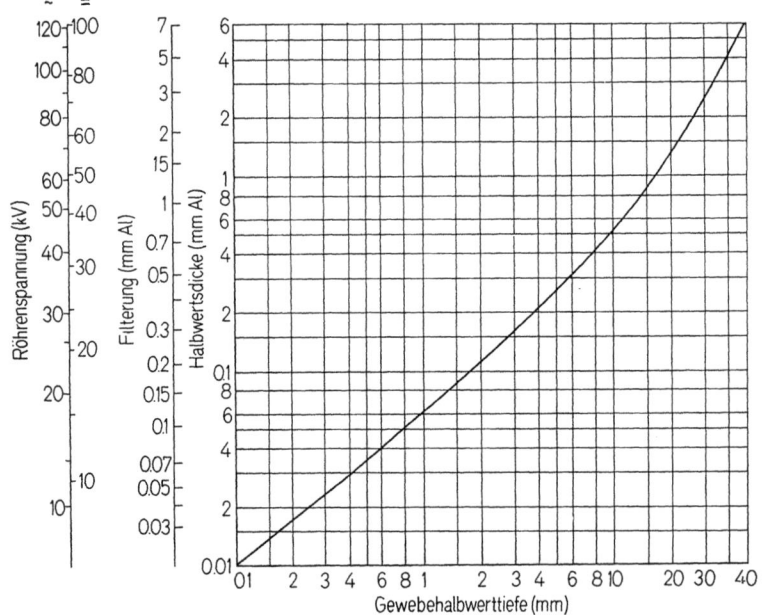

Abb. 21. Richtwerte für die Wahl der Bestrahlungsbedingungen bei weichen Röntgenstrahlen zur Erreichung einer bestimmten Gewebehalbwerttiefe bei einem FHA von 30 cm und etwa 100 cm² Feldgröße. Die für den Betrieb der Röhre mit Wechselspannung (∼) bzw. Gleichspannung (=) angegebenen Werte sind so gewählt, daß sich bei einem Röhrenstrom von 25 mA stets Dosisleistungen von angenähert 100 R/min er-geben. (Nach Wachsmann, 1959)

Die Tiefenwirkung, d.h. die HWD weicher Strahlungen, hängt aber — wie bereits erwähnt — auch sehr stark von der angewandten Filterung ab. Wenn z.B. mit einer Berylliumfensterröhre ohne Zusatzfilter gearbeitet wird, beträgt die HWD der erzeugten

Strahlung trotz einer Röhrenspannung von 60 kV Gleichspannung nur etwa 0,06 mm Al und die 1. GHWT entsprechend nur angenähert 0,8 mm. Filtert man dagegen die gleiche Strahlung mit 1,5 mm Al, was als etwa normal zu bezeichnen ist, so ergibt sich eine Halbwertdicke von 1,2 mm Al (Abb. 19) und bei 30 cm FHA eine GHWT von ungefähr 20 mm (Abb. 21)! Scheinbar paradoxerweise nimmt der *Homogenitätsgrad* der Strahlung dabei mit wachsender Filterung zunächst ab („Reversal Effect" von JENNINGS, 1951; oder „Umkehreffekt" nach ZIELER, 1952). Die Tiefenwirkungen der weichen Strahlungen (vgl. Abb. 20) sind, solange die Absorption im Vordergrund steht, von dem FHA nur wenig abhängig. Das gleiche gilt für den *Einfluß der Feldgröße*, was sich aus dem geringen Anteil der Streustrahlung und aus ihrer kleinen Reichweite erklärt. Um in gedrängter Form eine Vorstellung über den Einfluß von FHA und Feldgröße zu vermitteln, sind in der Abb. 20 neben der für FHA von 30 cm und eine Feldgröße von 100 cm² geltenden Halbwerttiefe auch die bei anderen FHA auftretenden relativen Tiefendosen eingetragen.

Schließlich gibt Abb. 21 noch eine Übersicht für die Wahl der Bestrahlungsbedingungen, wenn die *Gewebehalbwerttiefe* vorgegeben ist, von der man ja eigentlich stets ausgehen sollte (WACHSMANN, 1963). Die auf Überlegungen von SCHREUS (1940), GRAUL (1953), WAGNER (1955) und SCHIRREN (1955) beruhenden Bedingungen sind hier so gewählt, daß sich bei 25 mA Röhrenstrom stets eine *Dosisleistung* von angenähert 100 R/min in 30 cm Abstand vom Focus ergibt, was für die Praxis ein sehr gut brauchbarer Wert ist. Auch die in dieser Abbildung enthaltenen Angaben stellen natürlich nur Richtwerte dar, die besonders bezüglich der Dosisleistung von verschiedenen Nebenumständen (Apparate- und Röhrentyp, Netzeinfluß usw.) abhängig sind und die Nachmessung vor der praktischen Anwendung nicht entbehrlich machen.

β) Tiefendosen mittelharter Strahlungen

Unter mittelharten Strahlungen werden nach DIN 6809 (1963) Strahlungen verstanden, deren Erzeugungsspannung zwischen 60 und 150 kV liegt. Sie werden vorwiegend für Zwecke der *Halbtiefentherapie* verwendet.

Angaben über die Tiefendosen mittelharter Strahlungen finden sich außer in den auf S. 17 genannten Tabellenwerken bei LAMERTON (1941), BRAESTRUP (1944), BURGER, BRAAMS und WERZ (1952), JOHNS, EPP und FEDORUK (1953) und TSIEN und COHEN (1962).

Die mit den Strahlungen dieses Energiebereiches erreichbaren Strahlenqualitäten liegen etwa zwischen 1 mm Al und 1 mm Cu HWD. Die *Gewebehalbwerttiefen* betragen bei der Anwendung von 30 cm FHA bei den hier meist benutzten kleineren Feldgrößen etwa 1,5—5 cm, bei großen Feldern auch mehr.

Die *Tiefendosiskurven* der mit Röhrenspannungen von 60—150 kV erzeugten Strahlungen werden durch die Tatsache, daß der Anteil der *Streustrahlung* hier sehr hoch ist, in zweifacher Weise beeinflußt: Zunächst ergibt sich zwischen dem Dosisabfall und damit der Dosis in einer bestimmten Tiefe bei *kleinen* und *großen Feldern* ein großer Unterschied (Abb. 22). Der große Streustrahlenanteil bedingt besonders bei den härteren Strahlungen dieses Energiebereiches und bei großen Feldern eine starke *Anhebung* der Tiefendosiskurven in den ersten Zentimetern. Dies führt zu dem aus der Therapie mit konventionellen Strahlungen bekannten Effekt des Anstieges der Dosis auf über 100% der Oberflächendosis in etwa 1 cm Tiefe. Erst von einer Tiefe an, in der das Verhältnis der einfallenden Primärstrahlung und der entstehenden Streustrahlung konstant ist, fällt die Dosis dieser Strahlungen so ab, wie es ihrer Härte eigentlich zukommt (Abb. 22).

Um zu zeigen, welchen Einfluß in diesem Gebiet der *Focus-Haut-Abstand* besitzt, sind in Abb. 23 auch noch die relativen Tiefendosen für FHA von 10 bzw. 20—100 cm eingezeichnet. Bemerkt sei jedoch, daß es bei mittelharten Strahlungen im allgemeinen nicht sinnvoll ist, mit größeren FHA als 30 cm zu arbeiten, da diese Strahlungen infolge ihrer noch relativ starken Schwächung im Gewebe doch vorwiegend nur für die Halb- tiefentherapie in Frage kommen. Andererseits ist bei mittelharten Strahlungen aber auch die Verwendung kleinerer FHA nicht zu empfehlen, da diese Strahlungen zur Erzielung eines steilen Dosisabfalles zu hart sind. Tatsächlich läßt sich, wie Abb. 23 zeigt, mit ihrer Hilfe auch bei Anwendung kleinerer FHA von 10—20 cm kein sehr steiler Dosisabfall realisieren.

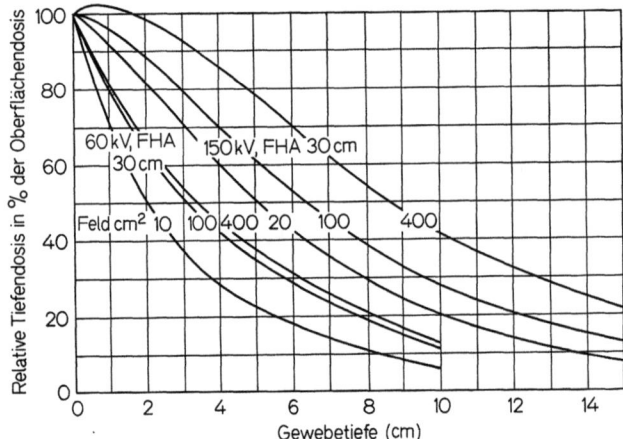

Abb. 22. Tiefendosen mittelharter Strahlungen bei FHA von 30 cm und verschiedenen Feldgrößen. (Zusammengestellt nach Wachsmann und Dimotsis, 1957)

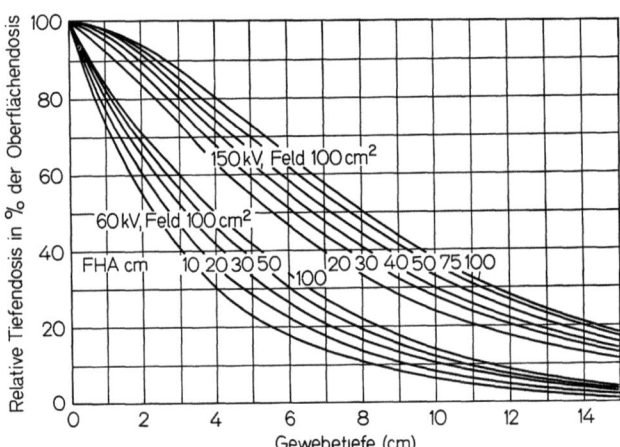

Abb. 23. Tiefendosen mittelharter Strahlungen bei Feldgrößen von 100 cm² und verschiedenen Focus-Haut-Abständen. (Zusammengestellt nach Wachsmann u. Dimotsis, 1957)

γ) Tiefendosen harter Strahlungen

Die „harten", nach DIN 6809 mit Röhrenspannungen von 150—400 kV erzeugten Strahlungen wurden lange Zeit allein für die *konventionelle Tiefentherapie* benutzt. Bei Halbwertdicken von 1 mm Cu aufwärts bis 4 mm oder höchstens 5 mm Cu lassen sich mit ihnen, wie aus den zahlreichen bekannten Dosistabellen entnommen werden kann (vgl. auch Johns, Fedoruk, Kornelsen, Epp and Darby, 1952), bei FHA von 40 cm und Feldgrößen von 100 cm² in 10 cm Tiefe *relative Tiefendosen* von etwa 33—36% erreichen. Bemerkenswerterweise verlaufen in diesem Energiebereich sämtliche Tiefendosiskurven — auch wenn man als Extremwerte die schwach gefilterte 200 kV-Strahlung mit der stark gefilterten 400 kV-Strahlung vergleicht — sehr ähnlich (Abb. 24). Zur Erhöhung der Tiefendosis allein lohnt es also innerhalb dieses Energiebereiches sicher nicht, zu höheren Spannungen überzugehen (Wachsmann, Keller u. Drexler, 1962). Wie aus Abb. 23 für die Tiefe von 10 cm, auf die die sog. „*prozentualen Tiefendosen*" dieser Strahlungen in der Regel bezogen werden, zu entnehmen ist, erhöhen sich diese Werte, wenn man auf *größere Focus-Haut-Abstände* übergeht, auch nur mäßig. Bei kleineren Focus-Haut-Abständen geht die relative Tiefendosis aber doch empfindlich zurück, so daß man überlegen muß, in welchen Grenzen man einer sehr wesentlichen Erhöhung der Dosisleistung zuliebe, einige Prozent der relativen Tiefendosis zu opfern, bereit ist. Berücksichtigt man jedoch, daß heute für die Fälle, in denen es tatsächlich auf höchste relative Tiefendosen ankommt, doch schon vielerorts sehr harte und ultraharte

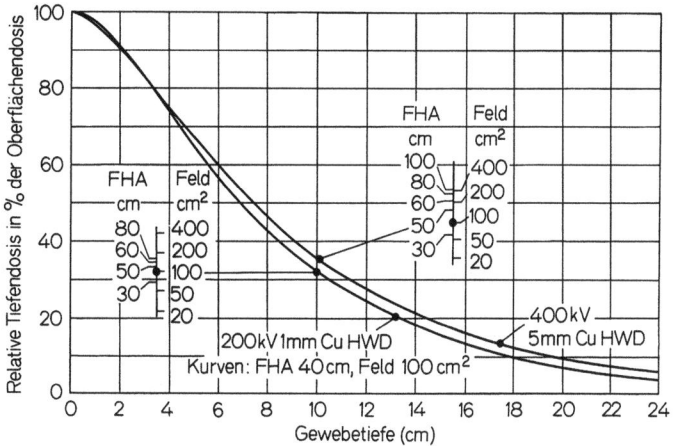

Abb. 24. Relative Tiefendosen der „weichsten" (200 kV, Filter 0,5 mm Cu, 1 mm Cu HWS) und der praktisch „härtesten" Strahlung (400 kV, Filter 6 mm Cu, 5 mm Cu HWS) des Bereiches der harten Strahlungen bei FHA von 40 cm und 100 cm² Feldgröße. Zum Vergleich ist eingezeichnet, wie sich die relative Tiefendosis der beiden Strahlungen in 10 cm Tiefe beim Übergang auf andere FHA und andere Feldgrößen ändert. (Zusammengestellt nach WACHSMANN u. DIMOTSIS, 1957)

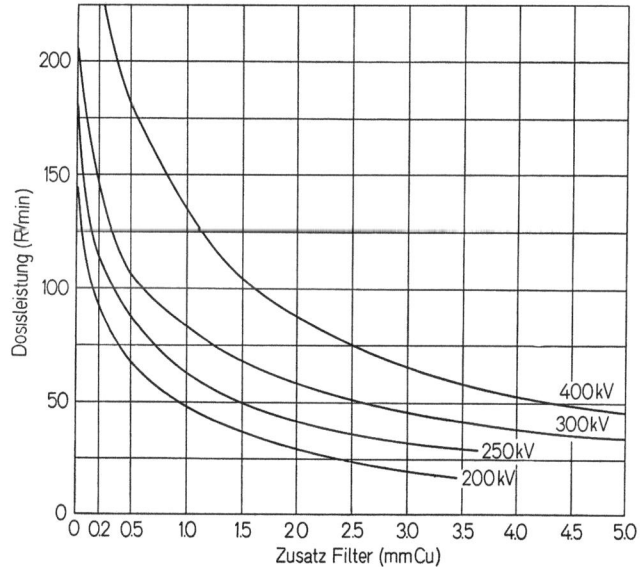

Abb. 25. Abhängigkeit der in 50 cm Focusabstand frei in Luft gemessenen Dosisleistung von der Filterung bei harten Strahlungen von 200—400 kV Röhrenspannung bei Röhrenströmen von 20, 15, 12 bzw. 10 mA. (Zusammengestellt nach WACHSMANN u. DIMOTSIS, 1957 und WACHSMANN, KELLER u. DREXLER, 1962)

Strahlungen (z.B. Kobalt 60) zur Verfügung stehen, so kann man als den am meisten zu empfehlenden *Bestrahlungsabstand* für die Tiefentherapie mit konventionellen Strahlungen 40 cm ansehen.

Die Ähnlichkeit der Tiefendosiskurven aller harten Strahlungen verdeutlicht im übrigen, daß es in diesem Energiebereich nicht viel Sinn hat, zur Erhöhung der relativen Tiefendosis bei einer gegebenen Röhrenspannung *übermäßig stark zu filtern*. Dadurch wird nämlich lediglich die Dosisleistung herabgesetzt (Abb. 25), die Tiefendosiskurve aber nicht nennenswert verbessert. Aus diesem Grunde bezeichnen WACHSMANN, KELLER und Drexler (1962) die Erhöhung der *Dosisleistung* als den größten Vorteil der Steigerung der Röhrenspannung von 200 auf 300 kV und Keller (1963) eine mit 300 kV und 0,5 mm Cu-Filterung betriebene Röntgenanlage (HWD 1 mm Cu) als *wirtschaftlichste Strahlenquelle*. Nur wenn andere Gründe, z.B. die verbesserte Knochenschonung, im Vordergrund stehen, ist die Verwendung stärkerer Filter begründet (Spiers, 1949; Wachsmann, 1950; Balz, Birkner und Wachsmann, 1955).

Der auch in diesem Energiebereich starken Streustrahlung entsprechend macht sich der *Einfluß der Feldgröße* hier noch sehr bemerkbar, und zwar besonders bei der 200 kV-Strahlung. Nachdem heute jedoch ultraharte Strahlungen zur Verfügung stehen, kommt die früher ernstlich empfohlene und auch häufig angewandte Vergrößerung der Bestrahlungsfelder lediglich zwecks Erhöhung der relativen Tiefendosis nicht mehr in Frage.

δ) Sehr harte Strahlungen

Mit sehr harten Strahlungen (nach DIN Erzeugungsspannung von 400 kV bis 3 MV) läßt sich die HWD, die *Gewebehalbwerttiefe*, und damit auch die prozentuale *Tiefendosis* in 10 cm noch einmal wesentlich steigern. Die HWD erreicht bei diesen Strahlungen bis über 15 mm Cu, die *Gewebehalbwerttiefe* steigt bei großen Focus-Haut-Abständen auf über 12 cm und die prozentuale Tiefendosis in 10 cm Tiefe auf mehr als 50 bis 60 % (Abb. 26).

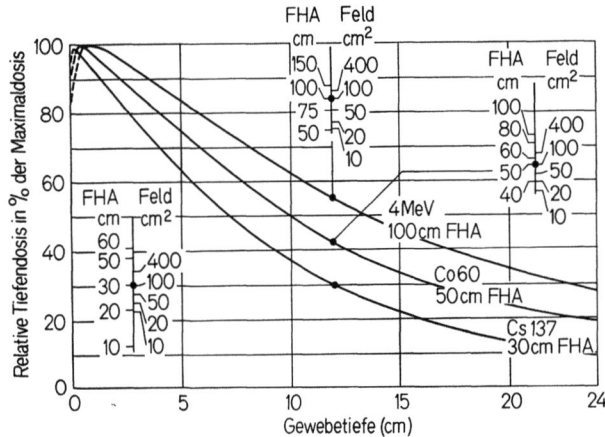

Abb. 26. Relative Tiefendosen sehr harter Strahlungen bei den in der Praxis meist gebräuchlichen Focus-Haut-Abständen und 100 cm² Feldgröße. Zum Vergleich sind Werte für andere FHA und Feldgrößen eingezeichnet. (Zusammengestellt nach Wachsmann u. Dimotsis, 1957)

Ein weiterer Vorteil der sehr harten Strahlungen, besonders des höheren Energiebereiches, liegt darin, daß sich bei ihnen der bereits über die Dicke der Haut hinausreichende *Aufbaueffekt* (vgl. Abschnitt 3 a, δ) sehr zugunsten der Hautschonung auswirkt. Auch die *Knochenschonung* ist bei diesen Strahlungen sehr gut.

Seit für die Strahlentherapie sehr harte Strahlungen in Form von *Fernbestrahlungsapparaturen* mit

137Cs und 60Co sowie *Resonanztransformatoren, van de Graff-Generatoren* und eventuell *Kaskadengeneratoren* zur Verfügung stehen, sind unzählige Messungen der relativen Tiefendosis und des Aufbaueffektes bei diesen Strahlungen vorgenommen worden. Sofern diese Messungen Stehfeldbestrahlungen betreffen, seien hier nur folgende genannt: 137Cs: Burns, Perry, Pierce, Trotmann und Wilson (1959), Johns, Bruce und Reid (1959), Simons, Lampe und Latourette (1959) und Amalric et Vigne; 60Co: Allsopp (1953), Dixon, Garrett und Morrison (1952), Hultberg, Dahl, Thoraeus, Vikterlöf und Walstam (1959); Resonanztransformatoren: Friedman, Dresner und Hine (1955); van de Graaff-Generatoren: Trump und Cloud (1943), Trump, Moster und Cloud (1947), Miller (1950), Howarth, Jones und Miller (1951), Wilson und Perry (1952), Wootton (1956), Rozenfeld (1958), Tsien und Robbins (1958). Die Ergebnisse der Messungen dieser Autoren sind in Abb. 26 zusammengefaßt. Aus ihr kann man ersehen, daß schon mit 137Cs ebenso gute bzw. sogar etwas höhere relative Tiefendosen in 10 cm Tiefe erreicht werden als bei konventionellen Strahlen, obwohl hier mit einem Quellen-Haut-Abstand von nur 30 cm gerechnet wurde, wie er wegen der geringen spezifischen Aktivität des Isotopes praktisch häufig benutzt wird. Die relativen Tiefendosen der 60Co-Strahlung sind noch günstiger, und zwar vorwiegend deshalb, weil es bei 60Co wegen der größeren spezifischen Aktivität ohne weiteres möglich ist, bei ausreichenden Dosisleistungen auf Quellen-Haut-Abstände von 50 cm und mehr zu gehen. Eine Vergrößerung des Abstandes bringt allerdings, wie aus Abb. 26 zu ersehen ist, nicht mehr sehr viel und bedeutet immer einen wesentlichen Verlust an Dosisleistung (vgl. Abb. 13). Noch höhere relative Tiefendosen werden mit Teilchenbeschleunigern — wie van de Graaff-Generatoren und Linearbeschleunigern — erreicht, jedoch auch hier vor allem deshalb, weil bei ihnen so große Dosisleistungen erzielbar sind, daß es tragbar wird, den Focus-Haut-Abstand bis auf 80 cm oder sogar 1 m zu vergrößern.

Bemerkt sei noch, daß die Angaben über den Einfluß des Focus-Haut-Abstandes und der Feldgröße in Abb. 26 nicht wie sonst üblich auf 10 cm Tiefe, sondern auf 12 cm bezogen sind, was besser der Körpermitte entspricht und Unterschiede zwischen den verschiedenen Strahlungen deutlicher hervortreten läßt.

ε) Tiefendosen ultraharter Strahlungen

Ultrahart werden nach den DIN-Normblättern Strahlungen genannt, deren Erzeugungsspannung über 3 MV liegt oder — korrekter ausgedrückt — deren *Grenzenergie über 3 MeV* hinausgeht. Nachdem heute derartige Strahlungen mit *Betatron* und *Linearbeschleunigern* verhältnismäßig leicht, d.h. mit tragbarem Aufwand, erzeugt werden können, werden sie in der Tiefentherapie zunehmend klinisch genutzt. Die in Millimeter Cu gemessene *Halbwertdicke* dieser Strahlungen geht über 15 mm hinaus. Infolge der bei höheren Energien zunehmenden *Paarbildungsprozesse* steigt die auf Schwermetalle bezogene Halbwertdicke jedoch nur bis zu einem bestimmten Maximalwert, der z.B. für Blei bei kleinen Feldgrößen etwa 15 mm beträgt. Aus diesem Grunde ist die Messung der „Härte" dieser Strahlungen in HWD eines Schwermetalles sinnlos. Zweckmäßiger ist es, zur Charakterisierung solcher Strahlenarten die *Energie* der die Strahlung auslösenden Elektronen anzugeben. Dies gilt um so mehr, als die Strahlenqualität in diesem Energiebereich nur in geringem Maße von der Filterung abhängt.

Hinsichtlich der *Filterung* ergibt sich aus der Existenz einer maximalen Halbwertdicke auch — was zunächst paradox erscheint —, daß durch Filter, insbesondere solchen aus Schwermetall, ultraharte Strahlungen hoher Energie nicht aufhärtet, sondern „*aufgeweicht*" werden.

Bezieht man die Tiefendosis ultraharter Strahlungen — was wegen des von verschiedenen äußeren Umständen abhängigen Aufbaueffektes sinnvoll ist — nicht auf die Oberflächen-, sondern auf die *Maximaldosis*, so ergeben sich mit steigender Strahlenenergie immer größer werdende Tiefendosen. Diese erreichen, wie aus Abb. 27, die aus den Ergebnissen von Messungen von KOCH, KERST und MORRISON (1943), WACHSMANN (1947), CHARLTON und BREED (1948), JOHNS, DARBY, HALSAM, KATZ und HARRINGTON (1949), TRUMP, WRIGHT und CLARKE (1950), LAUGHLIN, BEATTIE, LINDSAY und HARVEY (1951), GARRISON, ANDERSON, LAUGHLIN und HARVEY (1952), GUND und SCHITTENHELM (1953), MITCHELL, SMITH, ALLEN, WILLIAMS and BRAAMS (1953), JONES, GREGORY and BIRCHALL (1956), JOHNS (1956), GREENE and TRANTER (1956), MURRISON and HUGHES (1957), DAY und FAMRER (1958) zusammengestellt wurde, zu entnehmen ist, bei einem Focus-Haut-Abstand von 75 cm in 12 cm Tiefe (etwa Körpermitte) bei 5 MeV etwa 52%, bei 15 MeV 73%, bei 40 MeV etwa 85% und bei 100 MeV nahezu 100% der Maximaldosis. Dieser Anstieg ist dabei weniger auf die größer werdende Gewebehalbwerttiefe zurückzuführen — sie beträgt bei den energiereichen Strahlungen von 15—80 MeV in Wasser gleichbleibend und weitgehend unabhängig von der Feldgröße 15—17 cm —, sondern auf das Tieferrücken des Dosismaximums mit steigender Strahlenenergie. Bei Energien über 50 MeV macht sich dann aber auch schon in Wasser der mit steigender Energie anwachsende *Paarbildungsprozeß* bemerkbar, so daß es in diesem Gebiet wieder zu einer Abnahme der Gewebehalbwerttiefe kommt (vgl. auch Abb. 3 und 14).

Sehr wesentlich ist natürlich bei diesen Strahlungen auch der *Aufbaueffekt*, der eine starke *Entlastung* nicht nur der *Oberfläche*, sondern auch der *subcutanen Gewebe* ermöglicht.

Gut ist auch die *Knochenschonung*; es darf jedoch nicht übersehen werden, daß Knochen relativ zu Wasser bei Strahlenenergien über 20 MeV, des zunehmenden Paarbildungseffektes wegen, wieder stärker belastet wird (vgl. Abb. 43).

Die großen Gewebehalbwerttiefen der ultraharten Strahlungen hoher Energie führen bei den Dimensionen des menschlichen Körpers unter Umständen dazu, daß die ,,*Austrittsdosen*", d.h. die Dosen auf dem der Strahleneintrittspforte gegenüberliegenden Hautfeld, höher sind als die infolge des Aufbaueffektes sehr niedrigen Eintrittsdosen. Inwieweit eine Erhöhung der Strahlenenergie über die Energie, bei der auf der Strahleneintritts- und Strahlenaustrittsseite gleiche Dosen herrschen, angezeigt ist, mag dahingestellt bleiben.

Praktisch kann man von Quantenstrahlen (d.h. Röntgenstrahlen) über 10, höchstens 20 MeV für die Strahlentherapie jedenfalls zusätzliche Vorteile kaum mehr erwarten.

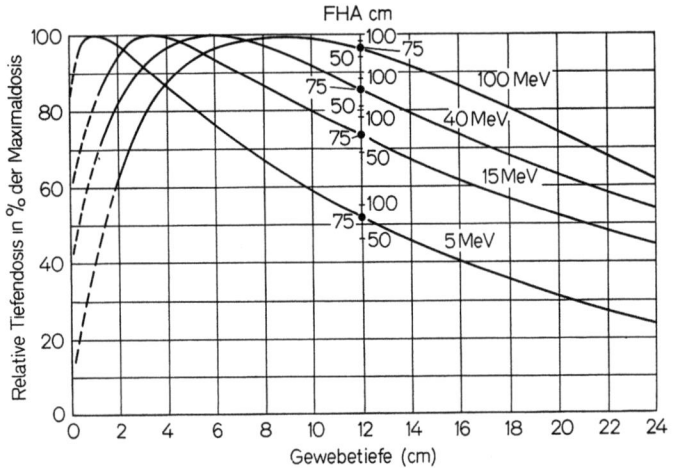

Abb. 27. Relative Tiefendosen ultraharter Strahlungen in 75 cm FHA; vergleichsweise in 12 cm Tiefe andere FHA. (Zusammengestellt nach Wachmann u. Dimsotsis, 1957)

c) Corpuscularstrahlen

Die Faktoren, von denen der Tiefendosisabfall von Quantenstrahlen abhängt, beeinflussen auch bei Corpuscularstrahlen den Dosisverlauf nach der Tiefe. Da die Art der Ausstrahlung von Corpuscularstrahlen und die Gesetze, die ihre Absorption und Streuung bestimmen, von denjenigen, die für Quantenstrahlen gelten, doch wesentlich verschieden sind, soll hier auf ihre Einflüsse zunächst grundsätzlich eingegangen werden. Dabei können die in der Therapie z.Z. verwendeten Strahlungen, d.h. die *schnellen Elektronen, Neutronen, Protonen* und *Deuteronen* zunächst gemeinsam besprochen werden, da sie in vieler Hinsicht ähnliche Eigenschaften besitzen. Nur ihre Tiefendosen bei der praktischen Anwendung in der Therapie werden getrennt zu erörtern sein.

Zunächst muß festgestellt werden, daß diese Strahlungen nicht so wie Quantenstrahlen von einer meist als punktförmig anzusehenden relativ kleinen Strahlenquelle in alle Richtungen des Raumes gleichmäßig *divergent ausgestrahlt* werden. Die in Beschleunigern erzeugten Corpuscularstrahlen sind vielmehr stets mehr oder weniger *gebündelt*, wie auch die in Beschleunigern erzeugten ultraharten Röntgenstrahlen hoher Energie. Je mehr diese Strahlungen gebündelt oder sogar parallel aus dem Beschleuniger austreten, um so weniger gilt das *Quadratgesetz*.

Auch bezüglich der *Strahlenabsorption* gelten bei den Corpuscularstrahlen andere Gesetze als bei den Quantenstrahlen. Während die von diesen erzeugte Dosis im bestrahlten Körper stets nach einem Exponentialgesetz abfällt, besitzen Corpuscularstrahlen eine von ihrer Energie und den Eigenschaften des durchstrahlten Mediums abhängige *definierte Reichweite*. Dies hat zur Folge, daß die Dosis von Corpuscularstrahlungen nach der Tiefe nicht exponentiell abfällt, sondern zunächst — solange sich die Zahl der je Flächeneinheit eingestrahlten Teilchen nicht ändert — konstant bleibt, um erst zum Bahnende hin, wenn mehr und mehr Teilchen ihre gesamte Energie abgegeben haben und steckengeblieben sind, abzufallen — und zwar innerhalb einer kurzen Strecke bis zum Wert 0. Bei einigen Strahlungen (z.B. Protonen und Deuteronen) kommt es am Ende ihrer Bahn infolge der Streuung und der Zunahme ihres Ionisierungsvermögens (wachsender je Bahnlängeneinheit abgegebener Energiebetrag LET) sogar zu einem mehr oder weniger deutlich ausgeprägten *Dosisanstieg*, der zum sog. Bragg-Peak führt (vgl. z.B. Abb. 31).

Großen Einfluß auf den Verlauf der Tiefendosis besitzt auch bei den Corpuscularstrahlen die *Streuung*. Er zeigt sich besonders bei Strahlungen, die in Gewebe stark gestreut werden, d.h. vor allem bei den Elektronen, deren Masse relativ klein ist. Die Streuung bewirkt, daß die Bestrahlungsfelder nach der Tiefe hin größer werden, so daß sich die eingestrahlte Energie auf eine mit zunehmender Tiefe anwachsende Fläche verteilt, wodurch es zu einem zusätzlichen Dosisabfall kommt (vgl. Abb. 28-30).

Im übrigen gibt es auch bei Corpuscularstrahlen — und zwar besonders bei Elektronen relativ niedriger Energie — einen *Aufbaueffekt*. Dieser kommt dadurch zustande, daß die auf die Körperoberfläche einfallenden Elektronen eine bestimmte, parallel zur Oberfläche verlaufende Schicht auf kürzestem Weg, tiefergelegene Schichten gleicher Dicke aber z.T. schräg durchsetzen und dadurch in diesen Schichten mehr Energie abgeben, sowie dadurch, daß die eingestrahlten Primärelektronen sekundäre Elektronen mit sich reißen.

α) Tiefendosen schneller Elektronen

Die ersten Tiefendosen künstlich beschleunigter Elektronen wurden von GLOCKER, KUGLER und LANGENDORFF (1934) mit einer biologischen Methode, d.h. mit den strahlenempfindlichen Drosophilaeiern ausgemessen (vgl. auch GLOCKER, GUND, LANGENDORFF und WACHSMANN, 1949).

Als dann nach dem zweiten Weltkrieg mit Hilfe der modernen Beschleuniger — van de Graaff-Generator, Linearbeschleuniger und Betatron — energiereiche Elektronen auch für therapeutische Zwecke in zunehmendem Maße zur Verfügung standen, wurden von zahlreichen Autoren *Tiefendosiskurven* von Elektronen verschiedener Energie ausgemessen und veröffentlicht (TRUMP, VAN DE GRAAFF und CLOUDE 1940; GUND u. WACHSMANN, 1948; SKAGGS, 1949; POLLOCK, HEBB u. NOBLE, 1951; LAUGHLIN, OVADIA, BEATTIE, HENDERSON, HARVEY und HAAS, 1953; TURANO, BIAGINI, BOMPIANI und PALEANI-VETTORI, 1959; OVADIA und UHLMANN, 1960; MINDER, MAURER und BUCHHEIM, 1960; SCHITTENHELM, 1960; KRETSCHKO, LIESEM, POHLIT, RASE und SEWKOR, 1961; LOEVINGER, KARZMARK und WEISSBLUTH, 1961; BEATTIE, TSIEN, OVADIA und LAUGHLIN, 1962; SPIRA, BOTSTEIN, EISENBERG und BERDON, 1962; MARKUS, 1960, 1961 u. 1964). Alle diese Tiefendosiskurven sind dadurch charakterisiert, daß sie — besonders bei Elektronen relativ geringer Energie — am Bahnanfang mäßig ansteigen, bis in etwa $^1/_4$—$^1/_3$ der Reichweite das Maximum der Dosis erreicht wird, und daß sich die Dosis dann bis zu etwa $^2/_3$ der Reichweite nur mäßig verringert, um im weiteren Verlauf angenähert geradlinig — bei niedrigen Elektronenenergien steiler, bei höheren weniger steil — bis auf den in der sog. „Grenzreichweite" erreichten Wert von nahezu Null abzufallen. Besonders bei den sehr energiereichen Elektronen bleibt dann ein durchdringender Strahlenrest von meist weniger als 1% des Anfangswertes übrig (LAUGHLIN, OVADIA, BEATTIE, HENDERSON, HARVEY und HAAS, 1953), der aber nicht auf Elektronen, sondern auf eine durch die Abbremsung der Elektronen im Gewebe entstandene *Bremsstrahlung*, d.h. also Röntgenstrahlung, zurückzuführen ist. Jedenfalls geben die Elektronen die Möglichkeit, *oberflächlich* und *oberflächennahe* gelegene Herde praktisch homogen zu durchstrahlen und dabei die tieferliegenden Gewebe gut bzw. bei nicht allzu energiereichen Elektronen ausgezeichnet zu schonen.

Typische *Tiefendosiskurven* schneller Elektronen verschiedener Energie sind in den Abb. 28 u. 29 dargestellt. Diese Kurven gelten für „große" Felder, d.h. für Felder, deren Durchmesser mindestens ebenso groß ist wie die Reichweite der Elektronen. Bei kleineren Feldgrößen ergeben sich infolge der Streuung — angenähert unter Einhaltung der Grenzreichweite — flachere Dosikurven, d.h. für die Therapie im allgemeinen ungünstigere Verhältnisse (v. D. DECKEN, 1956; MARKUS, 1960) (Abb. 30).

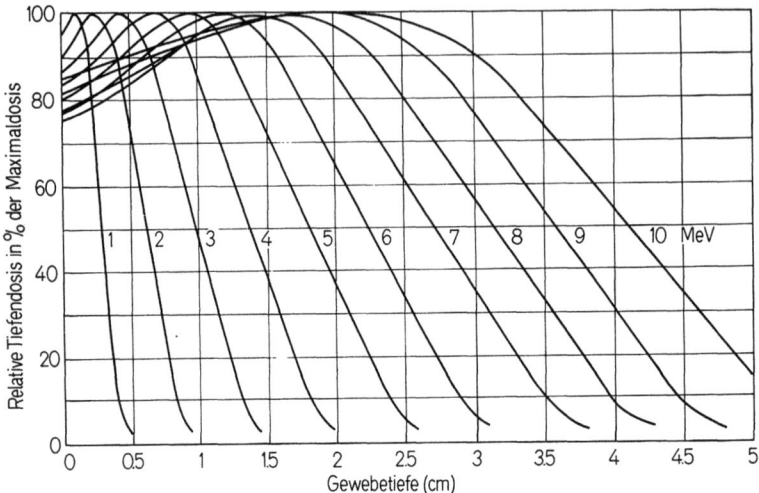

Abb. 28. Tiefendosen schneller monoenergetischer Elektronen von 1—10 MeV; große Felder.
(Nach WACHSMANN u. DIMOTSIS, 1957)

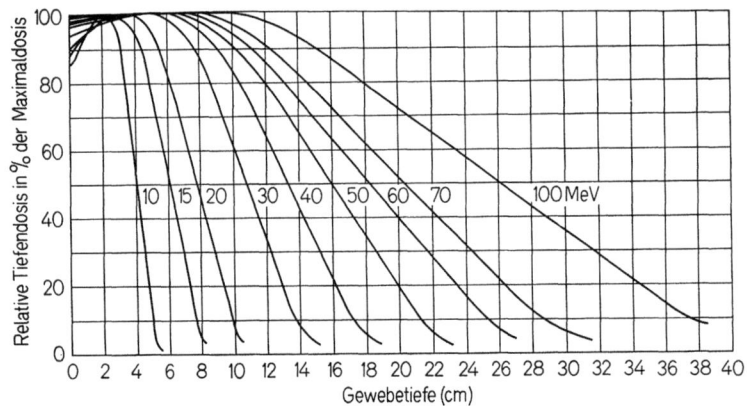

Abb. 29. Tiefendosen schneller monoenergetischer Elektronen von 10—100 MeV; große Felder.
(Nach WACHSMANN u. DIMOTSIS, 1957)

Gelegentlich ist versucht worden, mit schnellen Elektronen auch Bewegungsbestrahlung auszuführen, wobei das Ziel dieser Technik jedoch weniger die Erzielung hoher Tiefendosen, sondern vielmehr die homogene Bestrahlung großer, eventuell auch unebener Oberflächenschichten ist (TRUMP, FROMER, JACQUE und HORNE, 1953; BECKER und WEITZEL, 1956; WACHSMANN und BARTH, 1959; CARPENTER, LESTER, SKAGGS, LANZL und GRIEM, 1963). Bei der Therapie tiefliegender Herde mit Elektronen, die von verschiedenen Autoren sehr gefördert wurde (z.B. UHLMANN und SKAGGS (1949); BECKER, 1958; ZUPPINGER, 1961 und 1962; HELLRIEGEL, 1963), kommt es natürlich vor allem darauf an, Energien zur Verfügung zu haben, die eine ausreichende Tiefenwirkung ergeben. Die oft nicht ganz einfachen Probleme bei der Messung der Dosis schneller Elektronen und bei der Berechnung der durch sie erzeugten Dosisverteilung im Körper können heute mit für praktische Zwecke ausreichender Genauigkeit als gelöst angesehen werden (vgl.

z. B. OVADIA und UHLMANN (1960). Gewisse Schwierigkeiten treten bei der Tiefentherapie mit schnellen Elektronen jedoch bezüglich der Dosisverteilung und Dosisberechnung auf, wenn Gewebe verschiedener Dichte bzw. Hohlräume im Strahlengang liegen (POHLIT, 1960).

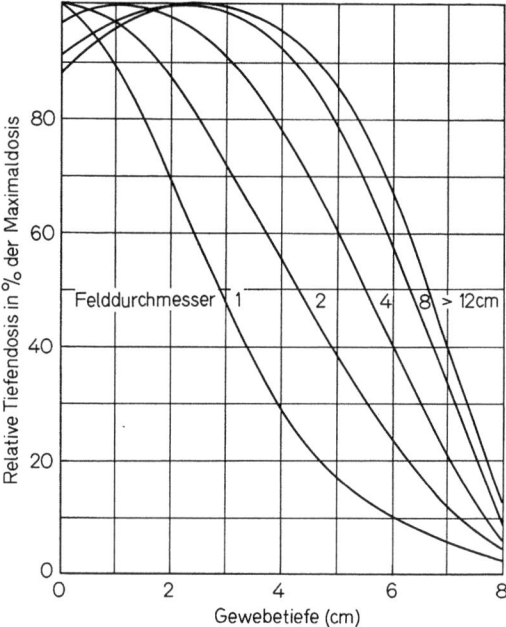

Abb. 30. Tiefendosiskurven von 17 MeV Elektronen bei verschiedenen Felddurchmessern. (Nach WACHSMANN, 1961 u. MARKUS, 1964)

β) Tiefendosiskurven von Protonen, Deuteronen und π-Mesonen

In den letzten Jahren wird die therapeutische Anwendung von in großen Beschleunigern (besonders Synchrocyclotron) auf sehr hohe Energien beschleunigten schweren Teilchen in zunehmendem Maße diskutiert (TOBIAS, ANGER und LAWRENCE, 1952;

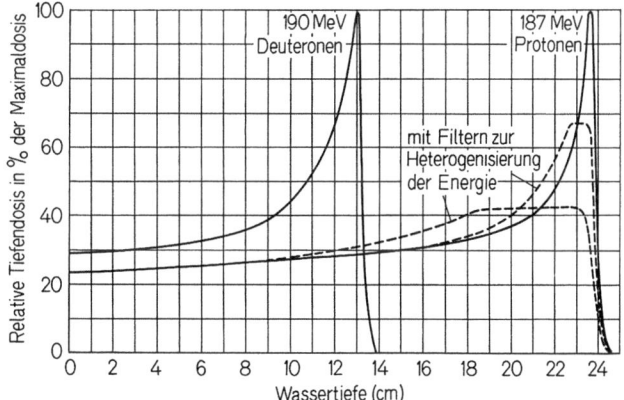

Abb. 31. Tiefendosiskurven schwerer Teilchen. (Zusammengestellt nach Angaben von TOBIAS, ANGER u. LAWRENCE, 1952, LARSSON, 1961, FOWLER u. PERKINS, 1961)

WILSON, 1946; LARSSON, 1961; WIDERÖE, 1962; STUART, 1963). Die *Tiefendosiskurven* dieser Strahlungen sind — wie bereits angeführt — dadurch gekennzeichnet, daß die Dosis von der Oberfläche bis in die Nähe des Bahnendes ansteigt, um dann nach einer je nach der Homogenität der eingestrahlten Teilchen schmäleren oder breiteren Zone maximaler Dosis steil auf den Dosiswert 0 abzufallen. Wird die Energie dieser Teilchen so gewählt, daß das Gebiet des Dosisanstieges mit der in der Tiefe gelegenen intensiv zu bestrahlenden Zone zusammenfällt, so ergeben sich mindestens theoretisch *ideale Tiefen-dosiskurven* (Abb. 31). Sehr vorteilhaft für die strahlentherapeutische Anwendung ist auch, daß schwere Teilchen infolge ihrer großen Masse nur *sehr wenig gestreut* werden, wodurch es möglich wird, mit ihrer Hilfe auch tiefliegende Herde mit engen Strahlen-bündeln ohne Streuverluste, d.h. ohne Abflachung der Tiefendosiskurven zu bestrahlen.

Besonders vorteilhaft bezüglich der erzielbaren Tiefendosiskurven sind dabei *π-Mesonen*, deren Anwendung in der Therapie neuerdings auch diskutiert wird (Fowler und Perkins, 1961).

γ) Tiefendosiskurven schneller Neutronen

Die Anwendung von bei *Kernprozessen* entstehenden oder beim Beschuß geeigneter Targets mit in *Beschleunigern* erzeugten schweren Ionen ausgelösten schnellen Neutronen wurde schon seit langem versucht (z.B. Stone, 1949) und wird neuerdings wieder

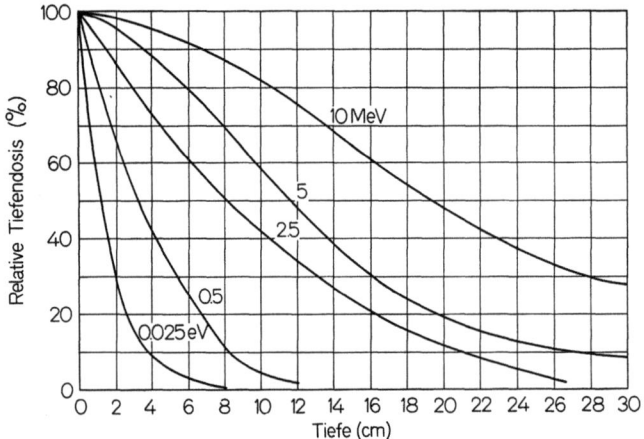

Abb. 32. Relative Tiefendosen von Neutronen verschiedener Energie in Wasser. (Nach Wachsmann u. Dimotsis, 1957)

diskutiert. Gründe hierfür sind nicht die überlegenen *Tiefendosen*, sondern angebliche biologische Vorteile (Fowler et al., 1963). Die Tiefendosiskurven schneller Neutronen sind nämlich nicht günstiger als die sehr harter oder ultraharter Röntgenstrahlen. (vgl. Abb. 27). Außerdem hängt der Verlauf der Tiefendosiskurven stark von äußeren Nebenumständen — wie Feldgröße, Phantombeschaffenheit usw. — ab. Einige von Snyder (1955) angegebene Tiefendosiskurven schneller und zum Vergleich auch ther-mischer und epithermischer Neutronen sind in Abb. 32 wiedergegeben.

4. Die räumliche Dosisverteilung

In der praktischen Strahlentherapie interessiert natürlich nicht nur die Verteilung der Dosis auf der Oberfläche des bestrahlten Feldes und der Dosisabfall im Zentralstrahl, sondern ebenso die Verteilung der Dosis im gesamten bestrahlten Raum und möglicherweise auch der Dosisabfall der Streustrahlung außerhalb des direkt bestrahlten Volumens. Diese Dosisverteilung hängt von der Art und Energie der verwendeten Strahlung, dem Focus-Haut-Abstand, der Feldform und Feldgröße und ferner davon ab, ob es sich um Einzelfeld-, Kreuzfeuer- oder Bewegungsbestrahlung handelt. Einen Einfluß auf die Dosisverteilung besitzen aber auch Art, Größe und Form des bestrahlten Körpers. Eine *Berechnung* der räumlichen Dosisverteilung ist der vielen Abhängigkeiten wegen nur schwer möglich, wenngleich es gelegentlich versucht wurde (Tranter, 1956). Es liegen jedoch für die verschiedenen Strahlungen und Applikationsbedingungen sehr viele, in

Phantomen ermittelte Dosisverteilungskurven vor, anhand welcher sich der Strahlentherapeut ausreichend informieren kann.

Auch betreffs der Isodosen ist es gänzlich unmöglich, für alle Kombinationen einigermaßen vollständige Angaben zu machen. Diesbezüglich muß auf die sehr umfangreiche Literatur verwiesen werden, und zwar auf Sammlungen und Monographien, die ähnlich wie die Tiefendosiskurven Isodosen für bestimmte Bedingungen enthalten. Von ihnen ist vor allem die sehr umfangreiche Sammlung von Isodosenblättern der englischen Krankenhaus-Physiker-Gesellschaft (Hospital Physicists' Association) zu nennen, die 1959 auch einen Katalog herausgegeben hat. Ein ähnliches Sammelwerk auch einzeln beziehbarer Isodosen und Daten stellt z.Z. die Internationale Atom-Energie-Agentur (IAEA) in Wien zusammen. Darüber hinaus gibt es aber, wie gesagt, auch sehr brauchbare Monographien, die für die verschiedenen Bestrahlungsbedingungen geltende Isodosen enthalten, von denen hier CHAOUL und WACHSMANN (1953), DAHL und VIKTERLÖF (1958, 1960), HULTBERG, DAHL, THORRAEUS, VIKTERLÖF und WALSTAM (1959), JOHNS (1961) und TSIEN und COHEN (1962) genannt seien, während auf die Erwähnung von Einzelarbeiten ihrer großen Zahl wegen verzichtet werden muß.

Dagegen sollen im folgenden für die verschiedenen Bestrahlungsarten *typische Isodosen* gezeigt werden, die wenigstens eine Übersicht ermöglichen.

Die Beispiele mögen zeigen, wie vielseitig die Isodosen mit den heute zur Verfügung stehenden Mitteln bei einer sorgfältig und zweckmäßig angelegten Bestrahlungsplanung „modelliert" werden können (BECKER, BLÖCH und WACHSMANN, 1955).

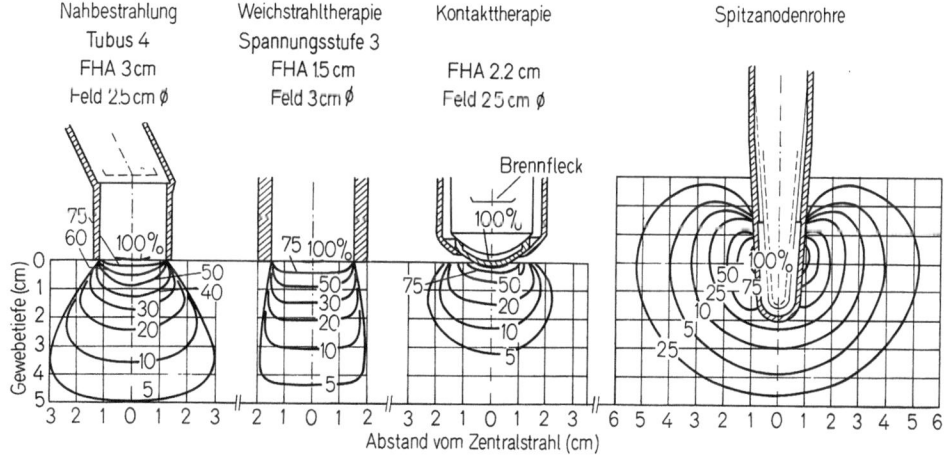

Abb. 33. Isodosen verschiedener Röhren für die Weichstrahl-Kontakt- und Nahbestrahlung. (Nach CHAOUL u. WACHSMANN, 1953)

In der *Weichstrahltherapie* sowie der *Kontakt-* und *Nahbestrahlung* werden mit verschiedenen technischen Mitteln und unter physikalisch unterschiedlichen Bedingungen Isodosen erzielt (Abb. 33), die sich sämtlich unter der von MARTIUS geprägten Bezeichnung „Kleinraumbestrahlung" zusammenfassen lassen (Weichstrahltherapie und Nahbestrahlung vgl. z.B. CHAOUL und WACHSMANN, 1953; Kontaktbestrahlung VAN DER PLAATS, 1938).

Selbstverständlich lassen sich mit der Weichstrahltherapie aber auch *flächenhaft größere Felder* unter weitgehender Beibehaltung des Dosisabfalles nach der Tiefe (vgl. Abschnitt 2, b, γ) bestrahlen.

Für die „*Oberflächen-* und *Halbtiefentherapie*" zeigt Abb. 34 einige Isodosenbeispiele nach Messungen von TROUT, KELLEY, LUCAS und FURNO (1955).

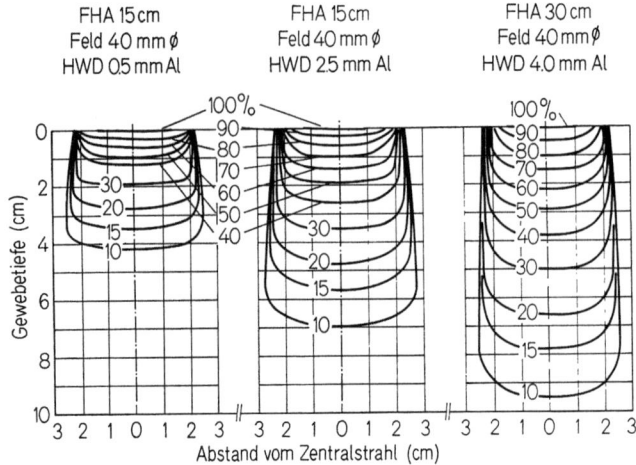

Abb. 34. Isodosenbeispiele für die Oberflächen- und Weichstrahltherapie.

Die *Isodosen der Tiefentherapie*, wie die der konventionellen Röntgenstrahlung, *der* ^{137}Cs-, *der* ^{60}Co- und einer 17 MeV-Röntgenstrahlung des Betatrons bei Anwendung von Stehfeldern sind der besseren Vergleichbarkeit wegen in Abb. 35 einander gegenübergestellt.

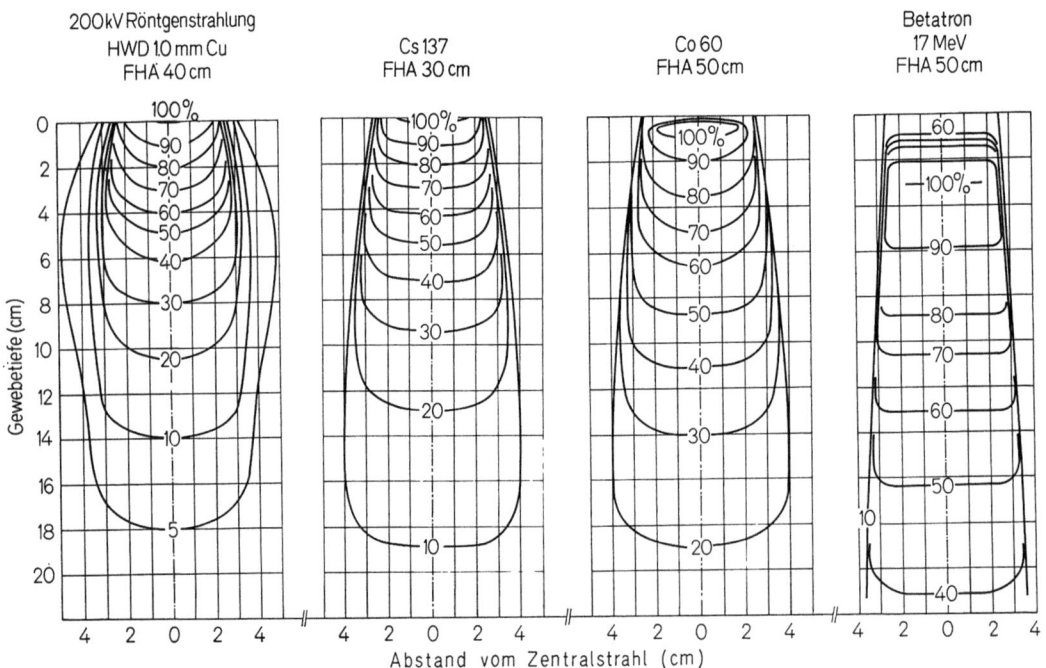

Abb. 35. Isodosenbeispiele für Stehfeldbestrahlungen in der Tiefentherapie; Feldgröße 25 cm², bei den am häufigsten gebrauchten Focus-Haut-Abständen. (Nach Wachsmann, 1961)

Die entsprechenden Isodosen bei Kreuzfeuerbestrahlung sind in Abb. 36 dargestellt.

Wesentlich anderen Charakter besitzen die mit Hilfe der verschiedenen Formen der Bewegungsbestrahlung erzielbaren Isodosen (Abb. 37). In Abb. 38 und 39 sind einige Beispiele für die Anwendung von Elektronen und anderen Corpuskularstrahlen gezeigt.

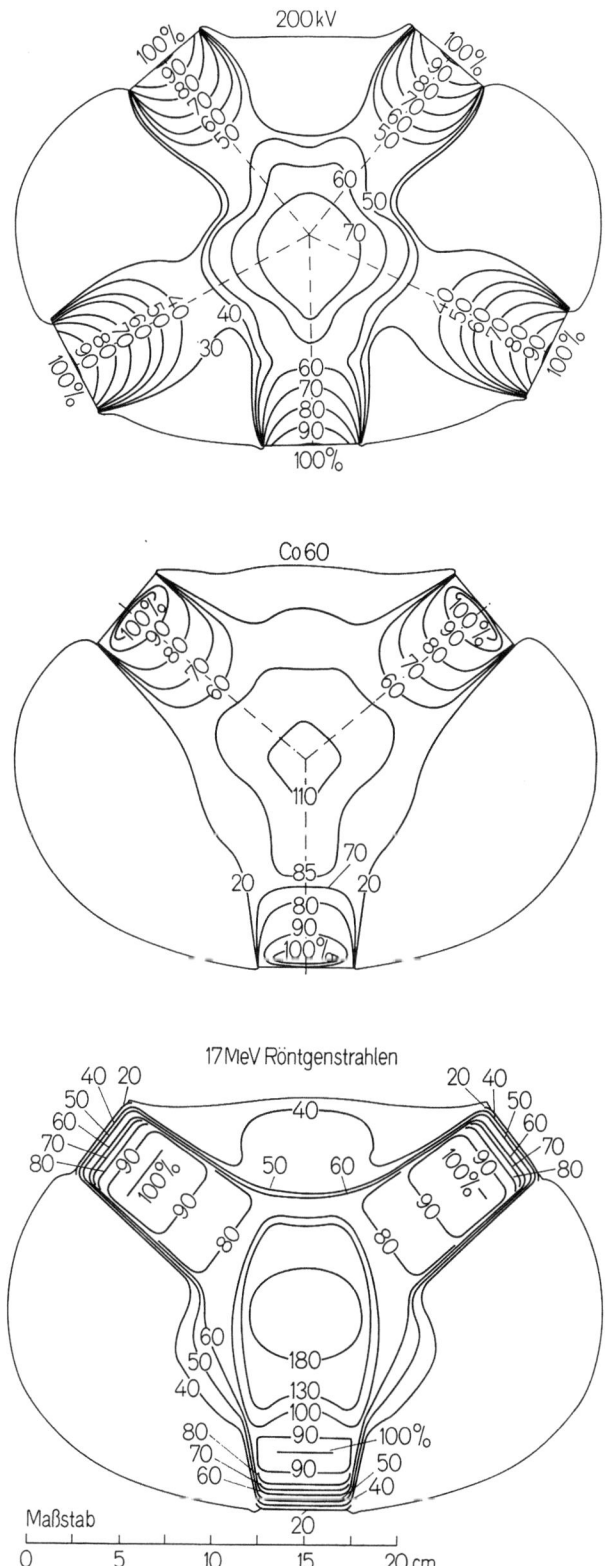

Abb. 36. Isodosenbeispiele der Kreuzfeuerbestrahlung mit 200 kV bzw. ^{60}Co und 17 MeV-Röntgenstrahlung (nach der Superpositionsmethode aus Abb. 35 gewonnen, Felder unter Verwendung von Bestrahlungstubussen unter leichter Kompression angesetzt. Dosis an der Oberfläche bzw. im Dosismaximum gleich 100%)

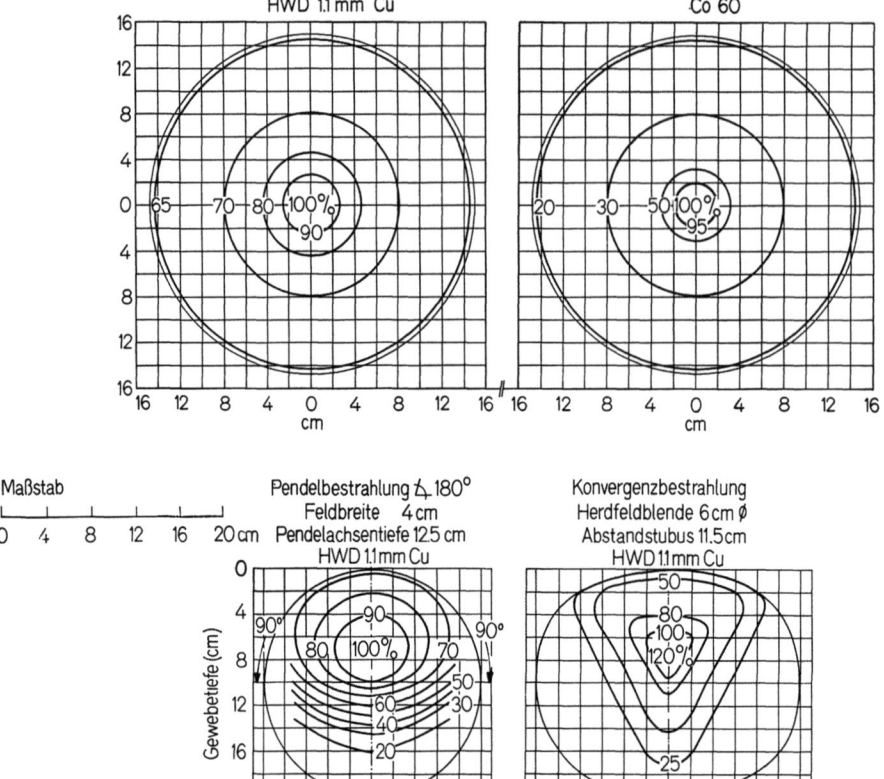

Abb. 37. Isodosenbeispiele zur Bewegungsbestrahlung (nach DAHL u. VIKTERLÖF, 1958; WACHSMANN, 1959).
Oben: Rotationsbestrahlung mit Röntgen- bzw. ⁶⁰Co-Strahlung; Unten: Pendel- bzw. Konvergenzbestrahlung
mit Röntgenstrahlen

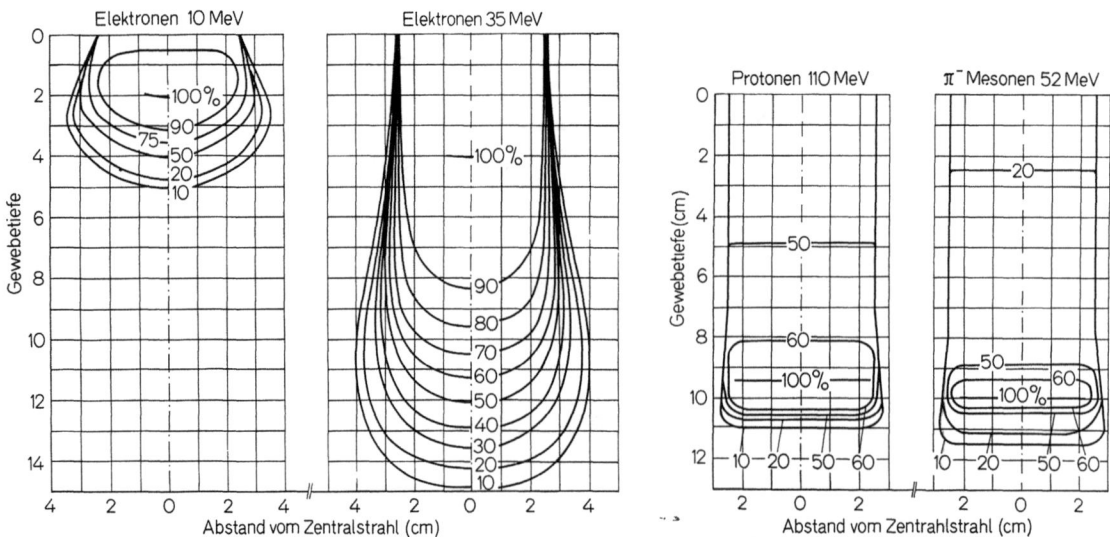

Abb. 38. Isodosenbeispiele von Corpuscularstrahlen. (Nach FOWLER u. PERKINS, 1961; LARSSON, 1961; BEATTIE,
TSIEN, OVADIA u. LAUGHLIN, 1962). Links: Elektronen; Rechts: schwere Teilchen

Wie weit man Isodosen an beliebig ge-
formte Herde — unter eventueller Ausspa-
rung der Zonen, in denen empfindliche
Organe liegen, die geschont werden müs-
sen — anpassen kann, haben besonders
TAKAHASHI und MATSUDA (1960) sowie
TAKAHASHI, KITABATAKE, MORITA, OKA-
JIMA und IIDA (1961) mit ihrer „Con-
formationsradiotherapie" sehr eindrucks-
voll gezeigt (vgl. Abb. 49). In gleicher
Richtung liegen auch die Bestrebungen
von JENNINGS und CHRISTIE (1959),
TRUMP, PROIMOS, WRIGHT, SMEDAL,
SALZMAN und JOHNSTON (1959) sowie
PROIMOS (1960).

5. Ungewollte Beeinflussung der Dosisverteilung

Die bisher beschriebenen Dosisverteilungen beziehen sich auf *idealisierte
Verhältnisse*, d.h. besonders auf homogene Phantome meist praktisch „unend-
licher" Größe. Im kompliziert aufgebau-
ten menschlichen Körper gibt es, durch
die Röntgen- und Corpuscularstrahlen
verschieden absorbierenden Gewebeschichten und durch die unregelmäßige
Form bedingt, jedoch verschiedene Einflüsse, die — sofern sie die Dosisverteilung wesentlich beeinflussen — nicht
unbeachtet bleiben dürfen. Sie sollen im
folgenden einzeln beschrieben und Möglichkeiten zu ihrer Berücksichtigung aufgezeigt werden.

a) Einfluß nicht wasseräquivalent absorbierender Gewebe

Die Messung der Dosisverteilung in
bestrahlten Körpern erfolgt am zweck-
mäßigsten in *Wasserphantomen* oder in
Phantomen, die aus möglichst wasser-
äquivalenten Stoffen (z.B. Wachs- oder
Paraffinmischungen, Plexiglas, Preßholz,
Reis usw.) bestehen (SPIERS, 1951). Dies
ist berechtigt, da die sog. „weichen"
Gewebe (soft tissue), wie Muskulatur,
Gefäße einschließlich Blut und Lymphe,
Nervengewebe und Gehirn sowie die
inneren Organe, die Röntgenstrahlen

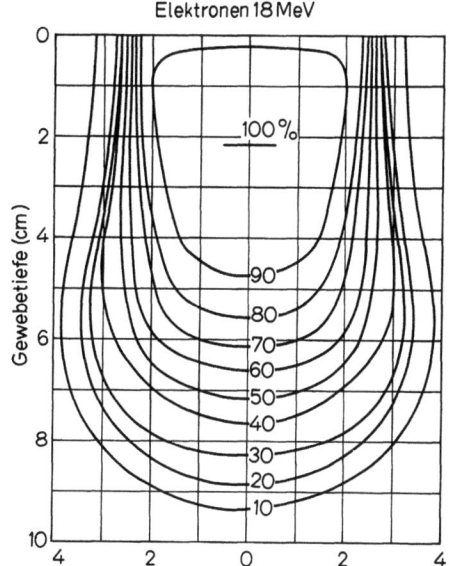

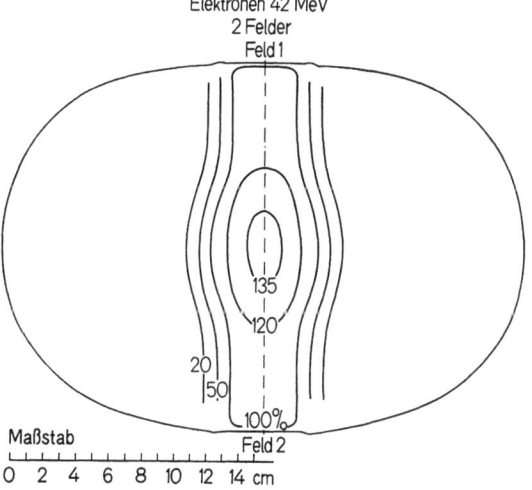

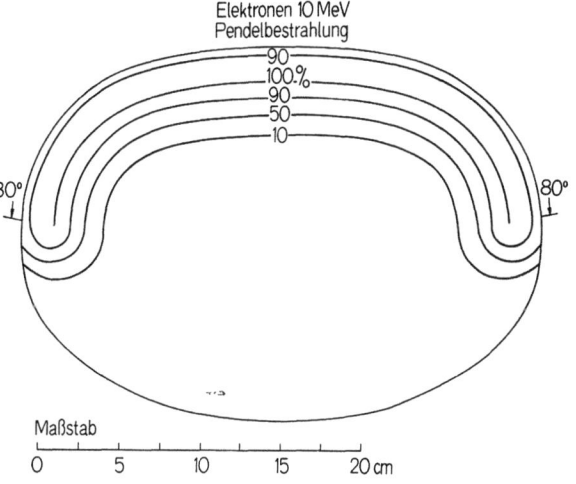

Abb. 39. Isodosenbeispiele zur Stehfeld-, Gegen-
feld- und Bewegungsbestrahlung mit Elektronen
(durch geeignete Überlagerung aus Stehfeldisodosen entsprechend Abb. 36 gewonnen)

tatsächlich weitgehend ebenso schwächen, d.h. absorbieren und streuen, wie Wasser (Schlayer und Nick, 1922). Außerdem gibt es im menschlichen Körper aber auch Gewebe — z.B. Fett, lufthaltiges Lungengewebe und Knochen sowie natürlich luft- und gasgefüllte Hohlräume — die, besonders in dickeren Schichten, eine sehr wesentliche Beeinflussung der Dosisverteilung zur Folge haben können (Quimby, Copeland und Woods, 1934; Wilson und Myers, 1936; Neumann und Wachsmann, 1942; Spiers, 1946).

Von verschiedenen Autoren wurden Möglichkeiten zur Berücksichtigung dieser Einflüsse gezeigt: für das Gebiet der konventionellen Strahlungen von Robbins und Mészáros (1954), Wichmann (1956), Dahl und Vikterlöf (1960), Trübestein (1960) sowie

Tabelle 1. *Aus dem arithmetischen Mittelwert der Austrittsdosen für die Körpermitte berechnete mittlere Gewebefaktoren* Fg *sowie die aus der maximalen und minimalen gemessenen Austrittsdosis berechneten Gewebefaktoren für die verschiedenen Einstellungen und Strahlenqualitäten*

Einstellungen	Mittlerer Durchmesser cm	HWD 1 mm Cu Fg			HWD 4 mm Cu Fg			60Co Fg			17 MeV Fg		
		max.	mittel	min.	max.	mittel	min.	max.	mittel	min.	max.	mittel	min.
Hirnschädel, sagittal	18,5	0,82	0,74	0,63	0,92	0,83	0,72	0,94	0,91	0,88	1,00	0,98	0,93
Hirnschädel, seitlich	15,3	0,83	0,75	0,63	0,93	0,84	0,72	0,96	0,92	0,88	1,00	0,99	0,94
Thorax rechts, sagittal	21,0	1,95	1,56	1,16	1,90	1,55	1,15	1,31	1,15	1,00	1,20	1,13	1,01
Thorax links, sagittal	21,0	1,97	1,48	1,16	1,89	1,46	1,11	1,22	1,10	1,00	1,15	1,08	1,02
Thorax seitlich	27,0	1,91	1,53	1,21	1,80	1,44	1,10	1,40	1,12	1,10	1,16	1,09	1,02
Abdomen, sagittal	21,0	1,15	0,83	0,62	1,11	0,98	0,73	1,02	0,95	0,87	1,06	0,99	0,94
Abdomen, seitlich	25,0	1,26	0,75	0,42	1,19	0,80	0,48	1,00	0,88	0,67	1,10	0,95	0,78
Becken, sagittal	21,0	0,98	0,74	0,56	1,00	0,81	0,64	1,01	0,92	0,83	1,10	1,00	0,89
Becken, seitlich	31,0	0,89	0,74	0,58	0,93	0,79	0,61	0,95	0,85	0,72	1,02	0,91	0,85
Inguinalgegend, sagit.	18,0	0,87	0,78	0,62	0,88	0,84	0,70	0,92	0,90	0,83	1,00	0,96	0,90

Wingate, Gross und Failla (1962); für Kobalt 60 von Fedoruk und Johns (1956), Bullen und Inch (1958), Braestrup, Hertsch und Mooney (1958), Jacobson (1958), Pfalzner (1958), Burlin (1957), Schulz, Cohen, Tsai und Evans (1961), Chavalier und Herdly (1962), Rosenow und Boon-Long (1964); für ultraharte Strahlungen von Wootton und Cantril (1959) sowie Massey (1962).

In Deutschland ist es üblich, zur Korrektur der durch nicht wasseräquivalent absorbierende Gewebe bedingten Dosisbeeinflussungen sog. „Gewebefaktoren" zu benutzen, die meistens aus Durchgangsdosismessungen ermittelt werden (Wachsmann und Barth, 1959; Keller und Haubold, 1960; Keller und Je, 1963). Für den praktischen Gebrauch ist hier eine Tabelle wiedergegeben, die unter Verwendung der in letztgenannter Arbeit gewonnenen Meßergebnisse zusammengestellt wurde (Wachsmann und Adam, 1964).

Wenn diese Werte, wie aus Tabelle 1 ersichtlich, besonders bei den weichen Strahlungen auch in ziemlich weiten Grenzen schwanken, so ermöglichen sie doch, Korrekturen anzubringen, die einer Annäherung an die tatsächlich verabreichte Dosis dienen.

Die in Tabelle 1 angegebenen Korrekturfaktoren gelten im übrigen nur für die Körpermitte, und auch dort nur, wenn die nicht wasseräquivalent absorbierenden Gewebe vor und hinter dieser Mitte symmetrisch verteilt sind (Wachsmann und Adam, 1964). Solange sich die Dicke der durchstrahlten, nicht wasseräquivalenten Schichten ändert, ändert sich nämlich, wie leicht zu verstehen ist, auch der Gewebefaktor. Dies ist anhand von zwei Beispielen in Abb. 40 schematisch dargestellt.

Aus Tabelle 1 geht hervor, daß die Gewebefaktoren, die bei der 200 kV-Strahlung von 1 noch ziemlich stark abweichen, sich mit zunehmender Strahlenhärte mehr und mehr dem Wert 1 nähern, d.h. vernachlässigbar werden.

Wie sich der Verlauf der Isodosen bei Einstrahlung in inhomogene Körper verändert und wie diese Veränderungen ermittelt werden können, ist kürzlich von Sundbom und Walstam (1964) beschrieben worden (Abb. 41). Ihre Angaben beruhen auf Arbeiten

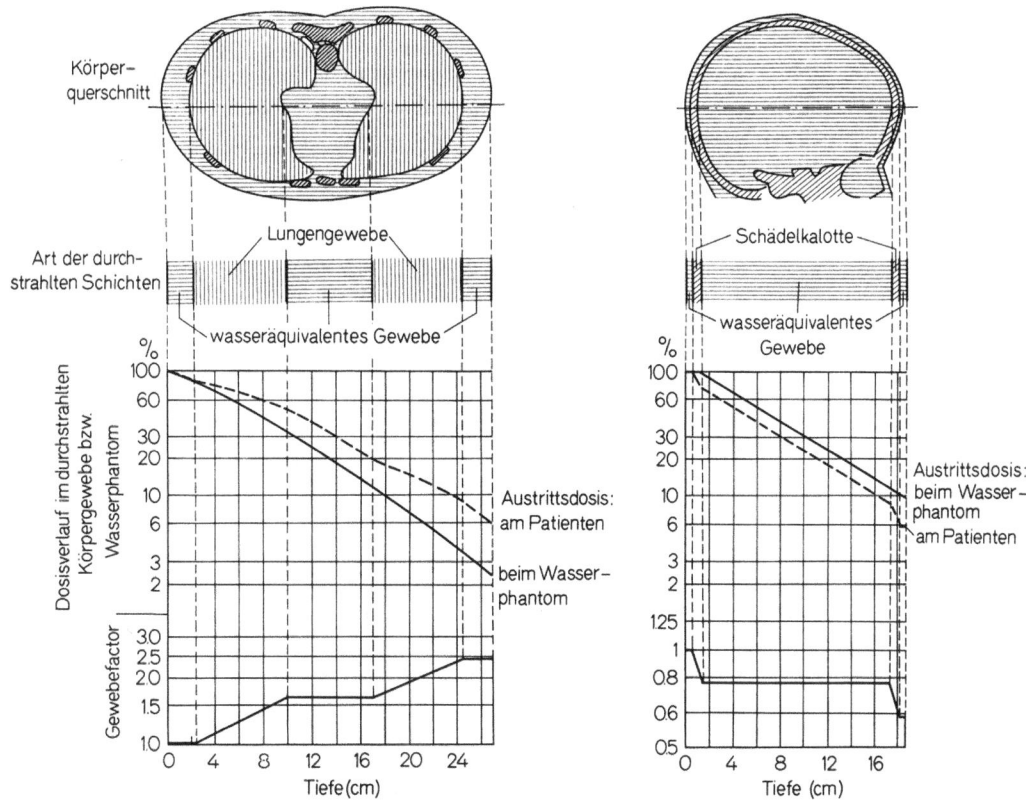

Abb. 40. Verlauf der Dosis in einem wasseräquivalenten Phantom (——) und in einem Thorax bzw. Schädel
(- - - -) bei der Einstrahlung einer 200 kV-Strahlung (1 mm Cu HWD) und dazugehörige Gewebefaktoren.
(Nach WACHSMANN u. ADAM, 1964)

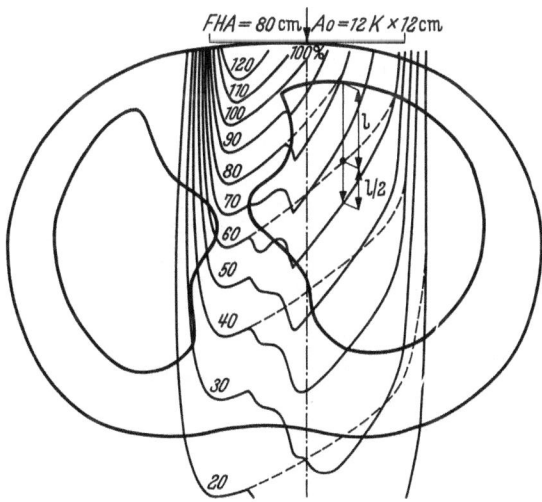

Abb. 41. Graphische Korrektur der Standardisodosen für die schwächere Absorption in luftgefülltem Lungengewebe. Jeder Punkt der Isodosen wird um eine Strecke verschoben, die bei ^{60}Co gleich ist der Hälfte der Dicke
des durchstrahlten Lungengewebes. Gestrichelt: ursprüngliche Isodosen im homogenen Phantom für das
Bündel mit Keilfilter. (Nach SUNDBOOM u. WALSTAM, 1964)

von BURLIN (1957), J. und A. DUTREIX und TUBIANA (1960) und FARR (1963) sowie
auf den ICRU Rekommandationen im NBS Handbook 87 (1963). Zur Berechnung der
Dosisverteilung in nicht wasseräquivalent absorbierenden Körperabschnitten bei der

Bewegungsbestrahlung liegen zahlreiche Unterlagen vor (z.B. Neumann und Wachsmann, 1942). Sie beruhen in der Regel auf der Messung der Durchgangsdosis (z.B. Robbins und Mészáros, 1954; O'Connor, 1956; Dahl und Vikterlöf, 1956; Fedoruk und Johns, 1956; Braestrup, Hertsch und Mooney, 1958; Baily und Beyer, 1958; sowie Rosenow und Boon-Long, 1964).

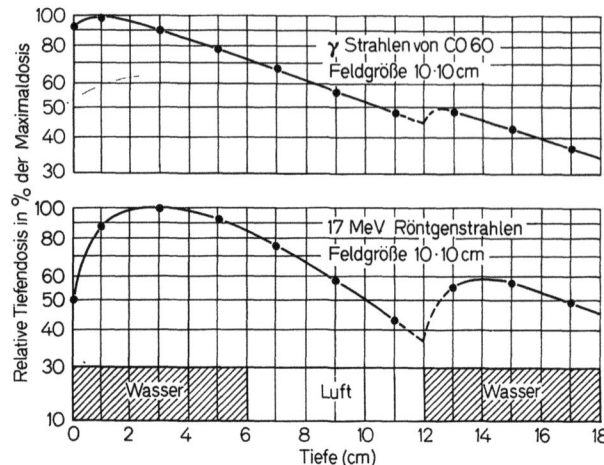

Abb. 42. Dosisabfall mit multiplem Aufbaueffekt in einem geschichteten Phantom.
(Nach Wachsmann u. Je, 1964)

Geschichtete, nicht wasseräquivalente Gewebe beeinflussen im übrigen nicht nur den Dosisabfall in den durchstrahlten Körpern. In solchen Fällen muß bei der Anwendung ultraharter Strahlungen auch mit dem Auftreten multipler Aufbaueffekte gerechnet werden (Wachsmann und Je, 1964). Beispiele hierfür zeigt Abb. 42.

b) Dosis in den Grenzschichten verschieden stark absorbierender Gewebe

Es ist bekannt, daß die in Rad-Einheiten gemessene Energiedosis davon abhängt, wie stark die betreffende Strahlung in dem betrachteten Medium absorbiert wird (Spiers,

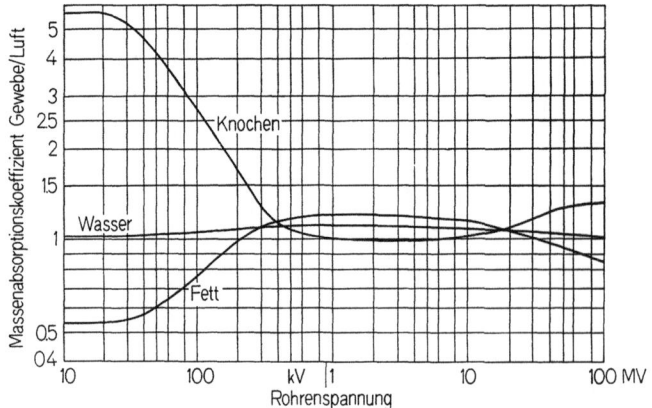

Abb. 43. Absorption von Röntgenstrahlen verschiedener Energie (Normalstrahlungen) in von Wasser verschiedenen Geweben. (Nach Wachsmann u. Dimotsis, 1957)

1949; Laughlin, 1951; Balz, Birkner und Wachsmann, 1955; Johns, 1961). Diese Zusammenhänge werden für Fett, Muskulatur und andere weiche Gewebe (Wasser) sowie für Knochen meist in der in Abb. 43 gezeigten Form wiedergegeben.

Die im stärker absorbierenden Medium im Überschuß gebildeten Sekundärelektronen treten z.T. aber auch in das benachbarte, weniger stark absorbierende Medium über. Dies hat einen allmählichen Übergang der höheren Dosis im stärker absorbierenden Medium in die niedrigere Dosis im weniger stark absorbierenden Stoff zur Folge („Grenzschichteffekt", JAKOB und WACHSMANN, 1948). Dieser Effekt betrifft allerdings bei den weichen bis harten Röntgenstrahlungen nur sehr geringe Schichtdicken von einigen μ

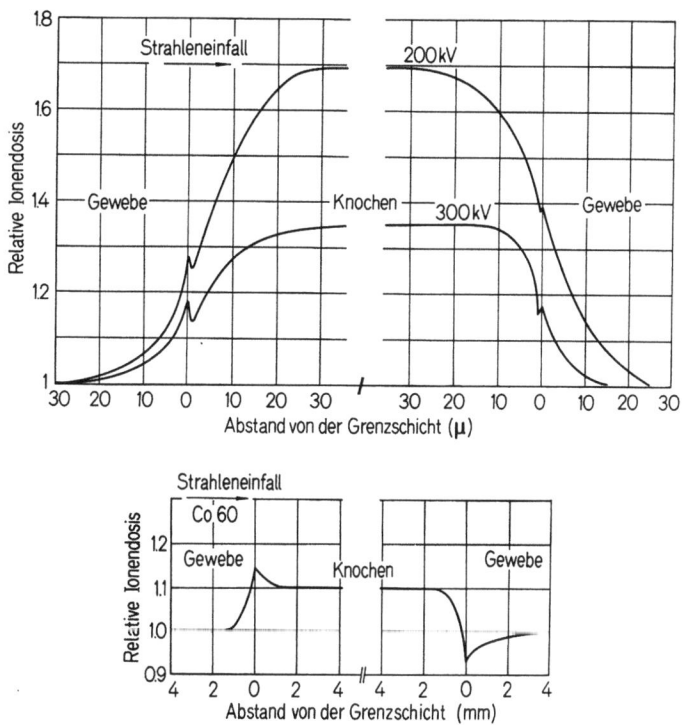

Abb. 44. Dosisverlauf in der Grenzschicht Knochen/weiches Gewebe bei verschiedenen Strahlenenergien.
(Nach DREXLER, 1968)

(SPIERS, 1949, 1951; WOODARD und SPIERS, 1953; KROKOWSKI und RÜBE, 1957; WINGATE, GROSS und FAILLA, 1962; NBS Handbook 87, 1963) und ist bei den sehr harten und ultraharten Strahlungen auch quantitativ nicht groß (Abb. 44). Dennoch darf er z.B. bei der Betrachtung der Dosis von in Spongiosa eingelagertem Knochenmark nicht vernächlässigt werden (NBS Handbook 87).

c) Unebene Flächen

Daß bei der Einstrahlung auf unebene Flächen die Oberflächendosis einfach durch Wahl eines entsprechend großen Focus-Haut-Abstandes angenähert konstant gehalten werden kann, wurde bereits ausgeführt (vgl. Abschnitt 1, 2, b). Bezüglich des *Isodosenverlaufs in der Tiefe* liegen jedoch kompliziertere Verhältnisse vor. Bei der besonders in der Kreuzfeuerbestrahlung oft unvermeidlichen *Schrägeinstrahlung* und auch sonst bei unebenen Flächen hat man sich in der konventionellen Strahlentherapie oft so geholfen, daß man die unebene Fläche künstlich mit Hilfe eines wasseräquivalenten Stoffes (Wasser in Gummiblasen oder Bolus-Alba-Säckchen) ausgeglichen hat. Dies bedeutet, daß man bei der Verwendung von Bestrahlungstubussen den Hohlraum zwischen dem Tubusboden und der Körperoberfläche mit wasseräquivalenter Materie ausfüllt (Abb. 45 links). Hierdurch kann ohne Zweifel erreicht werden, daß der Verlauf der Isodosen in der Tiefe normalisiert wird. Die Oberflächendosis wird durch diese Maßnahme allerdings erst recht ungleich. Der größte Nachteil dieses Vorgehens ist aber, daß bei ultraharten

Strahlungen die Hautschonung durch den *Aufbaueffekt* dort, wo nicht direkt auf die Oberfläche gestrahlt wird, verlorengeht. Um diesen Nachteil zu vermeiden, kann man das Ausgleichsmaterial, dessen seitliche Ausdehnungen der Strahlendivergenz entsprechend zu verkleinern sind, in einer *gewissen Entfernung* (etwa 10—20 cm) von der Körperoberfläche anbringen (Abb. 45 rechts). Als Ausgleichsmaterial kann dabei wieder ein wasseräquivalenter Stoff oder auch Metall entsprechender Dicke dienen (HARE, SMEDAL, JOHNSTON, COTE, TRUMP, WRIGTH, GRANKE und BEIQUE, 1954; HALL and OLIVER, 1961).

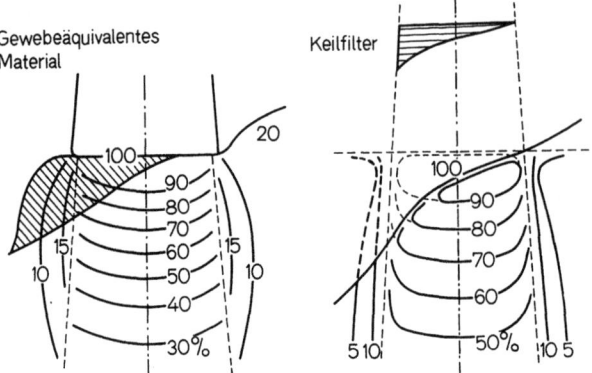

Abb. 45. Ausgleich der Isodosen bei Schrägeinstrahlung. Links: Wasseräquivalentes Material, das der Körperoberfläche direkt aufgelegt wird. Rechts: Ausgleich der Isodosen mit einem von der Körperoberfläche entfernt angebrachten Filter bei der Anwendung ultraharter Strahlungen zur Erhaltung des Aufbaueffektes entlang der ganzen Feldoberfläche. (Nach NBS Handbook 87, 1963)

d) Phantome endlicher Ausdehnung und andere Einflüsse auf den Verlauf der Tiefendosis

Die meist benutzten Tiefendosiskurven und Isodosen gelten — wie bereits gesagt — für „unendlich große" Phantome. Praktisch wird jedoch oft in Körperabschnitte ein-

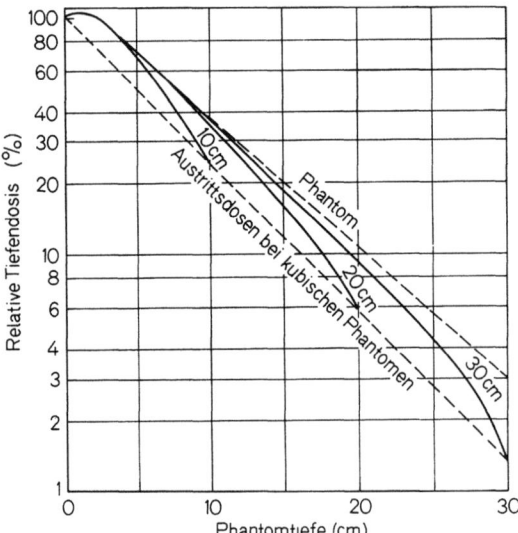

Abb. 46. Relative Tiefendosen einer Strahlung von 1,3 mm Cu HWD und 100 cm² Feldgröße in kubischen Phantomen verschiedener Abmessungen. (Nach WACHSMANN, 1952)

gestrahlt, in denen besonders in der Nähe des Strahlenaustrittsfeldes nicht maximale Streuanteile vorhanden sind, da der Körperabschnitt endliche Abmessungen hat. Dies hat zur Folge, daß die Dosis in der Nähe des Strahlenaustrittsfeldes steiler abfällt als im großen Phantom (WACHSMANN, 1952). Mit wie großen Abweichungen man bei der Verwendung konventioneller Strahlungen dabei etwa zu rechnen hat, zeigt Abb. 46. Bei sehr harten und ultraharten Strahlungen ist infolge des bei diesen Strahlungen geringeren Anteils der Streustrahlen mit einem kleineren Abfall der Dosis gegen die Austrittsseite des Strahlenkegels zu rechnen. Der Dosisverlauf im Körperinnern wird darüber hinaus auch durch die *Streuverhältnisse* im bestrahlten Körper selbst, z.B. durch Dichteunterschiede und durch Hohlräume, beeinflußt (O'CONNOR, 1957).

Einen gewissen Einfluß auf den Verlauf der Tiefendosis hat schließlich auch noch die *Feldform*. Die in den meist gebrauchten Dosistabellen angegebenen relativen Tiefendosen, Isodosen usw. beziehen sich in der Regel auf kreisrunde, quadratische oder rechteckige Bestrahlungsfelder mit einem Seitenverhältnis von nicht über 1:1,5 (z.B. 6 × 8, 8 × 10, 10 × 15 cm usw.). Handelt es sich dagegen um langgestreckte Felder oder Felder

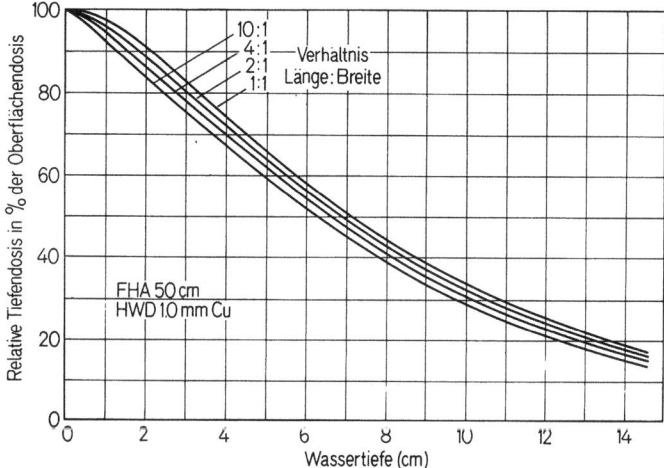

Abb. 47. Verlauf der Tiefendosis einer Strahlung von 1 mm Cu HWD bei verschiedenem Verhältnis von Länge/Breite von Feldern mit 100 cm² Fläche; FHA 50 cm. (Zusammengestellt nach Berechnungen von CLARKSON, 1941)

anderer unregelmäßiger, von der Kreisform stärker abweichender Gestalt, so ergibt sich gegenüber dem Normalverlauf der Tiefendosen ein steilerer Dosisabfall (Abb. 47). Dieser Effekt ist wieder bei den Strahlungen, bei denen viel Streustrahlung auftritt, am ausgeprägtesten (z.B. konventionelle Röntgenstrahlen oder Elektronen) und weniger bedeutend bei den ultraharten Strahlen.

6. Gewollte Beeinflussung der Dosisverteilung

Die bekannte, in den verschiedenen Tabellen und Kurven dargestellte, mehr oder weniger gleichmäßige Dosisverteilung wird häufig auch bewußt und *gewollt verändert* und modifiziert, sei es, um gewisse strahlenempfindliche Organe zu schonen (Abdeckungen oder Abschirmungen), um bei der Kombination mehrerer Felder günstigere Summenisodosen zu erhalten (Keilfilter), um in Fällen, in denen verschieden stark absorbierende Gewebe die Gleichmäßigkeit der Dosisverteilung stören, eine Korrektur der Isodosen zu erreichen (Korrekturfilter), oder um besondere biologische Effekte zu erzielen (Gitter- und Siebbestrahlung). Soweit diese Maßnahmen die räumliche Dosisverteilung betreffen, soll das Wesentliche hier kurz besprochen werden. Alle Einzelheiten der unzähligen vorgeschlagenen und z.T. auch praktisch angewandten Lösungen zu erwähnen, ist dabei natürlich unmöglich. Ebenso gehört die Besprechung der klinischen Indikationsstellungen und der biologischen Auswirkungen in andere Abschnitte. Auf sie soll nur insofern hingewiesen werden, als es zum Verständnis der gewählten Lösungen erforderlich ist.

a) Abdeckungen und Abschirmungen

Innerhalb eines Bestrahlungsfeldes befinden sich oft Gewebeteile und Organe, die ihrer erhöhten Strahlenempfindlichkeit wegen — oder weil keine Gefahr einer tumorösen Infiltration besteht — geschont, d.h. nicht oder weniger bestrahlt werden sollen als die Umgebung (z.B. Augen, Testes oder die besonders strahlenempfindliche Analfalte). In solchen Fällen ist es üblich, individuell geformte und abgestufte Abdeckungs- oder Schwächungsfilter aus geeigneten Stoffen in den Strahlengang zu bringen, um den Isodosenverlauf entsprechend zu beeinflussen. Die Wirkung eines solchen Filters auf die Dosisverteilung kann durch ein negatives Isodosendiagramm dargestellt werden (Abb. 48).

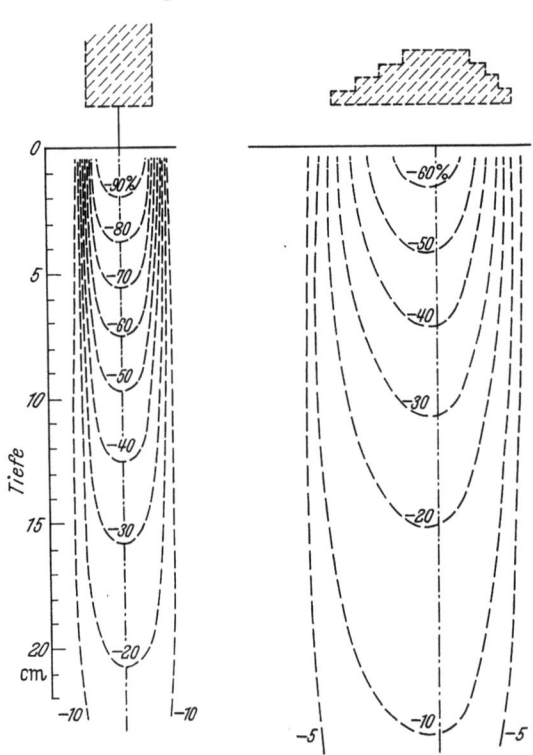

Abb. 48. Abschirmungsdiagramme („negative Isodosen") für zwei verschiedene Bleiabdeckungen, die in ein Strahlenbündel eingeführt werden, bei der Bestrahlung mit ^{60}Co. (Nach Sundboom u. Walstam, 1964)

Dieses Diagramm wird graphisch dem des offenen Strahlenbündels addiert. *Abdeckungsfilter* werden in der Absicht, die einfallende Strahlung möglichst ganz, d.h. auf ein praktisch nicht mehr schädliches Maß zu reduzieren, zwischen der Strahlenquelle und dem Patienten gegebenenfalls auf der *Körperoberfläche* angebracht. In diesem Zusammenhang sind die besonders in der Oberflächentherapie verwendeten, meist aus Blei oder Bleigummi bestehenden Abdeckungen zur seitlichen Begrenzung der Bestrahlungsfelder oder auch zum Schutz bestimmter Haut- und Gewebestellen innerhalb des bestrahlten Feldes zu erwähnen. Diese Abdeckungen werden manchmal auch so ausgeführt, daß sie sich am Rand stufen- oder keilförmig verdicken, um unscharfe Feldränder und damit kosmetisch störende Pigmentränder zu vermeiden. Bei weichen Strahlungen, d.h. besonders bei Grenzstrahlen, kann die Abdeckung auch durch Salben, Pasten oder Schutzpflaster, die als strahlenabsorbierende Stoffe Zink, Blei, Wismut oder Barium enthalten, erfolgen (z.B. Carrié, 1954).

Gelegentlich werden diese Abdeckungen aber auch *hinter* dem bestrahlten Objekt angebracht, z.B. in Form von Augenschalen aus Schwermetall bei der Bestrahlung von Lidcarcinomen zum Schutz des Auges oder von individuell geformten Bleiabdeckungen bei Bestrahlungen der Lippen, der Wange oder der Zunge zum Schutz der hinter dem bestrahlten Organ liegenden Gewebe.

In diesem Falle ist es jedoch notwendig, das eigentliche abschirmende Medium, aus dem durch die Primärstrahlung naturgemäß viele Sekundärelektronen und eventuell auch charakteristische Röntgenstrahlung ausgelöst werden (Jakob und Wachsmann, 1948), mit einem Stoff niedriger Ordnungszahl, z.B. mit Aluminium, Glas oder noch besser mit Kunststoff, zu umhüllen. Unter Umständen genügt es auch, zur Abschirmung verwendete Bleibleche, die zur Vermeidung von Bleivergiftungen mindestens mit einem guthaftenden Lack geschützt sein müssen, in eine Mullbinde einzuwickeln.

In der *Tiefentherapie* werden *Abschirmungen* benutzt um innerhalb der Strahlenkegel liegende Organe, deren Bestrahlung unerwünscht ist, zu schützen. In diesem Zusammenhang seien genannt die Abschirmung der Milz, des Knochenmarks und anderer strahlengefährdeter Organe, wie z.B. der Ureteren oder des bereits mit Radium bestrahlten Uterus (MÜLLER, WACHSMANN, SCHUSTER, 1964) sowie des Schenkelhalses (ROSSMANN, 1954). Diese Abschirmungen können im übrigen auch bei der Bewegungsbestrahlung ange-wendet werden, um z.B. das Rückenmark oder die Augen vor Strahlen zu schützen. Wenn das zu schonende Organ nicht zylindrisch ist, muß die Abschirmung bei der Rotationsbestrahlung synchron mit dem Patienten mitgedreht werden (WRIGHT, PROIMOS, TRUMP, SMEDAL, JOHNSTON und SALZMAN, 1959; TAKAHASHI, KITABATAKE, MORITA, OKAJIMA und IIDA, 1961). Die dabei erforderliche Anordnung und Beispiele für die mit ihr erzielbaren Dosisverteilungen sind in Abb. 49a—d gezeigt.

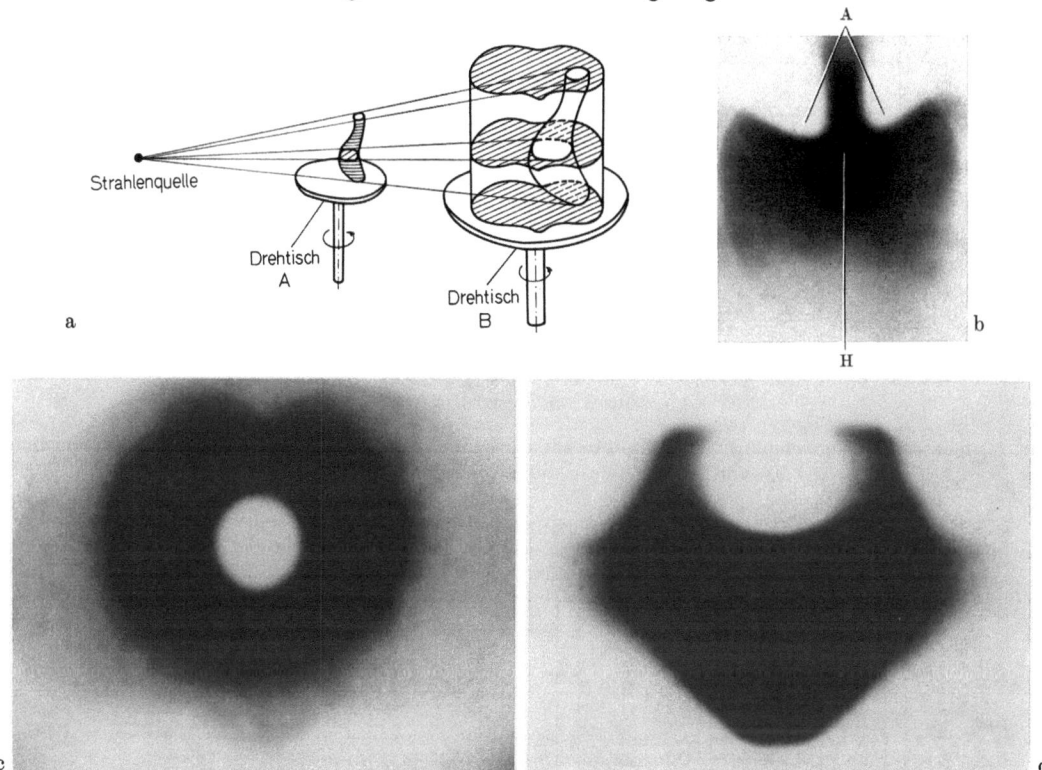

Abb. 49a—d. Abschirmung gewisser Organe (Rückenmark, Herz oder dergl.) bei der Rotationsbestrahlung mit synchron gedrehtem, beliebig geformtem Abschirmungskörper (nach TAKAHASHI u. Mitarb., 1961). a Prinzip der Aussparung eines Teils des bestrahlten Volumens; b erreichter Isodosenverlauf bei der Hypophysen-bestrahlung dargestellt durch die Schwärzung des Films im Querschnitt des Schädel-Paraffinphantoms; c Schwärzung des Films im Querschnitt eines Becken-Paraffinphantoms; d Schwärzung des Films im Längs-schnitt eines Becken-Paraffinphantoms

Abschirmungsfilter bezwecken im Gegensatz zu den Homogenisierungsfiltern (vgl. Abschn. 1, 2, a, ε,) im bestrahlten Gebiet eine gewollt ungleichmäßige Dosisverteilung, d. h. eine Herabsetzung der Dosis, zumindest in bezug auf die Oberflächendosis. Dies ist erforderlich, wenn gewisse Abschnitte des Gewebe aus klinischen Gründen mit kleineren Dosen bestrahlt werden sollen oder wenn auf unebene Flächen eingestrahlt wird und in verschieden tief liegenden Schichten eine Homogenisierung der Dosis erreicht werden soll (HARE, TRUMP und WEBSTER, 1952) oder um bei bestimmten Formen der Bewegungs-bestrahlung eine gewünschte Dosisverteilung zu erreichen (KUTTIG, 1955).

b) Keilfilter

Keilfilter spielen — wie bereits erwähnt — als Mittel zur Modifizierung der Isodosen besonders bei der Kombination mehrerer konvergenter Felder bei der Bestrahlung ober-flächennah bzw. halbtief gelegener Herde eine wichtige Rolle. Mit ihrer Hilfe werden die

Isodosen der Einzelfelder (Abb. 50) so verändert, daß bei der Einstrahlung über zwei benachbarte, gegeneinander geneigte Felder günstige Summenisodosen entstehen (Abb. 51).

Mit dem Problem der Keilfilter, das wohl erstmalig von Ellis und Miller (1944) aufgegriffen wurde, haben sich in der Folgezeit viele englische und auch andere ausländische Autoren, weniger dagegen deutsche Strahlentherapeuten beschäftigt. Dabei wurden zunächst

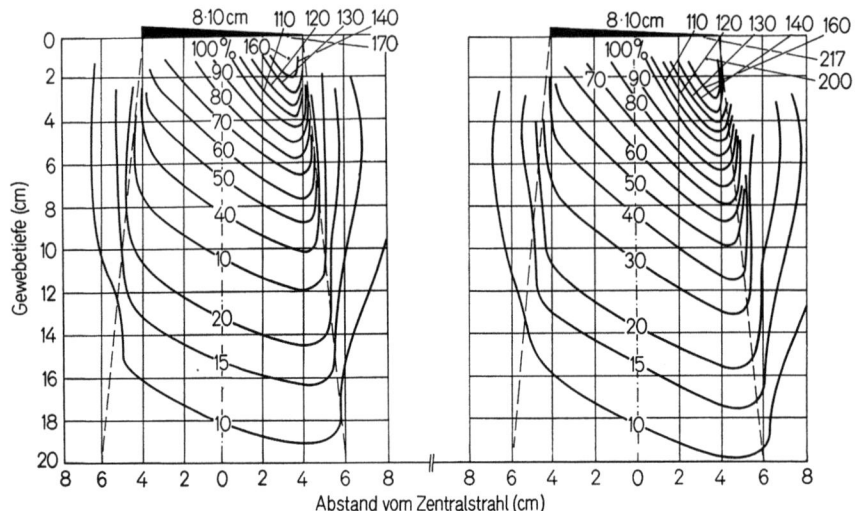

Abb. 50 Isodosen bei Verwendung von Keilfiltern verschiedener Dicke (nach Cohen, 1959) bei Verabreichung von 100% Dosis in die Mitte jedes Keilfeldes

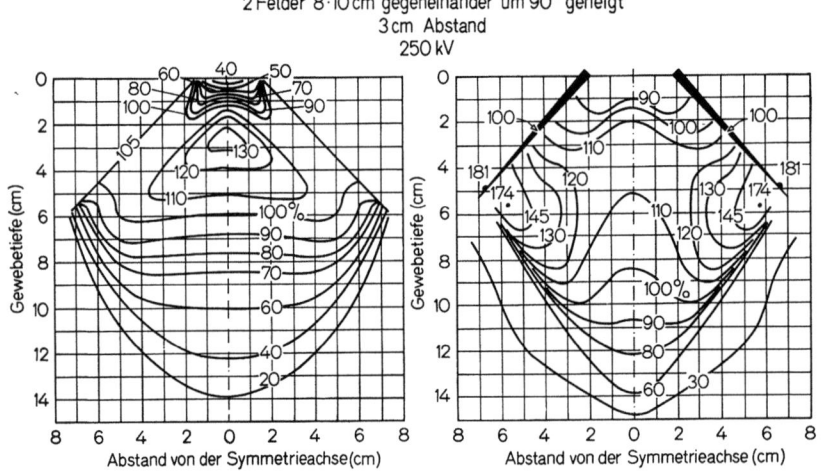

Abb. 51. Vergleich von Dosisverteilungen, die durch zwei Felder [einmal ohne (links) und einmal mit (rechts) Keilfilter] erzeugt werden; Feldgröße 8 × 10 cm², Felder gegeneinander um 90° geneigt, Abstand der Felder voneinander 3 cm, 250 kV. (Nach Cohen, 1959 und durch geeignete Überlagerung von Einzelfeldisodosen)

die Verhältnisse für die konventionellen Strahlungen festgelegt (Ellis und Miller, 1944; Groom, 1951; Oliver und Kemp, 1952; Kemp und Oliver, 1952; Cohen, 1959; Cohen und Burns, 1959; Sear, 1959), dann aber auch sehr bald die Bedingungen der Anwendung von Keilfiltern bei der *Fernbestrahlung mit Kobalt* (Fletcher, 1956; Fletcher, Richardson, Moore, Morgan und Cole, 1956; Sear, 1959; Cohen, Burns und Sear, 1960; Porter, Hall und Ellis, 1961; van de Geiyn, 1962; Cavina und Dalla Palma, 1962; Coopmans de Yoldi und Fava, 1962 sowie Sundbom, 1964) und *Caesium* (Miceli, Bono und Rimondi, 1964) und schließlich für die *ultraharten Strahlungen* von 4—8 MeV-Linearbeschleunigern (TRANTER, 1957; FRANCOIS, 1958). Eine Zusammenfassung über den klinischen Gebrauch von Keilfiltern findet sich auch im NBS Handbook 87 (1963).

Die *Ausführung der Keilfilter* wird von den Autoren ziemlich ähnlich angegeben: Keil- oder eventuell auch stufenförmige Filter aus je nach Strahlenart ausgewählten Stoffen, deren Dicke ebenfalls von der Strahlenart sowie vom Einfallswinkel und Verwendungszweck abhängt. Als Material für die Filter wird bei mittelharten und harten Strahlungen des konventionellen Energiebereiches meist Aluminium, Kupfer oder Zinn verwendet, gelegentlich aber auch Kunststoff oder Graphit, um dem unerwünschten Härtungseffekt gerade dort, wo die Dosis in der Tiefe herabgesetzt werden soll, entgegenzuwirken (COHEN, 1960). Bei den härteren Strahlungen von Caesium, Kobalt und von Linearbeschleunigern wird als Filtermaterial meist Blei benutzt, das gelegentlich, höchstens zur Unterdrückung der vom Filter ausgehenden sekundären *Elektronenstrahlung*, auf der Unterseite z. B. mit 0,5 mm Aluminium verkleidet sein kann (VAN DE GEIYN, 1962). Aus dem gleichen Grunde empfiehlt es sich, bei diesen Strahlungen die Keilfilter nicht zu nahe an der Haut des Patienten anzubringen.

Keilfilter werden im übrigen nicht nur bei der Kreuzfeuerbestrahlung mit drei oder mehr Feldern (PORTER, HALL und ELLIS, 1961) und bei der Stehfeldbestrahlung mit zwei Feldern, sondern auch — wie z. B. CAVINA und DALLA PALMA (1962) sowie FARMER und FOWLER (nach NBS Handbook 87, 1963) zeigen konnten — in der *Bewegungsbestrahlung* mit Erfolg angewendet (Abb. 52).

Erwähnt sei, daß auch einmal auf die Möglichkeit hingewiesen

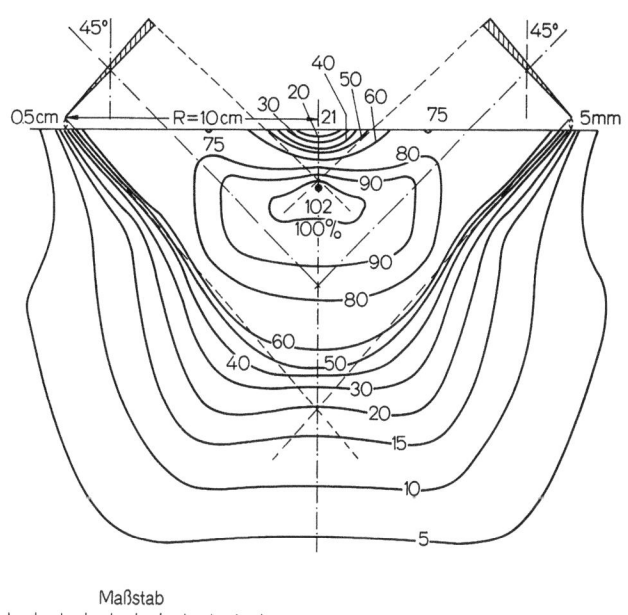

Abb. 52. Dosisverteilung bei der „konischen Rotationsbestrahlung" mit 250 kV unter Verwendung von Keilfiltern. (Nach FARMER u. FOWLER, zitiert nach NBS Handbook 87, 1963)

wurde, den Ausgleich zwischen mehr und weniger stark bestrahlten Teilen eines Feldes nicht durch Filter, sondern durch *Variation der Zeit*, während der die einzelnen Feldabschnitte der Strahlung ausgesetzt sind, zu erreichen (VERNAZZA, 1957; BATLEY, MAYER und ASHTON, 1963). Bedeutung hat diese Methode in der Praxis jedoch nicht erlangt.

Zusammenfassend kann gesagt werden, daß die Keilfilter zweifellos ein interessantes und wertvolles Mittel sind, die Dosisverteilung in der Strahlentherapie zu verbessern. Es muß COHEN (1959) zugestimmt werden, daß Keilfilter zu selten benutzt werden, was seinen Grund sicher auch darin hat, daß sie bis heute — in Deutschland wenigstens — noch nicht industriell als Zubehör für die Tiefentherapieapparaturen hergestellt werden.

c) Korrekturfilter

Um sicherzustellen, daß in dem interessierenden Gebiet in der Tiefe eine möglichst gleichmäßige Dosisverteilung erreicht wird, auch wenn verschieden stark absorbierende Schichten (wasseräquivalent absorbierende Gewebe und Knochen bzw. luftgefüllte Lungenabschnitte) durchstrahlt werden, kann eine Korrektur der Dosisverteilung ebenfalls durch geeignete Filter erfolgen. Die dafür erforderlichen Filter müssen meist in jedem Einzelfall besonders berechnet und hergestellt werden. Näheres über das dabei anzuwendende Verfahren ist z.B. von Schulz, Cohen, Tsai und Evans (1961), Sundbom und Lennart (1964) bzw. von Ellis, Feldmann und Oliver (1964) beschrieben worden.

d) Gitter-, Raster- und Siebbestrahlung

Über die Gitter- oder Raster- und Siebbestrahlung, die ein besonders typisches Beispiel für die „gewollt ungleichmäßige Dosisverteilung" ist, kann hier — wie bereits angedeutet — nur insofern die Rede sein, als die Technik der Anwendung, die erzielbare *Dosisverteilung* und die Methoden zur Bestimmung der *mittleren Tiefendosis* besprochen werden. Bezüglich der *biologischen Grundlagen* der auf A. Köhler (1912) zurückgehenden Methode muß dagegen auf die Beiträge von Loevinger sowie Barth und Kern in diesem Band oder auf die sehr umfangreiche Literatur (vgl. z.B. Jolles, 1953; du Mesnil, 1958; oder Rausch, 1962) verwiesen werden.

Zunächst sei bezüglich der *Nomenklatur* dem Vorschlag von Barth (1959) gefolgt, wonach im einzelnen zu unterscheiden ist:

Gitterbestrahlung ist eine Bestrahlung durch ein relativ weitmaschiges Netz mit dünnen Stegen eines strahlenundurchlässigen Materials (großer „Öffnungsanteil" oder großes „Öffnungsverhältnis").

Rasterbestrahlung nennt man eine Bestrahlung durch lange, meist quer zur Längsachse des Herdes verlaufende Schlitze, deren Breite angenähert ebenso groß ist wie die Breite der Abdeckungen Öffnungsanteil etwa 50%).

Siebbestrahlung dagegen ist eine Bestrahlung durch eine strahlenabsorbierende Schicht mit in regelmäßigem Muster angeordneten, meist ziemlich kleinen (Durchmesser ≤ 15 mm) runden, quadratischen, dreieckigen oder anders geformten Löchern. Der Öffnungsanteil beträgt meist 30—50%. Die einzelnen Öffnungen können dabei entweder quadratisch (schachbrettartig) oder dreieckig versetzt angeordnet sein (Schröck-Vietor, 1955).

Die Raster bzw. Siebe werden aus einem die benutzte Strahlung ausreichend (Reststrahlung möglichst <5%) schwächenden Material, meist aus *Blei* oder *Bleigummi* hergestellt. Die Löcher sollen dabei, um geometrisch saubere Verhältnisse zu erzielen, auf die Strahlenquelle focussiert und evtl. sogar konisch sein, was besonders bei engen und tiefen Bohrungen wichtig ist. Bei direkter Auflage der Raster bzw. Gitter auf die Haut wird eine Abschirmung der auf die Haut fallenden *Sekundärelektronen* durch ein dünnes Papier oder eine Kunststoff-Folie von etwa 0,5 mm Dicke zwischen Gitter und Haut empfohlen (Scholte und Marcuse, 1956; Frost, 1957).

Die Raster und Siebe können bei fraktionierten Bestrahlungen bei jeder einzelnen Sitzung „ortsgleich" oder „versetzt" oder beliebig aufgesetzt werden. Im ersten Falle werden mindestens auf der Haut während einer Bestrahlungsserie die größten Unterschiede zwischen den bestrahlten und abgedeckten Zonen erhalten. Dies erscheint biologisch bezüglich Hautschonung am günstigsten zu sein (Barth, Schuba und Wachsmann, 1957). In der Tiefe verwischen sich die Dosisunterschiede — wie noch gezeigt wird — sowieso. Um das ortsgleiche Aufsetzen nicht zu sehr zu erschweren, dürfen die Löcher nicht zu klein sein. Andererseits ist bekannt, daß der biologische Effekt bei Sieben mit kleinen Öffnungen am günstigsten ist, was mit den Boebachtungen und Überlegungen von Hohl (1953) sowie Kaneda und Maeda, Oku, Tanikawa (1964) übereinstimmt. *Praktisch* werden meist Siebe mit Bohrungen von etwa 10 mm Durchmesser und einem Öffnungsverhältnis von 40—50% benutzt. Hierauf sollen sich die folgenden Dosisbetrachtungen vorzugsweise beziehen.

Zunächst sei jedoch noch kurz auf die Schwierigkeiten hingewiesen, die bei der *Ermittlung der Dosisverteilung* bei der Siebbestrahlung dadurch entstehen, daß sehr enge Zonen verschiedener Dosishöhe ausgemessen werden müssen. Dies macht kleine Meßorgane erforderlich, um angenähert punktförmig messen zu können. Sofern *Ionisationskammern* verwendet wurden (Jacobsen und Lipman, 1952; Loevinger, 1952; Cohen und Palazzo, 1952; Gros, Wolf und Burg, 1953; Bruce und Johns, 1954; Sopp und Stanton, 1954; Bozóky und Rode, 1955; Eichhorn und Matschke, 1956; Seidel, 1956; Ebert, Finke

und SIGMUND, 1958; HERVE und GHYS, 1958; BREITLING, 1960), haben diese Durchmesser
bis herunter zu 1,5 mm gehabt. Die naheliegende *Filmdosimetrie* zu verwenden, ist auch
nicht ganz einfach, da die Strahlenqualität in den offenen und abgedeckten Zonen oft sehr
verschieden ist, was bei der starken Energieabhängigkeit der Filmemulsionen sehr stört.
Immerhin wurden von verschiedenen Autoren auch mit Filmen sehr aufschlußreiche
Messungen der Dosisverteilung bei der Siebbestrahlung ausgeführt (COHEN und PALAZZO,
1952; GROS, WOLF und BURG, 1953; BRUCE und JOHNS, 1954; EICHHORN und MATSCHKE,
1956; SEIDEL, 1956; EBERT, FINKE und SIGMUND, 1958; HERVE und GHYS, 1958). Schließlich sind zur Ausmessung der Dosisfelder aber auch noch Leuchtstoffdosimeter, Cadmium-
sulfidkristalle und Thermoluminescenzdosimeter benutzt worden (KRÖKER, 1956; BREIT-
LING, 1957; KROKOWSKI, 1957; OESER, 1958).

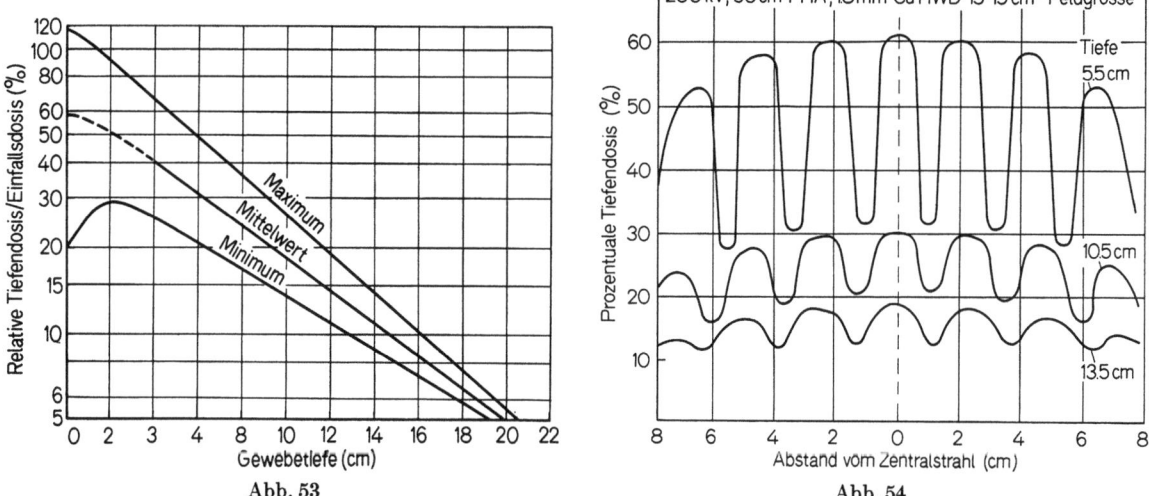

Abb. 53.   Abb. 54

Abb. 53. Relative Tiefendosis unter den offenen und abgedeckten Teilen eines Siebes von 10 mm Lochdurchmesser, 40% Öffnungsanteil bei einer Strahlung von 1 mm Cu HWD, Feldgröße 10 × 15 cm² und 50 cm
FHA. (Nach LOEVINGER, 1952)

Abb. 54. Dosisverteilung in verschiedenen Phantomtiefen bei Verwendung eines Siebes von 14,3 mm Lochdurchmesser, 46% Öffnungsanteil bei einer Strahlung von 1,1 mm Cu HWD, Feldgröße 15 × 15 cm² und
50 cm FHA. (Nach SOPP u. STANTON, 1954)

Was nun die *Dosisverteilung* selbst betrifft, so kann zunächst festgestellt werden, daß
die Dosis von der Oberfläche nach der Tiefe, wie leicht zu verstehen ist, hinter den Sieböffnungen abfällt, hinter den abgedeckten Siebteilen infolge der zunehmenden Streustrahlung dagegen zunächst ansteigt, um im weiteren Verlauf dann auch hier langsam kleiner zu werden (Abb. 53). Das Verhältnis der Dosis unter den Löchern zur
Dosis hinter den abgedeckten Siebteilen, der sog. „*Siebeffekt*" (EBERT, FINKE und SIG-
MUND, 1958), nimmt also von der Oberfläche zur Tiefe hin ab. Die Dosis wird mit zunehmender Tiefe also immer gleichmäßiger. Zu diesem physikalisch begründeten Effekt
kommt hinzu, daß bei Bestrahlungen in mehreren Einzelsitzungen die Einstellung praktisch nie so genau erfolgen kann, daß die Sieböffnungen an der Oberfläche, geschweige
denn in der Tiefe ortsgleich liegen (LOEVINGER, 1952; FAILLA, 1952). Diese Tatsache
nutzen manche Autoren bewußt aus und empfehlen, bei der fraktionierten Raster- bzw.
Siebbestrahlung den Einfallswinkel zu verändern (BIRCHALL, 1953). Andere wieder wollen
die Siebbestrahlung mit der Bewegungsbestrahlung kombinieren, um auf diese Weise die
Vorteile beider Verfahren gleichzeitig auszunutzen (SCHOEN und MAGNUS, 1954; HILTE-
MANN, 1955, 1956). Alle diese Maßnahmen dienen dazu, an der Oberfläche durch eine ungleichmäßige Verteilung der Dosis eine biologische Schonung der Gewebe und in der Tiefe
bei gleichmäßiger Dosis eine volle Strahlenwirkung zu erreichen.

Die Dosisverteilung hinter Sieben in verschiedenen Tiefen zeigt eindrucksvoll Abb. 54.

Besonders Verhältnisse bezüglich der Dosisverteilung ergeben sich, wenn in *inhomogene Körper* eingestrahlt wird (Ebert, Finke und Sigmund, 1958), auf die jedoch nicht näher eingegangen werden kann, umsomehr als sie individuell stark von den gegebenen Verhältnissen abhängen.

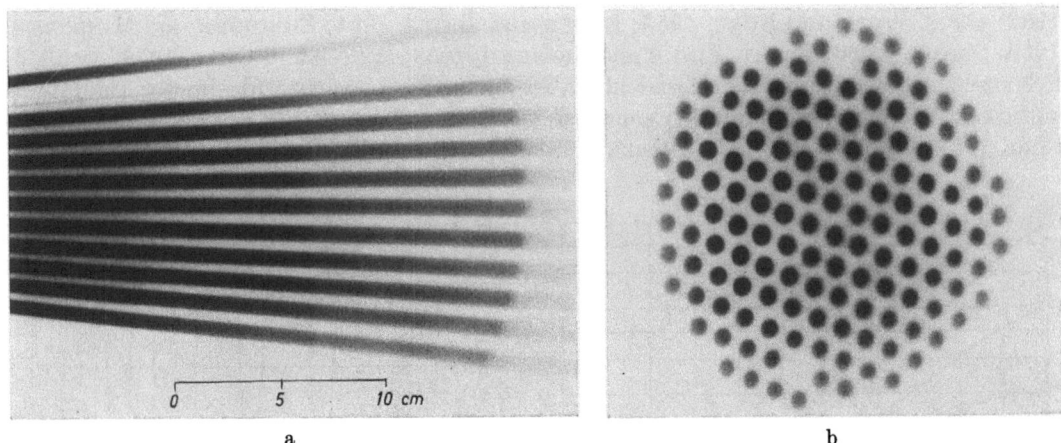

a   b

Abb. 55a u. b. Strahlenkegel von 15 MeV Röntgenstrahlen bei Siebbestrahlung. Links: Im Längsschnitt; rechts: im Querschnitt nach Durchgang durch ein Plexiglasphantom von 10 cm Dicke. (Nach Weitzel, 1961)

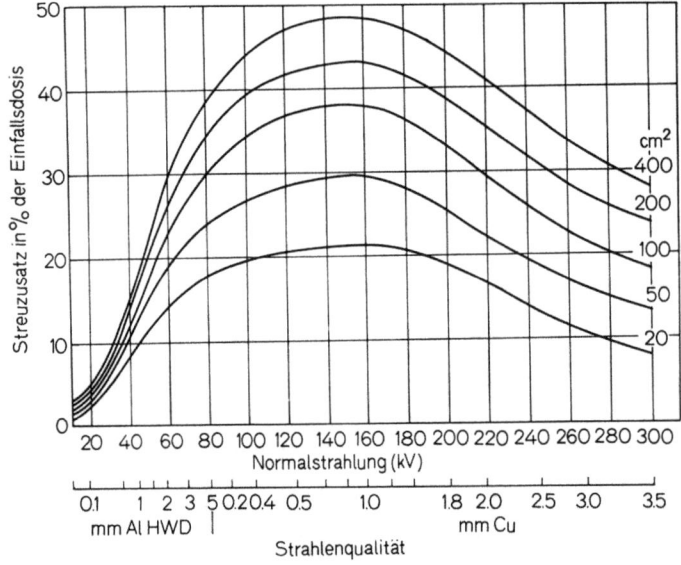

Abb. 56. Streuzusätze konventioneller Strahlungen zur Berechnung der Oberflächendosis aus der Einfalldosis bei Gitterbestrahlung. (Nach Wachsmann u. Dimotsis, 1957)

Von einigen Autoren (Friedman, Dresner und Hine, 1955; Becker, Weitzel und v. d. Decken, 1956) wurde die Siebbestrahlung auch bei *sehr harten* und *ultraharten Strahlungen* empfohlen. Notwendigkeit und Zweckmäßigkeit dieses Vorgehens zu besprechen, ist hier nicht der Ort. Es muß allerdings festgestellt werden, daß die dabei erzielbare Dosisverteilung — infolge der geringen Streuanteile dieser Strahlungen — von den bei konventionellen Strahlungen doch sehr verschieden ist. Der Siebeffekt, d.h. die großen Dosisunterschiede zwischen offenen und abgedeckten Siebteilen bleiben bei den harten Strahlungen nämlich bis in große Tiefen ausgeprägt (Abb. 55 und 56).

Schließlich wird die Gitter- und Siebbestrahlung aber nicht nur zur Behandlung tiefliegender Herde, sondern auch für die Hauttherapie (BEZOLD, 1954; DOGLIOTTI und LOVERA, 1956), die Nahbestrahlung (KUTTIG und MEIER, 1956) und für die Halbtiefentherapie (SWART, 1957 und HARING, 1957) empfohlen. Da sich diese Methoden in der Praxis jedoch nicht sehr durchsetzen konnten (BARTH, 1959) und da die sich ergebenden Dosisverteilungen von denen bei Tiefentherapie (abgesehen natürlich vom steilen Dosisabfall nach der Tiefe) nicht grundsätzlich verschieden sind, kann hier auf ihre nähere Erörterung verzichtet werden.

Der Vollständigkeit wegen — wenn auch nicht unmittelbar zum Thema Dosisverteilung gehörend — sei noch kurz auf die *Art der Dosisverabreichung* bei der Gitter- und Siebbestrahlung hingewiesen. Die Dosis wird gewöhnlich auf die *Einfallsdosis*, d.h. auf die „frei in Luft" gemessene Dosis bezogen. Da Teile der Oberfläche abgedeckt sind, ergeben sich an den nicht abgedeckten Hautstellen, d.h. unter den Sieblöchern, dann *Oberflächendosen*, die etwa der Einfallsdosis plus dem Streuzusatz für die betreffende Verabreichungsart (vgl. Abb. 56 oder JOHNS, HUNT und FEDORUK, 1954) multipliziert mit dem Öffnungsanteil entsprechen. Bei einer Feldgröße von z.B. 100 cm² und einer Strahlung von 1 mm Cu Halbwertdicke muß bei einem Sieb von 50% Öffnungsanteil also zur Oberflächendosis nicht der für ein offenes Feld geltende Streustrahlenzusatz von etwa 38%, sondern die Hälfte davon, also 19% hinzugezählt werden. Die Dosis hinter den abgedeckten Siebteilen ist dann ebenfalls gleich diesem Streustrahlenzusatz, allerdings vermehrt um den das Siebmaterial durchsetzenden Strahlenanteil. In der *Tiefe*, in der man zweckmäßigerweise nur mehr mit *mittleren Dosen* rechnet, kann man die *relativen Tiefendosen* aus den für die verwendete Strahlenart geltenden Dosistabellen für offene Felder ableiten; man muß dann natürlich von der *mittleren Oberflächendosis* ausgehen. Sie wird nach folgender Formel berechnet:

$$\overline{OD} = \frac{D_o \cdot F_o + D_a \cdot F_a}{F_s}$$

mit $\overline{OD}$ = mittlere Oberflächendosis $\qquad D_a$ = Dosis des abgedeckten Feldes
$\quad D_o$ = Dosis des offenen Feldes $\qquad F_a$ = Fläche des abgedeckten Feldes
$\quad F_o$ = Fläche des offenen Feldes $\qquad F_s$ = Fläche des Gesamtfeldes

Beim Ablesen der Tiefendosis aus Tabellen bzw. Kurven für die relativen Tiefendosen ist es dann wichtig, nicht die für die Gesamtfläche des Feldes geltende Feldgröße zu benutzen, sondern die für die unmittelbar bestrahlte Fläche geltende, d.h. die Gesamtfläche mit dem Öffnungsanteil zu multiplizieren. Näheres über die Dosisverteilung vgl. auch SCHRÖCK-VIETOR (1955) oder BALZ und JAKOB (1958) und natürlich LOEVINGER in diesem Handbuch.

Schließlich seien noch die in ihrer biologischen Konzeption nicht leicht verständlichen Gittermethoden, die mit *bewegten Rastern* arbeiten, erwähnt (JACOBSEN, 1953; LUTZ, 1960; RABONI und BOSSI, 1961). Solange diese Gitter stehen, besitzen sie die beschriebenen Dosisverteilungen. Sobald sie aber bewegt werden, wird alles mehr oder weniger vollkommen verwischt.

Was bei jeder Raster- und Siebbestrahlung aber als wirtschaftlicher Nachteil nicht vergessen werden darf, ist ein dem Abdeckungsanteil entsprechender *Verlust an Dosisleistung* in der Tiefe.

II. Die zeitliche Dosisverteilung

Bei *photochemischen Reaktionen* ist bei einer bestimmten Wellenlänge des Lichtes die ausgelöste Wirkung W in erster Annäherung proportional der absorbierten Strahlenenergie (Reprozitätsgesetz von BUNSEN-ROSCOE: $W = I \cdot t$). Bereits bei der Beeinflussung photochemischer Schichten durch sichtbares Licht bedarf dieses Gesetz jedoch einer Korrektur, da die Schwärzung in der Regel schwächer ausfällt, wenn die gleiche

Lichtmenge mit verringerter Intensität, d.h. in längerer Zeit einfällt. Im Gesetz von Schwarzschild wird dies berücksichtigt, indem die Zeit t, während der die Strahlung wirkt, mit einem Exponenten p versehen wird, der kleiner als 1 ist ($W = I \cdot t^p$). Sein Wert beträgt für die gebräuchlichen Negativemulsionen etwa 0,9.

Ähnlich sind auch die *biologischen Strahlenreaktionen* — allerdings in viel komplizierterer Weise als bei chemischen Systemen — von der Zeit abhängig, in der eine bestimmte Dosis verabreicht wird (Bistolfi u. Mitarb., 1963). Das liegt daran, daß sich biologische Systeme in einer ständigen Entwicklung befinden, die zur Folge haben kann, daß sich ihre Strahlenempfindlichkeit während der Bestrahlung verändert. Hinzu kommt, daß sich in bestrahlten Geweben und Organen nach der Bestrahlung sekundäre Effekte, z.B. reparative Vorgänge, sog. Erholungsprozesse, Abwehrreaktionen usw., abspielen, die ebenfalls eine Abhängigkeit von der zeitlichen Dosisverteilung bewirken können. Nur bei „ruhenden" biologischen Objekten, z.B. bei trockenen Pflanzensamen, kann allgemein angenommen werden, daß ein Einfluß der Bestrahlungszeit nicht vorhanden ist. Bei allen anderen Objekten wird man dagegen mit um so stärkeren und umso komplizierteren Abhängigkeiten von der Bestrahlungszeit rechnen müssen, je schneller sich das bestrahlte Objekt während und nach der Bestrahlung entwickelt. Es ist das Verdienst von Krönig und Friedrich (1918), die *Abhängigkeit der biologischen Strahlenreaktionen von der Verabreichungszeit* erkannt und die Zusammenhänge mit einer für die damalige Zeit erstaunlichen Klarheit beschrieben zu haben. Ihre Ausführungen haben sich dann bald auch auf die Praxis der Strahlentherapie ausgewirkt.

In der Strahlentherapie war die Art der zeitlichen Verabreichung bis dahin im allgemeinen unbeachtet geblieben. Es fehlten vor allem auch die dosimetrischen Voraussetzungen, sie zu berücksichtigen. Wegen der schwachen Dosisleistung der damals verfügbaren Strahlenquellen wurden die Einzelbestrahlungen ohnehin stets mehr oder weniger protrahiert verabreicht. Um die einzelnen Sitzungen nicht zu lang werden zu lassen, wurde außerdem an mehreren Tagen, d.h. also fraktioniert bestrahlt. So wird z.B. von Johnson und Merril aus dem Jahre 1900 angegeben, daß Hautkrebse bis zu 50fach fraktioniert behandelt wurden, während Pfahler (1904) sogar von 90 Einzelsitzungen spricht. Als besonderen Vorteil der fraktionierten Verabreichung der Dosis empfand man zu dieser Zeit, in der die Messung der Dosis und deren Reproduktion noch erhebliche Schwierigkeiten machten, die Möglichkeit, die auftretenden Reaktionen beobachten und die Dosierung danach einrichten zu können.

Mit Steigerung der Dosisleistung der für die Strahlentherapie benutzten Apparaturen wurde es dann mehr und mehr üblich, auf die „Einzeitbestrahlung", auch „Einzelschlag-, Massiv- oder Expeditivbestrahlung" genannt, d.h. auf die Verabreichung der Gesamtdosis in zeitlich möglichst konzentrierter Form überzugehen (Halberstaedter, 1929; Wintz, 1935). Autoren, die sich um die Entwicklung dieser Methode verdient gemacht hatten, setzten sich für sie noch lange energisch ein (z.B. Wintz, 1945), obwohl durch die aufsehenerregenden Versuche von Ferroux und Regaud (1927) bereits 1927 nachgewiesen worden war, daß bei den Zellen des Hodenepithels eine Bestrahlung mit Fraktionierung der Gesamtdosis eine größere Wirkung hat als eine massive einzeitige Bestrahlung (vgl. auch Ferroux, Regaud und Samssomow, 1938). In der Folgezeit setzte sich die Fraktionierung in der Strahlentherapie immer mehr durch. Dabei wurde angenommen, daß das Tumorgewebe als „Mausergewebe" in seinem strahlenbiologischen Verhalten dem Samenepithel gleichzusetzen sei. Außerdem stellte sich heraus, daß z.B. die Toleranz der Haut bei Fraktionierung größer ist als bei Einzeitbestrahlung (vgl. z.B. Reisner, 1932). Als schließlich Coutard (1930) mit seiner von ihm seit Anfang der 20er Jahre angewandten fraktioniert-protrahierten Bestrahlung auch klinisch bessere Ergebnisse nachweisen konnte, ging man allgemein auf die zeitlich bewußt verzettelte Bestrahlung über (vgl. z.B. Zwerg, 1932). Dabei ist es interessant festzustellen, wie sich der Begriff „Fraktionierung" im Laufe der Jahre wandelte: während Martius noch 1943 eine in 12 Einzelsitzungen verabreichte Dosis bereits als „hochfraktioniert" bezeichnete, ist es heute allgemein üblich, innere Tumoren in etwa 30—40 Einzelsitzungen zu bestrahlen; von einigen Autoren wird gelegentlich sogar noch stärker fraktioniert und mit bis zu 80 oder 100 Einzeldosen bestrahlt (z.B. GARCIA, 1955).

1. Begründung der zeitlichen „Verzettelung" der Dosis

Daß man von der einzeitigen Dosisverabreichung — nachdem diese durch Leistungssteigerung der Therapieapparaturen möglich geworden war — zur Protrahierung und besonders zur Fraktionierung zurückkehrte, hat seinen Grund vor allem in *klinischen Beobachtungen*, die ergaben, daß sich mit einer zeitlich verzettelten Dosisverabreichung bessere therapeutische Ergebnisse erzielen lassen. Beigetragen zur Entwicklung der protrahierten, fraktionierten und protrahiert-fraktionierten Bestrahlungsmethode haben aber auch experimentelle Beobachtungen und spekulative Überlegungen, die besonders im Hinblick auf die Tumortherapie angestellt wurden.

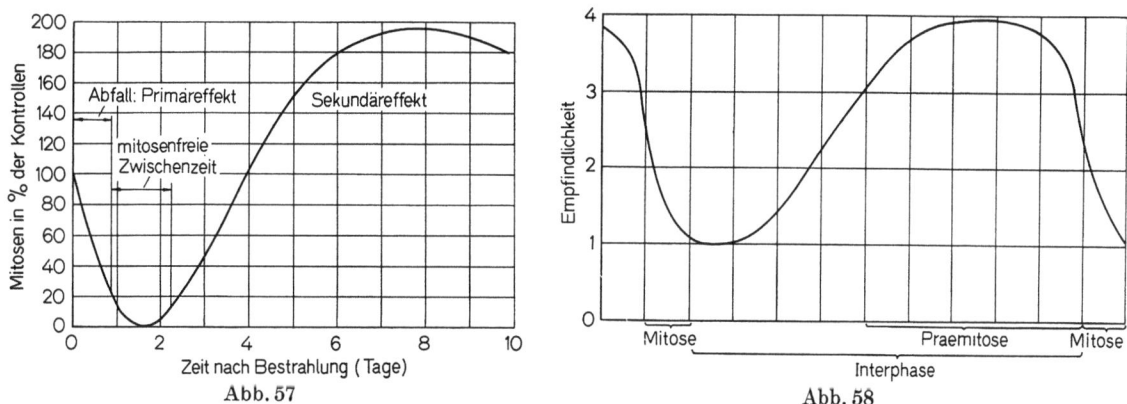

Abb. 57. Verlauf der Mitosen in bestrahlten Geweben schematisch dargestellt. (Nach JÜNGLING und LANGENDORFF, 1941)

Abb. 58. Verlauf der Strahlenempfindlichkeit im Lebenskreis der Zelle bei Vicia faba. (Nach JÜNGLING und LANGENDORFF, 1941) schematisch

In diesem Zusammenhang sind vor allem die anfangs der zwanziger Jahre begonnenen Versuche von LACASSAGNE und MONOD (1922) an Krebsgewebe sowie von ALBERTI und POLITZER (1923 und 1924) an der Cornea von Salamanderlarven über den *Einfluß der Bestrahlung auf den Mitosenrhythmus* zu erwähnen. Dabei ergab sich nämlich ein in Deutschland in sehr zahlreichen Arbeiten, besonders von JÜNGLING und LANGENDORFF (1941), LANGENDORFF (1942) sowie LUTHER (1943, 1943), bestätigter Verlauf der Mitosenhäufigkeit in bestrahlten Geweben, der in seiner grundsätzlichen Form in Abb. 57 wiedergegeben ist. Gleichzeitig fanden nun aber ebenfalls ALBERTI und POLITZER (1923 und 1924), daß die Empfindlichkeit des Gewebes für eine erneute Bestrahlung in starkem Maße davon abhängt, zu welchem Zeitpunkt diese verabreicht wird (vgl. auch LANGENDORFF, 1931), was sich aus dem Empfindlichkeitsverlauf der Zelle während ihrer Entwicklung ergibt (Abb. 58). Das zeigt sich besonders deutlich, wenn man die Gesamtdosis in zwei Hälften unterteilt und die zweite Dosishälfte zu verschiedenen Zeitpunkten verabreicht (Abb. 59). Wenn diese Ergebnisse von LUTHER (1943, 1943) zunächst auch nicht bestätigt werden konnten, so zeigt dies höchstens, wie kompliziert die Verhältnisse sind und wie stark sie vom Versuchsobjekt und den Versuchsbedingungen abhängen. An ihrer Realität ist jedoch auf Grund der neuesten Ergebnisse von COLLINS, LOEFFLER und TIVEY (1956), ELKIND (1960) DU SAULT (1962) und BISTOLFI u. Mitarb. (1963) nicht mehr zu zweifeln.

Den Zeitpunkt ausfindig zu machen, zu dem die folgende Dosis auf eine oder mehrere vorhergehende zu verabfolgen ist, um maximale Wirkungen zu erreichen, ist allerdings sehr schwer, da sich nicht nur jedes Gewebe anders verhält, sondern auch der Zellteilungsrhythmus durch die Bestrahlung selbst beeinflußt wird. In neuerer Zeit sind aber Methoden bekannt geworden, die den Rhythmus der Zellteilung, z. B. durch Kontrolle der DNA-Synthese mit Hilfe radioaktiver Stoffe, zu verfolgen gestatten (vgl. Hendrickson und Skypeck, 1963).

Der alte Wunsch, bei der fraktionierten Dosisverabreichung die Einzeldosen zeitlich so zu legen, daß sie mit dem auf die vorangegangene Bestrahlung folgenden Mitose-maximum zusammenfallen, hat also heute mehr denn je Aussicht auf Verwirklichung.

Außer den mit dem Zellteilungsrhythmus zusammenhängenden Überlegungen über den Wert der Fraktionierung gibt es aber auch noch *andere Argumente*, die für eine zeit-liche Dosisverteilung sprechen. Sie hängen mit dem verschiedenen Verhalten von gesundem Normalgewebe und Tumorgewebe gegenüber fraktionierter Dosisverabreichung zusammen. Wie im Unterabschnitt 3 (Fraktionierung) dieses Beitrages noch näher ausge-führt wird, ist nämlich beobachtet worden, daß Tumorgewebe bei einer zeitlich verzettelten

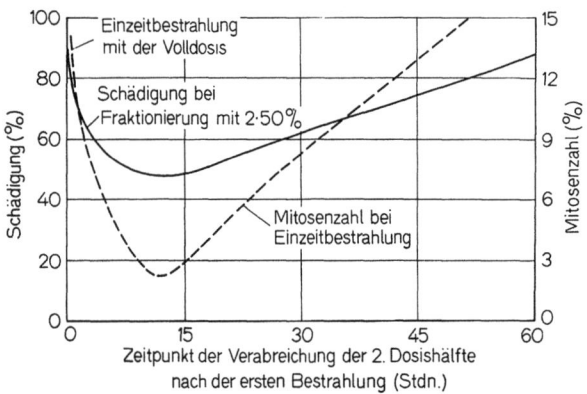

Abb. 59. Einfluß des Zeitpunktes der Verabreichung der zwei-ten halben Dosis auf die prozentuale Schädigung von Bohnen-keimlingen. (Nach Glocker, Langendorff u. Reuss, 1931)

Dosisverabreichung — bezogen auf gleiche Dosen — in der Regel nicht in gleichem Maße weniger reagiert als z. B. die menschliche Haut. Hiermit hängt der vor allem von Wachsmann (1943[1–2]) oft gebrauchte, jedoch mit aller Vorsicht anzuwendende Ausdruck *„Steigerung der Elektivität"* durch ge-eignete zeitliche Dosisverteilung zu-sammen.

Im übrigen sprechen auch noch eine Reihe von *praktischen Gründen* für die Verteilung der Dosis über eine längere Zeit. Zunächst kann bei der Strahlentherapie, wie bei der Verab-reichung jedes Medikamentes, einge-sehen werden, daß eine fraktionierte,

d. h. über längere Zeit verteilte Strahleneinwirkung insbesondere dort, wo es gilt, chronische Prozesse zu beeinflussen, *physiologisch günstiger* wirken muß als eine einmalige Bestrahlung. Dann muß man bei der Bestrahlung von Tumoren mit „Vernichtungsdosen" aber auch an die an das gesunde Gewebe gestellten Forderungen bezüglich *Resorption* des zerfallenden Tumors und *Regeneration* des entstehenden Defektes denken (Chaoul und Wachsmann, 1953).

Kein Wunder also, daß man heute in der Strahlentherapie — abgesehen lediglich von ganz kleinen problemlosen Prozessen — in der Regel zeitlich verzettelt, d. h. protrahiert bzw. praktisch meist fraktioniert bestrahlt!

2. Protrahierung

Strenggenommen ist jede Bestrahlung, auch die sog. „Kurzzeitbestrahlung" mehr oder weniger protrahiert, da die Zeit, innerhalb der eine bestimmte Dosis verabreicht wird, stets endlich lang ist. Nach heutiger Auffassung enthält der Begriff „Protrahierung" jedoch als wesentliches Merkmal die Aussage, daß die Bestrahlung mit *absichtlich ver-ringerter Dosisleistung* in gewollt *verlängerter Bestrahlungszeit* erfolgt. Um den ganzen Fragenkomplex „Protrahierung" erfassen zu können, soll im folgenden allgemein über den Einfluß der Bestrahlungszeit einer vorwiegend einzeitig verabreichten Dosis auf den Be-strahlungseffekt berichtet werden.

Bezüglich der *Geschichte der Langzeitbestrahlung* sei auf die Ausführungen von Holthusen (1931) ver-wiesen. In diesen wird geschildert, wie sich, — ausgehend von den Vorstellungen von Holzknecht und noch ausgeprägter von Kröning und Gauss einerseits und Seitz und Wintz andererseits, die die Einzeitbestrahlung für vorteilhafter hielten, — angeregt zunächst durch OPITZ, FRÄNKEL und HEIMANN, allmählich die Auffassung durchsetzte, daß die zeitlich verzettelte Dosisverabreichung doch vorteilhafter sei. Diese in der Folgezeit von verschiedenen Autoren bestätigte Ansicht fand schließlich nach Bekanntwerden des Coutardschen protrahiert-fraktionierten Bestrahlungsverfahrens allgemeine Anerkennung, die auch heute im Prinzip noch gültig ist.

Von den Autoren, die sich um die *Klärung des Einflusses der Protrahierung* auf die biologische Wirkung bemüht haben, seien hier — nach Objekten und Reaktionen geordnet (vgl. auch SCHREIBER, 1934; CHAOUL, WACHSMANN und ROSENBERGER, 1947) — genannt:

Die *Hautreaktionen* Erythem, Epidermitis sicca und Ulceration beim Menschen und auch bei Tieren untersuchten HOLTHUSEN (1926), CHAOUL (1932), PAPE (1932) und EICHHORN (1954); den Einfluß der Protrahierung auf die *Epilation* bei Mensch und Tier beschrieben HOLTHUSEN (1933), MIESCHER (1930) und DAHL (1937); den Einfluß auf Gewebekulturen LASER (1930), FARAGÓ (1935) und den Einfluß auf Mausergewebe einschließlich Tumoren untersuchten REGAUD und FERROUX (1929), JUUL (1930), SPEAR und GRIMMET (1933), SUGUIRA (1934), FARAGO (1936), BAUER (1940), KIRCHHOFF und KELBING (1937) und LEA (1941). Schließlich aber befaßten sich zahlreiche Autoren mit der Abhängigkeit der Strahlenreaktion verschiedener anderer *biologischer Objekte* von der Protrahierung, von denen hier nur PACKARD (1926 und 1927), ZUPPINGER (1928), PAULI und SULGER (1928), WINTZ (1931), HOLTHUSEN (1933), FORSSBERG (1933), SIEVERT und FORSSBERG (1931 und 1936), TIMOFÉEFF-RESSOVSKY und ZIMMER (1935), ZACHARIAS (1937), NITZGE und IVEN (1938), TESCHENDORFF (1940), LANGENDORFF und SOMMERMEYER (1940), MINDER (1940), MARQUARDT (1941), CATSCH und RADU (1943), LASNITZKI (1946), HUBER, BENDER, RAKOW und REIBIG (1958) sowie LANGENDORF (1963) genannt seien. Hierzu kommen zusammenfassende Arbeiten allgemeiner Art über den Einfluß der Protrahierung von HOLTHUSEN (1929), SCHWARZ (1930), HOLTHUSEN und BRAUN (1933), LAHM (1940), FOWLER und STERN (1960) und QUASTLER (1961).

Eine besondere Art der Protrahierung ergibt sich neuerdings aus der Anwendung relativ kurzlebiger, künstlich radioaktiver Stoffe (z.B. Gold 198), die „exponentiell abfallende Langzeitbestrahlung" genannt werden kann. Im Vergleich mit der Langzeitbestrahlung

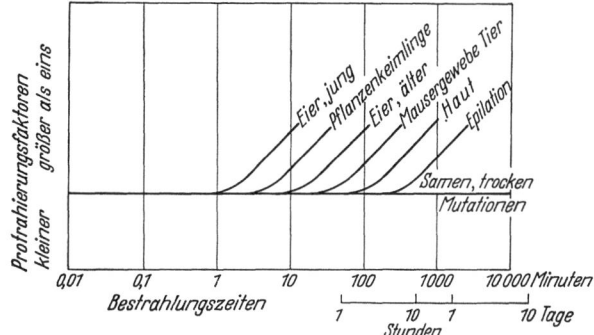

Abb. 60. Zusammenfassung des Auftretens von Protrahierungseffekten bei verschiedenen Objekten schematisch. (Nach CHAOUL, WACHSMANN u. ROSENBERGER, 1947)

mit gleichbleibender Dosisleistung (z.B. mit Radium) werden bei der „exponentiell abfallenden Langzeitbestrahlung" nochmals abweichende, noch nicht restlos geklärte biologische Effekte beobachtet (KAPP-SCHWOERER, 1964).

Die Gesetzmäßigkeiten, die sich aus allen diesen Einzeluntersuchungen ableiten lassen, wurden von CHAOUL, WACHSMANN und ROSENBERGER (1947) zusammengefaßt (Abb. 60). Aus ihr ist grobschematisch zu ersehen, daß die in der Regel kleiner werdende Wirkung der protrahierten Bestrahlung im allgemeinen um so früher und bei um so kürzeren Bestrahlungszeiten einsetzt, je schnellebiger das betrachtete Objekt ist, d.h. je größer sein Stoffwechsel und je lebhafter seine Proliferation sind. Wird die Bestrahlungszeit kurz gegenüber dem Zellteilungsrhythmus im Objekt, so ist ein Einfluß der Protrahierung nicht mehr festzustellen. Ebenso fehlt im Sinne dieser Aussage ein Protrahierungseinfluß bei ruhenden Objekten, z.B. bei trockenem Samen, Primordialfollikel usw.

Natürlich hat es auch nicht an Versuchen gefehlt, den Mechanismus der Zeitfaktorwirkungen zu erklären. Darum haben sich vor allem LANGENDORFF und SOMMERMEYER (1939, 1940) unter Verwendung von Drosophilaeiern als Versuchsobjekt bemüht. Die dabei erzielten Ergebnisse sind hochinteressant. So ergab sich z.B., daß es offenbar keinen auf rein *physikalischen* Vorgängen beruhenden Zeitfaktor gibt, da selbst Dosen, die in Millisekunden mit höchsten Dosisleistungen verabreicht wurden, keine anderen Wirkungen auslösten als solche, die in Sekunden oder Minuten eingestrahlt wurden. Die beobachteten Unterschiede bei Langzeitbestrahlungen dürften vielmehr *biologisch*, d.h. durch die Veränderungen des Bestrahlungsobjektes während der Straßeneinwirkung bedingt sein. So reagieren z.B. Drosophilaeier in Entwicklungsstadien, in denen sich die Strahleneinwirkungen bei ihnen nach Eintreffervorgängen vollziehen, auf die Protrahierung ganz anders als in Stadien, in denen Mehrtrefferwirkungen vorliegen (LANGENDORFF und SOMMERMEYER, 1940).

4*

Weiterhin haben Kepp und Müller (1952) sowie Kepp (1953) festgestellt, daß der Zeit-faktor möglicherweise auch von der *Ionisationsdichte*, d.h. von der verwendeten Strahlen-art (z.B. Röntgenstrahlen bzw. schnelle Elektronen) abhängig ist; außerdem haben sie versucht, Erklärungen für diese sicher schwer zu übersehenden Zusammenhänge zu finden.

Viel erörtert wurde schließlich die Frage der „vollständigen" bzw. „unvollständigen Kumulation" oder der Erholung nach Strahleneinwirkungen. Hier soll nur festgestellt werden, daß sich — so wichtig diese Vorgänge für den Ablauf einer Strahlenreaktion auch sein mögen — mit ihrer Hilfe sicher nicht alle Zeitfaktorfragen erklären lassen. Es ist z.B. unmöglich, die gelegentlich auftretende stärkere Wirkung einer zeitlich verzettelten Dosisverabreichung auf Begriffe wie Kumulation oder Erholung zurückzuführen. Im übrigen soll über diese Fragen im nächsten Unterabschnitt über die Fraktionierung noch ausführlicher berichtet werden. Im folgenden soll aber noch von den praktischen Konse-quenzen, die sich aus den Protrahierungseffekten ergeben, die Rede sein.

Bezüglich des *Verhaltens der menschlichen Haut* bei Protrahierung richtete man sich lange Zeit nach den von Holthusen und Braun (1933) angegebenen Werten, die — was die hohen Dosisleistungen, d.h. die kurzen Bestrahlungszeiten anbetrifft — durch Extra-polation gefunden waren (Abb. 61). Nach Untersuchungen von Chaoul (1932), die später von Chaoul, Wachsmann und Rosenberger (1947) sowie von Kepp (1952) bestätigt und erweitert wurden, stellt sich die Abhängigkeit des Hauterythems und der Epilation von der Bestrahlungszeit heute etwa so dar, wie Abb. 61 zeigt. In dieser Abbildung ist der „*Protrahierungsfaktor*" für die dargestellten Reaktionen angegeben. Dieses quanti-tative Maß für den Einfluß der Protrahierung (bzw. Fraktionierung, siehe nächster Unter-abschnitt) wurde von Chaoul, Wachsmann und Rosenberger (1947) in Anlehnung an den „Zeitfaktor" von Holthusen (1926) als diejenige Zahl definiert, mit der die in kurzer Zeit verabreichte Dosis multipliziert werden muß, um bei einer protrahierten bzw. fraktio-nierten Bestrahlung gleiche Reaktionen auszulösen.

Für die Tumortherapie von besonderem Interesse ist natürlich das Verhalten von Tumorgewebe einerseits und den mitbestrahlten „gesunden Geweben" andererseits gegenüber der Protrahierung. Nur bei einer Gegenüberstellung dieser beiden Gewebe-gruppen kann nämlich über die eventuelle Möglichkeit einer „*Elektivitätssteigerung*" ent-schieden werden (Wachsmann, 1943). Nun wissen wir zwar, daß die Dosis, die zu einem Erythem führt, und damit die Toleranz der Haut mit wachsender Protrahierung steigen (vgl. z.B. Abb. 61). Es ist auch anzunehmen, daß sich andere, gesunde Gewebe — wie überhaupt in der Regel alle anderen biologischen Objekte — ähnlich verhalten (vgl. Abb. 60). Über die Reaktion von Tumorgewebe auf die Protrahierung gibt es dagegen nur wenige quantitative Angaben (Juul, 1930; Sugiura, 1934; Farago, 1936). Soweit man diesen jedoch entnehmen kann, wächst der Protrahierungsfaktor bei Tumoren mit der Bestrahlungzeit nicht so steil an wie der gesunder Gewebe. Hieraus läßt sich also eine Steigerung der Tumorelektivität bei protrahierter Verabreichung erwarten. Ex-perimentelle Beweise mit quantitativen Angaben über ihre Größe liegen jedoch nicht vor, wenngleich die günstigen klinischen Ergebnisse besonders in der Radiumtherapie gynäko-logischer Tumoren für eine Elektivitätssteigerung zu sprechen scheinen. Eine objektive Entscheidung über ihr Vorhandensein läßt sich leider nicht treffen, da sich die Radium-bestrahlung von der zum Vergleich benutzten einzeitigen Röntgenbestrahlung auch durch andere wesentliche Merkmale, z.B. durch die Verteilung der Dosis im Gewebe und die Strahlenqualität, wesentlich unterscheidet.

In der *praktischen Strahlentherapie* wird man die protrahierte Verabreichung trotz der guten Erfolge, die Coutard (1934) mit seiner protrahiert-fraktionierten Bestrahlungs-methode insbesondere bei Tumoren des Larynx und Pharynx aufzuweisen hatte, nur dort anwenden, wo sie aus technischen Gründen sowieso gegeben ist. Dies ist nur in der *Radium-therapie* und in der *Kontakt-* bzw. *interstitiellen Therapie mit radioaktiven Isotopen* der Fall. Bei allen percutanen Fernbestrahlungsmethoden wird man dagegen (schon aus wirtschaftlichen Gründen) die Protrahierung durch geeignete Fraktionierung ersetzen, was z.B. nach der

Auffassung von CHAOUL (1932) sicher möglich ist und sich in der modernen fraktionierten Strahlentherapie bewährt hat. Wendet man aber eine Protrahierung an, bei der über mehrere Stunden oder Tage bestrahlt wird, so muß der Protrahierungseffekt stets berücksichtigt und in Rechnung gestellt werden. Angaben, wie dies quantitativ zu geschehen hat, stammen aus jüngerer Zeit z.B. von LAHM (1940) und EICHHORN (1954).

Schließlich sei hier noch erwähnt, daß das Problem der Protrahierung in neuerer Zeit auch im Zusammenhang mit *Strahlenschutzfragen* oft untersucht worden ist. Auch hier ergab sich, sowohl hinsichtlich der Wirkung auf einzelne Zellen, Organe oder Organsysteme (z.B. blutbildende Organe: LAMERTON, 1959; LAMERTON, PONTIFEX, BLACKETT und ADAMS, 1960; PONTIFEX und LAMERTON, 1960 sowie HELLMAN und MERCHANT, 1963) als auch bezüglich der Überlebenszeit bei Ganzbestrahlungen (z.B. BATEMAN, BOND und

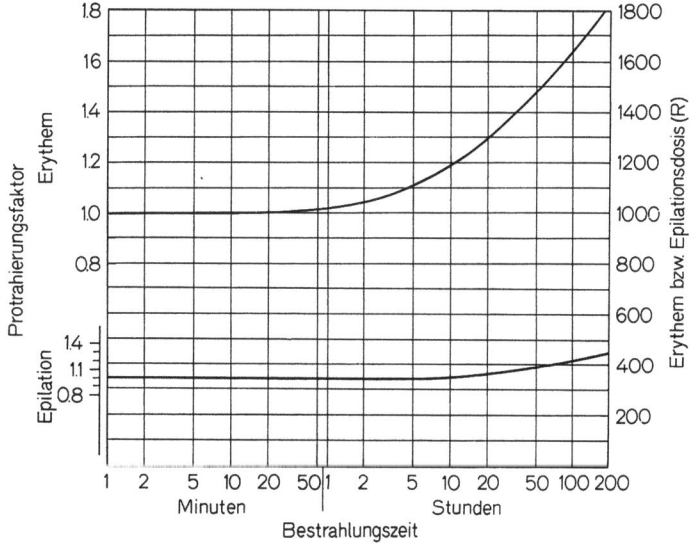

Abb. 61. Protrahierungsfaktoren für das Erythem und die Epilation in Abhängigkeit von der Bestrahlungszeit. (Nach CHAOUL, WACHSMANN u. ROSENBERGER, 1947)

ROBERTSON, 1962; STEARNER und TYLER, 1963) eine deutliche Abnahme der Wirkung mit Verringerung der Dosisleistung, *d.h. der pro Tag verabreichten Dosis*. Näher auf diese Verhältnisse einzugehen, erübrigt sich hier, wo ja nur von der therapeutischen Methodik die Rede sein soll.

3. Fraktionierung

Im Gegensatz zur Einzeitbestrahlung versteht man unter Fraktionierung die Verabreichung der Gesamtdosis in *mehreren Einzeldosen*, die voneinander durch mehr oder weniger lange *Bestrahlungspausen* getrennt sind. Vielleicht noch mehr als die Protrahierung ist der Einfluß verschiedenartiger Fraktionierungen auf die verschiedensten Objekte in unzähligen Einzelarbeiten untersucht worden. Eine (allerdings nicht mehr ganz neue) Zusammenstellung der experimentellen Untersuchungen zur Frage der Wirkung der Fraktionierung geordnet nach Objekten stammt von WACHSMANN (1943). Im folgenden sind die hier genannten, heute z.T. bereits als klassisch zu bezeichnenden Arbeiten zusammen mit den nicht sehr zahlreichen späteren Veröffentlichungen zum Thema Fraktionierung ebenfalls nach Objekten geordnet aufgezählt. Über *Hautreaktionen* an Mensch und Tier haben berichtet: KRÖNIG und FRIEDRICH (1918), STENSTRÖM und MATTICK (1926/27), KAHLSTORF (1930), REISNER (1932), PAPE (1932), MIESCHER (1935), MARTIN (1936), WACHSMANN (1943), STRANDQVIST (1944), PATERSON (1952), LEPENNETIER (1956), YIANNAKOPOULOS und SCHEER (1956), JACOBSEN, DAVIS und ALPEN (1958); über die *Epilation* berichteten: JUUL (1930), MIESCHER (1935), FABER (1939), CHASE (1948),

Schirren (1956); *Mausergewebe* verschiedener Art (Samenepithel, Knochenmark, Pflanzen-keimlinge usw.) beschrieben: Regaud und Ferroux (1929), Sievert und Forssberg (1931), Spear (1931), Mottram (1936), Bauer (1940); über *Tumoren* schrieben: Laser (1930), Frank (1935), Wachsmann (1943), Friedman und Pearlman (1955); über *ruhende Zellen* berichteten: Ancel und Vintemberger (1925) und Wintz (1931).

Das wesentlichste *Ergebnis* aller dieser Versuche ist in Abb. 62 zusammengefaßt. Aus ihr ersieht man, daß es bezüglich der Reaktion auf Fraktionierung (nach Wachsmann, 1943) grundsätzlich drei verschiedene Zell- bzw. Gewebearten zu geben scheint, und zwar: 1. „*Normale Zellen*," d.h. solche, bei denen sich ein mit steigender Fraktionierung wachsender *Fraktionierungsfaktor* einstellt. Zu diesen Zellen gehören vor allem die Haut, aber auch alle anderen Gewebe mit einem mittelmäßigen Stoffwechsel. 2. „*Ruhende*" *Zellen*, bei denen, ebenso wie bei der Protrahierung, kein Zeitfaktor festzustellen ist, und 3. *vitale*" *Zellen*, d.h. solche mit hohem Stoffwechsel und lebhafter Zellteilung (Mausergewebe aller Art). Bei letztgenannten Geweben tritt — wieder ganz ähnlich wie bei der Protrahierung — bei einer fraktionierten Dosisverabreichung ein Zeitfaktor nicht so stark in Erscheinung. Unter Umständen kann die Strahlenwirkung sogar stärker sein als bei einzeitiger Bestrahlung (Fraktionierungsfaktor <1).

Bezüglich der *Haut*, dem in der Strahlentherapie am besten beobachteten und wohl auch am meisten interessierenden Organ, ergeben sich dabei die in der Abb. 63 zusammengefaßt dargestellten Dosen zur Erzeugung bestimmter Reaktionen bei verschiedener Fraktionierung. Die von den einzelnen, in der Abbildung zitierten Autoren gemachten Angaben stimmen so gut überein, daß man die genannten Zahlen auch in der Strahlentherapie als Richtlinie benutzen kann.

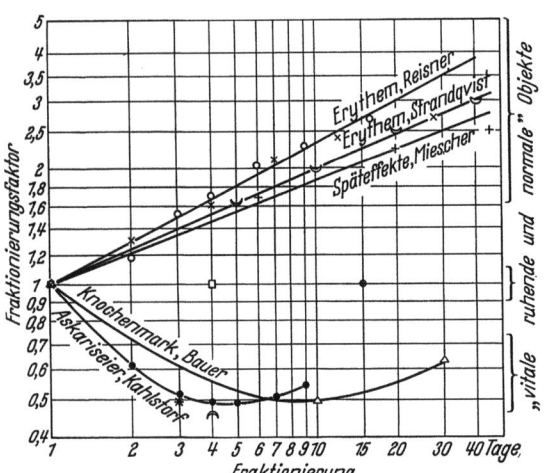

Abb. 62. Fraktionierungsfaktoren verschiedener Objekte nach aus der Literatur entnommenen charakteristischen Beispielen (zusammengestellt von Wachsmann, 1943[1]) ⌣ Hautreaktionen Mensch (Strandqvist, 1944); ○ Dermatitis 2. Grades, Haut, Mensch (Reisner, 1932[2]); + Späteffekte Haut und Ohr, Kaninchen (Miescher, 1935); □ Primordialfollikel Mensch (Kastration) (Wintz, 1935); ⊙ Hühnerei unbebrütet (Ancel und Vintemberger, 1925); ● Askariseier (Kahlstorf, 1930); △ Knochenmark Kaninchen (Bauer, 1940); ∗ Impftumor (Adeno-Ca), Maus (Juul, 1930); ⌒ Pflasterepithel-Ca., Mensch (Frank, 1935)

Die Hautreaktionen und besonders die *Toleranzdosen* hängen im übrigen in gewissen Grenzen auch noch von der Feldgröße ab. Diese Verhältnisse sind in Abb. 64 nach Angaben von Patterson (1952) dargestellt, wobei jedoch zu beachten ist, daß in England im allgemeinen höher dosiert wird als in Deutschland.

Von Haut- und anderen „normalen" gesunden Geweben in gewissem Maße verschieden verhalten sich gegenüber der Fraktionierung *maligne Tumoren*. Wenn es auch nicht bewiesen ist, daß diese ebenso wie ausgesprochene Mausergewebe (z.B. Knochenmark: Bauer, 1940; oder Askariseier: Kahlstorf, 1930) bei einer fraktioniert verabreichten Dosis allgemein stärker reagieren als bei einzeitiger Bestrahlung (vgl. Abb. 62), so kann unter Berücksichtigung der Ergebnisse von Juul (1930) und Frank (1935) (vgl. ebenfalls Abb. 62) doch mindestens angenommen werden, daß der Fraktionierungsfaktor bei ihnen kleiner ist als bei „normalen" Geweben. Hierfür sprechen die vielseitigen klinischen Erfahrungen und theoretischen Überlegungen, über die in neuerer Zeit Heite und Tenhaeff (1957), Lupo, Pisani und Colombo (1960), Laytha, Oliver und Ellis (1960), Ellis (1963), Fowler und Stern (1963), Oliver (1963) sowie von Essen (1964) u.a. zusammenfassend berichteten (s. auch Brit. J. Radiol. **37**, 439—562, 1962). Bei der Be-

strahlung mit schnellen Elektronen mögen die Verhältnisse dabei nach Aussagen von
CLEMENS, HOFMANN und KEPP (1959) und OEHLERT (1960) noch günstiger liegen. Nach
LAMARQUE (1953) wären diese Fragen noch einer genaueren Untersuchung wert.

Aus dem verschiedenen Verhalten von normalen und maligne entarteten Geweben
ergeben sich für die *Strahlentherapie* jedenfalls *wichtigste Konsequenzen*: Bei Bestrahlung
von normalen Geweben und Geweben mit erhöhter Zellteilung (Tumoren!) mit gleichen
Dosen scheint es nämlich möglich, bei gleichzeitiger Schonung des Gesunden, Geschwülste

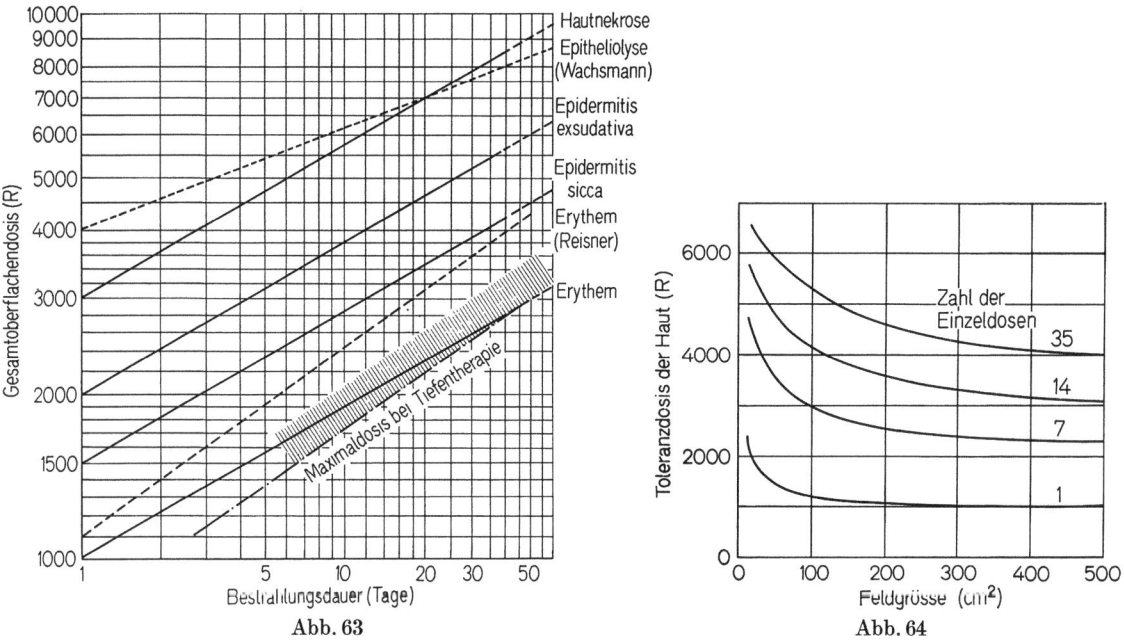

Abb. 63. Bei fraktionierter Verabreichung zur Erzeugung verschiedener Hautreaktionen erforderliche Gesamtdosen. (Nach Angaben von STRANDQVIST, 1944 ——, REISNER, 1932 ······ und WACHSMANN, 1943 —·—·—)

Abb. 64. Abhängligkeit der Toleranzdosis von der Feldgröße bei verschiedener Fraktionierung.
(Nach PATERSON, 1952, ergänzt durch Beobachtungen von WACHSMANN, 1943[1] und 1947[1])

stärker zu beeinflussen, d.h. die *Tumorelektivität* zu erhöhen. Definiert man dabei das Verhältnis

$$\frac{\text{zulässige Dosis in der gesunden Umgebung}}{\text{zur Tumoreinschmelzung erforderliche Dosis}}$$

als „*Elektivitätsfaktor*" (WACHSMANN, 1943, 1+2), dann wird es sogar möglich, den durch die
Fraktionierung erzielbaren Vorteil zahlenmäßig zu erfassen. Versuche in dieser Richtung
haben gezeigt, daß es wahrscheinlich für jeden Tumor — und zwar in Abhängigkeit von
seiner Umgebung — eine *optimale Fraktionierung* gibt. Die Verhältnisse sind deshalb kompliziert, weil die Zeitfaktoren der Tumoren und der gesunden Gewebe selbst von verschiedenen Nebenumständen, z.B. der Feldgröße (ALLEN und FREED, 1955) und Dosishöhe
(WACHSMANN, 1943[3]) und natürlich in starkem Maße von der Art des Tumors, abhängig
sind. Jedenfalls sind bei der Entscheidung, welches die für die *praktische Tumortherapie*
günstigste Fraktionierung ist, viele Fragen zu berücksichtigen. Diese sollen im folgenden
wenigstens kurz einzeln besprochen werden.

Als erstes ergibt sich die Frage nach der zweckmäßigsten *Höhe der Einzeldosis*. In der
Tiefentherapie ist es heute meist üblich, tägliche Herddosen von etwa 150—250 R (im
Dosismaximum!) zu verabreichen. Bei zweitägiger Bestrahlung oder bei zweimaliger Bestrahlung je Woche ist es üblich, die Höhe der Einzeldosen nicht ganz zwei- bzw. dreimal
so groß zu wählen, sondern das Produkt aus der täglichen Einzeldosis und dem Bestrah-

lungsintervall in Tagen mit einem „*Verminderungsfaktor*" (Wernsdörfer, 1960) von etwa 0,85 bzw. 0,7 zu multiplizieren, so daß Wochendosen von etwa 1000—1200 R jedenfalls nicht überschritten werden. Nur in der Nahbestrahlung (Chaoul und Wachsmann, 1953) und bei den anderen Formen der Kleinraumbestrahlung können unter Umständen auch höhere Einzel-, Wochen- und Gesamtdosen angewandt werden. Zu niedrige Einzel- und Wochendosen sind auf der anderen Seite auch zu vermeiden, da z.B. nach Auffassung von Chaoul (persönliche Mitteilung) tägliche Einzeldosen unter 100 R bezüglich der Tumoreinschmelzung leicht „unterschwellig" werden. Hierfür spricht auch das Ergebnis, das bei der Bestrahlung der menschlichen Haut mit 60·100 R erreicht wurde, wobei es während der Bestrahlungsserie trotz Weiterführung der Bestrahlungen nach einer maximalen Reaktion etwa am 45. Bestrahlungstag zu einer Abheilung kam (Abb. 65).

Eine wichtige Rolle spielt seit jeher auch die Frage, ob während der ganzen Serie mit *gleichbleibenden* bzw. *ansteigenden* oder *abfallenden Dosen* bestrahlt werden soll. Dem

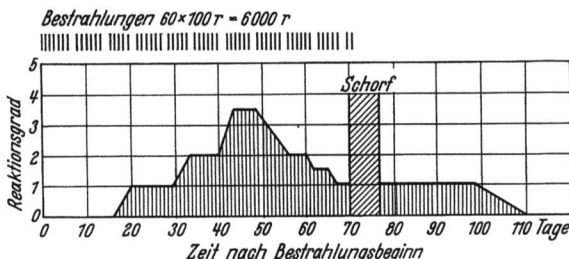

Abb. 65. Verlauf der Hautreaktionen bei Bestrahlung mit 60 × 100 R unter Bedingungen der Nahbestrahlung. (Nach Wachsmann, 1943)

heute meist angewandten Verfahren mit gleichbleibenden Einzeldosen zu bestrahlen, steht die von Kingery (1920) und Pfahler (1926) wohl erstmalig angegebene und in der Folgezeit z.B. auch von Holfelder (1938) benutzte und weiterentwickelte „*Aufsättigungsmethode*" gegenüber, bei der mit fallenden Dosen gearbeitet wird, um dadurch einen gleichbleibenden Reaktionsgrad über längere Zeit zu erhalten. Auch neuere Autoren neigen dazu, mindestens gegen Ende einer Bestrahlungsserie kleinere Einzeldosen anzuwenden, um übermäßige Reaktionen zu vermeiden (Bode, 1947). Von anderen Autoren wird dagegen die Fraktionierung mit *steigenden Einzeldosen* für richtiger gehalten (z.B. Wucherpfennig, 1951). Begründet wird dieses Vorgehen damit, daß die Hauptreaktion bei der Bestrahlung mit steigenden Dosen erst nach Beendigung der Bestrahlungsserie auftritt, wodurch vermieden wird, daß die Einstrahlung der letzten Einzeldosen in ein stark geschädigtes Gebiet erfolgt. Als Beweis für die Richtigkeit dieser Auffassung werden die Kaninchenohr-Stanzlochversuche von Heite und Nicolai (1956) angeführt, bei denen sich die Abheilung der gesetzten Defekte schneller und vollkommener vollzog, wenn nicht mit fallenden, sondern mit steigenden Einzeldosen bestrahlt wurde. Schließlich aber müssen diejenigen Autoren erwähnt werden, die empfehlen, zu Beginn einer Bestrahlungsserie bei der Bestrahlung größerer Prozesse zur Vermeidung toxischer Erscheinungen mit reduzierten Einzeldosen zu beginnen (Wachsmann und Barth, 1959).

Noch wichtiger als die Einzeldosis ist die Festsetzung der *Gesamtdosis*. Auf sie hier näher einzugehen, ist nicht Aufgabe dieses Beitrages. Festgestellt sei nur, daß alle Angaben über die Höhe der verabreichten Gesamtdosis nichts oder nur wenig aussagen, wenn nicht gleichzeitig die Art der Fraktionierung, d.h. Zahl und Höhe der Einzeldosen, die Pausendauer oder wenigstens die Dauer der Bestrahlungsserie genannt werden. Selbstverständlich spielen bei der Festsetzung der Gesamtdosis auch noch die Feldgröße, die Art des zu bestrahlenden Tumors und die biologischen und klinischen Nebenumstände eine wichtige Rolle.

Viel diskutiert wird in neuester Zeit die Frage der *optimalen Pausendauer* zwischen den Einzelbestrahlungen. Zur Zeit ist es meist üblich, maligne Prozesse täglich, d.h. 5—6 mal pro Woche zu bestrahlen. Nur in Ausnahmefällen wurde die Unterteilung der täglichen Dosis in zwei halbe Tagesdosen empfohlen, die mit etwa 12stündigen Pausen verabreicht wurden (z.B. Coutard und seine Schule zitiert nach Nielsen, 1935). Von dieser Fraktionierungsart ist man jedoch wieder abgekommen; tatsächlich bringt eine nochmalige Unterteilung der Dosis mindestens bezüglich der Hautschonung nach den Versuchen von

BARTH und WACHSMANN (1959) offenbar keinen Gewinn mehr. Dagegen finden sich in der neuesten Literatur zunehmend Arbeiten, die längere Pausen, vorwiegend 48 Std, empfehlen (DU SAULT, EYLER und BURNS, 1958; DU SAULT, EYLER und DOBBEN, 1959; BARTH, BÖHMER und WACHSMANN, 1959; WERNSDÖRFER, 1960; BOTSTEIN, 1964; ATKINS, 1964; MÜLLER, WACHSMANN u. SCHUSTER, 1964; KOK, 1965). Es muß jedoch darauf hingewiesen werden, daß auch diese Überlegungen nicht grundsätzlich neu sind (ALBERTI und POLITZER, 1924; KEPP, 1949). Jedenfalls scheint es, als würde die Bestrahlung mit Pausen von 48 Std, d.h. 3 Einzeldosen/Woche, sowohl bezüglich der Tumorelektivität als auch des Bestrahlungsergebnisses schlechthin (Tumoreinschmelzung, Überlebensdauer usw.) die besten Resultate ergeben. Die klinischen Ergebnisse mit dieser vor allem tierexperimentell als „optimal" ermittelten Fraktionierungsart müssen vorerst abgewartet werden.

Von großer Wichtigkeit für die Strahlenreaktionen bei fraktionierter Verabreichung der Dosis sind auch die *Erholungsvorgänge*, die sich während der Bestrahlungsserie und nach ihrem Abschluß im Gewebe abspielen. Sie wirken sich besonders auch auf eventuell in die Serie eingeschaltete Bestrahlungspausen aus, die gelegentlich empfohlen werden (CHAOUL und WACHSMANN, 1953).

Auch zum Thema „*Einfluß der Erholung*" von einer Strahlenreaktion liegen verschiedene Mitteilungen vor, die sich mit dem Ablauf der Reaktionen, ihrer Stärke und dem Wirkungsmechanismus der Bestrahlung mit eingeschalteten, mehr

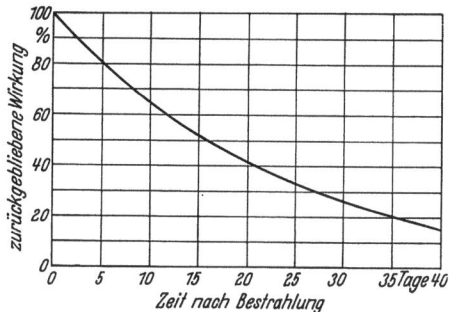

Abb. 66. Erholungskurve der Haut für einmalige Bestrahlung. (Nach STENSTRÖM u. MATTICK, 1926)

oder weniger langen Pausen beschäftigen (STENSTRÖM und MATTICK, 1926; KEPP und SEYFARTH, 1947; PONTHUS und ORSINI, 1947; HOLTHUSEN, 1951; REISNER, 1952; KUHN, 1958; ELKIND und SUTTON, 1959; SCANLON, 1959; LAYTHA, OLIVER und ELLIS, 1960; ALPER, 1961). Hier seien zur Charakterisierung der dabei erzielten grundsätzlichen Ergebnisse nur die Erholungskurve der Haut nach einmaliger Bestrahlung von STENSTRÖM und MATTICK (Abb. 66), eine Tabelle von HOLTHUSEN (Tabelle 2) und eine schematische Zeichnung von KEPP und SEYFARTH (Abb. 67) wiedergegeben.

Tabelle 2. *Einzel- und Gesamtdosen für ein Erythemäquivalent bei verschieden langen Zwischenpausen, Dosisleistung etwa 30 R/min* (nach HOLTHUSEN, 1951)

Intervall (Pausendauer) Tage	Zahl der Einzelsitzungen	Zwischenpausen Tage	Gesamtbestrahlungszeit Tage	Einzeldosis R	Gesamtdosis R
24 Std = 1 Tag	2	1	1	500	1000
	3	1	2	400	1200
	4	1	3	320	1280
	7	1	6	240	1680
	12	1	11	160	1920
	27	1	26	80	2160
2—7 Tage	6	2	10	300	1800
	12	2	22	180	2160
	4	3	9	380	1520
	3	4	8	450	1350
	2	7	7	600	1200
	3	7	14	500	1500
	3	7	14	500	1500
	4	7	21	420	1680
	6	7	35	380	2280

Zusammengefaßt läßt sich bezüglich der Erholung sagen (vgl. auch Holthusen, 1951):

1. Die Erholung vollzieht sich nach der Bestrahlung anfangs schneller, d.h. die *Erholungsgeschwindigkeit* nimmt mit der Zeit ab.

2. Die Erholungsgeschwindigkeit ist um so kleiner, je näher die verabreichte Dosis an die *Belastungsgrenze* (Toleranz) des betreffenden Gewebes heranreicht.

3. Die Erholung ist niemals vollständig.

4. Erholungsgeschwindigkeit und Erholungsgrad *verschiedener Gewebe* sind nicht *gleichgroß*. Gewebe, die sich in lebhafter Reproduktion befinden, erholen sich trotz ihrer größeren Strahlenempfindlichkeit im allgemeinen schneller als weniger vitale Gewebe.

Schließlich sei auch bei der Fraktionierung noch erwähnt, daß die verzettelte Dosisverabreichung auch bei der durch Ganzbestrahlung hervorgerufenen *Letalität* einen

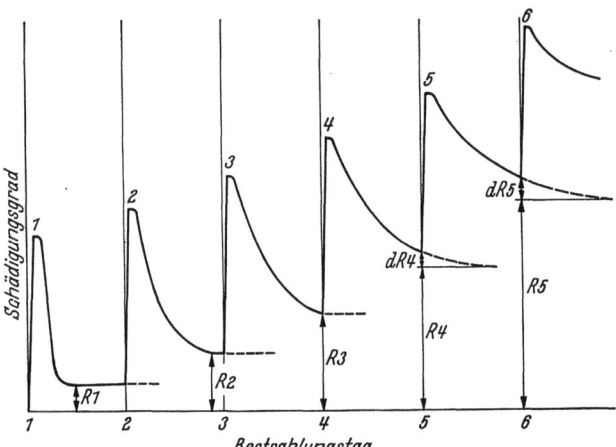

Abb. 67. Schematische Darstellung des Verlaufs von Schädigung und Erholung bei fraktionierter Bestrahlung der Haut (nach Kepp u. Seyfarth, 1947) 1, 2, 3—6 bedeuten die in täglichen Abständen verabreichten Einzeldosen; R_1, R_2—R_s die nach Ablauf von jeweils 24 Std verbleibenden Restschädigungen; bei stärkeren Reaktionen baut die Schädigung jeder Bestrahlung nicht mehr auf der Restschädigung R, sondern einem um dR höheren Betrag auf, da die Schädigung hier innerhalb von 24 Std noch nicht bis zum Restwert abgeklungen ist

Fraktionierungsfaktor besitzt, der deutlich größer ist als 1 (Melville, Conte, Slater und Upton, 1957; Brown, Corp und Westgarth, 1960; Lamson, Billings, Gambino und Bennet, 1963). Daß die Vorgänge hier aber auch sehr kompliziert und nicht schematisierbar sind, zeigt z.B. die von Melville beobachtete Erscheinung, nach der eine bestimmte, in 5 Tagen verabreichte Dosis eine geringere Letalität von Mäusen zur Folge hat als die Verabreichung der gleichen Dosis innerhalb von 6—7 Tagen. Auch aus dieser Beobachtung kann nur der Schluß gezogen werden, daß nur sehr gründliche und kritische Untersuchungen an einem großen Material die Ermittlung der für die therapeutische Praxis zweckmäßigsten Fraktionierung ermöglichen.

4. Ultrafraktionierung

Schon beim Betrieb der Röntgenröhren mit Wechselspannung ist die Dosisleistung zeitlich nicht konstant, sondern variiert mit der Netzfrequenz — d.h. bei uns normalerweise mit 50 Hz — zwischen dem Wert Null und dem Maximum. Es wurden viele Diskussionen geführt und Versuche angestellt, ob diese Strahlung der kontinuierlich fließenden biologisch gleichwertig ist (vgl. z.B. Holthusen, 1926). Heute wird das als selbstverständlich angenommen.

Bei den neuerdings in der Strahlentherapie benutzten *Beschleunigern*, d.h. beim Linearbeschleuniger und Betatron, ist die Frage des möglichen biologischen Einflusses der *Ultrafraktionierung* oder, wie sie auch genannt wird, der „*Flimmer-* oder *intermittierenden Bestrahlung*" mit Recht neu aufgeworfen worden. Hier beträgt das Verhältnis von Impuls zu bestrahlungsfreiem Intervall, das sog. „Tastverhältnis", nämlich nicht wie bei der mit Wechselspannung betriebenen Röntgenröhre 1:1, sondern je nach Bauart des Beschleunigers etwa 1:100 bis 1:10000! Das bedeutet aber, daß die Dosis in von relativ langen strahlungsfreien Intervallen unterbrochenen Stößen mit *sehr hohen Momentan-Dosisleistungen*, deren Werte größenordnungsmäßig bis 10^6 R/min ($=1$ MR/min) reichen können, eingestrahlt wird. Es ist mindestens denkbar, daß dabei Effekte auftreten, die von den bei kontinuierlicher Dosisverabreichung auftretenden abweichen.

Die in diesem Zusammenhang in neuerer Zeit von verschiedenen Autoren angestellten Versuche lassen sich in zwei Hauptgruppen unterteilen: 1. in solche, bei denen die zeitliche Unterbrechung der Dosis mit mechanischen Hilfsmitteln, d.h. vor allem mit rotierenden, sog. stroboskopischen Scheiben erreicht wurde, und 2. in Untersuchungen die an Beschleunigern durchgeführt wurden. Beide Methoden befriedigen experimentell nicht ganz. Bei der

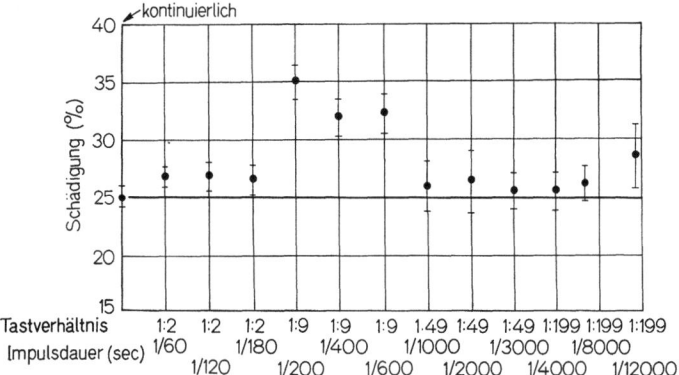

Abb. 68. Schädigung von Drosophila melanogaster-Puppen in Abhängigkeit von Tastverhältnis und Belichtungszeit. Die eingestrahlte Dosis ist konstant. (Nach RACKE, 1954)

ersten lassen sich aus mechanischen Gründen nicht allzu hohe Impulszahlen erreichen und — der beschränkten Dosisleistung der Primärstrahlung wegen — auch nicht allzu große Tastverhältnisse. Bei den Beschleunigern dagegen stört, daß Generatoren zur Erzeugung einer vergleichsweise kontinuierlich fließenden Strahlung gleicher Energie meist nicht zur Verfügung stehen.

Immerhin ergaben bereits die mit *rotierenden Scheiben* und *Röntgenstrahlung* durchgeführten Versuche recht interessante Ergebnisse (vgl. z.B. ZACHARIAS, 1937; GREGORI, 1937; HOTZ, 1939; HEEREN, 1948; WITTE, 1950; WITTE und SIGMUND, 1952; WITTE, 1952 und 1953; DENIER, 1954). Bei verschiedenen Objekten wurden nämlich in unterschiedlicher Weise Abhängigkeiten von der Dauer der Einzelbelichtung und der Pause sowie von der Dosisleistung festgestellt. Dabei ergaben sich bei gewissen Objekten bestimmten Verabreichungsarten deutlich maximale und minimale Strahlenwirkungen. Deshalb wurde sogar daran gedacht, durch Wahl einer geeigneten Ultrafraktionierung die Tumorselektivität zu beeinflussen (WITTE, 1953).

Die Beurteilung aller dieser Versuche ist nicht leicht, solange die *Gesamtbestrahlungszeit* bei der Ultrafraktionierung nicht konstant gehalten wird, was aber wiederum aus experimentellen Gründen schwer ist (hohe erforderliche Dosisleistung der Primärstrahlung!). Selbst wenn diese Bedingung erfüllt ist, ergeben sich noch in dem Sinne Ultrafraktionierungseffekte, daß die biologische Wirkung — mindestens bei manchen Objekten — mit größer werdendem Tastverhältnis ansteigt und möglicherweise sogar Maxima besitzt (Abb. 68). Daß dies theoretisch durchaus möglich ist, folgt aus den Betrachtungen der Zeitkonstanten der beteiligten biologischen und physiologischen Vorgänge (HUG und WOLF, 1956; GHORMLEY, 1956; LOTZ und SCHMIDT, 1959).

Auch bei der Verwendung der von Radium ausgehenden *Betastrahlung*, die von KEPP und seiner Schule ebenfalls in Verbindung mit stroboskopischen Lochscheiben für Ultrafraktionierungsversuche benutzt wurde, ergaben sich ähnliche Verhältnisse (Dieckmann, 1953; Dieckmann, Hofmann, Kepp und Müller, 1953; Kepp, 1954; Hofmann und Müller, 1955; Hofmann und Kepp, 1955 1+2; Hofmann, 1955), d.h. eine z.T. sehr ausgeprägte Abhängigkeit der biologischen Reaktion (hier Abtötung von Drosophilaeiern) von der Zahl der je Zeiteinheit verabreichten Impulse.

Über an *Beschleunigern* ausgeführte Ultrafraktionierungsversuche liegen leider wenige Berichte vor. Lediglich Oberheuser und Künkel (1963) haben die Pulsfrequenz eines 15 MeV-Betatrons elektronisch so gesteuert, daß wahlweise 2, 25 oder 50 Impulse/sec verabreicht wurden, und zwar bei konstant gehaltener mittlerer bzw. bei konstanter Einzelimpulsdosis. Als Vergleich diente die kontinuierliche Gammastrahlung einer ^{60}Co-Quelle. Auch hier wurde ein deutlicher Einfluß auf den biologischen Effekt (Abtötung von Drosophilaeiern) gefunden, indem die Abtötungsrate bei großem Tastverhältnis kleiner als bei

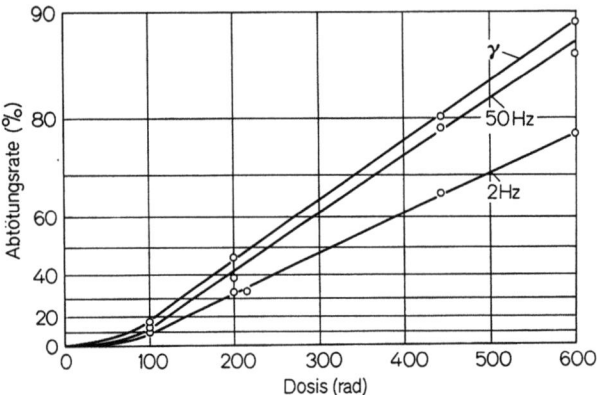

Abb. 69. Abtötung von 1,75 Std alten Drosophilaeiern durch kontinuierliche Gammastrahlung von ^{60}Co und ultrafraktionierte 15 MeV-Elektronen mit 2 bzw. 50 Impulsen/sec. (Nach Oberheuser u. Künkel, 1963)

kontinuierlichem Dosisfluß war. Zwischen 50 Impulsen/sec, d.h. dem Normalbetrieb des Betatrons, und der kontinuierlichen Bestrahlung mit Gammastrahlung wurde allerdings nur ein kleiner Wirkungsunterschied gefunden (Abb. 69).

Die Fortführung dieser Versuche an einem geeigneten Beschleuniger hoher Dosisleistung mit einem in weiten Grenzen veränderlichen Tastverhältnis wäre zweifellos interessant.

Für die *praktische Strahlentherapie* läßt sich bezüglich des Einflusses der Ultrafraktionierung auf den biologischen Effekt und damit auf die Dosierung nur sagen, daß durchaus mit seiner Existenz gerechnet werden muß. Wie er sich im einzelnen, insbesondere in der Tumortherapie, auswirkt, ist heute jedoch noch völlig ungeklärt. Was wir für ultraharte Strahlungen bei der Bestimmung der zu verabreichenden Dosis als RBW- oder Qualitätsfaktor einkalkulieren, mag vielleicht zum Teil auf die Ultrafraktionierung zurückzuführen sein!

5. Die protrahiert-fraktionierte Bestrahlung

In der *praktischen Strahlentherapie* wurde, angeregt vor allem durch die Arbeiten von Coutard (1930), Schinz (1930) und Zuppinger (1930 und 1943) in den 30er Jahren versucht, durch die gleichzeitige Anwendung von Protrahierung und Fraktionierung bezüglich Schonung der Haut und Wirkung der Strahlung auf den Tumor eine weitere Verbesserung der Verhältnisse zu erreichen. Besonders bei der Bestrahlung von Larynxcarcinomen wurden mit dieser Methode tatsächlich sehr bemerkenswerte klinische Ergebnisse erzielt (z.B. Zwerg, 1932). Dabei wurden meist täglich zwei Einzelbestrahlungen von je etwa einer Stunde Dauer mit einer Dosisleistung von nur 2,5—5 R/min vorgenommen (Nielsen, 1935). Bei diesem Bestrahlungsrhythmus können innerhalb von einigen Wochen auf jedes Feld hohe Dosen bis zu etwa 6000 R eingestrahlt werden, ohne die Hauttoleranz zu überschreiten.

Der Einfluß der protrahiert-fraktionierten Bestrahlung besonders auf die Haut wurde natürlich auch *experimentell* untersucht. Wie CHAOUL, WACHSMANN und ROSENBERGER (1947) zeigen konnten, besitzt die Protrahierung jedoch keinen wesentlich anderen oder stärker schonenden Einfluß auf die Reaktion der Haut wie eine über die gleiche Zeit fraktioniert verabreichte Dosis (Abb. 70), d.h., daß der schonende Effekt offenbar nicht auf die verminderte Dosisleistung, sondern allgemein auf die verlängerte Bestrahlungszeit zurückzuführen ist. Hieraus zog CHAOUL den Schluß, daß es möglich sein muß, die metho-

disch schwer durchführbare und unwirtschaftliche *Protrahierung* in der Nahbestrahlung und natürlich in der Röntgentherapie allgemein *durch die Fraktionierung zu ersetzen.*

Heute wird die protrahiert-fraktionierte Bestrahlungsmethode jedenfalls nur noch dort angewendet, wo sie sich von selbst anbietet, also unvermeidlich ist: in der Therapie mit schwachen radioaktiven Strahlern, d.h. in der *Radiumkontaktbestrahlung* und bei der *interstitiellen und intrakorporalen Bestrahlung mit künstlich radioaktiven Stoffen.* Dabei wird die protrahierte Radiumbestrahlung z.B. in der Gynäkologie nach der heute meist angewendeten „Stockholmer Methode" selbst in dreimalig fraktionierte Einzeldosen unterteilt, die dann ihrerseits noch mit einer ebenfalls fraktioniert verabreichten Percutanbestrahlung kombiniert wird. Als gewollte Bestrahlungsmethode spielt die protrahiert-fraktionierte Dosisverabreichung in der Röntgentherapie dagegen heute keine Rolle mehr.

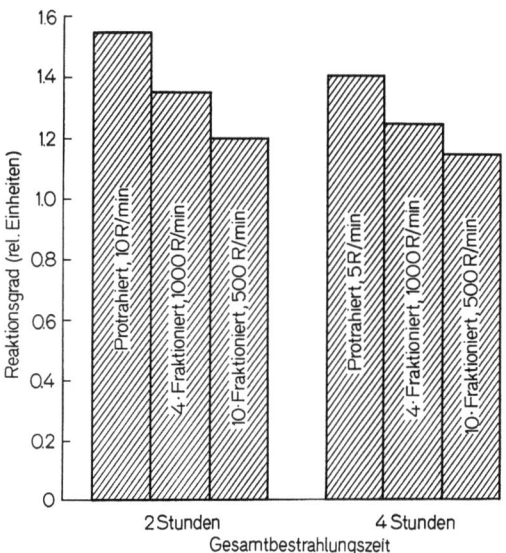

Abb. 70. Reaktionen der menschlichen Haut bei protrahierter und über gleiche Gesamtbestrahlungszeiten fraktioniert durchgeführte Bestrahlungen (nach CHAOUL, WACHSMANN u. ROSENBERGER, 1947)

6. Bestrahlung in mehreren Serien

In der strahlentherapeutischen Praxis besteht oft die Veranlassung, einer abgeschlossenen Bestrahlungsserie eine oder mehrere weitere folgen zu lassen, besonders wenn der gewünschte Bestrahlungserfolg ausgeblieben ist oder wenn ein *Rezidiv* auftritt. In derartigen Fällen muß stets erst festgestellt werden, ob und in welchem Maße der vorbelasteten Haut weitere Bestrahlungen zugemutet werden dürfen. Die Entscheidung dieser Frage hängt von der Höhe der bereits verabreichten Dosis, der Größe und Lokalisation der bestrahlten Felder und der Zeitspanne zwischen den vorangegangenen und der neuen Bestrahlungsserie ab. Dabei darf jedoch auch der Zustand der Haut, der in jedem Fall untersucht werden muß, nicht außer acht gelassen werden.

Die *Epilationsbestrahlung* (etwa 300 R) darf nach GLAUNER und LANGENDORFF (1949) nicht häufiger als drei- bis viermal vorgenommen werden. Ähnlich lassen G. und J.P. LEVY-LEBHAR (1954) eine ein- bis zweimalige Wiederholung der Epilationsbestrahlung mit Pausen von 4—8 Monaten zu. KALZ (1955) hält dagegen bei der Anwendung von Grenzstrahlen eine ein- bis zweimalige Wiederholung bereits in Abständen von 4—6 Wochen für zulässig. Diese Angaben sind bei der Epilation mit Weichstrahlen, besonders wenn sie fraktioniert durchgeführt wird (SCHIRREN, 1956), sicher vorsichtig angesetzt.

Für die einzeitig verabreichte *Erythemdosis* (etwa 750—800 R) gilt, daß sie innerhalb eines Jahres nicht häufiger als dreimal mit Intervallen von 4 Monaten — um kosmetische Schäden zu meiden, aber besser nur zweimal — angewendet werden darf (WUCHERPFENNIG, 1947). Dies bedeutet jedoch keineswegs, daß jeweils zwei Erythemdosen mehrere Jahre hindurch verabreicht werden dürfen. Es ist vielmehr damit zu rechnen, daß die mehrmals mit einer Erythemdosis bestrahlte Haut so verändert sein kann, daß ihr auch nach Jahren und Jahrzehnten weitere Strahlenbelastungen nicht mehr zugemutet werden dürfen.

Etwas günstiger liegen die Verhältnisse nach *fraktionierten Bestrahlungen*. Holthusen (1951) gibt in diesem Zusammenhange an, daß bei stark unterteilten Dosen, die mit längeren Zwischenpausen über Jahre verteilt wurden, eine Gesamtdosis von 6000 R auf einem Hautfeld nicht überschritten werden sollte. Bei der Anwendung ultraharter Strahlungen und schneller Elektronen mögen diese Zahlen nochmals um etwa 20—25% höher liegen.

Weniger kritisch ist die höchstzulässige Dosis bei der *Nahbestrahlung* oder bei den ihr verwandten Methoden. Infolge der hier meist kleinen Felder liegen sowohl bezüglich der innerhalb einer Serie zulässigen Höchstdosis als auch bezüglich der Wiederholung beim Auftreten eines Rezidivs kaum Beschränkungen vor (Chaoul und Wachsmann, 1953). Selbst wenn nach der Bestrahlung strahlenresistenter Tumoren Ulcera entstehen, so heilen diese in der Regel komplikationslos ab. Auch die dabei entstehende Narbe bietet keine unbedingte Gegenindikation zur Wiederholung der Bestrahlung, wenn dies im Falle eines Rezidivs erforderlich wird.

Selbstverständlich ist das Verhalten der menschlichen Haut bei längeren Bestrahlungspausen auch *experimentell* und *theoretisch* untersucht worden. So führen z.B. Kepp und Seyfarht (1947) die für das Auftreten eines Erythems geltenden Gesetzmäßigkeiten auf ein Zusammenwirken von *Schädigung* und *Erholung* zurück, wobei die Erholung innerhalb etwa 24 Std im allgemeinen als abgeschlossen anzusehen ist. Bei stärkeren Reaktionen hält die Erholungspause jedoch länger an. Mit einer vollständigen Erholung darf jedoch niemals gerechnet werden (Marques, 1949).

Eine besondere Rolle beginnt in den letzten Jahren die im englischen Schrifttum mit „*Split Course Technik*" bezeichnete Methode zu spielen. Sie unterscheidet sich von der bereits seit Jahren angewendeten Wiederholungsbestrahlung dadurch, daß die zweite, bzw. folgende Bestrahlungsserie nicht erst dann begonnen wird, wenn der klinische Krankheitsverlauf dies erfordert, sondern daß von Anfang an bei der *Bestrahlungsplanung* mehrere Serien vorgesehen werden. Ausgegangen wird dabei von den Theorien von Jolles und Koller (1950), nach denen den Stromareaktionen bei der Tumorzerstörung und Abheilung große Bedeutung zukommt. Bestrahlt wird dabei bis zum Beginn der Haut- bzw. Schleimhautreaktionen im Tumorbereich, also meist bis zu Herddosen von 2500 bis 3000 R. Dann wird ein bestrahlungsfreies Intervall von 2—4 Wochen eingeschaltet und erst nach diesem weiterbestrahlt, bis die für erforderlich gehaltenen Tumordosis erreicht ist (Scanlon, 1960; Sambrook, 1962; Lenzi, 1963). In dem Düsseldorfer und dem Erlanger Strahleninstitut (Barth, 1961) konnten mit dieser Methode beim Oesophaguscarcinom mit zwei Serien von je etwa 3000 R, die mit einer Pause von 2—3 Monaten verabreicht wurden, mindestens palliativ sehr gute Ergebnisse erzielt werden.

Diese Methode der unterteilten Bestrahlungsserien hat dabei eine andere Zielsetzung als die z.B. von Chaoul schon seit langem empfohlene und auch oft angewendete Technik der Einschaltung von *Beobachtungspausen*, im Effekt und in Hinsicht auf die klinischen Ergebnisse erinnert sie aber daran (Chaoul und Wachsmann, 1953).

III. Die Bestrahlungsplanung

1. Aufgabe der Bestrahlungsplanung

Das Ergebnis jeder strahlentherapeutischen Maßnahme wird besonders in der Therapie bösartiger Tumoren in erster Linie zweifellos von *klinisch-biologischen* Gegebenheiten bestimmt. Dabei spielen bekannterweise vor allem die Art und Lokalisation des Tumors und der Zeitpunkt des Behandlungsbeginns entscheidende Rollen. Um bei einer gegebenen Krankheitssituation in kurativer und palliativer Hinsicht das *bestmögliche* zu erreichen, ist aber eine sorgfältige Bestrahlungsplanung unerläßlich.

Während früher in der Strahlentherapie meist nach in einigen Spitzeninstituten erarbeiteten Methoden — in der Gynäkologie z.B. nach der „Wintz-" oder nach der „Pariser", „Stockholmer" oder „Göttinger Bestrahlungsmethode" oder in der Therapie tiefliegender Tumoren allgemein nach der „Hohlfeldermethode" — mehr oder weniger mechanisch Feld neben Feld gesetzt und bestrahlt wurde, ist anstelle dieses Vorgehens heute mehr und mehr die in jedem Einzelfalle *individuell geplante Bestrahlung* getreten. Das ist deshalb notwendig geworden, weil heute nicht mehr die bekannte oder leicht zu ermittelnde *Oberflächendosis* auf den Bestrahlungsfeldern im Vordergrund des Interesses steht, sondern die dem *Herd* verabreichte Dosis oder — allgemeiner — die *Dosisverteilung* im ganzen durchstrahlten Körperabschnitt. Möglich geworden ist diese individuelle Bestrahlungsplanung aber auch dadurch, daß heute genügend Material (Tiefendosiskurven, Tabellen usw.) und ausreichende Erfahrungen zur Verfügung stehen, die Dosisverteilung vorauszuberechnen und den Einfluß der zeitlichen Dosisverteilung vorauszusagen.

Aufgabe des Bestrahlungsplanes ist es dabei, auf Grund erschöpfender diagnostischer Erhebungen

1. die *anatomisch-topographischen Verhältnisse* des Herdes einschließlich seiner engeren und weiteren Umgebung zu klären;

2. aus der Fülle der zur Verfügung stehenden *Strahlenarten* und *Strahlenqualitäten* für den vorliegenden Bestrahlungsfall die geeignetste (bzw. die beste Kombination verschiedener Strahlungen) auszuwählen;

3. die *geometrischen Bedingungen* der Bestrahlung, z.B. Zahl und Größe der Felder, ihre Anordnung und Richtung, den Focus—Haut-Abstand usw., festzulegen;

4. die *Dosisverteilung* zu berechnen;

5. die Höhe der zu verabreichenden *Dosis* und die zeitliche Dosisverteilung festzulegen und schließlich

6. Anweisungen für eventuell parallel zur Bestrahlung anzuwendende *Nebenbehandlungen* zu geben.

Aus dieser Aufzählung ergibt sich bereits, daß die Bestrahlungsplanung nebeneinander vor allem oder ausschließlich *physikalisch-technische* und *biologisch-medizinische* Gesichtspunkte beinhaltet. Hieraus erklärt sich die in neuerer Zeit immer häufiger geforderte Mitarbeit von Physikern bei der Bestrahlungsplanung (CHANTRAINE, 1955; SPIEGLER, 1960; FOWLER, 1962; STIEVE, 1963; PINI, 1963), wobei diese Mitarbeit jedoch nicht neben dem Mediziner, sondern in Form einer engen Zusammenarbeit mit ihm zu erfolgen hat.

Die *Bedeutung* der Bestrahlungsplanung ist mit zunehmender Differenzierung der für die Bestrahlung zur Verfügung stehenden Strahlungen — besonders durch die Einführung *energiereicherer durchdringenderer Strahlungen* in die Therapie — gewachsen (SUNDBOOM und WALSTAM, 1964). Sie ist auch daraus erkennbar, daß in neueren strahlentherapeutischen und physikalischen *Lehrbüchern* immer häufiger besondere, der Bestrahlungsplanung gewidmete Abschnitte zu finden sind (vgl. z.B. PATERSON, 1960; KUTTIG, 1961; JOHNS, 1961). Ebenso wird der Bestrahlungsplanung natürlich auch in Einzelarbeiten die ihr zukommende Bedeutung geschenkt, wenngleich ausschließlich diesem Thema gewidmete Publikationen z.Z. noch selten sind (SUNDBOOM und WALSTAM, 1964). Sehr wertvolles Material zur Frage der Bestrahlungsplanung findet sich in dem ICRU-Handbook Nr. 87 (1962), in dem u.a. auch zahlreiche weitere Literaturstellen angegeben sind.

Die Bestrahlungsplanung selbst ist in den letzten Jahren aus verschiedenen Gründen immer *komplizierter* geworden und stellt an die mit ihr Betrauten immer größere fachliche und zeitliche Anforderungen. So ist z.B. allein die zur Vorklärung einzusetzende *Diagnostik* — um hier nur einige der wichtigsten *radiologischen Untersuchungsverfahren* zu nennen — durch Einführung der Angiographie, des Schichtaufnahmeverfahrens, der modernen szintigraphischen Untersuchungsmethoden mit künstlich radioaktiven Stoffen usw. erweitert worden. Darüberhinaus sind aber außer diesen allgemeinen Untersuchungsmethoden auch spezielle, ausschließlich der Strahlentherapie dienende Verfahren und Geräte zur

Lokalisation und *Markierung* von im Körperinnern gelegenen Herden entwickelt worden (vgl. Unterabschnitt III, 2).

In ähnlicher Weise wird die Bestrahlungsplanung kompliziert durch die Einführung *neuer Strahlungen* in die Strahlentherapie, wie z.B. der schnellen Elektronen, der Neutronen und Protonen und in letzter Zeit möglicherweise sogar der Mesonen (Fowler und Perkins, 1961). Für alle diese Strahlungen mußten bzw. müssen noch neue *Dosierungsunterlagen* erarbeitet und zur Verfügung gestellt werden, um ihre routinemäßige Anwendung in der strahlentherapeutischen Praxis möglich zu machen.

Die Einführung der *ultraharten Röntgenstrahlen* in die Tiefentherapie hat — worauf verschiedentlich hingewiesen wurde (vgl. z.B. Wachsmann, 1961) — die Bestrahlungsplanung dagegen nicht kompliziert, sondern vereinfacht! Nicht nur, daß bei der Anwendung dieser Strahlungen infolge der größeren Tiefendosis und des Aufbaueffektes die Bestrahlungsplanung erschwerende Rücksichten auf die *Toleranz* der bestrahlten *Haut* ganz oder weitgehend wegfallen, auch die *Ermittlung der Dosisverteilung* wird wegen der gleichmäßigen Absorption der Strahlung auch in nicht wasseräquivalenten Geweben sehr viel leichter und sicherer.

Eine besondere Behandlung bei der Bestrahlungsplanung erfordern die verschiedenen Formen der *Bewegungsbestrahlung*. Zweifellos sind mit ihrer Einführung neue und nicht immer leicht zu lösende Probleme aufgetreten. Nachdem aber in der Zwischenzeit Methoden zur Ermittlung der Dosisverteilung sowie der Herd- und Oberflächendosis auch für die verschiedenen Formen der Bewegungsbestrahlung in großer Zahl entwickelt worden sind (zusammenfassende Darstellung vgl. Wachsmann und Barth, 1959 oder Wachsmann, Barth, Lanzl und Carpenter, 1962), können auch diese Schwierigkeiten als überwunden angesehen werden. Wir möchten behaupten, daß die Ermittlung der Herddosis und der Dosisverteilung unter Verwendung der neuesten hierfür zur Verfügung stehenden Unterlagen (z.B. Keller, 1964) sogar einfacher und sicherer ist als bei der Kreuzfeuertherapie mit stehenden Feldern. Dies gilt mindestens dann, wenn bei der Kreuzfeuerbestrahlung mit vielen Feldern eine in gleicher Weise erschöpfende Darstellung der Dosisverteilung angestrebt wird.

Etwa das gleiche — d.h. daß die Ermittlung der Dosisverteilung mit den heute zur Verfügung stehenden Unterlagen (Wachsmann und Dimotsis, 1957, Brit. J. Radiol., Suppl. Nr. 10, 1961; Tsien und Cohen, 1962; IAEA Report Nr. 8 1962) nicht mehr allzu große Schwierigkeiten bereitet — gilt im übrigen auch für die Anwendung von *Keilfiltern*, die *Siebbestrahlung* oder für die Therapie mit *künstlich radioaktiven Stoffen*.

Schließlich seien auch noch die Möglichkeiten erwähnt, die Strahlenbehandlungen durch *physikalische* und *chemotherapeutische* Maßnahmen zu ergänzen, wie z.B. die *Erwärmung* der bestrahlten Gewebe zwecks Sensibilitätssteigerung (Vallebona, 1939; Birkner und Wachsmann, 1949; Fuchs, 1952; Dalicho, 1957; Selawry, Carlson und Moore, 1958; Fuchs, 1963), die *Abkühlung* zwecks Herabsetzung der Strahlenempfindlichkeit (Allen, 1955) und damit Erhöhung der Hauttoleranz (Barth und Wachsmann, 1948) oder die Sauerstofftherapie zur Vergrößerung der Selektivität (Churchill-Davidson, Sanger und Thomlinson, 1955; Wright und Howard-Flanders, 1957; Churchill-Davidson, Sanger und Thomlinson, 1957; Sanger, 1959; Du Sault, Eyler und Dobben, 1959; Evans und Naylor, 1963; Cater, Schoeninger und Watkinson, 1963) und die unzähligen Möglichkeiten der chemischen Sensibilisierung (Moritz, 1959; Schenck, Neumüller und Koch, 1961; Koch, 1962) und Desensibilisierung (Theismann, 1955; Velikay, 1956; Ludwig, 1956) besonders der Haut. Alle diese Maßnahmen erfordern eine genaue Berücksichtigung und einen sorgfältigen Einbau in den Bestrahlungsplan.

Bei der Ausarbeitung der individuellen Bestrahlungspläne können dabei in den verschiedenen Bestrahlungsinstituten für die einzelnen Erkrankungsarten *allgemeine*, den vorhandenen Apparaturen und Arbeitsrichtungen angepaßte *Richtlinien* benutzt werden. Die für jeden Einzelfall ausgearbeiteten detaillierten Bestrahlungspläne dienen dann als zunächst verbindliche Anweisungen für die in Aussicht genommene Bestrahlungsweise.

Sollte sich während der Durchführung der Bestrahlung dagegen der Wunsch oder die Notwendigkeit ergeben, den ursprünglichen Bestrahlungsplan abzuändern, so muß dies im *Bestrahlungsprotokoll,* dessen integrierender Bestandteil der Bestrahlungsplan ist, vermerkt werden.

In Anbetracht der Wichtigkeit der Bestrahlungsplanung für die Methodik der Strahlentherapie sollen die wesentlichen Punkte im Folgenden besprochen werden.

2. Lokalisation und Abgrenzung des Herdes

Die *diagnostische Klärung* des Krankheitsfalles kann ihrer Vielfältigkeit wegen nicht Gegenstand dieses Abschnittes sein. Es sei hier daher nur kurz gesagt, daß eine erschöpfende Diagnostik in jedem Falle auch bei der Strahlentherapie Voraussetzung für die erfolgreiche Therapie ist. Im übrigen sollen die folgenden Ausführungen auf die *Lokalisation des Herdes* und seine Markierung für die später zu behandelnde Einstelltechnik (vgl. Abschnitt III, 4) beschränkt bleiben.

In der Strahlentherapie gilt es stets, das als „*Herd*" bezeichnete Gebiet mit einer bestimmten Dosis zu bestrahlen und das in der Umgebung des Herdes liegende „*gesunde Gewebe*" nach Möglichkeit zu schonen. Unter dem Begriff „*Herd*" versteht man dabei keineswegs das erkrankte Gewebe schlechthin, d.h. z.B. in der Tumortherapie das neoplastische Gewebe allein, sondern dasjenige Gebiet, das man — um einen therapeutischen Erfolg zu erzielen — zu bestrahlen wünscht. Deshalb wird auch häufig vom „*Herdgebiet*" gesprochen. In diesem Sinne gehört also in der *Tumortherapie* z.B. auch das möglicherweise oder wahrscheinlich tumorös infiltrierte Gewebe zum Herd oder Herdgebiet oder bei der *Entzündungsbestrahlung* das ein Organ umgebende Gewebe, dessen Bestrahlung als notwendig erachtet wird, um den beabsichtigten Umstimmungseffekt zu erreichen. Im Extremfall ist in der *indirekten Strahlentherapie,* z.B. gewisser Dermatosen, unter „Bestrahlungsherd" nicht die Krankheitssymptome zeigende Hautstelle, sondern das unter Umständen entfernt liegende zu bestrahlende Nervensystem zu verstehen (PAUTRIER, 1924).

Je mehr die benutzten Bestrahlungsmethoden gestatten, hohe Dosen an den Herd heranzubringen, um so mehr wächst auch die Gefahr, daß die *gesunde Umgebung* mitgeschädigt wird. Dies gilt in besonderem Maße für die *Tumortherapie* mit ultraharten Strahlungen. Deshalb erfordern diese Methoden eine besonders sorgfältige Tumorlokalisation und eine genaue Begrenzung der benutzten Felder auf den Herd allein. In der *Entzündungsbestrahlung* mit Umstimmungsdosen ist die Beschränkung der Dosis auf den Herd dagegen weit weniger kritisch, da die Mitbestrahlung der gesunden Umgebung hier bei weitem nicht in gleichem Maße fatale Folgen hat.

Jedenfalls erfordert die gewissenhafte Bestrahlungsplanung eine über das in der normalen Diagnostik übliche Maß hinausgehende präzise *Lokalisation* des Herdes mit genauen topographischen Angaben seiner Tiefenlage und Ausdehnung. Feststellungen wie „Tumor an der vorderen Magenwand" genügen dabei nicht, da auch angegeben werden muß, in welcher Tiefe — gerechnet von der Körperoberfläche — der Herd liegt, welche Tiefenausdehnung und welche Ausmaße — ausgedrückt in Zentimetern — er besitzt und wo er, bezogen auf charakteristische, z.B. knöcherne und unverschiebliche Bezugspunkte möglichst auf oder in der Nähe der Oberfläche, liegt (vgl. SURMONT und LALANNE, 1957; COLIEZ, PÈREZ, PIERQUIN, I. DUTREIX, A. DUTREIX und TUBIANA, 1959).

Die individuelle Bestrahlungsplanung geht also von der geometrischen zwei- oder besser dreidimensionalen Darstellung der *Morphologie* im Bestrahlungsgebiet aus (SUNDBOOM und WALSTAM, 1964). Dabei werden eine oder mehrere *Schnittebenen* durch den Herd gezeichnet, die möglichst mit den Richtungen, aus denen eingestrahlt werden soll, zusammenfallen. Diese *Körperschnitte* sollen bei der Bestrahlungsplanung, um aus ihnen die Herdtiefe in den verschiedenen Einstrahlrichtungen und die Beziehungen der einzelnen Organe zueinander direkt in Zentimetern herauslesen zu können, in *natürlichem Maßstab* gezeichnet werden. Sofern es sich dabei um die *äußeren Körperkonturen* handelt, können diese mit verschiedenen mechanischen oder optischen Hilfseinrichtungen vom Körper des Patienten übertragen werden. In diesem Zusammenhang sind — weil in ihrer Einfachheit unübertroffen — an erster Stelle die biegsamen Abtastbänder aus weichen Metallen (Aluminium oder Kupfer) und die biegsamen Kurvenlineale zu nennen (Zaccone, 1955). Relativ einfach sind auch die vielfach beschriebenen und oft verwendeten — interessanterweise nie industriell hergestellten — multiplen Tastzirkel (Becker, Werner und Weitzel, 1955; Kuttig, 1961; Miceli und Caretti, 1961) (Abb. 71).

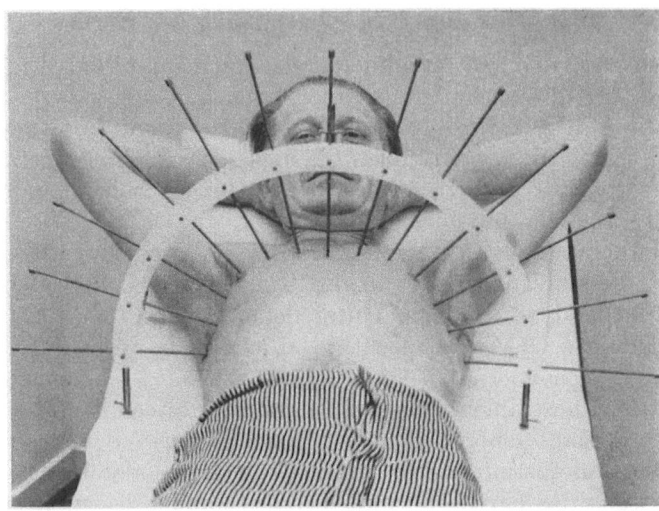

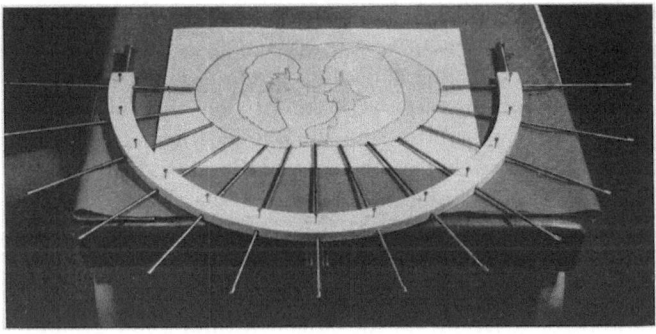

Abb. 71. Oben: Multipler Abtastzirkel zur Abnahme der Körperkontur in natürlicher Größe. Unten: Übertragung des Körperumrisses auf ein Zeichenpapier (nach Kuttig, 1961)

Sehr nützlich sind auch verschiedene, frühzeitig besonders in England entwickelte *mechanische* und *optische Zeichengeräte* zur Abnahme der Körperkontur in natürlichem Maßstab (Mayneord, 1939; Honeyburne, Lamerton, Smithers und Mayneord, 1939; Treherne und Greening, 1952; Stern und Hodges, 1957; Scanlon, 1960). Wichtig bei allen diesen Einrichtungen ist nur, daß der Patient sich bei ihrer Anwendung in derjenigen Lage befindet, in der er später bestrahlt werden soll, um lagebedingte Veränderungen der Körperform und Verlagerungen der inneren Organe zu vermeiden.

Zur Ermittlung der Lage der *inneren Organe* und besonders auch der Lokalisation des Herdes befriedigen die früher häufig benutzten standardisierten Körperquerschnitte (z. B. Holfelder-Atlas, 1924) heute nicht mehr. Es müssen also auch hier individuelle Ermittlungen über die Lage der vor allem interessierenden Organe erhoben werden. Sofern dies durch Körperhöhlen hindurch erfolgen kann, können ebenfalls mechanische Tastzirkel verwendet werden. Solche Zirkel wurden z. B. für die Anwendung am Schädel von Jamieson (1954) oder für die Anwendung in der Vagina von Spechter (1957) und Knopp (1958) beschrieben. Außerdem werden zur Klärung der topographischen Verhältnisse im Innern der Körper für die Bestrahlungsplanung in stärkstem Maße auch *röntgenologische Methoden* herangezogen. Außer den üblichen routinemäßigen Aufnahmen in mehreren Ebenen, die bei der Übertragung in die Körperquerschnitte immer dem Vergrößerungsmaßstab ent-

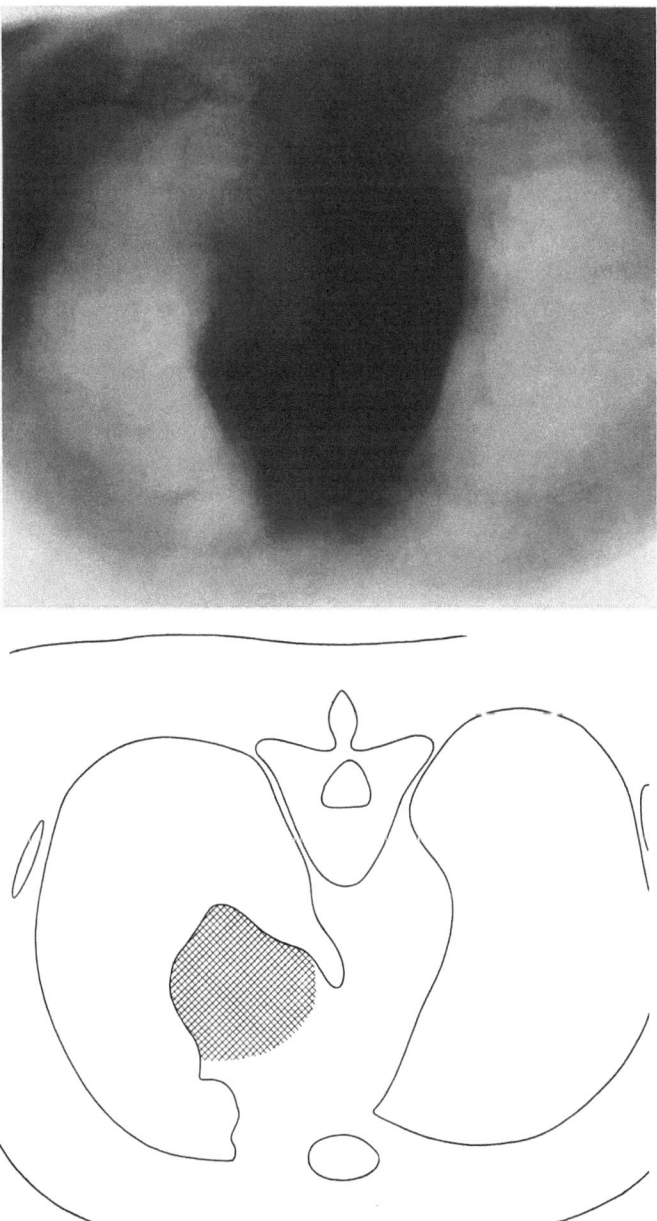

Abb. 72. Oben: Transversales Schichtbild mit deutlich erkennbarem Tumorschatten im Bereich der rechten Lunge; unten: nach dem Schichtbild in natürlichem Maßstab gezeichneter Körperquerschnitt

sprechend zu entzerren sind, kommen dabei vor allem diejenigen Verfahren zur Anwendung, bei denen eine größenrichtige Darstellung der Details möglich ist (z. B. WIELAND, 1954; BÜCHNER, 1955). Zur röntgenologischen Lokalisation werden von verschiedenen Autoren bei den Aufnahmen ferner Bleimarken oder Raster aufgelegt (SURMONT und LALANNE, 1957; CATTON, 1957; COLIEZ, PÈREZ, PIERQUIN, DUTREIX und TUBIANA, 1959; LATOURETTE, SIMONS und LAMPE, 1959). Andere wieder benutzen zur Erfassung der

5*

dritten Dimension stereoskopische Aufnahmen (TRIAL und ROZE, 1960). Sehr nützlich
für die Lokalisation sind auch *Schichtaufnahmen* (HERVE, 1952) und unter diesen in besonderem Maße die instruktiven *Transversal-Schichtaufnahmen* (z.B. Abb. 72). Auf ihre
Anwendung für die Bestrahlungsplanung haben verschiedene Autoren aufmerksam gemacht (VIETEN, 1940; FLEISCHER, GEBAUER und WACHSMANN, 1952; VALLEBONA, 1953;

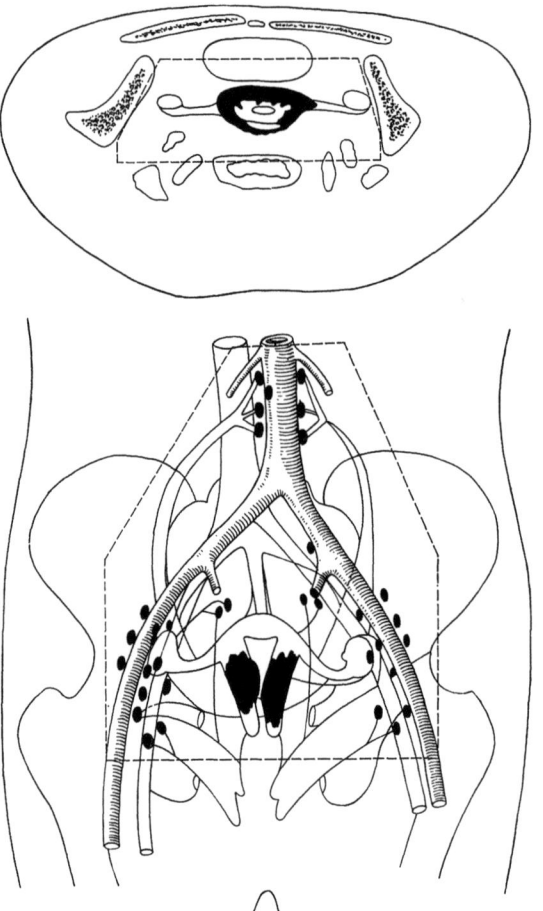

GEBAUER, SCHANEN und WACHSMANN,
1955; VALLEBONA, 1955; ROSWIT, UNGER,
STEIN, MALSKY und REID, 1959; SAN-
NAZZARI und TORRETTA, 1959; PIERQUIN,
1961; GEBAUER, MUNTEONS, STUTZ, VIE-
TEN, 1959).

Als Ergebnis der Bemühungen um die
Lokalisation des Herdes sind schließlich
ein oder mehrere, in natürlicher Größe ge-
zeichnete *Körperschnitte* anzusehen, in die
alle vom strahlentherapeutischen Standpunkt interessanten Details eingezeichnet
sind. Zu diesen gehören außer dem *Herd*
selbst die im Strahlengang liegenden, besonders strahlenempfindlichen Organe, auf

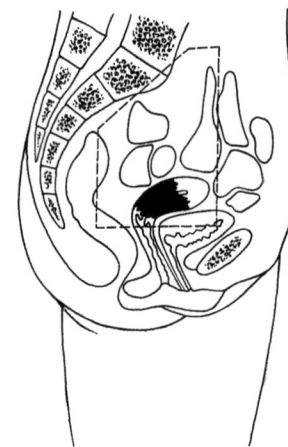

Abb. 73. Beispiele von als Grundlage für die Bestrahlungsplanung dienenden Körperquerschnitten (Original im
Maßstab 1:1)

die bei der Bestrahlungsplanung Rücksicht genommen werden muß, sowie diejenigen
nicht wasseräquivalent absorbierenden Gewebe, die die Dosisverteilung beeinflussen
können (Abb. 73).

3. Wahl der Bestrahlungsbedingungen

Während im Abschnitt I, 1 die physikalischen und geometrischen Faktoren besprochen
wurden, die die Dosisverteilung *grundsätzlich* beeinflussen, soll hier auf die für die Auswahl der *Strahlenart* und *Strahlenqualität*, d.h. besonders der Strahlenenergie geltenden
praktischen Gesichtspunkte eingegangen werden.

Maßgebend für diese Auswahl ist vor allem die *Tiefenlage* bzw. die *Tiefenausdehnung*
des Herdes. Dieser muß die *Tiefendosiskurve* der verwendeten Strahlung optimal angepaßt
werden (READ, 1946). Das bedeutet, daß eine ausreichend homogene Durchstrahlung des
Herdes bei gleichzeitig möglichster Schonung der v̄or und hinter dem Herd liegenden
Gewebe angestrebt werden muß. Daneben müssen allerdings auch noch andere Eigenschaften der Strahlung berücksichtigt werden, wie z.B. die *Streuung*, die besonders bei der

Bestrahlung kleiner tiefliegender Herde eine Rolle spielt, oder die *Absorption* in nicht wasseräquivalenten Geweben, d.h. besonders in Knochen. Neben diesen, die geometrische Dosisverteilung betreffenden Gesichtspunkten, treten *biologische Argumente*, die für die eine oder andere Strahlung gelegentlich geltend gemacht werden (z.B. WACHSMANN und PINI, 1962), im allgemeinen zurück.

Entscheidend für die im Einzelfall anzuwendende *Strahlenart* und *-energie* ist dagegen natürlich auch die *verfügbare Apparatur*. Die Frage nach den Bestrahlungsbedingungen, die *optimale Verhältnisse* liefern, reduziert sich also häufig auf die Entscheidung, welche der vorhandenen Einrichtungen die am meisten *befriedigende Dosisverteilung* zu erreichen gestattet. Schließlich müssen in der Praxis aber auch noch *wirtschaftliche Fragen* berücksichtigt werden, da das „R am Herd", wie sich KELLER (1963) ausdrückt, sehr verschieden viel kosten kann.

a) Forderungen an den Dosisabfall nach der Tiefe

In der *dermatologischen Strahlentherapie* wird meist gefordert, die *Gewebehalbwerttiefe* (GHWT) der Strahlung, die von PROPPE (1953) oder WICHMANN (1960) auch einfach Halbwerttiefe (HWT) genannt wird, etwa halb so groß bis maximal gleichgroß zu wählen wie die Dicke der zu bestrahlenden Schicht (z.B. EBBEHØJ, 1951 und 1952 1+2; PILLSBURY, BLAKE und MADDEN, 1954; PROPPE, 1955; ZOON und WERZ, 1957; SCHIRREN, 1959; WACHSMANN, 1962). Dagegen bezieht sich GAHLEN (1964) auf die „*mittlere Reichweite*", d.h. die Tiefe, in der die Strahlung auf den $1/e$ ten Teil der Oberflächendosis, also auf 37% des Anfangswertes abgefallen ist. Hierbei soll sich nämlich das „Prinzip der Ökonomie" (MIESCHER, 1953) — das ist die Konzentration der Dosis auf den Herd und die Schonung der gesunden Gewebe in der Dermatologie — am besten verwirklichen lassen. Man erkennt also, daß in diesem Falle an die homogene Bestrahlung des Herdes keine strengen Ansprüche gestellt werden.

Aus der geringen Dickenausdehnung der gesunden und auch der erkrankten Epidermis (vgl. Tabelle 2) ergibt sich, daß für die Strahlentherapie der Haut fast ausnahmslos sehr weiche Strahlungen, deren Gewebehalbwerttiefe etwa 1—2 mm beträgt, ausreichen. Lediglich zur Behandlung von gutartigen (Warzen, Keloiden, Angiomen usw.) und bösartigen Tumoren der Haut können Gewebehalbwerttiefen von 5—10 mm und mehr erforderlich sein.

In der *Halbtiefentherapie*, die der Behandlung subcutan gelegener Herde dient, ist im allgemeinen mit Herdtiefen von etwa 2—4 cm zu rechnen. Sofern Röntgenstrahlen verwendet werden, muß deren Gewebehalbwerttiefe also etwa 3—4 cm betragen (vgl. Beitrag BARTH „Halbtiefentherapie" in diesem Band). Bereits mehr als in der Hauttherapie erweist sich hier die Schonung der in der Tiefe gelegenen gesunden Gewebe als erforderlich.

In der *Tiefentherapie* schließlich muß mit Herdtiefen von etwa 10—12 cm gerechnet werden, bei korpulenten Patienten und besonders bei seitlicher Einstrahlung liegen aber auch Herdtiefen bis zu 15 cm oder mehr im Bereich des Möglichen. Hieraus folgt, daß — dem alten Wunschtraum der Therapeuten entsprechend für die Tiefentherapie Strahlungen mit möglichst hohen relativen Tiefendosen angestrebt werden müssen. Abb. 74, in der die Tiefendosen der für die Tiefentherapie in Frage kommenden Strahlungen noch einmal zusammenfassend, bezogen auf 100% Dosis in 15 cm Tiefe, dargestellt sind, zeigt, wie unbefriedigend die konventionellen Strahlungen in dieser Beziehung sind. Noch deutlicher veranschaulicht diese Verhältnisse aber Abb. 75, in der der Dosisverlauf entlang einem Körperdurchmesser für die Einstrahlung aus zwei entgegengesetzten Richtungen („Gegenfeldtechnik") gezeigt ist, der für die Darstellung dessen, worauf es in der Kreuzfeuer- und Bewegungsbestrahlung ankommt, am repräsentativsten ist. Aus dieser Abbildung ist zu ersehen, daß der gelegentlich geäußerten Auffassung entgegen (vgl. z.B. WACHSMANN, 1961 oder SCHITTENHELM und WALTER, 1962) eine Erhöhung der Strahlenenergie über die von ^{60}Co oder von 10 oder 20 MeV hinaus noch sinnvoll ist, um bezüglich der Dosisverteilung optimale Verhältnisse erzielen zu können. Inwieweit ein so großer Aufwand, wie ihn die großen Teilchenbeschleuniger darstellen, klinisch noch gerechtfertigt ist, mag allerdings dahingestellt bleiben.

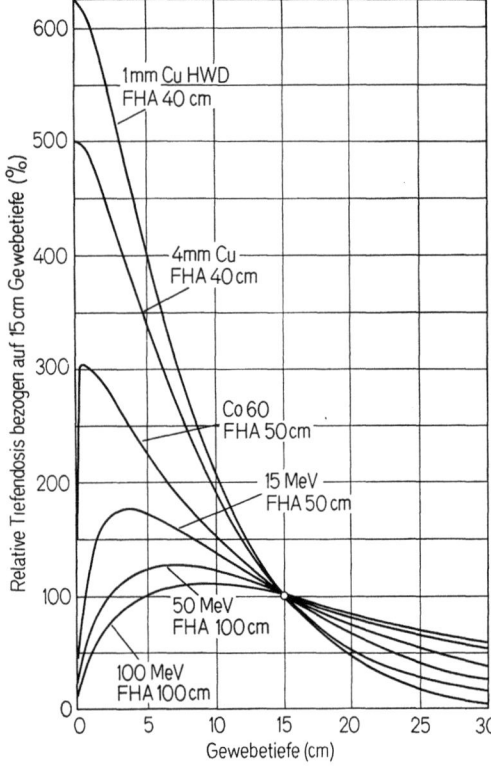

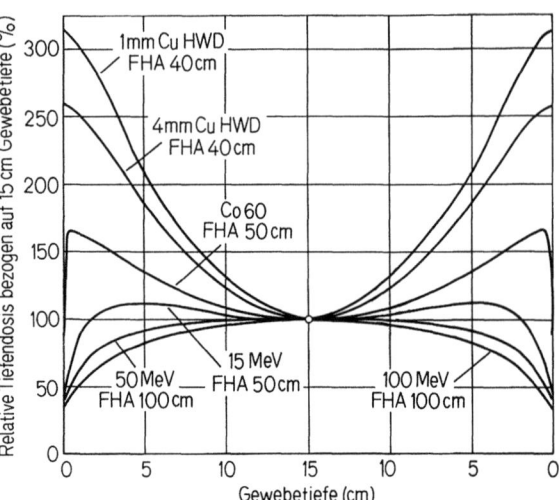

Abb. 74. Relative Tiefendosen von Röntgenstrahlen verschiedener Energie bezogen auf 100% Dosis in 15 cm Tiefe

Abb. 75. Relative Tiefendosen der für die Tiefentherapie in Frage kommenden Strahlungen entlang einem Körperdurchmesser von 30 cm bei Einstrahlung aus zwei entgegengesetzten Richtungen

b) Auswahl der Strahlenenergie in der Röntgentherapie

Am häufigsten werden in der Therapie nach wie vor *Röntgenstrahlen* benutzt. Infolge der starken Abhängigkeit ihrer Absorption und damit der Tiefenwirkung von der Strahlenenergie bieten sie uns ein Spektrum von Gewebehalbwerttiefen, das praktisch allen Anforderungen gerecht zu werden vermag (Tabelle 3 und Abb. 76).

Die mit verschiedenen Röhrenspannungen (Elektronenenergien) erzeugten Bremsstrahlen können natürlich sehr *verschieden stark gefiltert* werden. Dabei ergeben sich beispielsweise im Gebiet zwischen 10 und 100 kV die bereits früher in der Abb. 19 (S. 18) dargestellten Halbwertdicken. Von den theoretisch möglichen *Filterungen* sind für die praktische Anwendung im allgemeinen jedoch nur diejenigen sinnvoll, die einerseits eine ausreichende *Homogenisierung* der Strahlung, andererseits aber eine nicht übermäßige Schwächung der harten Strahlenanteile und damit eine Herabsetzung der *Dosisleistung* ergeben.

Aus dieser Überlegung folgen die gelegentlich gemachten Vorschläge zur *Standardisierung* der *Bestrahlungsbedingungen* in der Strahlentherapie (Ungar, 1945; Wachsmann, 1950). Die dabei unter dem Namen „*Normalstrahlung*" definierte Bremsstrahlung, die jeweils so gefiltert ist, daß ihre Härte (Halbwertdicke) gleich ist der Halbwertdicke einer monochromatischen Strahlung halber Quantenenergie (DIN 6814, 1963), besitzt zwar zweifellos Vorteile für *dosimetrische Untersuchungen*, in die strahlentherapeutische Praxis konnte sie sich jedoch nicht einführen. Dies kommt einfach daher, daß hier von Fall zu Fall *verschiedene Forderungen* im Vordergrund stehen wie die Erzielung einer möglichst homogenen und harten Strahlung, um große relative Tiefendosen und eine gute Knochenschonung zu erreichen, oder der Wunsch nach einer möglichst hohen Dosisleistung.

Tabelle 3. *Energiebereiche und wesentlichste Eigenschaften der in der Strahlentherapie benutzten Röntgenstrahlen (Energiebereiche nach DIN 6809). Richtwerte!*

Energie-bereich nach DIN 6809	Röhren-spannung	Benutzte Filterungen mm	Meist benutzter FHA cm	HWD[b]	GHWT[c]	Anwendung in der Therapie	
Sehr weich	bis 20 kV	1 Be—0,1 Al	10—30	0,02—0,1 Al	0,2—2 mm	Grenzstrahl-therapie	Ober-flächen- oder Haut-therapie
Weich	20—60 kV	0,2—2 Al	(1—5)[e] 10—30	0,1—2 Al	2—20 mm	Weichstrahl-therapie	
Mittelhart	60—150 kV	2 Al —0,5 Cu	10—30	2 Al —0,8 Cu	2—6 cm	Halbtiefen-therapie	kon-ventionelle Röntgen-Therapie
Hart	150—400 kV	0,5—5 Cu	40—50	0,8—5 Cu	7—8 cm	Tiefen-therapie	
Sehr hart	400—3 MeV[a]	einige mm Cu oder Pb	50	4—15 Cu	8—10 cm	Tiefen-therapie	Megavolt-Therapie
Ultrahart	über 3 MeV	keine Zusatz-filter	50—100	bis 15 Pb	10—22 cm[d]	Tiefen-therapie	

[a] Bei den hohen Strahlenenergien wird zweckmäßigerweise nicht die Röhrenspannung, sondern die Energie der die Strahlung erzeugenden Elektronen angegeben.

[b] Die angegebenen Halbwertdicken beziehen sich auf die in der Praxis meist verwendeten Filterungen.

[c] Die angegebenen Gewebehalbwerttiefen gelten für in der Praxis meist verwendete große Focusabstände, bei denen der Divergenzverlust keine große Rolle spielt.

[d] Bezogen auf die 1. Gewebehalbwerttiefe!

[e] In der Kontakt- und Nahbestrahlung.

Wenn wir hier bei der Empfehlung zweckmäßiger Filterungen trotzdem von der Normalstrahlung bzw. den zu ihrer Erzeugung erforderlichen Filterungen ausgehen (vgl. Abb. 78, 79, 80), so geschieht dies nur deshalb, weil diese Filterungen auch in Bezug auf die strahlentherapeutische Praxis gute *Mittelwerte* darstellen.

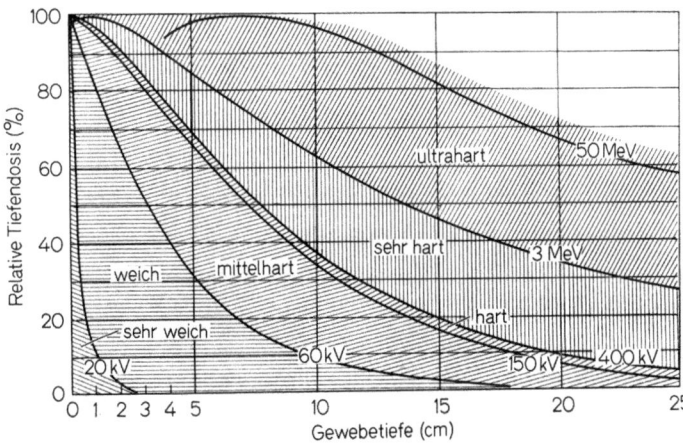

Abb. 76. Relative Tiefendosen von Röntgenstrahlen verschiedener Energiebereiche

Von den zur Erzeugung von Normalstrahlung erforderlichen Filterungen (Abb. 77) in Richtung nach schwächer gefilterten Strahlungen hin abzuweichen, empfiehlt sich bei den weichen Strahlungen, bei denen ohne weiteres die Möglichkeit besteht, die erforderliche Strahlenhärte bei einer hohen Dosisleistung ergebenden schwachen Filterung mit Hilfe einer höheren Röhrenspannung zu erzielen. Dies ist z.B. in der *Weichstrahltherapie* und auch bei der *Halbtiefentherapie* im allgemeinen der Fall. Will man aber in der Tiefentherapie mit einem vorhandenen Therapieapparat, dessen Betriebsspannung begrenzt ist, eine möglichst harte Strahlung erhalten, um eine bestimmte Gewebehalbwerttiefe zu erreichen, so wird man die Filterung u.U. auch stärker wählen als zur Erzeugung von Normalstrahlung erforderlich ist. Im allgemeinen wird man von den zur Erzeugung von Normalstrahlung erforderlichen Filterstärken jedoch weder nach unten noch nach oben um mehr als den Faktor 2 abweichen (nach WACHSMANN in: Handbuch für Haut- und Geschlechts-

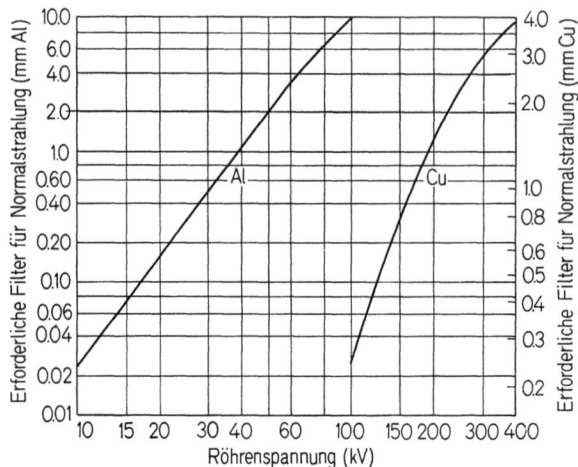

Abb. 77. Zur Erzeugung von Normalstrahlung erforderliche Filterungen. (Nach WACHSMANN u. DIMOTSIS, 1957, entsprechend neueren Messungen geringfügig verändert)

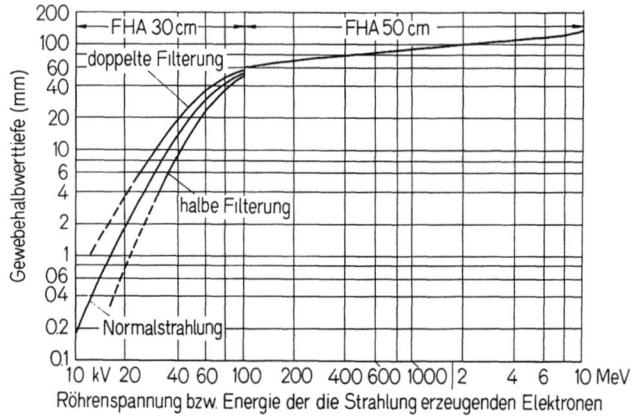

Abb. 78. Mit verschiedenen Röhrenspannungen (konstante Gleichspannung!) erzielbare Gewebehalbwerttiefen. (Zusammengestellt nach WACHSMANN-DIMOTSIS, 1957 sowie WACHSMANN, 1959)

krankheiten, 1959; sog. „Normalstrahlung 2. Ordnung"). Die sich bei den verschiedenen Röhrenspannungen und den meist gebräuchlichen Focus—Haut-Abständen dabei ergebenden Gewebehalbwerttiefen sind in Abb. 78 dargestellt. Die hier angegebenen Röhrenspannungen beziehen sich auf konstante Gleichspannung. Wo Halbwellenapparate verwendet werden, sind die Scheitelspannungen um etwa 20% höher anzusetzen, d.h. daß eine sinusförmige Wechselspannung von 120 kV bezüglich der Qualität der mit ihr erzeugten Strahlung einer Gleichspannung von etwa 100 kV entspricht (vgl. WACHSMANN und DIMOTSIS, 1957).

Auch in der *Tiefentherapie* mit konventionellen Strahlungen lohnt es sich meist nicht, allzu stark zu filtern, da — wie Abb. 78 zeigt — die erzielbare Gewebehalbwerttiefe mit der Strahlenhärte (hier ausgedrückt als Röhrenspannung bzw. Grenzenergie der erzeugten

Strahlenquanten) nur sehr wenig ansteigt. Lediglich mit Rücksicht auf eine eventuell wünschenswerte Knochenschonung kann es u. U. nützlich sein, die Filterung stark, d. h. vielleicht sogar stärker zu wählen als der Normalstrahlung entspricht (Abb. 79). Mit Rücksicht auf eine Erhöhung der Tiefendosis hinter durchstrahlten Knochenpartien lohnt sich eine Erhöhung der Filterung dagegen offenbar nicht (RIESSBECK, 1955).

Die bei Normalstrahlung und bei halb bzw. doppelt so stark gefilterten Strahlungen sich ergebenden *Dosisleistungen* sind in Form der Röntgenwerte, d. h. der frei in Luft gemessenen Dosisleistungen in 50 cm Focusabstand für das Gebiet von 10—400 kV Röhrenspannung als Richtwerte in Abb. 80 dargestellt. Als Vorteil einer Röhrenspannung über 200 kV erkennt man den Anstieg der Dosisleistung (SCHAAL, 1955; WACHSMANN, KELLER und DREXLER, 1962). Genaue Werte für diese Dosisleistungen lassen sich nicht angeben, da die Dosisleistung der von einer Röntgenröhre gelieferten Strahlung in mehr oder weniger starkem Maße auch von ihrer Bauart, der Eigen-

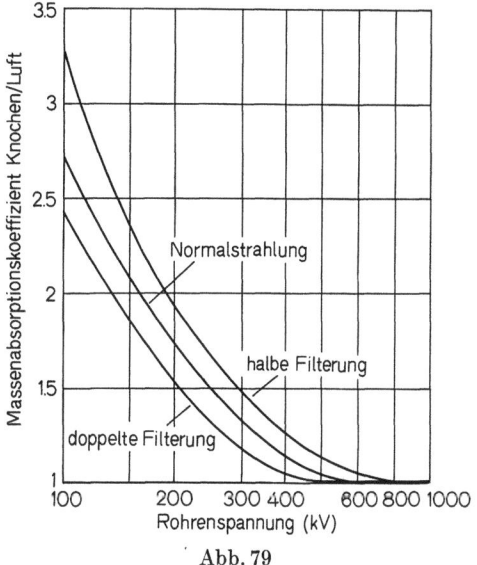

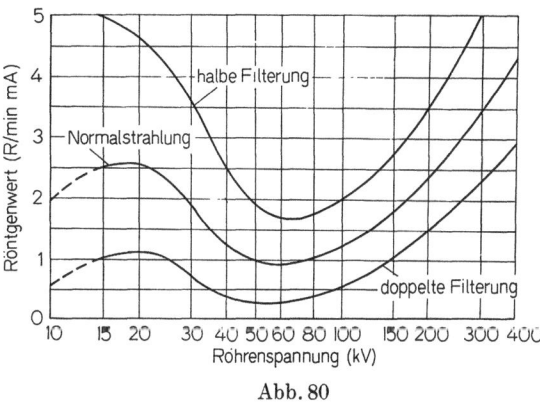

Abb. 79   Abb. 80

Abb. 79. Knochendosis im Verhältnis zur mit Luftwändekammern gemessenen Standard-Ionendosis bei Normalstrahlung und bei $^1/_2$ bzw. doppelt so stark gefilterter Strahlung

Abb. 80. Richtwerte für die bei verschiedenen Spannungen und Filterungen entsprechend der Definition Normalstrahlung bzw. die beim $^1/_2$- und Zweifachen dieser Filterwerte in 50 cm auftretenden Dosisleistungen. (Zusammengestellt nach Angaben von JENNINGS, 1950; ZIELER, 1956; WACHSMANN-DIMOTSIS, 1957 u. WACHSMANN, 1959)

filterung, dem Zustand ihrer Anode, dem Verlauf der Röhrenspannung und der Beschaffenheit des Strahlenaustrittsfensters abhängt (vgl. z. B. JENNINGS, 1951; ZIELER, 1956; TROUT, KELLEY und LUCAS, 1960).

Jedenfalls kann die Abb. 80 eine *Dosismessung* niemals entbehrlich machen. Sie soll vielmehr nur zeigen, mit welchen Dosisleistungen man bei verschiedenen Spannungen und den in der Regel angewandten Filterungen ungefähr rechnen kann. Insbesondere darf aber auch nicht vergessen werden, daß sich die angegebenen Dosisleistungen auf 50 cm Focusabstand beziehen und daß es vor allem bei weichen Strahlungen nicht zulässig ist, auf andere Focusabstände einfach nach dem Quadratgesetz umzurechnen, ohne die Luftabsorption zu berücksichtigen (vgl. Abb. 11).

In der Therapie mit künstlich radioaktiven Stoffen, die mehr oder weniger monochromatische Strahlen aussenden (z. B. ^{137}Caesium oder ^{60}Kobalt), erübrigt sich eine Filterung ohnehin.

Aber auch bei den mit Hilfe von Beschleunigern erzeugten ultraharten Bremsstrahlungen höherer Energie ist eine Filterung nutzlos, ja sogar unzweckmäßig, sofern diese einer Erhöhung der Strahlenhärte dienen soll. Ultraharte Strahlungen besitzen in den hier für Filtermaterialien in Frage kommenden Stoffen hoher Ordnungszahl (z. B. Blei) nämlich bereits bei etwa 3,5 MeV die größte Halbwertdicke. Strahlen höherer Energie werden in diesen Stoffen der zunehmenden Paarbildung wegen stärker absorbiert, so daß die Filter eine bevorzugte Schwächung der härteren Strahlenanteile und somit in gewissem Sinne eine „Aufweichung" der Strahlung zur Folge hätten. Außerdem werden in Teilchenbeschleunigern hoher Energie in der Regel durchstrahlte Anoden benutzt, die so dimensioniert sind, daß sich bezüglich der Qualität der erzeugten Bremsstrahlung und Dosisleistung schon angenähert optimale Verhältnisse ergeben (vgl. Weitzel, 1961).

Zusammenfassend muß jedoch noch darauf hingewiesen werden, daß es in der strahlentherapeutischen Praxis bei aller Bedeutung die einer sorgfältigen Anpassung der Strahlenart und -qualität an die Herdlage oder — allgemeiner ausgedrückt — der Gewebehalbwerttiefe bzw. des Dosisverlaufes nach der Tiefe zukommt, doch nicht zweckmäßig ist, die normalerweise benutzten Bestrahlungsbedingungen allzu feinstufig und kompliziert zu vari-

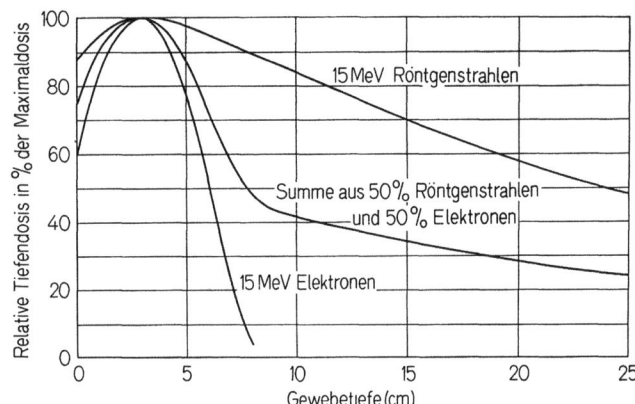

Abb. 81. Gleichzeitige Ausnutzung der Vorteile der Elektronenstrahlung (Schonung der Tiefe durch endliche Reichweite) und ultraharter Röntgenstrahlung (Schonung der Haut durch Aufbaueffekt) durch Kombination der beiden Strahlungen zur Erzielung ausreichender Tiefenschonung bei guter Homogenität im Herdgebiet

ieren. In diesem Sinne sind die Bestrebungen zu verstehen, mit Standardbedingungen zu bestrahlen (Wachsmann, 1950). Um Irrtumsmöglichkeiten auszuschließen, sollte wenigstens in ein und demselben Strahleninstitut und noch mehr an einem Arbeitsplatz bzw. -gerät eine Beschränkung der benutzten Bestrahlungsbedingungen auf ein sinnvolles Maß erfolgen.

Schließlich aber sei darauf hingewiesen, daß es keineswegs notwendig ist, einen Herd nur mit *einer Strahlenart* und unter stets gleichbleibenden Bedingungen zu bestrahlen. Wenn die gleichmäßige Ausstrahlung des Herdes oder auch die aus klinischen Gründen eventuell erwünschte Verteilung der Dosis innerhalb des Herdes hierdurch besser zu erreichen ist, so ist eine Kombination mehrerer verschiedener Strahlungen oder Strahlenqualtitäten durchaus angebracht. In diesem Zusammenhang sei beispielsweise auf die altbekannte Kombination von Radiumeinlagen mit percutaner Röntgentherapie in der Gynäkologie (vgl. Kepp, 1952; Ries und Breitner, 1959), die Kombination der Nahbestrahlung mit der Halbtiefen- oder Tiefentherapie (Chaoul und Wachsmann, 1953) und die neuerdings von Gale und Innes (1960) sowie Vieten und Heinzler (1964) angegebene Kombination ultraharter Röntgenstrahlen mit schnellen Elektronen hingewiesen, die den Zweck hat, möglichst die Vorteile beider Strahlenarten gleichzeitig auszunutzen (Abb. 81).

c) Auswahl der Energie bei der Bestrahlung mit schnellen Elektronen und anderen Corpuscularstrahlen

Hier gelten andere Gesichtspunkte als in der Therapie mit Quantenstrahlen. Die von *schnellen Elektronen* erzeugte Dosis verringert sich von der Oberfläche nach der Tiefe im allgemeinen — d.h. bei nicht zu kleinen Feldern — zunächst nicht, in gewissen Grenzen steigt sie im ersten Drittel der Reichweite sogar an und nimmt erst im letzten Drittel mehr oder weniger steil bis praktisch zum Wert Null ab (vgl. Abb. 28 und 29). Das Problem der *Schonung der Tiefe* ist bei der Elektronenstrahlung also in idealer Weise gelöst (WIDERÖE, 1960; 1961 1+2; KÄRCHER, 1961; HELLRIEGEL, 1963; PERRY und TSIEN, 1963; WARD, 1964). Nur wenige Autoren wollen diese Vorteile auch heute noch nicht anerkennen (z. B. GREENE, 1961 und 1964).

Die Auswahl der für verschieden dicke und verschieden tief gelegene Herde erforderlichen Energie richtet sich hier also ausschließlich nach der *Reichweite*. Dabei wählt man die Energie in der Regel so, daß an der tiefsten Stelle des Herdes noch etwa 80 % der Maximaldosis herrschen. Für große Felder, d. h. für Felder, deren Durchmesser gleich bzw. größer ist als die Reichweite der Elektronen, gelten etwa die in Abb. 82 dargestellten Ver-

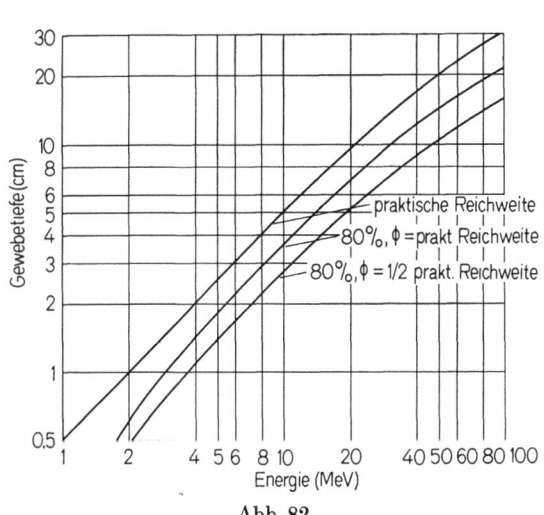

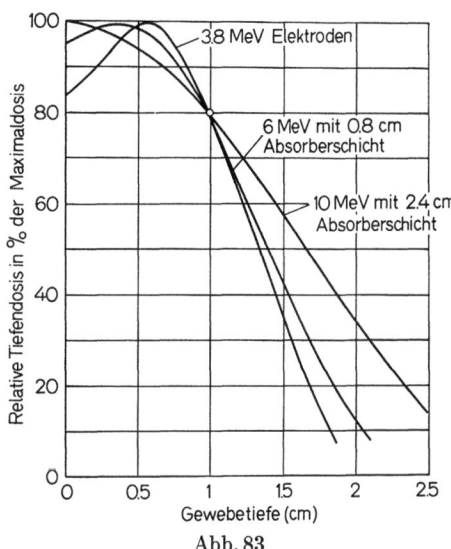

Abb. 82.   Abb. 83.

Abb. 82. Zusammenhang zwischen Felddurchmesser und Gewebetiefe der 80 %-Isodose für Elektronenbestrahlung in Abhängigkeit von der Elektronenenergie

Abb. 83. Relative Tiefendosen schneller Elektronen verschiedener Energie bei der Vorschaltung von Absorberschichten solcher Dicke, daß die Dosis in 1 cm Gewebetiefe stets 80 % der Maximaldosis beträgt. (Zusammengestellt nach WACHSMANN-DIMOTSIS, 1957)

hältnisse. Aus dieser Abbildung erkennt man gleichzeitig, wie groß der Durchmesser der Bestrahlungsfelder mindestens sein muß, um bei der Elektronentherapie günstige Bedingungen bezüglich des Dosisabfalls zu erhalten. Ist der Herd nämlich kleiner als die Reichweite, so verschwindet der Vorteil der Elektronentherapie — d. h. die Möglichkeit, gewisse Körperschichten angenähert homogen zu bestrahlen und das dahinterliegende Gewebe in idealer Weise zu schonen — mehr und mehr (vgl. Abb. 30).

Wenn die Energie des Beschleunigers nicht weit genug herunter geregelt werden kann, um eine gewünschte kleine Reichweite zu erhalten, können *Absorberschichten* aus etwa wasseräquivalentem Material (z. B. Plexiglas) auf die zu behandelnde Körperoberfläche aufgelegt werden. Man muß sich jedoch darüber im klaren sein, daß hierdurch gerade der günstige Teil der Tiefendosiskurve abgeschnitten wird und die Schonung der Tiefe daher nicht mehr so vollkommen ist (Abb. 83).

d) Auswahl der Focus- bzw. Quellen-Haut-Abstände

Nachdem das Grundsätzliche über den Einfluß des Focus—Haut-Abstandes auf den Dosisabfall bereits erläutert wurde (vgl. I 3 α), seien auch noch die *praktischen Gesichtspunkte*, die bei der Wahl des FHA in der Strahlentherapie gelten, erörtert.

Bei der Bestrahlung mit *sehr weichen* und *weichen Strahlungen*, bei denen es ja nur auf einen steilen Dosisabfall im Gewebe ankommt, besteht hinsichtlich des Einflusses auf die relative Tiefendosis keine Veranlassung, den FHA groß zu wählen. Im Interesse einer großen Dosisleistung ist es hier sogar vorteilhaft, einen kleinen FHA zu benutzen. Dies hat CHAOUL (1934) zur Wahl der Bedingungen für die Nahbestrahlung veranlaßt. Kleiner als etwa das Doppelte des Durchmessers der zu bestrahlenden Fläche darf der FHA aber auch nicht sein, wenn eine ausreichend homogene Bestrahlung des Feldes verlangt wird (vgl. I, 2, b, γ). Es empfiehlt sich dabei nicht, den FHA allzu oft und in kleinen Stufen zu ändern, da ein solches Vorgehen in ihren Folgen verhängnisvolle Irrtumsmöglichkeiten (Fehldosierungen!) einschließt und die Zahl der verwendeten Bestrahlungstubusse nicht zu groß sein soll.

Hieraus ergibt sich eine *Abstufung der Bestrahlungsbedingungen* in der Praxis, die folgendermaßen aussieht:

Zur Bestrahlung *kleiner Herde* von weniger als 5 cm Durchmesser benutzt man Focus—Haut-Abstände von 10 oder besser 15 cm, bei denen sich sehr hohe Dosisleistungen ergeben. Gegenüber den in der Kontakt- und Nahbestrahlung verwendeten kleineren Abständen besitzen sie den Vorteil, auch größere Felder homogen durchstrahlen zu können. Im übrigen verwendet man in der Hauttherapie aber als *Standardabstand* meist 30 cm, mit dem sich die meisten vorkommenden lokalisierten Krankheitsherde (Durchmesser nicht über 15 cm!) ausreichend homogen mit noch befriedigender Dosisleistung bestrahlen lassen. Sollen dagegen *große Felder* bestrahlt (WAGNER, 1957) oder gar Ganzkörperbestrahlungen durchgeführt werden (SCHIRREN, 1955), so sind Focus—Haut-Abstände von etwa 1 m bis zu 2 m erforderlich. Bemerkt sei hierzu noch, daß es — um bei so großen Focus—Haut-Abständen noch ausreichende Dosisleistungen zu erzielen — notwendig wird, die Röhrenspannung hinauf- und die Filterung herabzusetzen. Bei 50 kV Röhrenspannung und Leerfilterung der Dermopanröhre (Eigenfilterung 1 mm Beryllium, entsprechend etwa 0,03 mm Aluminium) konnte SCHIRREN (1955) in 2 m FAH noch die ausreichende Dosisleistung von etwa 20 R/min erzielen. Die Gewebehalbwerttiefe der Strahlung betrug dabei trotz der relativ hohen Röhrenspannung und trotz eines Focus—Haut-Abstandes von 2 m eben der geringen Filterung wegen nur etwa 1,5 mm.

Die *Kontakt- und Nahbestrahlung* mit relativ harten Strahlungen und kleinen Focus—Haut-Abständen kann heute durch die technische Vorteile bietende Weichstrahltherapie mit größeren FHA ersetzt werden. Bei der Verwendung harter Strahlungen kann durch Wahl kleiner FHA zwar auch ein steiler Dosisabfall erzeugt werden, die dem Patienten verabreichte Strahlenenergie, d.h. die applizierte Raum- oder Integraldosis, ist dabei jedoch größer als bei der Benutzung weicher Strahlungen (WACHSMANN, 1964).

In der *Halbtiefentherapie* werden auch nicht allzu hohe relative Tiefendosen angestrebt, um die unter dem oberflächennahen Herd gelegenen Gewebe zu schonen. Große Focus—Haut-Abstände sind also auch hier entbehrlich und unangebracht, da sie nur die Dosisleistung herabsetzen. Abstände von etwa 30 cm dürften dem anzustrebenden Kompromiß zwischen hoher Dosisleistung und ausreichender Homogenität auch bei der Bestrahlung großer Felder am besten genügen.

In der *Tiefentherapie* dagegen, wo es in der Regel auf möglichst hohe relative Tiefendosen ankommt, dürfen die Focus—Haut-Abstände nicht zu klein gewählt werden. Beschränkt wird die Anwendbarkeit großer Focus—Haut-Abstände jedoch auch hier durch die mit dem Quadrat des Focus—Haut-Abstandes kleiner werdende Dosisleistung (vgl. Abb. 13). Hieraus folgt, daß man in der Tiefentherapie dort, wo Strahlenquellen mittlerer Dosisleistung zur Verfügung stehen, Focus—Haut-Abstände von etwa 40 cm zu verwenden und nur dort, wo sehr leistungsstarke Strahlenquellen vorhanden sind, auf 50 bis höchstens 60 cm übergehen sollte. Größere FHA bringen bezüglich der Erhöhung der relativen Tiefendosis kaum mehr einen Gewinn (vgl. Abb. 12) und wirken sich auf die Dosisleistung sehr unvorteilhaft aus. Nur bei *großen Teilchenbeschleunigern* sind aus konstruktiven Gründen gelegentlich Focus—Haut-Abstände von 80 oder gar 100 cm erforderlich. Bei den bezüglich Dosisleistung relativ schwachen *¹³⁷Cs-Fernbestrahlungsapparaturen* sind dagegen als Kompromiß zwischen Tiefendosis und Dosisleistung etwa 30—35 cm am günstigsten.

e) Wahl der Bestrahlungsfelder und der Einstrahlrichtung

Die *Größe der Bestrahlungsfelder* ergibt sich bei der von uns gewählten Definition des Begriffes „Herd" als dem Gebiet, das angenähert homogen bestrahlt werden soll (vgl. Abschnitt I, 2), von selbst. Auch hier ist es natürlich, daß die Feldgröße in der Tiefentherapie nicht auf die Oberfläche, sondern auf die Tiefe bezogen werden sollte, in der der Herd tatsächlich liegt. Daneben kann natürlich erforderlichenfalls die Hautfeldgröße angegeben werden.

Zu entscheiden bleibt lediglich, ob man die bei jeder nicht punktförmigen Strahlenquelle je nach der Geometrie der Bestrahlungsanordnung mehr oder weniger stark auftretenden *Halbschattenzonen* zum Bestrahlungsfeld hinzurechnen soll oder nicht. Meist wird man von einer punktförmigen Strahlenquelle ausgehen und die Öffnung der Blende so einstellen, daß die sog. „*geometrische Herdfeldgröße*" der Herdgröße entspricht. Das bedeutet dann, daß die Dosis am Herdrand etwa 50 % der Dosis im Zentralstrahl beträgt (Abb. 84). Gelegentlich wird aber auch die 80 % oder ein andere, willkürlich gewählte Isodose als Grenze des ausreichend homogen bestrahlten Gebietes angesehen (SPIERS und MEREDITH, 1962). Nur bei sehr kleinen Feldern, wie sie z. B. in der *Bewegungsbestrahlung* Anwendung finden, können sich bei einer zu weichen Handhabung des Begriffes „Feldgröße" unbefriedigende Verhältnisse ergeben. Deshalb empfehlen manche Autoren (z. B. WACHSMANN und BARTH, 1959), in solchen Fällen das Strahlenbündel so auszublenden, daß der Herd voll ausgestrahlt wird, d.h. die Halbschattengebiete nicht zur Feldgröße hinzuzurechnen („voll ausgeleuchtetes Feld").

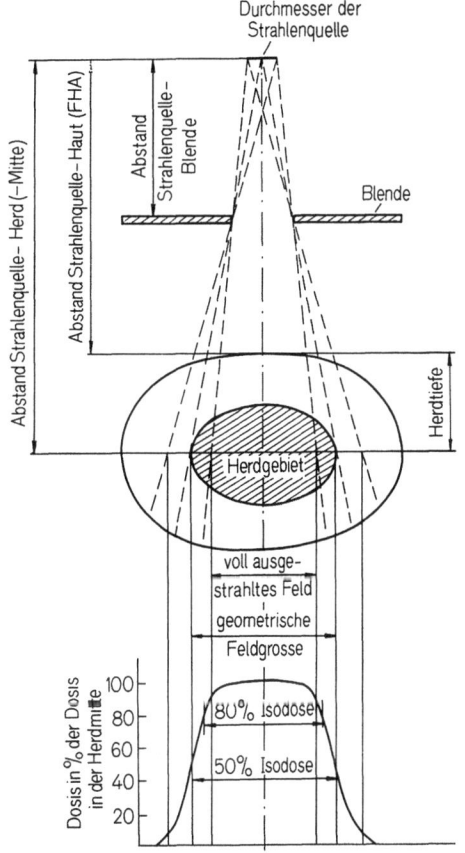

Abb. 84. Erläuterung der Begriffe „geometrische Herdfeldgröße" und „vollausgestrahltes Feld"

Um die erwähnten Halbschattengebiete nicht zu groß werden zu lassen, wird im übrigen besonders für Apparaturen mit geometrisch ausgedehnten Strahlenquellen (z.B. Fernbestrahlungsapparaturen mit ¹³⁷Cs und ⁶⁰Co) eine hautnahe Ausblendung eventuell unter Benutzung zusätzlicher *Satellitenblenden* empfohlen (DAHL und VIKTERLÖF, 1960; FLETCHER, RICHARDSON, MOORE, MORGAN und COLE, 1956).

Die *Anordnung der Bestrahlungsfelder* muß für die Oberflächen-, Halbtiefen- und Tiefentherapie wieder getrennt besprochen werden:

Bei der sog. *Oberflächentherapie* angenähert *ebener Flächen* mit Weichstrahlen oder auch Corpuscularstrahlen — besonders Elektronen relativ niedriger Energie (vgl. KARZMAREK u. Mitarb., 1950 oder TRUMP u. Mitarb., 1953) — liegen die Verhältnisse einfach. Zu beachten ist lediglich, daß das Feld ausreichend homogen bestrahlt wird, was durch entsprechend große Focus—Haut-Abstände zu erreichen ist. Gelegentlich wird aber auch sowohl bei Röntgenstrahlen (JACOB, 1947) als auch bei Elektronen (TRUMP u. Mitarb., 1953) aus einem kleinen Abstand mit einem schmalen, langen, der Breite des zu bestrahlenden Feldes entsprechenden Strahlenbündel bestrahlt, das quer zu seiner Längsachse über die ganze Länge des Feldes hinweg bewegt wird.

Handelt es sich dagegen um die Bestrahlung *gewölbter Flächen*, z.B. die Totalbestrahlung des Kopfes oder von Dermatosen, die den Rumpf oder die Extremitäten zirkulär befallen haben, so müssen andere Maßnahmen ergriffen, d.h. es muß über mehrere Felder aus verschiedenen Richtungen eingestrahlt werden. Hieraus ergibt sich z.B. die von Holzknecht bereits 1904 angegebene „mehrstellige Totalbestrahlung" des Kopfes. Sie wird in der von Meyer und Ritter (1914) angegebenen Form, bei der Feldgröße und Focusabstand so aufeinander abgestimmt sind, daß sich auch in den Überschneidungszonen möglichst gleichmäßige Dosen ergeben, auch heute noch im Prinzip unverändert angewendet (Knoll, 1954; Lipsky, 1956). Auf Grund mathematischer Ableitungen nach Proppe (1936 und 1938) können zylindrische Flächen dann homogen bestrahlt werden, wenn zwischen dem Krümmungsradius r der zu bestrahlenden Fläche, dem Abstand a, aus dem bestrahlt wird, und dem Winkel α, unter dem die einzelnen Felder angesetzt werden, folgende Beziehung besteht:

$$\cos \alpha = \frac{r}{a+r}$$

Gute Möglichkeiten bezüglich der homogenen Bestrahlung zylindrischer oder kugelförmiger Schichten bietet schließlich auch die *Rotations- oder Pendelbestrahlung*. Diese Methode wurde zwar bei schnellen Elektronen (Becker und Weitzel, 1956), wegen ihres technischen Aufwandes aber nicht bei weichen Röntgenstrahlen angewandt.

In der *Halbtiefentherapie* wird auch meistens über ein auf den subcutanen Herd gerichtetes Feld eingestrahlt. Manchmal (z.B. bei der Halbtiefentherapie isolierter Tumorknoten in der weiblichen Brust) kann aber auch bei der Halbtiefentherapie wie bei der Gegenfeldtechnik oder Kreuzfeuerbestrahlung verfahren werden (Händel und Meinardus, 1952; Birkner, 1953). Im übrigen wird man in der Halbtiefentherapie dort, wo durch eine über dem Herd verschiebbare Haut eingestrahlt wird, diese bei den einzelnen Sitzungen in verschiedenen Richtungen hinwegzuziehen versuchen, um auf diese Weise die Hautbelastung zu verringern und so höhere Dosen an den Herd heranbringen zu können. Auch ist es unter Bedingungen der Halbtiefentherapie in gewissen Fällen möglich, *Tangentialbestrahlungen* auszuführen. Um die Haut hierbei entsprechend raffen zu können, wurden von Evans und Mabbs (1962) besondere klammerartige Vorrichtungen aus Kunststoff angegeben.

Besonders große Bedeutung kommt der Anordnung und Ausrichtung der Felder beder Bestrahlungsplanung in der *Tiefentherapie* zu. Da es hierbei — zumindest bei der Anwendung konventioneller Strahlungen — in der Regel unmöglich ist, über ein Feld ausreichend hohe Dosen an einen in der Tiefe liegenden Herd heranzubringen, bleibt praktisch nur die *Kreuzfeuerbestrahlung* mit stehenden Strahlenkegeln oder die *Bewegungsbestrahlung* mit auf den Herd ausgerichtetem Zentralstrahl übrig.

Als *Kreuzfeuermethode* bezeichnet man eine Bestrahlung, bei der auf einen mehr oder weniger tiefliegenden Herd über zwei oder mehr Felder aus verschiedenen Richtungen konzentrisch eingestrahlt wird. Größe, Zahl und Anordnung der Felder können dabei je nach den vorliegenden Verhältnissen verschieden sein (Abb. 85).

So einfach der Grundgedanke der Kreuzfeuerbestrahlung auch ist — sie bezweckt letzten Endes nichts anderes als eine Verteilung der Oberflächendosis auf mehrere Hautfelder und damit eine Erhöhung der ohne Überschreitung der Hauttoleranz verabreichbaren Herddosis —, so sind bei ihrer Anwendung doch gewisse Regeln zu beachten, die der Vollständigkeit wegen hier aufgezählt sein sollen. Dies erscheint um so mehr begründet, als sich in der Literatur unzählige Beschreibungen über die Anwendung der Kreuzfeuerbestrahlung, jedoch nur wenige zusammenfassende Dårstellungen über die *Grundlagen* der Methode in den bekannten Lehrbüchern für Strahlentherapie finden (Ellis, Wilson, Dobbie, Rimmet und Green, 1943; Holthusen, 1947; du Mesnil de Rochemont, 1958;

MURPHY, 1959; DAHL und VIKTERLÖF, 1960; PATERSON, 1960; TORI, 1960; COLIEZ und LAMARQUE, 1960; ICRU Handbook 87, 1963).

Bei der *Planung* einer Kreuzfeuerbestrahlung sollte man die *erforderliche Felderzahl* zweckmäßigerweise stets aus der gewünschten Herddosis (HD), der zulässigen Oberflächendosis (OD) und der relativen Tiefendosis der zur Verfügung stehenden Strahlung (rel TD) folgendermaßen berechnen:

$$Z = \frac{HD}{OD \cdot rel\ TD} \ .$$

Die relative Tiefendosis ist in diese Formel als Dezimalbruch einzusetzen, d.h. wenn die pro Feld verabreichbare Herddosis z.B. 30% der Oberflächendosis beträgt mit 0,3. Sofern über die einzelnen Felder der verschiedenen Herdtiefen wegen aus verschiedenen

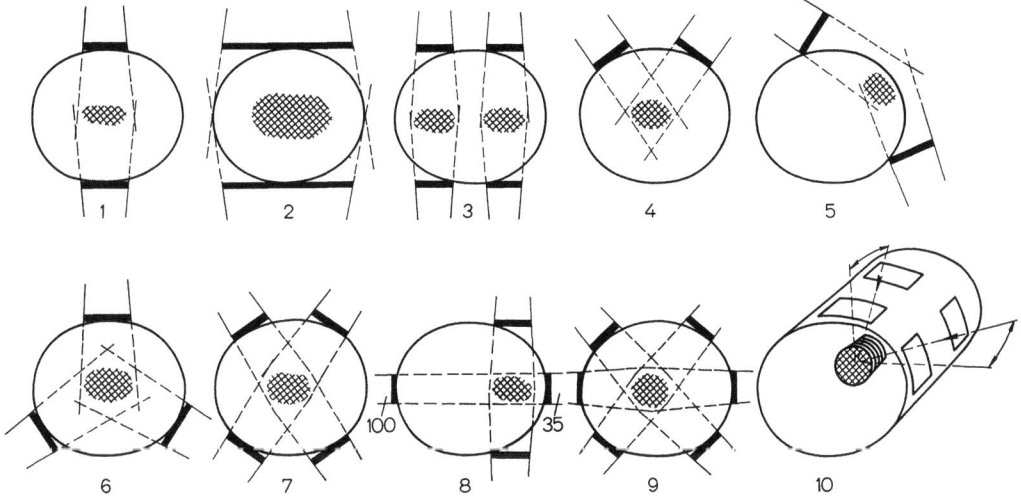

Abb. 85. Verschiedene Möglichkeiten von Feldkombinationen bei der Kreuzfeuerbestrahlung (TORI, 1960, ergänzt nach JOHNS, 1961). *1* Gegenfeldtechnik mit kleinen Feldern; *2* Gegenfeldtechnik mit großen Feldern; *3* Gegenfeldtechnik mit je zwei auf verschiedene Herdgebiete ausgerichteten Feldpaaren; *4* zwei konvergente Felder (besonders in der Keilfiltertechnik angewandt); *5* zwei tangentiale Felder (exzentrischer Herd); *6* Dreifeldertechnik; *7* Vierfeldertechnik; *8* Vierfeldertechnik bei exzentrischen Herden mit teilweise verschieden hoher Oberflächendosis zur Erzielung einer homogenen Dosis im Herd; *9* Sechsfeldertechnik; *10* Vier oder mehr Felder aus verschiedenen Ebenen auf die Herdebene ausgerichtet

Richtungen verschiedene Herddosen eingestrahlt werden, ist dies natürlich entsprechend zu berücksichtigen.

Diese allein sinnvolle Berechnung der für eine bestimmte Herddosis erforderlichen Felderzahl erfolgte in der konventionellen Strahlentherapie früher leider oft nicht. Man verwendete vielmehr meist einmal angegebene *Anordnungen* und *Felderzahlen* und begnügte sich mit der Dosis, die bei voller Belastung der Oberflächenfelder in den Herd eingestrahlt werden konnte, nur zu oft, ohne diese Dosis überhaupt nachgerechnet zu haben. Ein solches Vorgehen kann heute natürlich nicht mehr befriedigen! Freilich sind bei konventionellen Strahlungen bei einer angenommenen mittleren Herdtiefe von 12 cm und der dabei sich ergebenden relativen Tiefendosis von 25% (= 0,25), bei einer gewünschten Herddosis von 6000 R und einer zugelassenen Belastung der Oberfläche von 3000 R nicht weniger als 8 Felder erforderlich! Diese nebeneinander anzubringen, ist oft nicht einfach, insbesondere dann, wenn es sich um größere Felder handelt, und schon gar nicht, wenn in einer Ebene zwei Herde bestrahlt werden sollen, was z.B. bei Bestrahlungen des rechten und linken parametralen Raumes erforderlich ist.

Bei der Anordnung der Felder muß nämlich auch noch darauf geachtet werden, daß die einzelnen Felder in einem so großen *Abstand* voneinander angelegt werden, daß sich an den

Stellen, an denen sich die Randstrahlen benachbarter Felder überschneiden, nicht übermäßig hohe, das subcutane Gewebe untragbar schädigende Dosen, sog. „hot spots", ergeben. Zur Vermeidung dieser hot spots wurde auch schon vorgeschlagen, die Felder Tag um Tag ein Stück zu verschieben (SMEDAL und WATSON, 1959), jedoch kompliziert dieses Vorgehen die Kreuzfeuerbestrahlung. Die Felder sollen so angelegt werden, daß strahlenempfindliche, *zu schonende Organe* (Leber, Milz, Knochenmark, Augen usw.) nach Möglichkeit nicht im Strahlengang liegen. Die Einstrahlung durch übermäßig schwächende Knochenschichten empfiehlt sich darüber hinaus aus strahlenökonomischen Gründen nicht. Aus gleichen Überlegungen sollen auch Einstrahlrichtungen vermieden werden, bei denen der Herd zu tief liegt, d.h. die Dicke des durchstrahlten gesunden Gewebes zu groß ist.

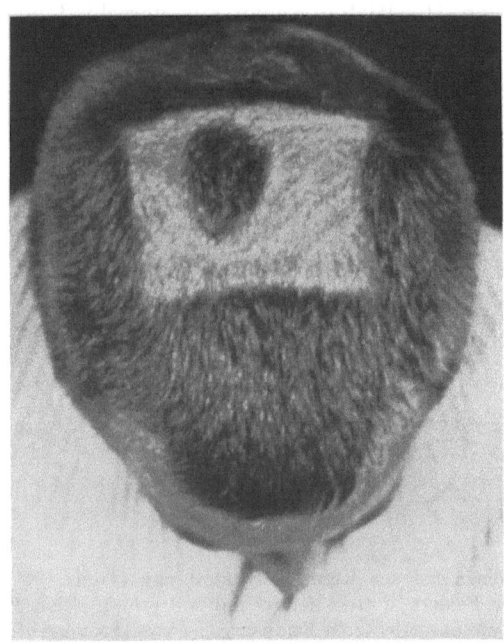

Abb. 86. Ausbleiben der Epilation im Bereich der durch einen Kompressionstubus bewirkten Druckanämie der Kopfhaut. (Aus HAENISCH-HOLTHUSEN, 1951)

WACHSMANN und BARTH (1959) empfehlen in diesem Zusammenhang, z.B. bei der Pendelbestrahlung den Pendelwinkel höchstens so groß zu wählen, daß aus der ungünstigsten Einstrahlrichtung noch mit einer Dosisleistung im Herd bestrahlt wird, die nicht kleiner ist als die Hälfte der Dosisleistung bei der günstigsten Einstrahlrichtung. Diese Faustregel dürfte in etwa auch für die Kreuzfeuerbestrahlung angebracht sein, wobei in Ausnahmefällen aber auch Abweichungen zulässig sind.

Selbstverständlich sind bei der Kreuzfeuerbestrahlung — sofern dies erforderlich oder nützlich erscheint — auch *Kompensations-* und *Keilfilter* anzuwenden (vgl. Abschnitt I 6 b). Letztere wurden gerade mit Rücksicht auf die Bestrahlung mit mehreren, sich in der Tiefe überschneidenden Strahlenkegeln entwickelt.

Auch von der *Kompression* der Bestrahlungsfelder soll bei der Kreuzfeuerbestrahlung, wenn irgend möglich, Gebrauch gemacht werden (HOLFELDER, 1938) (vgl. auch Abschnitt IV, 3). Man darf nämlich nicht vergessen, daß jeder Zentimeter Kompression die erreichte relative Tiefendosis bei der konventionellen Strahlung um rund 12 % erhöht! Durch die Anämisierung der Haut unter Kompression wird zusätzlich die Hauttoleranz erhöht (Abb. 86).

Aus biologischen Gründen (Einfluß des Zeitfaktors) sollte bei der Kreuzfeuerbestrahlung am Herd nicht stärker fraktioniert werden als an der Oberfläche! Dies bedeutet, daß z.B. bei der Bestrahlung beider Parametrien zusammengehörige Bauch- und Glutealfelder stets am gleichen Tag zu bestrahlen sind.

Ein besonderes Problem stellt bei der Kreuzfeuerbestrahlung die *Ermittlung* der *Dosis im Herd* bzw. besser im ganzen durchstrahlten Körperquerschnitt dar. Solange man sich auf die in jedem Fall mindestens zu fordernde Berechnung der Dosen im Schnittpunkt der Zentralstrahlen der einzelnen angelegten Felder beschränkt, ist das Verfahren noch relativ einfach: Für die einzelnen Felder werden für die Herdtiefe (in diesem Falle in der Regel Herdmitte) die sich unter Berücksichtigung evtl. durchstrahlter, nicht wasseräquivalent absorbierender Gewebe (vgl. Abschnitt I, 5 a) ergebenden Tiefendosen herausgelesen und die Einzeldosen zur Summendosis addiert. Bei diesem Verfahren kann man, wie von MURPHY (1959) angegeben, statt vom „tatsächlichen" vom effektiven Körperumfang ausgehen (Abb. 87). Soll dagegen — was immer anzustreben ist — die *Dosisverteilung* im ganzen Körperquerschnitt ermittelt werden, so sind umständlichere Berechnungen unvermeidlich. Man geht dabei, wie von MURPHY (1959) beschrieben, entweder so vor, daß man die an den verschiedenen Punkten durch die einzelnen Felder erzeugten Teildosen *tabelliert* und addiert und dann aus den in ein Rasterpapier eingetragenen Summen die Isodosen aufzeichnet. Diese Einzeldosen können aber auch unmittelbar in ein *Rasterpapier* (TORI, 1960) eingetragen und addiert werden (Abb. 88). Voraussetzung

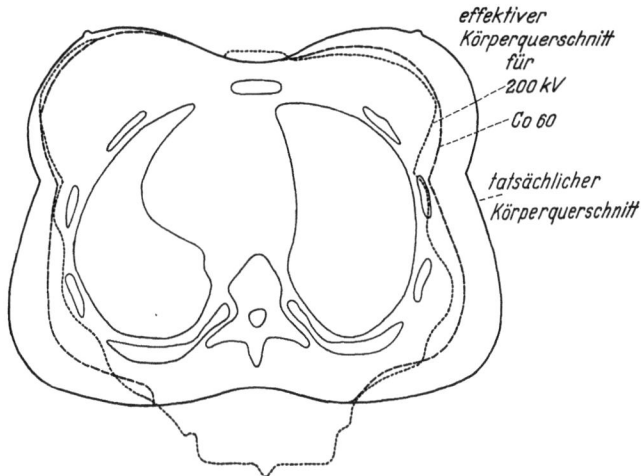

Abb. 87. Effektiver Körperquerschnitt für Röntgenstrahlen von 200 kV Röhrenspannung und für ⁶⁰Co-γ-Strahlung

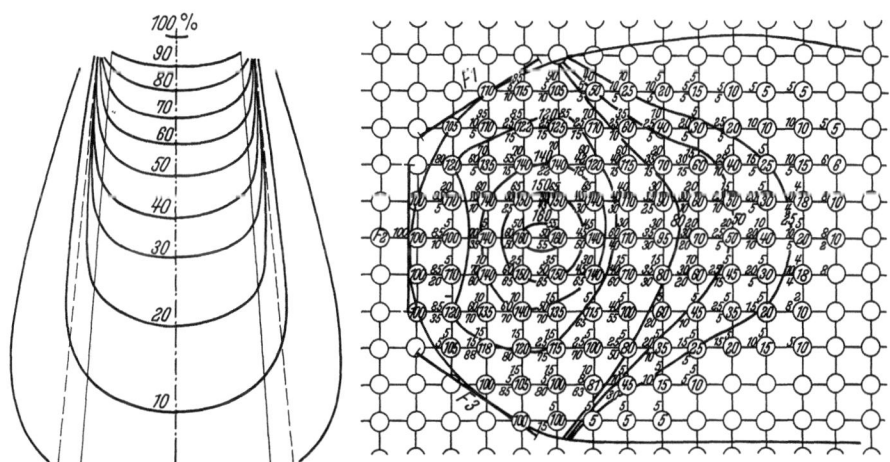

Abb. 88. Ermittlung der Summenisodosen aus den Einzelisodosen unter Verwendung von Rasterpapier. (Nach WACHSMANN u. ADAM, 1964)

ist natürlich, daß die Isodosen für die benutzten Strahlungen und Feldgrößen vorliegen (IAEA, 1960). Neuerdings werden für diese zeitraubenden Berechnungen in zunehmendem Maße *mechanische* (MARTIN, 1946; MAYNEORD, 1948; HAAS, 1953; O'CONNOR, 1954; BÜCHNER, 1955; O'SHEA, CHANG und HUTCHINSON, 1957; BRAESTRUP und MOONEY, 1958), *optische* (WORKELEY, TOOZE und FRY, 1953; WHEATLEY, 1955) und *elektrische bzw. elektronische* (MOOS und WEBSTER, 1952; TSIEN, 1955; BERCY, 1955; BAKER, WEBB und JOHNS, 1959; BIRKNER, BRADACZEK, KOSSEL und POHLE, 1960; FRANZ, 1960; STERLING, PERRY und WEINKAM, 1963; BUSCH und WOENCKHAUS, 1964; SCHIRRMEISTER und RICHTER, 1964; BENTLEY, 1964; SCHONKNECHT, 1964; STERLING, PERRY und KATZ, 1964) *Verfahren* angewendet. Auf sie im einzelnen einzugehen, ist im Rahmen dieses Beitrages unmöglich. Es sei also nur zusammengefaßt, daß diese Verfahren in der Hand des Erfahrenen sicher

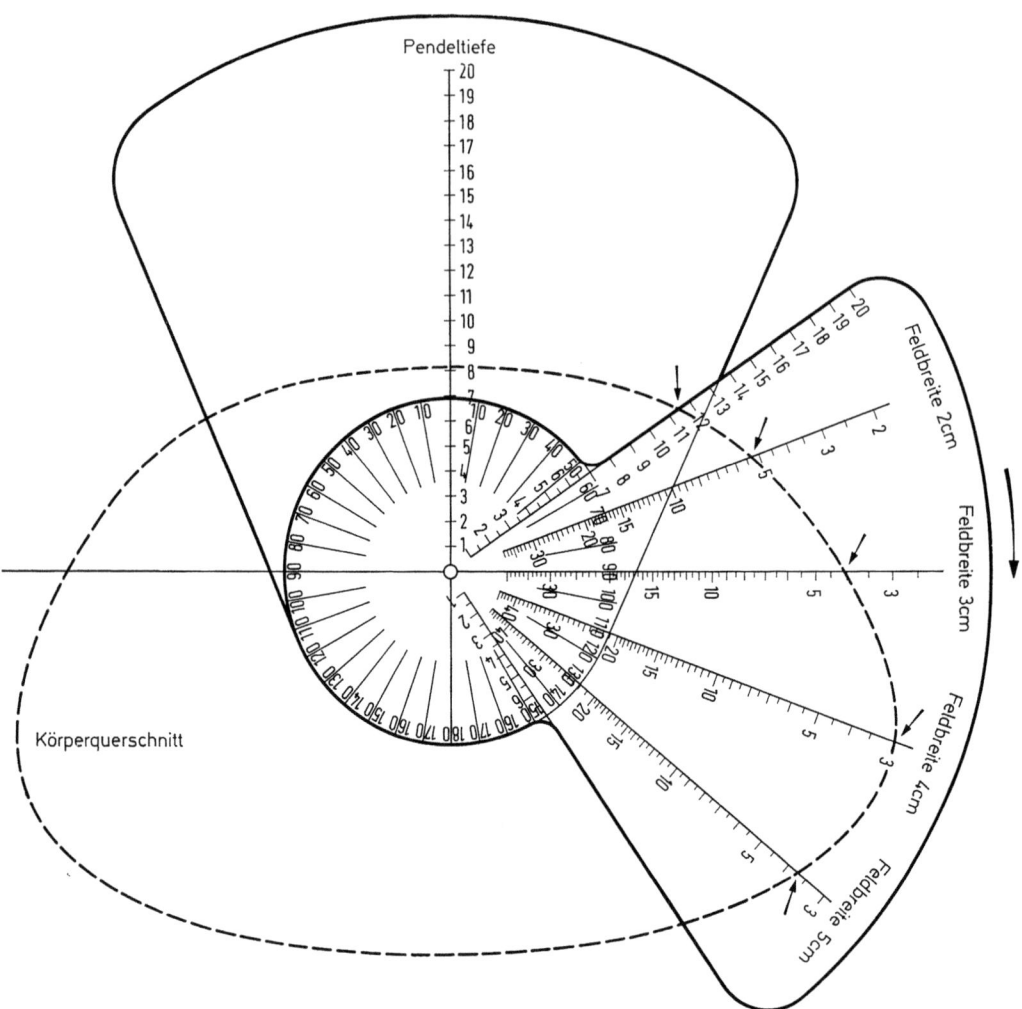

Abb. 89. „Pendel-Dosimat" nach Büchner (1955) zur Ermittlung der Herdtiefe aus verschiedenen Einstrahlrichtungen sowie der Dosisleistung in der Herdmitte bei verschiedenen Bestrahlungsbedingungen (die Ablesung erfolgt an den in der Zeichnung mit Pfeilen markierten Stellen dort, wo die Körperkontur die betreffende Skala schneidet)

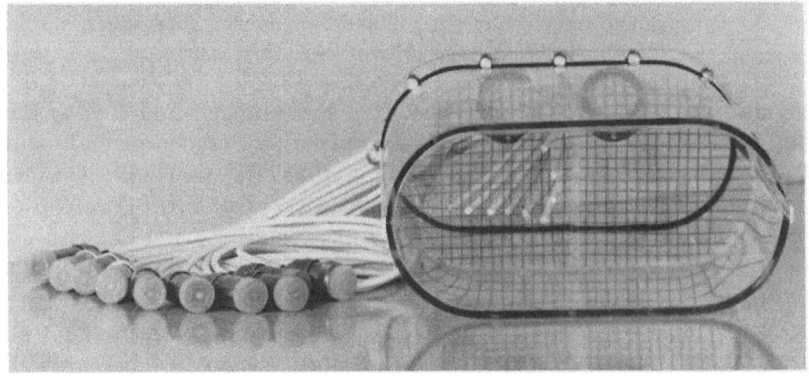

Abb. 90. Wasserphantom aus Plexiglas mit eingeführten multiplen Meßkammern (Phantom: Physikalisch-Technische Werkstätten Freiburg i. Br. Meßkammern: Siemens Erlangen)

sehr nützlich und — wenn die Hilfsmittel zu ihrer Anwendung einmal vorhanden sind— auch zeitsparend sein können. Sofern es sich aber um kostspieligere Verfahren handelt, erfordert ihr Einsatz umfangreiche Vorbereitungen nicht nur für die Beschaffung der vielgestaltigen Isodosen, sondern auch für die Mittel zu ihrer Übertragung auf die Recheneinrichtungen (z.B. Lochkarten) und natürlich die Rechenmaschinen selbst.

In Anbetracht der Schwierigkeiten bei der Berechnung der Dosisverteilung wird oft vorgezogen, die sich insbesondere bei neuen Bestrahlungsanordnungen ergebenden Dosisverteilungen unter Verwendung geeigneter *Phantome* (SPIERS, 1963) auszumessen. Zu

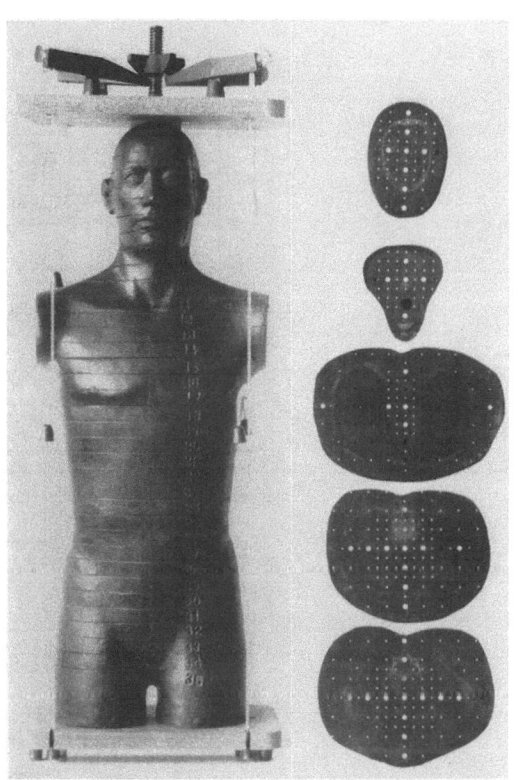

diesem Zweck werden von der Industrie nicht nur der Körperform mehr oder weniger gut angepaßte Phantome (meist Wachsphantome oder Plexiglasphantome mit Wasserfüllung, Abb. 90) angeboten, sondern auch Phantome des ganzen Menschen mit eingebauten Skelet-Teilen und lungenäquivalentem Thorax (Abb. 91). In die zahlreichen Bohrungen dieses Phantoms lassen sich kleine Ionisationskammern oder Festkörperdosimeter (Glasdosimeter oder Thermoluminescenzdosimeter, vgl. Beitrag WACHSMANN und KALLERT, „Klinische Dosimetrie" dieses Handbuchbandes) einführen, mit deren Hilfe die an verschiedenen Stellen des Körperquerschnittes gleichzeitig bei einer einmaligen Bestrahlung auftretende Dosisverteilung ermitteln läßt (sog. „Simultandosimetrie"). Zu erwähnen sind in diesem Zusammenhang aber auch die elektrischen und elektronischen Einrichtungen, mit deren Hilfe sich der Verlauf der Isodosen in einem Phantom automatisch ermitteln und aufzeichnen läßt (BIRKNER, 1960). Nachteil der Methode ist allerdings, daß eine genaue maßgerechte Anpassung der Phantome an die Dimensionen des einzelnen zu behandelnden Kranken oft nicht möglich ist, so daß die mit ihrer Hilfe angestellten Messungen meist nur orientierenden Wert besitzen.

Abb. 91. Aus Scheiben von je 2 cm Dicke bestehendes Kunststoffphantom mit eingebauten Skelet-Teilen, Lungen und luftgefüllten Körperhöhlen der Alderson Research Laboratories Inc. New York

Eine besondere Behandlung bezüglich der Bestrahlungsplanung erfordern die verschiedenen Formen der *Bewegungsbestrahlung.* Auf sie wird an anderer Stelle dieses Bandes näher eingegangen. Hier sei nur zusammenfassend erwähnt, daß man sich auch bei der Bewegungsbestrahlung heute mit der Berechnung der *Herddosis* oder — was einfacher ist — der Dosis in der Bewegungsachse allein, etwa unter Verwendung der von KOHLER „mittlerer Fahrstrahl" genannten mittleren Herdtiefe, aus der Durchgangsdosis (NEUMANN und WACHSMANN, 1942) oder der „tumor-air ratio" (WHEATLEY, 1955 oder JOHNS, MORRISON und WHITEMORE, 1956) meist nicht mehr begnügt. Man wendet vielmehr auch bei der Bewegungsbestrahlung bevorzugt Methoden an, die die Dosisverteilung im ganzen durchstrahlten Körperquerschnitt in Form von Isodosen erkennen lassen (WACHSMANN und BARTH, 1959; EBERL, 1962) oder wenigstens in ihrem Verlauf von der Oberfläche bis zum Herd und auch hinter dem Herd wieder zur Oberfläche (Abb. 92). Letzteres Verfahren besitzt den Vorteil, daß es mit seiner Hilfe möglich ist, aus dem einmal gemessenen Röntgenwert der benutzten Strahlenquelle die Dosisleistung an jeder Stelle des bestrahlten Raumes als Mittelwert während des Pendelvorganges in einfachster Weise zu ermitteln.

Jedenfalls besteht heute kein Grund mehr, die *Bewegungsbestrahlung* und ihre *Vorteile*, die sie bezüglich *Hautentlastung, gleichmäßiger Dosisverteilung* im Herdgebiet, *Form der Isodosen* und *Einfachheit der Anwendung* etwa aus Scheu vor einer angeblich komplizierten Bestrahlungsplanung nicht anzuwenden. Wir glauben im Gegenteil, daß die Bestrahlungsplanung in der Regel einfacher und sicherer vorzunehmen ist als eine vergleichsweise ähnlich genau durchgeführte Bestrahlungsplanung bei der Kreuzfeuerbestrahlung mit mehreren Stehfeldern. Dabei sind die erzielbaren Dosisverteilungen — wie allein der Vergleich zwischen Abb. 37 und Abb. 38 dieses Beitrages zeigt — bei der Rotationsbestrahlung aber doch sehr viel günstiger!

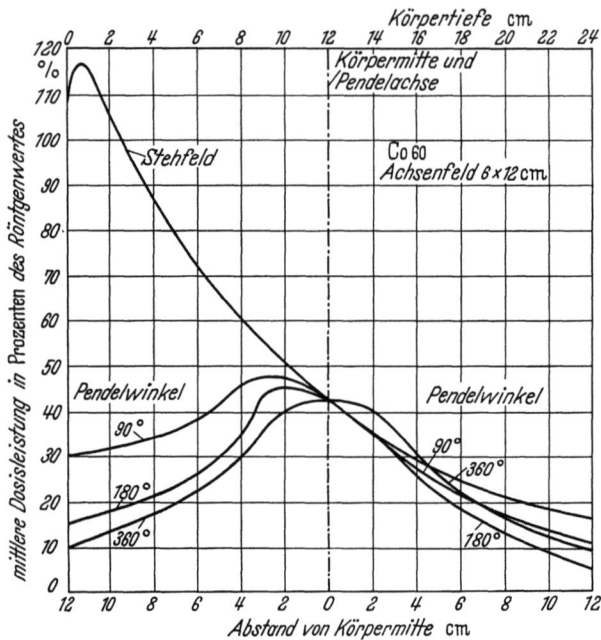

Abb. 92. Verlauf der Dosis in der Winkelhalbierenden bei Pendelbestrahlung mit ⁶⁰Co; Quellen-Pendelachsen-Abstand 60 cm, Achsfeldgröße 6 × 12 cm (KELLER, 1964)

Viel erörtert wird auch das Problem, ob bei der *sehr harten Strahlung* des ⁶⁰Co oder den mit Beschleunigern erzeugten ultraharten Strahlungen noch Bewegungsbestrahlung erforderlich sei. Während diese Frage von englischen Autoren oft verneint wird (FOWLER und FARMER, 1957; PATERSON, 1958; MASSEY, GOUGH, SHANKS und JELLIFFE ,1962) und der Bewegungsbestrahlung nur technische Vorteile bzw. in einem kleinen Prozentsatz der Gesamtfälle (etwa 15%) auch Vorteile bezüglich der erreichbaren Dosisverteilung zuerkannt werden, wird die besonders in Deutschland geförderte Methode der Bestrahlung mit bewegten Strahlenkegeln günstiger beurteilt (z.B. KOHLER, 1952; DU MESNIL DE ROCHEMONT, 1956; WACHSMANN und BARTH, 1959; HEINZEL, 1961). Darüber hinaus wird aber auch von amerikanischen bzw. kanadischen (JOHNS, 1958) und französischen Autoren (LAMARQUE, MARQUES und BRU, 1957) die Kombination harter Strahlungen mit der Bewegungsbestrahlung als zweckmäßig erachtet. Tatsächlich kommen die Vorteile der Bewegungsbestrahlung erst voll zur Geltung, wenn sie mit sehr harten oder ultraharten Strahlungen ausgeführt wird (exakte Dosisverteilung infolge geringer Streuung und gleichmäßiger Absorption in nicht wasseräquivalent absorbierenden Geweben, genaue Dosisberechnung, keine Auswanderung des Dosismaximums usw.). Gelegentlich geäußerte Hinweise, daß mit einer genügend großen Zahl von Stehfeldern (bis 30!) ähnliche Dosisverteilungen erreichbar sind wie mit der Bewegungsbestrahlung (VULPIAN, 1954 und 1955), ändern hieran nichts. Jedenfalls setzen sich die Apparaturen, mit denen man sowohl

Stehfeld als auch Bewegungsbestrahlung durchführen kann, immer mehr durch, und zwar sowohl bei den konventionellen Strahlungen als auch bei den Fernbestrahlungsapparaturen mit künstlich radioaktiven Stoffen und den Teilchenbeschleunigern zur Erzeugung ultraharter Röntgenstrahlen und schneller Elektronen.

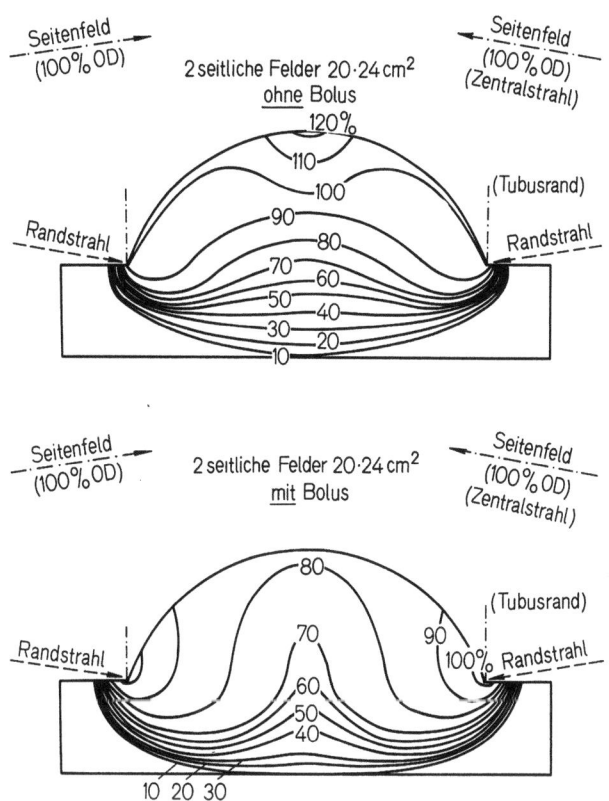

Abb. 93. Isodosen bei Bestrahlung einer Mamma mit zwei seitlichen Feldern; oben: ohne und unten: mit Bolus. (Nach JAKOB u. WACHSMANN, 1951)

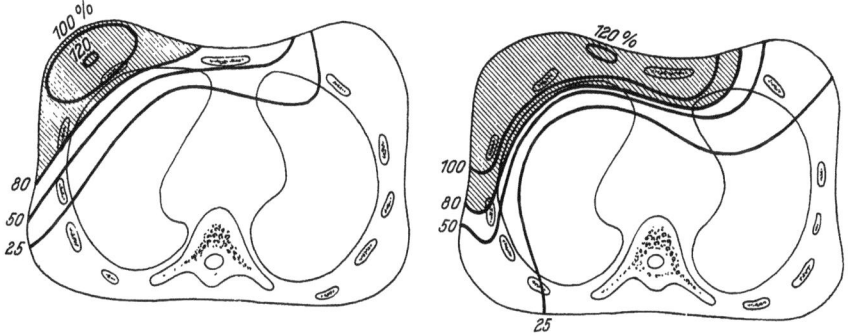

Abb. 94. Dosisverteilung bei der tangentialen Pendelbestrahlung; links: mit konventionellen Strahlungen (ROSSMANN, 1954 und 1955) und rechts: einer 2 MeV-Strahlung (HARE, TRUMP u. WEBSTER, 1952)

Zu erwähnen bleibt schließlich noch die *Tangentialbestrahlung* mit stehenden und bewegten Strahlenkegeln. Diese bereits von HOLFELDER (1938) empfohlene und in der Folgezeit besonders im Zusammenhang mit der Bestrahlung des Mammacarcinoms gelegentlich angewandte Methode (vgl. EICHHORN, 1953; oder HOFMANN, 1963) hat den Zweck, eine bestimmte subcutane Schicht homogen zu durchstrahlen und das darunterliegende Gewebe möglichst vollkommen zu schonen. In dieser Beziehung leisten tangential angesetzte Felder u. U. Besseres als eine weiche Röntgenstrahlung.

Zur *Homogenisierung der Dosisverteilung* werden bei der Tangentialbestrahlung mit Stehfeldern und konventionellen Strahlungen von verschiedenen Autoren entsprechend angelegte Bolussäcke empfohlen. Andere halten diese dagegen nicht für wesentlich (Abb. 93). Sehr günstige Dosisverteilungen ergeben sich im übrigen auch bei der tangentialen Pendelbestrahlung, insbesondere wenn diese mit ultraharten Strahlungen ausgeführt wird (Abb. 94). Die Dosisverteilung läßt sich bei ⁶⁰Co nochmals verbessern, wenn das Strahlenbündel so ausgeblendet und eingestellt wird, daß es über den Umfang

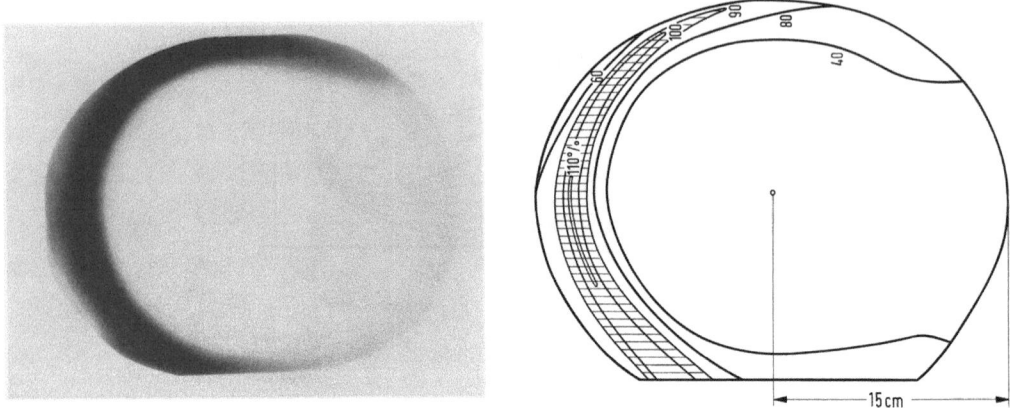

Abb. 95. Tangentiale Pendelbestrahlung mit 15 MeV Röntgenstrahlen, Zentralstrahl auf die Körperperipherie ausgerichtet. Links: Schwärzung eines zwischen zwei Wasserphantome von elliptischem Querschnitt gelegten Filmes. Rechts: dazugehörige Isodosen. (Nach Wachsmann u. Barth, 1959)

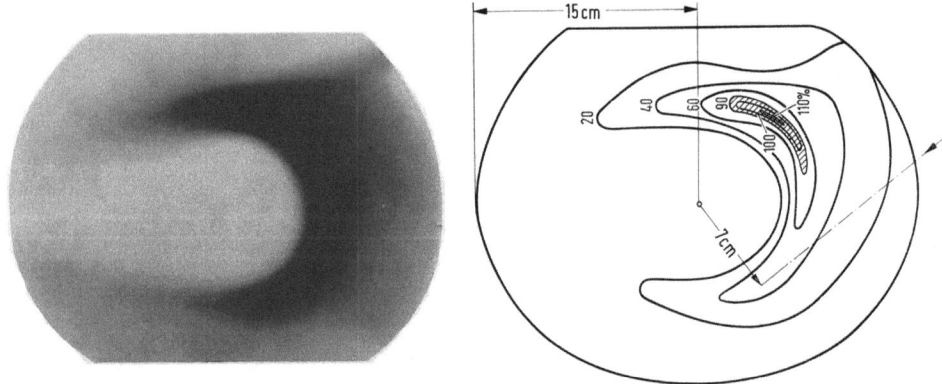

Abb. 96. Exzentrische Pendelbestrahlung mit 15 MeV Röntgenstrahlung. Radius der Exzentrizität: 7 cm. Links: Schwärzung eines Films; rechts: dazugehörige Isodosen. (Nach Wachsmann u. Barth, 1959)

des bestrahlten Körpers nicht hinausreicht, wodurch sich, wie Keller (1964) zeigen konnte, eine weitere Entlastung der Haut ergibt. Bei den ultraharten Strahlungen ist diese Maßnahme des hautschonenden Aufbaueffektes wegen entbehrlich (Abb. 95). Die Einstellung des Feldes kann im übrigen nicht nur tangential bzw. angenähert tangential erfolgen, sondern auch allgemein exzentrisch in Form der „exzentrischen Pendelbestrahlung" (Becker und Weitzel, 1956; Becker und Kuttig, 1959; Schubert und Oberheuser, 1961), wobei sich z.B. die in Abb. 96 gezeigte Dosisverteilung ergibt.

f) Wahl der zeitlichen Dosisverteilung in der Praxis

Nachdem im Abschnitt II dieses Beitrages die Grundlagen des Einflusses der zeitlichen Dosisverteilung auf die biologischen Reaktionen besprochen wurden, sollen hier die Grundsätze für die zeitliche Dosisverteilung in der *strahlentherapeutischen Praxis* erörtert werden.

Die Art der vorgesehenen *Protrahierung* und *Fraktionierung* muß jedenfalls schon bei der Aufstellung des Bestrahlungsplanes festgelegt werden. Es sei jedoch vorweggenommen, daß es nach heutigen Auffassungen allgemein als nicht zweckmäßig erachtet wird, bezüglich der zu verabreichenden *Dosis* nach einem zu starren Plan vorzugehen. Dies wirkt sich in der Praxis so aus, daß man im Bestrahlungsplan zwar von Anfang an z.B. eine bestimmte Gesamtdosis, Einzeldosis, Fraktionierung und Zahl von Einzeldosen vorsieht, diese dann aber während der Bestrahlung auf Grund des *klinischen Verlaufs*, d.h. der lokalen Strahlenwirkungen und der allgemeinen Verträglichkeit der Behandlung u.U. herab- bzw. heraufsetzen muß.

Es kann nicht Aufgabe dieses Beitrages sein, die bei den verschiedenen therapeutischen Anwendungen zweckmäßigsten Fraktionierungsarten festzulegen. Diesbezüglich muß auf die einschlägigen Einzelabschnitte verwiesen werden. Hier sollen vielmehr nur die *wichtigsten typischen* zeitlichen Verabreichungsarten bei den verschiedenen Erkrankungen erwähnt und in ihren Grundgedanken beschrieben werden:

Dermatosen (z.B. Ekzeme, Psoriasis, Prurigo, Lichen ruber planus und corneus) werden im allgemeinen mit 3—4 Einzeldosen, die in meist wöchentlichen Abständen verabreicht werden, bestrahlt (GOLDSCHMIDT, 1959). Im Bedarfsfall können Serien, bei denen nicht mehr als je 300—400 R verabreicht werden, nach Ablauf von jeweils 3 bis 6 Monaten mehrmals wiederholt werden.

Bei *Pyodermien* (z.B. Furunkel, Karbunkel, Hidradenitis) werden, insbesondere bei frischen Prozessen, kleinere Einzeldosen von etwa 25—50 R bevorzugt, die etwa zwei- bis dreimal in zwei- bis dreitägigem Abstand gegeben werden.

Warzen verschiedener Art und ähnliche gutartige Neubildungen der Haut (z.B. Verrucae, Kondylome, Hyperkeratosen, Leukoplakien usw.) wurden früher oft einzeitig bestrahlt, während heute auch hier die fraktionierte Dosisverabreichung in zeitlichen Abständen von 2—3 Wochen bevorzugt wird. Dieses Vorgehen ist schonender und bietet den Vorteil, die Gesamtdosis dem erzielten Bestrahlungserfolg anpassen zu können.

Auch bei Gefäßgeschwülsten (Hämangiomen verschiedener Art) bevorzugt man in der letzten Zeit die fraktionierte Bestrahlung mit langen Bestrahlungsintervallen von 4 Wochen und mehr, wobei bis zur Erreichung des angestrebten Bestrahlungserfolges manchmal zwei- bis dreimal, in hartnäckigen Fällen aber auch öfter bestrahlt wird (z.B. GRAUL, 1953; SCHIRREN, 1959).

Cancroide und kleinere Epitheliome können, wie VAN DER PLAATS (1938 und sein Beitrag in diesem Band) nachgewiesen hat, mit der Kontaktbestrahlungsmethode und anderen ähnlichen Verfahren, die eine gute „räumliche Elektivität" ermöglichen, bedenkenlos auch einzeitig unter Verabreichung hoher Dosen bestrahlt werden. Führt diese erste Bestrahlung innerhalb von einigen Wochen nicht zum Ziel, wird eine zweite kleinere bis eventuell gleichgroße und — wenn notwendig — auch eine weitere dritte Dosis verabreicht. Als Fraktionierung ist diese Verabreichungsart aber nicht aufzufassen, sondern nur als ein Hintasten zur erforderlichen Dosis.

Bei *größeren Hautkrebsen* und noch mehr natürlich bei allen anderen *bösartigen* Tumoren wird heute dagegen immer fraktioniert bestrahlt. Die Zahl der Einzeldosen beträgt dabei auch in problemloseren Fällen meist nicht weniger als 15—20 und bei inneren Tumoren bei täglicher, d.h. bei fünf- bis sechsmaliger Verabreichung pro Woche, etwa 20—30. Es besteht jedoch durchaus die Tendenz, die meist übliche Behandlungszeit von 4—6 Wochen, die aus dieser Verabreichungsart resultiert, noch weiter auf 8 Wochen oder noch mehr zu verlängern (LENZ, 1946; GARLAND und SISSON, 1952; ANDREWS und MOODY, 1956; BACLESSE, 1958; ARCHAMBAULT, GRIEM und LOCHMANN, 1964).

Über die Versuche, die *Pausendauer* zwischen den einzelnen Bestrahlungen — unter Beibehaltung der Gesamtbehandlungsdauer — von 24 auf 48 Std zu verlängern, wurde bereits berichtet (vgl. Abschnitt II, 4). So interessant diese Möglichkeit auch erscheint, in die radiotherapeutische Praxis hat sie sich bisher nicht eingeführt.

Dagegen wird die in Abschnitt II, 6 erwähnte *Bestrahlung in mehreren Serien* häufiger angewendet (Scanlon, 1960; Barth, Gavala und Wachsmann, 1961; Sambrock, 1962, 1964; Lenzi, 1963). Diese Doppel- und Mehrserientechnik wird bei der Bestrahlungsplanung von vornherein festgelegt; sie ist nicht mit der Wiederholung der Bestrahlung beim Auftreten eines Rezidivs zu verwechseln.

Über die *Protrahierung* und ebenso die *Ultrafraktionierung* soll hier im Rahmen der Bestrahlungsplanung nicht die Rede sein. Diese Größen werden in der strahlentherapeutischen Praxis nämlich nicht frei gewählt, sondern ergeben sich in der Regel aus den Eigenschaften der benutzten Strahlenquellen. Die Einflüsse der Protrahierung auf die biologische Reaktion und damit auf die zu verabreichende Dosis sind jedoch nach den in Abschnitt II, 2 gegebenen Richtlinien zu berücksichtigen.

g) Wahl der zu verabreichenden Dosis (Dosierungsgrundlagen)

Auch bezüglich der Dosierung bei den verschiedenen Indikationen der Strahlentherapie ins einzelne gehende Angaben zu machen, ist hier nicht der Platz. Es können vielmehr nur die *Grundsätze*, die bei der Festsetzung der Dosis innerhalb des Bestrahlungsplanes eine Rolle spielen, besprochen werden.

In diesem Zusammenhang muß festgehalten werden, daß die Dosis bei jeder strahlentherapeutischen Maßnahme wohl die *wichtigste Größe* ist, hängt doch von ihrer richtigen Bemessung Erfolg oder Mißerfolg jeder Bestrahlung ab. Dabei ist der Spielraum einer richtigen Dosierung insbesondere in der Therapie bösartiger Tumoren keineswegs breit, in gewissen Fällen sogar außerordentlich schmal (Kok, 1965)!

Bezüglich der Festsetzung der anzuwendenden Dosis gilt im übrigen auch heute noch der bereits von Meyer ausgesprochene Grundsatz, daß die zur Erreichung eines bestimmten therapeutischen Zieles erforderliche Dosis stets *so klein wie nur möglich* zu wählen ist. Dieser Grundsatz hat heute, nachdem unsere Kenntnisse über die schädigenden Strahlenwirkungen vertieft wurden, an Bedeutung noch gewonnen. Auf der anderen Seite gibt es aber dort, wo es gilt, einen lebensbedrohenden Prozeß strahlentherapeutisch zu beseitigen oder wenigstens in seinem Wachstum zum Stillstand zu bringen, auch den klassischen Ausspruch von Windeyer (1947): ,,Die, die noch keine Nekrose gesehen haben, haben ihre Patienten nicht mit ausreichenden Dosen behandelt. Und es ist ein größeres Vergehen, aus Sicherheitsgründen ständig zu unterdosieren und den Patienten die letzte Heilungschance zu versagen, als gelegentlich eine Nekrose in Kauf zu nehmen.''

Bei der *Entzündungsbestrahlung* mit ,,*Umstimmungsdosen*'' wird auf Grund empirisch gesammelter Erfahrungen dosiert. Die Dosen liegen hier meist weit von der Toleranzdosis, d.h. von der Dosis entfernt, die einen schwerwiegenden und irreparablen Strahlenschaden zur Folge haben kann. Trotzdem ist es auch hierbei besonders dank der Arbeiten von Pape u. Mitarb. (s. unten), in der letzten Zeit üblich geworden, die applizierten Einzel- und Gesamtdosen immer weiter herabzusetzen. Während man früher in akuten Fällen meist mit Einzeldosen von 50—100 R bestrahlte, die nur bei chronischen Prozessen bis auf 200 R erhöht wurden (Gagnier, 1951; Fest, 1953; Leppennetier, 1954; Schirren, 1955; Goldschmidt, Yawalkar und Schirren, 1959), werden neuerdings zunehmend auch kleinere Dosen von 25—50 R als gleich oder doch mindestens ausreichend wirksam erachtet (z.B. Huguet und Daniel, 1939; Paschetta, 1939; Joly, 1947; Buchtala und Viehweger, 1952; Reichel, 1956). Pape und seine Schule (Pape und Seyss, 1949; Pape und Gölles, 1950) gehen dabei sogar auf die bereits von Daniel (1939) empfohlenen ,,Kleinst- und Mikrodosen'' von 1—10 R zurück, die dann allerdings etwas häufiger als die größeren Dosen, d.h. nicht drei- bis viermal, sondern zehn- bis zwölfmal verabreicht werden, so daß die Gesamtdosis statt etwa 100—200 R nurmehr etwa 50—100 R beträgt.

Bei allen Bestrahlungen im Rahmen der radiologischen Entzündungs- bzw. Funktionstherapie gilt jedenfalls der Grundsatz: Je akuter ein Prozeß, um so kleiner die Einzeldosis, um so kürzer aber auch die Intervalle zwischen den Einzelbestrahlungen. Durch das ,,*Ausgangswertgesetz*'' (Vieten, 1949) ist diese Forderung wohl begründet.

Gänzlich andere Verhältnisse liegen in der *Tumortherapie* vor, in der mit „*Zerstörungs-dosen*" bestrahlt werden muß. Ihre Höhe richtet sich nicht nur nach der von Tumor zu Tumor in ziemlich weiten Grenzen verschiedenen zur Einschmelzung der Geschwulst erforderlichen Dosis, die von PATERSON als „Tumor Lethal Dose" für das Squamous-cell-Carcinom bei einzeitiger Bestrahlung mit 2000 R, bei Bestrahlung innerhalb von 8 Tagen mit 5000 R und bei einer Bestrahlung in 32 Tagen mit 6000 R angegeben wird (vgl. auch ALLEN und FREED, 1955). Vom bösartigen und strahlenresistenten Melanom wissen wir aber, daß in gewissen Fällen unter Nah- oder Weichstrahlbedingungen innerhalb von 30 Tagen auch 10000—20000 R oder noch mehr verabreicht werden müssen, um den gewünschten Erfolg zu erzielen (CHAOUL und GREINEDER, 1936; SCHIRREN, 1952; CHAOUL und WACHSMANN, 1953; GOTTRON, 1955; SCHREUS, 1955).

Maßgebend für die bei tief im Körperinnern gelegene Tumoren anwendbare Dosis war, solange nur konventionelle Strahlungen zur Verfügung standen, oft nicht die erwünschte Herddosis, sondern die *Toleranz* der durchstrahlten gesunden Gewebe, d.h. vornehmlich der Haut. Sie begrenzte nämlich in der Regel die applizierbare Herddosis (Abb. 97). Erst durch die Einführung der *Bewegungsbestrahlung* und noch mehr der *ultraharten Strahlungen* — bzw. der Kombination beider — in die Therapie wurde es in dieser Beziehung besser, so daß heute kaum mehr Beschränkungen von seiten der Haut bezüglich der anwendbaren Herddosis bestehen.

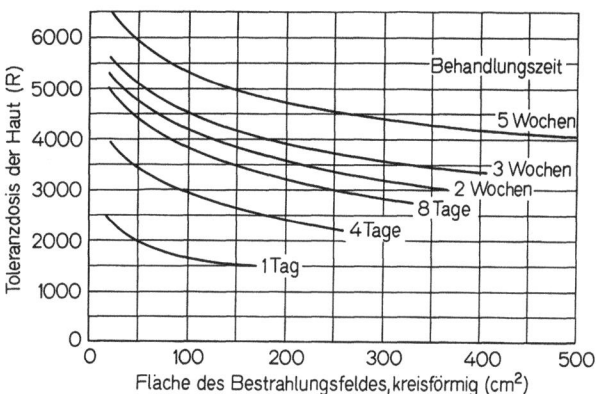

Abb. 97. Toleranz der Haut bei verschiedenen Fraktionierungen in Abhängigkeit von der Feldgröße. Strahlung 1,5 mm Cu HWD. (Nach PATERSON, 1960)

Die Begrenzung der dem Herd, d.h. dem Tumor einschließlich des ihn umgebenden mitbestrahlten gesunden Gewebes, verabreichbare Dosis wird also in der modernen Strahlentherapie vorwiegend durch die *Toleranz der inneren Organe bestimmt.*

Dabei gilt, daß sich *Schleimhäute* bezüglich der Strahlenreaktion etwa wie die äußere Haut verhalten. Die lokalen Empfindlichkeitsunterschiede sind bei ihnen jedoch besonders groß. So muß man z.B. in der Mundhöhle mit einer etwa 30% größeren Empfindlichkeit als bei der äußeren Haut rechnen, während der vaginalen Schleimhaut bei fraktionierter Verabreichung unter Nahbestrahlungsbedingungen vier- bis sechsmal höhere Dosen zugemutet werden können (TISCHER, 1952). Die Strahlenempfindlichkeit der Schleimhäute des Verdauungskanals (Darm einschließlich Rectum) sowie der Blase liegt etwa in der Mitte, d.h. daß innerhalb von 4—6 Wochen Dosen von 5500—6000 R nicht überschritten werden dürfen.

Die *Muskulatur* ist offenbar sehr strahlenresistent und ihr Regenerationsvermögen sehr groß. Nur bei sehr hohen Dosen zeigen sich ernstere Muskelschädigungen, wenn man von den als Spätfolge der Bestrahlung auftretenden Atrophien und Indurationen absieht.

Ähnlich unempfindlich ist auch *Bindegewebe*. Auch in mit hohen Dosen bestrahlten Zonen erholt sich das Bindegewebe frühzeitig und schiebt sich in das strahlengeschädigte Gewebe ein, gleichsam um den hier gesetzten Strahlenschaden zu kompensieren. Das Bindegewebswachstum geht dabei von den Randzonen hochbelasteter Gebiete aus.

Auch bei *Blutgefäßen* konnten im allgemeinen schwere Strahlenschäden nicht festgestellt werden. Zwar kann es nach Verabreichung hoher Dosen zu einer Strahlenarteriitis oder Phlebitis kommen, selten jedoch zu einem Verschluß größerer Gefäße (ODERMATT, 1923/24; WINDHOLZ, 1937). *Das Capillarsystem* dagegen sowohl der Haut als auch der inneren Organe und besonders des Gehirns kann bei höherer Dosierung schwer geschädigt werden, was vor allem zum Auftreten von *Spätschäden* Veranlassung geben kann. Das gleiche gilt für das *Lymphgefäßsystem* mit den gefürchteten und schwer zu beeinflussenden Stauungserscheinungen (z.B. nach Mammabestrahlungen). Viel häufiger treten Lymphstauungen jedoch nach Mammaamputationen als Operationsfolge auf, wie Jungblut an der Düsseldorfer Strahlenklinik (Vieten) in noch nicht veröffentlichten umfangreichen lymphographischen Untersuchungen nachgewiesen hat.

Beim *Hirn- und Nervengewebe* liegt dagegen die primäre Toleranzgrenze offenbar hoch. Mit Rücksicht auf die Verödung der Hirngefäße neigt man heute jedoch dazu, die Toleranzgröße auch hier sehr viel vorsichtiger anzusetzen als früher (vgl. z.B. Zeman, 1950; Lingren, 1958; Schümmelfeder, Ebschner, Bergeder und Krogh, 1961; Schümmelfeder, 1962).

Knochen gelten — abgesehen von *Epiphysen* im wachsenden Knochen — allgemein als wenig strahlensensibel. Nach intensiver Strahlentherapie kann es aber insbesondere in schlecht durchbluteten Knochen (z.B. Schenkelhals) dann zu Spätschäden kommen, wenn große Gebiete homogen durchstrahlt werden (Sommer, 1949; Montag, 1951; Birkner, 1949). Bei der Bestrahlung umschriebener Knochenabschnitte und bei der Anwendung ultraharter Strahlungen, die im Knochengewebe weniger stark absorbiert werden, ist die Gefahr einer Knochenschädigung sicher vermindert.

Bei allen strahlentherapeutischen Maßnahmen gilt es dagegen, die besonders strahlenempfindlichen Organe, wie *Knochenmark*, *Milz* und *Leber*, nach Möglichkeit zu schonen. Insbesondere dürfen größere Abschnitte dieser Organe nicht mit hohen Dosen bestrahlt werden, um Ausfallerscheinungen zu vermeiden. *Lungengewebe* ist dagegen als relativ strahlenunempfindlich anzusehen, wenngleich die nach der Bestrahlung größerer Lungenabschnitte auftretenden Pneumonitiden und Fibrosen gefürchtet sind.

Möglichst vor jeder Strahleneinwirkung sind schließlich die *Augen* — der möglichen Linsentrübungen wegen — und bei den noch im generationsfähigen Alter stehenden Patienten natürlich die *Gonaden* aus genetischen Gründen zu schützen.

Jede Angabe einer *Dosis* ist im übrigen sowohl in bezug auf die zu erwartende Wirkung auf den Tumor selbst als auch auf die mitbestrahlte gesunde Umgebung gänzlich unvollständig, wenn nicht gleichzeitig die Art der zeitlichen Verabreichung genannt wird. Dosisangaben sollten also mindestens in der Form erfolgen, daß die *Zahl* und die *Höhe* der *Einzeldosen* und die *Zeit* genannt wird, während welcher sie verabreicht wurden (z.B. „20mal 250 R innerhalb von 30 Tagen"). Darüber hinaus besitzen aber auch noch die *Strahlenart* und *Strahlenqualität* (Energie) sowie die *Feldgröße* bzw. genauer gesagt, die Größe des bestrahlten *Volumens*, d.h. die *Raum-* oder *Integraldosis*, einen wesentlichen Einfluß auf die zu erwartende Strahlenwirkung. Von diesen Einflüssen soll im folgenden noch die Rede sein.

h) Einfluß der Strahlenart und Strahlenqualität auf die Dosis

Ein Einfluß der Strahlenart und Energie auf die biologische Reaktion kann aus *zwei verschiedenen Gründen* erwartet werden: Erstens muß sich dann eine Abhängigkeit der biologischen Reaktion von der Strahlenqualität ergeben, wenn die *Absorption* der Strahlung im betrachteten biologischen Objekt und im Meßorgan oder Detektor, mit dem die Dosis gemessen wird, *verschiedenen Gesetzen* folgt. Dies ist beim Messen der Dosis in den auf der Strahlenabsorption in Luft beruhenden Röntgeneinheiten (Ionendosis) und bei deren Bezug auf weiche Gewebe in geringem Maße der Fall. Die Abweichungen sind jedoch sehr klein (vgl. Abb. 43). Sehr viel größere Unterschiede ergeben sich dagegen, wenn man aus der Luftionisation auf die Wirkungen in nicht luft- oder wasseräquivalenten Geweben, wie z.B. Knochen oder Fett, schließen will (vgl. ebenfalls Abb. 43). Diese Abweichungen verschwinden, wenn man sich auf die in den verschiedenen Geweben *absorbierte Energie*, d.h. die in rad-Einheiten gemessene Dosis bezieht. Dies ist *ein* Grund dafür, daß die *Energiedosis* der *Ionendosis* gegenüber bevorzugt wird.

Der *zweite* Grund für eine mögliche verschiedene biologische Wirksamkeit von Strahlungen verschiedener Art und Energie — auch beim Bezug auf gleiche Energiedosen — liegt in der unterschiedlichen *Ionisationsdichte* der verschiedenen Strahlungen oder — wie es heute vielleicht weniger anschaulich, dafür aber korrekter ausgedrückt wird — in der *verschiedenen linearen Energieabgabe* der einzelnen Strahlungen im Gewebe, d.h. dem in keV/μ ausgedrückten Energieverlust der ionisierenden Teilchen entlang ihrer Bahn (LET = linear energy transfer). In welchen Grenzen diese Größe bei den in der Strahlentherapie meist benutzten Strahlungen variieren kann, zeigt zusammenfassend Abb. 98.

Für *Röntgenstrahlung* erkennt man aus Abb. 99, daß im Gebiet von Strahlenenergien zwischen etwa 20—300 kV Unterschiede in der biologischen Wirksamkeit kaum zu erwarten sind, weil in diesem Energiebereich die Ionisationsdichte bzw. die LET praktisch konstant bleiben. Da im allgemeinen weniger dicht ionisierende Strahlungen eine geringere *relative biologische Wirksamkeit* (RBW) oder — wie man neuerdings sagt — einen kleineren *Quali-tätsfaktor* (QF) besitzen und umgekehrt, daß dicht ionisie-rende Strahlungen biologisch stärker wirksam sind, müssen die ultraharten Röntgenstrah-len und energiereichen schnel-len Elektronen weniger und die dichtionisierenden Strahlun-gen, z.B. Neutronen bzw. die durch sie ausgelösten Rückstoß-protonen, Alphateilchen usw., stärkere biologische Wirksam-keit besitzen.

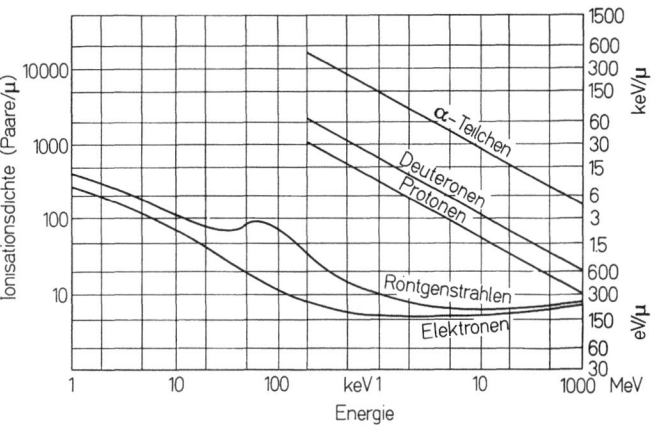

Abb. 98. Spezifische mittlere Ionisationsdichte bzw. lineare Energie-abgabe (LET) verschiedener Strahlungen in wasseräquivalentem Ge-webe. (Nach WACHSMANN, 1950; WACHSMANN u. DIMOTSIS, 1957)

Lange Zeit vertrat man die Auffassung, die erythemaus-lösende Wirkung weicher Strahlungen sei größer als die harter Strahlungen (HALBERSTÄDTER, 1929; SCHREUS und SCHÖNHOLZ, 1927). Auch GLAUNER und LANGENDORFF geben noch 1949 an, die *Erythemdosis* betrage bei weichen Strahlungen etwa 400 R, während die als etwa vergleichbar anzusehende „*Hauteinheitsdosis*" (HED nach SEITZ und WINTZ, zitiert nach WINTZ und WITTENBECK, 1933/35), für die in der Tiefentherapie gebräuchlichen Strah-lungen meist mit 800 R angenommen wird. Heute wissen wir dagegen, daß die biologischen Wirkungen des klassischen Qualitätsbereiches von etwa 30—200 kV praktisch völlig gleich sind (SEAMANN u. Mitarb., 1955). Die von HOLTHUSEN (vgl. BRAUN und HOLT-HUSEN, 1929) bereits frühzeitig geäußerte Auffassung von der „*Wellenlängenunabhängig-keit* biologischer Strahlenreaktionen" hat sich also in weiten Grenzen als richtig erwiesen. Eine scheinbar geringere — und nicht, wie aus der größer werdenden Ionisationsdichte zu erwartende größere — biologische Wirksamkeit weicherer Strahlungen ergibt sich nur aus ihrer geringen Tiefenwirkung, die zur Folge hat, daß bei weichen Röntgenstrahlen (besonders Grenzstrahlen) die für das Auftreten des Erythems erforderliche Dosis nicht mehr in die maßgebende Tiefe gelangt. Eine tatsächlich geringere biologische Wirksamkeit tritt dagegen der Theorie entsprechend bei den sehr harten und ultraharten Strahlungen auf, bei denen im Mittel mit einer RBW von etwa 0,8—0,9 zu rechnen ist (vgl. ZUPPIN-GER u. Mitarb., 1960; FLETCHER, 1961). Bezüglich der hautschonenden Wirkung energie-reicher Strahlungen mag dieser Faktor sogar noch kleiner sein, d.h. vielleicht 0,6—0,7 (WACHSMANN, BARTH, FETZER, RIESS und SCHULTE, 1953) betragen. Umgekehrt besitzen dagegen die *sehr dicht ionisierenden Corpuscularstrahlen*, z.B. Alphateilchen, durch Neutronen erzeugte Rückstoßprotonen bzw. Protonen, im allgemeinen eine größere biologische Wirksamkeit. Dies veranlaßt uns, nach Objekt und Reaktion bei diesen

Strahlungen im Mittel eine RBW von etwa 2—4 anzunehmen (GRAUL, 1964). Sofern man sich aber auf die Erzeugung von Linsentrübungen und andere, vom strahlenschutztechnischen Standpunkt interessierende Reaktionen bezieht, werden auch RBW- bzw. Qualitätsfaktoren von 10 oder sogar 20 genannt (EURATOM Grundnorm, 1959).

Ein Versuch, die *Abhängigkeit der biologischen Wirksamkeit* von Strahlungen verschiedener Ionisationsdichte zusammenfassend darzustellen, ist in Abb. 99 für die Erythemerzeugung, für biologische Reaktionen im allgemeinen und für die Strahlenschädigung

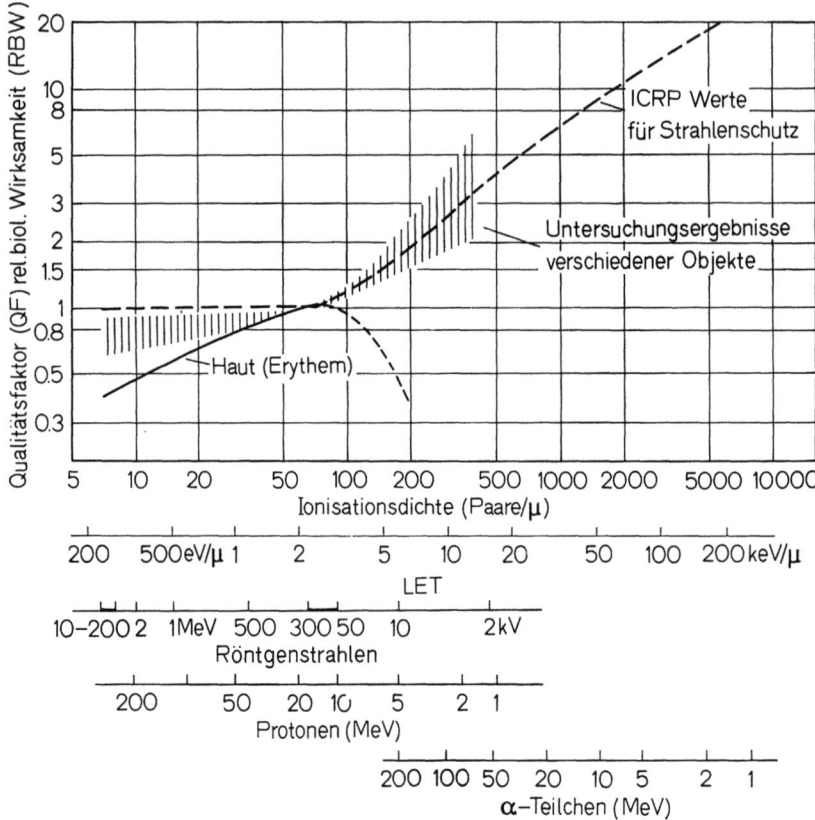

Abb. 99. Abhängigkeit der relativen biologischen Wirksamkeit von ionisierenden Strahlungen bzw. der Erythemdosis oder allgemein biologischer Reaktionen von der LET bzw. Ionisationsdichte (stark vereinfachte, nur zur rohen Orientierung dienende Darstellung)

(Kataraktbildung) unternommen. Die im Einzelfall auftretenden biologischen Wirksamkeiten verschiedener Strahlungen können von den genannten Werten u. U. jedoch wesentlich abweichen.

Bei der *Berechnung* und *Festsetzung der Dosis* für den Bestrahlungsplan sind die Unterschiede in der biologischen Wirksamkeit der verschiedenen Strahlungen jedenfalls zu berücksichtigen. Dies vollzieht sich in der strahlentherapeutischen Praxis allerdings meist stark vereinfacht auf Grund empirischer Erfahrungen, indem man z. B. bei der Anwendung von *Grenzstrahlen* — der starken Absorption dieser Strahlungen bereits in dünnen Hautschichten wegen — die Oberflächendosis meist etwa um den Faktor 2—3 größer wählt als bei konventionellen Strahlungen (vgl. z. B. SCHREUS, 1929; JACOBY, 1947; KALKOFF, 1949; KNIERER, 1949; ROSENKRANTZ, 1949; WUCHERPFENNIG, 1951; SCHIRREN, 1955; BETETTO und BONSE, 1959; PILLSBURY, SHELLEY und KLIGMANN, 1956) und bei den *ultraharten Strahlungen* — des hier etwas kleineren RBW-Faktors wegen — meist um etwa 10—20% höher dosiert (FRIEDMANN, DRESNER und HINE, 1955).

Für die Anwendung der sehr dicht ionisierenden Strahlungen dagegen lassen sich allgemeingültige Richtlinien für die Dosierung z. Z. überhaupt nicht geben.

i) Berücksichtigung der Feldgröße

Bei der Festsetzung der Dosen, die bei den verschiedenen mit ionisierenden Strahlungen behandelten Erkrankungen anzuwenden sind, und besonders der Strahlenmengen, die ohne Gefahr einer *Dauerschädigung* der Haut und der bestrahlten inneren Organe verabreicht werden dürfen („Toleranzdosen"), spielt die *Größe des bestrahlten Feldes* eine wichtige, nicht zu vernachlässigende Rolle. Dies zeigt bereits Abb. 97 (PATERSON, 1960). Noch deutlicher werden diese Verhältnisse aber, wenn man beispielsweise die Hauttoleranz bei der Tiefentherapie mit den Dosen vergleicht, die in der Nahbestrahlung ohne Gefahr für die Haut verabreicht werden dürfen. Während in der konventionellen Strahlentherapie bei der Bestrahlung mittelgroßer Felder von etwa 100—200 cm² bei einzeitiger Verabreichung von etwa 1200 R und bei der fraktionierten Bestrahlung innerhalb von etwa 5 Wochen 4000 bis höchstens 4500 R keinesfalls überschritten werden dürfen, können bei der Nahbestrahlung ohne eine Gefährdung der Abheilung auf Felder von 5—20 cm² Größe ohne weiteres um ein Mehrfaches höhere Dosen appliziert werden. Auf dieser Tatsache beruht letzten Endes das Prinzip der Gitterbestrahlung (vgl. Abschnitt I, 6, c). HOHL und JOYET (1955) haben versucht, den Zusammenhang zwischen der höchstzulässigen Dosis und der Feldgröße folgendermaßen auszudrücken:

Der Logarithmus der gesamten zulässigen Oberflächendosis ist der Feldgröße umgekehrt proportional.

k) Die Raum- oder Integraldosis

Die in Röntgen- oder besser in rad-Einheiten gemessene Dosis ist ein Maß für die an jedem Punkt des durchstrahlten Gewebes absorbierte Strahlenenergie und damit für die an dieser Stelle zu erwartende biologische Wirkung. Da sich diese Dosis definitionsgemäß (vgl. DIN 6811) auf das Volum- bzw. Massenelement bezieht, ist sie als *spezifische Dosis* aufzufassen.

Im Gegensatz zur Dosis bezieht sich die z.B. in Röntgenlitern gemessene *Raum-* oder *Volumdosis* (vgl. z.B. WACHSMANN, 1941; und SCHÖN, 1963[1-4] mit sehr vollständigen Literaturhinweisen) oder zweckmäßiger die in rad-Gramm ausgedrückte *Integraldosis* (MAYNEORD, 1940 und 1944[1+2]) auf die gesamte im durchstrahlten Volumen oder einem Teil davon absorbierte Strahlenenergie (I.C.R.U. Handbook, 1962). Die Integraldosis läßt Schlüsse auf die zu erwartende *Allgemeinwirkung* einer Bestrahlung zu, besitzt darüber hinaus aber auch auf die *Toleranz des Gewebes* in noch stärkerem Maße als die Feldgröße allein einen wesentlichen Einfluß. Bei einer gegebenen Dosis ist eine kleine Integraldosis, d.h. die Beschränkung einer Dosis auf ein kleines Gebiet, besser verträglich als eine Bestrahlung großer Gewebeabschnitte.

Nach MAYNEORD (1940) oder WACHSMANN (1941) läßt sich eine *Integraldosis* eventuell unter Verwendung von Näherungsmethoden als das Integral (= Summe) der Produkte der in jedem Volum- bzw. Massenelement herrschenden Dosen und der Größe dieses Volumens oder besser der Masse des Volumelementes berechnen. KELLER (1956) hat empirisch ermittelte Kurven angegeben (vgl. auch BERCY, 1959; WACHSMANN, 1954; SCARPA, 1960; CARLSSON, 1963), mit deren Hilfe sich die Raum- bzw. Integraldosis aus der Feldgröße unter Berücksichtigung der Strahlenqualität mit praktisch ausreichender Genauigkeit (SCHOEN, 1963[3+4]) berechnen läßt (Abb. 100).

Die *Berechnung der Raum- bzw. Integraldosis* in jedem einzelnen Bestrahlungsfall ist sicher entbehrlich. Trotzdem sollte man sich bei der Bestrahlungsplanung auch über die verabreichte Integraldosis Rechenschaft ablegen. Eine Bestrahlung ist nämlich, bezogen auf gleiche Herddosen, um so zweckmäßiger ausgeführt, je kleiner die verabreichte Integraldosis bleibt. WACHSMANN (1941 und 1954) hat vor allem als Maß zur Beurteilung der Zweckmäßigkeit einer Bestrahlungsmethode daher den Begriff der „*relativen Herdraumdosis*" oder — wie wir heute besser sagen würden — den Begriff der „*relativen Integraldosis Herd*" definiert. Darunter wird die im Herd absorbierte Strah-

lenenergie in Prozent der im bestrahlten Körper insgesamt absorbierten Energie verstanden. Je größer diese relative Herdraumdosis ist, als um so zweckmäßiger ist die Technik,
mit der eine Bestrahlung ausgeführt wurde, anzusehen.

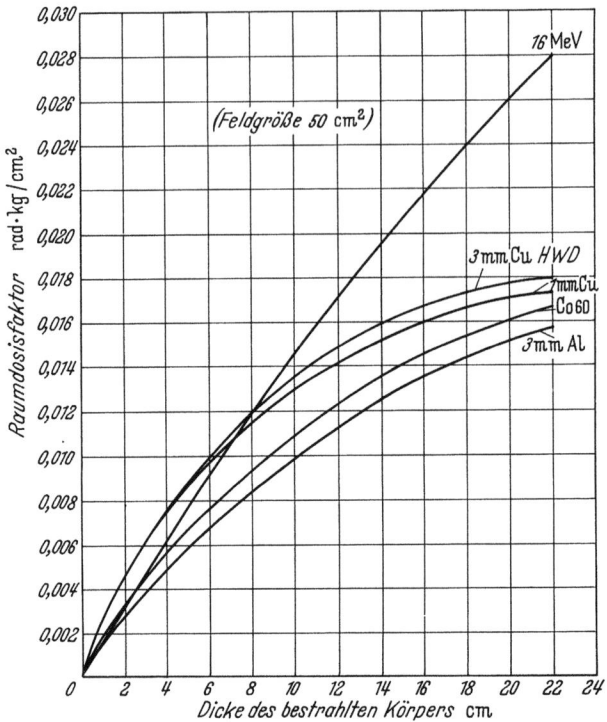

Abb. 100. Diagramm von Keller, korrigiert nach Schön, zur näherungsweisen Ermittlung der Integraldosis
(D_I) für Strahlungen verschiedener Härte nach der Formel $D_I = RW \cdot t \cdot F_{50} \cdot f_i$ (kg · R, numerisch mit genügender Genauigkeit = rad kg); RW = Röntgenwert in R/min; t = Bestrahlungszeit; F_{50} = die auf 50 cm FA
bezogene Feldgröße in cm² und f_i = Raum- oder Integraldosisfaktor aus dem Diagramm.
(Nach Wachsmann, 1964)

4. Die intrakorporale Strahlentherapie

Strahlentherapie wird normalerweise und in der überwiegenden Mehrzahl der Fälle
durch die äußere Haut hindurch als *Percutanbestrahlung* ausgeführt. Daß es mit Hilfe
der durchdringenden ionisierenden Strahlungen möglich ist, unter Erhaltung der Haut
in die Tiefe einzuwirken, stellt den großen Vorteil der Strahlentherapie gegenüber
der Chirurgie dar, und daß die Strahlung ausgeblendet und gezielt verabreicht werden
kann, den wesentlichsten Unterschied gegenüber der Chemotherapie. Strahlentherapie
kann aber in Form der *Körperhöhlentherapie* und der Therapie *operativ freigelegter Tumoren*
auch intrakorporal angewendet werden. Die methodischen Grundlagen dieser Anwendungs-
arten sind im folgenden zu erörtern:

a) Körperhöhlentherapie

Die Möglichkeit, *Röntgenstrahlen* und eventuell auch *schnelle Elektronen* zu bündeln
und auszurichten, erklärt die Anwendbarkeit der Strahlentherapie bei Herden in zugänglichen Körperhöhlen. Strahlungen mäßiger Durchdringungsfähigkeit, d.h. also weiche
und mittelharte Röntgenstrahlen und Elektronen bis zu Energien von etwa 20 MeV,
sind dabei den durchdringenden Gammastrahlen von Radium oder ^{60}Co ihrer leichteren
Ausblendbarkeit wegen überlegen. Sie geben aber auch deshalb günstige Verhältnisse,
weil sie im Vergleich zu härteren Strahlungen eine bessere Schonung der hinter dem
Herd gelegenen Gewebe ermöglichen (vgl. auch Abb. 76).

Intrakorporale Bestrahlungen, z. B. der *Mund- und Rachenhöhle*, des *Rectums* oder innerhalb der *Vagina*, können in zweierlei Art ausgeführt werden: Entweder werden die von einer *außerhalb des Körpers liegenden Strahlenquelle* (z. B. Tiefentherapieröhre) gelieferten Strahlungen durch geeignete Applikatoren (Tubusse) ausgeblendet auf den in der Körperhöhle liegenden Herd ausgerichtet, oder die Strahlenquelle, z. B. in Form einer *Körperhöhlenröhre* mit einem entsprechenden Bestrahlungstubus versehen, unmittelbar in die Körperhöhle eingeführt. In den beiden Fällen ergeben sich grundsätzlich verschiedene Dosisverteilungen. Bei außerhalb des Körpers liegender Strahlenquelle sind die Focus—Haut-Abstände stets relativ groß und die erzeugten Strahlenkegel der Öffnung der Körperhöhle entsprechend klein und wenig divergent. Umgekehrt zwingen die Abmessungen intrakorporaler Strahlenquellen zu kleinen Focus—Haut-Abständen, was stark divergierende

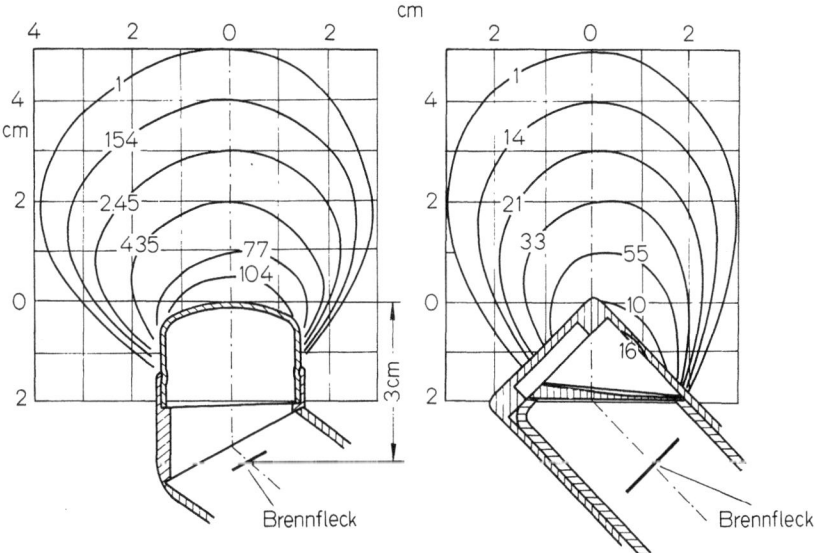

Abb. 101. Isodosen der 100 kV-Körperhöhlenröhre bzw. der Nahbestrahlungsröhre mit „gynäkologischem Tubus" für intravaginale Bestrahlungen. (Nach KEPP, 1952)

Strahlenkegel zur Folge hat. Diese bieten zwar den Vorteil, auch größere Herdgebiete ausstrahlen zu können, ergeben jedoch zwangsläufig einen steilen Dosisabfall. Einzelheiten hierüber seien anhand der folgenden Beispiele erörtert:

Tumoren der *Mund-* und *Rachenhöhle* werden vorzugsweise nach der Nahbestrahlungsmethode, meist unter Verwendung der Schräganodenröhre behandelt (CHAOUL und WACHSMANN, 1953), wobei sich etwa die bereits in Abb. 33 gezeigten Dosisverteilungen ergeben. Verschiedene Autoren haben das dabei im einzelnen anzuwendende Vorgehen beschrieben: für die Mundhöhle z. B. HOLLANDER und SHELTON (1938) sowie MERRIT (1939); für den Nasen-Rachenraum: PFANDER (1947[1-3]); für Larynx und Hypopharynx: CHAOUL und GREINEDER (1943), LAMBERT und WATSON (1942); PROCTOR, LOFSTROM und NÜRNBERGER (1948), TERRACOL und LAMARQUE (1949), LEICHER und MÜLLER (1951).

Für die peranale Bestrahlung des *Rectumcarcinoms* verwenden CHAOUL u. Mitarb. (vgl. CHAOUL und WACHSMANN, 1953) sowie z. B. LARRU (1947[1-2]) dagegen vorzugsweise die Spitzanodenröhre.

Eine besonders wichtige Rolle innerhalb der intrakorporalen Strahlenanwendung spielen aber die *gynäkologischen Indikationen.* In Deutschland haben SCHAEFER und WITTE (1932) ein mit 100 kV betriebenes „*Körperhöhlenrohr*" angegeben, das besonders für die intravaginale Applikation bestimmt war (SCHAEFER, 1952). Auf ihm baut sich die von MARTIUS (1942) und seiner Schule (KEPP, 1951[1+2], 1952; sowie DEMOULLIN und

KEPP, 1949) erarbeitete „Göttinger Bestrahlungsmethode" im wesentlichen auf. Später wurden dann allerdings auch auf die 60 kV-Nahbestrahlungsröhre passende Tubusse angegeben (KEPP und WACHSMANN, 1950; KEPP, 1951), mit der sich ähnliche Dosis verteilungen erzielen lassen wie mit den unhandlicheren 100 kV-Röhren (Abb. 101). Zum Unterschied gegenüber der intravaginalen Bestrahlung wird in den USA bereits seit 1921 die „*pervaginale*" Methode bevorzugt, um die percutan eingestrahlte Dosis im Uterus und seiner Umgebung ohne weitere Hautbelastung zu erhöhen (MERRITT, 1921; MORRISON, 1940; NOLAN and STANBRO, 1947; DEL REGATO, 1947; CAULK, 1949; TWOMBLY und CHAMBERLIN, 1949). Mit beiden Methoden lassen sich in der Cervikal-gegend Dosen von 5000 R und mehr und an der Beckenwand die meist geforderten 2000—3000 R erreichen (Abb. 102).

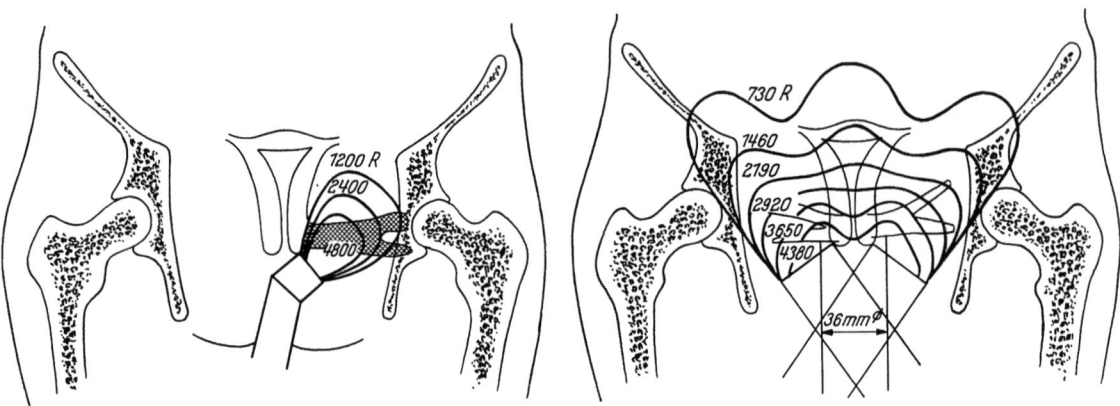

Abb. 102. Links: Isodosenverlauf bei der Bestrahlung eines parametranen Carcinominfiltrats nach der Göttinger Methode mit dem intravaginal eingeführten 60 kV-Körperhöhlenrohr mit einem Tubus von 30 mm Durchmesser. (Nach KEPP, 1952.) Rechts: Bei der transvaginalen Bestrahlung mit 250 kV mit einem Tubus von 36 mm Durchmesser über 3 Felder. (Nach TWOMBLY u. CHAMBERLIN, 1949)

Obwohl mit beiden Verfahren gute Ergebnisse erzielt wurden, haben sie offenbar durch die Einführung der *ultraharten Strahlungen* in die Tiefentherapie an Bedeutung verloren, da sich mit ihrer Hilfe und des in der Gynäkologie als unentbehrlich angesehenen Radiums ausreichende Dosen in den Beckenraum einbringen lassen.

b) Bestrahlung operativ freigelegter Herde

Auch der Gedanke, Tumoren durch *operative Freilegung* der direkten Strahlentherapie zugänglich zu machen, ist keineswegs neu (vgl. BECK, 1909; oder FINSTERER, 1915). Nach BARTH und WACHSMANN (1948) ist dabei methodisch zu unterscheiden zwischen

1. der *intraoperativen Einzeitbestrahlung* mit dem Zweck, entweder dem Messer nicht zugängliche, vorhandene oder vermutete Tumorreste radiologisch einzuschmelzen, oder um den chirurgisch nur freigelegten Tumor intensiver zu bestrahlen als dies percutan möglich wäre;

2. der *interoperativen*, über *längere Zeit fraktioniert* durchgeführten Bestrahlung mit abschließender Wiederherstellungsoperation.

Was in diesem Falle die *Bestrahlungsmethode* anbetrifft, kann — wenn es sich um Tumoren, die der Strahlung direkt zugänglich sind, handelt — wieder die Nahbestrahlung angewendet werden (CHAOUL und WACHSMANN, 1953), bei tiefer infiltrierenden Tumoren aber auch eine Strahlung mit *weniger steilem Dosisabfall*, d.h. eine mit 100 kV (LAMARQUE und POULIQUEN, 1952) oder besser 150 kV (BARTH und MEINEL, 1959) betriebene Röhre.

Als Anwendungsgebiete für die *interoperative*, d.h. bei Offenhaltung der Freilegungs-wunde über mehrere Wochen fraktioniert durchgeführte Bestrahlung, werden genannt:

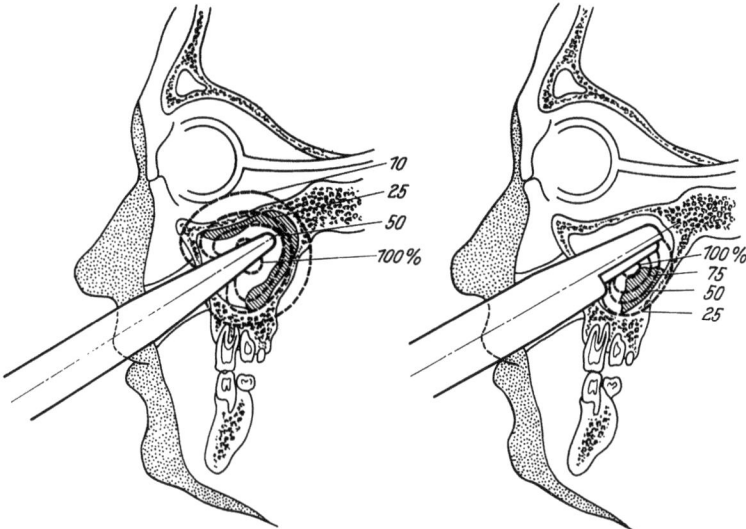

Abb. 103. Beispiele für die Konzentration der Dosis auf den Herd bei der interoperativen Nahbestrahlung der Kieferhöhle mit der allseitig strahlenden bzw. zur Hälfte abgeschirmten Spitzanodenröhre. (Nach BECK u. BARTH, 1949)

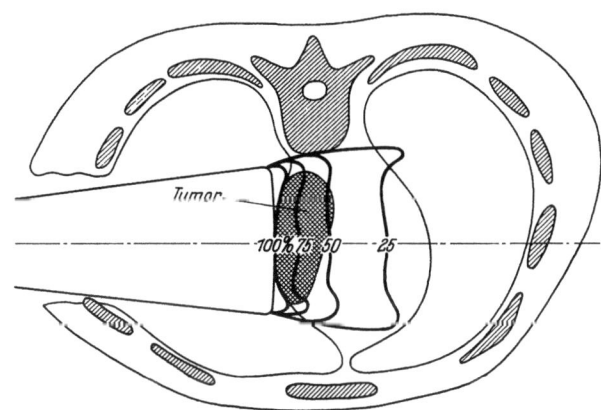

Abb. 104. Dosisverteilung bei der einzeitigen intraoperativen Bestrahlung eines teilweise operativ entfernten Lungencarcinoms mit 150 kV, 0,1 mm Cu Zusatzfilter, 30 cm FHA, GHWT 4 cm, Dosisleistung bei 20 mA etwa 500 R/min. (Nach BARTH u. MEINEL, 1959)

Tumoren der Kieferhöhlen (BECK und BARTH, 1949; BARTH, BLÜMLEIN und BRICHZY, 1958), *Halsdrüsenmetastasen* von Tumoren der Parotis, der Orbita usw. (BARTH, 1953), des *Larynx* (RUCKENSTEINER und HÖRBST, 1949; BARTH, 1949; RUCKENSTEINER, 1953), aber auch Tumoren des *Rectums* (CHAOUL, 1936, 1939; CHAOUL und SCHATTER, 1943) sowie Tumoren des *Magens* (CHAOUL und NEUMANN, 1941) und der *Blase* (LEVINE, PACK und GALLO, 1939; RIEDL, 1944). In allen diesen Fällen besteht an sich die Möglichkeit, in einem bei anderen Methoden nicht erreichbaren Maß die Dosis auf den Herd allein zu konzentrieren (Abb. 103).

Bei der Bestrahlung in den *großen Körperhöhlen* wird man dagegen der unüberwindlichen Komplikationen wegen in der Regel auf die *intraoperative einzeitige* Bestrahlungsmethode zurückgreifen müssen. Um dabei möglichst kurze Bestrahlungszeiten zu ermöglichen und die Operation nicht allzu lange ausdehnen zu müssen, sind Bestrahlungsbedingungen zu wählen, die hohe Dosisleistungen ergeben. Selbstverständlich ist streng steriles Arbeiten erforderlich. Nach dieser Methode wurden bisher wenigstens versuchsweise *Bronchial*- und *Ösophaguscarcinome* sowie Tumoren des *Mediastinums* und *Hirntumoren* ohne Zwischenfälle mit 1500—2500 R interoperativ bestrahlt (Abb. 104). An diese Einzeitbestrahlung wurde nach einer Bestrahlungspause von 3—5 Wochen eine übliche fraktionierte Percutanbestrahlung mit 3000—5000 R Herddosis angeschlossen (Barth und Meinel, 1959).

Nachteil der Bestrahlung operativ freigelegter Herde ist der immerhin erhebliche technische und klinische Aufwand nicht nur für die Apparatur, sondern auch für die Durchführung des Verfahrens. Dies ist wohl die Ursache dafür, daß die Methode in der Praxis trotz immer wieder bestätigter guter Ergebnisse keine größere Verbreitung gefunden hat. Sofern sie aber in Ausnahmefällen doch angewendet wird, muß sie ebenso wie die Radiumeinlage im Gesamtbestrahlungsplan jedenfalls sorgfältig mitberücksichtigt werden.

IV. Durchführung der Bestrahlungen
1. Vorbereitung des Patienten zur Bestrahlung

Vor Beginn jeder Strahlentherapie empfiehlt es sich, die Patienten auf die zu erwartenden oder möglichen *Strahlenreaktionen* insbesondere der Haut aufmerksam zu machen. Sehr zu empfehlen ist auch die Aushändigung eines *Merkblattes* über die Behandlung und Pflege der Strahlenreaktionen zeigenden Hautstellen. Umstritten ist jedoch die Zweckmäßigkeit der Forderung nach Unterschrift eines Revers, in dem die Möglichkeit des Auftretens von Strahlenschäden durch den Patienten zur Kenntnis genommen wird. Dadurch würde nämlich nur das Vertrauen zum Arzt in einem Zeitpunkt getrübt werden, der am ungeeignetsten ist, ohne den Therapeuten von seiner Haftpflicht zu entbinden.

Die Therapie mit ionisierenden Strahlungen soll grundsätzlich immer durch *unbekleidete* und nicht *abgedeckte Haut* hindurch erfolgen. Dies ist nicht nur deshalb geboten, weil die genaue und sichere *Einstellung* der Bestrahlungsfelder nur möglich ist, wenn der zu bestrahlende Körperteil einschließlich eventuell angebrachter Feldmarkierungen eingesehen werden kann, sondern auch weil die bestrahlte Haut aus Sicherheitsgründen bei jeder folgenden Bestrahlung inspiziert werden muß, um immer mögliche *Strahlenreaktionen* rechtzeitig erkennen und berücksichtigen zu können.

Von besonderer Bedeutung ist die sichere und bequeme *Lagerung* des Patienten für die Dauer der Bestrahlung, um eine Verschiebung der eingestellten Bestrahlungsfelder zu vermeiden. Aus diesem Grunde wird im allgemeinen die Bestrahlung *im Liegen* bevorzugt. In gewissen Fällen kann — besonders wenn mit fest aufgesetzten Tubussen bestrahlt wird (z.B. Nahbestrahlung am Kopf oder an den Extremitäten) — auch *im Sitzen* oder — wenn die benutzten Bestrahlungsfelder über den Rand des bestrahlten Körperabschnittes hinausgehen (z.B. Ganzbestrahlung) — sogar *im Stehen* bestrahlt werden.

Im allgemeinen wird man aber stets darauf achten, daß der Patient während der Bestrahlung bequem und entspannt sowie entsprechend abgestützt gelagert ist. Um dies zu erreichen, werden *Bestrahlungstische* und *-stühle* mit entsprechend gepolsterten, jedoch nicht zu weichen Auflagen, meist aus Schwammgummi oder Kunststoff, benutzt. An ihnen werden erforderlichenfalls verstellbare *Kopf-, Schulter-, Hüft-* und *Becken-* sowie *Fußstützen* usw. angebracht. Zur Fixierung des Patienten, insbesondere von Kleinkindern oder gebrechlichen und unruhigen Patienten, können darüber hinaus Gurte und Schnallen verwendet werden. Häufig helfen Sandsäcke oder neuerdings mit einer körnigen Masse gefüllte Gummibeutel, die durch Evakuieren starr gemacht werden können (Mead und Collins, 1954), um die Patienten für die Dauer der Bestrahlung zu fixieren. Daß sich der Patient während der Bestrahlung nicht bewegt, kann durch *optische Einrichtungen* oder z.B. durch Photozellen kontrolliert werden (Roswit, Malsky und Spreckels, 1960).

Für die „*Mikrolokalisation*" des Schädels können *Kraniostaten* benutzt werden (Torsoli und Baschieri, 1955). Dem gleichen Zweck und der Reproduzierung der einmal richtig eingerichteten Bestrahlungen dienen auch die besonders in England häufig benutzten „Plasters" (Abb. 105), d.h. aus Gips (Morton, 1949) oder Kunststoff (Surmont und

Gest, 1953) angefertigte harnischartige Abgüsse, in die auch Hilfsvorrichtungen (Fenster) für die richtige Feldlokalisation und Ausrichtung der Felder (Metallzeiger usw.) einge-arbeitet sind (vgl. z.B. Swyngedauw, Giaux und Merlen, 1953; oder Paterson, 1960). Wie wichtig diese Einstellhilfen und der Bezug auf genau definierte Einstellebenen sind, zeigen z.B. die Untersuchungen von Rieden und Reuss (1962) am Beispiel der Bestrahlung gynäkologischer Herde.

Besondere Verhältnisse liegen bei der *Bewegungsbestrahlung* vor. Sofern es sich dabei um die Rotationsbestrahlung mit Rotation des sitzenden Patienten handelt, kann man — um nur ein Beispiel zu nennen — entweder im Sinne von Low-Beer (1951) einen uni-versell verstellbaren und mit zahlreichen Stützen versehenen Stuhl verwenden, auf dem der

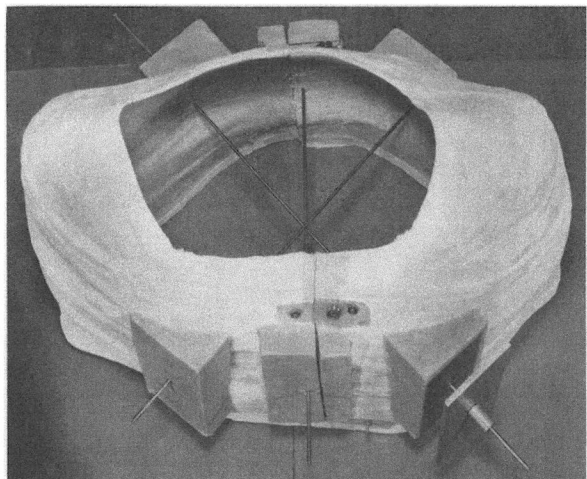

Abb. 105. Photographie eines Gipskorsetts für die Einstellung der Felder bei der Bestrahlung eines Oesophagus-carcinoms mit sechs ^{60}Co-Feldern. (Nach Johns, 1961)

Patient möglichst unbeweglich festgehalten wird, oder im Gegensatz hierzu die Patienten frei sitzen lassen und durch eine ständige Kontrolldurchleuchtung während der Bestrahlung (Nakaidzumi und Miyakawa, 1940) für eine bleibend richtige Ausrichtung des Strahlen-kegels auf den Herd sorgen (Nakaidzumi und Miyakawa, 1939; Nielsen und Jensen, 1942; Neumann und Wachsmann, 1944; Barth und Spiegel, 1950; Herve, 1954; Benner, Dahl, Hultberg, Thoraeus und Vikterlöf, 1955).

Jedenfalls macht sich überall in der Therapie die Forderung nach *Präzision in der Einstellung* bemerkbar (Dahl und Vikterlöf, 1960; Proimos, 1963).

2. Ausblendung der Felder

Die Ausblendung der Strahlenkegel auf die bei der Bestrahlungsplanung als zweck-mäßig erkannte Form und Größe kann in der Praxis auf verschiedene Weise erfolgen, und zwar mit festen *Bestrahlungstubussen*, mit kontinuierlich *verstellbaren Blenden* oder mit Hilfe von *Abschirmungen*, getrennt von der Bestrahlungsapparatur.

Bestrahlungstubusse aus strahlenabsorbierenden Stoffen, wie Metall (Blei) oder Bleiglas, bieten den Vorteil, daß bestimmte, meist rechteckige, kreisrunde oder ovale Felder verschiedener Größe mit ihrer Hilfe mühelos und genau ausgeblendet werden können (Abb. 106). Freilich ist bei ihnen eine allzu feinstufige Variation der Feldform und -größe nicht möglich, wenn die Zahl der benutzten Tubusse nicht zu groß werden soll. Da in der Regel Bestrahlungstubusse auf den zu bestrahlenden Körper, d.h. auf die Haut, aufgesetzt werden, ist bei ihrer Anwendung meist auch der Focus—Haut-Abstand festgelegt. Um die Anzahl der benutzten Bestrahlungstubusse in tragbaren Grenzen zu halten, wird auch der Focus—Haut-Abstand der Tubusse in nicht unnötig kleinen Abstufungen verändert. Die alte Gepflogenheit, Tubusse mit den vielfach benutzten Größen 6 × 8, 8 × 10, 10 × 15 und vielleicht noch 20 × 24 cm zu benutzen, kann heute, wo allenthalben „Präzision in der Strahlentherapie" gefordert wird, allerdings nicht mehr befriedigen.

Unentbehrlich sind feste Bestrahlungstubusse dagegen auch heute noch dort, wo unter *Kompression* bestrahlt werden soll. Um diese Kompression gut durchführen zu können, werden die hierfür bestimmten Tubusse mit einem Boden mit abgerundeten Kanten aus strahlendurchlässigem und — zwecks Erleichterung der Einstellung — möglichst auch durchsichtigem Material versehen. Freilich dürfen solche Tubusse nur bei konventionellen Strahlungen benutzt werden, da durch sie bei sehr harten und ultraharten Strahlungen der meist erwünschte *Aufbaueffekt* ganz oder teilweise verloren geht.

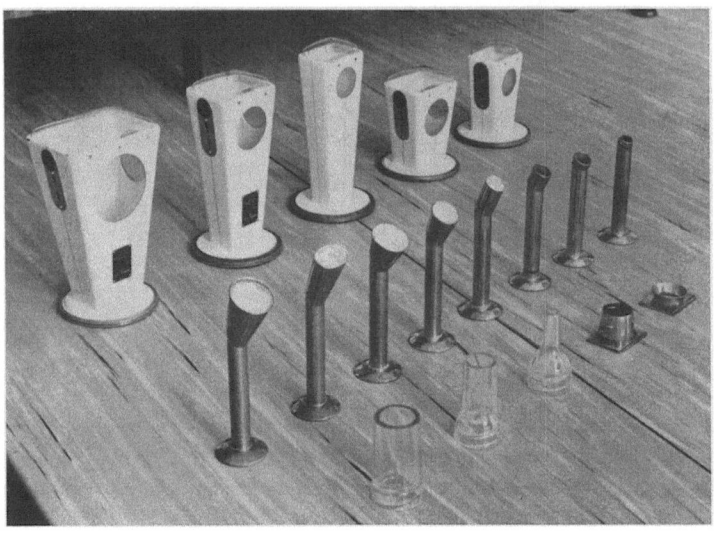

Abb. 106. Beispiele von Bestrahlungstubussen für die Nah- und Weichstrahltherapie aus Metall und Glas sowie für die konventionelle Tiefentherapie mit Kompressionsmöglichkeit

Um die Größe und eventuell auch die Form der Bestrahlungsfelder an die bei richtiger Bestrahlungsplanung ermittelte Feldgröße genauer und kontinuierlich anpassen zu können, werden in neuerer Zeit in zunehmendem Maße *verstellbare Feldblenden* benutzt. Sie werden bevorzugt mit *Lichtvisieren* ausgerüstet (Abb. 107), um sie entsprechend einstellen und auf den zu bestrahlenden Körper ausrichten zu können.

Diese Blenden werden stets hautfern, d.h. in etwa 10—20 cm von der Oberfläche des Patienten angewandt. *Kompression* kann mit ihrer Hilfe also nicht oder nur unter Verwendung heute kaum mehr gebräuchlicher getrennter Kompressionseinrichtungen ausgeführt werden. Der Abstand dieser Blenden von der Haut und das Fehlen eines hautnahen Tubusbodens bewirken dafür allerdings, daß bei harten und ultraharten Strahlungen der hautschonende *Aufbaueffekt* voll erhalten bleibt.

Einzelne dieser Blenden werden aus vielen Einzellamellen auch so aufgebaut, daß mit ihrer Hilfe nicht nur rechteckige, sondern auch beliebig geformte Felder ausgeblendet werden können (Abb. 108), eine Möglichkeit, von der mehr Gebrauch gemacht werden sollte! Der besseren Anpassung der Bestrahlungsfelder an die wahre Herdform und -größe und gleichzeitig der Verringerung der Halbschattenzone („Halbschatten-Trimmer") dienen auch an diesen Bestrahlungsblenden angebrachte verstellbare *Satellitenblenden* (Becker und Schubert, 1961; Johns, 1961; Walstam, 1962; Plesnicar, 1964).

Abschirmungen schließlich werden vorwiegend in der dermatologischen Strahlentherapie in der Art verwendet, daß einfach Bleiblechstücke oder Bleigummistreifen unmittelbar auf die Haut aufgelegt werden, wobei das gewünschte Hautfeld frei bleibt

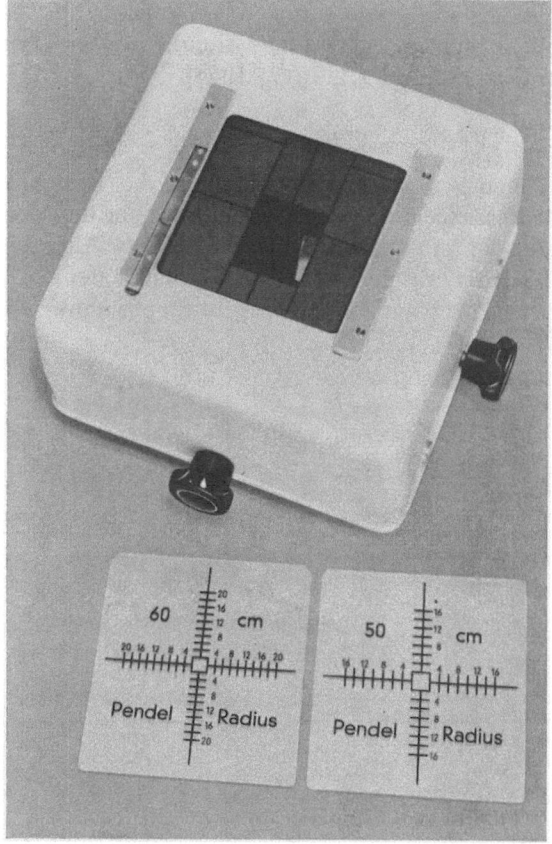

Abb. 107. Therapie-Lichtvisierblende mit Schablonen zum Einstellen der Feldgröße bei Pendelbestrahlung
(Werkphoto der Siemens-Werke AG)

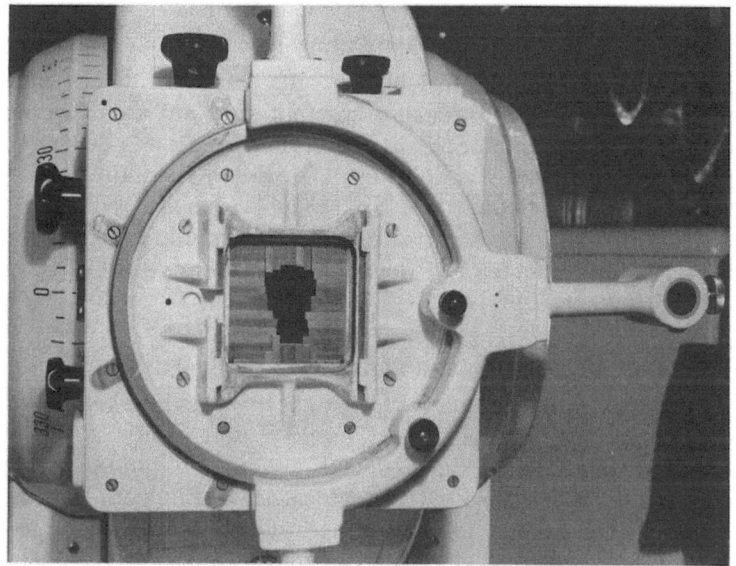

Abb. 108. Lamellenblende des Siemens-Gammatrons zur Einstellung beliebig geformter Bestrahlungsfelder
(Werkphoto)

(Abb. 109), oder es werden Abdecksubstanzen verwendet, die nach ihrem Auftragen
erhärten und als genau angepaßte Schablonen für die weitere Bestrahlung wieder verwendet werden können (LESSEL und REICHEL, 1964).

3. Einstellhilfen

Besonders in der Tiefentherapie genügt es nicht, die Bestrahlungsfelder ortsrichtig
aufzusetzen, auch ihre *Richtung* muß so eingestellt werden, daß der in der Tiefe gelegene
Herd in seiner vollen Ausdehnung angestrahlt wird. Diese Aufgabe zu erfüllen, ist nicht
immer ganz einfach. Zu ihrer Erleichterung sind verschiedene *Einstellhilfen* entwickelt
worden, von denen die wichtigsten wenigstens kurz erwähnt und in der Anwendung
erläutert seien:

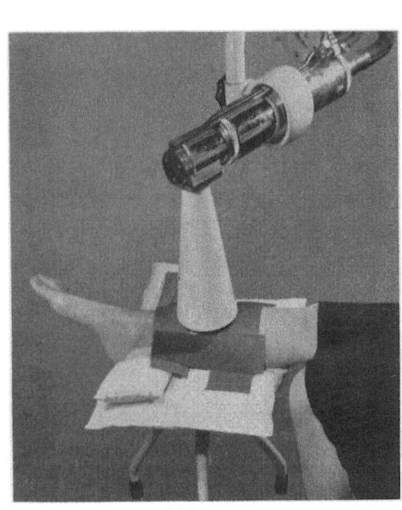

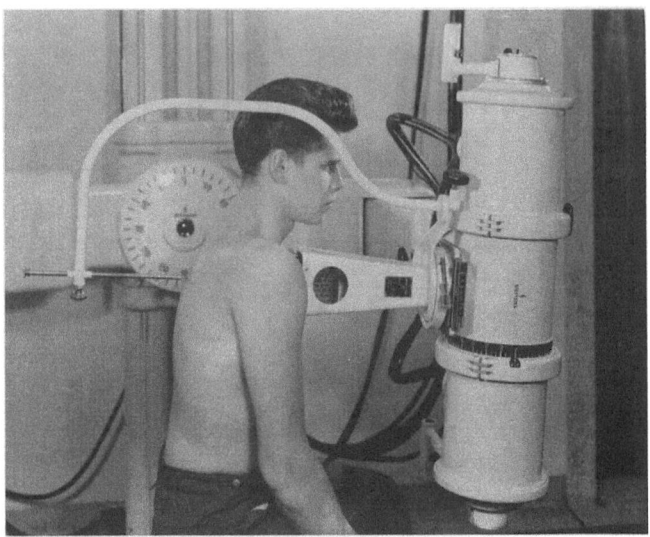

Abb. 109   Abb. 110

Abb. 109. Bestrahlung eines Hautfeldes unter Verwendung von Bleigummiabdeckungen.
(Nach WACHSMANN, 1959)

Abb. 110. Gegenpunktanzeiger (Backpointer). (Nach WEITZEL, 1961)

a) Gegenpunktanzeiger

Der *Gegenpunktanzeiger* (backpointer) besteht aus einem an der Strahlenquelle angebrachten Bügel, der um den Patienten herumreicht und auf der Strahlenaustrittsseite
in entgegengesetzter Richtung einen Stift in der Verlängerung des Zentralstrahles an den
Patienten heranzubringen gestattet (Abb. 110). Markiert man für jede Einstrahlungsrichtung — eventuell unter radiologischer Kontrolle — den Austrittspunkt des Zentralstrahles bei richtiger Einstellung, so gestattet der Gegenpunktanzeiger eine sehr genaue
Ausrichtung der Bestrahlungsfelder auf den Herd (Näheres vgl. z.B. GAUWERKY, 1955;
DOBBIE, 1960; oder WEITZEL, 1961).

b) Bogenlotanzeiger und ähnliche Einstellvorrichtungen

Bei dem wohl zuerst von DOBBIE (1939 und 1949) angegebenen *Bogenlotanzeiger*
(„Pin and Arc") handelt es sich um einen *parallel* zum Zentralstrahl verschiebbaren
Kreisbogen, dessen Mittelpunkt in der Nullstellung im Fußpunkt (Eintrittspunkt des
Zentralstrahles in den Körper) des Zentralstrahles liegt. Ein den Radius darstellender
Stab kann mit Hilfe einer Libelle lotrecht eingestellt und außerdem in seiner Längs-
achse verschoben werden (Abb. 111). Die Verschiebungen von Kreisbogen (D) und
Lot (d) aus ihren Nullstellungen können auf Skalen abgelesen werden und stellen
unabhängig von der Größe des Öffnungswinkels die wahren Abstände des Schnittpunktes

der beiden Geraden (Zentralstrahl und Lot) von den Fußpunkten auf der Haut dar. Mit Hilfe der Vorrichtung ist eine genaue Einstellung des Zentralstrahles auf tiefliegende Herde möglich. (Näheres vgl. z.B. ROSWIT, 1951; BLOMFIELD, 1954; GAUWERKY, 1955; NAUBER, 1963; u.a.).

Mit der Ausrichtung der Einstellfelder beschäftigen sich allgemein aber auch noch zahlreiche andere Autoren (z.B. ELLIS, WILSON, DOBBIE, GRIMMET und GREE, 1943; SEELENTAG, 1957; BATLEY, HOLLOWAY und MANDY, 1959; HALE und RAVENTOS, 1963; u.a.).

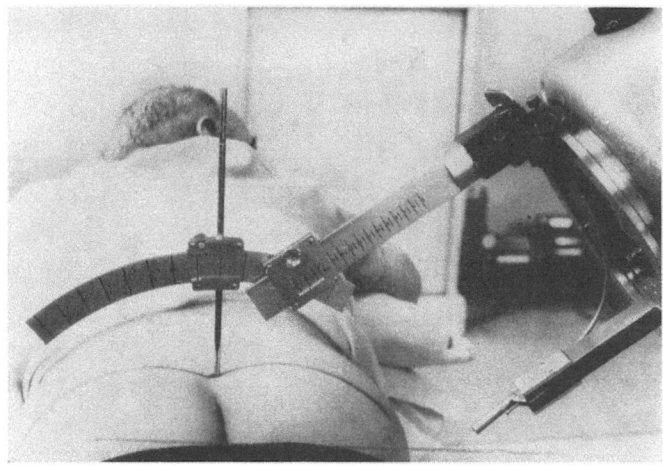

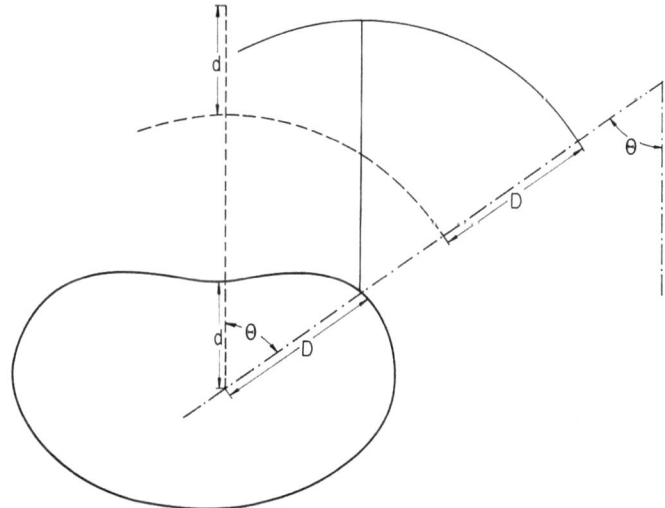

Abb. 111. Bogenlotanzeiger (pin and arc). Oben: Einstellung bei der Bestrahlung eines Blasencarcinoms über ein schräges Dorsalfeld (nach WEITZEL, 1961); unten: Prinzip der Wirkungsweise des Bogenlotanzeigers

Außer dem Bogenlotanzeiger werden dabei z.B. seitlich auf den Patienten einzustellende *Stellstifte* (BECKER und KUTTIG, 1956), *Lichtvisiere* in verschiedenen Anordnungen (z.B. VULPIAN, 1953[1+2]), Vorrichtungen zur direkten Ablesung der eingestellten *Herdtiefe* (PFALZNER, 1963) und besondere Hilfsmittel für die *Einstellung von Tangentialfeldern* benutzt (z.B. BINDEWALD, 1955; NAUBER, 1963), die hier im einzelnen zu beschreiben, zu weit führen würde. Erwähnt seien nur noch die für die Lokalisation und Einstellung von in *Körperhöhlen* gelegenen Feldern bestimmten Vorrichtungen, und zwar für die *Mundhöhle* (DANCOT und JOHNER, 1949; CASTIGLIANO und SKLAROFF, 1950; FOURNIER, 1959) oder *gynäkologische Behandlungen* (HEINRICHS und WINDEMUTH, 1957; SPECHTER, 1957; LEMTIS und FRISCHKORN, 1963). Besondere Sorgfalt wird schließlich noch der

Einstellung der Felder bei der *Bewegungsbestrahlung* gewidmet (Büchner, 1955), wobei den hier vorliegenden Verhältnissen entsprechend spezielle Verfahren zur Anwendung kommen (vgl. z.B. Dresner, 1954; Franke, 1954). Da hier die Möglichkeit, daß der eingestellte Herd aus dem Strahlenkegel herauskommt, besonders groß ist, wurde sogar versucht, eine Vorrichtung zu bauen, die auf mechanischem Wege eine ständige Kontrolle der Einstellung ermöglicht (Takahashi und Kitabatake, 1954).

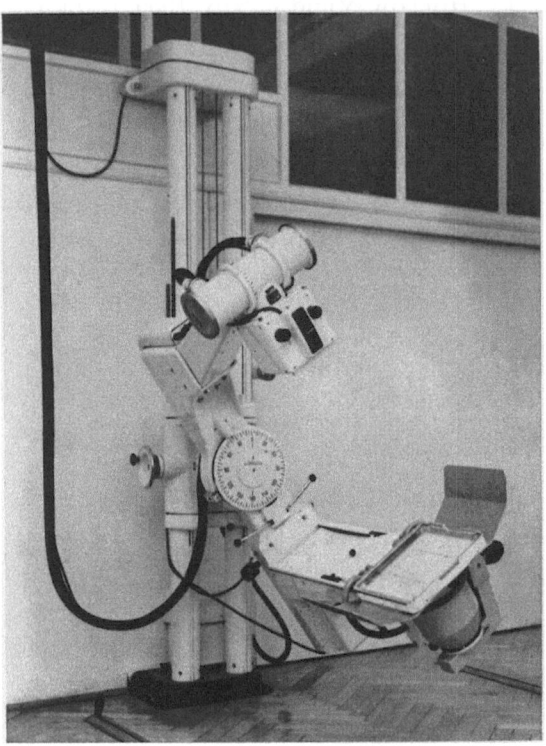

Abb. 112. Lokalisationsgerät für die Strahlentherapie mit Bildverstärker (Werkphoto der Siemens-AG.)

c) Radiologische Lokalisationsgeräte, Kontrolldurchleuchtung und Kontrollaufnahmen

Um die Herdlage für die Strahlentherapie genau lokalisieren zu können, wurden von Becker, Werner und Weitzel (1955), Klemm (1957), Surmont und Lalanne (1957) sowie Becker und Werner (1959) besondere Röntgengeräte, sog. „Lokalisationsgeräte", angegeben, die an dem bereits für die Bestrahlung gelagerten Patienten unter günstigen Bedingungen Durchleuchtungen und Aufnahmen zur Lokalisation und Markierung des Herdes ermöglichen (Abb. 112).

Die mit Hilfe dieser Geräte festgestellte Herdlage wird auf der Haut des Patienten entweder mit den üblichen *Markierungsfarben* oder — wo diese als störend empfunden werden — nach einem Vorschlag von Kuttig, Zischka und Fluck (1962) eventuell auch mit einer unsichtbaren, nur bei UV-Licht erscheinenden Farbe markiert. Die zur Lokalisation erforderlichen Röntgenapparaturen können statt an einem besonderen Lokalisationsgerät im übrigen am Bestrahlungsgerät selbst angebracht werden, z.B. an einer ^{60}Co-Einheit oder am Betatron (Richardson, van Roosenbeek und Morgan, 1956; Holloway, 1958; Johns und Cunningham, 1959; Kahr, 1963). Die Feststellung der Lage des Herdes kann dabei mit den verschiedenen Lokalisationsgeräten entweder mit Hilfe von *Durchleuchtungen* oder *Kontrollaufnahmen* erfolgen. Beide Möglichkeiten sind alt und werden seit jeher angewendet. So haben z.B. Nakaidzumi und Miyakawa (1939) — wie bereits erwähnt — die *Kontrolldurchleuchtung* bei der Rotationsbestrahlung angegeben. Technisch werden dabei zur Verbesserung des Strahlenschutzes (z.B. ,,Panzerturm'' von Fuchs, 1955) und der Durchleuchtungsbedingungen durch Anwendung des *Bildverstärkers* (Wallman, 1958; Dickson und Morgan, 1961) oder des *Röntgenfernsehens* (Morgan, Sturm, Miller und Torrance, 1953; Hellriegel, 1960) verschiedene Verbesserungen benutzt.

Aufnahmen dienen ebenfalls seit langem zur Kontrolle der Herdeinstellung (vgl. Copcutt, 1949; Sarrouy und Ruzzie, 1953; Fuchs, 1953, 1955; Baerwolf und Schumacher, 1956; Buttenberg, 1960). Dabei wird entweder die für die Behandlung selbst benutzte Strahlenquelle oder — um die Qualität der Aufnahmen zu verbessern — eine mit dieser Strahlenquelle verbundene getrennte Röntgenapparatur (Péreslegin, Rimman und Korney, 1958) benutzt. Erforderlichenfalls wird dabei das einzustellende Gebiet mit auf die Haut gelegten Bleistückchen markiert (z.B. Kuttig und Frischbier, 1960), obwohl selbst mit den harten Gammastrahlen von ^{137}Cs oder ^{60}Co besonders dort, wo im darzustellenden Gebiet auch Lufteinschlüsse vorhanden sind, für die Lokalisation ausreichende Kontraste entstehen (Harms und Kuttig, 1964; Debois und Baert, 1964).

Bei der *Hochvolttherapie* ist die Kontrollaufnahme im übrigen auch aus Strahlenschutzgründen die einzige Möglichkeit, die Lokalisation zu kontrollieren, da hier Durchleuchtungen nicht erfolgen können (Perryman, McAllister und Burwell, 1960). Natürlich wurden auch für diese Aufnahmen verschiedene *Hilfsmittel* empfohlen, z.B. in bestimmten Abständen angebrachte *Bleimarken*, die ein Ausmessen ermöglichen (Marx, 1957), Therapieröhren mit eingebautem Diagnostikfocus zur Verbesserung der Aufnahmequalität (Dahl und Vikterlöf, 1958) oder anstelle der Röntgenaufnahmen die *Xeroradiographie* (Farmer, Fowler und Haggith, 1963) zur Vereinfachung und Beschleunigung der Aufnahmetechnik.

4. Verabreichung der gewünschten Dosis

Besonders wichtig und verantwortungsvoll ist bei der Strahlenbehandlung die Verabreichung der in der Bestrahlungsplanung als zweckmäßig ermittelten Dosis, d.h. die *Bestrahlung* im eigentlichen Sinne.

Was die *Dosisübertragung* anbetrifft, sind dabei grundsätzlich drei verschiedene Verfahren bzw. Vorgehen möglich (vgl. z.B. Wachsmann, 1959; oder Künkel, 1961), und zwar

1. die *direkte Dosisermittlung* durch Mitmessung am interessierenden Ort (Herd) während der Bestrahlung,

2. die *halbdirekte Dosisermittlung* durch Mitmessung an einer zugänglichen, außerhalb des Herdes gelegenen Stelle und Umrechnung auf die Dosis am interessierenden Ort und

3. die *indirekte Dosisermittlung* oder ,,*Dosierung nach Zeit*'', d.h. Ausmessung der Dosisleistung der benutzten Apparatur und Berechnung der Zeit, die erforderlich ist, um am interessierenden Ort die gewünschte Dosis zu erhalten.

Im einzelnen ist zu diesen verschiedenen Verfahren folgendes zu sagen:

Die **direkte Dosisermittlung** macht es notwendig, das Meßorgan, z.B. eine Ionisationskammer oder ein Glasdosimeter, an den Ort, an dem die Dosis ermittelt werden soll, also vorzugsweise an den Herd heranzubringen. Dies ist bei der Behandlung oberflächlich gelegener Herde in der Regel ohne weiteres möglich. Das benutzte Meßorgan soll dabei, um keine Unregelmäßigkeiten der Dosisverteilung auf dem Bestrahlungsfeld hervorzurufen, möglichst ,,schattenfrei'' sein. Zur Erleichterung der direkten Dosismessung an der Körperoberfläche dienen gelegentlich in die Bestrahlungstubusse fest eingebaute oder in diese einsteckbare Meßkammern (Abb. 113). Auch in einige Körperhöhlen (z.B. Mundhöhle, Vagina, Rectum usw.) lassen sich u.U. die heute verfügbaren kleinen und wasserdichten Ionisationskammern einführen. Neue Perspektiven eröffnen in dieser Beziehung gewisse Festkörperdosimeter, wie Glas- oder Thermoluminescenzdosimeter, von denen z.B. die sog. ,,Fluorods'' Abmessungen von nur etwa 1 mm Durchmesser und

6 mm Länge besitzen, wodurch tatsächlich eine „in vivo Dosimetrie" (Malsky, Amato, Reid, Spreckels und Maddalone, 1961; Roswit, 1961) auch an schwerer zugänglichen Körperstellen möglich wird. Die Dosis wird bei diesen Verfahren meist integrierend über die Zeit gemessen, so daß sich also auch Schwankungen der Dosisleistung, die z.B. bei der Bewegungsbestrahlung infolge der Einstrahlung aus verschiedenen Richtungen unvermeidlich sind, nicht störend auswirken.

Der direkten Dosisermittlung wird mit Recht ein besonders hoher Grad an *Zuverlässigkeit* nachgesagt. Tatsächlich werden bei ihr alle Unregelmäßigkeiten, die durch Störungen an der Bestrahlungsapparatur oder falsche Einstellungen (mA, Filterung, FHA usw.) bedingt sein können, mit berücksichtigt. Kritiklos darf man aber auch bei der Anwendung dieses Verfahrens nicht vorgehen, da immer mit der Möglichkeit einer Störung des Dosimeters gerechnet werden muß.

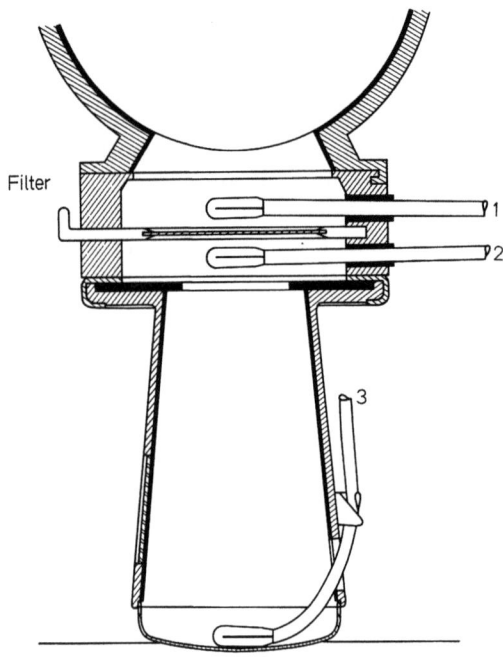

Die **halbdirekte Dosisermittlung** geht ebenfalls vorzugsweise von der Dosis im Zentralstrahl des Strahleneinfallfeldes aus. Aus ihr wird dann die Dosis in dem in der Tiefe gelegenen Herd meist unter Verwendung der bekannten Dosistabellen (z. B. Grebe und Wiebe, 1950; Wachsmann-Dimotsis, 1957) berechnet. Auch die Messung der *Austritts-* bzw. *Durchgangsdosis*, die den Vorteil bietet, Absorptionsunterschiede im durchstrahlten Körper berücksichtigen zu können (vgl. Abschnitt A I, 5, a), gehört zu den Verfahren der halbdirekten Dosisermittlung. Schließlich muß noch die Möglichkeit der Kontrolle der Dosis durch Dosismonitore (Laughlin, 1954) erwähnt werden. Diese zeigen zwar nicht die Dosisleistung bzw. die Dosis selbst an, mit ihnen läßt sich aber die Dosis unter Verwendung geeigneter, empirisch gefundener

Abb. 113. Anordnung von Monitorkammern. *1* Vor dem Filter; *2* hinter dem Filter; *3* an der Körperoberfläche, jedoch innerhalb des Tubus

Umrechnungstabellen unter fortlaufender Berücksichtigung eventueller Schwankungen der Dosisleistung der Apparatur bestimmen. In Ausnahmefällen wird auch durch Messungen eine Beziehung zwischen der Anzeige des Dosismonitors und der beispielsweise an der Körperoberfläche in der Mitte des Bestrahlungsfeldes auftretenden Dosis festgestellt, die dann unmittelbar der Dosierung dient (Abb. 113).

Bei der **indirekten Dosisermittlung** schließlich wird die *Dosisleistung* der benutzten Apparatur unter den verschiedenen in der Strahlentherapie benutzten Bedingungen (kV, mA, Filterung, FHA) gemessen und aus ihr die Dosis an der Körperoberfläche unter Berücksichtigung des Streustrahlenzusatzes und/bzw. die Dosis in der Tiefe (Herd) unter Verwendung der Tiefendosiskurven berechnet. Besonders gebräuchlich ist bei diesem Vorgehen — einem Vorschlag von Holthusen und Braun (1933) entsprechend —, von der Dosis in 50 cm Abstand von der Strahlenquelle frei in Luft, dem sog. „Röntgenwert" auszugehen und bei der Verwendung anderer Focus—Haut-Abstände nach dem Quadratgesetz umzurechnen. Die zur Verabreichung einer bestimmten Dosis (D) erforderliche Bestrahlungszeit (t) wird dabei aus dem Röntgenwert (RW) für jeden beliebigen Focusabstand nach folgender Formel berechnet:

$$t = \frac{D}{RW} \cdot \frac{FA^2}{50^2} \cdot \frac{1}{S} \, .$$

S bedeutet in dieser Formel den Streuzusatz, ausgedrückt als Verhältnis der Dosis auf dem Bestrahlungsfeld ohne Streuzusatz zur Dosis mit Streuzusatz (bei 35 % Streuzusatz ist also z. B. $S = 1,35$).

Dieses weitverbreitete Verfahren der Dosisverabreichung ist zwar einwandfrei, erfordert jedoch eine stete Aufmerksamkeit, z. B. bezüglich der Richtigkeit der eingestellten Bestrahlungsdaten und der Konstanz der Dosisleistung der Strahlenquelle. Über die Messungen der Dosisleistung der einzelnen Apparaturen ist ein Dosismeßbuch zu führen. Es darf nicht vergessen werden, daß Röntgenröhren zwar meist langsam altern (z. B. EGGS und DIETZ, 1963), daß manchmal aber infolge von Störungen in der Röhre oder in der Apparatur auch plötzliche Änderungen der Dosisleistung möglich sind. Deswegen muß bei der Dosierung nach Zeit die Dosisleistung der Apparatur, z. B. der Röntgenwert, in nicht zu großen Zeitabständen immer wieder nachgemessen werden. In jedem Falle ist diese Messung erforderlich, wenn an der Apparatur Änderungen vorgenommen wurden, die auf die Dosisleistung von Einfluß sein können (z. B. Austausch der Röntgenröhre). Das gleiche gilt aber auch für den Fall, daß irgendwelche Gründe dafür sprechen, an der Richtigkeit der Dosierung zu zweifeln, z. B. beim Auftreten unerwartet starker oder beim Ausbleiben erwarteter Strahlenreaktionen.

Bei Apparaturen, deren Dosisleistung nicht allein von den eingestellten Betriebsdaten abhängt (z. B. beim Betatron), ist die Dosierung nach Zeit nicht möglich; hier muß auf einen Dosismonitor, wenn nicht auf direkte Mitmessung der Dosis zurückgegriffen werden. Bei Apparaturen mit zwangsweise über lange Betriebszeiten konstant bleibender Dosisleistung (z. B. Kobalt-Fernbestrahlungsapparaten) kann sie umgekehrt bedenkenlos benutzt werden.

Literatur

ADAMS, C. D., C. M. ALMY, S. M. DANCOFF, A. O. HANSON, D. W. KERST, H. W. KOCH, E. F. LANZL, L. H. LANZL, J. S. LAUGHLIN, H. QUASTLER, D. E. RIESEN, C. S. ROBINSON, and L. S. SKAGGS: Techniques for application of the betatron to medical therapy. Amer. J. Roentgenol. 60, 153—157 (1948).

ALBERTI, W., u. G. POLITZER: Über den Einfluß der Röntgenstrahlen auf die Zellteilung. Arch. mikr. Anat. 100, 83 (1923); 103, 284 (1924).

—— —— Experimentalbiologische Vorstudien zur Krebstherapie. Fortschr. Röntgenstr. 32, 56—64 (1924).

ALLEN, F. M.: Biological modification of effects of roentgen rays. I. Reduced temperature. Amer. J. Roentgenol. 73, 70—80 (1955).

ALLEN, K. D. A., and J. H. FREED: Correlation of field size and cancerocidal dose in x-ray treatment of skin cancer. J. Amer. med. Ass. 157, 1271—1274 (1955).

ALLSOPP, C. B.: Central axis depth dose data. Brit. J. Radiol., Suppl. 5, (1953).

ALPER, T.: Effects on subcellular units and free living cells. In: M. ERRERA and A. FORSSBERG, Mechanism in radiology. New York: Academie Press 1961.

AMALRIC, R., et J. P. VIGNE: Le Césium 137 en télé therapie. Paris: Gauthier-Villars & Cie. 1963.

ANCEL, P., and P. VINTEMBERGER: Sur la radiosensibilite des cellules en caryocinese. C. R. Soc. Biol. (Paris) 92, 986 (1925).

ANDREWS, R., and J. M. MOODY: The dose-time relationship in radiotherapy. Amer. J. Roentgenol. 75, 590—596 (1956).

Anonym (ohne Verfasser): The effects of dose fractionation in radiotherapy. Progress report of the working party of the Brit. Institute of Radiology. Brit. J. Radiol. 37, 562 (1964).

ARCHAMBAULT, M., M. L. GRIEM, and D. J. LOCHMAN: Results of ultrafractionation radiation therapy in breast carcinoma. Amer. J. Roentgenol. 91, 62—66 (1964).

ASPIN, N., R. G. BAKER, and H. E. JOHNS: Dose measurements in the build up region for cobalt 60 radiation. J. Canad. Ass. Radiol. 8, 72—75 (1957).

ATKINS, H. L.: Massive single dose, weekly fractionation technique in treatment of head and nec cancer. Amer. J. Roentgenol. 91, 50—60 (1964).

AZUMA, I., G. BARTH u. F. WACHSMANN: Einfluß der Abstände Strahlenquelle—Drehachse und Strahlenquelle—Blende auf die relative Tiefendosis bei der Rotationsbestrahlung mit Kobalt 60. Strahlentherapie 122, 519—530 (1963).

BACLESSE, F.: Clinical experience with ultrafractionated roentgen therapy. In: Progress in radiation therapy. New York: Grun & Stratton 1958.

BAERWOLF, G., u. W. SCHUMACHER: Methode zur genauen Herdeinstellung bei der Bewegungsbestrahlung. Strahlentherapie 99, 55—62 (1956).

BAILY, N. A., and N. S. BEYER: Exit dosage for 2 MeV x-rays. Radiology 70, 395—397 (1958).

BAKER, R. G., H. P. WEBB, and H. E. JOHNS: An automatic dose computer for radiotherapy equipment. Brit. J. Radiol. 32, 211—213 (1959).

Balz, G., R. Birkner u. F. Wachsmann: Experimentelle Untersuchungen über die Absorption von Röntgenstrahlen in verschiedenen Geweben. Strahlentherapie 97, 382—388 (1955).

—, u. A. Jakob: Die physikalischen Verhältnisse bei der Strahlenbehandlung mittels der Siebmethode im Strahlenbereich der konventionellen Tiefentherapie. Strahlentherapie 107, 271—277 (1958).

Barth, G.: Nahbestrahlung operativ freigelegter Kehlkopfkarzinome und anderer Tumoren auf dem Gebiete des Hals-Nasen-Ohrenarztes. Z. Laryng. Rhinol. 2, 87—89 (1949).

— Erfahrungen und Ergebnisse mit der Nahbestrahlung operativ freigelegter Tumoren. Strahlentherapie 91, 481—527 (1953).

— Methodik, Vergleiche und Ergebnisse der Bewegungs- und Siebbestrahlung. In: Schinz-Holthusen-Langendorff, Rajewsky u. Schubert, Strahlenbiologie, Strahlentherapie, Nuklearmedizin und Krebsforschung. Stuttgart: Georg Thieme 1959.

— H. Blümlein u. W. Brichzy: Ergebnisse und Erfahrungen mit der Nahbestrahlung freigelegter Kieferhöhlentumoren (1945—1956). Z. Laryng. Rhinol. 37, 151—163 (1958).

— D. Böhmer u. F. Wachsmann: Experimentelle Untersuchungen zur Frage der Pausendauer bei der Strahlentherapie bösartiger Tumoren. Strahlentherapie 109, 599—608 (1959).

— S. Gavalà e F. Wachsmann: Ricerche sugli effeti della roentgentherapia nei tumori sperimentali degli animali con il variare del ritmo di frazionamento. Radiol. med. (Torino) 46, 1121—1126 (1960).

—, u. F. Meinel: Intraoperative Kontakttherapie in den großen Körperhöhlen. Strahlentherapie 109, 386—395 (1959).

— K. Schuba u. F. Wachsmann: Experimentelle Untersuchungen über die Gitterbestrahlung. Strahlentherapie 103, 467—471 (1957).

—, u. K. H. Spiegel: Durchführung und Anwendungsmöglichkeiten der Rotationsbestrahlung. Strahlentherapie 81, 305—314 (1950).

—, u. F. Wachsmann: Über den Einfluß der Temperatur auf die Hautreaktion bei Röntgenbestrahlungen. Strahlentherapie 77, 87—90 (1948).

— — Zur Methode der Nahbestrahlung operativ freigelegter Tumoren. Strahlentherapie 77, 585—598 (1948).

Bateman, J. L., V. P. Bond, and J. S. Robertson: Dose-rate dependence of early radiation effects in small mammals. Radiology 79, 1008—1014 (1962).

Batley, F., A. F. Holloway, and C. J. Mandy: The dobbie vertical plane finder. J. Canad. Radiol. 10, 34—35 (1959).

— A. Mayer, and T. Ashton: Wedge field isodoses without wedge filters. Radiology 80, 989—993 (1963).

Bauer, R.: Untersuchungen über die Einwirkung unterschiedlich verabfolgter Röntgenstrahlung auf das Knochenmark und seine Zellelemente — zugleich ein Beitrag zum Zeitfaktorproblem. Strahlentherapie 67, 424—501 (1940).

Beattie, J. W., K. C. Tsien, J. Ovadia, and J. S. Laughlin: Production and properties of high energy electrons for therapie. Amer. J. Roentgenol. 88, 235—250 (1962).

Beck, J., u. G. Barth: Zur Methode der Nahbestrahlung operativ freigelegter Kieferhöhlentumoren. Arch. Ohr.-, Nas.- u. Kehlk.-Heilk. 155, 396—404 (1949).

Beck, K.: On external roentgen treatment of internal structures (Eventration treatment). N. Y. med. J. 89, 621—625 (1909).

Becker, J.: Klinische Erfahrungen mit ultraharten Röntgenstrahlen und schnellen Elektronen. Strahlentherapie 106, 85—95 (1958).

— R. Blöch u. F. Wachsmann: Dosisverteilung bei Kreuzfeuer- und Bewegungsbestrahlung beim Betatron. Strahlentherapie 98, 297—307 (1955).

—, u. H. Kuttig: Zur Einstelltechnik mit dem Pendelgerät nach Prof. Kohler. Strahlentherapie 100, 30—33 (1956).

— — Die tangentiale und schalenförmige Pendelbestrahlung mit Gammastrahlen des Kobalt 60. Strahlentherapie 108, 17—22 (1959).

—, u. G. Schubert: Die Supervolttherapie. Stuttgart: Georg Thieme 1961.

—, u. G. Weitzel: Neue Formen der Bewegungsbestrahlung beim 15 MeV-Betatron der Siemens-Reiniger-Werke. Strahlentherapie 101, 180—190 (1956).

— — u. C. B. v. d. Decken: Die Gittermethode bei der Strahlenbehandlung mit ultraharten Röntgenstrahlen. Strahlentherapie 101, 191—196 (1956).

—, u. K. Werner: Die Lokalisation in der Strahlentherapie mit dem Lokalisationsgerät. SRW-Nachrichten 9, 31—34 (1959).

— — u. G. Weitzel: Lokalisations- und Einstelltechnik bei dem 15 MeV-Siemens-Betatron. Strahlentherapie 97, 202—210 (1955).

Benner, S., O. Dahl, S. Hultberg, R. Thoraeus, and K. S. Vikterlöf: Equipment and technique in precision rotation roentgen therapy. Acta radiol. (Stockh.) 43, 65—80 (1955).

Bentley, R. E.: Digital computers in radiation treatment planning. Brit. J. Radiol. 37, 748—755 (1964).

Bercy, A.: Une méthode de mesure en cyclothérapie par dosimétrie électronique interpolateur. J. Radiol. Électrol. 36, 428—432 (1955).

— Graphiques et tableaux permettant le calcul rapide de la dose intégrale absorbie en grammes — roentgen et en grammes — rad pour toutes les modalites de radiothérapie. J. belge Radiol. 42, 602—623 (1959).

Betetto, L., u. G. Bonse: In: Jadassohn, Handbuch der Haut- und Geschlechtskrankheiten, Bd. V/2. Berlin-Göttingen-Heidelberg: Springer 1959.

Bezold, K.: Ekzembestrahlung mit der Siebmethode. Strahlentherapie 93, 434—439 (1954).

Bindewald, H.: Hilfsgerät zur exakten Einstellung bei der flankierenden Röntgenbestrahlung des Mammakarzinoms. Strahlentherapie 96, 593—594 (1955).

Birchall, I.: A new technique in the use of grid fields. Brit. J. Radiol. 26, 55—56 (1953).

BIRKNER, R.: Die Spätschäden des Thorotrasts beurteilt nach dem ältesten bisher bekannten Thorotrastschadenfall. Strahlentherapie 78, 578—608 (1949).

— In: CHAOUL u. WACHSMANN, Die Nahbestrahlung, 2. Aufl., S. 178. Stuttgart: Georg Thieme 1953.

— H. BRADACZEK, F. KOSSEL u. G. POHLE: Ein Gerät zur selbsttätigen Aufzeichnung von Stehfeldisodosen. Fortschr. Röntgenstr. 93, 216—230 (1960).

—, u. F. WACHSMANN: Über die Kombination von Röntgenstrahlen und Kurzwellen. Strahlentherapie 79, 93—102 (1949).

BISTOLFI, F., N. MACARINI e L. OLIVA: La Distribuzione cronologica della Dose in Radiobiologia e in Radioterapia. Torino: Edizioni Minerva Medica (1963).

BLOMFIELD, G. W.: Irradiation therapy in urology. Brit. J. Urol. 26, 301—318 (1954).

BODE, H. G.: Die Indikationen und Dosierung der Röntgenstrahlung beim Hautkrebs. Z. Haut- u. Geschl.-Kr. 2, 274—280 (1947).

BOTSTEIN, CH.: Reduced fractionation in radiatiatherapy. Amer. J. Roentgenol. 91, 46—49 (1964).

BOZÓKY, L., u. I. RODÉ: Physikalische und klinische Untersuchungen mit Rasterbehandlung. Radiol. clin. (Basel) 24, 240—254 (1955).

BRAESTRUP, C. B.: Depth dose measurements for 100, 120 and 135 kV roentgen rays. Radiology 42, 258—272 (1944).

—, and I. H. BLATZ: Physical factors of low voltage "contact" roentgen therapy. Radiology 35, 198—205 (1940).

— G. HERTSCH, and R. T. MOONEY: Transit dose system for cobalt 60 rotation teletherapy equipment. Amer. J. Roentgenol. 79, 400—405 (1958).

—, and R. T. MONNEY: Cobalt-60-radiation measurement. Radiology 70, 4, 516—522 (1958).

BRAUN, R., u. H. HOLTHUSEN: Einfluß der Quantengröße auf die biologische Wirkung verschiedener Röntgenqualitäten. Strahlentherapie 34, 707—734 (1929).

BREITLING, G.: Bestimmung der Dosisverteilung bei Siebbestrahlung mit Leuchtstoffdosimetern. Fortschr. Röntgenstr. 86, 254—256 (1957).

— Physikalische Grundlagen der Siebbestrahlung. Strahlentherapie, Sonderbd. 46, 51—59 (1960).

British Institut of Radiology: Central axis depth dose data for x radiation of half value layers from 0,01 mm Al to 15,0 mm Cu, cobalt 60 radiation HVL 11 mm Pb, and betatron radiation, 22 MeV. Brit. J. Radiol., Suppl. 5 (1953).

— Depth dose tables for use in radiotherapy. Brit. J. Radiol., Suppl. 10 (1961).

BROWN, J. A. H., M. J. CORP, and D. R. WESTGARTH: Effect of dose-rate and fractionation of x-ray dose on acute lethality in mice. Int. J. Radiat. Biol. 2, 371—381 (1960).

BRUCE, W. R., and H. E. JOHNS: Investigation of grid fields with a miniature ionization chamber. J. Canad. Ass. Radiol. 5, 29—32 (1954).

BUCHTALA, V., u. G. VIEHWEGER: Die Vorteile der Entzündungsbestrahlung unter Berücksichtigung der Chemotherapie. Strahlentherapie 88, 53—58 (1952).

BÜCHNER, H.: Fehlermöglichkeiten bei der Einstellung zur Pendelbestrahlung. Strahlentherapie 98, 291—296 (1955).

— Zur praktischen Durchführung der Pendelbestrahlung. Strahlentherapie 98, 430—440 (1955).

— Ein neuer Weg zur raschen und einfachen Dosisermittlung bei der Pendelbestrahlung. Strahlentherapie 98, 441—446 (1955).

BULLEN, M. A., and W. R. INCH: Rotation therapy with a cobalt 60 unit. Acta radiol. (Stockh.) 50, 395—409 (1958).

BURGER, H. C., R. BRAAMS, and J. F. C. WERZ: Depth-dose data for roentgen radiation at 30—100 kV. Acta radiol. (Stockh.) 37, 531—542 (1952).

BURLIN, T. E.: The evaluation of the dose to the thorax in rotational cobalt 60 therapy. Brit. J. Radiol. 30, 543—549 (1957).

BURNS, J. E., B. J. PERRY, N. H. PIERCE, R. E. TROTMANN, and C. W. WILSON: A kilocurie caesium 137 beam unit at Westminster Hospital: Physical aspects. Brit. J. Radiol. 32, 215—223 (1959).

BUSCH, M., u. J. W. WOENCKHAUS: Geometrische Grundlagen zur Berechnung von Dosisverteilungen in der Tiefentherapie. Eine Methode zur Überführung von dreidimensionalen Körperkonturen in Daten. Strahlentherapie 125, 91—101 (1964).

BUSH, F.: Tables of depth dose for a surface dose of 100 r measured in air. Sonderdruck des Royal Cancer Hosp. London 1944.

BUTTENBERG, H.: Einstellungskontrolle von Siebfeldern durch Aufnahmen mit der Therapieröhre. Strahlentherapie, Sonderbd. 46, 2, 134—142 (1960).

CARLSSON, C.: Determination of integral absorbed dose from exposure measurements. Acta radiol. (Stockh.) 59, 433—458 (1963).

CARPENTER, J. W. J., M. D. LESTER, S. SKAGGS, L. H. LANZL, and M. L. GRIEM: Radiation therapy with high energy electrons using pencil beam scanning. Amer. J. Radiol. 90, 221—230 (1963).

CARRIÉ, C.: Schutzpflaster gegen Röntgenstrahlen. Verh. Derm. Ges. Bericht über die 34. Sitzg der Nordwestdsch. Derm. Ges. Hautarzt 5, 379 (1954).

CASTIGLIANO, S. G., and D. M. SKLAROFF: Use of precesion in peroral irradiation. Amer. J. Roentgenol. 64, 968—973 (1950).

CATER, D. B., E. L. SCHOENINGER, and D. A. WATKINSON: Effect of breathing high pressure oxygen upon tissue oxygen tension in rat and mouse tumours. Acta radiol. (Stockh.) 1, 233—252 (1963).

CATSCH, A., u. G. RADU: Die Abhängigkeit der röntgeninduzierten Translokationsrate bei Drosophila melanogaster von der Intensität der angewandten Bestrahlungsdosis. Naturwissenschaften 31, 419—420 (1943).

CATTON, G. E.: Localization of tumours for cobalt 60 circumaxial rotation. J. Canad. Ass. Radiol. 8, 36—41 (1957).

CAULK, R. M.: Review of ten years experience with transvaginal roentgen therapy. Radiology 52, 26—33 (1949).

CAVINA, C., e L. DALLA PALMA: I filtri a cunco in telecobalto-terapia: rilievi dosimetrici e aspetti clinici. Nunt. radiol. (Firenze) 28, 341—370 (1962).

Chantraine, H.: Brauchen wir „Krankenhausphysiker"? Fortschr. Röntgenstr. 83, 408—409 (1955).

Chaoul, H.: Über den Einfluß der Verdünnung und Fraktionierung der R-Dosis auf die Hautreaktion. Verh. dtsch. Röntg.-Ges. 24, 83—85 (1932).

— Die Behandlung bösartiger Geschwülste durch eine der Radium-Therapie angepaßte Röntgenbestrahlung. Münch. med. Wschr. 1934, 235—239.

— Die Behandlung operativ freigelegter Rektumkarzinome mit der Röntgennahbestrahlung. Münch. med. Wschr. 1936, 972—974.

— Bisherige Ergebnisse der Röntgennahbestrahlung freigelegter Rektumkarzinome. Strahlentherapie 64, 219—226 (1939).

— Die Behandlung tiefinfiltrierender Krebse mit der Nahbestrahlung. Strahlentherapie 66, 73—88 (1939).

—, u. K. Greineder: Die Behandlung des malignen Melanoms mit der Röntgenbestrahlung. Strahlentherapie 56, 40—49 (1936).

— — Die intralaryngeale Bestrahlung des Larynxkarzinoms. Strahlentherapie 73, 543—553 (1943).

—, u. W. Neumann: Die Röntgennahbestrahlung der Magen- und Darmkarzinome. Strahlentherapie 69, 541—553 (1941).

—, u. T. Schatter: Die Röntgennahbestrahlung des Rektumkarzinoms. Methodik und Ergebnisse. Strahlentherapie 73, 554—577 (1943).

— — u. F. Wachsmann: Grundsätzliches über die Dosimetrie in der Nahbestrahlung. Strahlentherapie 69, 231—248 (1941).

—, u. F. Wachsmann: Die Nahbestrahlung, II. Aufl. Stuttgart: Georg Thieme 1953.

— — u. H. Rosenberger: Über den Einfluß der Protrahierung in der Strahlentherapie. Strahlentherapie 76, 224—259 (1947).

Charlton, E. E., and H. E. Breed: Some depth dose studies of roentgen rays for energy levels from 20 to 100 million electron volts. Amer. J. Roentgenol. 60, 158—174 (1948).

Chase, H. B.: Time-factor with respect to x-ray induced greying in mouse. Genetics 33, 100—101 (1948).

Chavalier, A., et J. Herdly: Technique simple de determination de dose intrathoraciques regues par irradiation du cobalt 60 (Cyclotherapie et champs fixes opposés). Ann. Radiol. 5, 7—8, 435—446 (1962).

Chester, A. E., and W. J. Meredith: The design of filters to produce "flat" x-ray isodose curves at a given depth. Brit. J. Radiol. 18, 382—385 (1945).

Churchill-Davidson, I., C. Sanger, and R. H. Thomlinson: High pressure oxygen and radiotherapy. Lancet 1955 I, 1091.

— — — Oxygenation in radiotherapy: Clinical application. Brit. J. Radiol. 30, 406—422 (1957).

Clarkson, J. R.: A note on depth dose in field of irregular shape. Brit. J. Radiol. 14, 265—268 (1941).

Clemens, H., D. Hofmann u. R. Kepp: Über die Auswirkung der Fraktionierung auf die Elektivität bei Bestrahlung mit schnellen Elektronen. Strahlentherapie 109, 169—178 (1959).

Cohen, M.: Physical aspects of roentgentherapy using wedge filters. Acta radiol. (Stockh.) 52, 65—80, 158—176 (1959).

— Physical aspects of roentgen therapy using wedge filters. Acta radiol. (Stockh.) 53, 153—165 (1960).

—, and J. E. Burns: Physical aspects of roentgen therapy using wedge filters. Acta radiol. (Stockh.) 52, 471—492 (1959).

— —, and R. Sear: Physical aspects of cobalt-60 teletherapy using wedge filters. Acta radiol. (Stockh.) 53, 401—413, 486—504 (1960).

Cohen, O. H., and W. L. Palazzo: The grid technique radiotherapy with depth dose measurements. Amer. J. Roentgenol. 67, 470—476 (1952).

Coliez, R., u. P. Lamarque: Zit. nach G. Tori, Radioterapia. Bologna: Riccardo Pátron 1960.

— R. Pèrez, B. Pierquin, I. Dutreix, A. Dutreix et M. Tubiana: Conditions technique d'irradiation des cancers de la vessie par la radiothérapie transentanée de haute énergie. J. Radiol. Électrol. 40, 67—74 (1959).

Collins, V. P., R. K. Loeffler, and H. Tivey: Observations of growth rates of human tumors. Amer. J. Roentgenol. 76, 988—1000 (1956).

Coopmans de Yoldi, G., e G. Fava: Osservazioni sull' impiego dei filtri a cuneo nella telecobaltoterapia. Radiol. med. (Torino) 48, 979—996 (1962).

Copcutt, A.: The use of x-ray films in beam direction for x-ray therapy. Brit. J. Roentgenol. 22, 210—214 (1949).

Coutard, H.: Zusammenfassung der Grundlagen der röntgentherapeutischen Technik der tiefgelegenen Krebse. Strahlentherapie 37, 50—58 (1930).

— Principles of x-ray therapy of malignant diseases. Lancet 1934 II, 1—8.

— Zit. nach J. Nielsen, Über Coutards Röntgenbestrahlung maligner Tumoren. Strahlentherapie 53, 25—53 (1935).

Dahl, O.: Tierexperimentelle Untersuchungen über die epilatorische Wirkung der Röntgenstrahlen in ihrer Beziehung zur Röntgendermatitis sowie über den Einfluß der Bestrahlungstechnik auf diese Wirkung. Strahlentherapie 58, 336—344 (1937).

—, u. K. J. Vikterlöf: Dosierungsprobleme bei Rotationsbestrahlung des Ösophagus-Karzinoms. Physikalische und klinische Gesichtspunkte. Strahlentherapie, Sonderbd. 35, 39—46 (1956).

— — Dosisverteilung bei Pendelbestrahlung in dem Bereich zwischen 200 und 250 kV. Acta radiol. (Stockh.), Suppl. 171 (1958).

— — Eine Röntgentherapieröhre mit eingebautem Diagnostikfocus. Strahlentherapie 107, 155—157 (1958).

— — Dose distribution measurements in phantoms. In: Hultberg, Dahl, Vikterlöf and Walstam, Kilocury cobalt 60 therapy at the radiumhemet. Acta radiol. (Stockh.), Suppl. 179, 103—111 (1959).

— — Attainment and value of precision in deep radiotherapy. Acta radiol. (Stockh.), Suppl. 189 (1960).

Dalicho, W.: Erfahrungen mit Überwärmungen maligner Tumoren in Kombination mit der Strahlentherapie. In: Lampert-Selawry, körpereigene Abwehr und bösartige Geschwülste. Ulm a. d. Donau: Haug 1957.

DANCOT, H., et W. JOHNER: Viseur optique de précision pour l'irradiation des petites champs en roentgentherapie. J. Radiol. Électrol. **30**, 35—36 (1949).

DANIEL, G.: Roentgenthérapie antiinflammatoire en dermatologie. Rev. franç. Derm. Vénér **15**, 147—1€4 (1939[1]).

DAY, M. J., and F. T. FARMER: The 4 MeV linear accelerator at Newcastle upon-Tyne. Brit. J. Radiol. **31**, 669—682 (1958).

DEBOIS, J. M., and A. BAERT: Air as contrast medium in telecobalt radiography. Applications in field control for telecobalt therapy. Acta radiol. (Stockh.) **2**, 139—144 (1964).

DEL REGATO, J. A.: Transvaginal roentgentherapy in carcinoma of the cervix. Radiology **49**, 413—414 (1947).

DEMOULLIN, M., et R. KEPP: Importance de la radiothérapie intravaginale dans le traitement du cancer du col. J. Radiol. Électrol. **30**, 617—622 (1949).

DENIER, A.: Action biologique des rayons x rythmiquement interrompus. J. Radiol. Électrol. **35**, 578—581 (1954).

DICKSON, R. J., and R. H. MORGAN: 250 kV rotation therapy for carcinoma of the esophagus using the the Johns Hopkins screen intensifier. Amer. J. Roentgenol. **85**, 78—86 (1961).

DIECKMANN, C.: Wirkung einer ultrafraktionierten Elektronenstrahlung auf Bakterien. Strahlentherapie **92**, 39—42 (1953).

— D. HOFMANN, R. K. KEPP u. K. MÜLLER: Treffertheoretische Deutung der Wirkungsweise ultrafraktionierter Strahlungen. Strahlentherapie **92**, 43—47 (1953).

DIN 6809, Oktober 1963: Röntgen- und Gammastrahlung in Medizin und Biologie. Berlin u. Köln: Beuth-Vertrieb GmbH. 1963.

DIXON, W. R., C. GARRETT, and A. MORRISON: Radiation measurements with the eldorado cobalt 60 teletherapy unit. Brit. J. Radiol. **25**, 314—318 (1952).

DOBBIE, J. L.: Beam direction in x-ray therapy. Brit. J. Radiol. **12**, 121—128 (1939).

— Beam direction in radiotherapy. Brit. J. Radiol. **16**, 36—38 (1943).

— In: R. PATERSON, The treatment of malignant disease by radium and x-rays. London: Edward Arnold Publ. Ltd. 1960.

DOGLIOTTI, M., e G. LOVERA: Sull' impiego della Roentgenterapia attraverso griglia radioopaca in dermatologia. Minerva derm. **31**, 280—282 (1956).

DRESNER, J.: Optimum physical factors for rotation x-ray therapy. Brit. J. Radiol. **27**, 340—343 (1954).

— A rapid method of positioning for rotation therapy. Amer. J. Roentgenol. **71**, 867—869 (1954).

DREXLER, G.: Verlauf der Ionendosis an Grenzschichten. Proc. of the Conference „Microdosimetrie" Euratom 1968, S. 433—446.

—, u. F. WACHSMANN: Messungen über die Größe des Aufbaueffektes bei Co^{60} und Röntgenstrahlen von 17 MeV. Strahlentherapie **132**, 1—7 (1967).

DU MESNIL DE ROCHEMONT, R.: Zur Dosisberechnung bei der Rotationsbestrahlung. Strahlentherapie **66**, 593—608 (1939).

DU MESNIL DE ROCHEMONT, R.: Methodische Grundlagen der Strahlenbehandlung. Strahlentherapie **98**, 21—29 (1955).

— Allgemeine Betrachtungen zur Bewegungsbestrahlung. Strahlentherapie, Sonderbd. **35**, 1—15 (1956).

— Lehrbuch der Strahlenheilkunde. Stuttgart: Ferdinand Euler 1958.

DU SAULT, L. A.: Influence of time factor on dose response curve. Amer. J. Roentgenol. **87**, 567—573 (1962).

— W. R. EYLER, and W. M. BURNS: Studies of time-dose relationships: The effect of fractionation. Radiology **71**, 709—715 (1958).

— —, and G. D. DOBBEN: The combination of oxygen and optimum fractionation in radiation therapy of adeno-carcinoma. Amer. J. Roentgenol. **82**, 688—692 (1959).

DUTREIX, J., A. DUTREIX et M. TUBIANA: Evaluation des doses tenant compte de l'hétérogénité de l'organisme en télécobaltthérapie. Radiobiol. Radiother. (Berl.) **1**, 3—17 (1960).

EBBEHØJ, E.: Über Versuche zur Behandlung von Hautkrebs mit sehr weichen Röntgenstrahlen. Strahlentherapie **57**, 661—669 (1936).

— Experiences in the treatment of skin cancer with ultrasoft roentgen rays. Acta radiol. (Stockh.) **36**, 17—27 (1951).

— The safety factor in ultra soft roentgen irradiation. Acta radiol. (Stockh.) **37**, 241—245 (1952).

— Bucky-rays and other ultra soft x-rays. Acta derm.-venereol. (Stockh.) **32**, 117—130 (1952).

EBERL, J.: Isodosen in der Bewegungsbestrahlung. Strahlentherapie **117**, 300—315 (1962).

EBERT, H. G., H. FINKE u. R. SIGMUND: Experimentelle Untersuchungen zur Siebbestrahlung homogener und inhomogener Medien. Fortschr. Röntgenstr. **87**, 76—79 (1958); **88**, 109—112 (1958).

EGGS, F., u. W. DIETZ: Schleichender Dosisverlust? Achtung bei Dosierung nach Zeit. Strahlentherapie **122**, 458—462 (1963).

EICHHORN, H. J.: Über eine Schwerpunktsverlagerung in der Dosisverteilung bei der Röntgenbestrahlung des Mammakarzinoms und die Höhe der Herddosen im biologischen Maß. Strahlentherapie **89**, 517—532 (1953).

— Über Erythemdosen in r bei Radiumbestrahlungen mit fallender Dosisleistung. Arch. Geschwulstforsch. **6**, 318—324 (1954).

—, u. S. MATSCHKE: Untersuchungen über die Dosisverteilungen bei der Siebbestrahlung am Phantom und Patienten. Strahlentherapie **99**, 536—548 (1956).

ELKIND, M. M.: Cellular aspects of tumor therapy. Radiology **74**, 529—541 (1960).

—, and H. SUTTON: X-ray damage and recovery in mammalian cells in culture. Nature (Lond.) **184**, 1293—1295 (1959).

ELLIS, F.: Fractionation and dose-rate. Brit. J. Radiol. **36**, 153—162 (1963).

— A. FELDMANN, and R. OLIVER: Compensation for tissue inhomogenity in cobalt 60 therapy. Brit. J. Radiol. **37**, 795—798 (1964).

—, and H. MILLER: The use of wedge filters in deep x-ray therapy. Brit. J. Radiol. **17**, 90—94 (1944.)

Ellis, F., C. W. Wilson, J. L. Dobbie, L. G. Grimmet, and A. Green: Beam direction in radiotherapy. Symposium Brit. J. Radiol. 16, 31—43 (1943).

Epstein, S., J. M. Wickham, and W. Epstein: Influence of x-ray cones on the dose. Arch. Derm. Syph. (Chic.) 68, 549—552 (1953).

Essen, C. F. v.: Some thoughts on the time factor. Radiol. clin. (Basel) 33, 28—33 (1964).

Evans, N. T. S., and P. F. D. Naylor: The effect of oxygen and radiotherapy upon the tissue oxygen tension of some human tumors. Brit. J. Radiol. 36, 418—425 (1963).

Evans, W. G., and D. V. Mabbs: Treatment of superficial benign lesions with x-rays. Brit. J. Radiol. 35, 866—868 (1962).

Faber, B.: Experimentelle Untersuchungen über die Bedeutung der Protrahierung und Fraktionierung. Acta radiol. (Stockh.) 20, 170—184 (1939).

Failla, G.: Irradiation through grids. Radiology 58, 424—426 (1952).

Falkmer, S., B. Larsson, and S. Sténson: Effects of single dose proton irradiation of normal skin and VX 2 carcinoma in rabbit ears. Acta radiol. (Stockh.) 52, 217—234 (1959).

Faragò, A.: Die biologische Wirkung der Röntgenstrahlen auf Gewebekulturen. Strahlentherapie 54, 626—638 (1935).

— Über die Wirkung von Röntgenstrahlen verschiedener Härte und Intensität auf die autolytischen Fermente des Krebsgewebes. Strahlentherapie 55, 481—497 (1936).

Farmer, F. T., J. F. Fowler, and J. W. Haggith: Megavoltage treatment planning and the use of xeroradiography. Brit. J. Radiol. 36, 426—435 (1963).

Farr, R. F.: Obliquity correction by isodose chart shift. Brit. J. Radiol. 36, 699—700 (1963).

Fedoruk, S. O., and H. E. Johns: Transmission dose measurement for Cobalt 60 radiation with special reference to rotation therapy. Brit. J. Radiol. 30, 190—195 (1956).

Ferroux, R., et C. Regaud: Est-il possible de stériliser le testicule du lapin adulte par une dose massive de rayons x, sans produire de lésion grave de la peau? C. R. Soc. Biol. (Paris) 97, 330—333 (1927).

— — et N. Samssonow: Comparison des effects produits sur les testicules du lapin, au point de vue de la sterilisation de l'èpithélium seminal, par une méme dose de rayous x, selon qu'elle a été administrée sans fractionnement ou bien fractionnée et é talee dans le temps. C. R. Soc. Biol. (Paris) 128, II, 173—176 (1938).

Fest, P.: Über 5jährige Erfahrungen mit einem Universal-Röntgenoberflächen-Therapiegerät. Hautarzt 4, 330—332 (1953).

Finsterer, H.: Zur Therapie inoperabler Magen- und Darmkarzinome mit Freilegung und nachfolgender Röntgenbestrahlung. Strahlentherapie 6, 205—213 (1915).

Fleischer, H., A. Gebauer u. F. Wachsmann: Verwendung transversaler Schichtaufnahmen bei der Festlegung des Bestrahlungsplanes. Fortschr. Röntgenstr. 76, 52—60 (1952).

Fletcher, G. H.: Clinical stationary field therapy with a cobalt-60 unit. Amer. J. Roentgenol. 75, 91—116 (1956).

— The role of supervoltage therapy. Proc. Conf. Res. Radiother. Cancer 1961, p. 179—186.

— J. E. Richardson, E. B. Moore, J. M. Morgan, and A. Cole: Clinical stationary field therapy with a cobalt-60 unit. Amer. J. Roentgenol. 75, 117—128 (1956).

Forssberg, A.: Der Zeitfaktor in der biologischen Wirkung von Röntgenstrahlen. Acta radiol. (Stockh.) 14, 399—407 (1933).

Fournier, A. M.: Présentation d'un dispositif localisateur pour irradiations endocavitaires. J. Radiol. Électrol. 40, 591—592 (1959).

Fowler, J. F.: The scope of physics applied to medicine. London: Taylor & Francis LTD. 1962.

—, and F. T. Farmer: Measured dose distribution in arc and rotation therapy: A critical comparison of moving and fixed field techniques. Brit. J. Radiol. 30, 653—659 (1957).

— R. L. Morgan and C. A. P. Wood; D. K. Bewley; R. H. Thomlinson; S. Hornsey and G. Silini; T. Alüer; B. A. Turner and J. F. Fowler; D. K. Bewley, J. F. Fowler, R. L. Morgan, J. A. Silvester and B. A. Turner sowie J. F. Fowler and R. L. Morgan: Pre-therapeutic experiments with the fast neutron beam from the Medical Research Council cyclotron. Brit. J. Radiol. 36, 77—121 (1963) (in 8 Teilen).

—, u. B. E. Stern: Dose-rate effects, some theoretical and practical considerations. Brit. J. Radiol. 33, 389—395 (1960).

— — II Dose-time relationships in radiotherapy and the validity of cell survival curve models. Brit. J. Radiol. 36, 163—173 (1963).

Fowler, P. H., and D. H. Perkins: The possibility of therapeutic applications of beams of negative π-mesons. Nature (Lond.) 18, 524—528 (1961).

Francois, P. E.: Wedge filters for use of the 8 MeV linear accelerator. Brit. J. Radiol. 31, 712—713 (1958).

Frank, A.: Fraktionierung oder einzeitige Intensivbestrahlung beim Karzinom. Strahlentherapie 52, 602—610 (1935).

Franke, H.: Exakte Lokalisationsmethodik bei Pendel- und Konvergenzbestrahlung. Fortschr. Röntgenstr. Beih. 81, 43 (1954).

Franz, L.: Ein Dosisrechenschieber. Strahlentherapie 11, 154—155 (1960).

Friedman, M., J. Dresner, and G. J. Hine: Principles of supervoltage (2 MV) rotation therapy. Radiology 64, 1—16 (1955).

— — — Supervoltage (2.000 Kilovolt roentgenrays) irridations with a resonant transform generator. Amer. J. Roentgenol. 73, 410—424 (1955).

—, and A. W. Pearlman: Time-dose relationship in irradiation of recurrent cancer of breast; isoeffect curve and tumor lethal dose. Amer. J. Roentgenol. 73, 968—998 (1955).

Frost, D.: Über die Hautbelastung bei Siebbestrahlungen. Strahlentherapie 104, 302—305 (1957).

Fuchs, G.: Die kombinierte Kurzwellen-Röntgentherapie maligner Tumoren. Wien. med. Wschr. 102, 583—585 (1952).

FUCHS, G.: Die Feldkontrollaufnahme, ein Hilfsmittel der Röntgentherapie. Röntgen-Bl. 6, 32—36 (1953).
— Eine einfache Methode zur Feldeinstellung bei Röntgenbestrahlungen. Röntgen- u. Lab.-Prax. 8, 221—223 (1955).
— Ein „Panzerturm" zur durchleuchtungsgezielten Tiefenbestrahlung. Röntgen-Bl. 8, 393—397 (1955).
— Erfahrungen mit der Sensibilisierung maligner Neoplasmen durch Ultrakurzwellen. Radiol. ther. 4, 247—256 (1963).
GAGNIER, L. A.: La roentgenthérapie dans les affections inflammatoires aigués. Un. méd. Can. 80, 297—302 (1951).
GAHLEN, W.: Mittlere Reichweite (statt GHWT) als Maßzahl in der Weichstrahltechnik. Arch. klin. exp. Derm. 219, 564—567 (1964).
GALE, H., and G. S. INNES: The advantages of employing mixed high energy x-ray and electron beams in radiation therapy. Brit. J. Radiol. 33, 261—264 (1960).
GARCIA, G.: Further observations on tissue dosage in cancer of the cervix uteri. Amer. J. Roentgenol. 73, 35—60 (1955).
GARLAND, L. H., and M. A. SISSON: Roentgen therapy of carcinoma of larynx. Surg. Gynec. Obstet. 94, 598—604 (1952).
GARRISON, H., J. ANDERSON, J. S. LAUGHLIN, and R. A. HARVEY: Comparison of dose distributions in patients treated with x-ray beams of widely different energies. Radiology 58, 361—368 (1952).
GAUWERKY, F.: Gezielte Tiefentherapie mit feststehenden Feldern. Fortschr. Röntgenstr. 83, 802—808 (1955).
GEBAUER, A., E. MUNTEAN, E. STUTZ u. H. VIETEN: Das Röntgenschichtbild. Stuttgart: Georg Thieme 1959.
— A. SCHANEN u. F. WACHSMANN: Das transversale Schichtverfahren. Stuttgart: Georg Thieme 1955.
GHORMLEY, J. A.: Lifetime of intermediates in water subjected to electron irradiation. Radiat. Res. 5, 247—251 (1956).
GLASSER, O., E. H. QUIMBY, L. S. TAYLOR, and J. L. WEATHERWAX: Physical foundations of radiology, 2. ed. New York: Paul B. Hoeber 1952.
GLAUNER, G., u. H. LANGENDORFF: In: JÜNGLING, Allgemeine Strahlentherapie. Stuttgart: Ferdinand Enke 1949.
GLOCKER, R., K. GUND, H. LANGENDORFF u. F. WACHSMANN: Histologische Tiefendosismessungen an Elektronenstrahlen von 5 Millionen Volt. Strahlentherapie 78, 321—326 (1949).
— G. A. KUGLER u. W. LANGENDORFF: Strahlenbiologische Untersuchung als Grundlage einer Therapie mit schnellen Kathodenstrahlen. Strahlentherapie 51, 129—138 (1934).
— H. LANGENDORFF u. A. REUSS: Gesetzmäßigkeiten der Zeitfaktorwirkung bei Röntgenbestrahlung. Strahlentherapie 42, 148—156 (1931).
GOLDSCHMIDT, H.: In: Handbuch der Haut- und Geschlechtskrankheiten, Erg.-Bd. 5/2. Strahlentherapie von Hautkrankheiten. Berlin-Göttingen-Heidelberg: Springer 1959.
— S. YAWALKAR u. C. G. SCHIRREN: Experimentelle Untersuchungen zur Weichstrahldosierung bei Ekzem und Psoriasis. Strahlentherapie 118, 240—249 (1952).

GOTTRON, H.: Zur Klinik, Pathogenese und Prognose des Hautcarcinoms. Medizinische 1955, 133.
GRAU, E.: Über die Inhomogenität der Strahlenkegel einiger zur Hauttherapie verwendeter Röntgenröhren. Strahlentherapie 78, 441—444 (1949).
GRAUL, E. H.: Neue Wege in der Strahlenbehandlung von Hautkrankheiten unter besonderer Berücksichtigung der „Dermopan"-Apparatur (10 bis 50 kV). Teil I: Charakteristik des Dermopan. Z. Haut- u. Geschl.-Kr. 13, 201 (1953).
— Neue Wege in der Strahlenbehandlung von Hautkrankheiten unter besonderer Berücksichtigung der „Dermopan"-Apparatur (10—50 kV). Teil II: Theoretische und praktische Folgerungen aus den physikalisch-technischen Beobachtungen am Dermopan (zugleich Prinzipien zur Oberflächen-Röntgentherapie). Z. Haut- u. Geschl.-Kr. 15, 35 (1953[1]).
— Kritische Betrachtungen zur Praxis der Haemangiombehandlung. Strahlentherapie 89, 409—432 (1953[2]).
— Experimentelle und theoretische Studien über die relative biologische Wirksamkeit von Neutronen II. Das Konzept der RBW. Atompraxis (Karlsruhe) 10, 28—32 (1964).
—, u. L. RAUSCH: Die Strahlenbehandlung von Hautkrankheiten. In: R. DU MESNIL DE ROCHEMONT, Lehrbuch der Strahlenheilkunde. Stuttgart: Ferdinand Enke 1958.
GREBE, L., u. W. WIEBE: Tabellen zur Dosierung der Röntgenstrahlen. Berlin u. München: Urban & Schwarzenberg 1950.
GREENE, D.: A study of the potential value of high energy electron therapy in comparison with mega voltage x-ray therapy. Brit. J. Radiol. 34, 318—322 (1961).
— A further study of the potential value of high energy electron therapy in comparison with megavoltage x-ray therapy. Brit. J. Radiol. 37, 231—232 (1964).
—, and F. W. TRANTER: Dosage data for 4000000 volt x-rays. Brit. J. Radiol. 29, 193—196 (1956).
GREENFIELD, M. A., and K. HAND: Non-uniform filter to procedure a flat isodose surface of roentgenray intensity. Amer. J. Roentgenol. 68, 950—953 (1952).
GREGORI, A.: Die biologische Wirkung der kontinuierlichen und rhythmisch unterbrochenen Röntgenbestrahlung auf die Eier von Drosophila melanogaster. Strahlentherapie 60, 422—426 (1937).
GROOM, A. C.: The design of wedge filters for x-ray therapy. Brit. J. Radiol. 24, 676—681 (1951).
GROS, C. M., R. WOLF et Mdm. BURG: Des grilles en radiothérapie. J. Radiol. Électrol. 34, 771—774 (1953).
GSCHEIDLEN, W., F. MALSCH u. R. SCHITTENHELM: Der Halbschatten bei der Kobalt-Fernbestrahlung. Strahlentherapie 111, 621—625 (1960).
GUND, K., u. R. SCHITTENHELM: Die physikalischen Eigenschaften der Strahlenbündel der 15 MeV-Elektronenschleuder der Siemens-Reiniger-Werke. Strahlentherapie 92, 506—531 (1953).
—, u. F. WACHSMANN: Versuche mit 1,5 bis 5 MeV-Elektronen einer Elektronenschleuder. Strahlentherapie 77, 573—584 (1948).

Haas, L. L.: A more rapid method of isodose analysis. Radiology **61**, 222—225 (1953).

Händel, F., u. K. Meinardus: Die Kombinationstherapie des metastasierenden Mamma-Karzinoms. Strahlentherapie **87**, 53—58 (1952).

Halberstädter, L.: In: Jadassohn, Handbuch der Haut- und Geschlechtskrankheiten, Bd. V/2, Biologische und schädigende Wirkungen der Röntgenstrahlen. Berlin: Springer 1929.

Hale, J., and A. Raventos: Treatment planning with 2 MeV x-rays: Some technical aspects of dosimetry and beam direction. Radiol. clin. N. Amer. **1**, 245—259 (1963).

Hall, E. J., and R. Oliver: The use of standard-isodose distributions with high energy radiation beams — the accuracy of a compensator technique in correcting for body contours. Brit. J. Radiol. **34**, 43—52 (1961).

Hare, H. F., J. L. Fromer, G. Jacque, and K. W. Horne: High energy electrons for the treatment of extensive superficial malignant lesions. Amer. J. Roentgenol. **69**, 623—629 (1953).

— M. I. Smedal, D. Johnston, M. Cote, J. G. Trump, K. A. Wright, R. Granke, and R. A. Beique: Observations on rotational therapy with two million volt roentgen rays. J. Amer. med. Ass. **154**, 890—894 (1954).

— J. G. Trump, and E. W. Webster: Rotational scanning of breast malignancies with supervoltage radiation. Amer. J. Roentgenol. **68**, 435—447 (1952).

Haring, W.: Siebbestrahlung. Strahlentherapie **102**, 479—482 (1957).

Harms, I., u. H. Kuttig: Zur Technik der direkten Feldkontrollaufnahme in der Telecaesiumtherapie. Strahlentherapie **123**, 34—44 (1964).

Heeren, I. G.: Die Wirkung der diskontinuierlichen Röntgenbestrahlung auf die Retikulozytenwerte der Maus. Strahlentherapie **77**, 383—386 (1948).

Heinrichs, O., u. W. Windemuth: Meßzirkel und Lichtvisierspiegel als Einstellhilfen bei der Bewegungsbestrahlung gynäkologischer Tumoren. Fortschr. Röntgenstr. **87**, 409—411 (1957³).

Heinzel, F.: Über die Notwendigkeit der Rotationsbestrahlung in der Telekobalttherapie. Strahlentherapie **116**, 180—187 (1961).

Heite, H. J., u. K. H. Nicolai: Über Unterschiede in der gewebeschädigenden Wirkung fraktionierter Röntgenbestrahlung mit steigenden bzw. fallenden Einzeldosen. Hautarzt **7**, 415—419 (1956).

—, u. D. Tenhaeff: Tierexperimentelle Untersuchungen zur optimalen Fraktionierung bei der Röntgentherapie bösartiger Hauttumoren. Z. Haut- u. Geschl.-Kr. **23**, 251—257 (1957).

Hellman, A., and D. J. Merchant: Effects of continous low-level cobalt-60 gamma radiation on in vitro mammalian cell system. I. Response to varying dose rates. Radiat. Res. **18**, 437—445 (1963).

Hellriegel, W.: Tumorlokalisation durch Fernsehen und Bildverstärker. Brit. J. Radiol. **33**, 398—401 (1960).

— Krebstherapie mit schnellen Elektronen von 20 bis 30 MeV und 35 MeV Röntgenstrahlen. Strahlentherapie **121**, 481—494 (1963).

Hendrickson, F. R., and H. Skypeck: DNA synthesis as a marker in fractionated radiation therapy. Radiology **80**, 244—250 (1963).

Herve, A.: A propos de la lokalisation des tumeurs en radiotherapie. Methode tomographique simple. J. belge Radiol. **35**, 519—523 (1952).

— Contribution a l'etude de la radiotherapie de mouvement. Universitè de Liége 1954.

— Méthode de dosimétrie en radiothérapie rotatoire. J. Radiol. Électrol. **36**, 432—438 (1955).

— Phantom für strahlentherapeutische Messungen. Radiologe **4**, 291—292 (1964).

—, et R. Ghys: Étude dosimetrique et clinique de la radiothérapie a travers grille. Acta radiol. (Stockh.) **49**, 72—85 (1958).

Hiltemann, H.: Gitterbewegungsbestrahlung für Halbtiefentherapie. Strahlentherapie **95**, 76—78 (1954); **97**, 426—429 (1955); **100**, 613—615 (1956).

Hofmann, D.: Bisherige Ergebnisse über die biologische Wirkung ultrafraktionierter Strahlungen. III. Mitt. über das Verhalten des Protrahierungsfaktors bei Ultrafraktionierung. Strahlentherapie **98**, 552—557 (1955).

— Klinik der gynäkologischen Strahlentherapie. München u. Berlin: Urban & Schwarzenberg 1963.

—, u. R. K. Kepp: Bisherige Ergebnisse über die biologische Wirkung ultrafraktionierter Strahlungen. Strahlentherapie **97**, 64—67 (1955); **98**, 543—551 (1955).

—, u. K. Müller: Mitteilung über erweiterte Untersuchungen der biologischen Effekte ultrafraktionierter Bestrahlungen. Strahlentherapie **96**, 403—407 (1955).

Hohl, K.: Die Siebbestrahlung. Radiol. clin. (Basel) **22**, 486—491 (1953).

—, et G. Joyet: La charge maximum de la peau en thérapie profonde, en fonction de la surface du champ. Radiol. clin. (Basel) **24**, 310—316 (1955).

Holfelder, H.: Atlas von Körperdurchschnitten für die Anwendung in der Röntgentiefentherapie. Berlin: Springer 1924.

— Die Röntgentiefentherapie. Leipzig: Georg Thieme 1938.

Hollander, L., and J. M. Shelton: The superficial intraoral use of roentgen rays. A report of the use of the Chaoul tube. Arch. Derm. Syph. (Chic.) **37**, 279—288 (1938).

Holloway, A. F.: A localizing device for a rotating cobalt therapy unit. Brit. J. Radiol. **31**, 227—228 (1958).

Holthusen, H.: Der Zeitfaktor bei der Röntgenbestrahlung. Strahlentherapie **21**, 275—305 (1926).

— Biologische Wirkungen der Röntgenstrahlen mit besonderer Berücksichtigung des Einflusses der Wellenlänge, der Intensität und der Bestrahlungszeit. Strahlentherapie **31**, 509—517 (1929).

— Zur Geschichte der Langzeitbestrahlung. Strahlentherapie **41**, 435—449 (1931).

— Vergleichende Untersuchung über die Wirkung von Röntgen- und Radiumstrahlen. Strahlentherapie **46**, 273—288 (1933).

— In: Haenisch-Holthusen, Einführung in die Röntgenologie, 4. Aufl. Stuttgart: Georg Thieme 1947.

HOLTHUSEN, H.: In: HAENISCH, HOLTHUSEN u. LIECHTI, Einführung in die Röntgenologie, 5. Aufl. Stuttgart: Georg Thieme 1951.

—, u. R. BRAUN: Grundlagen und Praxis der Röntgenstrahlendosierung. Leipzig: Georg Thieme 1933.

HOLZKNECHT, G.: Gleichmäßigkeit der Röntgenreaktion. Fortschr. Röntgenstr. 8, 100—114 (1904).

HONEYBURNE, J., L. F. LAMERTON, D. W. SMITHERS, and W. V. MAYNEORD: Symposium on three-dimensional radiation distributions. Brit. J. Radiol. 12, 269—302 (1939).

HOTZ, O.: Versuche über die biologische Wirkung einer Flimmerbestrahlung auf die Eier von Drosophila melanogaster. Strahlentherapie 66, 255—268 (1939).

HOWARTH, J. L., J. C. JONES, and H. MILLER: Physical measurements on a 2 MeV x-ray generator. Brit. J. Radiol. 24, 665—675 (1951).

HUBER, R., E. BENDER, A. RAKOW u. G. REISSIG: Wachstumshemmung verschiedener biologischer Objekte in Abhängigkeit von der Dosisleistung. Arch. Geschwulstforsch. 14, 59—64 (1958).

—, H. THIEL u. H. SIMON: Über die abnorme Dosisverteilung im Strahlenfeld als mögliche Fehlerquelle bei Röntgentherapiegeräten. Strahlentherapie 94, 460—471 (1954).

HUG, O., u. I. WOLF: Das Verhalten eines Fermentsystems unter und nach Röntgenbestrahlung. Strahlentherapie, Sonderbd. 35, 209—219 (1956).

HUGUET, J., et G. DANIEL: La radiothérapie anti-inflammatoire. J. Radiol. Électrol. 23, 401—402 (1939).

HULTBERG, S., O. DAHL, R. THORAEUS, K. J. VIKTERLÖF, and R. WALSTAM: Kilocury cobalt 60 therapy at the Radiumhemmet. Acta radiol. (Stockh.), Suppl. 179 (1959).

IAEA: Physical data for dose distribution with high energy radiation. Int. Atomic Energy Agency, Vienna 1960.

ICRU: NBS Handbook, No 62. Washington 1957.

— Handbook No 87. Clinical dosimetry. Washington D. C. 1963.

JACOB, P.: Sur une nouvelle technique de radiothérapie superficielle, segmentaire on totale (radiothérapie, goniocinetique). J. Radiol. Électrol. 28, 494—498 (1947).

JACOBSON, L. E.: Description of a cone with movable grid for grid therapy. Amer. J. Roentgenol. 69, 849—850 (1953).

— Diskussionsbemerkungen zu PFALZNER, Transit dose measurement in cobalt-60-rotation-therapy dosimetry. Radiology 70, 506 (1958).

—, and A. LIPMAN: Depth dose investigation for perforated grid therapy at 200 kV. Amer. J. Roentgenol. 67, 458—469 (1952).

JACOBSEN, E. M., A. K. DAVIS, and E. L. ALPEN: Effect of fractionation of beta irradiation on rat skin. Radiat. Res. 9, 358—368 (1958).

JACOBY, G.: Indikationen und Dosierung der Röntgenstrahlen außer bei Hautkrebs. Z. Haut- u. Geschl.-Kr. 1, 389—395 (1947).

JAKOB, A., u. F. WACHSMANN: Über die Sekundärstrahlung von Kontrastmitteln. Strahlentherapie 77, 91—106 (1948).

JAKOB, A., u. F. WACHSMANN: Ist die Verwendung von Bolussäckchen bei der Mammabestrahlung zweckmäßig? Strahlentherapie 85, 315—320 (1951).

JAMIESON, H. D.: A method of tumor localisation and field positioning in radiotherapie. Radiology 62, 195—197 (1954).

JENNINGS, W. A.: Physical aspects of the roentgen radiation from a beryllium window tube operated over the range 2—50 kVp for clinical purposes. Acta radiol. (Stockh.) 33, 435—483 (1950).

— Beryllium-window tube outputs; further considerations regarding the use of constant and pulsating tension. Acta radiol. (Stockh.) 36, 477—484 (1951).

— A survey of depth dose data for x-rays from 6 to 75 kVp. Brit. J. Radiol. 26, 481—487 (1953).

—, u. H. M. CHRISTIE: Einige physikalische Probleme der 3-dimensionalen Bewegungstherapie. Vortrag beim 9. int. Kongr. für Radiologie, München 1959.

JOHNS, H. E.: The betatron in cancer therapy. Nucleonics 7, 76—83 (1950).

— Physical aspects of rotation therapy. Amer. J. Roentgenol. 79, 373—381 (1958).

— Physics of radiology, 2. ed. Springfield (Ill.): Ch. C. Thomas 1961.

— W. R. BRUCE, and W. B. REID: The dependence of depth dose on focal skin distance. Brit. J. Radiol. 31, 254—260 (1958).

JOHNS, H., and J. R. CUNNINGHAM: A precision 60 cobalt unit for fixed field and rotatory therapy. Amer. J. Roentgenol. 8, 4—12 (1959).

— E. K. DARBY, R. N. H. HASLAM, L. KATZ, and E. L. HARRINGTON: Depth dose data and isodose distributions for radiations from a 22 MeV betatron. Amer. J. Roentgenol. 62, 257—268 (1949).

— E. R. EPP, and S. O. FEDORUK: Depth dose data, 75 kVp to 140 kVp. Brit. J. Radiol. 26, 32—37 (1953).

— S. O. FEDORUK, R. O. KORNELSEN, E. R. EPP, and E. K. DARBY: Depth dose data 150 kVp to 400 kVp. Brit. J. Radiol. 25, 542—549 (1952).

— J. W. HUNT, and S. O. FEDORUK: Surface backscatter in the 100 kV to 400 kV range. Brit. J. Radiol. 27, 443—448 (1954).

— —, and SKARSGARD: A caesium 137 teletherapy unit used at a source — to — skin distance of 35 cm. Brit. J. Radiol. 32, 224—232 (1959).

— M. T. MORRISON, and G. F. WHITMORE: Dosage calculations for rotation therapy. Amer. J. Roentgenol. 75, 1105—1116 (1956).

JOHNSON and MERRIL: Treatment of carcinome by x-rays. Phil. med. J. 8 (1900). Ref. nach Fortschr. Röntgenstr. 5, 146 (1901/02).

JOLLES, B.: X-ray sieve therapy in cancer, a connective tissue problem. London: Lewis & Co. 1953.

—, and P. C. KOLLER: The rate of connective tissue in the radiation reaction of tumours. Brit. J. Cancer 4, 77 (1950).

JOLY, M.: Radiothérapie anti-flammatoire et chirurgie. Bull. Soc. Chirurgie Paris 37, 225 (1947).

JONES, D. E. A., C. GREGORY, and I. BIRCHALL: Dosage distribution in rotational cobalt 60 therapy. Brit. J. Radiol. 29, 196—201 (1956).

Jüngling, O., u. H. Langendorff: Kann der Mitosenrhythmus Bedeutung gewinnen für die Dosierung beim Krebs? Quantitative Untersuchungen über das Verhalten der Mitosen bei bestrahlten Krebsen. Strahlentherapie **69**, 181—230 (1941).

Juul, J.: Einmalige Höchstdosis, fraktionierte Bestrahlung oder Sättigungsmethode. Strahlentherapie **38**, 623—640 (1930).

Kärcher, K. H.: Methoden der Elektronenbestrahlung. In: Becker u. Schubert, Die Supervolttherapie. Stuttgart: Georg Thieme 1961.

Kahlstorf, A.: Untersuchungen der Hauttoleranz bei protrahiert-fraktionierter Röntgenstrahlung. Strahlentherapie **38**, 499—520 (1930).

Kahr, E.: Ein neues Lokalisationsgerät für Gammatron 2. Strahlentherapie **121**, 69—74 (1963).

Kalbfleisch, H. H.: Spätveränderungen im menschlichen Gehirn nach intensiver Röntgenbestrahlung des Kopfes. Strahlentherapie **76**, 584—595 (1947).

Kalkoff, K. W.: Indikation und Technik der Röntgenbehandlung in der Dermatologie. In: H. Meyer u. K. Matthes, Die Strahlentherapie. Stuttgart: Georg Thieme 1949.

Kalz, F.: Therapeutic note on grenz ray dosage. Arch. Derm. Syph. (Chic.) **71**, 527 (1955).

Kaneda, H., M. Maeda, T. Oku u. K. Tanikawa: Klinische Betrachtungen zur Siebbestrahlung. Strahlentherapie **124**, 366—371 (1964).

Kapp-Schwoerer, H.: Vergleichende Untersuchungen über die Wirkung einer exponentiell abfallenden Langzeitbestrahlung. Radioter. Radiobiol. Fis. med. **5**, 469—476 (1964).

Karzmark, C. J., R. Loevinger, R. E. Steele, and M. Weissbluth: A technique for large-field, superficial electron therapy. Radiology **74**, 633—644 (1950).

Keller, H.-L.: Die Ermittlung der Raumdosis bei der Röntgenbestrahlung. Fortschr. Röntgenstr. **84**, 73—77 (1956).

— Cost in deep therapy of a 1 R tumor dose with various radiation sources. Acta Radiol. (Stockh.) **1**, 369—380 (1963).

— Wirtschaftlichkeit der Tiefentherapie mit ionisierenden Strahlungen. Strahlentherapie **120**, 431—448 (1963).

— Dosisverteilung und Dosisermittlung bei der Pendelbestrahlung (200 kV bis 17 MeV). Strahlentherapie, Sonderbd. **58** (1964).

—, u. W. Haubold: Gewebefaktoren bei der Röntgentiefentherapie. Strahlentherapie **113**, 36—41 (1960).

—, u. S. R. Je: Faktoren zur Berücksichtigung nicht wasseräquivalenter Gewebe bei Strahlungen zwischen 200 kV und 17 MeV. Strahlentherapie **122**, 531—541 (1963).

Kemp, L. A. W., and R. Oliver: The flattening of wedge isodose curves in the direction perpendicular to the wedge. Brit. J. Radiol. **25**, 502—504 (1952).

Kepp, R. K.: Die Bedeutung der Pausendauer bei der perkutanen fraktionierten Röntgenbestrahlung. Wien. klin. Wschr. **1949**, 336.

— Intravaginal x-ray therapy of malignant gynekological tumours. Brit. J. Radiol. **24**, 454—460 (1951).

Kepp, R. K.: Eine neue technische Lösung für die Durchführung der intravaginalen Röntgenbestrahlung. Zbl. Gynäk. **73**, 257—263 (1951).

— Die gynäkologische Kleinraumbestrahlung. Z. Geburtsh. Gynäk. **135**, 121—149 (1951).

— Gynäkologische Strahlentherapie. Stuttgart: Georg Thieme 1952.

— Methoden und Ergebnisse der Behandlung der Uteruskrebse in der Göttinger Universitäts-Frauenklinik. Strahlentherapie **86**, 353—376 (1952).

— Zusammenhänge zwischen Ionisationsdichte und Zeitfaktorwirkung. Strahlentherapie **92**, 590—598 (1953).

— Die Bedeutung der Ionisationsdichte für den biologischen Effekt bei ultrafraktionierter Bestrahlung. Acta radiol. (Stockh.) **41**, 192—200 (1954).

—, u. K. Müller: Zur Frage der physikalischen Erklärung verschiedener Zeitfaktorwirkungen an biologischen Objekten. Strahlentherapie **88**, 139—149 (1952).

—, u. L. Seyfarth: Die Beeinflussung der Hautreaktion durch längere Bestrahlungspausen bei fraktionierter Röntgenbestrahlung. Strahlentherapie **76**, 573—583 (1947).

—, u. F. Wachsmann: Gemeinsames und Unterschiede der Chaoulschen Nahbestrahlung und der Göttinger gynäkologischen Bestrahlungsmethode. Strahlentherapie **81**, 287—298 (1950).

King, J. T., and W. Stentröm: Effect of spacet radiations on lymphoid cells in tissue culture. Proc. Soc. exp. Biol. (N.Y.) **36** (1937).

Kingery, L. B.: Saturation in roentgen therapy; its estimation and maintenance. Arch. Derm. **1**, 423—433 (1920).

Kirchhoff, H., u. W. Kelbling: Experimenteller Beitrag zum Zeitfaktorproblem. Strahlentherapie **60**, 444—465 (1937).

Klemm, T.: Zur Lokalisations- und Einstelltechnik bei der Bewegungsbestrahlung. SRW-Nachrichten **1**, 8—12 (1957).

Knierer, W.: Leitfaden der Strahlentherapie der Hautkrankheiten. Stuttgart: Wissenschaftliche Verlagsgesellschaft 1949.

—, u. I. Seidl: Beobachtungen über die Harnentleerung im Anschluß an Röntgenbestrahlung des Schädels von Kindern zum Zwecke temporärer Epilation. Strahlentherapie **90**, 633—638 (1953).

Knoll, V.: Die Epilationsdosis. Strahlentherapie **93**, 299—306 (1954).

Knopp, K.: Zur Herdbestimmung bei der Pendelbestrahlung gynäkologischer Tumoren. Strahlentherapie **105**, 315—317 (1958).

Koch, H. W., D. W. Kerst, and P. Morrison: Experimental depth dose for 5, 10, 15 and 20 million volt x-rays. Radiology **40**, 120—127 (1943).

Koch, R.: Der Einfluß verschiedener Strahlenschutzstoffe auf die Strahlenempfindlichkeit von Tumoren. Nuclearmedizin **2**, 265—271 (1962).

Köhler, A.: Röntgentiefentherapie mit Metallnetzschutz. Strahlentherapie **1**, 121—131 (1912).

Kohler, A.: Vergleiche zwischen Kreuzfeuer- und Pendelbestrahlung. Krebsarzt **7**, 353—354 (1952).

KOHN, H. I.: Dose-response studies, fractionation and recovery. In: H. S. KAPLAN, Research in radiology. National Research Council 1958, Publication No 571.

KOK, G.: Clinical experience with the 3-times a week fractionation with telecobalt in cancer therapy. Vortrag XI. Int. Kongr. für Radiologie, Rom, 1965.

KRETSCHKO, J., H. LIESEM, W. POHLIT, S. RASE u. A. SEWKOR: Vergleichsmessungen an verschiedenen europäischen Betatronstationen. Fortschr. Röntgenstr. 95, 553—564 (1961).

KRÖKER, P.: Über die Siebbestrahlung. Fortschr. Röntgenstr. 85, 523—533 (1956).

KRÖNIG, B., u. W. FRIEDRICH: Physikalische und biologische Grundlagen der Strahlentherapie. Strahlentherapie, Sonderbd. 3 (1918).

KROKOWSKI, E.: Herddosen bei Siebbestrahlung. Fortschr. Röntgenstr. 86, 256—262 (1957).

—, u. W. RÜBE: Die Bedeutung des Elektronenumsatzes im Knochen für die Strahlenbelastung der Osteozyten. Fortschr. Röntgenstr. 87, 650—652 (1957).

KÜNKEL, H. A.: In: BECKER u. SCHUBERT, Die Supervolttherapie. Stuttgart: Georg Thieme 1961.

KÜSTNER, H.: Die Dosierung der Buckyschen Grenzstrahlen nach R-Einheiten mit dem Eichstandgerät. Strahlentherapie 27, 124—145 (1928).

KUTTIG, H.: Die Horizontal-Kegelkonvergenzbestrahlung des Lymphabflußgebietes beim Bronchuskarzinom. Fortschr. Röntgenstr. 82, 401—406 (1955).

— In: BECKER u. SCHUBERT, Die Supervolttherapie. Stuttgart: Georg Thieme 1961.

—, u. H.-J. FRISCHBIER: Die direkte Feldkontrollaufnahme mit der Telekobalteinheit Gammatron. SRW-Nachrichten 12, 4—5 (1960).

—, u. I. MEIER: Gittermethode mit dem Chaoulschen Nahbestrahlungsgerät. — Ein Vorschlag zur Behandlung oberflächennaher Tumorrezidive. Strahlentherapie 101, 260—265 (1956).

— I. ZISCHKA u. E. FLUCK: Bei üblicher Belichtung unsichtbare Farbstoffe zur Markierung der Bestrahlungsfelder. Strahlentherapie 117, 271—273 (1962).

LACASSAGNE et MONOD: Arch. franc. path. gén. et exp. et d'anat. path. 1, I (1922). Zit. nach O. JÜNGLING u. H. LANGENDORFF 1941.

LAHM, W.: Über Radiumdosierung. Strahlentherapie 68, 206—220 (1940).

LAJTHA, L. G., R. OLIVER, and F. ELLIS: Rationalisation of fractionation in radiotherapy. Brit. J. Radiol. 33, 634—635 (1960).

LAMARQUE, P.: Le fractionnement du roentgenthérapie du cancer. J. belge Radiol. 36, 313—334 (1953).

— P. MARQUES et A. BRU: Limites physiques des techniques cycloradiothérapiques d'après leur étude dosimetrique. J. Radiol. Électrol. 38, 680—685 (1957).

—, et N. POULIQUEN: Prézentation d'un nouveau tube endocavitaire a fenêtre de béryllium et fonctiant sous 100 kV. J. Radiol. Électrol. 33, 554—562 (1952).

LAMBERT, V., and T. A. WATSON: Treatment of carcinoma of the larynx by CHAOUL "contact" x-rays. J. Laryng. 57, 222—224 (1942).

LAMERTON, L. F.: A physical investigation of the radiation from a low-voltage x-ray tube (cautery technique). Brit. J. Radiol. 13, 136—146 (1940).

— Physical investigations with 140 kVp radiation. Brit. J. Radiol. 14, 199—205 (1941).

— Somatic effects of radiation at low levels dosage, with particular reference to protraction of radiation exposure. Verh. VI. int. Radiologenkongr., München 1959.

— A. H. PONTIFEX, N. M. BLACKETT, and K. ADAMS: Effects of protracted irradiation on blood-forming organs of rat; part I: continuos exposure. Brit. J. Radiol. 33, 287—301 (1960).

LAMSON, B. G., M. S. BILLINGS, J. J. GAMBINO, and L. R. BENNET: Effect of single and divided doses of x-irradiation on longevity in rats. Radiat. Res. 18, 255—264 (1963).

LANGENDORFF, H.: Biologische Reaktionen nach wiederholter Verabreichung kleiner Röntgenstrahlendosen. I. Das Verhalten des Retikulozytenwertes der Maus. Strahlentherapie 71, 275—284 (1942).

— Über die Wirkungen kleiner Strahlendosen und geringer Dosisleistungen. Strahlentherapie, Sonderbd. 52, 4, 188—196 (1963).

—, u. M. LANGENDORFF: Strahlenbiologische Untersuchungen an den Keimzellen des Seeigels. Strahlentherapie 40, 97—110 (1931).

—, u. K. SOMMERMEYER: Strahlenwirkung auf Drosophilaeier I. Fundamenta radiol. 4, 196—209 (1939).

— — Strahlenwirkung auf Drosophilaeier II. (Weitere Untersuchungen über die Einwirkung von ultraviolettem Licht.) Strahlentherapie 67, 110—118 (1940).

— — Strahlenwirkungen auf Drosophilaeier III. Zeitfaktoruntersuchungen mit Röntgenstrahlen. Strahlentherapie 67, 119—129 (1940).

— — Strahlenwirkung auf Drosophilaeier IV. Die experimentelle Schädigungskurve und der biologische Zeitfaktor bei der Einwirkung von Röntgenstrahlen auf Drosophilaeier. Strahlentherapie 68, 42—52 (1940).

LARRÚ, E.: Cáncer del recto. Su tratamiento con la roentgenterapia de CHAOUL. Gac. méd. esp. (1947[1]).

— Tratamiento del cáncer del recto: Límites de acción eficaz, en profundidad, de la roentgenterapia de CHAOUL, por vía peranal. Gac. méd. esp. (1947[2]).

LARSSON, B.: Pre-therapeutic physical experiments with high energy protons. Brit. J. Radiol. 34, 143—151 (1961).

LASER, H.: Strahlenbiologische Untersuchungen an Gewebekulturen. Strahlentherapie 38, 391—437 (1930).

LASNITZKI, B. I.: The effect of dose rate variations on mitosis and degeneration in tissue cultures of avian fibroblasts. Brit. J. Radiol. 19, 250—256 (1946).

LATOURETTE, H.-B., C. S. SIMONS, and J. LAMPE: A lokalization scheme for radiation therapy planning with the theratron. Radiology 73, 762—770 (1959).

Laughlin, J. S.: Use of a 23 MeV medical betatron. Nucleonics 8 (2), 5—16 (1951).
— Physical aspects of betatron therapy. Springfield (Ill.): Ch. C. Thomas 1954.
— J. W. Beattie, J. E. Lindsay, and R. A. Harvey: Dose distribution measurements with the university of Illinois 25 MeV betatron. Amer. J. Roentgenol. 65, 787—799 (1951).
— J. Ovadia, J. W. Beattie, W. J. Hendersson, R. A. Harvey, and L. L. Haas: Some physical aspects of electron beam therapy. Radiology 60, 165—185 (1953).
Lea, D. E.: The dependence of the biological effect of radiation on intensity and wave length. Amer. J. Roentgenol. 45, 605—613 (1941).
Leicher, H., u. O. Müller: Operation und Röntgen-Nahbestrahlung des Kehlkopf- und Hypopharynxkarzinoms. Z. Laryng. Rhinol. 30, 158—169 (1951).
Lemtis, H., u. R. Frischkorn: Vaginalmeßstab als Einstellhilfe in der gynäkologischen Strahlentherapie. Strahlentherapie 120, 449—455 (1963).
Lenz, M.: Tumor dosage and results in roentgen therapy of cancer of breast. Amer. J. Roentgenol. 56, 67—74 (1946).
Lenzi, M.: La radioterapia periodica basi radiobiologiche-esperienze cliniche. Radiol. med. (Torino) 5, 305—307 (1963).
Lepennetier, F.: L'état actuel de la roentgenthérapie des affections inflammatoires et apparentées. Acta radiol. (Stockh.) 116, 338 (1954).
— Essai de détermination des "doses maxima" en roentgenthérapie superficielle. J. belge Radiol. 39, 598—610 (1956).
Lessel, W., u. G. Reichel: Erhärtende Abdecksubstanzen bei der Röntgenbestrahlung von Hauttumoren. Strahlentherapie 125, 61—65 (1964).
Levine, S., H. J. Pack, and J. S. Gallo: Intravesical roentgentherapy of cancer of the bladder. J. Amer. med. Ass. 112, 1314—1317 (1939).
Levy-Lebhar, G., et J. P. Levy-Lebhar: L'épilation en série de teignes du cuir chevalu la radio thérapie. J. Radiol. Électrol. 35, 629—631 (1954).
Lingren, M.: On tolerance of brain tissue and sensitivity of brain tumours to irradiation. Acta radiol. (Stockh.), Suppl. 170 (1958).
Lipski, J.: A necessary improvement of x-ray epilation methods. Przegl. Derm. Wener. 6, 239—246 (1956).
Loevinger, R.: Depth dose curves for grid' in x-ray therapy. Radiology 58, 351—360 (1952).
— C. J. Karzmark, and M. Weissbluth: Radiation therapy with high energy electrons. Radiology 77, 906—927 (1961).
Lorey, A., u. G. Schaltenbrand: Pachymeningitis nach Röntgenbestrahlung? Strahlentherapie 44, 747—758 (1932).
Lossen, H.: Die Haftung des Röntgenarztes. Strahlentherapie 95, 615—629 (1955).
Lotz, A. P., u. K. Schmidt: Die Ultrafraktionierung ionisierender Strahlen als biophysikalische Untersuchungsmethode. Strahlentherapie 110, 223—233 (1959).

Low-Beer, B. V. A.: Directed beam therapy. A rotational therapy chair. Amer. J. Roentgenol. 66, 956—960 (1951).
Ludwig, K. H.: Strahlenschutz der Haut in der gynäkologischen Röntgentherapie. Münch. med. Wschr. 1956, 310.
Lupo, M., G. Pisani e U. Colombo: Nuovi concetti sulla radiosensibilità tessutale a diverse modalità di frazionamento della dose di radiazioni ionizzanti da 200 kV a 1,25 MeV. Studio isotologico e istocitochimico. Minerva fisioter. 5, 5—17 (1960).
Luther, W.: Über die Wirkung unterteilter Röntgenbestrahlungen auf das Ehrlichsche Mäusekarzinom. Strahlentherapie 73, 671—692 (1943).
— Über den Zeitfaktor der biologischen Strahlenwirkung in der Hornhaut von Salamanderlarven. Strahlentherapie 74, 153—168 (1943).
Lutterbeck, E. F., and I. F. Hummon: Uniform contact roentgen therapy for large areas. Radiology 56, 108—111 (1951).
Lutz, P.: Über Versuche mit stetig versetzter Siebbestrahlung. Strahlentherapie 112, 467—468 (1960).
Malsky, S. J., C. G. Amato, C. B. Reid, C. Sprekkels, and L. Maddalone: In vivo dosimetry with miniature glass rods. Amer. J. Roentgenol. 85, 568—572 (1961).
Markus, B.: Über den Begriff der Gewebeäquivalenz und einige „wasserähnliche" Phantomsubstanzen für Quanten von 10 keV bis 100 MeV sowie schnelle Elektronen. Strahlentherapie 101, 111—113 (1956).
— Beiträge zur Entwicklung der Dosimetrie schneller Elektronen. Teil 1. Dosisverteilung schneller Elektronen zwischen 3 und 15 MeV und ihre Beeinflussung durch Herdblenden und Tubusse. Strahlentherapie 112, 322—330, 113, 379—393 (1960).
— Beiträge zur Entwicklung der Dosimetrie schneller Elektronen. Ionisationsdosimetrie und Dosisverteilung schneller Elektronen in Knochengewebe. Strahlentherapie 116, 280—286 (1961).
— Beiträge zur Entwicklung der Dosimetrie schneller Elektronen. Energiebestimmung schneller Elektronen aus Tiefendosiskurven. Strahlentherapie 124, 33—52 (1964).
Marquardt, H.: Die Bestimmung der Dosisabhängigkeit röntgeninduzierter Chromosomenveränderungen bei Bellevalia romana. Z. Bot. 37, 241—315 (1941).
Marques, P.: Repartition chronologique des irradiations. J. Radiol. Électrol. 30, 30—35 (1949).
Martin, H. E.: Die biologischen Effekte von Röntgenbestrahlungen bei verschiedener Fraktionierung. Strahlentherapie 57, 73—86 (1936).
Martin, J. H.: A computer for x-ray isodose curve production. Brit. J. Radiol. 19, 343—346 (1946).
— E. A. Evans, and F. J. Anderson: Accuracy in radiotherapie. Radiology 75, 552—558 (1960).
Martius, H.: Die intravaginale Röntgenbestrahlung, ihre Entwicklung und Bedeutung. Arch. Gynäk. 173, 97—104 (1942).
— Die gezielte Kleinraumbestrahlung mit hoher Fraktionierung. Dtsch. med. Wschr. 1943, 145—147.

MARX, P.: Zur exakten Herdeinstellung bei der Bewegungsbestrahlung. Strahlentherapie **105**, 295—301 (1957).

MASSEY, J. B.: Dose distribution in mega-voltage therapy — The problem of air spaces. Brit. J. Radiol. **35**, 736—738 (1962).

— J. GOUGH, W. SHANKS, and A. M. JELLIFFE: The role of moving field techniques in treatment with high energy radiation. Brit. J. Radiol. **35**, 90—114 (1962).

MAYNEORD, W. V.: A dose contour projector and its application to three-dimensional radiation distributions. Brit. J. Radiol. **12**, 262—268 (1939).

— Energy absorption. I. Brit. J. Radiol. **13**, 235—247 (1940).

— Energy absorption. II. Integral dose when the whole body is irradiated. Brit. J. Radiol. **17**, 151—182 (1944).

— Energy absorption. III. The mathematical theory of integral dose and its applications in practice. Brit. J. Radiol. **17**, 359—367 (1944).

— Développements récents dans les aspects physiques de la thérapeutique par les radiations. J. Radiol. Électrol. **29**, 461—467 (1948).

—, and L. F. LAMERTON: A survey of depth dose data. Brit. J. Radiol. **14**, 255—264 (1941).

MEAD, W. J., and V. P. COLLINS: The principles of dilatancy applied to techniques of radiotherapy. Amer. J. Roentgenol. **71**, 864—866 (1954).

MELVILLE, G. S., F. P. CONTE, M. SLATER, and A. C. UPTON: Acute lethality of mice as influenced by the periodicity paired to fast neutrons or x-rays. Brit. J. Radiol. **30**, 196—199 (1957).

MERRITT, E. A.: Possibilities of intra-vaginal x-ray therapy with description of technique. J. Radiol. **2**, 29—34 (1921).

— Roentgen therapy of cancer in buccal cavity and of cervix uteri. Amer. J. Roentgenol. **42**, 418—422 (1939).

MEYER, H., u. H. RITTER: Zur Methodik der Radioepilation der Kinderköpfe. Fortschr. Röntgenstr. **21**, 574—578 (1914).

MICELI, R., F. BONO e C. RIMONDI: L'impiego dei filtri a cuneo in cesioterapia. Dati ionimetrici ed applicazioni cliniche. Radiol. med. (Torino) **50**, 31—50 (1964).

—, et G. CARETTI: Apparecchio per il rilievo dei profili corporei. Radiol. med. (Torino) **47**, 242—248 (1961).

MIESCHER, G.: Carcinomtherapie mit superponierten (verzettelten) Röntgenbestrahlungen. Strahlentherapie **36**, 434—471 (1930).

— Tierexperimentelle Untersuchungen über den Einfluß der Fraktionierung auf den Späteffekt. Acta radiol. (Stockh.) **16**, 25—38 (1935).

— Die neuere Entwicklung der dermatologischen Röntgentherapie. Dermatologica (Basel) **107**, 225—238 (1953).

MILLER, H.: A 2 MeV x-ray generator for therapy. Brit. J. Radiol. **23**, 731—739 (1950).

MINDER, W.: Über strahlenbiologische Versuche mit der Puppe von Drosophila melanogaster. Strahlentherapie **68**, 30—41 (1940).

— H. J. MAURER u. C. E. BUCHHEIM: Probleme der Tiefendosismessung energiereicher Elektronen. Fortschr. Röntgenstr. **92**, 206—211 (1960).

MITCHELL, J. S., C. L. SMITH, D. J. ALLEN-WILLIAMS, and R. BRAAMS: Experience with the 30 MeV synchrotron as a radiotherapeutic instrument. Acta radiol. (Stockh.) **40**, 463—478 (1953).

MOLESWORTH, E. H., and A. R. RIDDLE: Effect of angle of incidence upon dose of x-rays absorbed by skin. Brit. J. Derm. **47**, 152—160 (1935).

MONTAG, C.: Über die Schädigung des wachsenden Knochens bei der Röntgenbestrahlung und ihre Vermeidung. Strahlentherapie **84**, 314—324 (1951).

MOOS, W. S.: The transition effect at low roentgen-ray-energies. Amer. J. Roentgenol. **77**, 881—885 (1957).

—, and E. W. WEBSTER: An automatic tissue dose camputer for use in supervoltage rotational therapy. Radiology **59**, 729—736 (1952).

MORGAN, R. H., R. E. STURM, L. W. MILLER, and D. J. TORRANCE: Remote fluoroscopic control of radiation therapy by screen intensification. Preliminary report. Amer. J. Roentgenol. **70**, 705—708 (1953).

MORITZ, R.: Das Problem der chemischen Strahlensensibilität von Tumoren. Strahlentherapie **110**, 287—296 (1959).

MORRISON, M. C.: Distribution of radiation in pervaginal roentgen therapy. Radiology **34**, 451—456 (1940).

MORTON, N. S.: Accurate centring in radiotherapy. Radiography **15**, 108—114 (1949).

MOTTRAM, J. C.: A factor of importance in the radiosensitivity of tumours. Brit. J. Radiol. **9**, 606—614 (1936).

MÜLLER, J. H., F. WACHSMANN u. D. SCHUSTER: Die Zürcher Bestrahlungsmethode des Kollumkarzinoms unter besonderer Berücksichtigung der angewendeten zeitlichen Dosisverteilung. Strahlentherapie **125**, 502—523 (1964).

MURPHY, W. T.: Radiation therapy. Philadelphia and London: W. B. Saunders Co. 1959.

MURRISON, C. A., and H. A. HUGHES: Physical measurements on a 4 MeV linear accelerator. Radiology **68**, 367—379 (1957).

NAKAIDZUMI, M., u. T. MIYAKAWA: Über die räumliche Dosisverteilung der Röntgenstrahlen bei Rotationsbestrahlung. Strahlentherapie **66**, 583—592 (1939).

— — Zur Rotationsbestrahlung mit Hilfe einer ständigen Durchleuchtungskontrolle für den Ösophaguskrebs. Strahlentherapie **68**, 245—262 (1940).

NAUBER, G.: Hilfsgeräte für die routinemäßige Tiefentherapie. Med. Technik **3**, 233—236 (1963).

NEUMANN, W., u. F. WACHSMANN: Ermittlung der Herddosis bei Rotationsbestrahlung unter Berücksichtigung der Absorptionsunterschiede im Gewebe. Strahlentherapie **71**, 438—449 (1942).

— — Über die Rotationsbestrahlung mit extrem kleinen Feldern. Strahlentherapie **74**, 340—350 (1944).

NEWBERY, G. R., and D. K. BEWLEY: The performance of the Medical Research Council 8 MeV linear accelerator. Brit. J. Radiol. **28**, 241—251 (1955).

NIELSEN, J.: Über Coutards Röntgenbestrahlung maligner Tumoren. Strahlentherapie **53**, 25—53 (1935).

Nielsen, J., and S. H. Jensen: Some experimental and clinical lights on the rotation therapy. Acta radiol. (Stockh.) 23, 51—66 (1942).

Nitzge, K., u. H. Iven: Über die Protrahierung der Röntgendosis. Strahlentherapie 62, 91—108 (1938).

Nolan, J. F., and W. Stanbro: Dosage calculations for various plans of intravaginal x-ray therapy. Radiology 49, 462—471 (1947).

Oberheuser, F., u. H. A. Künkel: Ultrafraktionierung und relative biologische Wirksamkeit von Elektronen. Versuche an Drosophilyembryonen verschiedener Entwicklungsstadien. Biophysik 1, 11—19 (1963).

O'Connor, J. E.: A method of estimating doses in arc therapy. Brit. J. Radiol. 27, 453—458 (1954).

— A transit dose technique for the determination of dosis in inhomogeneous bodies. Brit. J. Radiol. 29, 663—667 (1956).

— The variation of scattered x-rays with density in an irradiated body. Phys. in Med. Biol. 1, 352—369 (1957).

Odermatt, W.: Experimentelle Untersuchungen über die primäre Wirkung der Röntgenstrahlen auf die Gefäße. Fortschr. Röntgenstr. 31, 717—725 (1923/24).

Oehlert, G.: Untersuchungen an den Eiern von Ascaris megalocephala als Grundlage für die fraktionierte Therapie mit Elektronen. Strahlentherapie 113, 42—82 (1960).

Oeser, H., u. E. Krokowski: Zur Frage der Siebbestrahlung. Röntgen-Bl. 11, 385—391 (1958).

Oesterkamp, W. J.: Dose measurements on contacttherapy-tubes. Acta radiol. (Stockh.) 33, 491—506 (1950).

Oliver, R.: Theoretical implications of cell survival data in relation to fractionated radiotherapy treatments. Brit. J. Radiol. 36, 178—182 (1963).

—, and L. A. Kemp: Effect of change of F.S.D. on wedge filter performance. Brit. J. Radiol. 25, 168 (1952).

O'Shea, W. A., C. H. Chang, and F. Hutchinson: A simplified ruler method for dosage calculation in rotational therapy in the intermediate voltage range. Radiology 69, 88—93 (1957).

Ovadia, J., and E. M. Uhlmann: Isodose distribution and treatment plannings with electrons of 20—35 MeV for deep-seated tumors. Amer. J. Roentgenol. 84, 754—760 (1960).

Packard, Ch.: The measurement of quantitative biological effects of x-rays. J.-Lancet 10, 319—339 (1926).

— A biological measure of x-ray dosage. J.-Lancet 11, 282—292 (1927).

Pape, R.: Der Einfluß der Veränderung des Minutenr-Zuflusses auf die Hautreaktion bei kontinuierlicher und geteilter Dosenapplikation. Strahlentherapie 45, 475—486 (1932).

—, u. D. Gölles: Was leisten Röntgenmikrodosen bei der Hydrosadentis axillaris ? Strahlentherapie 81, 565—576 (1950).

—, u. R. Seyss: Kleinstdosenröntgentherapie bei Panaritien. Strahlentherapie 80, 121—132 (1949).

Paschetta, V.: La roentgenthérapie á faible dose, médication antalgique. Bull. Soc. Électroradiol. 27, 655—657 (1939).

Paterson, E. R.: Principles underlying the therapeutic use of mega-voltage radiation. Vortrag, Genfer Atomkonferenz 1958.

Paterson, R.: Studies in optimum dosage. Brit. J. Radiol. 25, 505—516 (1952).

— The treatment of malignant disease by radium and x-rays. London: Edward Arnold Publ. 1960.

Pauli, W. E., u. E. Sulger: Über die baktericide Wirkung von Röntgenstrahlen in ihrer Abhängigkeit von äußeren Faktoren. Strahlentherapie 29, 128—138 (1928).

Pautrier, L. M.: Traitment du lichen plan par la radiothérapie médullaire (I. note). Bull. Soc. franç. Derm. Syph. 31, 67—74 (1924).

Pereslegin, I. A., A. F. Rimman u. I. I. Kornev: Röntgenlokalisationsgerät für die Rotationsbestrahlung mit Telegammaapparatur [Russisch]. Vestn. Rentgenol. Radiol. 33, 59—61 (1958).

Perry, H., and K. C. Tsien, J. J. Nickson, and J. S. Laughlin: Treatment planning in the therapeutic application of high energy electrons to head and neck cases. Amer. J. Roentgenol. 88, 251—261 (1963).

Perryman, R. C., J. D. McAllister, and J. A. Burwell: Cobalt-60 radiography. Amer. J. Roentgenol. 83, 525—532 (1960).

Pfahler, G. E.: Carcinoma and tuberculosis treated by the röntgen rays. Fortschr. Röntgenstr. 7, 228—229 (1904).

— The roentgen treatment of metastatic carcinoma of bone. Acta radiol. (Stockh.) 7, 280—288 (1926).

Pfalzner, P. M.: Transit-dose measurements in cobalt-60 rotation. Radiology 70, 503—506 (1958).

— An optical treatment depth gauge for teletherapy units. Amer. J. Roentgenol. 89, 120—121 (1963).

Pfander, F.: Über die Anwendung der gezielten Kleinraumbestrahlung von bösartigen Tumoren im Larynx- und Hypopharynxgebiet. Strahlentherapie 76, 315—320 (1947).

— Über die Kleinraumbestrahlung der malignen Geschwülste im Gebiet der Hals-, Nasen- und Ohrenheilkunde. HNO (Berl.) 1947, 1—14.

— Zur Technik der introralen Röntgenbestrahlung des Nasen-Rachen-Raumes mit Hohlanodenröhren. HNO (Berl.) 1947, 64—74.

Pierquin, B.: La tomographie transversale: Technique de routine en radiothérapie. J. Radiol. Électrol. 42, 131—136 (1961).

Pillsbury, D. M., H. Blank, and D. J. Madden: Low-voltage x-ray therapy in diseases of the skin. Arch. Derm. Syph. (Chic.) 70, 16—48 (1954).

— W. B. Shelley, and A. M. Kligman: Dermatology. Philadelphia and London: W. B. Saunders Co. 1956.

Pini, M.: Il Fisico ospedaliero: Problema di attualità. Röntgen-Bl. 16, 77—83 (1963).

Plesnicar, S.: Eine Zusatzblende für das Gammatron I. Strahlentherapie 124, 530—535 (1964).

Pohlit, W.: Dosisverteilung in inhomogenen Medien bei Bestrahlungen mit schnellen Elektronen. Fortschr. Röntgenstr. 93, 631—641 (1960).

Pollock, H. C., M. H. Hebb, and P. L. Noble: General Electric Laboratories Report No R 2—546 (1951).

PONTHUS, P., et D. ORSINI: Premières applications du concept de la restauration moyenne de la peau a la pratique roentgenthérapique. J. Radiol. Électrol. **28**, 38—41 (1947).

PONTIFEX, A. H., and L. F. LAMERTON: Effects of protacted irradiation on the blood-forming organs of the rat. Part II: Dividet doses. Brit. J. Radiol. **33**, 736—747 (1960).

PORTER, E. H., E. J. HALL, and F. ELLIS: Point-Wedges: A development of Wedge-filter technique. Brit. J. Radiol. **34**, 655—658 (1961).

PROCTOR, B., J. E. LOFSTROM, and C. E. NÜRN-BERGER: The use of catact therapy in the treatment of carcinoma of the larynx. Laryngoscope (St. Louis) **58**, 225—243 (1948).

PROIMOS, B. S.: Synchronous field shaping in rotational megavolt therapy. Radiology **74**, 753—757 (1960).

— New accessories for precise teletherapy with cobalt-60 units. Radiology **81**, 307—316 (1963).

PROPPE, A.: Die Enthaarung des Kopfes durch Röntgenstrahlen. Strahlentherapie **55**, 225—247 (1936).

— Zur Technik der Röntgenbestrahlung gekrümmter Oberflächen. Strahlentherapie **62**, 109—115 (1938).

— Die jüngste Entwicklung der dermatologischen Röntgentherapie. Derm. Wschr. **127**, 553—557 (1953).

— Fortschritte in der Methode der dermatologischen Röntgentherapie. Arch. Derm. Syph. (Berl.) **200**, 107—130 (1955).

— Die Technik der Behandlung von Hautkrankheiten mit weichen Röntgenstrahlen. Strahlentherapie **98**, 30—40 (1955).

— Die gegenwärtige Entwicklung einer dermatologischen Röntgentherapie. Ärztl. Wschr. **12**, 193—198 (1957).

—, u. W. GAHLEN: Spätschäden nach Behandlung des Kopfes durch Röntgenstrahlen. Arch. Derm. Syph. (Berlin) **180**, 155—164 (1940).

QUASTLER, H.: Time-dose relations in radiation effects. Proc. of Conf. on research on the. Radiotherapy of Cancer ACS 1961, p. 100—112.

QUIMBY, E. N.: Some practical considerations regarding the employment of various qualities of roentgen rays in therapy. Radiology **38**, 261—273 (1942).

QUIMBY, E., M. C. COPELAND, and R. C. WOODS: The distribution of roentgen rays within the human body. Amer. J. Roentgenol. **32**, 534—551 (1934).

RABONI, F., e A. BOSSI: Primi tentativi practici e considerazioni sulla roentgentherapia a griglia mobile. Ann. Radiol. diagn. (Bologna) **34**, 257—264 (1961).

RACKE, U.: Vergleichende Untersuchungen über die Wirksamkeit kontinuierlicher und ultrafraktionierter Röntgenbestrahlung auf die Puppen und Eier des Drosophila melanogaster. Diss. Erlangen 1954.

RAKOW, A.: Fehlerquellen bei der Dosisbestimmung in Strahlenbiologie und Strahlentherapie. Vortrag. Kongr. Ungar. Rö.-Ges., Budapest 1964.

RAUSCH, L.: Strahlenbiologische Untersuchungen zur Sieb- und Rasterbestrahlung. I—III. Strahlentherapie **115**, 283—302, **116**, 593—609 (1961); **119**, 209—225 (1962).

READ, J.: On technial methods in x-ray therapy. Brit. med. Bull. **4**, 43—47 (1946).

REGAUD, C., u. R. FERROUX: Über den Einfluß des „Zeitfaktors" auf die Sterilisation des normalen und des neoplastischen Gewebes durch die Radiotherapie. Strahlentherapie **31**, 495—508 (1929).

REICHEL, W. S.: Über die Dosishöhe der funktionellen und Entzündungsbestrahlung in: Strahlenforschung und Strahlenbehandlung. Strahlentherapie, Sonderbd. **35**, 126—128 (1956).

REISNER, A.: Der Hauterythemverlauf bei fraktionierter Verabfolgung großer Strahlenmengen. Fortschr. Röntgenstr. **45**, 293—307 (1932).

— Das Hauterythem als Grundlage für die Dosierung mit Röntgenstrahlen. Dtsch. med. Wschr. **1952**, 788.

RICHARDSON, J. E., H. D. KERMAN, and M. BRUCER: Skin dose from a cobalt 60 theletherapy unit. Radiology **63**, 25—35 (1954).

— E. VAN ROOSENBEEK, and J. M. MORGAN: Field localization for betatron therapy. Amer. J. Roentgenol. **76**, 934—938 (1956).

RIEDEN, H. G., u. A. REUSS: Ein Beitrag zur Frage der Einstelltechnik bei der Bewegungsbestrahlung im kleinen Becken. Strahlentherapie **117**, 560—564 (1962).

RIEDL, E.: Zur Röntgenkontaktbestrahlung der Blasentumoren. Z. Urol. **38**, 269—271 (1944).

RIES, J., u. J. BREITNER: Strahlenbehandlung in der Gynäkologie. München u. Berlin: Urban & Schwarzenberg 1959.

RIESSBECK, K. H.: Tritt bei einer Erhöhung der Vorfilterung einer 200 kV-Röntgenstrahlung bei Durchstrahlung von gesundem Knochengewebe eine ökonomisch vertretbare Erhöhung der Tiefendosis ein? Zbl. Gynäk. **77**, 49—58 (1955).

ROBBINS, R., and J. MÉSZÁROS: The calculation of rotation therapy tumor doses at 250 kV by means of the transmitted dose rate. Radiology **63**, 381—389 (1954).

ROSENKRANTZ, H.: Erfahrungen in der Haemangiombehandlung. Z. Haut- u. Geschl.-Kr. **7**, 226—229 (1949).

ROSENOW, U., u. P. BOON-LONG: Möglichkeiten der Berücksichtigung individueller Absorptionsunterschiede bei der Bewegungsbestrahlung des weiblichen Beckens. Strahlentherapie **125**, 29—38 (1964).

ROSSMANN, K.: Die Herabsetzung der Dosis im Schenkelhals zur Vermeidung von Spontanfrakturen nach Pendelbestrahlung gynäkologischer Tumoren. Röntgen-Bl. **7**, 107—115 (1954).

— Die tangentiale Pendelbestrahlung des Mammakarzinoms. Fortschr. Röntgenstr. **80**, 366—371 (1954).

— Die tangentiale Pendelbestrahlung als Sondermethode der Bewegungsbestrahlung. Fortschr. Röntgenstr. **82**, 625—637 (1955).

ROSWIT, B.: A new roentgen-ray beam director for precesion radiation therapy. Amer. J. Roentgenol. **65**, 115—118 (1951).

— S. J. MALSKY, C. REID, and C. SPRECKELS: The use of photocells for determination of patient movement during roentgen therapy. Radiology **74**, 480—482 (1960).

Roswit, B., S. M. Unger, J. Stein, S. J. Malsky, and C. B. Reid: Transverse lamigraphy: the third dimension in body section roentgenography: applications in radiation therapy. Amer. J. Roentgenol. 81, 130—139 (1959).

Rozenfeld, M. L.: Note on output variation of medical van de Graaff unit. Amer. J. Roentgenol. 79, 415—420 (1958).

Ruckensteiner, E.: Zur räumlichen Anordnung der Nahbestrahlung am gefensterten Kehlkopf. Radiol. austriaca 6, 235—243 (1953).

—, u. L. Hörbst: Die Behandlung des Kehlkopfkrebses mit Röntgenkontaktbestrahlung bei gefenstertem Schildknorpel. Krebsarzt 4, 191—196 (1949).

Sambrock, D. K.: Clinical trial of modified ("split-course") technique of x-ray therapy in malignant tumours. Clin. Radiol. 13, 1—18 (1962).

— Split course radiation therapy in malignant tumours. Amer. J. Roentgenol. 91, 37—45 (1964).

Sanger, C.: High pressure oxygen and radiation therapy. Amer. J. Roentgenol. 81, 498—503 (1959).

Sannazzari, G. L., et A. Torretta: Metodo per prepare piani di radioterapia delle neoplasie endotoraciche con la stratigrafia assiale trasversa. Minerva fisioter. 4, 49—51 (1959).

Sarrouy, R., et J. Ruzie: Repérage cutané des champs d'irradiation a l'aide tube de roentgenthérapie. J. Radiol. Électrol. 34, 612 (1953).

Scanlon, P. W.: Effect of mitotic suppression and recovery after irradiation on time-dose relationships and application of this effect to clinical radiationtherapy. Amer. J. Roentgenol. 81, 433—455 (1959).

— Initial experience with split-dose periodic radiation therapy. Amer. J. Roentgenol. 84, 632—644 (1960).

— A simple method for the measurement of body contour. Radiology 74, 968—970 (1960).

Scarpa, G.: Integral dose and high energy irradiation. Brit. J. Radiol. 33, 770—775 (1960).

Schaal, A.: Welche Vorteile bringt in der Tiefentherapie die Erhöhung der Röhrenspannung von 200 auf 250 kV? Strahlentherapie 98, 332—338 (1955).

Schaefer, W.: Die Röntgentherapie mit dem Körperhöhlenrohr, 2. Aufl. Leipzig: Johann Ambrosius Barth 1952.

—, u. E. Witte: Über eine neue Körperhöhlenröntgenröhre zur Bestrahlung von Uterustumoren. Strahlentherapie 44, 283—292 (1932).

Schenck, G. O., O.-A. Neumüller u. R. Koch: Möglichkeiten des Eingreifens sensibilisierender und desensibilisierender Zusätze in der Strahlenchemie und Strahlenbiologie. Strahlentherapie 114, 321—336 (1961).

Schinz, H.: Gegenwärtige Methoden der Krebsbestrahlung und ihre Erfolge. Verteilte Dosis. Strahlentherapie 37, 31—49 (1930).

Schirren, C. G.: Zur Strahlenbehandlung der Hämangiome. Tagg der ostbayer. wissensch. Dermatolog. Regensburg, Okt. 1951. Zbl. Haut- u. Geschl.-Kr. 78, 272 (1952).

Schirren, C. G.: Su un nuova metodo di roentgenterapia totale nelle dermatosi generalizzate. Minerva derm. 30, 663—664 (1955).

— Über die Bedeutung der Weichstrahlung für die dermatologische Röntgentherapie. I. Mitt. Arch. Derm. Syph. (Berlin) 199, 228—268 (1955).

— Über eine gefahrlose Röntgenepilation des behaarten Kopfes. Strahlentherapie 101, 393—399 (1956).

— Zur Auswahl adaequater Strahlenqualitäten bei der Röntgentherapie von Hautkrankheiten. Strahlentherapie, Sonderbd. 43, 291—393 (1959).

— In: Handbuch der Haut- und Geschlechtskrankheiten, Bd. 5, Teil 2. Berlin-Göttingen-Heidelberg: Springer 1959.

Schirrmeister, D., u. J. Richter: Die Berechnung von Dosisverteilungen mit digitalen Rechenautomaten. Strahlentherapie 125, 211—218 (1964).

Schittenhelm, R.: Physikalischer Vergleich der Therapie mit energiereichen Elektronen- und ultraharten Röntgenstrahlen. Strahlentherapie 112, 389—405 (1960).

—, u. E. Walter: Stellung und Bedeutung des Betatron in der Tumortherapie. SRW-Nachrichten 19, 9—12 (1962).

Schlayer, C. R., u. H. Nick: Versuch zur Messung der spezifischen Röntgenstrahlenabsorption der Gewebe. Fortschr. Röntgenstr. 29, 571—576 (1922).

Schoen, D.: Systematische Untersuchungen über die tatsächliche Strahlenbelastung des Kranken bei der therapeutischen Anwendung schneller Elektronen, konventioneller und ultraharter Röntgenstrahlen. Teil 1: Problemstellung und historischer Überblick. Strahlentherapie 120, 108—118 (1963).

— Systematische Untersuchungen über die tatsächliche Strahlenbelastung des Kranken bei der therapeutischen Anwendung schneller Elektronen, konventioneller und ultraharter Röntgenstrahlen. Teil 2: Versuchsanordnung und Ergebnisse der Untersuchungen über die Größe der Integraldosis innerhalb des Strahlenkegels. Strahlentherapie 120, 235—261 (1963).

— Systematische Untersuchungen über die tatsächliche Strahlenbelastung des Kranken bei der therapeutischen Anwendung schneller Elektronen, konventioneller und ultraharter Röntgenstrahlen. Teil 3: Ergebnisse der Untersuchungen über die Größe der Volumendosis außerhalb des Strahlenkegels. Strahlentherapie 120, 335—356 (1963).

— Systematische Untersuchungen über die tatsächliche Strahlenbelastung des Kranken bei der therapeutischen Anwendung schneller Elektronen, konventioneller und ultraharter Röntgenstrahlen. Teil 4: Diskussionen der Ergebnisse und Schrifttum. Strahlentherapie 120, 533—549 (1963).

—, u. H. E. Magnus: Bewegungsbestrahlung durch Bleisieb. Fortschr. Röntgenstr. 81, 670—679 (1954).

Scholte, P. J. L., and H. R. Marcuse: Sieve therapy. Medica Mundi 3, 102—110 (1956).

Schonknecht, G.: Berechnung und Ausdrucken von Dosisverteilungen für die Co 60-Teletherapie mit dem Datenverarbeitungssystem IBM 1401 nach experimentell bestimmten Ausgangswerten. Strahlentherapie 125, 75—90 (1964).

SCHREIBER, H.: Strahlenbiologische Untersuchungen besonders im ultravioletten Spektralbezirk an Sacchatomyces turbidans Hansen. Strahlentherapie **49**, 541—595 (1934).

SCHREUS, H. TH.: Allgemeine Röntgentherapie der Hautkrankheiten. In: JADASSOHN, Handbuch der Haut- und Geschlechtskrankheiten, Bd. V/2. Berlin: Springer 1929.

— Erfahrungen mit der Röntgenschichtbestrahlung (Weich- und Nahbestrahlung) nebst Bemerkungen zur Methodik und Nomenklatur. Strahlentherapie **67**, 39—50 (1940).

— Die Stellung der Dermoröntgentherapie in der Strahlenheilkunde. Arch. Derm. Syph. (Berl.) **200**, 137—152 (1955).

—, u. W. BERGERHOFF: Totalbestrahlung oder Partialbestrahlung ebener Flächen? Strahlentherapie **20**, 378—388 (1925).

—, u. L. SCHOENHOLZ: Die Toleranzdosen der Haut in „Röntgen"-Einheiten bei verschiedenen Strahlenhärten. Strahlentherapie **24**, 485—500 (1927).

SCHRÖCK-VIETOR, W.: Dosismessung bei Siebbestrahlung. Strahlentherapie **97**, 143—145 (1955).

SCHUBERT, G., u. F. OBERHEUSER: Neue Behandlungsmethoden und -ergebnisse der Strahlentherapie weiblicher Karzinome mit dem Betatron und Gammatron. Strahlentherapie, Sonderbd. **48**, 207—214 (1961).

SCHÜMMELFEDER, N.: Die experimentelle Strahlenschädigung des Zentralnervensystems. Ergebn. allg. Path. path. Anat. **42**, 34—92 (1962).

— K. J. EBSCHNER, H. D. BERGEDER u. E. KROGH: Strahlennekrose am Kleinhirn nach einzeitiger, hochdosierter Röntgenbestrahlung. Virchows Arch. path. Anat. **334**, 32—55 (1961).

SCHULZ, R. J., G. A. COHEN, J. P. TSAI, and J. C. EVANS: Cobalt-60 depth-dose correction as determined by transmission dose measurements. Radiology **76**, 117—118, 805—809 (1961).

SCHWARZ, G.: Über die theoretischen und praktischen Grundlagen einer Lang-Schwach-Bestrahlungsmethode. Strahlentherapie **37**, 709—718 (1930).

SEAMAN, W. B., M. M. TER-POGOSSIAN, and W. B. ITTNER: The relative biologic effects of x-rays and β-rays. Radiology **65**, 260—264 (1955).

SEAR, R.: A theoretical approach to the radiation dose distribution from conshined x- and gammaray beams with special reference to wedge filtered beams. Phys. in Med. Biol. **4**, 10—25 (1959).

SEELENTAG, W.: Eine Winkelbussole zur Bestimmung der Einstellrichtung. Strahlentherapie **102**, 97—108 (1957).

SEIDEL, K.: Tiefendosen bei der Siebbestrahlung. Strahlentherapie **99**, 549—554 (1956).

SEITZ, L., u. H. WINTZ: Zit. nach WINTZ u. WITTENBECK. In: STÖCKEL, Handbuch der Gynäkologie, Bd. IV/2. Klinik der gynäkologischen Röntgentherapie. München: J. F. Bergmann 1933/1935.

SELAWRY, O. S., J. C. CARLSON, and G. E. MOORE: Tumor response to ionizing rays at elevated temperatures. Amer. J. Roentgenol. **80**, 833—839 (1958).

SIEVERT, R., and A. FORSSBERG: The time factor in the biological action of x-rays. Acta radiol. (Stockh.) **12**, 535—551 (1931).

SIEVERT, R., and A. FORSSBERG: The time factor in the biological action of roentgen-rays. Acta radiol. (Stockh.) **17**, 290—298 (1936).

SIMONS, C. S., I. LAMPE, and H. B. LATOURETTE: The physical aspects of cesium teletherapy source. Amer. J. Roentgenol. **82**, 587—596 (1959).

SKAGGS, L. S.: Depth dose of electrons from the betatron. Radiology **53**, 868—873 (1949).

SNYDER, W. S., and J. NEUFELD: Calculated depth dose curves in tissue for broad beams of fast neutrons. Brit. J. Radiol. **28**, 342—350 (1955).

SOMMER, F.: Die schädigende Wirkung der Röntgenstrahlen auf das Knochengewebe. Dtsch. med. Rdsch. **3**, 103—105 (1949).

SOPP, T. E., and L. STANTON: Physical measurements of radiation through a grid. Amer. J. Roentgenol. **71**, 835—845 (1954).

SPEAR, F. G.: Immediate and delayed effects of radium (gamma rays) on tissue cultures in vitro. Brit. J. Radiol. **4**, 146—165 (1931).

— The biological effects of penetrating radiations. Brit. med. Bull. **4**, 1—11 (1946).

—, and L. G. GRIMMET: The biological response to gamma rays of radium as a function of the intensity of radiation. Brit. J. Radiol. **6**, 387—403 (1933).

SPECHTER, H.-J.: Das „Lokalisationsgerät" und „Tastzeichengerät" als Hilfsmittel zur Einstellung und Dosisberechnung bei der Bewegungsbestrahlung gynäkologischer Tumoren. Strahlentherapie **103**, 571—573 (1957).

SPIEGLER, G.: Über die Rolle des Krankenhausphysikers in England. Fortschr. Röntgenstr. **95**, 848—851 (1960).

SPIERS, F. W.: Effective atomic number and energy absorbtion in tissue. Brit. J. Radiol. **19**, 52—63 (1946).

— The influence of energy absorption and electron range on dosage in irradiated bone. Brit. J. Radiol. **22**, 521—533 (1949).

— Dosage in irradiated soft tissue and bone. Brit. J. Radiol. **24**, 365—369 (1951).

— Materials for depth dose measurement. Brit. J. Radiol. **16**, 90—96 (1963).

—, and W. J. MEREDITH: Statement of dosage in megavoltage radiation therapy: recommendations of the Faculty of Radiologists. Radiol. clin. (Basel) **13**, 163—166 (1962).

SPIRA, J., C. BOTSTEIN, B. EISENBERG, and W. BERDON: Betatron: Electron beam 10—35 MeV central depth doses and isodose curves. Amer. J. Roentgenol. **88**, 262—268 (1962).

STEARNER, S. P., and S. A. TYLER: Radiation mortality in the mouse: model of the kinetics of injury accumulation. I. Protracted doses in the 30-day lethal range. Radiat. Res. **20**, 619—630 (1963).

STENSTRÖM, W., u. W. L. MATTICK: Untersuchung der Hautreaktion bei Unterteilung der Dose. Amer. J. Roentgenol. **15**, 513—519 (1926).

STERLING, TH. D., H. PERRY, and L. KATZ: Automation of radiation treatment planning. Brit. J. Radiol. **37**, 544—550 (1964).

Sterling, Th. D., H. Perry, and J. J. Weinkam: Automation of radiation treatment planning. III. A simplified system of digitising isodoses and direct printout of dose distribution. Brit. J. Radiol. **36**, 522—572 (1963).

Stern, B. E., and G. B. Hodges: A pantograph for body contours. Brit. J. Radiol. **30**, 613—614 (1957).

Stieve, F. E.: Aufgaben und Leistungen des Krankenhausphysikers. Röntgen-Bl. **16**, 49—56 (1963).

Stone, R. S.: Neutronentherapie und spezifische Ionisation. Strahlentherapie **79**, 479—498 (1949).

Strandquist, M.: Studien über die kumulative Wirkung der Röntgenstrahlung bei Fraktionierung. Acta radiol. (Stockh.), Suppl. **55** (1944).

Stuart, C.: Considerazioni Su Alcune Proprietá Fisiche E Biologiche Dei Faci Di Protoni Veloci. Radiazioni di Alta Energia **2**, 109—122 (1963).

Sugiura, K.: Reaction of transplantable mouse sarcoma No 180 to radiations of different wave length. Amer. J. Roentgenol. **31**, 614—627 (1934).

Sundbom, L.: Individually designed Filters in Cobalt 60 teletherapy. Acta radiol. (Stockh.), N. S. **2**, 189—208 (1964).

—, u. R. Walstam: Bestrahlungsplanung in der Strahlentherapie. Radiologe **4**, 256—262 (1964).

Surmont, J., et J. Gest: Sur un nonveau mátériau plastique transparent aux rayons X assurant une bonne immobilisation d'une région a traiter ou a radiographier. J. Radiol. Électrol. **34**, 671 (1953).

—, et C. M. Lalanne: A propos d'un dispositif de centrage et de repérage en radiothérapie. J. Radiol. Électrol. **38**, 543—548 (1957).

Swart, B.: Die Intensivbehandlung großer oberflächennaher Tumoren mittels Siebschichtbestrahlung. Strahlentherapie **102**, 468—478 (1957).

Swyngedauw, J., G. Giaux et G. Merlen: Note technique de roentgenthérapie diriguée. J. Radiol. **34**, 195—196 (1953).

Symann, Th.: Untersuchungen zur Frage der Spätwirkung der Epilationsbestrahlung in Bezug auf die geistige Entwicklung des Kindes. Strahlentherapie **55**, 248—261 (1936).

Takahashi, S., u. T. Kitabatake: Über einen Versuch zum ständigen Kontrollieren des Krankheitsherdes bei der Rotationsbestrahlung mit Hilfe des Prinzips der transversalen Schichtaufnahme. Nagoya J. med. Sci. **17**, 461—463 (1954).

— — K. Morita, S. Okajima u. H. Iida: Methoden zur besseren Anpassung der Dosisverteilung an tiefliegende Krankheitsherde bei der Bewegungsbestrahlung. Strahlentherapie **115**, 478—488 (1961).

—, and T. Matsuda: Axial transverse laminagraphy applied to rotational therapy. Radiology **74**, 61—64 (1960).

Terracol, J., et P. Lamarque: Essais d'une technique de radiotherapie de contact dans les cancers du larynx. J. Radiol. Électrol. **30**, 140—142 (1949).

Teschendorf, H. J.: Über Röntgenstrahlenreaktionen am Kaninchenohr unter besonderer Berücksichtigung von Intensitätsänderungen. Strahlentherapie **68**, 304—342 (1940).

Theismann, H.: Erythemmessung durch Aminosäuren. Strahlentherapie **96**, 107—110 (1955).

Timofèeff-Ressovsky, N. W., u. K. G. Zimmer: Strahlenenergetische Zeitfaktorversuche an Drosophila melanogaster. Strahlentherapie **53**, 134—138 (1935).

Tischer, H.: Die Reaktion der Scheidenwand bei Intravaginalbestrahlung. Wien. med. Wschr. **1952**, 133—136.

Tobias, C. A., H. O. Anger, and J. H. Lawrence: Radiological use of high energy deuterons and alpha particles. Amer. J. Roentgenol. **67**, 1—27 (1952).

Tori, G.: Radioterapia. Bologna: Riccardo Pátron 1960.

Torsoli, A., et I. Baschieri: Un dispositivo per la „roentgen terapia microlocalizzata" dell' ipofisi e dell' ipotalomo. Radiologia (Roma) **11**, 1155—1167 (1955).

Tranter, F. W.: A method of calculating isodose curves from central axis depth dose data. Brit. J. Radiol. **29**, 92—94 (1956).

— The design of wedge filters for use with a 4 MeV linear accelerator. Brit. J. Radiol. **30**, 329—330 (1957).

Treherne, J. D., and J. R. Greening: A device for obtaining body contours. Brit. J. Radiol. **25**, 664—668 (1952).

Trial, R., u. R. Roze: Blasenkrebs und Telekobalttherapie. Strahlentherapie **113**, 369—378 (1960).

Trout, E. D., J. P. Kelley, and A. C. Lucas: Influence of cable length on dose rate and halfvalue layer in diagnostic x-ray procedures. Radiology **74**, 255—264 (1960).

— — —, and E. J. Furno: Isodose curves for superficial therapy. Radiology **65**, 703—744 (1955).

Trübestein, H.: Die „absorbierte Dosis" im Gewebe für Röntgenstrahlen von 10 keV bis 1 MeV und die Gewebsdichte. Strahlentherapie **111**, 122—138 (1960).

Trump, J. G., and R. W. Cloud: The production and characteristics of 3.000 kilovolt roentgen rays. Amer. J. Roentgenol. **2**, 531—535 (1943).

— R. J. van de Graaff, and R. W. Cloud: Cathode rays for radiation therapy. Amer. J. Roentgenol. **43**, 728—734 (1940).

— C. R. Moster, and R. W. Cloud: Efficient deep tumor irradiation with roentgen rays of several million volts. Amer. J. Roentgenol. **57**, 703—710 (1947).

— B. S. Proimos, K. A. Wright, M. I. Smedal, F. A. Salzman u. D. O. Johnston: Feldabgrenzung und Auswahlschutz bei der Megavolt-Therapie. Vortrag, 9. Int. Kongr. Radiologie, München 1959.

— K. A. Wrigth, and A. M. Clarke: Distribution of ionization in materials irradiated by two and three million-volt cathode rays. J. appl. Phys. **21**, 345—348 (1950).

— W. W. Evans, J. H. Anson, H. F. Hare, J. L. Fromer, G. Jacque, and K. W. Horne: High energy electrons for the treatment of extensive superficial malignant. Amer. J. Roentgenol. **69**, 623—629 (1953).

Tsien, K. C., and M. Cohen: Isodose charts and depth dose tables for medium energy x-rays. London: IAEA-Publ., Butterworths 1962.

TSIEN, K. C., and R. ROBBINS: A comparison of a cobalt-60 teletherapy unit and a 2-MeV van de Graaff x-ray generator on the basis of physical measurement. Radiology 70, 486—502 (1958).

TSIEN, K. G.: The application of automatic camputing machines to radiation treatment planning. Brit. J. Radiol. 28, 432—439 (1955).

TURANO, L., C. BIAGINI, C. BOMPIANI u. P. G. PALEANI-VETTORI: Radiobiologische, dosimetrische und klinische Grundlagen der Therapie mit schnellen Elektronen eines 15 MeV Betatrons. Strahlentherapie 109, 489—504 (1959).

TWOMBLY, G. H., and J. A. CHAMBERLIN: Intravaginal roentgen therapy in cancer of the cervix uteri. Radiology 52, 14—25 (1949).

UHLMANN, E. M., and L. S. SKAGGS: Principles of fast electron therapy in cancer. Amer. J. Roentgenol. 61, 232—234 (1949).

UNGAR, E.: Standardisation of technique in radiotherapy. Brit. J. Radiol. 18, 76—84 (1945).

VALLEBONA, A.: Strahlensensibilisierung durch physikalische Maßnahmen. Strahlentherapie 65, 361—368 (1939).

— Fortbildungskurs für Bewegungsbestrahlung. Erlangen 1953.

— Methoden und Hilfsmittel zur Lokalisation tiefliegender Tumoren. Strahlentherapie 97, 489—507 (1955).

VAN DE GEIYN, J.: A simple wedge filter technique for cobalt 60 teletherapy. Brit. J. Radiol. 35, 710—712 (1962).

VAN DER DECKEN, C. B.: Tiefendosiskurven bei der Bestrahlung mit schnellen Elektronen in Abhängigkeit von der Energie und der Feldgröße. Strahlentherapie 101, 204—207 (1956).

VAN DER PLAATS, G. J.: Über Röntgenkasuistik. Strahlentherapie 62, 680—690 (1938).

— Over de Behandling van Hiudcarcinomen met Röntgenbestrahling volgens de Röntgenkaustiekmethode. Mastricht: Boosten & Stols 1938.

VELIKAY, L.: Die Beeinflussung der Röntgenstrahlenreaktion der Haut in der gynäkologischen Strahlenpraxis durch Panthenol. Wien. med. Wschr. 1956, 461—462.

VENNART, J.: Some physical measurements in the grenz ray region. Brit. J. Radiol. 27, 524—531 (1954).

VERNAZZA, L.: Device for providing uniform radiation in radiotherapy. Radiol. clin. (Basel) 26, 98—111 (1957).

VIETEN, H.: Verfahren zur Herstellung von Körperschichtaufnahmen in beliebig gestellten und beliebig gestalteten Schichten. Fortschr. Röntgenstr. 62, 322—325 (1940).

— Das Ausgangswertgesetz in der funktionellen Strahlentherapie. Strahlentherapie 78, 429—440 (1949).

— Der strahlenbiologische Reaktionsablauf im vegetativen Nervensystem. Strahlentherapie 79, 13—58 (1949).

—, u. F. HEINZLER: Halbtiefentherapie mittels kombinierter Bestrahlung mit schnellen Elektronen und ultraharten Röntgenstrahlen. Radiologe 4, 206—208 (1964).

VULPIAN, P. DE: Sur le centrage en radiothérapie. J. Radiol. Électrol. 34, 346—347 (1953).

— Nouvelles notes de technique radiothérapique. J. Radiol. Électrol. 34, 534—537 (1953).

— Cyclothérapie statique. J. Radiol. Électrol. 36, 248—250 (1954).

— Exposé schématique sur la cyclothérapie. J. Radiol. Électrol. 36, 346—354 (1955).

WACHSMANN, F.: Über den Begriff Raumdosis. Strahlentherapie 70, 653—658 (1941).

— Grundäsztliches zur Frage der Fraktionierung bei der Röntgenbehandlung bösartiger Geschwülste. Strahlentherapie 73, 638—648 (1943).

— Experimentelle Untersuchungen an einem Fall von multiplem Hautkarzinom unter besonderer Berücksichtigung der Frage der Zweckmäßigkeit der Fraktionierung. Strahlentherapie 73, 649—662 (1943).

— Auswirkungen der Dosisabhängigkeit des Zeitfaktors auf die fraktionierte Röntgenbestrahlung. Strahlentherapie 73, 663—670 (1943).

— Ausblick auf die Anwendungsmöglichkeiten der Elektronenschleuder in der Medizin. Strahlentherapie 76, 371—388 (1947).

— Unterschiede in der biologischen Wirkung normaler und ultraharter Strahlungen. Strahlentherapie, Sonderdruck aus 81, 273—280 (1950).

— Vorschläge zur Standardisierung der Bestrahlungsbedingungen in der Röntgentherapie. Strahlentherapie 83, 41—50 (1950).

— Neue Gesichtspunkte für die Ermittlung der Dosis bei Bestrahlung tiefliegender Herde. Strahlentherapie 87, 253—265 (1952).

— Definition des Begriffes „relative Herdraumdosis" und Wert des Begriffes für die Beurteilung verschiedener Bestrahlungsmethoden. Strahlentherapie 93, 295—298 (1954).

— Ist es bei der Therapie mit ultraharten Strahlungen noch erforderlich, Bewegungsbestrahlung anzuwenden? Ann. Med. intern. Fenn. 48, 348—359 (1959).

— Biologische Wirksamkeit kontinuierlich und impulsweise verabreichter Strahlungen. Acta radiol. (Stockh.), Suppl. 188, 276—284 (1959).

— Allgemeine Methodik der Röntgentherapie von Hautkrankheiten. In: JADASSOHN, Handbuch der Haut- und Geschlechtskrankheiten, Erg.-Werk, Bd. V/2, S. 262, Strahlentherapie von Hautkrankheiten. Berlin-Göttingen-Heidelberg: Springer 1959.

— Über die mit ultraharten Strahlungen erreichbare Dosisverteilung. Radiologe 1, 245—252 (1961).

— Von der Radium-Kontaktbestrahlung über die Nahbestrahlung zur Weichstrahltherapie und zur Therapie mit Betastrahlen oder schnellen Elektronen. Strahlentherapie 114, 446—453 (1961).

— Vantaggi nella terapia profonda con raggi di energia superiore a 1,5 MeV. In: Argomenti di Radioterapia con alte Energie. Atti del Simposio Int. sulla radioterapia con alte energie — Torino, 11—12 Giugno 1961.

— Selection of the proper quality of radiation dermatological therapy. Excerpta med., Int. Congr. Der. 55, 615—622 (Washington 1962).

Wachsmann, F.: Selection of the proper quality of radiation for dermological therapy. Proc. Int. Congr. Derma. 1, 615—622 (1963).

—, u. W. E. Adam: Die Dosimetrie in der strahlentherapeutischen Praxis. Radiologe 4, 246—255 (1964).

—, u. G. Barth: Die Bewegungsbestrahlung. Stuttgart: Georg Thieme 1959.

— — H. Fetzer, J. Ries u. G. Schulte: Vergleich der Wirkung von Röntgen- und Radiumstrahlung auf die menschliche Haut. Strahlentherapie 90, 438—445 (1953).

— — L. H. Lanzl, and J. W. J. Carpender: Moving field radiation therapy. Chicago: Chicago University Press 1962.

—, u. A. Dimotsis: Kurven und Tabellen für die Strahlentherapie. Stuttgart: Hirzel 1957.

—, u. G. Drexler: Dosisverteilung von konventioneller und ultraharter Strahlung in inhomogenen Medien. Deutscher Röntgen-Kongr. 1967 Teil B Sonderbände zur Strahlentherapie 66, 286—289 (1967).

—, u. R. Jaschke: Tiefendosis und seitlicher Dosisabfall bei Strahlungen verschiedener Homogenität. Biophysik 1, 108—113 (1963).

—, u. S. R. Je: Über den Dosisverlauf in geschichteten Phantomen unter besonderer Berücksichtigung des Aufbaueffektes bei ultraharten Strahlungen. Vortrag 45. Tagg Dtsch. Röntgen-Ges. 1964.

— H. L. Keller u. G. Drexler: Was bringt die Erhöhung der Röhrenspannung auf 300 kV für die Tiefentherapie. Strahlentherapie 118, 619—629 (1962).

—, u. M. Pini: Aspetti biofisico delle terapia con le radiazioni di alta energie. Radiaz. alta Energia 1, 67—90 (1962).

Wagner, G.: Untersuchungen zu den gegenwärtigen Grundlagen einer dermatologischen Röntgentherapie. Strahlentherapie 96, 481—516 (1955).

— Vergleichende Dosismessungen langwelliger Röntgenstrahlen in verschiedenen Phantomsubstanzen. Strahlentherapie 100, 291—309 (1956).

— Die Großfeldtechnik in der dermatologischen Strahlentherapie. Z. Haut- u. Geschl.-Kr. 22, 267—282 (1957).

Wallman, H.: A television röntgen system for pendulum therapy. Brit. J. Radiol. 31, 576—577 (1958).

Walstam, R.: Auxiliary diaphragm for radioisotope teletherapy units. Acta radiol. (Stockh.) 58, 201—209 (1962).

Ward, H. W.: Electrontherapy at 15 MeV. Brit. J. Radiol. 37, 225—230 (1964).

Weitzel, G.: In: Becker u. Schubert, Die Supervolttherapie. Stuttgart: Georg Thieme 1961.

Wernsdörfer, R.: Experimentelle Untersuchungen über die optimale Pausendauer bei der fraktionierten Bestrahlung multipler Hautkarzinome. Z. Haut- u. Geschl.-Kr. 28, 79—83 (1960).

Wheatley, B. M.: A method of dose calculation with applications to moving field therapy. Brit. J. Radiol. 28, 566—573 (1955).

Wichmann, H.: Rationelle Dosisbestimmung bei der Bewegungsbestrahlung. Strahlentherapie, Sonderbd. 35, 47—51 (1956).

Wichmann, H.: Die Verwendung des Begriffes „Halbwerttiefe" bei der Dosierung und Wahl der Bestrahlungsbedingungen in der Röntgentherapie. Fortschr. Röntgenstr. 93, 112—119 (1960).

Wideröe, R.: Physikalische Untersuchungen zur Therapie mit hochenergetischen Elektronenstrahlen. Strahlentherapie 113, 161—177 (1960).

— Physikalischer Vergleich der Therapie mit energiereichen Elektronen und ultraharten Röntgenstrahlen. Strahlentherapie 114, 55—62 (1961).

— Physikalische Grundlagen der Strahlentherapie von heute und morgen. Fortschr. Röntgenstr. 95, 539—553 (1961).

— Physikalische Grundlagen der Protonentherapie. Radiazioni di alta Energia 1, 151—169 (1962).

Wieland, H.: Röntgenlokalisation bei der Strahlenbehandlung gynäkologischer Tumoren. Strahlentherapie 93, 94—98 (1954).

Wilson, C. W., and G. Myers: Some direct measurements of distribution of gamma radiation in human tissues by radium teletherapy. Brit. J. Radiol. 9, 379—389 (1936).

—, and B. J. Perry: Physical observations relating to the 2 MeV van de Graaff electrostatic generator at Westminster hospital. Brit. J. Radiol. 25, 210—219 (1952).

Wilson, R. R.: Radiological use of fast protons. Radiology 47, 487—491 (1946).

Windeyer, D. W.: Symposium: Radiation Necrosis. Brit. J. Radiol. 20, 269—278 (1947).

Windholz, F.: Zur Kenntnis der Blutgefäßveränderungen im röntgenbestrahlten Gewebe. Strahlentherapie 59, 662—670 (1937).

Wingate, C. L., W. Gross, and G. Failla: Experimental determination of absorbed dose from x-ray near interface of soft tissue and other material. Radiology 79, 984—1000 (1962).

Wintz, H.: Untersuchungen über den Zeitfaktor. Strahlentherapie 42, 591—598 (1931).

— In: Veit-Stöckel, Handbuch der Gynäkologie, Bd. 4. München: J. F. Bergmann 1935.

— Persönliche Mitteilung 1945.

Wiskemann, A.: Röntgenoberflächentherapie mit berylliumgefensterten Röhren. Hautarzt 2, 456—459 (1951).

Witte, E.: Ultrafraktionierung. I. Mitt. Experimentelle Untersuchungen über den biologischen Effekt intermittierender Röntgenbestrahlung. Strahlentherapie 82, 209—222 (1950).

— Experimentelle Untersuchungen über die Wirkung intermittierend verabfolgter ionisierender Strahlen. Fortschr. Röntgenstr., Beih. zu Bd. 77, 39—40 (1952).

— Experimentelle Untersuchungen über die Wirkung intermittierend verabfolgter ionisierender Strahlen. Strahlentherapie 89, 586—591 (1953).

—, u. R. Sigmund: Ultrafraktionierung. II. Mitt. Weitere experimentelle Untersuchungen über den biologischen Effekt intermittierender Röntgenstrahlen. Strahlentherapie 88, 384—394 (1952).

Wood, R. G., W. H. Sutherland, and M. Cohen: Some factors influencing the experimental determination of percentage depth doses for medium energy x-rays. Brit. J. Radiol. 36, 266—273 (1963).

WOODARD, H. Q., and F. W. SPIERS: The effect of x-rays of different qualities on the alkaline phosphase of living mouse bone. Brit. J. Radiol. 26, 38—46 (1953).

WOOTTON, P.: Notes on the isodose curves from a 2 MeV van de Graaff machine. Amer. J. Roentgenol. 76, 929—933 (1956).

—, and S. T. CANTRIL: Comparison of the use standard depth dose data at 250 kVp and 2 MeV by measurement of tumor exposure dose in vivo. Radiology 72, 726—736 (1959).

WORKELEY, B., J. TOOZE, and R. FRY: Applications of Wheatlings' optical integrator. Brit. J. Radiol. 26, 109—110 (1953).

WRIGHT, E. A., and P. HOWARD-FLANDERS: The influence of oxygen on the radiosensitivity of mammalian tissues. Acta radiol. (Stockh.) 48, 26—32 (1957).

WRIGHT, K. A., B. S. PROIMOS, J. G. TRUMP, M. I. SMEDAL, D. O. JOHNSTON, and F. A. SALZMAN: Field shaping and selective protection in megavolt radiation therapy. Radiology 72, 101 (1959).

WUCHERPFENNIG, V.: Zur Messung und Bemessung der Röntgenstrahlen bei Hautkrankheiten. Derm. Wschr. 1947, 500.

— Röntgenbehandlung der Hautkrankheiten. Hautarzt 2, 241—250 (1951).

YIANNAKOPOULOS, A., u. K. E. SCHEER: Der Einfluß der Protrahierung und Fraktionierung auf das Hauterythem bei Bestrahlungen mit Sr⁹⁰. Strahlentherapie 100, 165—168 (1956).

ZACCONE, G.: Nastro plastico per il rilievo del perimetro corporeo nella preparazione dei piani di trattamento radiante. Radiol. prat. (Torino) 5, 59—60 (1955).

ZACHARIAS, P.: Über den Einfluß der rhythmischen Unterbrechung der Röntgenstrahlung auf das biologische Objekt. Strahlentherapie 59, 224—237 (1937).

ZEMAN, W.: Die Toleranzdosis des Hirngewebes bei der Röntgentiefenbestrahlung. Strahlentherapie 81, 549—556 (1950).

ZIELER, E.: Über den Homogenitätsgrad von Röntgenstrahlen. Naturwissenschaften 39, 567 (1952).

— Dosismessungen an Berylliumfenster-Röhren für Spannungen von 10—100 kV. Strahlentherapie 100, 595—607 (1956).

— Neue Erkenntnisse über die Zusammenhänge von Strahlenqualität und Tiefendosis. Strahlentherapie, Sonderbd. 35, 297—306 (1956).

ZOON, J. J., and J. F. C. WERZ: The quality of X-rays in the treatement of skin diseases. Arch. Derm. 75, 733—739 (1957).

ZUPPINGER, A.: Radiobiologische Untersuchungen an Ascariseiern. Strahlentherapie 28, 639—758 (1928).

— Unsere Erfahrungen mit der protrahiert-fraktionierten Röntgenbestrahlung nach COUTARD. Strahlentherapie 38, 199—307 (1930).

— Die zweite protrahiert-fraktionierte Bestrahlung. Strahlentherapie 72, 562—616 (1943).

— Quelques considérations sur la radiothérapie par les électrons accélérés. Ann. Radiol. 4, 435—461 (1961).

— Radiation therapy with high speed electrons. Radiol. clin. (Basel) 31, 129—140 (1962).

— P. VERAGUTH, G. PORETTI, M. NOETZLI u. H. J. MAURER: Erfahrungen bei der Therapie mit 30 MeV-Elektronen. Strahlentherapie 111, 161—166 (1960).

ZWERG, H. G.: Die theoretischen, experimentellen, klinischen und wirtschaftlichen Grundlagen der protrahiert-fraktionierten Röntgenbestrahlungen maligner Tumoren. Strahlentherapie 43, 201—248 (1932).

B. Methoden der Röntgenbestrahlung
I. Weichstrahltherapie

Von

W. Gahlen

Mit 62 Abbildungen

Überblick

Der Begriff *Weichstrahltherapie* kennzeichnet eine bestimmte strahlentherapeutische Methode in einfacher Weise allein durch die Qualität der angewandten Röntgenstrahlen, nämlich leicht absorbierbar und im Gewebe wenig penetrant zu sein. Die *Grenzstrahlen* stellen hierbei ein Extrem dar. Es wird sich zeigen, daß sie mit historischer und mit sachlicher Berechtigung in den Begriff der Weichstrahlen einzubeziehen sind.

Die Abhandlung der *Weichstrahltechnik* setzt dort ein, wo die *physikalischen Grundlagen* für Weichstrahlen speziell werden (1.). Von diesen physikalischen Gegebenheiten und *technischen Bedingungen* der Strahlenerzeugung hängt die Eigenschaft der leichten Absorbierbarkeit ab, die nach ihrer genauen Bestimmung als Dicke der Halbwertschicht in Aluminium zur *Definition* der Weichstrahlung geeignet ist. Dabei wird sich ergeben, daß die Weichstrahltherapie nicht unbedingt eine Niedervolttherapie ist, daß nicht nur ungefilterte Strahlen Weichstrahlcharakter haben, und daß besondere physikalische Funktionen zu beachten sein werden.

Die geringe Penetranz bringt die *Technik der Anwendung* weicher Röntgenstrahlen in Abhängigkeit von speziellen *biometrischen Gegebenheiten* (2.). Für die periphere Lage und die geringe Tiefenausdehnung des Hautorgans und seiner pathologischen Veränderungen sind Weichstrahlen hinreichend. Gerade sie sind aber auch notwendig, wenn die Strahlenwirkung möglichst auf den Hautbereich beschränkt bleiben soll. Damit ist die Weichstrahltechnik eine Röntgen-Oberflächentherapie oder eine *Schichtbestrahlung*. Wieweit sich allerdings mit solchen Begriffen die tatsächliche Dosisverteilung im Gewebe zutreffend bezeichnen läßt, wird zu erörtern sein. Jedenfalls ist die Weichstrahltherapie eine *Dermoröntgentherapie* (SCHREUS, 1940).

Mehr als die Inhomogenität des Spektrums der Strahlung oder die der Ausstrahlung eines Feldes wird die *Inhomogenität der Durchstrahlung* der Gewebeschichten zu beachten sein. Die *Dosisabfallkurven* im Gewebe werden als anschauliche Funktionen der Weichstrahlqualitäten und der Bestrahlungsbedingungen inmitten der Abhandlung stehen (5.). Zur Charakterisierung bestimmter Weichstrahlqualitäten wird sich als Maßbegriff für die praktische Anwendung die *Gewebehalbwerttiefe* als geeignet erweisen (3.), während zur theoretischen Begründung und zur Durchführung einer Strahlenökonomie der Begriff der *mittleren Reichweite* anzuwenden ist. Es wird sich nämlich weniger darum handeln, einen maximalen Anteil der verabfolgten Strahlenenergie im Bereich des pathologischen Gewebes zur Absorption zu bringen, als darum, das *Verhältnis* der in einer bestimmten Schichttiefe absorbierten Energie zur insgesamt absorbierten Energie maximal zu gestalten. Die physikalischen und die biometrischen Gegebenheiten sind meist in dieser Hinsicht aufeinander abzustimmen. Der Kalkül dieser Abstimmung als einer Weise der *Optimation* ist die *Theorie* der Weichstrahltechnik (4.).

Die Weichstrahltherapie hat nach einer eigentümlichen *historischen Entwicklung* (13.) die Aufgaben der klassischen Oberflächentherapie übernommen und hat deren Technik zu einigen *speziellen Bestrahlungsmethoden* mit eigenen Regeln erweitert (12.). Mit deren

Erörterung schließt diese Abhandlung, ohne auf die Darstellung der dermatologischen Indikationen und Dosierungen der Weichstrahlen im einzelnen vorzugreifen.

Die Zeit der Entwicklung der Weichstrahltherapie reichte aus, ihre technischen Voraussetzungen und therapeutischen Anwendungsmöglichkeiten soweit klarzustellen, daß dies Gebiet der Radiologie als nahezu abgeschlossen erscheint, zumal nach der Übernahme der hautständigen Objekte schließlich auch der Nahbestrahlungstechnik und trotz der Perfektion der Weichstrahltechnik keine weitere Zunahme ihrer Indikationen mehr erfolgte.

1. Spezielle physikalische Gegebenheiten
a) Abgrenzung und Definition der Weichstrahlen

Die Weichstrahlen sind von den Strahlungen anderer röntgentherapeutischer Methoden nur graduell, nicht prinzipiell unterschieden. Sie stehen mit den einzelnen Bedingungen und Parametern ihrer *Qualität* inmitten kontinuierlicher Skalen von möglichen Erzeugungsspannungen, Wellenlängen und Halbwertdicken in Aluminium. Die Grenzen ihres Gebietes sind auf allen diesen Skalen gleitend und nur durch Konvention festzulegen. Diese ergibt sich zunächst aus den Grenzen der früher allein zur Therapie verfügbaren Röntgenstrahlenbereiche.

Nach der Anfangszeit der Strahlentherapie und nach der Ausarbeitung der Filtertechnik wurde Jahrzehnte hindurch wie bei der Tiefentherapie auch bei der *Oberflächentherapie* unter der Vorstellung einer geringeren Gefährlichkeit eine absichtlich *durch Filterung gehärtete* Strahlung benutzt. Deren Erzeugungsspannung lag nicht unter 40 kV, meist über 60 kV. Ihre Halbwertdicke in Aluminium (Al-HWD) überstieg meist 1,0 mm.

Mit den Bucky-Strahlen oder *Grenzstrahlen* trat für die Zwecke der Oberflächentherapie eine Strahlung hinzu, die durch eine besonders niedrige Spannung von 12 kV (6—20 kV) erzeugt wird und einer nur *minimalen Filterung* durch das besondere Röhrenfenster aus Lithium-Borat-Glas („Lindemannglas") unterliegt. Die Al-HWD dieser Strahlung beträgt nur 0,035 mm.

Den *Weichstrahlen* im engeren Sprachgebrauch (DIN 6809) kommen Erzeugungsspannungen und Al-Halbwertdicken zu, die jedenfalls *zwischen* den genannten Werten stehen. — Seit der Einführung des Röhrenfensters aus *Beryllium* mit seiner hohen Strahlendurchlässigkeit und zugleich hohen Belastbarkeit mit Spannungen, denen das Lindemannfenster kaum gewachsen war, ist der Strahlenbereich zwischen den klassischen Oberflächentherapiestrahlungen (> 50 kV) und den Grenzstrahlen (< 12 kV), also die für bestimmte therapeutische Zwecke besonders geeignete Weichstrahlmethode fast ausschließlich an die Verwendung berylliumgefensterter Röhren gebunden. Dabei füllt diese Methode nicht mehr lediglich zwischen den Grenzen der älteren Methoden mit „Zwischenstrahlen", wie man anfangs sagen mußte, eine Lücke in einer Reihe unvermindert benutzter röntgentherapeutischer Möglichkeiten aus, sondern ist im Bereich wenigstens der dermatologischen Strahlentherapie die bevorzugt angewandte Technik geworden. Die Indikation konsolidiert die Weichstrahlmethode. Diese setzt sich schließlich ihre eigenen Grenzen und verdrängt oder subsummiert einen Teil der älteren Methoden.

Der Versuch, das Gebiet der Weichstrahlen *physikalisch* mit Hilfe von Spannungs- und Al-HWD-Daten eindeutig abzugrenzen, führt zu *Unschärfen*. *Global* läßt sich zwar sagen: Durch Erzeugungsspannungen von 20—60 kV werden bei einer nur 0,04 mm Al äquivalenten Eigenfilterung der Röhre durch das 1 mm starke Berylliumfenster sowie durch verschieden starke zusätzliche Al-Filterung Strahlungen mit Grenzwellenlängen von 0,62—0,21 Å gewonnen, deren Al-HWD Bereich sich von 0,05—1,0 mm Al erstreckt (s. Abb. 1). Auch die Benennung des Spannungsbereiches mit 15—50 kV setzt die Grenzen in etwa so, wie sie bisher gelten (WACHSMANN, 1962). Sie werden sich als *zu eng* erweisen.

Bei Filterung von solcher Stärke, daß die Strahlung den Charakter einer *Normalstrahlung*, also eine HWD gleich derjenigen einer monochromatischen Strahlung der *halben* Quantenenergie erhält (WACHSMANN), die *äquivalente* Kilovoltage entsprechend mehr als

35%, nämlich = 50% beträgt (Johns, 1961), erstrecken sich bei Röhrenspannungen von 20—60 kV die Halbwertdicken von 0,16—2,4 mm Al (s. Abb. 1). In der Praxis geht die Filterung selten so weit. An der Normalstrahlung wird nun aber ersichtlich, daß durch eine solche Filterung ohne weitere Spannungserhöhung die Al-HWD *größer* als 1,0 mm wird. Umgekehrt läßt sich bei Spannungen größer als 50 kV, jedoch bei geringerer Filterung, als den Glasröhren der klassischen Oberflächenstrahlung eigen war, die Al-HWD *unter* 1,0 mm senken (Proppe, 1957). *Definiert* man also die Weichstrahlen durch den Spannungsbereich, dann überschneidet sich ihr HWD-Bereich mit dem der klassischen Oberflächenbestrahlung. Definiert man durch die HWD-Bereiche, dann

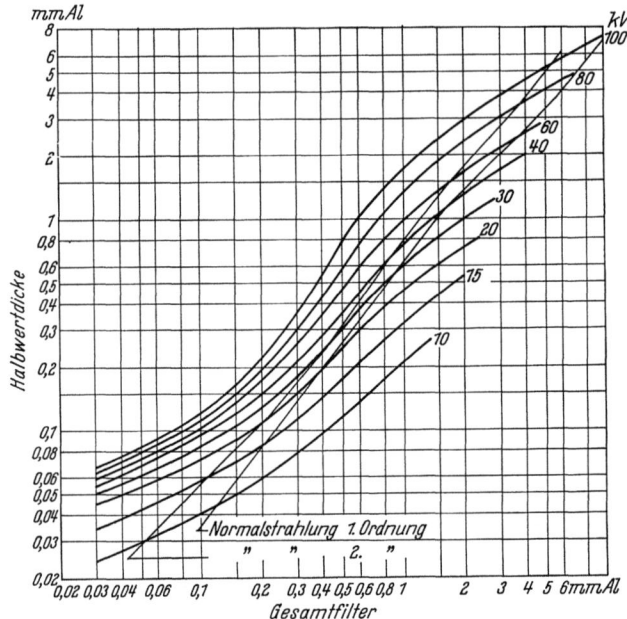

Abb. 1. Aluminium-Halbwertdicke in Abhängigkeit von der Filterung für verschiedene Röhrenspannungen nach Angaben von Jennings (1950), Zieler (1956), Wachsmann und Dimotsis (1957). (Die Normalstrahlungen 1. und 2. Ordnung sind besonders gekennzeichnet)

überschneiden sich die Erzeugungsspannungen. Die Abgrenzung der Weichstrahlen von denen jener Oberflächentherapie kann also nur dann *scharf* werden, wenn nur *eines* jener Kriterien gewählt wird. Gemäß dem Wortbegriff Weichstrahlen wäre dabei die geringe Durchdringungsfähigkeit, also die HWD in Al vorzuziehen.

Ein weiterer Schritt, nämlich die Tiefenwirkung *im Gewebe in situ* als Parameter zur Definition zu wählen, würde bereits das Ziel verfehlen. Die begrenzte Eindringtiefe im Gewebe charakterisiert nämlich nicht die Weichstrahlen allein. Sie gilt auch für die Nahbestrahlungstechnik nach Chaoul. So sehr die *Anwendung der* Weichstrahlen sich an dieser Eindringtiefe mit dem Maßbegriff der Gewebehalbwerttiefe orientiert (s. u.), so wenig kann die Eindringtiefe im Gewebe zur physikalischen *Definition* der Weichstrahlen selber benutzt werden. Gemessen an der Eindringtiefe müßten auch die Strahlungen der Chaoulschen Nahbestrahlung als Weichstrahlen bezeichnet werden und könnte sogar umgekehrt die Weichstrahltechnik als eine Nahbestrahlung aufgefaßt werden (s. S. 160). Dies würde aber zur Verwirrung führen (Proppe, 1958). Brauchbar zur Definition der Weichstrahlen ist demnach nur die Al-HWD.

Es kann also zur *Konvention* erhoben werden, das harte Ende des Weichstrahlbereiches auf *1,0 mm Al-HWD* zu legen. Die apparativen Gegebenheiten der Erzeugungsgeräte und Röhren bedingen nun diese Durchdringungskraft in der Regel mit *50 kV*, so daß in der *Praxis*, wenn man so will, auch diese *Spannung* zur Grenze des Weichstrahlgebietes genommen werden kann.

Die Abgrenzung des *langwelligen* Endes des Weichstrahlgebietes gegen die *Grenzstrahlen* ist in anderer Weise unscharf. Deren Bereich erstreckt sich praktisch meist nicht bis zu einer Erzeugungsspannung von 20 kV, die technisch bei Röhren mit Fenstern aus Lindemannglas durchaus noch möglich wäre, sondern nur bis 10 kV (BUCKY, HOEDE, 1942), bis 12 kV (REGLER, 1931; SCHIRREN, 1962), bis 13 kV (SPIETHOFF) oder bis 15 kV (Council for Grenzray-Therapy, 1950).

Grenzstrahlen wurden schon von BUCKY selbst als *überweiche* Strahlen bezeichnet. Der Begriff der ultra-weichen Strahlen wurde zuweilen aber bis hinauf zu 30 kV Erzeugungsspannung ausgedehnt (ANDRUP und OVERGARD, 1955). Es findet sich im älteren Schrifttum jedoch bereits auch die einfache Gleichsetzung: Grenz-strahlen sind Weichstrahlen (REGLER, 1931) und neuerdings in Bezug auf die Strahlung aus ungefilterten Berylliumröhren die Gleichsetzung: Weichstrahlen sind Grenzstrahlen (GOLDSCHMIDT, 1962).

Aus theoretischen Gründen wird demgegenüber die Erzeugungsspannung von 12 kV als die obere Grenze des Begriffs der Grenzstrahlqualität empfohlen. Bei 12,2 kV liegt nämlich die Anregungsspannung für die L-Serie des Wolframs der Anode. Von hier an herrschen bei Steigerung der Spannung andere, linien-spektrale Strahlungsverhältnisse (PROPPE, 1958), sofern nicht zusätzlich gefiltert wird. Ohne dies stehen den Grenzstrahlen lediglich die ungefilterten Weichstrahlen mit einer Spannung von 12,3—50 kV gegenüber (KINDEL, 1962). Die *Al-gefilterten* Strahlen durch eine Spannung $> 12,2$ kV haben hin-gegen mit den Grenzstrahlen das *Fehlen* jenes Linienspektrums *gemeinsam*, sind jedoch durch ihre Eindringtiefe im Gewebe von ihnen nennenswert verschieden. In einer Einteilung (ANDREWS, KINDLER, 1962) in 1. ultraweiche Strahlen (0,03 Al-HWD), 2. weiche Röntgenstrahlen (0,1 Al-HWD) und 3. konventionelle Strahlen (100 kV ohne Filter, 1,0 Al-HWD) fehlen also die meist gebrauchten gefilterten Weichstrahlen bei Spannungen zwischen 12,3 und 50 kV (0,2—0,9 Al-HWD).

Parallel mit der Definition der Grenzstrahlen durch ihren Spannungsbereich läuft immer schon die Definition nach der *Qualität*, also der Eindringtiefe. Als maximale Al-HWD werden angegeben: 0,04 mm (GLASSER, 1929; REGLER, 1931), 0,036 mm (CIPOL-LARO und MUTSCHELLER, 1940), 0,034 mm (KALZ, 1941; LEWIS und MUTSCHELLER, 1949), 0,035 mm (HOLLANDER, 1953; Council for Grenzray-Therapy, 1950), 0,03 mm (KINDLER, 1962), 0,05 (CIPOLLARO, 1967), 0,025 bei 10 cm Focus-Abstand, 0,032 bei 30 cm Focus-Abstand (WICHMANN, 1966).

Ungefilterte Berylliumfenster-Strahlen (kV größer als 12,5) schließen sich mit ihrer HWD unmittelbar an diese Werte an. Sie sind in ihrer Al-HWD von den Grenzstrahlen nur minimal unterschieden. Selbst bei 50 kV beträgt die Al-HWD erst 0,1 mm. Die tech-nische Möglichkeit einer solchen Strahlung mit einer Erzeugungsspannung, die an die der klassischen Oberflächenbestrahlung heranreicht, ohne die Eindringtiefe der ursprüng-lichen Grenzstrahlen nennenswert zu erhöhen, läßt die Definition der Grenzstrahlen nach Spannung als unzutreffend erscheinen.

Berylliumgefensterte Röhren haben schließlich eine Eigenfilterung, die kleiner ist als die des Lindemannglases. Der Massenabsorptionskoeffizient des Berylliums mit seiner Ordnungszahl 4 ist kleiner als der von Luft. Bei Senkung der Spannung lassen sich deshalb noch höhere Weichheitsgrade erreichen, als der minimalen Al-HWD der ursprünglichen Grenzstrahlen bei gleicher Erzeugungsspannung entspricht. Da also Strahlungen aus ungefilterten und gefilterten Berylliumröhren das Gebiet der Bucky-Strahlen eng *um-greifen*, lassen sich diese als ein *Sektor* des Weichstrahlgebietes ansehen. Damit erübrigt sich der Versuch einer Konvention darüber, bei welcher Al-HWD Grenzstrahlen und Weichstrahlen getrennt werden sollen. Die mittlerweile üblich gewordene apparative Vereinigung der Erzeugung beider Strahlungen erleichtert es, die ultraweichen Strahlen oder Grenzstrahlen unter Verzicht auf eine scharfe Abtrennung vereinfachend als den langwelligsten Anteil des gesamten Spektrums der Weichstrahlen zu begreifen, nämlich als Extremfall oder als *Grenzfall* der Weichstrahltherapie. So wird es jedenfalls hier gehalten werden. Es soll deshalb nur noch von *Weichstrahlen mit Grenzstrahlcharakter* gesprochen werden (REGLER, 1931; PROPPE, 1958; SCHIRREN, 1962). Den Vorrang hat dabei die minimale Eindringtiefe. Die Erzeugungsspannung kann weit höher als 10 kV liegen. Mit diesen Strahlungen *beginnt* das Gebiet der *Weichstrahlen im fortan gebrauchten, weil sachlich zutreffenderem weiteren Sinne.*

9*

b) Energie-Spektrum

Die Überschneidungen der Spannungs- und HWD-Bereiche an der Grenze zu den klassischen Oberflächenstrahlungen und die genannten Diskrepanzen zwischen Spannung und HWD an der Grenze zu den Grenzstrahlen alter Nomenklatur haben ihren Grund darin, daß durch die Erzeugungsspannung nur die *Grenzwellenlänge* festgelegt ist, nicht aber die *Energieverteilung* über dem Spektrum des Strahlengemisches bzw. die Verteilung der absorbierten Energie über dem gleichen Spektrum. Erst diese durch den Absorptionskoeffizienten miteinander verbundenen Verteilungen bestimmen die Verteilung der Dosis auf dem Strahlungsweg in Materie, also auch die HWD der Strahlung in Aluminium oder im Gewebe.

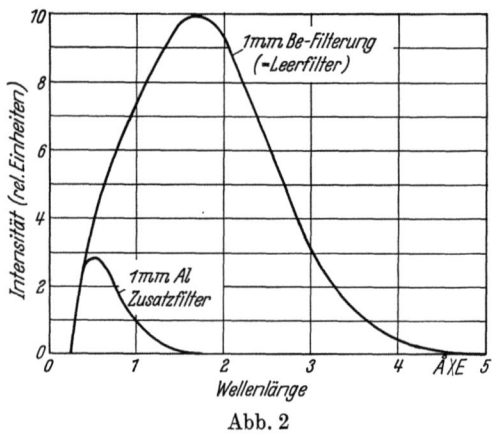 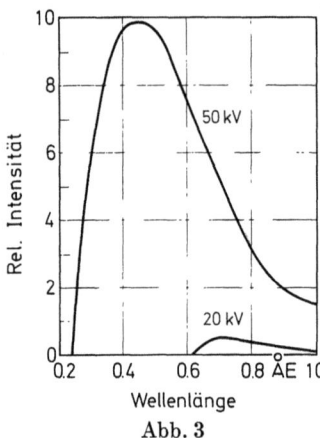

Abb. 2. Spektrale Energie-Verteilung der 50 kV-Weichstrahlen als Funktion der Filterung. (Nach Wachsmann, 1959)

Abb. 3. Spektrale Energieverteilung als Funktion der Röhrenspannung; Strahlenaustritt durch Glas. (Nach Wilhelmy)

Die Emissionsspektren an den Anoden der älteren, mit höheren Spannungen betriebenen Röhren, enthielten immer schon Strahlenanteile einer solchen Qualität, wie sie als Grenzwellenlänge durch weit niedrigere Spannungen erzeugt werden können. Die aus der Röhre austretende Strahlung hatte jedoch in der Regel nicht den Charakter von Weichstrahlen, da jene niedrigen Frequenzen wegen der unvermeidlichen hohen Eigenfilterung der Röhrenwand kaum aus der Röhre austraten. Nur in *vereinzelten* Röhren konnten sie einen nennenswerten Betrag der austretenden Strahlung darstellen. Nur bei solchen Röhren waren dann trotz der hohen Spannung an der Röhre Härtegrad und Dosisverteilung in der durchstrahlten Materie denen bei Weichstrahlen ähnlich (Proppe, 1957).

Die technische Möglichkeit, die Eigenfilterung der Röhre durch Einbau eines Berylliumfensters wesentlich herabzusetzen, führte zur Erkenntnis, daß die Beimischung langwelliger Strahlenanteile selbst bei hoher Spannung von 60 kV eine Strahlung erzeugt, deren Schwächung in Materie sich von der Absorption einer Strahlung kaum unterscheidet, die durch 10 kV Röhrenspannung erzeugt wird. Die Bezeichnung Niedervoltstrahlung oder Niedervolttherapie betrifft also nur *eine* von verschiedenen technischen Möglichkeiten der Herstellung leicht absorbierbarer, also weicher Strahlung. *Niedervolttherapie* ist immer Weichstrahltherapie. Diese ist aber nicht unbedingt eine Therapie mit Strahlung durch eine Erzeugungsspannung kleiner als 50 kV.

Auf zweierlei Weise läßt sich zwischen der klassischen Oberflächentherapie und den ebenfalls klassischen Grenzstrahlen eine *Skala* verschieden leicht absorbierbarer Strahlengemische erzeugen: Entweder wird bei fixierter Spannung von 50 kV die Eigenfilterung der Röhre und auch die Zusatzfilterung so herabgesetzt, daß zunehmend die langwelligen Anteile des Spektrums aus der Röhre austreten können. Dies ist mit einer Erhöhung der Dosisleistung verbunden (Rogers, 1947) (s. Abb. 2). Die Skala der in solcher Weise erzeugten Strahlungen reicht von 1,0 bis etwa 0,04 mm Al-HWD. — Oder es wird zur Erzeugung einer Qualitäts-Skala bei gleichbleibender geringer Eigenfilterung (Beryllium) die Spannung reduziert. Dies führt zu einer viel kürzeren Skala der Halbwertdicken von

0,04—0,03 mm Al. Damit ist eine Minderung der Dosisleistung verbunden. — Die Verhältnisse sind *analog* der Darstellung, die einst WILHELMY von Strahlungen aus Röhren mit Glasfenstern gab (s. Abb. 3). Die Grenzwellenlänge verschiebt sich jetzt aber bei Erniedrigung der Spannung von 0,25 bis auf 1,2 Å. Der Gipfel der spektralen Energieverteilung liegt bei ungefilterten Strahlen aus Berylliumröhren nicht zwischen 0,4 und 0,7 Å, sondern zwischen 1,5 und 2,0 Å (ROGERS, 1947) (s. Abb. 4).

Die Kombination von Herabsetzung der Spannung mit Herabsetzung der Filterung ermöglicht bei gleichem Röhrenstrom die Lieferung von Strahlungen, deren Härte von 1,0—0,03 mm Al-HWD abgestuft ist. Die Dosisleistung bleibt annähernd gleich.

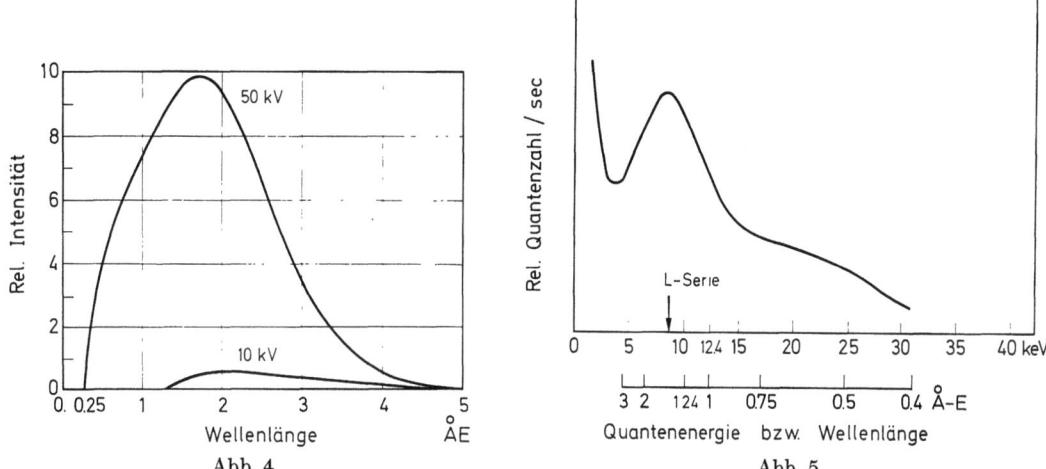

Abb. 4   Abb. 5

Abb. 4. Energie-Verteilung als Funktion der Röhrenspannung (10 kV und 50 kV) an Beryllium-Röhren (1 mm Be)

Abb. 5. Energie-Spektrum einer ungefilterten Be-Fenster-Strahlung (Dermopan-Röhre) 34 kV, o. F., 1,5 mA, 30 cm FA. (Nach WAGNER, 1962)

Dasselbe läßt sich auch von den klassischen Grenzstrahlen her betrachten. Durch Erhöhung der Spannung der Röhre über 10 kV hinaus lassen sich bei gleichbleibender Eigenfilterung durch das Lindemann-Glasfenster dem Strahlengemisch kürzere Grenzwellenlängen hinzufügen. Dies allein bewirkt aber eine nur unwesentliche Härtung der Strahlung (JENNINGS, 1951). Zu einer entscheidenden Steigerung der HWD ist also außer jener Erhöhung der Spannung eine zunehmende Verstärkung der Filterung notwendig, mit der die beträchtlichen Anteile großer Wellenlängen zunehmend gefiltert werden. Erst die *Kombination* von Spannungserhöhung und Filterverstärkung läßt eine Härtung optimal erreichen (TROUT und GAGER, 1949). In 5 mm Gewebetiefe wird durch Steigerung der Spannung von 25 auf 50 kV ohne Filterung die Tiefendosis nur von 23% auf 29% erhöht, während eine Filterung der 25 kV-Strahlen mit 0,2 mm Aluminium die relative Tiefendosis in 5 mm Gewebetiefe auf 44% steigert (POLANO, 1962).

c) Linienspektrum

Vor der technischen Erschließung des ganzen Weichstrahlbereiches war nicht vorhersehbar, daß bei minimaler Eigenfilterung durch Beryllium bei Erhöhung der Spannung das Strahlengemisch nur geringfügig an effektiver Härte gewinnt. Zur Charakterisierung der Weichstrahlen und zur Ermessung der Möglichkeiten einer Therapie mit ihnen sind aber gerade diese Zusammenhänge wichtig. Die physikalische Erklärung liegt darin, daß im Emissionsspektrum die Energieverteilung über der Skala der Frequenzen nicht nur ein Kontinuum von Bremsstrahlen unterschiedlicher Wellenlänge bis zur spannungsabhängigen Grenzwellenlänge vorliegt, sondern auch ein *Linienspektrum* charakteristischer, vom Anodenmaterial abhängiger Strahlenfrequenzen. Die Anregungsspannung der L-Serie des Wolframs der Anode liegt bei 12,2 kV (s. o.). Die stets kleinere emittierte Quantenenergie liegt hier zwischen 8,4 und 9,6 keV (s. Abb. 5). Solche Quanten oder entsprechende Frequenzen können die Berylliumröhre verlassen. Dies schmale, beinahe monochromatische Linienspektrum enthält nun, zusammen mit den Bremsstrahlen gleicher Frequenz einen Großteil der Gesamtenergie, nämlich bei 50 kV in 1 m Abstand 52% (KOLB, 1956; WAGNER, 1957, 1962). Bei 2 m Abstand sind es 39%.

Die Frequenzen des Linienspektrums sind von einer weiteren Steigerung der Spannung unabhängig. Die bei Erhöhung der Spannung hinzutretenden höheren Frequenzen von Bremsstrahlen machen quantitativ keinen solchen Betrag an Energie aus, daß die Prävalenz jener Eigenstrahlung im Gesamtgemisch nennenswert gemindert wird. Daher rührt also die fast spannungsunabhängige geringfügige effektive Härte einer Röntgenstrahlung aus solchen durch geringste Eigenfilterung gekennzeichneten Röhren (JENNINGS, 1953), berechnet nach der Formel von KRAMER (1923).

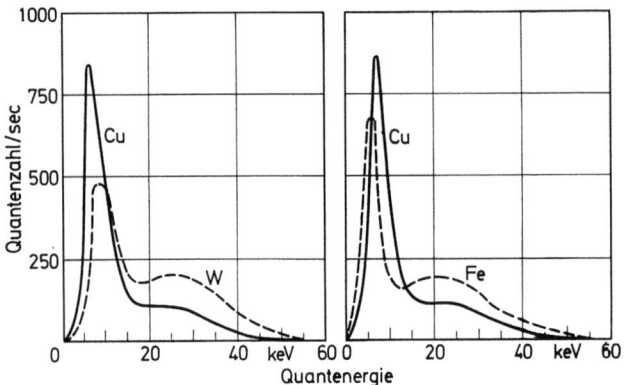

Abb. 6. Spektrale Energie-Verteilung ungefilterter Berylliumfensterstrahlen bei Anoden aus Wolfram (W), Kupfer (Cu) und Eisen (Fe). (Nach WAGNER, 1957)

Möglicherweise können auch *andere* charakteristische Strahlungen therapeutische Bedeutung gewinnen, etwa die K-Dublette des Kupfers (PROPPE, 1958). Bei einer *Kupferanode* ist die effektive Quantenenergie der Eigenstrahlung kaum geringer als die der L-Serie des Wolframs, nämlich maximal 8,21 keV statt 9,96 keV. Die Anregungsspannung ist ca. 9 kV. Daß dennoch die effektive Härte der Gesamtstrahlung bei einer Kupferanode wesentlich geringer ist und auch bei steigender Spannung geringer bleibt als bei einer Wolframanode, ist die Folge eines weit größeren Anteils dieser Röntgenlinien am Gesamtspektrum (WAGNER und HELL, 1957, WAGNER, 1957). Während bei 45 kV, 0,015 Al-Filter in 28 cm Entfernung von einer steilstehenden Anodenfläche bei Wolfram jene Eigenstrahlung für sich genommen 38% der Gesamtstrahlung beträgt, ist die Beimischung dieser Grenzstrahlqualität bei einer Kupferanode 68% (KOLB, 1956) (s. Abb. 6 links; die Energieverteilung bei *Eisen* als Anodenmaterial zeigt die Abb. 6 rechts). Die Messungen erfolgten szintillations-spektrometrisch (s. WANG et al., 1957). Eine solche Eigenstrahlung tritt aber nur bei ungefilterter Röhre mit der Spannungsunabhängigkeit ihrer Frequenz und der Spannungsabhängigkeit ihrer Dosisleistung in Erscheinung. Bei einer Spannung von nur 9 kV entsteht sie noch gar nicht an der Kupferanode, bei nur 12 kV *noch nicht* an der Wolframanode. Bei einer nur leichten Filterung durch Aluminium ist sie bereits in der austretenden Strahlung *nicht mehr* enthalten.

Durch diese Erkenntnis der Eigenschaft einer ungefilterten Weichstrahlung sind frühere Annahmen über das Bestehen besonderer Streustrahlverhältnisse (JENNINGS, 1950) oder über eine dosimetriebedingte Überbewertung des langwelligen Anteils des Spektrums der Weichstrahlen (ZIELER, 1952) hinfällig geworden. Allerdings bleibt die Schwierigkeit bestehen, das ganze Spektrum der ungefilterten 50 kV-Strahlung mit einer einzigen Dosimeterkammer zu erfassen (WAGNER, 1962). Verschiedene Dosimeter und Kammern zeigen nur unter ganz bestimmten Bedingungen übereinstimmende Meßresultate, sonst aber eigentümliche Abweichungen. Dies erschwert den Rückschluß der ionometrisch ermittelten Dosis auf die Stärke der biologischen Reaktion.

d) Umkehreffekt bei der Beeinflussung des Homogenitätsgrades

Die Emission des Linienspektrums führt zu einem weiteren Phänomen. Das breite Bremsstrahlspektrum bedingt trotz jener Eigenstrahllinien eine heterogene Strahlung. Der *Homogenitätsgrad* ist bei ungefilterter Weichstrahlung etwa 0,7. Bei Beginn einer zunehmenden Filterung nimmt dieser Homogenitätsgrad nicht in einer solchen Weise

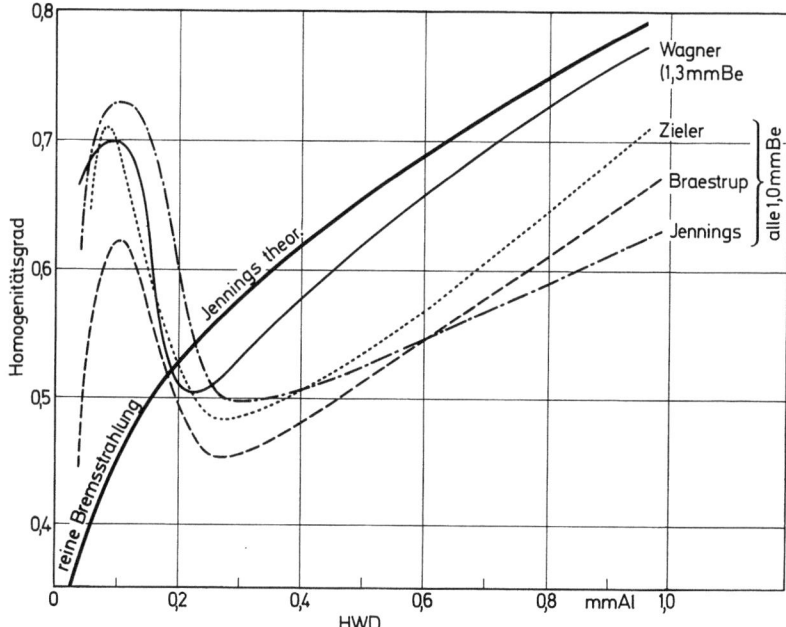

Abb. 7. Der „Umkehreffekt" nach den Untersuchungen verschiedener Autoren. (Nach WAGNER, 1957)

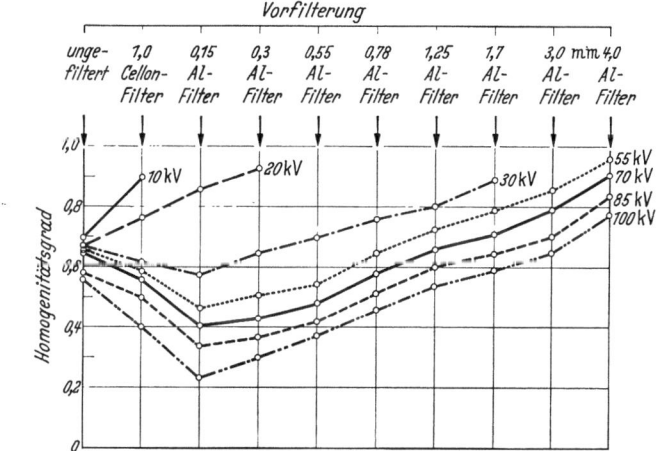

Abb. 8. Der Homogenitätsgrad von Weichstrahlen aus berylliumgefensterten Röhren (10—100 kV) als Funktion der Filterung und der Spannung. (Nach SCHIRREN, 1956)

zu, wie dies bei bereits durch Eigenfilterung der Röhrenwand gehärteten Strahlungen bekannt ist. Vielmehr wird die Homogenität zunächst durch die bei leichter Aluminiumfilterung sofort einsetzende Reduzierung des monochromatischen charakteristischen Anteils der Gesamtstrahlung und durch relatives Hervortreten der inhomogenen Bremsstrahlung beträchtlich vermindert und zwar bis auf den Homogenitätsgrad von 0,3 herab. Dieses *Minimum der Homogenität* tritt bei 0,2—0,4 mm Al-Filterung in Erscheinung. Die Messungen differieren: 0,30 mm (JENNINGS, 1946, 1950), 0,25 mm (ZIELER, 1952), 0,2 mm (WAGNER, 1952) (s. Abb. 7), 0,175 mm (ZIELER, 1954), 0,4 mm (GRAUL, 1955), 0,15 mm Al-Filterung (SCHIRREN, 1956). Bei weiterer Verstärkung der Filterung tritt die vertraute, mit zunehmender Härtung zunehmende Homogenisierung der Strahlung ein. Deutlich wird der Effekt erst bei Spannungen > 30 kV (s. Abb. 8), ohne daß dabei eine nennenswerte *Verschiebung* des Minimums eintritt.

Dieser eigentümliche Gang des Homogenitätsgrades mit zunehmender Filterung, also der bei beginnender Filterung zunächst zur Erscheinung kommende *Umkehreffekt* oder

„reversaleffect" (JENNINGS, 1946) findet seine Erklärung durch eben jenen Nachweis der monochromatischen Röntgenlinien, die den relativ hohen Homogenitätsgrad der ungefilterten Strahlung maßgeblich bestimmen (ZIELER, 1954, 1956; KOLB, 1957; WAGNER, 1957, 1962).

Diese Homogenitätsverhältnisse bedingen folgendes: Die Charakterisierung der Weichstrahlen durch die Al-HWD läßt ihre Absorption im Gewebe bereits annähernd abschätzen, sofern ein bestimmter Focus—Haut-Abstand eingehalten wird (s. Abb. 9). Für ungefilterte Weichstrahlen aus Berylliumröhren ist aber die Angabe der Al-HWD zur Abschätzung ihres Dosisabfalls im Gewebe unzureichend, sofern man diesen Abfall als ganze Kurve

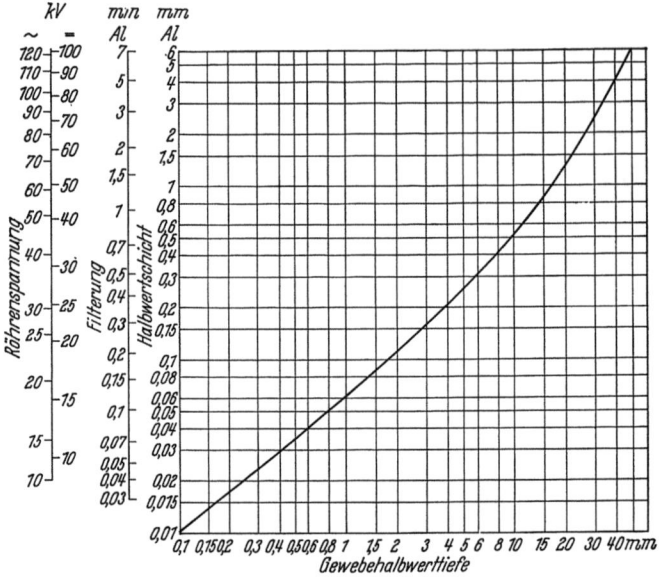

Abb. 9. Beziehung zwischen der Al-HWD (hier noch als Halbwert*schicht* bezeichnet) und dem Dosisabfall im Gewebe (dargestellt als Tiefenlage des Dosisabfalls auf 50%) bei Focus—Haut-Abstand von 30 cm und Feldgröße von 100 cm². (WACHSMANN, 1959)

überblicken möchte (WAGNER). Jedenfalls macht das veränderliche Verhältnis zwischen der 1. und der 2. HWD je nach *Luftabsorption* die Funktion zwischen der 1. Al-HWD und der Gewebeabsorption kompliziert. Insofern ist die Angabe dieser Al-HWD dann nicht mehr hinreichend (ZIELER, 1953; FISCHER, 1954); sie ist keine komplette Kenngröße mehr (PROPPE und WAGNER, 1961). — Diese Komplikation in der Einschätzung der Eindringtiefe wäre zu beseitigen, wenn durch röhrentechnische Verbesserungen reine Linienspektren anwendbar würden (WAGNER, 1957). Je homogener die Strahlung, desto geringer der „Durchhang" der Dosisabfallkurve im Gewebe (s. S. 147 und 162). Der größere Vorteil einer solchen Linienstrahlung läge allerdings in der Verminderung der oben erwähnten Grundschwierigkeiten der Dosimetrie.

e) Dosisleistung

Für die Bestrahlungstechnik mit Berylliumröhren ist schließlich die Kenntnis ihrer erstaunlich *hohen* Dosisleistung wichtig (s. Abb. 10 sowie JENNINGS, 1951; SCHREUS, 1951; WISKEMANN, 1951; GRAUL, 1953; MIESCHER, 1953; PROPPE, 1955; SCHIRREN, 1955). Bei der Röhrengleichspannung von 50 kV beträgt die Dosisleistung einer ungefilterten Strahlung 30000 R/min in 10 cm Focus—Haut-Abstand, bei Wechselspannung und Röhrenstrom von 10 mA ca. 24000 R/min. Eine Verdoppelung der Spannung bringt im niedrigen Spannungsbereich bei mittlerer Filterung eine etwa 15fache Dosisleistung. — In höherem Spannungsbereich ist der entsprechende Leistungszuwachs geringer. Er betrifft nur noch den härteren Anteil des Spektrums (ZIELER, 1956), bleibt also verdeckt, sofern nicht gefiltert wird.

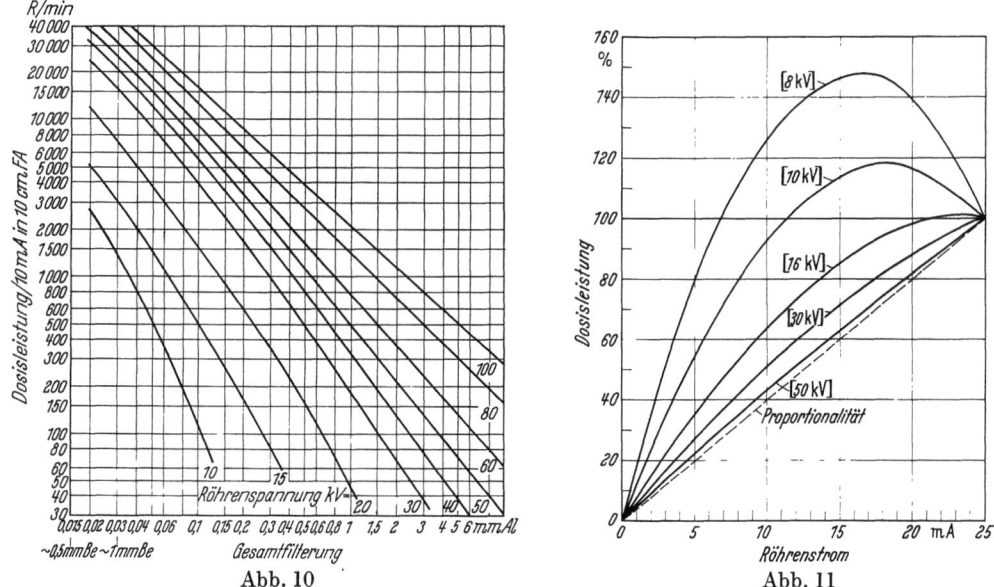

Abb. 10   Abb. 11

Abb. 10. Dosisleistung von Berylliumfensterröhren bei 10 mA Röhrenstrom, Gleichspannung und 10 cm FHA (Das „Röntgen" ist hier noch mit *r* bezeichnet, WACHSMANN, 1959; JENNINGS, 1950; ZIELER, 1956)

Abb. 11. Durch Spannungszusammenbruch im Transformator bedingte Beeinflussung der Dosisleistung als Funktion des Röhrenstroms (Dermopan-Röhre, ungefiltert; Feldgröße = 2 cm, Helioderm-Transformator. Dosisleistung bei 25 mA = 100 gesetzt, WAGNER u. HELL, 1958)

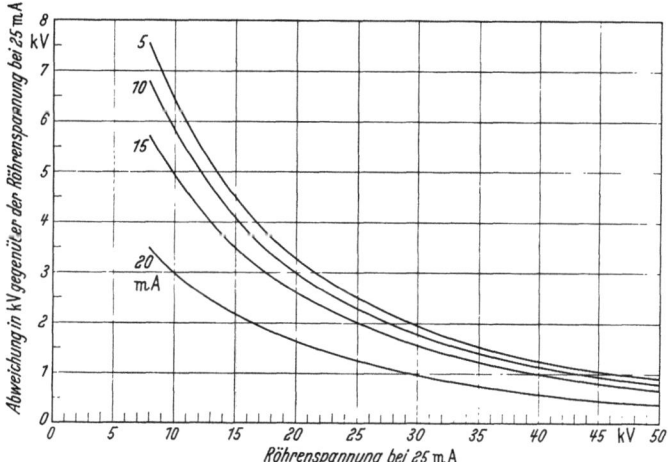

Abb. 12. Spannungsabweichung (in kV) bei Reduktion des Röhrenstroms unter 25 mA. (Nach WAGNER u. HELL, 1958)

Nach physikalischem Gesetz muß sich die Dosisleistung bei gleichbleibender Röhrenspannung und Spannungsform proportional mit dem Röhrenstrom ändern. Diese Proportionalität scheint aber bei den auf hohen Strom (25 mA) geeichten und mit niedriger Spannung betriebenen Therapiegeräten mit Berylliumfenster-Röhren nicht gegeben zu sein. Erniedrigung des Stroms führt hier zur Erhöhung der Leistung (WAGNER, 1955; s. Abb. 11); bei gleichbleibender Spannung im Primärkreis erhöht sich die Röhrenspannung bei Reduzierung der Stromstärke (s. Abb. 12). Dies Paradoxon ergaben oscillographische Messungen mit Doppelstrahloscillograph und simultaner Aufzeichnung von Strom- und Spannungskurven (WAGNER und HELL, 1958). Ursache ist ein Zusammenbruch der Spannung im Transformator. Jede willkürliche Abänderung des standardisierten Röhrenstroms führt deshalb zu nicht voraussehbaren Änderungen auch der Tiefenwirkung der Strahlung, muß also unterlassen werden (LEWIS und MUTSCHELLER, 1949; PROPPE, 1955; WAGNER, 1955).

2. Spezielle biometrische Gegebenheiten

a) Biometrische Gegebenheiten

Den erörterten physikalischen Gegebenheiten stehen bei der medizinischen Anwendung der Weichstrahlen spezielle biologische Gegebenheiten gegenüber, die die räumliche Ausdehnung des Bestrahlungsobjektes sowie seine Reagibilität betreffen. Die geringe Penetranz der Weichstrahlen bedingt einen steilen Dosisabfall im Gewebe. Als Objekt einer Therapie mit diesen Strahlen kommt deshalb allein die erkrankte Haut in Betracht. Ihr *Schichtenbau* hat eine Tiefenausdehnung, die *groß* genug ist, um die meiste Energie der weichen Strahlung zu absorbieren, so daß nicht erst jenseits der hauteigenen Schichten eine unerwünschte Absorption stattfindet. Die Tiefenausdehnung der Haut ist aber auch *klein* genug, um weiche Strahlen noch bis zu den unteren Schichten der Haut gelangen zu lassen, ohne daß die ganze Energie bereits vorher absorbiert worden wäre. In solcher Allgemeinheit gilt dies allerdings nur deshalb, weil das Weichstrahlgebiet selbst ein *breit* variables Quantenenergiespektrum umfaßt. Eine einzelne, aus dem Weichstrahlgebiet herausgegriffene Strahlenqualität kann sehr wohl für eine bestimmte Einzelschicht der Haut zu sehr oder zu wenig penetrierend sein. Eine möglichst genaue Kenntnis der Tiefenausdehnung oder der Tiefenlage der einzelnen Schichten ist deshalb wünschenswert, um in Anpassung an eben diese räumliche Lage die Wahl einer bestimmten Strahlenqualität treffen zu können.

Die *Dicke* der einzelnen Schichten der Haut ist je nach der topographischen Region unterschiedlich. Die Dicke der Epidermis beträgt am Rücken 0,07 mm, an der Fußsohle 2,0 mm. Die Dicke der Cutis beträgt am Rücken 3,0 mm, im Gesicht nur 0,7 mm (LEHMANN, 1957). Eigene Messungen ergeben als Mittelwert der Dicke der Epidermis 0,19 mm bei einer Varianz zwischen 0,13 und 0,21 mm. Diese Werte sind selbstredend methodenabhängig.

Die Tiefenlage der *Haarpapillen* — als Lot von der Oberfläche der Epidermis auf den tiefsten Punkt des Bulbus — wird allgemein mit 3,0—3,5 mm angenommen. Neue Messungen (MARON, 1961) mit Angabe der Streubreite der Einzelwerte lassen bei sehr großem Zahlenmaterial (6270) für die Tiefe der formalinfixierten Haarpapille als Mittelwert 2,4 mm feststellen. Die Streuung der Gauß-Verteilung beträgt $\pm$ 0,7 mm, die Extremwerte sind 0,6 und 4,8 mm. Diese Streubreite wird bei Beschränkungen der Messungen auf eine bestimmte topographische Hautregion oder auf eine einzelne Person kaum schmaler. Die Mittelwerte verschieben sich vom Hinterhaupt zur Schläfe von 2,5 mm zu 2,0 mm. Die Einpflanztiefe der Haare ist abhängig vom Lebensalter: Bei Kleinkindern 1,5 mm, bei Erwachsenen 2,9 mm, bei Greisen 2,1 mm.

Über die Tiefenausdehnung einzelner *Dermatosen* im Bereich der Hautschichten liegen ebenfalls Messungen vor. Danach erstrecken sich die morphologisch erkennbaren Veränderungen bei Lichen ruber planus von 0,4 bis 2,1 mm, bei Psoriasis von 0,7—3,2 mm, bei Ekzem von 0,8—2,1 mm, bei Neurodermitis von 0,6—2,1 mm Tiefe (WERZ, 1952; ZOON und WERZ, 1957). Nach eigenen Messungen mit HAMMACHER beträgt bei Psoriasis die Tiefe der Akanthose der Epidermis im Schnitt 0,36 mm. Der 90%-Streubereich des log-normalen Kollektivs reicht von 0,32—1,20 mm. Das entzündliche Infiltrat der Cutis erreicht die Tiefe von 1,8 mm, im Extrem von 3,0 mm. Dies alles sind für den individuellen Fall nur Richtwerte.

Global lassen sich die einer Strahlentherapie zu unterziehenden Dermatosen in folgende *Gruppen* unterschiedlicher Tiefenausdehnung verteilen (SCHREUS, 1950, 1953; MIESCHER, 1953; SCHIRREN, 1963):

1. Tiefenausdehnung 1—3 mm: Ekzem, Psoriasis, Lichen ruber planus, Neurodermitis, Erythematodes.

2. Tiefenausdehnung 2,5—4 mm: Folliculitis, Lupus vulgaris, Boecksches Sarkoid.

3. Über 4 mm Tiefenausdehnung: Furunkel, Skrofuloderm, Carcinom.

Über die Tiefenausdehnung von Basaliom und Spinaliomen liegen aber Meßresultate vor, nach denen die Hälfte der untersuchten Fälle eine Tiefenausdehnung von höchstens 2—3 mm (POLANO, 1958), von 2,4 mm (EBBEHØJ) oder von nur 2 mm haben (ZUIDEN und BOERGER). Solche Carcinome gehören dann in die Gruppe 1. Auch hier sind also nur *Richtwerte* möglich.

Eine genauere Kenntnis der Tiefenausdehnung eines zu bestrahlenden Prozesses ist nur durch *histometrische* Ausmessung an einer Probeexcision zu erhalten. Da auch diese Messung nicht die Tiefenausdehnung z. B. des Tumors an allen Punkten ergeben kann, ist die Anpassung der Qualität der Weichstrahlen an die biometrische Gegebenheit nur angenähert möglich (s. u.).

Hinzu kommt, daß bei manchen pathologischen Prozessen unbekannt ist, welche besondere Schicht des Krankheitsherdes es eigentlich ist, die eine bestimmte Dosis braucht, wo also der Ort der entscheidenden Einwirkung liegt. Prozessen, deren untere Begrenzungslinie zum Gesunden hin *unbedingt* von den Strahlen in ausreichendem Maße miterfaßt werden müssen, wie beim *Carcinom*, stehen solche Prozesse gegenüber, bei denen wahrscheinlich eine Strahleneinwirkung bloß auf ihre obere, periphere Beschränkungslinie vollauf zur Therapie genügt. Es wird noch diskutiert, ob bei *Ekzem* statt des ganzen 3—4 mm tief reichenden cellulären Infiltrats nur der vermeintlich primäre Prozeß in der nur knapp 1 mm dicken Epidermis der Strahleneinwirkung bedarf (SCHREUS, 1953; WUCHERPFENNIG, 1936) oder ob umgekehrt vor allem die tieferen Schichten des Prozesses im Bindegewebe mit den hierin einbegriffenen alterierten und strahlenreagiblen Gefäßen ausreichend mit Strahlen beschickt werden müssen (SCHREUS, 1936; WUCHERPFENNIG, 1934; PROPPE, 1950). Die strahlentherapeutische Frage, ob mit Weichstrahlen von Grenzstrahlcharakter oder mit Weichstrahlen von größerer Al-Halbwertdicke behandelt werden soll, bedarf aber keiner alternativen Lösung, weil hier wie bei jeder *Entzündungsbestrahlung* (GLAUNER, 1951) die Dosis klein und also unkritisch ist und die Eindringtiefe deshalb eine beträchtliche Toleranzbreite hat. Die Abhängigkeit des therapeutischen Erfolges von der Strahlenqualität ist tatsächlich gering (SCHNEIDER, 1963). Grenzstrahlen wirken bei ausreichender Dosis; eine homogenere Durchstrahlung der Haut ist aber eben-falls erlaubt (s. Seite 152). Die Biometrie der einzelnen Schichten der Haut muß unter diesen Umständen nicht bis zur größten Genauigkeit bekannt sein; auch ohne dies bleibt sie für beiderlei Bestrahlungstechnik *orientierender Maßstab*.

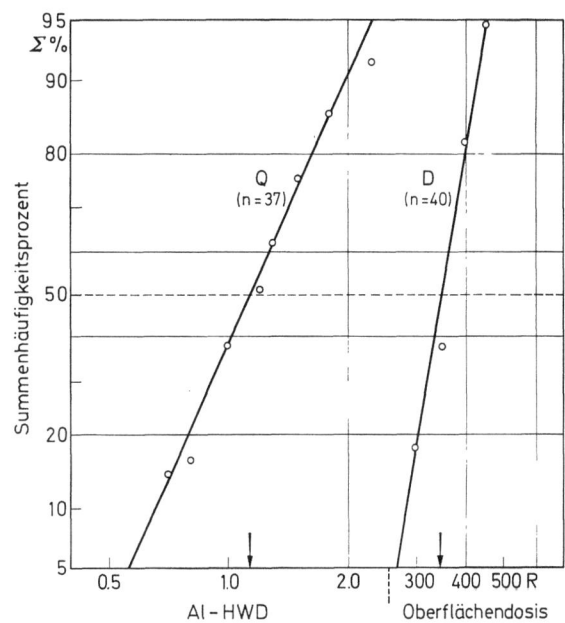

Abb. 13. Häufigkeitsverteilung der Meinungen über die zur temporären Epilation notwendigen Strahlen-Qualität (*Q*) und Oberflächendosis (*D*), dargestellt als Summenhäufig-keitsprozent-Kurven im Wahrscheinlichkeitsnetz nach tabellarischen Angaben von WAGNER (1959)

b) Topographische Grundlage der Röntgenepilation

Biometrie liegt auch der Frage zu Grunde, welche Oberflächendosis als *Epilationsdosis* erforderlich ist, um in der Tiefe der Haarbulbi soviel Energie zur Absorption zu bringen, daß eine passagere Epilation zustande kommt. Als Reaktionsort der Strahlenwirkung gelten die Haarbulbi, und zwar deren epitheliale Anteile (GEARY, 1952). Diese liegen aber in unterschiedlich tiefen Schichten der Haut (s. o.). Vorausgesetzt, daß die Strahlenempfindlichkeit der Haarfollikel von der topographischen Lage unabhängig ist, müssen die tiefstgelegenen Bulbi den Schwellenwert der Dosis zur vollständigen Epilation bestimmen. Diese Dosis ist dann größer, als wenn die peripheren Bulbi maßgeblich wären, bei denen die Schwächung der Strahlung durch Absorption noch gering ist.

Solange mit relativ *harter* Oberflächenbestrahlung epiliert wurde, waren diese Überlegungen nicht nach-prüfbar. Entsprechend zeigen die *Meinungen* über die zweckmäßige oder erforderliche *Härte der Strahlung* im Bereich der klassischen Oberflächenstrahlungen keine Übereinstimmung (WAGNER, 1959). Sie streuen von 0,6 bis zu 2,3 mm Al-HWD und zwar *wie eine log-normale Zufallsstreuung* um einen Zentralwert von 1,1 mm (s. Abb. 13). Die Differenzen der Dosisverteilung innerhalb der Hautschichten sind bei allen diesen HWD sehr gering. Durch Abwandlung der Filterung eine bessere Dosisverteilung innerhalb der Haut erreichen zu wollen, war eine Illusion (Proppe, 1952). Geschont wurde bei geringerer HWD allenfalls die Subcutis.

Die Angaben über die Größe der *Epilationsdosis* schwanken ebenfalls — genau wie die Zufallsstreuung eines Normalkollektivs! — von 270—450 R um den Zentralwert 350 R (s. Abb. 13). Diese Streubreite überlagert und umgreift noch diejenige Variation, der die Epilationsdosis als eine *biologische Konstante* (P. Hess, 1952) auf Grund der Variabilität der Empfindlichkeit der Haarwurzeln unterliegt. Die Meinung, daß der Ort und die Art der Strahlenwirkung bei der Epilationsdosis eindeutiger wären als z.B. bei der Erythemdosis (Proppe und Wagner, 1961), kann selbstverständlich nur mit der Einschränkung einer jeden Kollektivstatistik gelten.

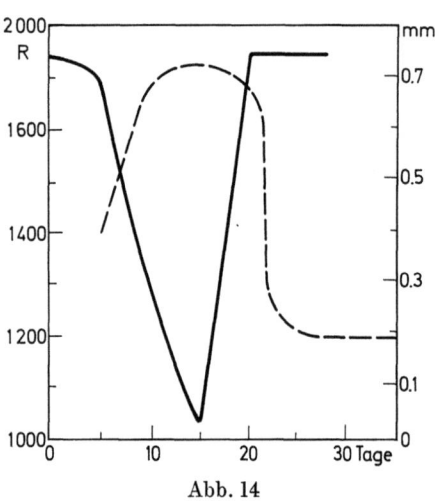

Abb. 14

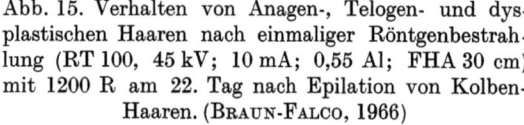

Abb. 14. Epilationsdosis und Tiefe des Haarbulbus bei der Ratte nach den Befunden von Geary. Ordinate links: Epilationsdosis in R; rechts: Tiefe des Haarbulbus in Millimeter; Abszisse: Alter der Tiere in Tagen.
———— Epilationsdosis; -------- Tiefe des Haarbulbus.
(van Caneghem u. Dunjic, 1961)

Abb. 15. Verhalten von Anagen-, Telogen- und dysplastischen Haaren nach einmaliger Röntgenbestrahlung (RT 100, 45 kV; 10 mA; 0,55 Al; FHA 30 cm) mit 1200 R am 22. Tag nach Epilation von Kolben-Haaren. (Braun-Falco, 1966)

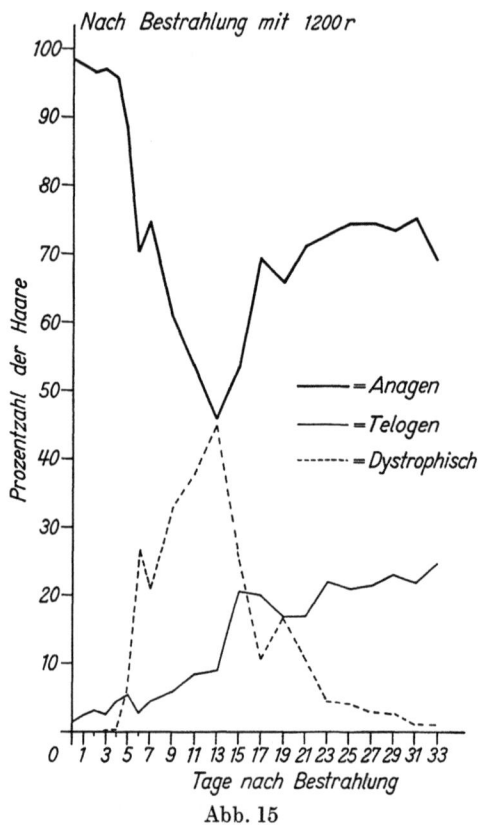

Nach Bestrahlung mit 1200 r

Prozentzahl der Haare

=Anagen
=Telogen
=Dystrophisch

Tage nach Bestrahlung

Abb. 15

Wenn *Weichstrahlen* zur Epilation benutzt werden, bei denen die tiefgelegenen Bulbi von beträchtlich weniger Energie getroffen werden als die peripheren, führt ein Irrtum in Bezug auf die Tiefenlage der die vollständige Epilation determinierenden Bulbi sofort zu einem Irrtum über die Größe der erforderlichen Dosis ebenda wie auch an der Oberfläche.

Errechnet man aus einer zur passageren Epilation bewährten Oberflächendosis einer klassischen Oberflächenbestrahlung, also aus 385 R bei 1,5 mm Al-HWD, die Herddosis bei den in 3,5 mm Tiefe gelegenen Bulbi, so ergeben sich als relative Tiefendosis von 91% ebendort 350 R. Bei Weichstrahlen mit der Al-HWD etwa von 0,8 mm besteht in dieser Tiefe die relative Tiefendosis von 80%. Danach müßte die zugehörige Oberflächendosis 437 R betragen, also relativ erhöht sein (437·0,8 = 385·0,9) (Graul).

Experimentell ergibt sich aber zwischen der Epilationsdosis der klassischen Strahlung und der der Weichstrahlen *keine derartige* Differenz. Vollständige Epilationseffekte sind mit 375 bzw. 380 R Oberflächendosis durch eine Strahlung von 0,8 bzw. 0,5 mm Al-HWD zu erreichen (Schreus, 1951 bzw. Wagner, 1959), also mit einer Herddosis von 240 R in der Tiefe von 3,3 mm. Sogar noch geringere Tiefendosen stellten sich bei einer Al-HWD von 0,24 mm zum Erstaunen des Experimentators als hinreichend heraus (Hell, 1957).

Aus dem Unterschied zwischen Kalkül und Befund ist zu schließen, daß entweder die relative biologische Wirksamkeit (RBW) der Weichstrahlen größer ist als die der klassischen Oberflächenstrahlung (Proppe und Wagner, 1958), oder daß die vollständige

Epilation *nicht* von derjenigen Dosis abhängt, die die *tiefgelegenen* Bulbi erreicht. — Daß letzterem die größere Wahrscheinlichkeit zukommt, geht aus Tierexperimenten hervor. Bei Tieren mit ihrem simultanen Cyclus aller Haare steht die Epilationsdosis in Beziehung zu den Phasen des Cyclus. Wenn die Papillen am *tiefsten* liegen (Wachstumsphase), dann ist die Epilationsdosis am *kleinsten* und umgekehrt (s. Abb. 14) (GEARY, 1952). Beim Menschen befinden sich die Haare jeder Flächeneinheit simultan in verschiedenen Entwicklungsphasen und entsprechend in verschiedener Tiefstellung (Mosaik). Die im Anagen befindlichen tiefen Haarwurzeln werden nach Bestrahlung dystrophisch. Nach Strahleneinwirkung entwickeln sie sich nicht mehr zum Telogen. Haarwurzeldiagramme können dies zeigen (VAN SCOTT und REINERTSON, 1957; BRAUN-FALCO, 1965) (Abb. 15). Die besondere Strahlensensibilität jener im Anagen befindlichen Haar-

folikel kompensiert nun die Dosisminderung, die bis zu ihrer tiefen topographischen Schicht stattfindet. Diese Papillen bestimmen also nicht den Schwellenwert der Epilationsdosis. Sie bedürfen zur Dystrophie und Epilation vermutlich gar nicht jener Dosis, die bei der klassischen Oberflächenbestrahlung zu ihnen gelangte und die man später den Berechnungen einer Oberflächendosis von Weichstrahlen zugrunde legte (s. o.).

Für den sichtbaren Epilationseffekt maßgeblich sind die relativ unempfindlichen, im Telogen befindlichen *peripheren* Haarfollikel (CANEGHAM und DUNJIC, 1961). Bei ihnen wird aber die geringe Strahlenempfindlichkeit durch die geringe Tiefenlage und die geringe Dosisminderung bis zu ihrer Schicht kompensiert. Diese Verhältnisse machen die unterschiedliche Steilheit des Dosisabfalls bei klassischer Oberflächenstrahlung und bei Weichstrahlung in

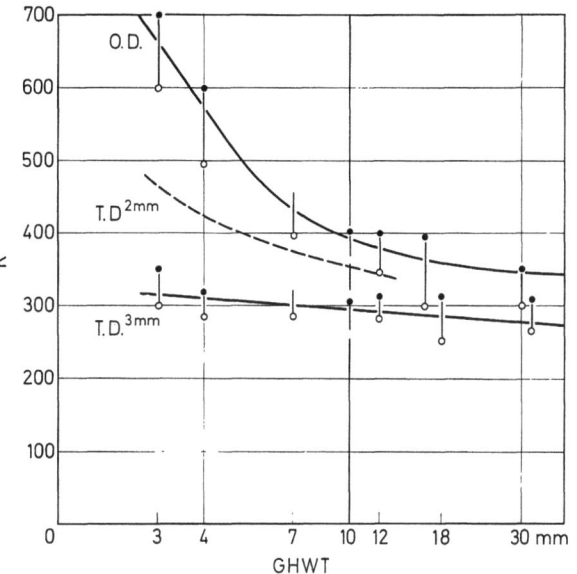

Abb. 16. Epilationsdosis bei Weichstrahlen verschiedener Gewebehalbwerttiefe (Abszisse) an der Oberfläche und in der Gewebetiefe von 2 und 3 mm. ○ = unvollständige Epilation, ● = vollständige Epilation. (Nach einer Tabelle von C. G. SCHIRREN, 1961)

ihrer Auswirkung auf die Epilation beinahe zunichte. Bei Weichstrahlen bedarf es also jedenfalls nicht der unter älteren Vorstellungen erwarteten beträchtlichen Überhöhung der Oberflächendosis.

Epilationsversuche mit allerdings nur grob gestaffelter Dosis und abgestufter Strahlenhärte können dies bestätigen (SCHIRREN und GRUBER, 1961). Eine graphische und interpolierende Darstellung der Ergebnisse zeigt die Notwendigkeit einer Erhöhung der Oberflächendosis erst bei weichen Strahlen *unter* 43 kV (GHWT < 8 mm) (s. Abb. 16). Die Dosis an den 3 mm tiefen Papillen ist danach bei allen geprüften Weichheitsgraden etwa die gleiche. Sie mag in *diesen* Versuchen in dieser Tiefe gegenüber der Tiefendosis klassischer Strahlungen sogar etwas erhöht erscheinen. Bereits danach bestünde keine Abhängigkeit der Epilationsherddosis von der Strahlenqualität in solchem Sinne, daß gegen besonders weiche Strahlen eine erhöhte Empfindlichkeit vorläge. Die 2 mm tiefen Papillen, die weit mehr die Epilationsoberflächendosis determinieren (s. o.), erhalten eindeutig mit abnehmender Strahlenhärte eine *relativ höhere* Tiefendosis, als bei der kleineren Oberflächendosis der klassischen Strahlung, wie die interpolierte Kurve anzeigt. Bei einer feineren Staffelung der Dosen dürfte deshalb die Möglichkeit einer Herabsetzung der Oberflächendosis noch unter die aufgezeichneten Werte allein schon aus diesem Grunde erkennbar werden, ohne daß damit die Vollständigkeit der Epilation beeinträchtigt würde.

Die oben genannten *Einzel*ergebnisse über auffallend kleine Epilationsdosen *sehr* weicher Strahlung wären damit und mit der Erinnerung an die oben gezeigten statistische Streuung aller solcher Angaben befriedigend interpretiert; die RBW kann weiterhin als gleichbleibend angenommen werden. Eine *konstante* RBW ist für Strahlung zwischen 10 und 70 kV mit 0,4—125 mm Halbwerttiefe auch anderwärts bestätigt worden (MAGGIORA, 1961, JADASSOHN, 1966).

Die Meinungsverschiedenheit über die Größe der Epilationsdosis bei Weichstrahlen ist ein Beispiel dafür, daß die für die Testung biologischer Strahlenwirkungen herangezogenen Modelle nicht nur biometrisch-topographisch, sondern auch in ihrer biologischen *Dynamik* geprüft sein müssen (RAUSCH, 1963), damit die dosimetrischen Feststellungen richtig gedeutet werden können. Die Sensibilität der Haarfollikel ist eine Funktion ihrer Aktivität (RICHTER, 1963) und damit ihrer Tiefenlage. Zur genaueren Bestimmung der Epilationsdosis müssen aber außer dem Haarcyclus auch noch der genaue Verlauf der Dosiswirkungskurve, also nicht allein ihr unscharfer Endpunkt der vollständigen Epilation (VAN SCOTT und REINERTSON, 1957), weiter auch ein über die Schicht hinausgehender und die Epilation begünstigenden Volumenfaktor der Strahlenwirkung (RAUSCH, 1965) und schließlich die Definition des Beobachtungszeitraums einbezogen werden (SCHAEFER und SCHUMACHER, 1965). Schon jetzt kann aber gesagt werden, daß früher die tiefliegenden Papillen überdosiert wurden. *Diese als solche unerkannte Überdosis wurde zur Richtlinie bei der Umstellung auf Weichstrahlen gemacht.* Daher rührt jenes Erstaunen, als erstmals auch mit relativ sehr kleinen Dosen von Weichstrahlen eine Epilation zu erreichen war.

c) Weichstrahlreaktives Erythem und Frequenzleitfähigkeitsreaktion

Beim *Erythem* nach Einwirkung von Weichstrahlen sind die metrischen Verhältnisse der unterschiedlich reagiblen Etagen der Haut wegen der unterschiedlich geringen Penetranz der einzelnen Strahlenqualitäten ebenfalls von Bedeutung. — Allgemein wäre eine Proportionalität zwischen der Homogenität der Durchstrahlung der Hautschichten, also der Raumdosis in der Haut, und der Erythemwirkung anzunehmen (s. S. 166). Der steile Dosisabfall der Weichstrahlen läßt eine geringere Wirkung, die größere Wellenlänge eine Erhöhung der Erythemdosis erwarten. — Im Schrifttum über die Erythemdosis tritt zwar, wie bei der Epilationswirkung, trotz aller grundsätzlichen Entscheidungen über die Wellenlängenunabhängigkeit der Strahlenwirkung die Frage nach einer Wellenlängenabhängigkeit im Sinne einer *gesteigerten* Empfindlichkeit der Haut gegen Weichstrahlen auf, gleichsam als Extrapolation der Tatsache, daß die Erythemdosis bei Al-HWD 3 mm mit 500 R, bei Al-HWD 1 mm mit 300 R anzusetzen ist, also als Gang der Erythemdosis mit der GHWT, oder als Gang der Empfindlichkeit mit der Wellenlänge.

Im Weichstrahlgebiet (50—10 kV) scheint jedoch faktisch eher eine gegenteilige Abhängigkeit, nämlich ein Gang der Erythemdosis mit der Größe der Wellenlänge zu bestehen (Abb. 17). Allerdings bei ultraweichen Strahlen ist nicht mehr im gleichen Sinne von Erythemdosis zu sprechen wie sonst, weil der Ablauf der Reaktion hier ein anderer zu sein scheint als bei härteren Weichstrahlen (HOEDE, 1942; BOHNSTEDT, 1955).

Die Angaben über die Höhe der Schwellendosis der vergleichbaren Früherytheme (1. Welle) differieren: 200 R (CIPOLLARO, 1950); 200—300 R bei Grenzstrahlen (HELMKE, 1950); 150—200 R bei den übrigen Weichstrahlen (DOMENKOS, 1954); 50—350 R (WESTPHAL, 1954); mehr als 300 R (PILLSBURY e. a., 1954); 400 R (KALZ, 1941 und 1959). Demnach überschneiden sich bei den unterschiedlichen Strahlenqualitäten im Weichstrahlgebiet die Streubereiche der angegebenen Erythemdosen so, daß bei den Al-HWD von 0,1—2,1 mm die Erythemschwellenwerte denselben Dosisbereich zwischen 50 und 250 R belegen und selbst die Mittelwerte (130—149 R) keine signifikante Verschiebung zeigen (GRAU, 1955).

Alle Weichstrahlen haben *danach* in bezug auf die Erythemschwelle die gleiche Wirkung. Wenn die Schwellendosen bei 10—43 kV im Mittel 150 R betragen und bei 49 kV im Mittel ebenfalls 150 R und bei 60 kV etwa 200 R (WERNSDÖRFER, 1957), dann liegt *kein* Gang der Empfindlichkeit mit der Wellenlänge vor. Die Variation der Angaben über die Empfindlichkeit bei diesen Strahlenqualitäten ist eher die Folge der von Fall zu Fall unterschiedlichen Hautschichtdicken einschließlich Hornschicht (WAGNER, 1955; KALZ, 1959; DOMONKOS, 1962) sowie der Schwierigkeit der Objektivierung der Schwellendosis.

Differenzierte Messungen zur Dosimetrie der Erythemreaktion bei Weichstrahlen (2 mm Beryllium, STUTZER, 1961) ergeben anhand von Mittelwerten bei jeder der angewandten Strahlenqualitäten einen Gang der Reaktionsstärke *mit der Dosis* (Abb. 18). Zwischen den verschiedenen *Strahlenqualitäten* (1. 10 kV ohne Filter; 2. 43 kV, 0,7 mm Al-Filter; 3. 10 kV, Kupfer-Anode, ohne Filter; 4. 43 kV, Kupfer-Anode, ohne Filter) ist aber ebenfalls *kein* signifikanter Unterschied der Wirksamkeit zu erkennen. — Lediglich die Strahlung 3 bewirkt eine auffallende Erythemreaktion mit steiler Gradation bei steigender Dosis. Die Werte der Kurven für diese Qualität (Abb. 18, *3*) sind aber aus nur 6 Einzelmessungen errechnet, während den Werten der anderen Kurven 25—35 Beobachtungen zugrunde liegen. Deshalb ist eine Toleranzminderung der Haut gegenüber dieser weichsten Strahlung nicht gesichert. Ob dosimetrisch nicht erfaßte Strahlen am *langwelligen* Ende des Spektrums intervenierten (STUTZER, 1961), so daß die erhöhte RBW vorgetäuscht wurde oder ob

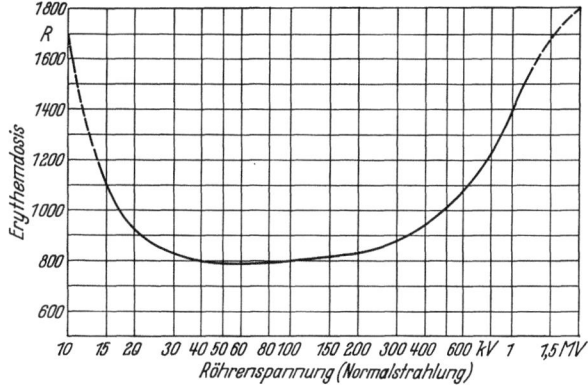

Abb. 17. Abhängigkeit der Erythemdosis (Mittelwerte) von der Strahlenqualität. (WACHSMANN und DIMOTSIS, 1957)

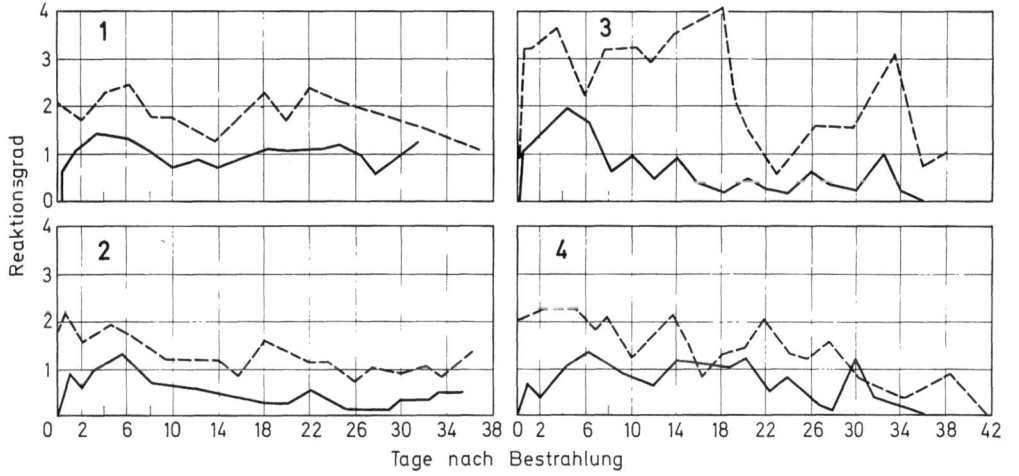

Abb. 18. Erythemablauf (Mittelwerte) bei 4 verschiedenen Strahlenqualitäten: *1* 10 kV, ohne Filter; *2* 43 kV, 0,7 mm Al-Filter; *3* 10 kV Kupferanode, ohne Filter; *4* 43 kV Kupferanode, ohne Filter, und jeweils 2 verschiedenen Dosen. ——— 50—150 R; -------- 300—400 R. (Nach STUTZER, 1961)

histochemische Besonderheiten der Reaktionszentren in den Zellen bei einer Strahlung mit den Röntgenlinien des Kupfers die Mikro-Volumendosis und damit die RBW erhöhen (PROPPE, 1961), bleibt also spekulativ. Für die übrigen Weichstrahlqualitäten kann jedenfalls *keine* von 1 wesentlich abweichende RBW vorliegen.

Im *Ablauf* des Erythems zeigt sich aber *doch* eine Abhängigkeit von der Strahlenqualität: Mit zunehmender Wellenlänge, also mit abnehmender Penetranz der Strahlung vermindert sich die Anzahl der „Wellen" des Erythems von 3 über 2 auf 1 (TRONNIER, 1954, 1963), letzteres bei Strahlen von Grenzstrahlcharakter. — Wenn jedoch der wellenförmige Ablauf auf zeitlich verschobenen Reaktionen in unterschiedlichen Gewebetiefen beruht („Etagen-Reaktion", BODE, 1950), bringt die *Metrik* der einzelnen reagiblen Schichten zwangsläufig jenen Zusammenhang der Qualität des Erythems mit der Penetranz der Strahlung mit sich, denn bei weichster Strahlung erhalten die tiefsten kritischen Schichten nur noch eine unterschwellige Dosis. Bei *erhöhter* Oberflächendosis kann aber die absolute Tiefendosis überschwellig werden. Tatsächlich läßt sich so auch mit „Grenzstrahlen" ein dreiwelliger Erythemverlauf bewirken (KOCH, 1934; KALZ, 1935; WILHELMY,

1936). Also ist *nicht* die Wellenlänge, sondern die absolute Tiefendosis entscheidend. — Bei *Elektronen*strahlen läßt sich die Gestaltung der relativen Dosisabfallkurve von der Energie der Strahlung *trennen*, anders als bei Röntgenstrahlen (Bode, 1950, 1964). Durch die Änderung der relativen Dosiskurve im Gewebe ohne Änderung der Energie war zu beweisen, daß allein eine ganz *bestimmte* Verteilung der absoluten Dosen jene Erythemwellen bedingt (Markus u. Schlotfeldt, 1967), ein *experimentum crucis* zugunsten separater Etagenreaktionen. — Der Wirkungsort der *Weichstrahlen* für das *Früherythem* liegt derart *peripher*, daß bis hier die Schwächung der verschiedenen Strahlenqualitäten noch keinen relevanten Unterschied der Dosis ergibt. Daher die Ähnlichkeit der *Erythemdosis* im ganzen Weichstrahlspektrum.

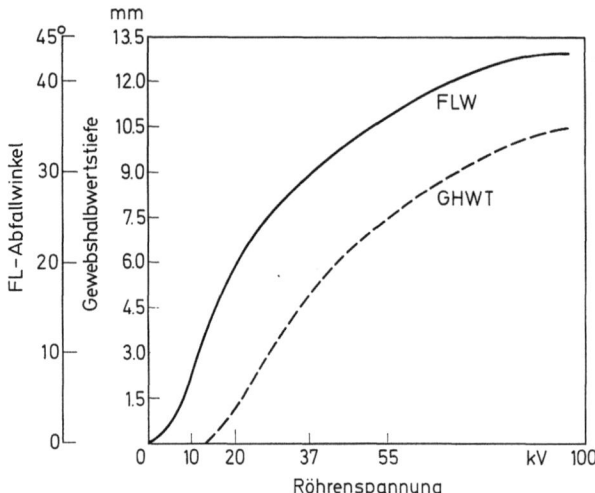

Abb. 19. Frequenzleitfähigkeits-Abfallwinkel (FLW) nach Bestrahlung der Haut und Gewebehalbwerttiefe (GHWT) der benutzten, mit verschiedenen Röhrenspannungen erzeugten Strahlen (1000 R). (Nach Schuppli und Wagener)

Auch die Methode, durch Messung der *Frequenzleitfähigkeit* (FL) der bestrahlten Haut bei 170—190 Hz eine Sofortwirkung der Röntgenstrahlen zu registrieren, läßt für die Weichstrahlen keine besondere RBW erkennen.

Schon mit Beginn der Strahlenapplikation beginnt die FL abzunehmen (Schuppli und Wagener, 1960, 1961). Dieser Primäreffekt wird als Strukturveränderung im Molekularbereich aufgefaßt. Es besteht eine Analogie mit der ebenfalls „sofort", jedenfalls nach wenigen Minuten feststellbaren Verkürzung der *Resorptionszeit* einer im Bestrahlungsfeld gesetzten intracutanen *Quaddel* (Heite, 1961). Hier bewirken die Röntgenstrahlen einen „Spreading"-Effekt, ähnlich dem der Hyaluronidase.

Die *Änderung* der Frequenzleitfähigkeit der Haut ist, wie die der Quaddelresorptionszeit, *dosisabhängig*. Bei der Einstrahlung der gleichen Oberflächendosis (1000 R) lassen sich mit zunehmender Härte der Strahlen charakteristische Abfallwinkel der Kurve der FL feststellen, z.B. bei 10, 20, 37, 55 und 100 kV die Winkel von 8, 20, 29, 37 und 44° (Schuppli und Wagener, 1963; Wagener, 1963). Die Änderung der FL erscheint damit auch als abhängig von der *Strahlenqualität*. Nun besteht aber im Spannungsbereich von 20—100 kV ein *lineares* Verhältnis zwischen der Änderung der FL und der Strahlenhärte bzw. Gewebehalbwerttiefe (s. Abb. 19). Die Qualitätsabhängigkeit ist also auch hier letztlich eine *Dosisabhängigkeit*. Es besteht eine Integraldosis-Wirkungsbeziehung. Eine *unterschiedliche* Reagibilität der Schichten oder Etagen der Haut scheint hier nicht zu intervenieren. Die Wirkung ist proportional der Homogenität der Durchstrahlung des *gesamten* Integuments. Nur bei den extrem weichen Strahlen (10 kV) zeigt sich eine Abweichung von dieser Relation. Die in der Abbildung durchgeführte Extrapolation über den Spannungsbereich von 10—0 kV gliedert jedoch jene Abweichung in eine typische biologische Dosiswirkungskurve ein, die *keinen* Anhalt für eine Wandlung der RBW zeigt. Ohne jene Extrapolation ist der Kurvenverlauf immer noch durch den Mechanismus der „Etagenreaktion" interpretierbar. Auch dann also bedarf es keiner Unterstellung einer besonderen RBW.

3. Gewebehalbwerttiefe als spezielle Maßzahl der Weichstrahltherapie

In der Praxis der Weichstrahltherapie gilt es, die physikalischen Gegebenheiten der Weichstrahlen mit ihrer variablen Eindringtiefe an die biometrischen Gegebenheiten der Haut zu adaptieren. Die Al-HWD diente zur Definition der Weichstrahlen. Die Weichstrahltechnik interessiert aber mehr die Art des Dosisabfalls im Bereich der *Haut* in situ.

Zur Kennzeichnung solcher Dosisabfallskurven bedarf es deshalb einer *eigenen* Maßzahl. Sie mag unter bestimmten Bedingungen eine Funktion jener Al-HWD sein, muß aber in ihrer Definition unabhängig von jeder Fixierung der einzelnen Strahlungsbedingungen bleiben (PROPPE, 1958), wenn sie die Dosisverteilung im Gewebe als Resultat aller bereitstellbaren Strahlungsbedingungen kennzeichnen soll. Sie muß die Größen der Spannung, der Filterung, der Al-HWD, des Focus—Haut-Abstands und der Feldgröße in eins zusammenfassen.

In Analogie zur Praxis der Röntgen-Tiefentherapie bietet sich als Maßzahl zunächst die *prozentuale Tiefendosis* an. Dieser Begriff muß dann allerdings statt für die übliche Tiefe von 10 cm in Anpassung an die ganz anderen Größenverhältnisse des Objektes der Weichstrahltherapie, also der Haut mit ihren Schichten, für die Gewebetiefe von z.B. 5 mm oder nur 3 mm definiert werden. Dies ist die „prozentuale Tiefendosis-Haut" (PTDH, HOLTHUSEN, 1951). Von ihrer Bindung an einen bestimmten, konventionellen Focus—Haut-Abstand wäre sie leicht zu lösen gewesen.

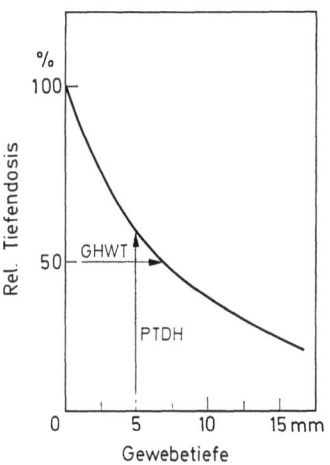

Abb. 20. Vergleich der Maßzahlen: „Prozentuale Tiefen - Dosis" — Haut—5 mm (PTDH) und „Gewebehalbwerttiefe" (GHWT)

Dieser Kennzeichnung der Tiefenwirkung der Weichstrahlen steht als andere Möglichkeit die Angabe derjenigen Gewebetiefe in situ gegenüber, in welcher der Dosisabfall zur Halbierung der Oberflächendosis geführt hat. Diese Maßzahl wurde ursprünglich Gewebehalbwertschicht (KALKOFF, 1949; WACHSMANN, 1949), dann aber besser *Gewebehalbwerttiefe* (GHWT) oder auch Halbwerttiefe (PROPPE, 1953) genannt, um eine Verwechslung mit der Halbwertschicht in Gewebe (GHWS) zu vermeiden, wie sie in Analogie zur Halbwertschicht in Aluminium und in Proportionalität zu dieser benutzt wurde (WUCHERPFENNIG, 1931). Diese heute Gewebehalbwert*dicke* (GHWD) oder Al-Halbwertdicke (Al-HWD) genannten Werte sind nur ein Qualitätsmaß der Strahlung als solcher. Der Einfluß des Focus—Haut-Abstandes auf die Dosisverteilung im Gewebe ist also nicht miterfaßt.

Der neue Begriff der Gewebehalbwerttiefe (GHWT) scheint zunächst keinen Vorteil zu bieten. Die Bezugsebene dieser Maßzahl und damit ihre Skala stehen *senkrecht* auf der Skala der erstgenannten prozentualen Tiefendosis: Bei der GHWT wird der Dosisabfall durch die Gewebetiefe charakterisiert, in der eine festgelegte, nämlich 50 %ige Dosisminderung vorliegt; bei der prozentualen Tiefendosis-Haut (PTDH) hingegen durch die geminderte Dosis in einer mit 5 oder mit 3 mm festgelegten Gewebetiefe (Abb. 20).

Die mannigfachen Unterschiede zwischen der *dermatologischen* Röntgen-Therapie und der Röntgen-Tiefentherapie wären an sich kein Grund zu einem Wechsel des Vergleichsmaßes von der PTDH zur GHWT, also zur Abweichung von den Regeln, die für die Röntgen-Dosismessung in der ärztlichen Praxis in die Normvorschrift DIN 6809 gefaßt sind. Bei der Tiefentherapie ist der Dosisabfall in der Tiefe störend, bei der Oberflächentherapie mit Weichstrahlen aber gerade erwünscht. Dort ist die Belastung der Oberfläche gefürchtet, hier ist es die Belastung der Tiefe. Die Al-HWD charakterisiert wegen der besonderen Homogenitätsverhältnisse des Strahlengemisches bei der Weichstrahltherapie die Strahlung weniger zuverlässig als bei der Tiefentherapie. Bei dieser ist die Felderwahl variabler, bei jener mehr die Spannung und der Focus—Haut-Abstand. Dies alles ist noch kein Grund, zur Charakterisierung der Dosisabfallkurve die Maßzahl PTD zu verlassen, zumal diese immerhin mehr besagt, als die bloße Angabe der Al-HWD.

Unter Verwendung der Begriffe Oberhauttherapie — Hauttherapie — Unterhauttherapie (WACHSMANN) lassen sich die beiden Maßzahlen PTH und GHWT einander gegenüber stellen (HOLTHUSEN, 1951) (s. Tabelle 1): Dadurch zeigt sich, daß beim Übergang von „Hauttherapie" zu „Unterhauttherapie" die PTH eine nur geringe Zunahme von 40 auf 55 % erfährt. An *ihr* gemessen tritt nur eine geringe Zunahme der Belastung des Gewebevolumens bis zu dieser Tiefe ein. Der große Sprung von 3 auf 50 mm, den die GHWT beim gleichen Übergang erfährt, läßt angeblich die Mehrbelastung überschätzen (HOLTHUSEN). Diese Formulierung übersieht aber, daß es bei der Dermoröntgentherapie

Tabelle 1. *Vergleich zwischen der Gradation der Zunahme von Al-HWD, PTDH und GHWT bei sog. Oberhaut-, Haut- und Unterhaut-Therapie*

Therapie-Technik	Al-HWD	PTDH 5 mm	GHWT
Oberhauttherapie	0,1 mm	6%	0,8 mm
Hauttherapie	0,3 mm	40%	3,0 mm
Unterhauttherapie	1,25 mm	55%	50,0 mm

gerade auf die Schonung der Unterhaut ankommt, und daß deren Mehrbelastung bei jenem Wechsel der Bestrahlungstechnik durch die Maßzahl GHWT zweckdienlich deutlich zum Ausdruck kommt.

Zudem wird in der Praxis die räumliche Distanz einer bestimmten Schicht von jener mit der PTDH bei 3 oder 5 mm festgelegten Bezugsebene als unhandlich empfunden. Diese Distanz ist oftmals relativ größer als sie es bei der Tiefentherapie von der dort festgelegten 10 cm-Tiefe jemals sein kann. Der räumliche Abstand des Geltungsbereichs der Maßzahl PTDH vom eigentlich Wissenswerten macht im Bereich der Weichstrahlen eine jedesmalige extrapolierende, also umständliche Verrechnung nötig (Proppe). Die Unterschiedlichkeit der im Weichstrahlgebiet möglichen Dosisabfallkurven ist so groß, daß a priori die Charakterisierung durch ein einziges PTDH-Maß als unmöglich erscheinen muß. Bei Weichstrahlen mit Grenzstrahlcharakter würde sich die PTDH nicht mehr von 0 unterscheiden!

Demgegenüber kann die Benutzung der GHWT als Maßzahl zur Charakterisierung der Dosisabfallkurven solche Nachteile vermeiden. Es lohnt sich also schon, in einer *Dimension* zu denken, die zur gewohnten senkrecht steht und die Frage braucht nicht offen zu bleiben (Schreus, 1950), ob PTD oder GHWT zu bevorzugen sei.

Auch der Einwand, daß allein die Bezugsebene der PTDH *feststehend* sei, die Bezugsebene der GHWT aber, angeblich nachteiligerweise, entlang einer Graden wandere (Holthusen, 1951; Ellerbroeck, 1953; Betzold, 1953), verfängt nicht. Räumlich gesehen ist dies richtig. Prinzipiell „wandert" aber auch die PTD bei Qualitätsänderung der Strahlung, nämlich auf der Dimensionsgraden der Tiefendosen, die als *Skalar* in 5 mm Tiefe parallel zur Oberfläche aufgestellt zu denken ist (s. Abb. 20). Die Wanderung der Bezugspunkte der GHWT auf der räumlich als *Vektor* in das Gewebe eindringenden Dimension ist demgegenüber sogar ein Vorteil. Die jeweilige Strecke der GHWT ist gleichsam eine *Sonde*, die bis zu der inneren Grenzschicht des pathologischen Gewebes vordringt (Gahlen, 1964).

Die Brauchbarkeit des GHWT-Begriffes ist demnach gerade in der Sinnfälligkeit für die *Praxis* der Weichstrahltherapie begründet (Kalkoff, 1953; Bode, 1962). Die GHWT ist plastisch vorstellbar und deshalb ist mit ihrer Hilfe die Wahl der Dosisverteilung für besondere Zwecke leichter. Den Therapeuten interessiert tatsächlich weniger, welcher Anteil der Strahlung in einer festgelegten Tiefe vorhanden ist, als diejenige Tiefe, die von einer bestimmten Dosis erreicht wird (Proppe, 1953).

Die Brauchbarkeit der GHWT ist auch aus der Tatsache zu entnehmen, daß seit 1933 von Chaoul zur Erklärung der Besonderheiten seiner Nahbestrahlungstechnik bildliche Darstellungen gewählt werden, bei denen auch die Halbwerttiefe als eine der Isodosen in Erscheinung tritt (Proppe und Wagner, 1954, 1955), und daß der Begriff „Gewebehalbwerttiefe" von ihm 1944 behandelt wird. — Im anglo-amerikanischen Schrifttum ist der Begriff „half-value-depth" ($D^1/_2$) ebenfalls längst gebräuchlich (Day, 1949; Jennings, 1950/51; Combee und Bodte, 1951). Die „fall off ratio" (Jennings, 1951), also der Quotient aus 90% Absorptionstiefe und 50% Absorptionstiefe ($D^9/_{10} / D^1/_2$), hat den Vorteil der Dimensionslosigkeit (Wagner, 1955), ist aber zu abstrakt, als daß er mehr als vereinzelt (Tuddenham, 1957) zur Kennzeichnung der Strahlung in Gebrauch gekommen wäre.

Die *Konvention*, in der Weichstrahltherapie als Maßzahl die *Gewebehalbwerttiefe* zu benutzen, wurde schließlich dadurch erhärtet, daß bei ihrer Übereinstimmung mit der zu bestrahlenden Gewebetiefe oder Schichtdicke zugleich eine angenäherte *Strahlenökonomie* garantiert ist. Darin hätte sie nur durch eine Einigung auf den Begriff der *mittleren Reichweite* übertroffen werden können.

4. Das Ökonomie-Prinzip als Theorie der Weichstrahltechnik

a) Das Ökonomie-Prinzip

Die *Güte* einer Röntgenbestrahlung ist allgemein durch das günstige Verhältnis der therapeutischen Wirkung zu allen Nebenwirkungen zu kennzeichnen (SCHREUS, 1928). Das Prinzip einer *Ökonomie der Leistung*, nämlich einer weitgehenden Beschränkung der Wirkung auf den Erfolgsort bei Schonung des unterliegenden Gewebes bringt das gleiche zum Ausdruck (CHAOUL, 1933 und 1944; MIESCHER, 1953 und 1957). Durch den Begriff einer *Schichtbestrahlung* wird dies bildhaft (SCHREUS, 1940). Danach wäre eine „schichtartige" Strahlenverteilung im Gewebe der Haut anzustreben.

Wird eine periphere Gewebeschicht mit geringem Dosisabfall nahezu homogen durchstrahlt, dann wird die darunter liegende Schicht, das Bett des pathologischen Prozesses, von einer kaum verminderten Strahlenmenge erreicht. Wird hingegen eine periphere Gewebsschicht von einer Strahlung geringen Penetrationsvermögens, also mit steilem Dosisabfall, durchflutet, dann ist zwar die Schonung der Tiefe weitgehend erreicht. Da die Energie vorwiegend in der Nähe der Oberfläche absorbiert wird, scheint im Vergleich zur Dosisverteilung bei der Tiefentherapie das Prinzip der Schichtbestrahlung angenähert erfüllt und damit eine Ökonomie gewährleistet zu sein. Die Dosisabfallkurve einer jeden Röntgenbestrahlung im Gewebe zeigt nun aber einen mehr oder weniger einfach zu formulierenden exponentiellen Verlauf, der sich nur asymptotisch der Abscisse nähert, den Nullpunkt aber nicht erreicht. Das Ideal einer vollkommenen Beschränkung der Energieabsorption auf eine bestimmte periphere Schicht ist deshalb durch Röntgenstrahlen nicht realisierbar.

Selbst wenn die Strahlung als solche homogen wäre, also nur aus charakteristischen Röntgenlinien bestünde, entsprechend den Intentionen, mit Eisen- oder Kupferanoden „günstigere" Strahlenqualitäten zu erzielen (GAERTNER und KLÖVEKORN, 1927; PROPPE, 1958), wäre zwar das Durchhängen der Dosisabfallkurve vermindert und so ein Mehr an Homogenität der Durchstrahlung der ersten Gewebeschichten und ein Mehr an Steilheit des Dosisabfalls in den tieferen Schichten zu erreichen, ebenso auch eine Berechnungsmöglichkeit der zweiten GHWD aus der ersten GHWD. Nennenswert ist aber die Verbesserung der Homogenität der Durchstrahlung der Schicht oder die Minderung der Reichweite der Strahlung in der Tiefe keineswegs (s. S. 161). Der *Gleichklang der Begriffe darf nicht dazu verführen, in der Homogenität einer Strahlung deshalb ein Gütezeichen zu erblicken weil früher in der durch harte Strahlen realisierbaren Homogenität der Durchstrahlung einer Schicht ein therapeutischer Vorteil gesehen wurde.*

Nicht nur der Begriff der Oberflächenbestrahlung, sondern auch der wörtlichgenommene Begriff der *Schichtbestrahlung* (SCHREUS, 1940) oder Stratitherapie (PALMIERI, 1960!) täuschen bei Röntgenstrahlen leicht darüber hinweg, daß auch in den *tieferen* Gewebslagen noch ionisierende Strahlen zur Absorption gelangen (GRAUL, 1953), die die Eubiose tangieren und strahlensensiblere Gewebe (Epiphysen!) schädigen können, es sei denn, daß die Strahlung so weich gewählt wird, daß nahezu die gesamte Absorption innerhalb der angezielten Schicht sich vollzieht. Die damit erreichte räumliche Konzentrierung der Dosis bedingt aber eine extrem inhomogene Durchstrahlung eben *dieser* Schicht. Die Schonung der Tiefe wird durch Inhomogenität der Durchstrahlung der Schicht erkauft.

Schonung der Tiefe und Homogenität der Durchstrahlung des Herdes sind nicht miteinander vereinbar. Entweder fehlt der vorwiegend durchstrahlten Schicht eine Unterscheidung gegen die Unterlage, da diese *kaum weniger* Strahlen erhält, oder die Schicht ist in sich selber hinsichtlich der Dosisverteilung inhomogen, also vielschichtig. — Die Inhomogenität der Dosisverteilung innerhalb der Schicht belastet auch jene Begriffsentwicklung zu Oberhaut-, Haut- und Unterhauttherapie (WACHSMANN, 1950, 1952) oder zu Oberhaut- bzw. Unterhautschichtbestrahlung (SCHREUS, 1951; HESS, 1953). Die Abb. 21 mag zeigen, was gemeint ist. Sie zeigt aber auch deutlich, daß die anatomischen Schichtbegriffe mit ihren scharfen Grenzen zur Kennzeichnung einer Strahlung mit exponentiellem Dosisabfall ungeeignet sind. — Nur eines mag gelten: Im *Endeffekt kann* die Wirkung dadurch schichtartig *werden*, daß eine differente Strahlensensibilität der Gewebeschichten *hinzutritt*, in deren Folge ein sensibles Neoplasmaparenchym durch relativ hohe Dosen in der Peripherie nekrobiotisch wird, hingegen das weniger sensible *und* von kleineren Tiefendosen betroffene Stroma der Unterlage sich erholen und sogar noch regenerieren kann. Der *Heileffekt* wäre insoweit „schichtartig". — Der Vorstellung einer schichtmäßigen *Dosisverteilung widerstreitet* aber die Verzögerung der Energieabnahme mit der Tiefe weiterhin.

Eine *Realisierung* findet der Schichtbestrahlungsbegriff im Sinne der Dosisverteilung allein bei *Teilchen-Strahlungen* (Bode, 1950; Graul, 1952; Schreus, 1953). Schnelle Elektronen mit 1,5 MeV bewirken tatsächlich eine „Hautschichtbestrahlung" im eigentlichen Wortsinne (s. Abb. 43). Die Energieabnahme ist von einer bestimmten Schichttiefe an steil und distinkt beendet. Eine „therapeutische Reichweite" (Bode), das ist eine Tiefendosis von 100% der Oberflächendosis, läßt sich mit dem Betatron z. B. bei 3 MeV und Vorschaltung von Plexiglas in 2—8 mm Gewebetiefe erzielen (Markus, 1959). Die Dosisabfallkurve ist dann bis auf

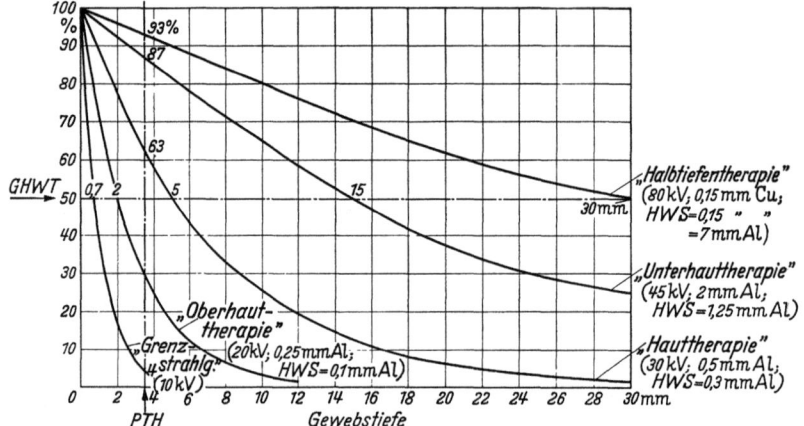

Abb. 21. Dosisverteilung bei Standardbedingungen der dermatologischen Strahlentherapie (Ordinate: rel. Tiefendosis, Abszisse: Gewebetiefe, PTH hier auf 3,5 mm Gewebetiefe bezogen, Al-HWD hier noch mit HWS bezeichnet). (Nach Kalkoff und Wachsmann, 1948)

80% einer typischen *Kastenform* mit einer relativen Herdraumdosis von 100% angenähert. Das ist ideale Ökonomie.

Im Gebiet der Röntgenstrahlen, hier also der Weichstrahlen, kann dagegen das Prinzip einer Strahlenökonomie nicht auf eine solche Beschränkung der ganzen Wirkung auf den Erfolgsort drängen, sondern innerhalb der Schicht höchstens auf einen ganz bestimmten Homogenitätsgrad, der *zwischen* einer hochgradigen Homogenität und einer hochgradigen Inhomogenität liegt. *Wie weit* die Dosis im Schichtbereich abfallen darf, oder auch, wie hoch die relative Tiefen-Dosis an der unteren Schichtgrenze noch sein sollte, wird durch das *Verhältnis* zwischen der an der Schichtgrenze in der Tiefe absorbierten Energie und der insgesamt absorbierten Energie bestimmbar, sobald dessen Maximum angestrebt wird. Das vergeblich zu intendierende Prinzip einer schichtartigen Absorption ist durch das Prinzip einer in jener maximalen Relation stehenden Absorptionsweise *innerhalb* einer Schicht abzulösen. Das in dieser Form bei Röntgenstrahlen realisierbare Ökonomieprinzip läßt sich präzisieren. Dies ergibt die *Theorie* der Weichstrahltechnik.

b) Theorie der Weichstrahltechnik

Wenn Strahlungen verschiedener GHWT je in solcher Menge als Oberflächendosis eingestrahlt werden, daß in bestimmter Tiefe als Basis einer bestimmten Schichtdicke (*S*) jeweils die gleiche Dosis (*D*) appliziert wird, dann muß sinngemäß bei einer GHWT $= S$ jene Oberflächendosis $= 2 \times D$ sein. Bei anderer GHWT ergeben sich die folgenden Oberflächendosen: Den GHWT von 0,5 *S*, 0,66 *S*, 1,0 *S*, 2,0 *S*, 4,0 *S* entsprechen die erforderlichen Oberflächendosen von 4 *D*, 2,5 *D*, 2,0 *D*, 1,4 *D*, 1,2 *D* (Ebbehøj). Aus den jeweils zugehörigen Dosisabfallkurven (Abb. 22) läßt sich nun die gesamte jeweils absorbierte Energie errechnen. Ihr Wert ist trotz gleicher Dosis an der Herdbasis bei den genannten verschiedenen GHWT unterschiedlich, nämlich 2,0 bzw. 1,89 bzw. 2,0 bzw. 2,8 und schließlich $4,76 \cdot S \cdot D \cdot k$ (EBBEHØJ, 1952) (Abb. 23). — Die Berechnung beruht an sich auf Gewebehalbwert*dicken* (GHWD), also auf Absorptionskurven. Wegen der Geringfügigkeit u.a. der Streustrahlung im Weichstrahlgebiet sind solche Kurven aber den Dosisabfallkurven in situ angenähert. Die *Gesamtheit* der von homogener Strahlung in allen Schichten, in erg/cm² ausgedrückten absorbierten Energiemengen hat bei einer GHWT = 69,5 % der Schichtdicke, oder auf ± 10 % genau bei einer GHWT zwischen $^1/_2$ und $^1/_1$ Schichtdicke, ein deutliches *Minimum*.

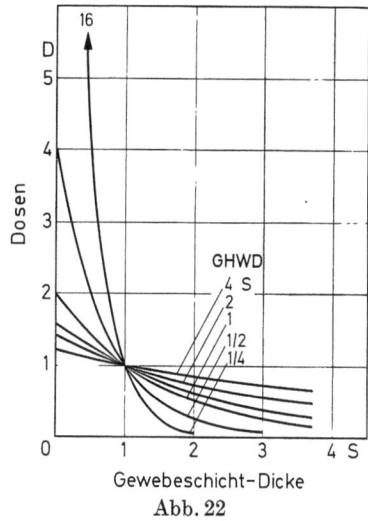

Abb. 22

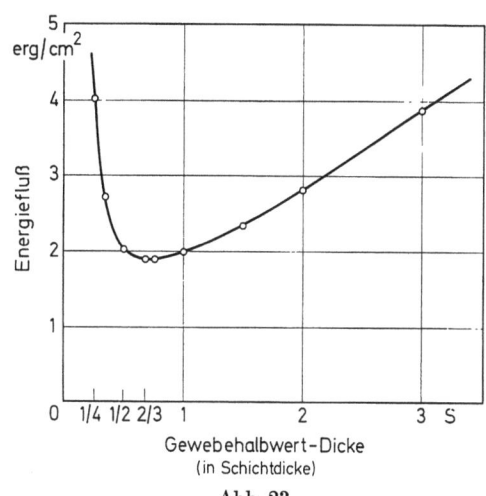

Abb. 23

Abb. 22. Dosisverteilungen bei homogenen Weichstrahlen verschiedener Gewebehalbwertdicke (GHWD = $n \cdot S$), wenn in bestimmter Gewebetiefe (= 1 S) die gleiche Dosis (= 1 D) vorliegt. (Nach EBBEHØJ, 1952)

Abb. 23. Energie-Absorption bei Weichstrahlen verschiedener GHWD (mit $n \cdot S$ bezeichnet), aber solcher Dosierung, daß in bestimmter Tiefe jeweils die gleiche Dosis verabfolgt wird. (Nach EBBEHØJ, 1952)

Dies *Energie-Minimum* liegt nach exakter Berechnung dann vor, wenn der reziproke Wert des Schwächungskoeffizienten (u) der Strahlung, also $1/u$ gleich der Schichttiefe S ist. In der Schwächungsfunktion $I_s = I_0 \cdot e^{-u \cdot S}$ ist dann der Exponent $u \cdot S = 1$. Die Funktion lautet dann: $I_s = I_0 \cdot e^{-1}$. Da e^{-1}, d.h. $\dfrac{1}{e} = 0,37$, ist die Strahlenintensität an der unteren Begrenzung jener Schicht also 37 % der Oberflächendosis. Bis dahin sind von der gesamten eingestrahlten Energie 63 % absorbiert. Der *Dosisquotient*, der die Homogenität bezeichnet (H. MEYER), beträgt also 1:0,37 = 2,7. Bei einer solchen Absorption in der Schicht ist das Integral der absorbierten Energie über den *ganzen* Strahlenweg ein Minimum, also kleiner als bei jedem anderen Absorptionsquotienten und bei jeder anderen Gewebehalbwerttiefe. Die *Größe* der in dieser Art *ökonomischen GHWT* errechnet sich so: In der Schwächungsfunktion ist der zum Halbwert führende Faktor $e^{-u \cdot S'} = {}^1/_2$ (S' = GHWT).

Dann ist aber $u \cdot \text{GHWT} = \ln 2$, die GHWT also gleich $\ln 2 \cdot \dfrac{1}{u}$. Da nun $\dfrac{1}{u} = S$ (s. o.) und $\ln 2 = 0,695$ ist, ist eine GHWT = 0,695 Schichtdicke die allein ökonomische GHWT.

Bei einer GHWT von 69,5 % der Schichtdicke besteht jenes absorbierte Energieminimum, ist die Dosisverteilung so, daß bei Bestrahlung der Einzelschicht die gesamte Integraldosis minimal, der Nutzeffekt in der Tiefe der Schicht aber maximal ist. Die Regelhaftigkeit, daß diese nach physikalischem Kalkül *ökonomische* GHWT unter biologisch-medizinischem Aspekt die *optimale* GHWT ist, läßt sich als das „Ebbehøj-Prinzip" bezeichnen. Jener Kalkül ist dann eine Optimation der Weichstrahltechnik.

Eine jede *homogene* Strahlung, deren GHWT = ca. 70 % der Schichtdicke ist, bringt an die untere Begrenzungsebene der Schicht eine relative Tiefendosis von 37 % der Oberflächendosis. Die zu einer solchen Schwächung der Strahlung auf $1/e = 0,37$ führende

Wegstrecke im Gewebe heißt in der Strahlenphysik bereits „*mittlere Reichweite*". Zur Kennzeichnung des Durchdringungsvermögens von Corpuscularstrahlen ist diese abstrakte Maßzahl aus mathematischen Gründen üblich. Bei Quantenstrahlen mit exponentieller Schwächung ist sie ebenfalls abstrakt, dies aber nur in dem Maße, wie etwa der Begriff der „mittleren Lebensdauer" radioaktiver Elemente gegenüber deren „Halbwertzeit" abstrakt ist. Bei Weichstrahlen liegt nun aber der Vorteil des hier ungewohnten Begriffes darin, daß diese „mittlere Reichweite" es ist — und nicht die GHWT —, die bei einer ökonomischen Bestrahlung mit der Schichtdicke übereinstimmen muß (s. Abb. 24).

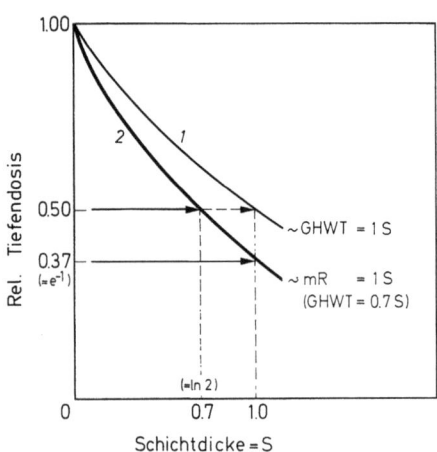

Abb. 24. Dosisabfallkurve *1* mit GHWT = Schichtdicke, *2* mit „mittlerer Reichweite" (m. R.) = Schichtdicke. Letztere Dosisverteilung ist ökonomisch und hat die GHWT = 0,7 Schichtdicke

Die Kenntnis der „mittleren Reichweite" einer Strahlung als Vektor und damit als Sonde ist deshalb zweckmäßig, weil ihre Anpassung an die Schichtdicke durch Modifikation der Bestrahlungsbedingungen *unmittelbar* zur Erfüllung des Ökonomieprinzips führt. Bei Benutzung dieser Maßzahl zur Kennzeichnung der Weichstrahlen ergibt sich als Leitregel: Eine jede Dermatose wird dann ökonomisch und optimal bestrahlt, wenn die mittlere Reichweite in Millimeter der angewandten Strahlung mit der Schichtdicke des pathologischen Gewebes in Millimeter übereinstimmt. Dies ist die exakte pragmatische Formulierung der *Theorie der Gewebeschichtbestrahlung* in der Weichstrahltechnik (Gahlen, 1964). Anstelle der eingangs erörterten Vorstellung, mittels der Weichstrahltechnik eine Strahlungsabsorption angenähert schichtförmig zu verteilen, ist damit die Theorie des Verfahrens gegeben, eine bestimmte Gewebeschicht durch Wahl einer Strahlung mit adäquater Reichweite ökonomisch und optimal zu bestrahlen.

Eine andere Beziehungsregel, „daß nämlich alle Dermatosen dann adäquat und ökonomisch bestrahlt werden, wenn eine Übereinstimmung zwischen der GHWT in Millimeter und der Tiefe der unteren Schichtgrenze des pathologischen Gewebes in Millimeter besteht" (Schirren, 1959), hat den Vorteil der Verwendung eines allgemeingebräuchlichen Begriffes, ist damit aber der Theorie gegenüber eine Simplifikation. Exakt ist eine homogene Strahlung nur dann ökonomisch, erzielt nur dann, wie ausgeführt, eine bestimmte Dosis an jener Schichtgrenze mit dem Aufwand eines Minimums derjenigen Gesamtenergie, die auf dem ganzen viel weiter reichenden Strahlenweg zur Absorption kommt, wenn die GHWT nicht 100%, sondern 70% der Schichtdicke beträgt. Dies haben vor Ebbehøj (1951) bereits Christen (1912) Schubert (1939) und de Waard (1948) gezeigt, haben aber zunächst wenig Verständnis gefunden.

Der an sich bestechend einfache Begriff der GHWT ist in seiner *Anwendung* bei der Wahl der Strahlenqualität also *nicht* einfach, sofern die Strahlenökonomie *genau* genommen werden soll. Immer müssen erst jene 70% einkalkuliert werden. Entweder heißt es: optimale GHWT = 0,7 Schichtdicke, oder es heißt: optimal bestrahlte Schichtdicke = 1,43 GHWT. Bei Benutzung der Maßzahl „mittlere Reichweite" zur Kennzeichnung einer Weichstrahlung erübrigte sich eine solche Verrechnung. Sie trifft ja das Ökonomieprinzip unmittelbar. Sie an die Stelle der GHWT zu setzen, wurde vorgeschlagen (Gahlen, 1964). Ihren Vorteilen steht allerdings die Konvention entgegen.

Da in der dermatologischen Röntgentherapie Apparate mit standardisierten Gewebehalbwerttiefen den Vorzug genießen, ist deren genaue Anpassung an die jeweilige Schichtdicke in Abhängigkeit von der Anzahl der Stufen eingeschränkt. Deshalb mag eine Ungenauigkeit in der Leitregel als leichtwiegend erscheinen, zumal auch die Schichtdicke des pathologischen Gewebes meist nur geschätzt werden kann. Bei diesen Gegebenheiten ist praktisch auch an Hand jener konventionellen Leitregel: *GHWT = 1,0 Schichtdicke* die Bestrahlung im Einzelfall so ökonomisch wie möglich durchzuführen, ist ihre Simplifikation tatsächlich unbedenklich, sofern man sich ihrer als solcher bewußt bleibt. Zu beachten bleibt nämlich, daß die an homogener Strahlung errechnete „mittlere Reichweite" einen bereits *maximalen* Wert darstellt. Bei jeder praktisch benutzten *inhomogenen* Strahlung ist also die *optimale* GHWT wegen des Durchhangs der Dosisabfallkurve selbst bei halblogarithmischer Darstellung noch *kleiner* als 0,7 Schichtdicke!

Unter Anwendung des Begriffs der *Integraldosis* (MAYNEORD, 1940) oder der relativen Herdraumdosis (WACHSMANN, 1941 und 1954) ließ sich das Prinzip der Strahlenökonomie auch so ausdrücken: Bei der angenähert ökonomischen GHWT gleich der Tiefenausdehnung des Herdes erhält die untere Demarkationslinie des Herdes eine Dosis von 50% der Oberflächendosis und ist die relative Herdraumdosis (Herdraumdosis/Raumdosis) = 50% (WACHSMANN). Bei einer derartigen relativen Herdraumdosis stellt die gesamte Raumdosis oder besser Integraldosis angenähert ein Minimum dar. Eine relative Herdraumdosis oder besser Schichtdosis von etwa 50% ist damit strahlenökonomisch; einer Bestrahlung solcher Art kommt ein *maximaler Wirkungsgrad* zu (WACHSMANN, 1954). Auch dies gilt nur in der dargestellten Annäherung.

H. MEYERS Formulierung eines Ökonomieprinzips (1927), die er zu einem röntgentherapeutischen Gesetz erhoben wünschte, nämlich niemals mehr als das notwendige *Minimum an Strahlendosis* zu applizieren, erfährt im Weichstrahlgebiet durch jene Optimation der GHWT eine andere, dem Sinn jenes Gesetzes aber gleichfalls gemäße Verwirklichung. Bei Weichstrahlen besteht mehr die Gefahr, trotz hoher Oberflächendosis die Herdbasis unterschwellig zu bestrahlen, als die Gefahr einer Strahlenüberlastung ebenhier. Die ausdrückliche Regel, mit einem *Minimum an Herdraumdosis* oder Schichtdosis zu bestrahlen, verliert an Bedeutung, weil bei Weichstrahlen auch höhere Dosen verantwortet werden können als bei härteren Strahlen. Die wichtigere Regel wird statt dessen, die Schichtdosis zu *50%* der gesamten Raumdosis werden zu lassen, oder genauer, den *Dosisquotienten* von 1:0,37 = 2,7 zu wählen, und in der Praxis den Dosisquotienten nicht unter 2 zu senken, weil nur dann die *Integraldosis minimal* und deshalb die *relative* Herdraumdosis optimal ist. — Ein Geschwulstbett nicht stärker zu belasten als unbedingt notwendig ist, wird im Weichstrahlgebiet also nicht so sehr durch Begrenzung der Oberflächen*dosis* als durch die Optimation der GHWT bewerkstelligt. Das Gesetz der Minimaldosis bezieht sich dann weniger auf die Oberflächendosis oder die relative Tiefendosis, als auf die Dosis, die bei bestimmter relativer Tiefendosis das Integral aller Schichten, also das gesamte Gewebe belastet (BODE, 1962).

c) Die praktische Durchführung des Prinzips

Die klinische *Erfahrung* über therapeutische Erfolge bei *Tumoren* der Haut mit der Chaoulschen Nahbestrahlung und besser noch mit der Weichstrahlbehandlung (EBBEHØJ, 1951; SCHREUS, 1937, 1950; MIESCHER, 1950; MOSEKILDE, 1951; PROPPE, 1953; GRAUL, 1953; SCHIRREN, 1954, 1955, 1958; POLANO, 1957) bestätigt entschieden die Richtigkeit des erläuterten Grundsatzes, daß die Anwendung des Ökonomieprinzips im definierten Sinne zugleich eine optimale Bestrahlung darstellt. Tatsächlich ist die Integraldosis bei Weichstrahlen im Vergleich zu anderen Bestrahlungsmethoden sowieso immer relativ klein. Ihre Beschränkung hängt von der starken Absorption der Strahlen ab. Bei der Nahbestrahlung tritt dagegen der Dosisabfall in der Tiefe mehr infolge der Strahlendivergenz, also gemäß dem Quadratgesetz, ein. Die Steilheit des Dosisabfalls mindert hier nicht die Größe der Integraldosis, weil die Breite des Strahlenkegels in der Tiefe zunimmt. Bei Weichstrahlen verhält sich die Integraldosis zu der bei Nahbestrahlung oder bei Radiumkontaktbestrahlung beispielsweise wie 1:3:10 (WACHSMANN, 1961). — Auch ist bei Weichstrahlen die *relative Herdraumdosis* besonders leicht ökonomisch und eben damit optimal zu gestalten. Durch die Wahl der mit der Schichtdicke übereinstimmenden mittleren Reichweite oder pauschal auch der GHWT ist die Minimumsbildung der Integraldosis genau oder angenähert gewährleistet, ohne daß also die *Berechnung der Integraldosis* (L. KELLER, 1956) eigens erforderlich wäre. Angesichts der schichtweise stark abfallenden Menge der absorbierten Energie kann auch sonst für die *Therapie* auf die Kenntnis des absoluten Wertes der Integraldosis verzichtet werden; sie verschleiert geradezu die besonders wissenswerte Differenzierung der Strahlenwirkung von Schicht zu Schicht (s. S. 146).

Die Formulierungen, daß auch die *entzündlichen* Dermatosen nur dann adäquat bestrahlt werden, wenn zwischen der Tiefe der unteren Grenzschicht des pathologischen Prozesses und der GHWT das Verhältnis 1:0,7 (Ebbehøj, 1952) oder 1:1 (Proppe, 1958; Schirren, 1958, 1959) besteht, sind als *Leitregeln* keineswegs starr zu handhaben. — *Abweichungen zur geringeren GHWT*, als der Schichtdicke entspricht, sind in bestimmten Situationen zu erwägen. Sie sind keineswegs unbegründet, weil exakt ja die GHWT nur 0,7 Schichttiefe betragen soll. Ebbehøj (1958) diskutiert selber eine Reduzierung der GHWT noch *unter* dieses exakte ökonomische Ausmaß. Die Tendenz, über die ökonomische relative Herdraumdosis von 50% hinaus zu einer *maximalen* Herdraumdosis überzugehen, also zu einer so weichen Qualität der Strahlung, wie sie durch die gegebenen Apparate dosisleistungsmäßig irgend zu ermöglichen ist, wird auch sonst vertreten (Proppe, 1959). Dabei muß zwar eingeräumt werden, daß dann die Gefahr entsteht, die untere Grenzschicht eines *Tumors* ungenügend zu erfassen (Schirren, 1959). Die Schonung des *Tumorbettes* bei malignen Tumoren der Haut kann aber wichtiger sein als eine Schonung der ja doch zu vernichtenden Oberfläche (Pilsburrey, Blank, Madden, 1954). Die Reduzierung der GHWT wird durch Erhöhung der Oberflächendosis kompensiert. Bei *Hämangiomen* über Knochenwachstumszonen, Gehirn und Generationsorganen *muß* die GHWT verkleinert werden, ist also eine weniger intensive Erfassung der *Basis* in Kauf zu nehmen (Graul, 1953; Rausch, 1964; Schirren, 1960). Zweckmäßig ist, bei *allen* Hämangiomen derart vorzugehen (Klostermann, 1966). Die Potenz zur spontanen Involution gebietet, die GHWT wie auch die Dosis zu reduzieren.

Abweichungen von der strahlenökonomischen Dosisverteilungsregel zu einer je *größeren GHWT* sind ebenfalls diskutabel. Diese Variation der Strahlenqualität kommt in Frage, wenn es gilt, mit kleiner Dosis eine Schicht doch homogener auszustrahlen, also mit einem Dosisquotienten < 2,7. Bei der *Entzündungsbestrahlung* ist eine solche homogenere Dosisverteilung aus topographischen und pathogenetischen Gesichtspunkten zu begründen (Proppe, 1959; Schneider, 1963). Die GHWT geht dann *über* die Schichtdicke hinaus (s. S. 139). — Eine Überschreitung der ökonomischen GHWT kommt auch in Frage, wenn ein *Epilationseffekt* erzielt werden, eine hohe Belastung der Epidermis aber vermieden werden soll. Die Wahl einer Strahlung zur Epilation gründet sich also *nicht* allein auf das Ökonomieprinzip mit seiner Gleichsetzung hier der Papillentiefe mit der GHWT, obwohl mit solch weichen Strahlen die Epilation durchaus zu erreichen wäre (s. S. 140).

Hier wie oben tritt für die Therapie die Möglichkeit einer *Diskrepanz* zwischen Ökonomie und Optimum hervor. Die Ökonomie ist zwar das *zentrale*, aber nicht das einzige Argument der Optimation! Die fallweise, mit bestimmtem Kalkül über die Vor- und Nachteile gewählten Abweichungen bleiben dennoch am Ökonomieprinzip *orientiert*. Die *Grenzwerte* geeigneter GHWT werden mit 0,7 und 1,5 Schichtdicke angegeben (Wachsmann, 1962). Bei Orientierung an der exakteren „mittleren Reichweite" ist die Spielbreite der GHWT 0,5—1,2 Schichtdicke (Gahlen) (vgl. Abb. 44).

Zu den Nachteilen einer relativ großen GHWT rechnet die Strahlengefährdung der entfernt liegenden, aber besonders strahlenempfindlichen Organe, z.B. der Gonaden (Schirren, Haumeyer, Dittmar, 1958). Damit treten strahlengenetisch begründete Forderungen auf. Diese erteilen dem Ebbehøj-Prinzip den Rang, eine Angabe über die maximal erlaubte Strahlenpenetranz zu sein. Bei diesen und anderen Fernwirkungen wäre die *Berechnung* der Integraldosis tatsächlich sinnvoll (s. S. 177), die aus der gegebenen „mittleren Reichweite" sehr schnell möglich ist.

Daß *ungewollte* Abweichungen von der Leitregel praktisch immer stattfinden, weil die Tiefenlage der angezielten Grenzschicht selten genau gemessen werden kann, wurde schon erwähnt. Bei den kleinen Raumverhältnissen der pathologischen Prozesse, die Objekt der Weichstrahltherapie sind, bedeuten Ungenauigkeiten von Bruchteilen eines Millimeters nicht wenig: Ein Irrtum von 0,2 mm bewirkt bei einer ungefilterten Strahlung einen Dosisfehler von 33% (DOMONKOS, 1963). Bei härteren Strahlen ist die Dosierung weit sicherer (WACHS-MANN). — Da die Dosisabfallkurven selber und damit die GHWT und die Al-HWD der einzelnen Strahlenqualitäten aus dosimetrischen Gründen gerade bei den weichsten Strahlungen nicht völlig exakt bekannt sind (s.o.), ergeben sich weitere Dosisfehler, die in 2 mm Tiefe bei einer Schwankung der Al-HWD um 0,005 mm bis 90% betragen können.

Nur weil solche Unschärfen der faktischen Dosierung noch innerhalb der Variabilität der Empfindlichkeit des pathologischen Gewebes und auch der Toleranzbreite der gesunden Umgebung liegen, sind sie selber tolerierbar. Den Wert des Prinzips mindern sie nicht. Aus dem gleichen Grund brauchen die Strahlenqualitäten auch nicht unbedingt als eine kontinuierliche Skala zur Verfügung zu stehen. Auch mit einer begrenzten Auswahl unterschiedlicher Qualitäten bleibt die Möglichkeit offen, sich einer optimalen Bestrahlung der Hautschichten wenigstens soweit anzunähern, daß anderweitige praktische Vorteile einer solchen Standardisierung des Generators als solche bestehen bleiben können (SCHREUS, 1951). Allerdings dürfte bei einer Stufenschaltung nicht gerade das Strahlengebiet mit einer GHWT von 2,5 mm (etwa 20 kV) fehlen, da gerade dieses einen Anschluß z.B. an die fallweise zu wenig penetrierenden β-Strahlen des ^{90}Y ergäbe (s. S. 171).

5. Die Dosisverteilung im Gewebe und ihre Maßzahl GHWT als Funktion der Bestrahlungsbedingungen

Bei der praktischen Anwendung der Weichstrahlen interessiert vornehmlich die *reale Dosisabfallkurve* im Gewebe bei den jeweils gewählten Bestrahlungsbedingungen.

Wie die Röhrenspannung und der zeitliche Spannungsverlauf, das Strahlenaustrittsfenster und die zusätzliche Filterung, der Homogenitätsgrad und der sog. Durchgriff die Halbwertdicke in Aluminium bestimmen, so determinieren sie auch die mittlere Reichweite und die Halbwerttiefe im Gewebe. Die Dosisabfallkurven mit ihren Gewebehalbwerttiefen (GHWT) — als den konventionellen, zum Referat der *Literatur* hier allein zur Verfügung stehenden Parametern — lassen sich in ihrer Veränderlichkeit jeweils als *Funktion* der Größe einer der genannten variablen Bedingungen darstellen, wenn die übrigen Bestrahlungsbedingungen konstant gehalten werden. Das *Ausmaß* der Abänderung der abhängigen Variablen ist ein wichtiges Faktum für eine zweckmäßige Wahl oder Herstellung der genannten Bedingungen.

Die GHWT hängt außer von der Qualität der Strahlung des weiteren von den Bestrahlungsbedingungen Focus—Haut-Abstand (FHA) und Feldgröße ab. Der FHA wirkt im Gebiet der Weichstrahlen nicht nur als geometrische räumliche *Dimension*, die die Strahlung gemäß dem Quadratgesetz schwächt. Im Gebiet der Weichstrahlen wirkt der FHA auch als ein physikalisches *Medium*, das die Strahlung durch Absorption in Luft schwächt und zwar mit dem Erfolg einer Aufhärtung der inhomogenen Strahlung. Auch dadurch wird die GHWT verändert. — Die Feldgröße wirkt sich bei Steigerung im Weichstrahlgebiet wie bei anderen Röntgenstrahlen durch die Summation der vermehrten Rückstrahlung in Richtung einer Vergrößerung der GHWT aus.

Unter Verwertung von Meßergebnissen aus der Literatur, insbesondere aus Zusammenfassungen der zu ihrer Zeit jeweils neuartigen Messungen an Strahlungen aus *berylliumgefensterten* Röhren (TROUT und GAGER, JENNINGS, EBBEHØJ, PROPPE, WAGNER, WACHSMANN, SCHIRREN), seien im folgenden die einzelnen Abhängigkeiten des Dosisabfalls geschildert, allerdings mit der Einschränkung, daß alle Werte nur als approximativ genommen werden mögen. Sie sind Resultate verschiedener dosimetrischer Verfahren in unterschiedlichen Phantomsubstanzen. Die oben in Allgemeinheit erläuterten physikalischen Gegebenheiten finden aber in dieser *Sammlung von Dosisabfallkurven* ihren konkreten Niederschlag.

a) Dosisabfall im Gewebe als Funktion der Röhrenspannung

Werden die Weichstrahlen der berylliumgefensterten Röhre keiner weiteren Filterung unterzogen, dann erhöht sich mit steigender *Spannung* die GHWT der Strahlung nur wenig (TROUT und GAGER, 1944; ROGERS, 1947; JENNINGS, 1950/51; SCHREUS, 1950; CIPOLLARO, 1950; PROPPE und WAGNER, 1955). Ab 12,2 kV treten bei schnell steigender Dosisleistung die Röntgenlinien der L-Serie der Wolframanode prävalierend hinzu. Da

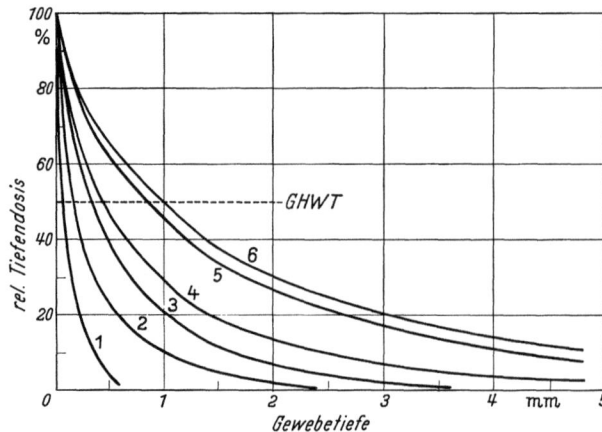

Abb. 25. Abflachung des Dosisabfalls ungefilterter Weichstrahlen im Gewebe bei steigender *Röhrenspannung* (*1* 4 kV; *2* 8 kV; *3* 12 kV; *4* 14,5 kV; *5* 29 kV; *6* 50 kV). (Nach Schirren, 1959)

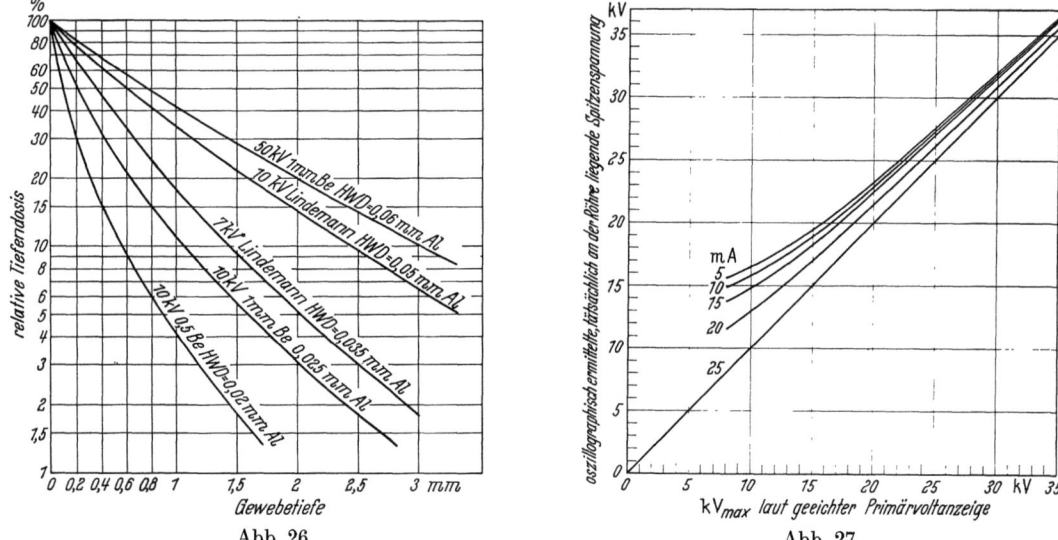

Abb. 26   Abb. 27

Abb. 26. Vergleich des Dosisabfalls einer ungefilterten 50 kV-Weichstrahlung mit dem Dosisabfall verschiedener „Grenzstrahlen". (Wachsmann, 1959, nach Messungen von Küstner, 1928; Proppe, 1955; Wagner, 1955)

Abb. 27. Röhrenspannung laut der für 25 mA geeichten Voltmeteranzeige im Primärkreis und oscillographisch ermittelte, tatsächlich an der Röhre liegende Spitzenspannung. (Wagner und Hell, 1958)

diese Röntgenlinien sehr weich sind, bleibt die Konzentrierung der Strahlenwirkung in den oberen Gewebsschichten erhalten. Die Absorption ist bei der Spannung von 4 kV innerhalb des ersten Zentimeters Weglänge im Gewebe praktisch vollendet. Die GHWT steigt in dem Spannungsbereich 4—50 kV von etwa 0,1—1,0 mm (s. Abb. 25).

Die Dosisabfallkurven sind keine einfachen Exponentialfunktionen. Wie die Darstellung im halblogarithmischen Koordinatensystem ergibt (s. Abb. 26), zeigt sich selbst hier noch ein „Durchhang". Die bestehende Krümmung der Kurven bezeichnet das Ausmaß der Inhomogenität der Strahlung besonders im Anfangsteil des Strahlenweges. Die Einzeichnung von Dosisabfallkurven von Weichstrahlen aus mit Lindemannglas gefensterten Röhren, also von „Bucky-Strahlen", erleichtert es, die Geringfügigkeit des Gewinns an GHWT durch Spannungserhöhung von 10 auf 50 kV bei berylliumgefensterten Röhren zu ermessen. Selbst bei dieser Spannung haben ungefilterte Weichstrahlen noch Grenzstrahlcharakter, während bei der Spannung von 10 kV die Weichheit der klassischen Grenzstrahlen sogar überboten wird (s. S. 131).

b) Dosisabfall im Gewebe als Funktion des Röhrenstroms

Da die Weichstrahltherapiegeräte bei dem üblichen hohen *Röhrenstrom* von 25 mA mit sekundärseitig bereits nennenswert zusammengebrochener Transformatorenspannung betrieben werden, besteht eine hohe Labilität gegen Veränderungen des Röhrenstromes in der Weise, daß bei Erniedrigung des Stroms nicht nur eine Erhöhung der Leistung (s. S. 137), sondern auch der Spannung (s. Abb. 27) und damit schließlich eine Erhöhung der GHWT eintritt (WAGNER und HELL, 1958). Eine Ausnutzung dieser Funktion zu einer gewollten Variation der GHWT kommt aber wegen der Unübersichtlichkeit des Effektes praktisch nicht in Frage (LEWIS und MUTSCHELLER, 1949; WAGNER, 1955).

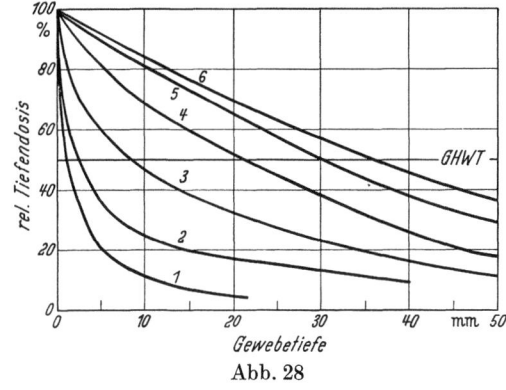

Abb. 28

Abb. 28. Abflachung des Dosisabfalls einer 100 kV-Strahlung (Berylliumröhre) mit steigender *Al-Filterung* (*1* ungefiltert; *2* 0,15 mm Al-Filter; *3* 0,3 mm; *4* 0,78 mm; *5* 1,7 mm; *6* 4,0 mm Al-Filter). (SCHIRREN, 1956)

Abb. 29. Dosisabfall-Kurven von *Weichstrahlen* (Berylliumröhre), 30, 50, 100 kV, *ungefiltert* (*1—3*) und von *härteren* Strahlen 100 kV, 0,25, 0,5, 2,0 mm Al-Filter (*4—6*). (Nach TROUT und GAGER, 1944)

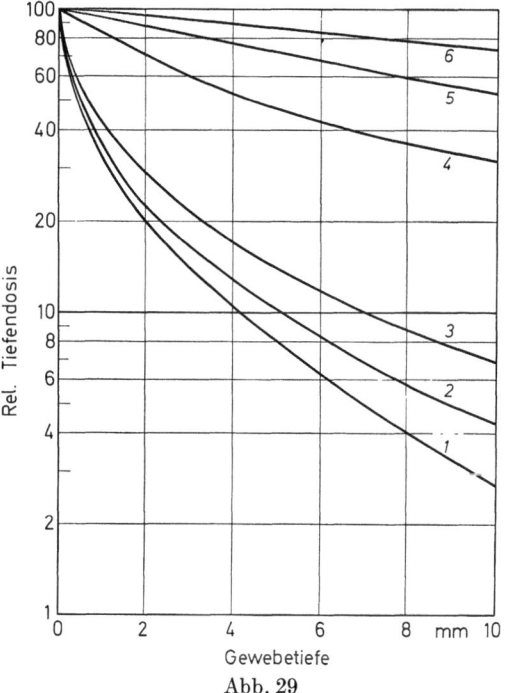

Abb. 29

c) Dosisabfall im Gewebe als Funktion der Filterung

Werden bei Berylliumröhren bei konstanter Spannung die Weichstrahlen zusätzlich durch Aluminium *gefiltert*, dann steigt die Penetranz der Gesamtstrahlung, also die GHWT, beträchtlich und zwar selbstverständlich um so weiter, je höher die gewählte Spannung liegt (JENNINGS, 1951). Selbst bei 100 kV liegen nicht oder nur wenig gefilterte Strahlen noch durchaus im Weichstrahlgebiet (s. Abb. 28, Kurve 1—3). Die GHWT beträgt ohne Filter etwa 1,0 mm; sie steigt auf 10,0 mm, wenn die Filterung etwa 0,5 mm Al beträgt. Durch stärkere Filterung (Kurve 4—6) wird die Strahlung schließlich gleich der einer klassischen Oberflächentherapie. In Abb. 29 sind die unterschiedlichen Effekte von alleiniger Spannungserhöhung (Kurve 1—3) und alleiniger Filterverstärkung (Kurve 4—6) in 2 entsprechenden Gruppen von Dosisabfallkurven im Gewebe gegenübergestellt, eine Auswahl aus den *frühesten* Messungen an Weichstrahlen (TROUT und GAGER, 1944). Die Originalabbildung ist mehrfach reproduziert (SCHREUS, 1953; PILLSBURY, BLANK, MADDEN, 1954). Die Spannungserhöhung alleine läßt die GHWT kaum über die Reichweite der Grenzstrahlen hinauswachsen. In 2 mm Gewebetiefe beträgt der Zuwachs der Dosis nur 10%. Erst die zusätzliche Filterung erreicht eine Erhöhung der GHWT, und zwar durch Absorption der auch bei hoher Spannung prävalierenden langwelligen charakteristischen Strahlung der Anode (s. u.). Dieser *Kombinationseffekt* geht aus Abb. 30 (Ebbehøj, 1952) hervor.

Bei *gegensinniger* Veränderung von Röhrenspannung und Al-Filterung lassen sich einander *ähnliche* Dosisverteilungskurven mit genau gleicher GHWT erreichen; z.B.

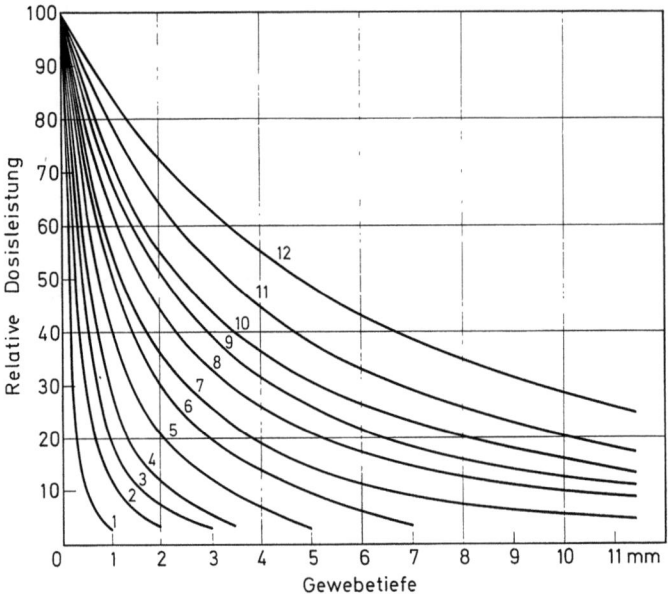

Abb. 30. Dosisabfall-Kurven bei *kombinierter* Spannungserhöhung und Al-Filter-Verstärkung (*1—5* 6—20 kV ohne Filter; *7—9* 30 kV, 0,1—0,3 mm Al-Filter; *10—12* 40 kV, 0,3—0,5 mm Al-Filter). (Nach Ebbehøj, 1952)

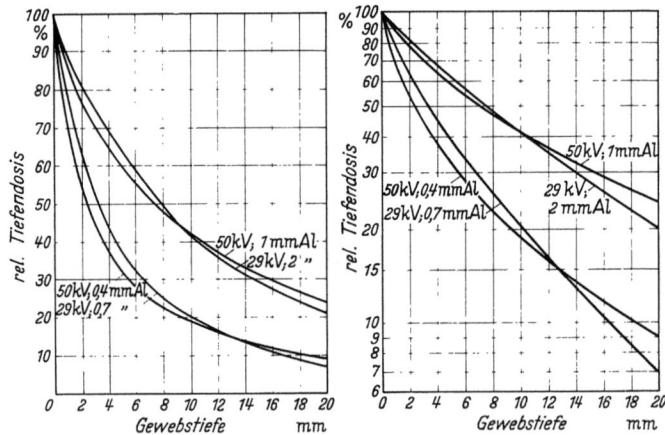

Abb. 31. Dosisabfallkurven von Strahlungen verschiedener Röhrenspannungen und Filterungen, links in linearem, rechts in logarithmischem Maßstab. (Proppe und Wagner, 1955)

beträgt die GHWT (in Cellon) 4 mm: 1. bei 18 kV und 2,0 mm Al, 2. bei 24 kV und 1,0 mm Al, 3. bei 36,5 kV und 0,6 mm Al, 4. bei 50 kV und 0,5 mm Al-Filter (Wagner, 1955). Die Abweichungen der Kurven oberhalb des Halbwertes sind kleiner als 10%. Weitere Beispiele solcher Spannungs- und Filter-Kombinationen mit je fast gleichem Effekt gibt die Abb. 31. — Zusammengefaßt: Bei ungefilterter Weichstrahlung geringer Effekt der Spannungserhöhung auf die GHWT; bei Hochvolt-Weichstrahlen starker Effekt der Filterung auf die GHWT im Bereich der Haut.

d) Dosisabfall im Gewebe als Funktion der Dicke der Halbwertschicht in Aluminium

Röhrenspannung und Filterung bestimmen maßgeblich die *Qualität* der Strahlen, die durch die Angabe der Al-HWD bezeichnet wird. Eine Korrelation zwischen der Größe dieses Parameters und der Minderung des Dosisabfalls im Gewebe (Abb. 32) ist selbstverständlich. Als Funktion läßt sich diese Korrelation aber nur bei Konstanz von Focus — Haut-Abstand und Feldgröße darstellen, da der Dosisabfall zugleich eine Funktion auch dieser Größen ist. Bei variabler Al-HWD müssen also *diese* Bestrahlungsbedingungen konstant gehalten werden, wenn die Abhängigkeit der GHWT von der Strahlen*qualität*

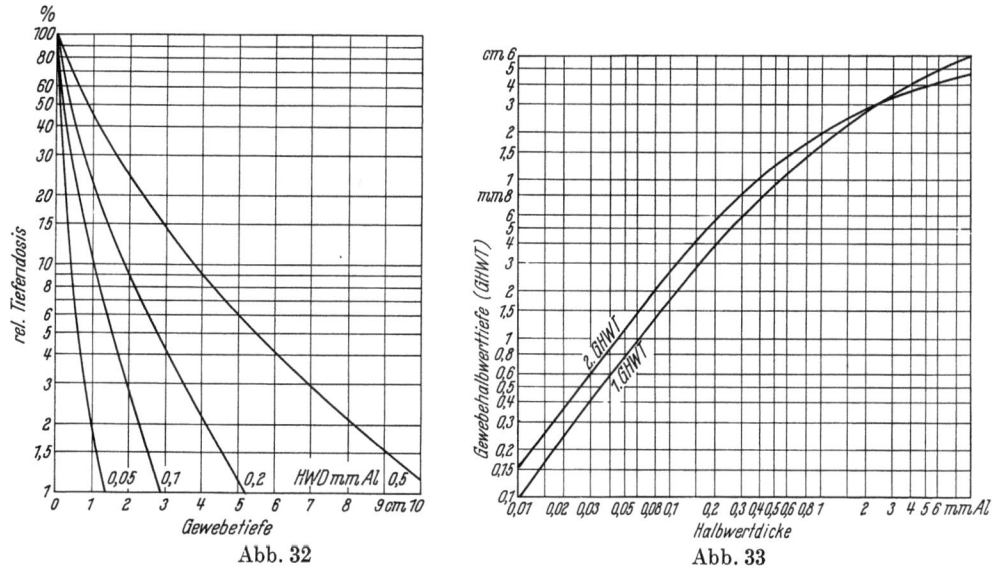

Abb. 32. Minderung des Dosisabfalls im Gewebe bei Zunahme der Al-HWD (0,05—0,5 mm); Focus—Haut-Abstand = 30 cm, Feldgröße = 20—200 cm². (Nach WACHSMANN und DIMOTSIS, 1957)

Abb. 33. Gewebehalbwerttiefe (Ordinate) in Abhängigkeit von der Halbwertschicht (Abszisse) bei einem Focus—Haut-Abstand von 30 cm und einer Feldgröße von 100 cm². (WACHSMANN, 1959)

als fast lineare Beziehung in Erscheinung treten soll (BRAESTRUP, 1944; TROUT und GAGER, 1949; JENNINGS, 1950; ENGMAN, WEBER, ELLE, 1950; CIPOLLARO, 1950; EBBEHØJ, 1952; JENNINGS, 1953). Daß bei Änderung der übrigen Bestrahlungsdaten trotz gleicher Al-HWD verschiedene Gewebehalbwerttiefen resultieren können, wie auch umgekehrt, wird unten illustriert werden. Daß sich für verschiedene Focus—Haut-Abstände und Feldgrößen, etwa bei normierten Tuben, die GHWT als ,,Funktionen'' tabellieren lassen, ist die Folge (GRAUL). Als Beispiel einer solchen ,,Programmierung'' s. Tabelle 2 (S. 174).

Wegen der Inhomogenität der Weichstrahlen aus berylliumgefensterten Röhren sind zur genauen Kennzeichnung des gesamten Dosisabfalls theoretisch außer der 1. GHWT noch die 2. (s. Abb. 27) und sogar die 3. Gewebehalbwerttiefe heranzuziehen. Jedoch erübrigt sich dies in der Praxis, weil jenseits der 2. GHWT nur noch 25% der Strahlung vorliegen und weil die 2. GHWT selbst in der Regel um *etwa* 50% von der 1. GHWT unterschieden ist (s. Abb. 33). Nur bei Verwendung besonders inhomogener Strahlung, bei relativ hoher Spannung und relativ geringer Filterung *erhöht* sich diese Differenz (s. Umkehreffekt, S. 135 und S. 145). Bei der Wahl besonders kleiner Focus—Haut-Abstände hingegen *verringert* sie sich.

e) Dosisabfall im Gewebe als Funktion des Focushautabstandes

Bei relativ harter Strahlung, also der klassischen Oberflächenstrahlung, wirkt sich eine Reduzierung des *Focus—Haut-Abstandes* (FHA) deutlich auf die Art des Dosisabfalls

im Gewebe aus. Die GHWT ist — als Strecke in bezug auf den FHA — bei einer solchen
Strahlung groß und jede Änderung der Divergenz der Strahlen bewirkt in der von der
Strahlung erreichbaren Tiefe eine beträchtliche Änderung der Dosisleistung.

Abb. 34 zeigt dies bei einer Strahlung von 2,3 mm Al-HWD (100 kV, 1,7 mm Al-
Filter). Bei Änderung des FHA von 50 auf 15 cm sinkt die GWHT von 37 auf 18 mm,
das ist auf 49 %. Die PTDH-5 mm (s. S. 145) wird um 11 % verringert, die PTDH-15 mm
um 21 % (Schirren). Bei weiterer Minderung des FHA entstehen, wie leicht zu ermessen,
Gewebehalbwerttiefen, die in ihrer Kleinheit denen der Nahbestrahlung nach Chaoul
gleichen.

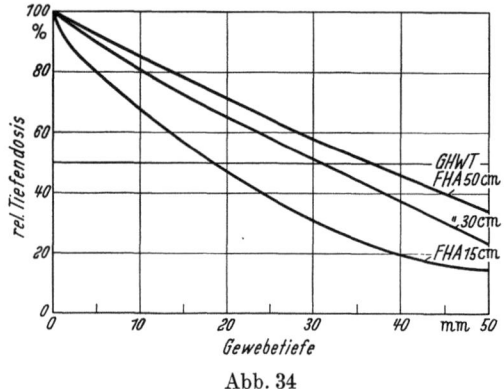

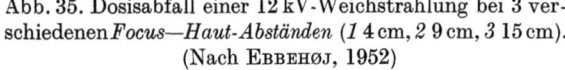

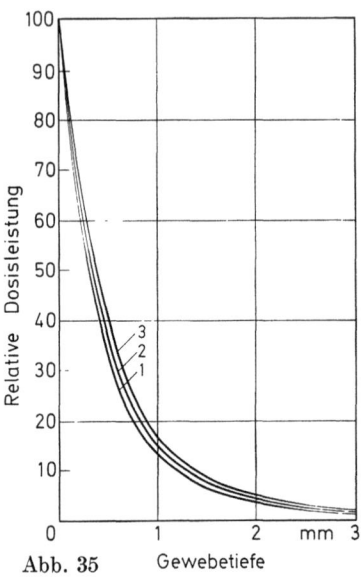

Abb. 34

Abb. 34. Dosisabfall einer relativ harten Strahlung bei
3 verschiedenen Focus—Haut-Abständen. (Schirren, 1959)

Abb. 35. Dosisabfall einer 12 kV-Weichstrahlung bei 3 verschiedenen *Focus—Haut-Abständen* (*1* 4 cm, *2* 9 cm, *3* 15 cm).
(Nach Ebbehøj, 1952)

Abb. 35

Bei *Weichstrahlen* hingegen hat die Änderung des FHA nur *wenig* Einfluß auf die
Dosisverteilung im Gewebe. Die Dosisabfallkurven bleiben einander ähnlich (s. Abb. 35).
Selbst bei relativ harten Weichstrahlen (50 kV, 1 mm Al-Filter) sinkt die GHWT von
9 mm nur auf 7 mm, das ist nur auf 78 % herab (Proppe, 1955), wenn der FHA von 30 cm
auf 15 cm verringert wird (Jennings, 1951). Die PTDH-5 mm sinkt um 6 % (Holthusen), die PTDH-15 mm sinkt um 10 % (Wagner). Bei der relativ zum FHA und auch
zur HWD in Luft sehr kleinen GHWT solcher Strahlung macht der zusätzliche Verlust
an Strahlendichte durch die stärkere Strahlendivergenz eben nicht viel aus. Bei härteren
Strahlen (100 kV, 1,7 mm Al-Filter) tritt er wieder deutlicher in Erscheinung: 13 statt
30 mm GHWT (Jung-Grimm, 1957).

In Luft ändert sich die GHWT bei Reduzierung des Abstandes von 30 auf 5 cm,
von 12 auf 2 cm, also auf $^1/_6$, im Gewebe aber nur von 9 auf 6 mm, also auf $^2/_3$. Die Strecke
der GHWT ist zu klein, als daß in ihrer Dimension der Energieverlust durch Divergenz
im Verhältnis zur Schwächung der Strahlen durch Absorption überwiegend werden
könnte. Daraus ergibt sich, daß die durch die Härte einer Strahlung bedingte Penetranz
durch das Prinzip der Nahbestrahlung, nämlich die Focusnähe, ausgeglichen werden
kann, daß aber bei *Weichstrahlen* der Effekt der Nahbestrahlung, nämlich eine kleine
GHWT, bereits durch die Wahl der Größe der Wellenlänge erreicht ist und sich durch
zusätzliche Verringerung des FHA nur noch unbedeutend verstärken läßt. Die Verkürzung des FHA hat demnach höchstens einen Gewinn an Dosisleistung zur Folge,
mindert aber den sonst gegebenen Vorteil der Weichstrahltechnik, durch den großen
FHA ein *großes* Feld homogen mit Strahlen versorgen zu können.

Bei Weichstrahlen einer berylliumgefensterten Röhre mit großer Inhomogenität durch
Beimengung charakteristischer Strahlen, also bei *ungefilterter* 50 kV-Strahlung, tritt

jedoch bei Verringerung des FHA trotz der bereits sehr kleinen GHWT eine Reduzierung dieser Maßzahl in Erscheinung (s. Abb. 36). Diese Reduzierung kommt der bei gefilterter 50 kV-Strahlung nahe. Hier interveniert eine Aufhärtung der Strahlung durch Absorption in der Luftsäule von der Länge des FHA. Die Al-HWD ändert sich je nach der Weglänge in Luft. Sie beträgt bei 10, 90 bzw. 200 cm Focusabstand etwa 0,05, 0,09 bzw. 0,15 mm (WAGNER, 1957). *Daher* also die zunehmende Penetranz der Strahlung bei steigendem FHA. Die Dosisabfallkurven zeigen durch ihre starke Krümmung im halblogarithmischen Koordinatensystem die beträchtliche Inhomogenität dieser Strahlung an. Über eine Nutzanwendung dieser Verhältnisse s.u. bei Erörterung der *Fernbestrahlung*.

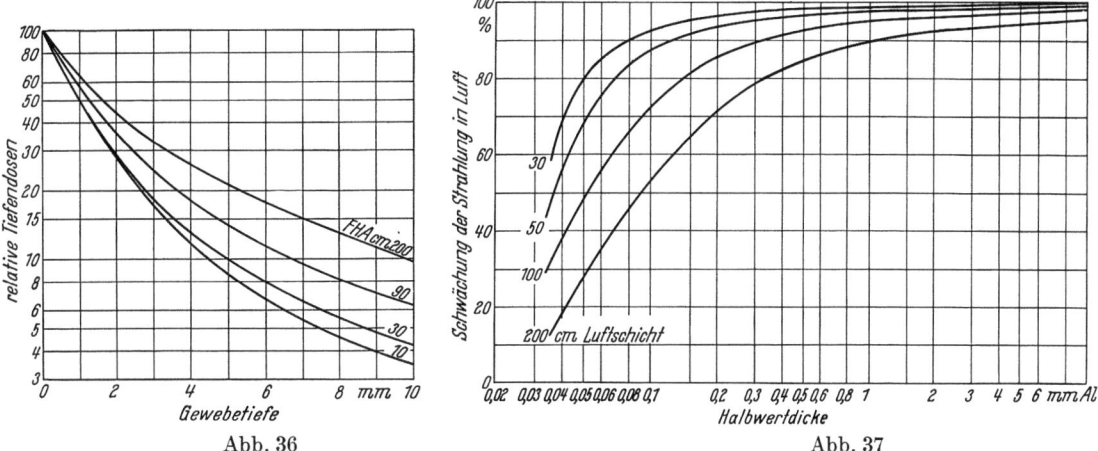

Abb. 36

Abb. 37

Abb. 36. Dosisabfall einer ungefilterten 50 kV-Strahlung (Berylliumfenster) bei 4 verschiedenen Focus—Haut-Abständen (Al-HWD = 0,05—0,15 mm, GHWT = 1,0—1,6 mm) (WAGNER, 1957)

Abb. 37. Schwächung von Weichstrahlen unterschiedlicher Al-HWD (linke Hälfte der Abbildung) durch *Luft-schichten* (30—200 cm) gegenüber in 20 cm Abstand gemessener Dosis. (WACHSMANN, 1959)

Das Ausmaß der Schwächung, die eine extrem weiche Strahlung in Luft erfährt, ist aus dem Anfangsteil der Kurvenschar der Abb. 37 zu entnehmen. Eine *Berechnung* der Dosisleistung für verschiedene Focusabstände ist also aus einer einzigen Messung heraus allein gemäß dem Quadratgesetz bei weichen Strahlen *nicht* möglich (DAY und TAYLOR, JENNINGS, 1951; TROUT und GAGER, 1949).

f) Dosisabfall im Gewebe als Funktion der Feldgröße

Daß bei Weichstrahlen der Dosisabfall auch von der *Feldgröße* abhängt, zeigt die Differenzierung der Kurvenschar der Abb. 38. Der Einfluß ist nicht so groß wie bei harten Strahlen (vgl. die ersten 4 Kurven mit den übrigen), fehlt aber nicht. Die GHWT kann bei zunehmender Feldgröße (statt 10 etwa 400 cm²) auf fast das Doppelte steigen (von 1,3 cm auf 2,1 cm), wenigstens bei einer Al-HWD von 1 mm. Die Vergrößerung des Feldes von 5 auf 10 cm Durchmesser läßt die

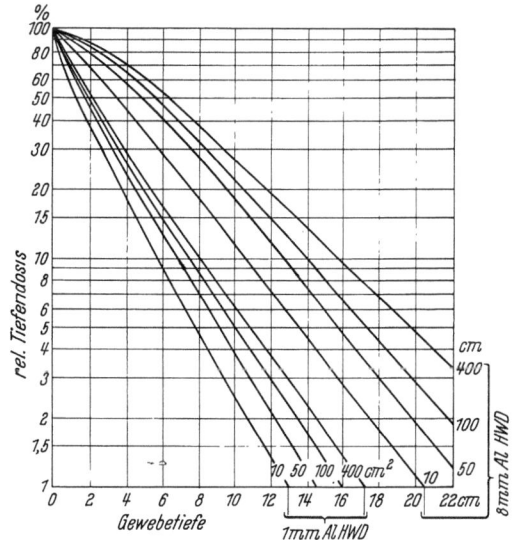

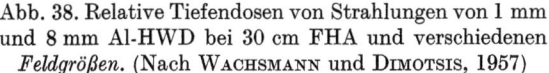

Abb. 38. Relative Tiefendosen von Strahlungen von 1 mm und 8 mm Al-HWD bei 30 cm FHA und verschiedenen *Feldgrößen.* (Nach WACHSMANN und DIMOTSIS, 1957)

GHWT um 5% steigen, die Verkleinerung auf 1,5 cm um 7% sich verringern (Jennings, s. Wagner, 1955). Bei Strahlenqualitäten *unter* 0,5 mm oder gar 0,1 mm Al-HWD ist allerdings die Feldgröße *ohne* Einfluß auf die Tiefendosis; der Dosisabfall im Gewebe ist auch bei relativ großem Feld noch in gleicher Weise steil.

Jene Abhängigkeit der GHWT von der Feldgröße ist Folge des mit der Feldgröße zunehmenden *Streuzusatzes* (s. Abb. 39). Die Existenz einer *Rückstreuung* an der Oberfläche macht die Unterscheidung zwischen Einfalls- und Oberflächendosis auch bei Weichstrahlen nötig (Schirren, 1953). Ein nennenswerter Streuzusatz wird allerdings

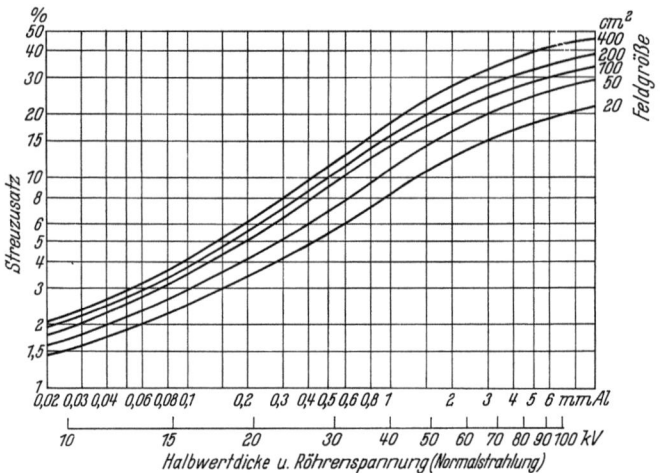

Abb. 39. Rückstreuung an der Oberfläche (*Streuzusatz*) in Abhängigkeit von der Strahlenqualität und der Feldgröße. (Wachsmann und Dimotsis, 1957)

erst bei den härteren Weichstrahlen erreicht (s. die Mitte der Abb. 39). Der Streustrahlenzusatz wird an Gewebeäquivalentem Paraffin bei 50 kV, 1,0 mm Al-Filter, Al-HWD = 0,83 mm (äquivalente Kilovoltage = 18) mit 16%, an Schwefel mit 2% angegeben (van Caneghem, 1966). Erst in diesem Härtebereich der Weichstrahlen wird also der Effekt der Feldgröße auf die GHWT relevant.

g) Synopsis

Ein Diagramm über die GHWT als Funktion zugleich der Al-HWD, des FHA und der Feldgröße ergibt die Abb. 40. Der fast lineare Zusammenhang zwischen HWD und GHWT bei 50 cm FHA und 10 cm² Feldgröße (vgl. die obere mit der unteren Skala der Abbildung) erscheint abgeändert, sobald FHA und Feldgröße sich ändern (s.o.). Hiernach ist selbstverständlich, daß sich *auch* durch eine gegensinnige Abstufung von Strahlenqualität und FHA kongruente Dosisabfallkurven und mit ihnen gleiche GHWT erzielen lassen (vgl. S. 156). Die Abb. 41 belegt dies am Beispiel dreier verschiedener Strahlungen. — Hierin sind die einzelnen Möglichkeiten begründet, mit dem Prinzip der Weichstrahltherapie z.B. den Dosisverteilungseffekt des Nahbestrahlungsprinzips nach Chaoul genau reproduzieren zu können (s. Abb. 53) oder eine *Programmierung* der Bedingungen zahlreicher verschiedener oder auch ähnlicher GHWT zu erstellen (s. S. 174).

Diese Möglichkeiten sollten aber nicht Anlaß sein, den Begriff der Nahbestrahlung auf die Weichstrahltherapie „auszudehnen" (Chaoul u. Wachsmann, 1953; Schirren, 1955, 1962). Daß das *Wirkungsfeld* der Weichstrahlen so *nahe* unter der Hautoberfläche liegt wie das Wirkungsfeld der Chaoul-Bestrahlung, diese Gemeinsamkeit der Dosisverteilung beider Bestrahlungsarten läßt die Differenz der Methoden unberührt, die doch darin liegt, daß bei den Weichstrahlen der hohe Schwächungskoeffizient jenen Effekt erzielt, bei der Chaoul-Methode aber der kleine FHA. Diese *Focusnähe* führte zur Bildung des Begriffs der Nahbestrahlung! Eine spätere Verschiebung des Begriffs auf die Seite des räumlich begrenzten, der Oberfläche *nahe* bleibenden *Effektes* läßt außerdem den zwischen beiden Methoden bestehenden Unterschied der Strahlenökonomie außer acht. (s. S. 130 u. S. 151).

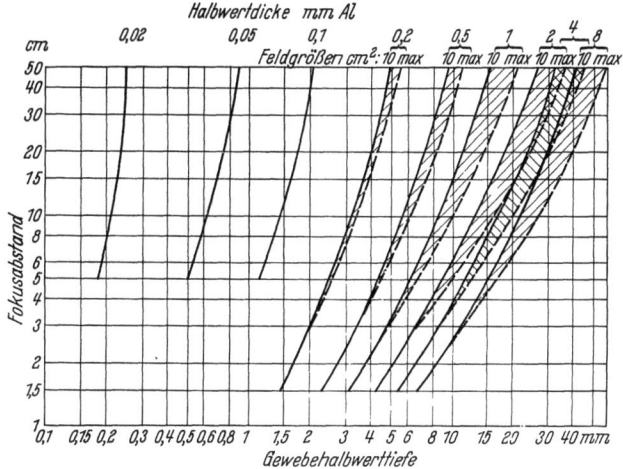

Abb. 40. Diagramm: *Zusammenhang* zwischen Al-HWD, GHWT, FHA und Feldgröße. (WACHSMANN, 1959)

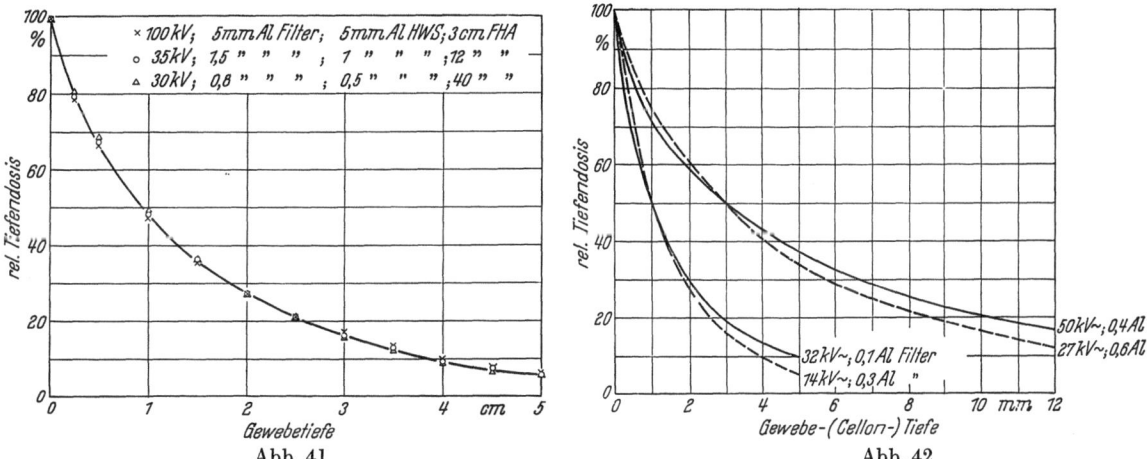

Abb. 41   Abb. 42

Abb. 41. Identischer Dosisabfall dreier Strahlungen unterschiedlicher Härte und Focus—Haut-Abstände. (WACHSMANN, 1959)

Abb. 42. Dosisabfall von je 2 Strahlungen verschiedener *Homogenität*, aber gleicher Gewebehalbwerttiefe; FHA 20 cm. (WAGNER, 1955)

h) Dosisverteilung im Gewebe als Funktion der Homogenität der Strahlung

Gleiche GHWT bedeutet nicht unbedingt einen gleichen Verlauf des *gesamten* Dosisabfalls (s. o.). Bei verschiedenen *Homogenitätsgraden* ist auf der Strecke im Gewebe die Dosisverteilung trotz gleicher GHWT verschieden, ist also der „Durchhang" der Dosisabfallkurve topographisch verschieden tief lokalisiert. Bei kleiner Grenzwellenlänge und schwacher Filterung liegt er mehr *vor* der Tiefe des Halbwertes, bei größerer Grenzwellenlänge und stärkerer Filterung mehr *hinter* dieser. Nennenswert sind diese Differenzen jedoch nicht, wie die Abb. 42 an zwei Beispielen zeigt. Sonst wäre die Identität des Dosisabfalls bei Strahlungen mit unterschiedlicher Filterung und Homogenisierung gar nicht durch Änderung allein des FHA zu erreichen, wie dies die Abb. 41 beweist.

Viel weiter, etwa über das Doppelte des Gezeigten hinaus, lassen die Differenzen sich zudem gar nicht treiben, da die jeweils stärker gefilterten Strahlungen der Abb. 37 einen Durchhang zeigen, der von der Gestalt der Dosisabfallkurve einer *völlig* monochromatischen Strahlung (mit dem Homogenitätsgrad = 1) nicht mehr weit entfernt ist, nicht entfernter jedenfalls als vom abgebildeten Dosisabfall der weniger gefilterten Strahlungen.

Der zur Verfügung stehende Spielraum der Homogenitätsgrade der Durchstrahlung bewirkt also einen nur geringen Spielraum für unterschiedliche Dosisverteilung (s. S. 147). Bei derart geringem Gewinn an Tiefenschonung wird die Bereitstellung einer monochromatischen Strahlung mit exponentieller Dosisverteilung im Gewebe, etwa der K-Serie einer Kupferanode (PROPPE, 1958), nur von geringer klinischer Bedeutung sein (WACHSMANN, 1950). Der „unerwünschte Durchhang" (DU MESNIL DE ROCHEMONT, 1955) ist von der Röntgenstrahlung selbst dann nicht weggenommen (s. o. S. 147). Frei von ihm ist nur eine Elektronenstrahlung (Abb. 43).

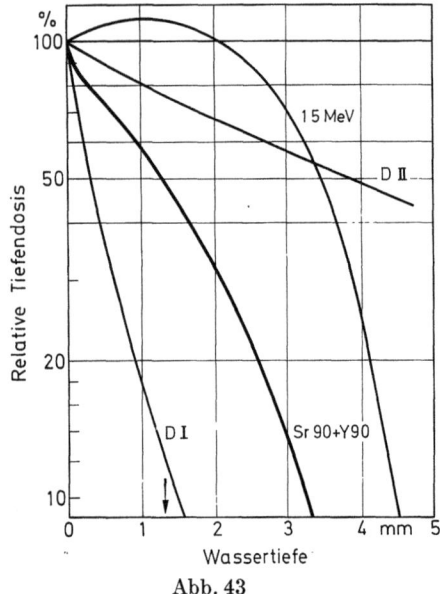

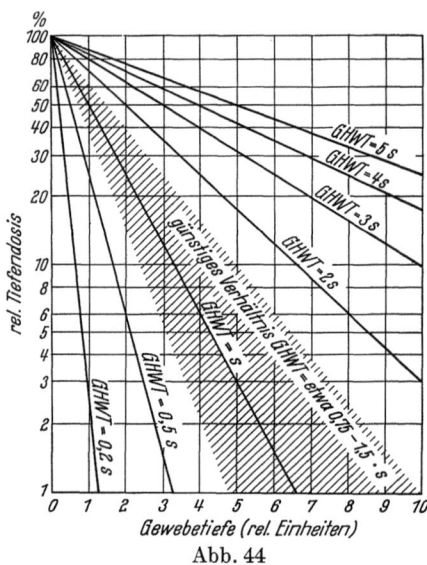

Abb. 43   Abb. 44

Abb. 43. Dosisabfall der β-Strahlung Sr^{90}—Y^{90} in Wasser, verglichen mit Röntgenstrahlen (D I: HWD = 0,03 mm Al, D II: HWD = 0,24 mm Al) sowie schnellen Elektronen von 1,5 MeV monochromatischer Energie. (SCHREUS, GAHLEN, SAUERWEIN, 1955)

Abb. 44. Dosisabfall von Strahlungen unterschiedlich optimaler Gewebehalbwerttiefe (schematisch). Die Dicke der erkrankten Schicht ist als s = 1 bezeichnet. (WACHSMANN, 1959)

i) Dosisverteilung im Gewebe als Funktion der Strahlenrichtung

Bei relativ harter Strahlung erscheint die Oberflächendosis durch Bildung eines von der Lotrechten abweichenden *Einstrahlungswinkels* nicht verändert (WEISSENBERG, 1916; SCHREUS und BERGERHOFF, 1925; MOLESWORTH und RIDDLE, 1935), obwohl die Dicke einer mit bestimmter Homogenität durchstrahlten Schicht abnimmt, wenn der Einfallswinkel steigt. Bei größerem Winkel wird die Einfallsdosis vermindert; der längere Absorptionsweg in der peripheren Schicht gleicht dies aber soweit aus, daß bei variablem Winkel die Oberflächendosis *invariabel* erscheint (WAGNER, 1959).

Bei *Weichstrahlen* kann aber bei großem Einfallswinkel die Wegverlängerung in der peripheren Schicht die Minderung der Einfallsdosis *nicht* ausgleichen. Die hochgradige Absorption läßt die der Richtung nach mögliche Wegverlängerung in der betreffenden Schicht nicht völlig zur Auswirkung kommen. Die Dosis in der gleichen Schicht wird also zugleich mit der Intensität der Einfallsdosis vermindert. Die GHWT wird ebenfalls proportional reduziert. In der Praxis kann sich das so auswirken, daß am Rande eines großen Bestrahlungsfeldes nicht nur wegen des hier größeren Focusabstandes die Einfallsdosis um einige wenige Prozent gegenüber der Dosis am Fußpunkt des Zentralstrahles vermindert ist, sondern daß wegen der Wegverlängerung im Gewebe bis zu einer bestimmten Tiefe hier z.B. statt 49% der Oberflächendosis nur 48% vorhanden sind (WAGNER, 1959). Entsprechend ist die GHWT um etwa 2% reduziert. Mehr kommt aber praktisch kaum zustande.

j) Die Gewebehalbwerttiefe als „Funktion" der Tiefenausdehnung des Herdes

Bei der Optimation der Strahlenanwendung (s. o.) werden alle genannten Bedingungen „Mittel zum Zweck" der Herstellung einer bestimmten GHWT. Diese selbst ist bereits vor ihrer Realisierung insofern durch die Tiefenausdehnung des zu bestrahlenden Objektes „bedingt", als sie zur Erfüllung des Ökonomie-Prinzips in ihrer jeweiligen Größe gefordert ist.

Abb. 44 gibt den Dosisabfall von allerdings idealisierten Strahlungen mit teils „günstigen", teils „ungünstigen" Gewebehalbwerttiefen wieder, und zwar am Maßstab der Dicke der erkrankten Schicht. Das Ausmaß der ungenügenden Bestrahlung an der unteren Begrenzung der pathologischen Schicht bei der Wahl zu kleiner Halbwerttiefen sowie der Grad der zu starken Belastung der unterliegenden Schichten bei zu hoch gewählten Halbwerttiefen ist daraus wenigstens global zu entnehmen (vgl. S. 152).

6. Dosisverteilung im Gewebe als Funktion des Absorptionskoeffizienten

Die Bedingungen des Dosisabfalls sind unter a—i soweit geschildert, wie sie apparativ bereit gestellt werden können. Ihnen voraus läuft als ständig gegebene Bedingung der *Massenabsorptionskoeffizient des Gewebes.*

Da bei Strahlungen durch Erzeugungsspannungen < 100 kV die Photoprozesse den Hauptanteil der Absorption ausmachen und die relative Häufigkeit dieser diffusiblen photoelektrischen Effekte eine Potenzfunktion der *Ordnungszahl* ist, hat diese Zahl im Gebiet der Weichstrahlen für die Absorption im Gewebe tatsächlich eine hohe Bedeutung.

Die effektive Ordnungszahl des weichen, fettarmen Gewebes ist sehr ähnlich der von Wasser (7,2 oder 7,5) und damit auch derjenigen von Luft (7,7 oder 7,9). Sie beträgt nämlich 6,89 (BURGER, BRAAMS und WERZ) bis 7,31 (SPIERS, 1952). Demnach sind auch die Massenabsorptionskoeffizienten einander ähnlich. Dies bedeutet, daß selbst im Weichstrahlgebiet die — je luftionometrisch gemessener Röntgeneinheit — absorbierte Energie im weichen Gewebe nahezu unabhängig von der Strahlenqualität ist. Übereinstimmend damit bleibt die mittlere Energie und die Reichweite der Elektronen im Strahlenbereich von 20—200 kV (WACHSMANN, 1952) wie auch die mittlere integrale *Dichte* der Ionisation im selben Strahlenbereich nahezu gleich (WACHSMANN, 1959). Entsprechend sind Unterschiede der relativen biologischen Wirksamkeit (RBW) innerhalb des Spannungsbereiches der Weichstrahlen nicht zu erwarten (RAJEWSKY, HOBITZ, HARDA, 1959). Genau betrachtet ist zwar bei langwelligen Strahlen (etwa 1 Å) der Massenschwächungskoeffizient „weichen" Gewebes um etwa 20% geringer als der des Wassers. Da aber die *Dichte* jener Gewebe größer als die des Wassers ist, bei Haut z. B. 1,054—1,058 (TRÜBESTEIN, 1960), nähert sich die Integraldosis in situ, auf die es ankommt, doch den Werten in Wasser. Für Haut als einem „weichen" Gewebe gilt also zunächst, daß die ionometrisch in Luft bestimmte Dosis tatsächlich ein Maßstab für die absorbierte Energie und damit auch für die Wirkung ist.

Wie nun aber allgemein die Kontraststärke von Röntgenaufnahmen mit relativ *weichen* Strahlen groß ist, so auch bei der Therapie die *Unterschiedlichkeit* der Absorption der weichen Strahlen in verschiedenen Gewebsarten, z.B. in Knochengewebe mit seiner durch Beimengung von schwereren Elementen entsprechend größeren effektiven Ordnungszahl = 15,0 oder in Fettgewebe mit seiner geringen Dichte. — Der Ionisationseffekt ist wellenlängenabhängig. Diese Abhängigkeit, der λ-Effekt, hängt wiederum von der Struktur der Materie ab (HANFLING u. DISTELHEIM, 1951).

Aus Messungen von SPIERS (1946), LAUGHLIN (1951), JOHNS (1953, 1961), BALZ, BIRKNER, WACHSMANN (1955), SCHIRREN (1955), MARKUS (1956), aus der Zusammenstellung von WACHSMANN und DIMOTSIS (1957) und aus neuen Messungen (TRÜBESTEIN, 1960) ist dies ersichtlich (Abb. 45). Die in homogenem Gewebe stetige Dosisabfallkurve erfährt deshalb bei Übergang der Weichstrahlung in eine *andere* Gewebeart eine Unstetigkeit. Die Kurve der *Energie*absorption (in rad) gleicht dann nämlich nicht mehr der exponentiellen Kurve des *Dosis*abfalls (in R), wie sie luftjonometrisch in einer homogenen Phantomsubstanz gemessen werden kann. Sie folgt vielmehr im Prinzip dem *Schema* in Abb. 46, in dem hintereinander von homogenen Strahlen, deren GHWT etwa 9 mm beträgt, Haut, Unterhaut-Fettgewebe und Knochen durchstrahlt werden. Die

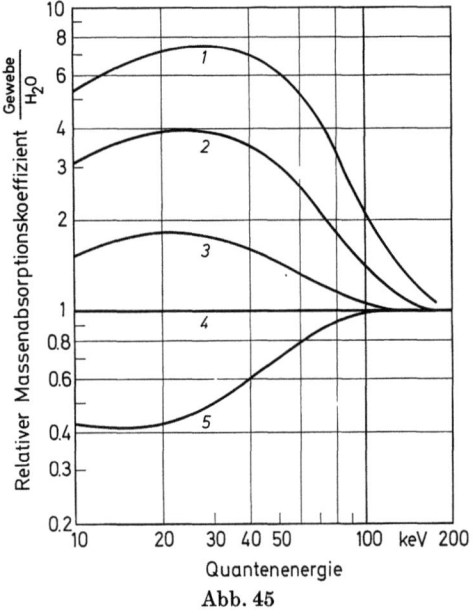

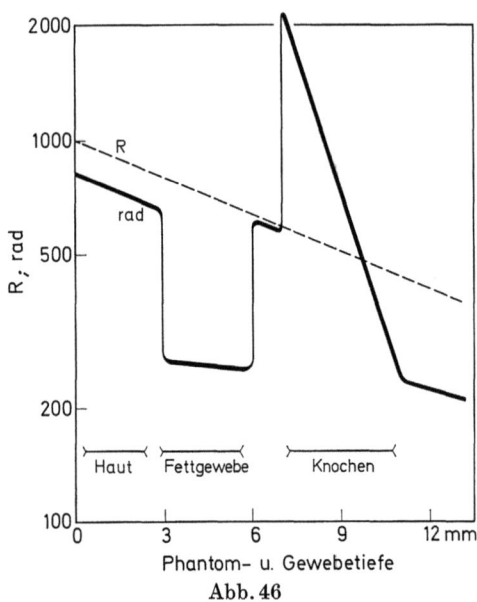

Abb. 45	Abb. 46

Abb. 45. Die im Gewebe vorkommenden *Massenabsorptionskoeffizienten*, bezogen auf weiches Gewebe ~ Wasser, *1* ~ Knochen mit 65% Asche, *2* Knochen mit 30% Asche, *3* Knorpel mit 7% Asche, *4* fettarmes Weichteilgewebe, *5* menschliches Fett. (Nach TRÜBESTEIN, 1960)

Abb. 46. Dosisabfallkurve im Phantom (R) und Energieabsorptionskurve (rad) bei Durchstrahlung verschiedener Gewebearten

Halbierung der Energieabsorption bei Eintritt in Fett und die Vervielfachung bei Eintritt in Knochen — hier allerdings auch die starke Schwächung als Folge — sind ersichtlich (vgl. KROKOWSKY, 1959). Diese Unstetigkeiten sind in ihrem Ausmaß derartig wellenlängen*ab*hängig, daß sie gerade für die Weichstrahltechnik relevant sind. Verschiebungen der GHWT sind damit verbunden, soweit jene Unstetigkeiten in ihren Bereich fallen. — *Sondereffekte* durch Streustrahlen an den *Grenzschichten* selber sind im Weichstrahlgebiet nicht zu beobachten (RAJEWSKI u. POHLIT, 1959; RAUSCH, KOCH u. HAGEMANN, 1964; WACHSMANN u. DRECHSLER, 1967). Nur härtere Strahlen verursachen z.B. eine Überlastung des vorderen Periosts über Knochen. Weichstrahlen schonen diese Schicht (VAN CANEGHEM u.a., 1966).

Wegen differenter Absorption in differenten Geweben relativ zu Wasser ist die in einem homogenen *Phantom* gemessene Tiefendosiskurve also nicht allgemeingültig. Daß deshalb die R-Einheit als solche keine Vergleichsbasis mehr für biologische Reaktionen jener differenten Gewebe auf weiche und auf harte Strahlen darstellen soll (WAGNER, 1955), gilt jedoch nur solange, wie jene Absorptionsdifferenzen unberücksichtigt bleiben. Um die Ionendosis in den unterschiedlichen Geweben zu ermitteln, muß also die in Luft gemessene Dosis mit dem für die bestimmte Strahlung geltenden Verhältnis des Koeffizienten der Gewebeart zu dem der Luft multipliziert werden (WACHSMANN, 1959). Dies muß insbesondere bei Bestrahlung von Haut über Knochen bedacht werden (CANEGHEM u. SCHIRREN, 1956).

Die oben wiedergegebenen Dosisabfallkurven mit ihren GHWT-Werten beruhen auf Messungen in approximativ gewebeäquivalenten Phantomsubstanzen [Wachs (MIESCHER), paraffiniertes Papier (EBBEHØJ), Mix-D (JENNINGS), Perspex (BURGER, BRAAMS, WERZ),

Polystyren (ENGMANN, WEBER, ELLEN), Cellon (WAGNER), gewebsäquivalente Phantommasse Siemens (SCHIRREN)]. Nur soweit diese Gewebsäquivalenz wirklich gegeben ist, können die Meßergebnisse an Phantomsubstanzen die wirklichen Dosisverteilungen im Gewebe wiedergeben. Genaue Äquivalenz ist bei keiner Substanz gegeben. Die Differenzen der Energieabsorption der einzelnen Phantomsubstanzen sind vielmehr gerade im Weichstrahlgebiet (Quantenenergie < 100 keV) nicht unbeträchtlich (MARKUS, 1956) (s. Abb. 47).

Mit wachsender Wellenlänge zeigen selbst Phantomsubstanzen mit fast gleichen effektiven Ordnungszahlen (Cellon-blau 7,43 und Mix-D 7,42) sogar schichtweise verschiedene Absorption (WAGNER, 1955, 1956). Diese Differenzen sind weniger durch beigemischte Elemente anderer Ordnungszahl als durch die unterschiedliche *Dichte* der Substanzen bedingt. Eine Einigung auf ein bestimmtes Hautphantom ist für einen künftigen besseren Vergleich der Literaturangaben anzustreben (WAGNER, 1962). — Cellon-blau hat die effektive Ordnungszahl von 7,47. Dosismeßwerte in dieser Phantomsubstanz stellen also für die Tiefendosen im Hautgewebe nur Mindestwerte dar (WAGNER, 1955), da jedenfalls die Lederhaut weniger stark absorbiert. Die Absorption der Epidermis ist der Absorption dieser Substanz hingegen ähnlich.

Die Absorption durch Elemente unterschiedlicher Ordnungszahl ist bei den einzelnen Wellenlängen größer als 0,1 Å in steiler Gradation verschieden (KROKOWSKI, 1957, 1959). In Analogie zu diesen Verhältnissen ist es möglich, daß die Absorption der Energie wenigstens in einzelnen Volumelementen von cellulärer oder molekularer Größenordnung innerhalb des weichen Gewebes und damit auch in der Haut je nach den Ordnungszahlen der an diesen Punkten gehäuften Elemente von der integralen (effektiven) Absorption

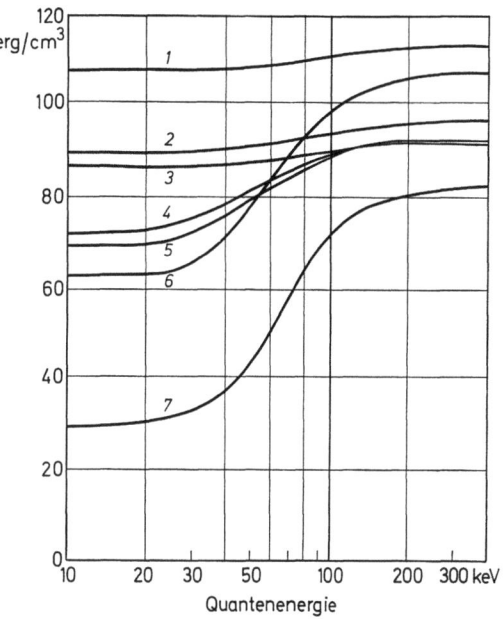

Abb. 47. Spezifische Energie-Absorption für Quanten von 10 keV — 100 MeV bei verschiedenen Phantomsubstanzen, *1* Cellon blau, *2* M3, *3* Wasser, *4* MixD, *5* Siemens-Wachs, *6* Plexiglas, *7* Paraffin; bezogen auf 1 R in Luft. (Nach MARKUS, 1956)

nach oben abweicht, so daß punktförmige Dosisspitzen möglich sind. Eine Abhängigkeit z.B. der Epilationsdosis (s.o.) von der Wellenlänge *dadurch*, daß die Absorption von Weichstrahlen punktuell nicht unbedingt der effektiven Ordnungszahl und Dichte der Haut entspricht, vielmehr selektiv erfolgt („Absorptionskanten" von Fe, Cu ?), und daß gerade solche, die Energie bevorzugt absorbierende Punkte für die Epilationswirkung maßgeblich sein können, ist diskutiert worden (PROPPE und WAGNER, 1961; WAGNER, 1962). Die Wahrscheinlichkeit einer solchen spezifischen Absorption im weichen Gewebe mit Wirkungssteigerung durch biologische Verstärkereffekte wird andererseits abgelehnt (WACHSMANN, 1959).

Der hohe Schwefelgehalt der Haare könnte allenfalls als Argument angeführt werden (WAGNER, 1955). Ein Gemisch von 29% Schwefel und 71% Wasser absorbiert *wie* Knochengewebe. Jedoch nimmt der Absorptionsunterschied von weichen Strahlen in Wasser und in Schwefelsuspension bei geringeren Schwefelmengen rasch ab (TRÜBESTEIN, 1960). Das Haar ist aber nur über der keratogenen Zone relativ reich an Schwefel und selbst da beträgt der Gehalt höchstens 5%. Entsprechend sind Unterschiede der Absorption in Nagelsubstanz und Cellon bisher nicht feststellbar gewesen (CANEGHEM und DUNJIC, 1961). Es fehlt der Beweis, daß bei Weichstrahlen der steile Dosisabfall im Gewebe durch eine spezifische Absorption so kompensiert wird, daß die Relation zwischen gemessener Dosis und biologischer Reaktion ungewöhnlich würde.

7. Biologische Wirksamkeit der Weichstrahlen als Funktion der Gradation der Dosisverteilung im Gewebe

Bei homogener Durchstrahlung ist die absorbierte Strahlenmenge und damit die Wirkung dosisabhängig, aber wellenlängenunabhängig. Die relative biologische Wirksamkeit

(RBW, bezogen auf die Gammastrahlenwirkung) wird bei Röntgenstrahlen für den Spannungsbereich von 10—200 kV als identisch angesehen (Rajewsky, Hobitz und Harder, 1959). Bei inhomogener Durchstrahlung einer Gewebeschicht wird der Quotient Wirkung/Einfallsdosis kleiner. Die Wirkung ist *proportional* der Homogenität. Dies bedarf an sich keiner Erörterung.

Der Beziehung der Reaktion weniger zur Dosis in R als zur Homogenität der Durchstrahlung ist dennoch im *Weichstrahl*gebiet erneut nachgegangen worden, und zwar durch eine *formale Analyse* der Dosisabfall-kurven selbst. Diese Analyse (Proppe, 1958; Wagner, 1959, 1962) führte zu dem Paradoxon, bei Weichstrahlen allein schon wegen der starken Inhomogenität der räumlichen Dosis-verteilung eine *erhöhte* RBW zu erwarten. Die biologische Wirkung wäre demnach *reziprok* zur Homogenität der Durchstrahlung. Da die zu-gehörige Argumentation Grundsätzliches be-rührt und bereits in neuere Handbücher einge-gangen ist, die die Strahlentherapie der Haut-krankheiten behandeln, muß sie hier eigens erörtert werden. Auch der Irrtum ist lehrreich.

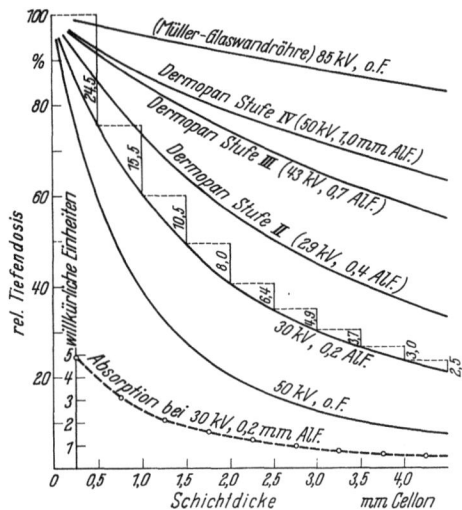

Abb. 48. Dosisabfallkurve einer 30 kV-Weich-strahlung, zur Veranschaulichung der sog. „Ab-sorptionsquoten" als Stufenpolygon dargestellt (-------- Minderung der „Absorptionsquoten"). (Wagner, 1959)

Wird eine Dosisabfallkurve als Stufen-polygon dargestellt, dann wird anschaulich, daß die Anteile der Gesamtabsorption, also die „Absorptionsquoten", in den hintereinan-derliegenden, jeweils gleich dicken Gewebe-schichten unterschiedlich sind (s. Abb. 48). Kennzeichnet man diese Quoten durch schicht-weise gebildete Differenzquotienten und läßt man die Schichtdicken unendlich klein werden, ergeben sich die Differentialquotienten der relativen Tiefendosen (s. untere Kurve). Man kann nun tatsächlich versucht sein, solche Quotienten zur Ermessung der biologischen Wirkung der eingestrahlten Dosis zu berück-sichtigen, und zwar unter der Vorstellung, daß es nicht zu wissen genüge, wieviel Prozent einer auf die Oberfläche verabfolgten Dosis z.B. in die Haar-Papillenschicht gelangen, sondern daß *zusätzlich* ermittelt werden müsse, welcher als Differenz erkennbare Anteil jener Dosis in eben dieser Schicht durch Absorption *verbleibt!* Erst ein *Produkt* aus relativer Tiefendosis und ihrem Differentialquotienten ebenda muß dann allerdings als dem jeweiligen „biologischen Wirkungsgrad" proportional erscheinen.

Eine solche Berechnung ergäbe, daß z.B. in der Haarpapillentiefe von 3 mm eine ungefilterte Glaswand-röhren-Strahlung von 85 kV biologisch trotz gleicher Tiefendosis nur 0,6mal so wirksam ist wie eine gefilterte Weichstrahlung einer Beryllium-Röhre mit 43 oder 50 kV, die steiler abfällt und entsprechend größere Absorp-tionsquotienten darbietet. Demnach entspräche z.B. 300 R der erstgenannten Strahlung 180 R der Weichstrah-lung (Proppe und Wagner, 1961). Diese *Äquivalenz ungleicher Dosen* könnte die überraschende Kleinheit der Epilations-Dosis bei Weichstrahlen erklären (s. S. 140).

Dies ist wie eine unvermeidliche optische Täuschung aufklärbar: Was als *Differenz* zwischen den *vor* und *hinter* der Schicht bestehenden Anteilen der Oberflächendosis in Rechnung gestellt wurde, ist eine Folge der Absorption und auch ein Maß für die Quote der Schwächung, ist aber *kein* Maß für die Größe der Energieabsorption. Sowohl die Differenz der relativen Tiefendosen wie auch ihr Quotient sind selber keine *Dosis* und damit auch kein Anteil der Oberflächendosis. Irritierend war also, in jener Differenz oder im Differenzenquotient realiter einen Dosisanteil, eine Dosisquote erblickt zu haben. Gerade dies sind jene Größen nicht. Die Energieabsorption kann vielmehr nur durch einen *integrierten Mittelwert* jener beiden relativen Tiefendosen zutreffend bezeichnet werden (Gahlen, 1962).

In den hintereinander liegenden Schichten sind selbstredend die Anteile oder die Quoten, die von der in die erste Schicht eingestrahlten Gesamtenergie absorbiert werden, ungleich. Die in die einzelnen Schichten einstrahlende Energie vermindert sich ja fortlaufend und damit auch die jeweils ebenda gemäß dem Absorptionskoeffizienten absorbierte Energiemenge. Die absorbierten Quoten der jeweils in die Schichten einstrahlenden Energiemengen sind jedoch bei homogener Strahlung einander gleich. Beides macht, daß die Dosisabfallkurve eine exponentielle ist. Die absorbierte Energie entspricht dabei *genau* der ionometrischen Dosis am Orte. Für ihre Größe ist es hingegen gleichgültig, welchen *Anteil* von der in die erste Schicht der Schichtenfolge eingestrahlten Energie sie außerdem noch *darstellt*. Diese Relation ändert den Wert als solchen nicht.

Eine Multiplikation der Quote der Oberflächendosis, die in der Schicht noch besteht, also der relativen Tiefendosis, mit der Quote der Gesamtenergie, die in der Schicht verbleibt, geht deshalb nicht an, weil das eine bereits die meßtechnische Einheit des anderen ist! — Wenn hingegen das *Integral* aller Dosen aller Schichten bekannt ist, bezeichnen die Differentialquotienten die Dosen in den einzelnen Schichten. Diese Differentialquotienten bilden zusammen die Dosisabfallkurve. Die Differentialquotienten dieser Dosisabfallkurve bezeichnen aber als „2. Ableitung" keine absorbierte Energiemenge am jeweiligen Orte (CANEGHEM und DUNJIC, 1961; PETERS, 1963), sondern allein die jeweilige *Änderung* der Dosis. Diese ist begrifflich durchaus richtig als *Gradation* (PROPPE und WAGNER) oder als Homogenitätsgrad der Durchstrahlung einer unendlich dünnen Schicht zu fassen.

Bei Weichstrahlen kleinster GHWT ist mit einer Inhomogenität der Durchstrahlung bereits in einem Mikrovolumen von der Größenordnung einer Zelle zu rechnen. Die Dosis mag hier um 2% fallen. Eine *verstärkende* Wirkung dieser differentialen Inhomogenität der Dosisverteilung auf die biologische Reaktion wäre ohne jedes Vorbild. Aus den Erfahrungen der interstitiellen Isotopenanwendung ergibt sich tatsächlich das Gegenteil (WACHSMANN), ähnlich wie aus der Reaktion der Frequenzleitfähigkeit der Haut oder ihres Erythemablaufs auf unterschiedliche Homogenitäten der Durchstrahlung (s. S. 144). — Die *stetige* Änderung der Gradation der Dosisabfallkurve in einem *homogenen* Medium ist nicht mit der *Unstetigkeit* der Gradation beim *Übergang* der Strahlung in ein *anderes Medium* zu verwechseln. *Erst hierbei ändert sich das Verhältnis zwischen R und rad* (s. Abb. 46 und S. 165).

8. Beziehungen zwischen Feldgröße und FHA

Bis hierher wurden Feldgrößen und Focus—Haut-Abstand als voneinander unabhängige Variable betrachtet, soweit sie jeweils für die Dosisverteilung auf dem Strahlenweg und damit für die Gewebehalbwerttiefe maßgeblich waren. Als Mittel zur Erzielung einer bestimmten GHWT traten sie hinter den anderen Bedingungen der Strahlenpenetranz weit zurück. Der FHA erschien vorwiegend für die Dosisleistung maßgeblich, die Feldgröße hingegen wirkte sich mehr als ein Faktor der Strahlentoleranz aus.

Aufeinander abgestimmt müssen jedoch die beiden Größen sein, wenn an die Dosisverteilung im Bestrahlungsfeld besondere Forderungen gestellt sind, also eine homogene Ausstrahlung des Feldes erzielt werden soll. Bei gegebenem Focus—Haut-Abstand hat die Größe des homogenen Anteils des Feldes eine Grenze. Bei modernen Geräten ist der Strahlenkegel bereits so weit eingeengt, daß nur ein schmaler Randsaum des tubusbegrenzten Feldes mit verminderter Dosisleistung bestrahlt wird. Bei einer weiteren Öffnung des Strahlenkegels, also bei Vergrößerung des Feldes ohne Erhöhung des Abstandes, müßte das Feld in beträchtlicherem Ausmaße inhomogen werden. Dies macht jene beiden Größen voneinander abhängig. Die zwischen ihnen bestehende Funktion ist nun bei *ebenen* und bei *gekrümmten* Oberflächen unterschiedlich zu formulieren.

a) Ebenes Feld

Bei kleinster ausgeblendeter Feldgröße ist der FHA für die Homogenität der Ausstrahlung des Feldes irrelevant. Bei Feldgrößen von 5—10 cm Durchmesser sollte der FHA bereits größer als dieser sein, wenn die Homogenität gewahrt werden soll. Bei

größeren Felddurchmessern schließlich gilt zur Erfüllung der Feldhomogenität von
1 : 0,9 die Funktion FHA = 1,5 Felddurchmesser. Diese Funktion wird durch die Ausmaße
der Tuben der üblichen Geräte bereits realisiert; bei 30 cm FHA ist bei runden Feld der
Durchmesser maximal 20 cm, bei quadratischem Feld die Kantenlänge maximal 20 cm.

Bei einem FHA = 1,0 Felddurchmesser ist also keine ausreichende Homogenität mehr zu erreichen. Der
Dosisabfall vom Zentrum bis zum Rand des Feldes beträgt dann 25% (Wachsmann). Solche Inhomogenitäts-
angaben sind nur Mindestwerte, da bei relativ harten Strahlen das Zentrum mehr Streustrahlen empfängt als
die Peripherie des Feldes, und da bei Weichstrahlen die Luftabsorption die Randstrahlen des Kegels mehr
schwächt als die Zentralstrahlen. Schließlich schwächt bei Weichstrahlen auch der Einfallswinkel der Randstrahlen deren Wirkung, da bei diesen die GHWT kleiner ist (s.o.). Eine Inhomogenität < 5% wird erst durch
einen FHA = 2,5 Felddurchmesser gewährleistet. Dies entspricht einer Strahlenkegelbreite von 22° (Proppe,
1936, 1948).

Wird zur Vergrößerung der Bestrahlungsfläche aus 2 Röhreneinstellungen heraus
mit sich überschneidenden Feldern bestrahlt, dann sollte (nach Holzknecht, 1904/05),
bei einem Abstand der Fußpunkte der Zentralstrahlen = 1 FHA dieser FHA = 0,5 des
Durchmessers der ganzen Feldgröße betragen (oder die Feldgröße = 2mal FHA), damit
die Inhomogenität des Feldes nicht größer als 10% wird.

Dies gilt aber nur bei den älteren „Weitwinkel"-Bestrahlungen ohne Strahlenschutzhaube und selbst bei
diesen ist eine Ausstrahlung nach jener Faustregel noch nicht optimal homogen. Erst bei der Wahl eines Abstandes der Fußpunkte der Zentralstrahlen von 1,4 FHA ist nämlich die Differenz der Dosisleistung auf der Verbindungslinie jener Fußpunkte kleiner als 10% (etwa 4,2%, Proppe, 1948). Die maximale Überhöhung der Einzeldosis durch Summierung infolge Überschneidung der Strahlenkegel ist aber je nach Feldpunkt etwa 150%
bis 160%. Zum Rande des Feldes hin (auf der Verlängerung der Verbindungslinie der Fußpunkte) wird die
Inhomogenität groß.

Bei modernen Röhren mit einem engeren Strahlenkegel (etwa 40°) wäre bei einer
derartigen Bestrahlung eines einzigen Feldes aus 2 Einstellungen heraus entweder eine
völlige Diskrepanz der jeweiligen konzentrischen Schar von Isodosen oder eine Überschneidung der Einstrahlung mit stärkerer und abrupter Dosiserhöhung in der Überschneidungszone die Folge.

Wenn also eine gegebene Fläche größer ist, als von einer einzigen Röhreneinstellung
aus bei einem bestimmten FHA homogen zu versorgen ist, dann muß durch partielle
Abdeckung das Feld *abschnittsweise* bestrahlt werden (Schreus, 1925) — oder aber, es
muß der FHA *vergrößert* werden. Das bedeutet zweierlei:

1. Die Notwendigkeit, zur homogenen Ausstrahlung eines Feldes immer einen gemäß der Funktion geeigneten FHA wählen zu müssen, läßt erkennen, daß von den beiden Prinzipien des Gewinns eines strahlenökonomischen Dosisabfalls im Gewebe, nämlich entweder kleiner FHA oder aber Weichstrahlung, bei Felddurchmessern > 5 cm nur das letztere Prinzip anwendbar bleibt, zumal bei dem Versuch einer Mosaikbildung
aus Nahbestrahlungsfeldern infolge der dann entstehenden Erhöhung der Tiefendosis das Wirkungsprinzip
der Nahbestrahlung sich selbst aufhebt (Wachsmann, 1961). 2. Flächen von über 20 cm Durchmesser erfordern
eine Apposition oder aber eine Großfeldtechnik als eine Fernbestrahlung, die aber nur dann den Forderungen
nach Dosisleistung und Toleranz gerecht werden kann, wenn *ungefilterte* Weichstrahlen verwendet werden
(s. S. 177).

b) Gekrümmtes Feld

Wegen der unterschiedlichen Weglänge vom Focus bis zur Hautoberfläche im Zentrum
des Feldes und am Rande des Feldes wird bei *gekrümmten* Flächen die Inhomogenität
der Ausstrahlung um so spürbarer, je kleiner der FHA relativ zum Krümmungsradius
der Fläche ist. Unebene Felder werden bei diesen Folgen des Quadratgesetzes also um so
homogener ausgestrahlt, je größer der FHA ist.

Die Minderung der Dosis am Feldrand (Dn) gegenüber der Dosis im Zentrum (o) wird durch folgende Funktion ausgedrückt (Wagner, 1959):

$$Dn = Do \cdot \frac{h^2}{(h+r)^2 + r^2 - 2(h+r) \cdot r \cdot \cos\beta}$$

(h = FHA des Feldmittelpunktes, r = Radius der Krümmung der Fläche, β = Winkel der Krümmungsradien
zu Mittelpunkt und Randpunkt des Feldes).

Bei einem FHA des Feldmittelpunktes = $2r$ ist der Kreisbogen, der von der Strahlung bestrichen wird,
141° und der Kreisbogen, der einen Dosisabfall am Rand auf 90% zeigt, etwa 45°. Beide Werte sind kleiner bei

kleinerem FHA und umgekehrt. Die Verhältnisse der Intensität bei FHA = $3^3/_4$ r zeigt die Abb. 49 (PROPPE, 1936; WAGNER, 1959).

An den Punkten tangentialer Einstrahlung ist bei FHA = 2 r die Dosis = 50% derjenigen im Feldmittelpunkt. Allgemein ist auch diese Randdosis vom FHA des Feldzentrums abhängig. Bei FHA = 1 r, bzw. $3^3/_4$ r beträgt sie 35% bzw. 65% (PROPPE, 1959). Vorausgesetzt ist dabei, daß die Tangential-Strahlen einem ausreichend homogenen Strahlenbündel entstammen und daß der Strahlenaustrittswinkel eine tangentiale Bestrahlung überhaupt gestattet (WAGNER, 1959).

Der Dosisabfall zum Rande hin kann ausgeglichen werden, wenn die gleiche gekrümmte Oberfläche aus 2 Röhreneinstellungen heraus bestrahlt wird und zwar dergestalt, daß

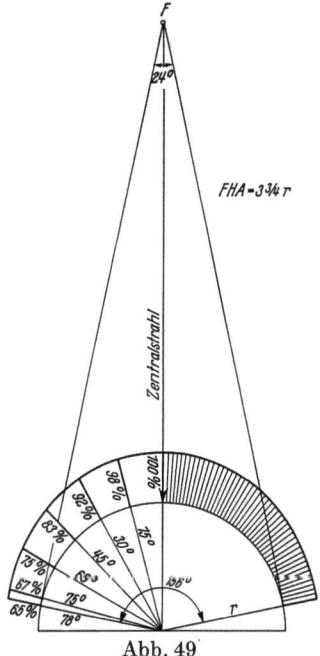

Abb. 49

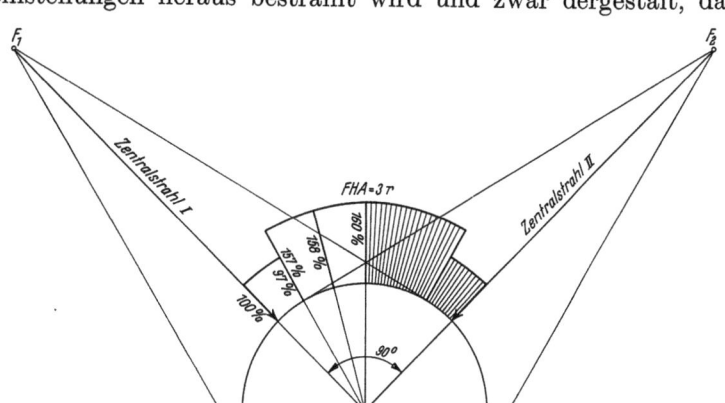

Abb. 50. Dosisverteilung auf dem Kreisbogen bei Bestrahlung aus 2 mit FHA = 3 r rechtwinklig zueinander stehenden Röhrenstellungen. (WAGNER, 1959)

Abb. 49. Dosisverteilung auf dem Kreisbogen bei Wahl eines FHA = $3^3/_4$ Radius (r). (Die Strahlung wird im Winkel von 78° zum Zentralstrahl tangential; im Berührungspunkt der Tangente an den Kreis beträgt die Dosis noch 65% derjenigen im Zentralstrahl). (WAGNER, 1959, nach Berechnungen von PROPPE, 1936)

der Zentralstrahl der einen Einstellung dort auftrifft, wo die Strahlung der anderen Einstellung gerade tangential wird (MOLESWORTH und RIDDLE, 1935).

Zylindrische Flächen können nur dann homogen bestrahlt werden, wenn zwischen dem Krümmungsradius (r), dem Abstand, aus dem bestrahlt wird (h) und dem Winkel (γ), unter dem die einzelnen Felder angesetzt werden (Winkel der Zentralstrahlen zueinander), die folgende Funktion besteht:

$$\cos \gamma = \frac{r}{h+r} \text{ oder FHA} = h\,\frac{r}{\cos \gamma} - r \text{ (PROPPE, 1938). Ist z.B. der Radius 10 cm und der FHA 10 cm,}$$

dann ist cos γ = $^1/_2$, und γ = 60°. Mit insgesamt 6 Feldern läßt sich dann der ganze Umfang homogen bestrahlen. Wird nicht der ganze Umfang aus der nötigen Anzahl von Einstellungen heraus bestrahlt, dann muß beachtet werden, daß Homogenität nur zwischen den Fußpunkten der Zentralstrahlen besteht, außerhalb ihrer Verbindungslinie aber ein Dosisabfall.

Die gegebene Funktion zwischen Krümmungsradius, FHA und Winkel der Zentralstrahlen zweier Einstellungen läßt ersehen, daß bei senkrecht aufeinander stehender Strahlung, also bei γ = 90° (cos γ = 0!), nur eine *unendlich* große Ferne zwischen Röhre und Feld zu einer Homogenität der Ausstrahlung führen kann. Nur dann nämlich trifft der Zentralstrahl der einen Strahlung dort auf, wo die andere Strahlung tangential wird, nur dann betrifft die Überschneidung beider Felder den ganzen Quadranten. Bei jeder praktikablen, also *endlichen* Entfernung zwischen Röhre und Feld ist bei 2 aufeinander senkrecht stehenbleibenden Einstellungen keine Feldhomogenität mehr gegeben.

Die ältere Annahme (ADAMSON, 1909; MEYER und RITTER, 1914), daß zueinander senkrecht stehende Einfallsrichtungen der Zentralstrahlen eine homogene Feldausstrahlung möglich machten, ist also nicht zutreffend. Vielmehr trennen sich im Feld die Bezirke der Überschneidung beider Strahlenkegel von solchen Bezirken, die nur von einer Seite her bestrahlt werden. Das Ausmaß der Dosisüberhöhung im Überschneidungsgebiet beträgt bei FHA = 3 r 157—160% (s. Abb. 50) bei FHA = 1 r 92—98%, sinkt also — wie auch die Breite der Überschneidungszone — mit abnehmendem FHA (Proppe, 1936, 1938). Die Werte gelten genau für relativ harte Strahlen. Über ihre Abänderung bei Weichstrahlen liegen mir keine neueren Angaben vor.

Die Feldhomogenität kann wiederhergestellt werden, wenn der Winkel der Zentralstrahlen zueinander soweit verkleinert wird, daß ihre Fußpunkte auf den Punkt der tangentialen Einstrahlung der jeweils anderen Einstrahlung fällt.

Kugeloberflächen erfordern mehr als 2 Röhreneinstellungen, deren Senkrechtstrahlen zudem nicht in einer Ebene liegen. Die Dosisverteilung auf der Oberfläche ist also komplizierter. Wird ein Kugelschalensegment von 3 aufeinander senkrecht stehenden Strahlenkegeln bestrichen, ergeben sich Bezirke, die z.T. von 2, z.T. aber von 3 Einstrahlungen erfaßt werden. Die Dosisüberhöhung in den Überschneidungszonen ist maximal 209% (s. Abb. 51).

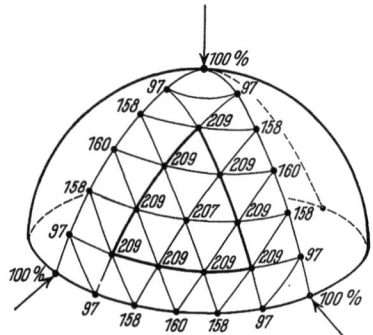

Wird beispielsweise das Capillitium eines Schädels von 53 cm Umfang ($r = 24$ cm) mit dem FHA = 1 r, also ebenfalls 24 cm aus 4 (bzw. 5) Röhreneinstellungen heraus mit aufeinander senkrecht stehenden Zentralstrahlen bestrahlt, dann ergeben sich 5 (bzw. 8) zweifach getroffene Bezirke mit einer Dosiserhöhung von 150% bis 160% (ohne Streuzusatz). Weiterhin ergeben sich 2 (bzw. 4) dreifach getroffene Bezirke mit einer Dosiserhöhung bis 200 oder 220% (Schreus und Proppe, 1936) (s. Abb. 59).

Diese Meßergebnisse sind bestätigt worden (Shanks, 1938; MacKee, Mutscheller und Cipollaro, 1946; Knoll, 1954, zum Teil auch Osborn, Tavener und Farmer, 1945; Straus und Kligman, 1954; Lipski, 1956). Abweichung der Nachmessungen beruhen auf abnormalen Kopfgestaltungen, nicht senkrechter Röhreneinstellung oder abweichender Meßtechnik, die z.B. durch Vorwölbung

Abb. 51. Dosisverteilung auf der Kugeloberfläche aus 3 mit FHA = 3 r rechtwinklig zueinander stehenden Röhreneinstellungen. (Wagner, 1959)

der Meßkammern über das Hautniveau die Überschneidungszonen übertrieben groß erscheinen lassen kann (Wagner, 1959). Der Grad der *Inhomogenität* der Dosisverteilung ist tragbar, da zwischen der zur temporären Epilation ausreichenden Dosis *und* der Dosis, die zur Schädigung führt, ein Spielraum ist (s. S. 180).

9. Weichstrahl-Apparate

Weichstrahlgeneratoren besitzen fast allgemein eine Röhre mit Berylliumfenster. Eine solche ist die Machlett-Röhre AEG 50 T (Abb. 52). Das Fenster aus Beryllium (Ordnungszahl 4,0, Dichte 1,84—1,86) hat die Dicke von 1 mm, ist dadurch vakuumfest und stabil gegen Luftfeuchtigkeit und mechanische Einflüsse (Machlett, 1942; Rogers, 1947).

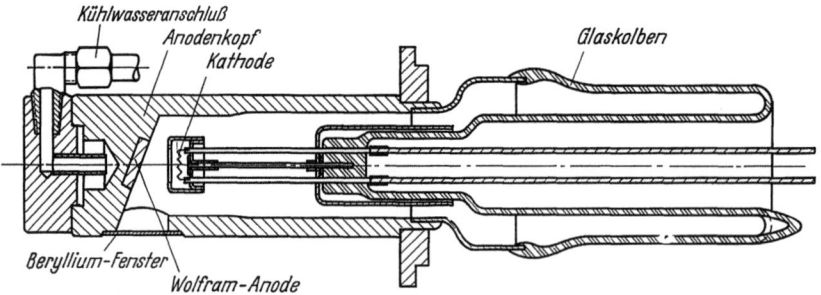

Abb. 52. Schnitt durch die wassergekühlte Weichstrahlröhre mit Berylliumfenster für 50 kV, 25 mA, Type AEG 50. (Machlett, USA)

Die Röhre ist sowohl durch hohe Spannung als auch durch einen Röhrenstrom bis zu 50 mA belastbar. Der Öffnungswinkel der Strahlung beträgt 40°, die maximale Feldgröße $^2/_3$ FHA (ursprünglich $^1/_2$ FHA, Lewis und Mutscheller, 1949).

Als *Beispiele* der technischen Ausführung von Weichstrahlapparaten mit derartigen Röhren seien in folgendem einige in Deutschland hergestellte Weichstrahlapparate beschrieben.

Die Firma *Seifert* (Hamburg) baute die *Machlett*-Röhre (AEG 60) in den Röntgen-Apparat „Dermolux" ein. Dies ist ein Halbwellengerät, bei dem Transformator, Schalttisch, Röhre und Röhrenhalterung eine fahrbare Einheit bilden. Zur Gewährleistung einer ausreichenden Dosisleistung in einem größeren Focus—Haut-Abstand beträgt die Stromstärke 20 mA. Die Scheitelspannung ist in freiem Schaltbetrieb variabel von 6—50 kV. Durch verschiedene Aluminium-Filter werden verschiedene Strahlenqualitäten, nämlich Halbwertdicken von 0,017—1,6 mm Al erzielt. Die Gewebehalbwerttiefen betragen bei 10 kV: 0,4 mm (= „Grenzstrahlen", s.u.); bei 30 kV mit 0,2 mm Al-Filter: 3,0 mm; bei 50 kV ohne Filter: 1,0 mm; bei 50 kV mit 0,2, 0,5, 1,0 bzw. 2,5 mm Al-Filter: 4, 7, 10 bzw. 15 mm (WISKEMANN, 1951).

Die Firma *Siemens-Reiniger* (Erlangen) entwickelte nach den Richtlinien von SCHREUS den „Dermopan" (1949/50, 1962), dessen berylliumgefensterte Röhre in eigener Regie hergestellt wird (AEW 50/25 Be, bzw. AEW 50/25 ö). Auch bei dieser wassergekühlten Röhre hat das Berylliumfenster die Stärke von 1 mm. Erzeugungsgerät (Transformator und Schalttisch), Röntgen-Röhre und Anwendungsgerät (schwenkbarer Haltearm für die Röhre und Strahlenschutzfenster) bilden eine fahrbare Einheit. Es handelt sich auch hier um ein Halbwellengerät. Die Stromstärke beträgt 25 mA, die Spannung ist variabel von 10—50 kV, aber nicht gleitend, sondern *gestuft* (Stufenschaltung).

Die Standardisierung ist so erfolgt, daß 4 verschiedene Spannungen (10, 29, 43 und 50 kV) von der 2. Stufe ab mit Aluminium-Filtern von 0,1, 0,7 und 1,0 mm, später von 0,3, 0,6, 1,0 mm fest gekoppelt sind. Die 1. Stufe bleibt also ohne zusätzliches Aluminium-Filter; der Aluminium-Gleichwert der Eigenfilterung des Berylliumfensters ist etwa 0,02 bzw. 0,03 mm (WAGNER, 1955). Diese Strahlung hat „Grenzstrahlcharakter" (s.u.).

Bei dieser Standardisierung beträgt nun die Dosisleistung bei den Stufen 2—4 (bei einem Focus—Haut-Abstand von 30 cm und dem Röhrenstrom von 25 mA) *jeweils* 100 R/min. Für die *10 kV-Stufe* (Stufe I) sind in 10 cm FHA 1000 R/min angegeben. Durch einen Revolverfilter-Einsatz am Tubus-Ansatz ist die rasche Einstellung der jeweils gewünschten Filterstufe möglich. Die Röhre strahlt nur dann, wenn die zum jeweiligen Filter gehörige Spannungsstufe am Schalttisch eingeschaltet ist (Relais-Steuerung). Auf diese Weise ist *Betriebssicherheit* gegeben: Gleiche Focus—Haut-Abstände: gleiche Bestrahlungszeiten: gleiche Dosen (SCHREUS, 1951). Ein Versagen der Filtersicherung ist allerdings nicht *unmöglich* (BONSE, 1956).

Die Gewebehalbwerttiefen der Strahlung der 4 Schaltstufen betrugen ursprünglich: 0,4, 3,0, 7,0, 11,0 mm (SCHREUS, 1951); nach Abänderung der Al-Filterstärken: 0,3, 4,0, 8,5, 12,0 (SCHREUS und KALTOFF, 1956); 0,3, 3,8, 8,0, 11,7 mm (GRAUL, 1952) bzw. beim Dermopan II 0,4, 3,0, 7,5, 12,5 mm in Cellon, Dichte 1,3, Z eff 7,43 (Siemens, 1962). Die mittleren Reichweiten betragen im Gewebe: 0,6, 4,5, 11 und 19 mm. Im Gewebephantom „Cellon-blau" ergaben sich für die gleichen 4 Schaltungen (Spannungen und Filter) andere Gewebehalbwerttiefen, nämlich 0,25, 2,5, 5,2, 7,3 (WAGNER, 1953; PROPPE, 1957). Dies sind aber gewiß Minimumwerte (s. S. 165). — Die Gewebehalbwerttiefen des Dermopan entsprechen der Forderung von SCHREUS, nämlich *Normwerte* für „Grenzschicht-, Oberhaut- und Hauttherapie" anzustreben (s. S. 147). Die Ähnlichkeit der Dosisabfallkurven von Stufe II—IV der Dermopan mit denen der 3 *üblichen* Tubuslängen bzw. Focus—Haut-Abständen (1,5, 3,0, 5,0 cm) des Nahbestrahlungsgerätes nach CHAOUL („Monopan") ist offensichtlich (s. Abb. 53). Diese Bindung in der Abstufung ist sogar *zu* eng (s.u.). — Daß die Integraldosen einander *nicht* ähnlich, sondern bei den Weichstrahlen 2—3mal kleiner sind, wurde erörtert (s. S. 151), ebenso, daß das Ausmaß der Felder bei den Weichstrahlgeräten unvergleichlich größer gewählt werden kann. Die Standardisierung der 4 Gewebehalbwerttiefen beeinträchtigt als solche die Anpassung der Strahlung an die Schichtdicke des zu bestrahlenden Herdes; dies geht aber nicht so weit, daß die mit der gleichzeitigen Standardisierung der *Dosisleistung* gegebene Betriebssicherheit allzu teuer erkauft wäre (s. S. 150). — Hingegen wäre eine zusätzliche (5.) Schaltmöglichkeit *zwischen* den Stufen I und II erwünscht, z.B. 20 kV, 0,12 mm Al-Filter (bzw. 1 mm Cellon-Filter), Al-HWD = 0,08 mm und GHWT = 1,1 mm (GRAU, 1954; BORN, 1958). Die Dosisabfallkurve hätte dann Ähnlichkeit mit der Dosisverteilung der ^{90}Sr—^{90}Y-Strahlung (s. Abb. 38) oder der Kontaktbestrahlung (VAN DER PLAATS, 1938). Bei bestimmten Dermatosen hätte gerade *sie* einen hohen praktischen Wert, nämlich überall da, wo die mittlere Reichweite der Strahlung der Stufe II bereits zu groß ist.

Die für die *Kontakt*bestrahlungstechnik konstruierten Apparate zeichnen sich durch besonders hohe Dosisleistung aus. Es sind dies: *RT 50 der Firma Philips-Müller* (Röhreneigenfilterung = 0,2 mm Aluminium Gleichwert, 50 kV, FHA = 20 mm, GHWT = 2—10 mm); *CT-Philips-Müller*-Apparat mit Miko-Beryllium-Fenster (Eigenfilterung: 0,03 mm Aluminium Gleichwert, 10—50 kV Gleichspannung, Stromstärke = 2 mA, FHA = 2—10 cm); Liliput-Röntgenröhre 1952 (Eigenfilterung 1,5 mm Beryllium, 10—25 kV, 0,1 mA. FHA = 1 mm, GHWT = 0,3—0,5 mm, Dosisleistung = 100000 R/min). Diese beiden Apparate vereinigen das Prinzip der Nahbestrahlung mit dem der Weichstrahltechnik. (Dazu s. S. 173!)

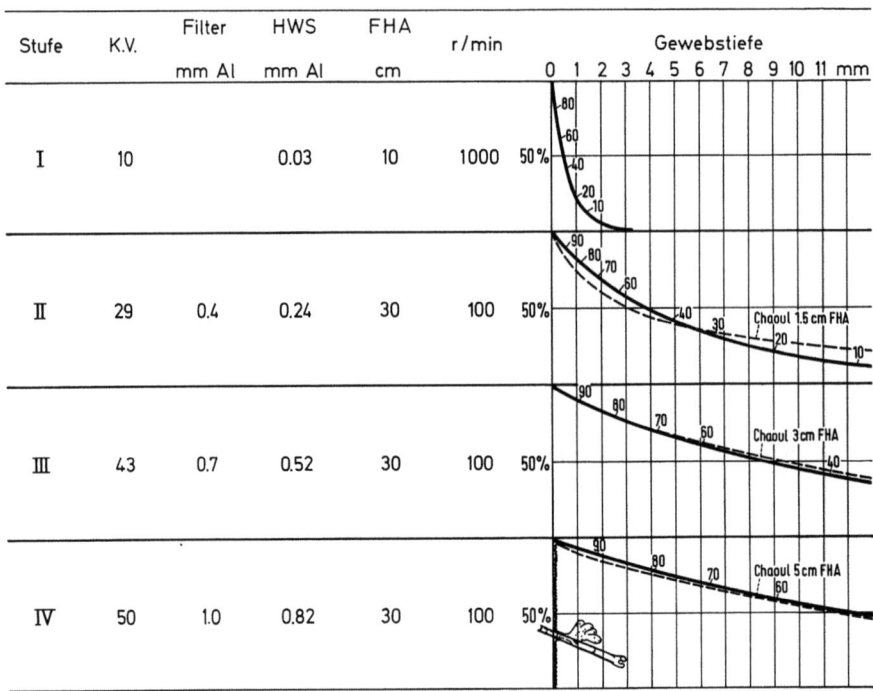

Stufe	K.V.	Filter mm Al	HWS mm Al	FHA cm	r/min	Gewebstiefe
I	10	0.03		10	1000	
II	29	0.4	0.24	30	100	
III	43	0.7	0.52	30	100	
IV	50	1.0	0.82	30	100	

Abb. 53. Charakteristik der einzelnen Schaltungsstufen des „Dermopan"; Dosisabfallkurven im Gewebe im Vergleich zu denen bei der Nahbestrahlung nach Chaoul. (Nach Schreus, 1951)

Der Strahlenqualitätsbereich zwischen den Stufen I und II des „Dermopan" wurde früher durch Cellonfilterung der *Bucky*-Strahlen erreicht (Miescher). Ähnliches ist auch durch die, nach Ausschaltung der Filtersicherung *ungefilterte* Strahlung einer Berylliumröhre mit *50 kV-Spannung* realisierbar: GHWT = 0,7 mm bei 30 cm FHA (Proppe, 1958), 0,96 mm bei 90 cm FHA (Wagner, 1957) und 2 mm bei 200 cm FHA (Schirren, 1957). Die Dosisleistung dieser Strahlung beträgt bei 30 cm FHA 3000 R/min, bei 5 cm FHA sogar 200000 R/min. Über die Verwendung dieser nicht ungefährlichen Schaltungsmöglichkeit mit ihrer hohen Dosisleistung und trotz hoher Spannung geringen Gewebehalbwerttiefe zu einer Großfeld- bzw. Fernbestrahlung s.u. — Zur Ergänzung der Skala von Strahlenqualitäts-Stufen nach der harten Seite hin ist für die 50 kV-Stufe eine 2. Filterung, nämlich durch 2 mm Aluminium, möglich (Graul. 1955; s. dazu aber S. 173).

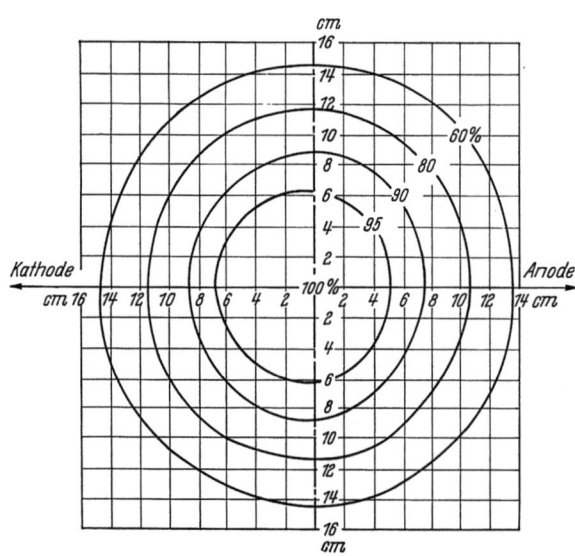

Abb. 54. Dosisverteilung auf dem Bestrahlungsfeld einer Berylliumfensterröhre („Dermopan" in 30 cm FHA)

Der Winkel zwischen der Anodenfläche und dem Zentralstrahl beträgt etwa 45°, so daß ein breiter Nutzstrahlenkegel von 50—55° zur Verfügung steht (Wagner, 1955). In diesem Kegel herrscht praktisch Feldhomogenität. Randwärts tritt eine Minderung der Dosisleistung von 15% erst ein, wenn der Durchmesser des Feldes größer als $^2/_3$ FHA ist (Wagner, 1955). Bei einem FHA von 30 cm umschließt die 90%-Isodose ein kreisförmiges Feld von 15 cm Durchmesser, bzw. ein quadratisches Feld mit der Kantenlänge 10 cm (Graul, 1952). Solche *quadratischen* Felder erlauben eine lückenlose Apposition (Schreus, 1932). Über die Isodosen kleiner Intensität sowie über die Exzentrizität des Maximums der Feldbelegung, nämlich 0,5 cm vom Fußpunkt des Zentralstrahles kathodenwärts, s. Abb. 54. Ein gleichzeitiger Abfall der Al-HWD anodenseitig ist bei der Dermopanröhre geringfügiger als bei der Machlett-Röhre, fehlt also praktisch (Graul, 1952).

Die Benutzung eines Metalltubus (FHA = 30 cm) ist zur Gewährleistung eines ausreichenden Strahlenschutzes

sowie zur Fixierung des Focus—Haut-Abstandes die Regel (Abb. 55a). Kürzere Tubuslängen haben keinen nennenswerten Einfluß auf die Gewebehalbwerttiefe der Weichstrahlen (s.o. S. 158). Jedoch ist durch Wahl eines Bleiglastubus mit FHA = 15 cm
(Abb. 55b) die Dosisleistung vierfach zu verstärken, die Bestrahlungszeit auf ein Viertel
zu kürzen. Bei seiner Benutzung gestaltet sich die Handhabung des Bestrahlungsgerätes
hinsichtlich der *engen Feldbegrenzung* ganz ähnlich wie die des Chaoul-Gerätes (s. S. 158).

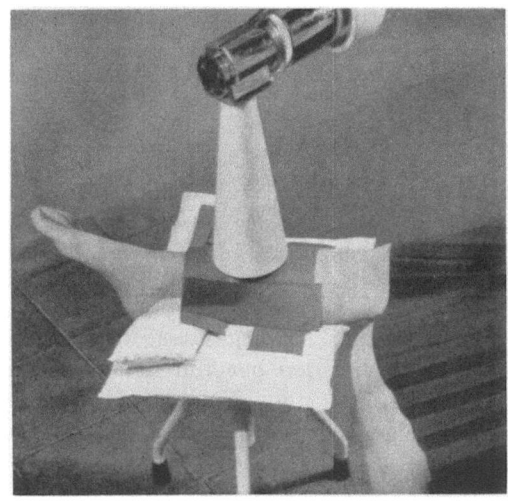
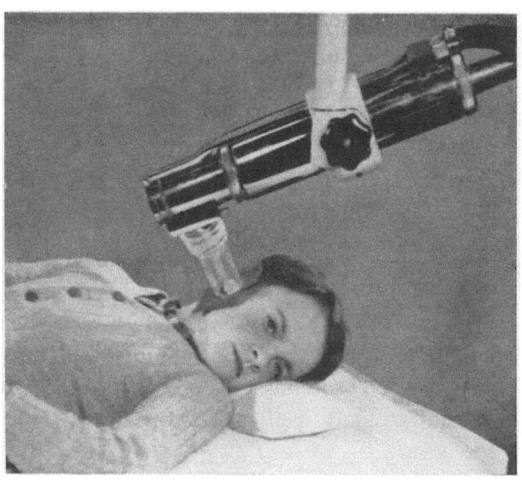

Abb. 55a. Anwendung eines Metall-Tubus mit FHA = 30 cm

Abb. 55b. Anwendung eines Bleiglas-Tubus mit FHA = 15 cm

Die Bereitstellung eines Tubus mit Focus—Haut-Abstand = 10 cm ist für die Strahlung der Stufe I mit
ihrem Grenzstrahlcharakter notwendig. Die Grenzstrahltherapie (s.u.) mit ihren in der Regel hohen Dosierungen
erfordert eine hohe Dosisleistung, die nach dem Quadratgesetz durch kleinen Focus—Haut-Abstand zu erzielen
ist. Hinzu kommt, daß auf diese Weise die starke Absorption der Grenzstrahlen in Luft klein gehalten wird. —
Gegen die Ansätze mit Blendringen für FHA = 5 cm bestehen Bedenken (PROPPE). Bei ihnen ist die Dosisleistung so groß, daß in Sekundenschnelle die beabsichtigte Dosis beträchtlich überschritten werden kann. Aus
Sicherheitsgründen sollte bei Weichstrahlen von einer *solchen* „Nahbestrahlungstechnik" Abstand genommen
werden.

Bei der Röntgenanlage „RT 100" der Firma *CHS Müller* (Hamburg), die mit einem Ventilgleichrichter sowie
u. a. mit der Oberflächentherapie-Röhre Müller TÖ 100/8 arbeitet, liegt an dieser Röhre eine Gleichspannung,
die von 10 auf 100 kV gesteigert werden kann. Schalttisch und Röhre sind getrennt; eine Trennung auch von
Bestrahlungs- und Schalt-Raum ist geboten (Strahlenschutzbedingungen DIN 6811). Der genannte Spannungsbereich ist in mindestens 8 Stufen zu schalten. Eine vollautomatische elektrische *Sicherung* der jeweils zugeordneten Filterung (0—1,7 mm Al) ist eingebaut. Die *Dosisleistung* ist *keineswegs* für alle Stufen die gleiche!
Die Al-HWD steigen von 0,025—2,3 mm, die GHWT von 0,35—31 mm (SCHIRREN, 1956). Ohne Filterung
beträgt die GHWT bei 100 kV (FHA = 200 cm) 3 mm. Durch Herabsetzung der Spannung vermindert sie sich
kaum, bei 50 kV auf 2 mm. Daß bei einer 100 -kV-Strahlung durch starke Al-Filter Gewebehalbwerttiefen bis
zu 50 mm erreichbar sind, wurde oben erläutert. Der Streuzusatz beträgt bei 100 kV +4%, der Homogenitätsgrad bei allen Stufen etwa 0,6 (SCHIRREN, 1956). Die Dosisverteilung über dem Bestrahlungsfeld ist
von der jeweiligen Röhre abhängig. Anoden- und Kathodenseite sind in der Regel symmetrisch; senkrecht
dazu bestehen exzentrische Isodosenlinien.

Mit der maximalen Gewebehalbwerttiefe von 50 mm überschreitet der „RT 100" den
Bereich der Weichstrahltechnik und damit der *Dermoröntgentherapie*. Dieses Gerät greift
bereits in das Gebiet der Halbtiefentherapie über und hebt die dem Dermatologen fachlich
erwünschte apparative Trennung *seiner* therapeutischen Domäne von der Röntgentherapie
des Radiologen wieder auf (SCHIRREN, 1956). — Trotzdem seien die Bestrahlungsbedingungen des RT 100 mit Berylliumfenster, als Halbwerttiefen in Wasser program-
miert, hier wiedergegeben (WICHMANN, 1966) (s. Tabelle 2). Die kV-Zahl dient als Stufen-
anzeige. Die HWT steigt mit der Stufe, dem FHA und der Feldgröße an. Einander
ähnliche HWT lassen sich bei unterschiedlichen Bedingungen erzielen. Da bei 0,25 HWT
die relative Tiefendosis 80% und bei 4 HWT ca. 10% beträgt (vgl. Abb. 44), lassen
sich aus den angegebenen HWT insgesamt 81 Tiefendosiskurven angenähert reproduzieren.

Tabelle 2. *HWT-Programmierung des „RT 100".* (Nach Wichmann)

Standard-Stufen (kV)		10	20	30	37	45	55	70	85	100
Filter (mm)		1,0 Be	0,15 Al	0,3	0,4	0,55	0,78	1,25	1,25	1,7
HWD (mm)		10/0,025 30/0,032 Al	0,1 Al	0,2	0,3	0,45	0,75	1,3	1,55	2,15
Tubus-Durch-messer (cm)	FHA (cm)	Halbwerttiefen (mm Wasser)								
1,0	10	0,3	1,5	2,8	3,6	4,6	6,2	8	8,5	10
1,5	10	0,3	1,5	2,8	3,7	4,8	6,5	8,5	9,2	11
2,5	10	0,3	1,5	2,8	3,9	5,1	7,0	9,5	10,2	12,5
3,5	10	0,3	1,5	2,9	4,0	5,4	7,5	10,5	11,3	14
5	10	0,3	1,5	2,9	4,1	5,7	8,2	11,5	12,5	15,7
7	10	0,3	1,5	3,0	4,3	6,1	9,3	13,5	14,7	18
8	30	0,5	1,8	3,5	5,1	7,8	13	20	22	27
12	30	0,5	1,8	3,5	5,2	8,1	14	22	24	30
20	30	0,5	1,8	3,5	5,3	8,4	15	24	26	33

Die GHWT der Strahlung des „Dermix"-Oberflächentherapiegerätes der Firma Koch und Sterzel mit Müller-Metalix-Röhre zeigt, daß außer den berylliumgefensterten Röhren auch solche mit Lindemannglasfenster zur kompletten Weichstrahltherapie verwendbar sind. Bei 50 kV-Spannung sind durch Steigerung der Filterung Halbwerttiefen von 2,5—14 mm zu erreichen (Fest, 1953).

10. Allgemeine Regeln und Strahlenschutz bei der Weichstrahl-Technik

Da die Weichstrahl-Technik eine Methode darstellt, den Dosisabfall bereits im Bereich der Haut in hohem Maße variieren und auch große Flächen homogen ausstrahlen zu können, ergeben sich für die *Durchführung* der Bestrahlung mit Weichstrahlgeräten aus den eingangs erörterten physikalischen und biometrischen Gegebenheiten sowie aus den funktionalen Zusammenhängen zwischen ihnen und den Dosisabfallkurven meist wie selbstverständlich noch einige *allgemeine* Regeln und Ergänzungen.

Nach der Dicke der zu bestrahlenden Schicht oder nach der Tiefe der Lage einer solchen oder der einer unbedingt zu schonenden Schicht ist die *Gewebehalbwerttiefe* der Strahlung anhand der *Leitregeln* auszuwählen, die in den Kapiteln über das Ökonomieprinzip und die spezifische Absorption gegeben wurden. Wieweit für die Praxis die Gleichsetzung der GHWT mit (maximal) der Schichtdicke zur Optimation hinreichen kann, wurde erläutert (s. S. 151).

Zur Herstellung einer zweckmäßigen Gewebehalbwerttiefe sind gemäß den in den Kapiteln über die GHWT als „Funktion" bei freier Schaltmöglichkeit die Röhrenspannung und die Filterung auszuwählen. Bei Weichstrahlgeräten mit *Stufenschaltung* und standardisierten FHA und Feldgrößen besteht die Aufgabe darin, unter den im Programm zur Verfügung stehenden Gewebehalbwerttiefen oder besser „mittleren Reichweiten" die an die klinischen Gegebenheiten am nächsten angepaßte zu wählen und durch Variation die Oberflächendosis therapeutisch zu optimieren, also bei zu großer GHWT die Dosis herabzusetzen und umgekehrt (s. S. 152).

Die Wahl des *Focus—Haut-Abstandes* hat bei der Weichstrahltechnik weniger als bei jeder anderen Röntgentherapie Einfluß auf die GHWT. Eine Verkürzung des FHA ist jedoch einer Steigerung der Dosisleistung dienlich. Dies und dazu die probate Möglichkeit, zugleich ohne Schablone ein *kleines Feld* zu begrenzen, den Focus—Haut-Abstand zu fixieren und schließlich den notwendigen Strahlenschutz zu gewährleisten, führt zu häufigem Gebrauch der *Bleiglastuben* der gebräuchlichen Weichstrahlgeräte (Abb. 55b). Die Verkürzung des Focus—Haut-Abstandes sollte bei kleinen Feldern aber nicht weiter getrieben werden, als zur Erreichung einer praktischen Dosisleistung nötig ist, damit nicht bei zu großer Leistung in Sekundenschnelle die Exaktheit der Dosierung leidet (s. S. 173).

Selbstredend kann ein kleines Feld auch mit größerem Focus—Haut-Abstand bestrahlt werden; eine sorgfältige *Abdeckung* der Umgebung des Feldes durch eine Schablone aus Blei oder Bleigummi ist dann aber erforderlich (s. Abb. 55a). Geeignet ist dazu Ce-X-Plast „M" als selbstklebende Bleifolie oder Ce-X-Plast „W" als Heftpflaster mit Bleigehalt bei sehr weichen Strahlen (CARRIÉ, s. Abb. 56), aber auch Zahnzement oder eine 85% Wismut enthaltende Paste (LESSEL u. REICHEL, 1964, 1965).

Bei *größeren Feldern* ist, wiederum selbstverständlich, der Focus—Haut-Abstand von 30 cm erforderlich, wie er mit dem größeren Metalltubus der Geräte gegeben ist, weil nur bei solchem Abstand eine homogene Ausstrahlung auch eines weiten Feldes möglich ist (s. S. 172).

Ein *Vergleich* zwischen der Nahbestrahlungs-Technik und der bei Anwendung von Glastuben (FHA = 15 cm) in der manuellen Handhabung ähnlichen Weichstrahl-Technik ergibt folgendes. Bei der Nahbestrahlungs-Technik werden ausgedehntere Hautcarcinome (Herddurchmesser größer als 3 cm) nicht mit einem Tubus des FHA von 1,5 oder 3 cm bestrahlt, wie es von der Gewebehalbwerttiefe her gesehen richtig wäre, sondern des größeren Feldes wegen mit dem Tubus maximaler Öffnung, d. i. aber zugleich mit einem FHA von 5 cm, mit dem eine höhere GHWT verbunden ist. Bei der Weichstrahl-Technik ist ein solches Feld ohne Verzicht auf eine kleine GHWT strahlentherapeutisch optimaler zu versorgen. Dies führt dazu, der Weichstrahl-Technik gegenüber der Nahbestrahlungs-Technik den *Vorzug* zu geben. Daher, laut *Statistik*, die Verschiebung der durchschnittlich angewandten Gewebehalbwerttiefen von früher 12 mm auf jetzt etwa 6 mm (SCHIRREN, 1955, 1959; WAGNER, 1962). Hinzu kommt, daß selbst bei gleicher GHWT die *Raumdosis* bei der Nahbestrahlungs-Technik unökonomisch groß ist im Vergleich zur Raumdosis bei Weichstrahlen aus größerem, aber auch aus ähnlichem Abstand.

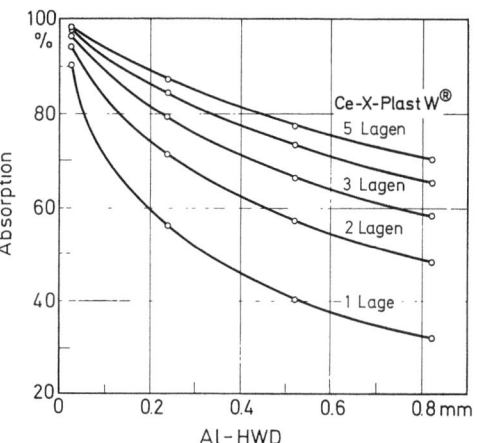

Abb. 56. Schwächung von Weichstrahlen bis 0,8 mm Al-HWD durch Absorption im Heftpflaster mit Gehalt an absorbierender Substanz. (Nach CARRIÉ, 1954)

Die *Homogenität* der Ausstrahlung des Feldes ist bei der Weichstrahl-Technik selbst dann optimaler, wenn die Haut sich in den Tubus *einstülpt*. Beträgt die Vorwölbung 1 cm, dann ist bei der Nahbestrahlungs-Technik mit dem FHA = 5 cm die Oberflächendosis um 56% erhöht, bei der Weichstrahl-Technik mit FHA = 15 cm aber nur um 15%. Handelt es sich allerdings um einen *Tumor*, der in den Tubus hineinragt, dann kann die Nahbestrahlungs-Technik doch noch einen *Vorteil* bieten. Ihre Isodosenlinien erfahren, von der Tubusöffnung an gerechnet, durch die vorgelagerte Tumormasse kaum eine Veränderung; die Strahlung ist hart genug, um in diesem Gewebe nicht nennenswert absorbiert zu werden. Bei der Weichstrahl-Technik hingegen wäre die Reichweite der Strahlung, ebenfalls von der Auflagestelle des Tubus an gerechnet, durch einen derartig in den Tubus hineinragenden Tumor bereits beträchtlich vermindert. Dies kann hinsichtlich der Versorgung der *inneren* Demarkationslinie des Tumors mit der notwendigen Dosis hinderlich sein.

Allerdings ließe sich durch vorherige Planierung oder Curettage des Tumors für die Weichstrahl-Therapie die hinreichende Eindringtiefe der Strahlung gewährleisten (EBBEHØJ). Eine therapeutische Tiefendosis kann auch durch einen *Korrekturfaktor* der Oberflächendosis gewährleistet werden, der die Höhe des Tumors berücksichtigt (DIHLMANN, 1960). Bei 10 mm Tumorhöhe und 40 kV-Strahlung wäre der Multiplikator der Normaldosis mit 2 anzusetzen, analog der Verdoppelungsregel nach CHAOUL, bei 20 kV bereits mit 8! Um die Gürtelzone peripher vom Tumor nicht zu überlasten, sind bei derartig exophytischen Hauttumoren allein die härteren Weichstrahlen (50 kV, 1 mm Al-Filter) brauchbar, bei denen jener Dosis-Korrekturfaktor kleiner als 1,5 ist.

Analog den geschilderten Verhältnissen bei der Nahbestrahlungs-Technik kommt es auch bei der Weichstrahltechnik leicht dazu, *allein eines großen Feldes wegen* Weichstrahlen von mittlerer Gewebehalbwerttiefe statt von Grenzstrahlcharakter zu wählen, bei denen die Feldgröße wegen des aus Gründen der Dosisleistung und der Luftabsorption (s.o.) geringen Focus—Haut-Abstandes durch einen besonderen Tubus beschränkt ist, deren GHWT aber für das Bestrahlungsobjekt unter Umständen geeigneter wäre. Die Großfeldbestrahlung (s.u.) bietet sich hier als eine bessere Lösung an.

Störungen der Homogenität der Dosisverteilung in der Feldebene, also der zentrifugale Dosisabfall durch Luftabsorption, Streustrahlen und Einfallwinkel der Strahlung fallen bei der Feldbegrenzung durch den Tubus kaum ins Gewicht (s. o.). Homogenitätsfilter sind also bei der Weichstrahl-Technik nicht nötig (GREENFIELD und HAND, 1952). Daß bei kleinen Feldern mittels einer Cellonscheibe durch Kompression ein aufgeblähtes pathologisches Gewebe (z. B. ein Hämangiom) vollständig in den Wirkungsbereich der Weichstrahlen hineingebracht werden kann, sei angefügt (KNIERER, 1949). Nach der GHWT-Beziehungsregel läßt sich dann sogar die Grenzstrahlqualität in Betracht ziehen.

Die Regeln der *Durchführung* der Bestrahlung unterscheiden sich nicht von den allgemeinen Regeln der Röntgentherapie. Trotz der meist relativ kurzen Bestrahlungszeiten der Weichstrahltechnik ist durch eine sichere *Lagerung* des Patienten, bei Kindern mit Hilfe von Sandsäckchen, Gurten oder durch Festhalten von seiten (strahlengeschützter) Angehöriger die Konstanz der Focus—Haut-Abstände und der isotopen Lokalisation der Felder zu gewährleisten. Eine *Beobachtung* des Patienten während der Bestrahlung ist erforderlich. — Im *direkten* Strahlengang sollen nur die „Herde" liegen. Bei relativ dünnschichtigen Bestrahlungsobjekten wie Ohren oder Lippen ist die primäre Strahlung hinter dem Objekt durch Bleigummi abzufangen. — Die *Dosierung* erfolgt bei den Weichstrahlgeräten nach dosimetrisch vorher festgestellter Zeit, nicht also durch Mitmessung der Dosis während der Bestrahlung. Die *Dosisleistung* des Generators muß in regelmäßigen Abständen nachgeprüft werden. Die Dosimetrie ist zweckmäßig einschließlich der Sekundärstrahlung, also mit Phantomkammer durchzuführen (s. WACHSMANN in diesem Band). — Ein Aberrieren der Dosen und Halbwerttiefen muß bei der Bestrahlung durch ständiges Nachregulieren von Spannung und Stromstärke vermieden werden. — Die *Protokoll*führung unterscheidet sich in ihren Vorschriften nicht von den Vorschriften der allgemeinen Strahlentherapie (DIN 6827, Blatt 1).

Fragen des *Bestrahlungsmodus*, ob also Einzeitbestrahlung, Fraktionierung oder Protrahierung, sind nicht hier zu erörtern, sowenig wie die *speziellen* Fragen der *Indikation*, der *Dosierung* und der GHWT-Optimation bei Dermatosen und Hauttumoren.

In *allgemeiner* Hinsicht ist bei der Dosisbemessung darauf zu achten, daß die Haut des Stammes empfindlicher ist als die des Gesichtes, daß auch die Empfindlichkeit der Schleimhaut größer ist als die des äußeren Integuments (MIESCHER, KLÜSS und WEBER, SCHREUS, 1929; CHAOUL und WACHSMANN, 1953). Die Empfindlichkeit der Haut gegen Strahlen kann Unterschiede von 1:2 zeigen (HOLTHUSEN, 1951).

Daß die Toleranzdosis umgekehrt proportional der Feldgröße ist, gilt auch für Weichstrahlen, abgesehen vielleicht von deren Grenzstrahlen: Der Logarithmus der tolerierten Oberflächendosis ist der Feldgröße umgekehrt proportional (*Joyet-Hohl-Gesetz*, 1955). Dies erfährt noch dadurch eine Spezifizierung, daß an den Extremitäten absolut kleine Felder relativ bereits groß und so auch zu respektieren sind, weil Schädigungen bei ihnen leichter auftreten (PROPPE, 1948).

Über den Rückenwirbeldornfortsätzen muß zur Verhütung von Kombinationsschäden durch andauernden Druck die Dosis reduziert werden. An den Ohren, der Nasenspitze (über Knorpel), an Fingern, Zehen und am Schädel (über Knochen) ist auch die GHWT zu reduzieren, obwohl bei der Weichstrahltherapie die Knochen von bereits geschwächter Strahlung erreicht werden. Die Ionisation ist aber in solchen Geweben höherer eff. Ordnungszahl um ein Vielfaches (8—10mal) größer als in weichem Gewebe (s. S. 163), anders als bei härteren Strahlen (CANEGHEM u. SCHIRREN, 1956). — Das Periost bleibt allerdings trotzdem geschont (s. S. 164). Bei Bestrahlung in Augennähe ist zum Schutz der Linse eine Bleiglasschale, unter Umständen mit Halterungsfäden zu benutzen (KNIERER und SCHIRREN, 1953; KÖLLING, 1960).

· Beim *Strahlenschutz* ist die Belastung der *Gonaden* zu beachten. Selbst bei einer 12 kV-Weichstrahlung bestehen im *direkten* Strahlengang in 2 mm Gewebetiefe noch 8% der Dosisleistung. Die Anwendung von Weichstrahlen mit größeren Gewebehalbwerttiefen verbietet sich also im generationsfähigen Alter im Bereich des Genitale und der Analregion, sofern die Gonaden im Strahlengang liegen (SCHIRREN, HAUMAYER und DITTMAR, 1958). Bei 29 kV-Strahlung durchdringen 44% die Scrotalhaut (WAGNER, 1962). In die Testes hinein gelangt allerdings weniger. Wenn die Gonaden *nicht* im direkten Strahlengang liegen, ist trotz Benutzung eines strahlenundurchlässigen Tubus je nach der topographischen Lage des Bestrahlungsfeldes noch eine „Gonaden-Dosis" feststellbar, die nicht so klein ist, daß sie ignoriert werden könnte:

Die Strahlenbelastung der *Testes*, gemessen an der Scrotalhaut, ist bei einer Bestrahlung der Analregion bei der GHWT = 4 mm etwa 200 mR pro 100 R des Feldes, bei GHWT = 12 mm etwa 440 mR pro 100 R des Feldes. Eine Abdeckung des Hodens mit einer *Bleiplatte* vermindert diese Dosen nur auf 50 mR pro 100 R, bzw. auf 290 mR pro 100 R. Diese Dosen kommen als Streustrahlung aus dem Körper des Patienten, sind also wirklich „Gonadendosen". Erst ein das Genitale umschließender *Bleibeutel* (MIESCHER, 1957) reduziert jene Dosen auf 2 mR bzw. 30 mR. — Die Strahlenbelastung der gegen Weichstrahlen geschützter liegenden *Ovarien*, gemessen im hinteren Scheidengewölbe, beträgt bei Bestrahlungen an Unterbauch, Vulva und Anus je nach GHWT doch noch 250 bis fast 6000 mR pro 100 R des Feldes. Dies bedeutet bei GHWT = 12 mm und 3×100 R perianal ca. 20 R in den Ovarien (SCHIRREN, 1958, 1961)! Bei Bestrahlungen in diesen Regionen besteht keine Möglichkeit eines Strahlenschutzes durch Blei. — Liegen die Bestrahlungsfelder entfernter von den Gonaden, so beträgt bei GHWT = 4 mm, 15 cm Felddurchmesser, 1000 R Oberflächendosis, ohne Bleischutz die Testesdosis vom Kopf her 0,3 mR, von der Brust her 1 mR, vom Bauch her 50 mR, vom Oberschenkel her 3000 mR und vom Unterschenkel her 240 mR. — Beim *Säugling* mit seinen engeren Lagebeziehungen der Organe ist die Testes-Dosis bei Bestrahlung am Kopfe bei GHWT = 12 mm 1 mR pro 100 R, bei Bestrahlung an der Schulter bereits 4—5 mR pro 100 R und bei Bestrahlung am Oberbauch 16 mR, sofern der Felddurchmesser 4 cm beträgt. Bei kleinerem Felddurchmesser wie auch bei kleinerer GHWT sind die Werte geringer: bei GHWT = 3—4 mm weniger als 1 mR pro 100 R. Werden die Felder ohne Tubus bestrahlt, dann steigen die genannten Gonaden-Dosen auf das 100 bis 2000fache. Durch Anwendung eines Bleischutzes in sinnvoller Weise (s.o.) läßt sich wenigstens an den Testes die Dosis entscheidend vermindern (BORN, 1958, 1961; SCHIRREN, 1961; WITTEN, 1962; WISKEMANN, 1962).

Eine nähere Erörterung der genetischen *Bedeutung* der in ihrer Größenordnung genannten Belastungen der Generationsorgane durch Streustrahlen gehört nicht hierher. Die Hälfte der Patienten steht bei der ersten Bestrahlung laut Kliniksstatistik bereits nicht mehr im generationsfähigen Alter (BORN, 1958; WAGNER, 1962).

11. Spezielle Methoden der Weichstrahl-Therapie

a) Großfeldtechnik und Fernbestrahlung

Die homogene Ausstrahlung einer großen Fläche erfordert einen großen Focus—Haut-Abstand. Wenn die Dosisleistung dabei nicht zu klein werden soll, muß die Röntgenröhre eine hohe Dosisleistung haben. Die GHWT muß hingegen klein sein, weil sonst bei den großen Bestrahlungsflächen die Belastung des Gesamtorganismus zu groß wird, es sei denn, daß die Dosis so klein gehalten wird, daß sie für die Therapie der pathologischen Veränderung im Integument bereits unterschwellig ist. Das *Ziel* einer großflächigen Dermoröntgentherapie, einer „Allgemeinbestrahlung" nach BUCKY, ist dem Ziel einer „Telepanröntgentherapie", einer Totalbestrahlung nach TESCHENDORFF (1953), also einer totalen *Durch*strahlung mit kupferharten Strahlen und mit kleinster Dosis geradezu *konträr* (BODE, 1936; SCHNEIDER, 1950).

Auf die hohe Dosisleistung besonders der *ungefilterten Strahlung* einer beryllium-gefensterten Röhre bei der Spannung von 50 kV wurde oben hingewiesen (S. 136, 172). Sie gewährleistet trotz großem FHA und trotz Absorption in der Luft eine brauchbare Dosisleistung an der bestrahlten Oberfläche. Mit ihrer Gewebehalbwerttiefe von 1—2 mm sind solche Strahlungen der Tiefenausdehnung vieler Dermatosen im Sinne der Strahlen-ökonomie angepaßt. Zur Bestrahlung sehr großer Hautregionen sind also *nicht* Weichstrahlen *jeder* Qualität, sondern gerade die aus ungefilterten und relativ hoch gespannten Berylliumröhren optimal. Eine derartige „*Hochvolt-Weichstrahl-Therapie*" (PROPPE, 1958) ist die Methode der Wahl bei Bestrahlung von ganzen Segmenten oder gar der Totalität der Haut. Die Tatsache, daß an ungefilterten Beryl-

liumröhren eine hohe Spannung die Leistung gewaltig erhöht, ohne zugleich die Penetranz der Strahlen nennenswert zu steigern, *mußte* geradezu ausgenutzt werden (JENNINGS, 1950; GREEN, JENNINGS u. HENDTLASS, 1951; WISKEMANN, 1951 (FHA = 120 cm); PROPPE, 1955; SCHIRREN, 1955, s.u.).

Methodisch können Focus—Haut-Abstand und Spannung beliebig variiert werden. Die Veränderung, die die GHWT dabei erfährt, geht aus Tabelle 3 hervor. Die geringfügige Änderung der GHWT durch Spannungsänderung sowie die demgegenüber

Tabelle 3. *Gewebehalbwerttiefe in Millimeter Cellon bei unterschiedlichen Focus—Haut-Abständen und Röhrenspannungen einer ungefilterten Beryllium-Röhre.* (Nach SCHIRREN, 1959)

Röhren-Spannung in kV	Focus—Haut-Abstand in cm		
	40	100	200
50	1,0	1,4	2,0
43	1,0	1,3	1,7
29	0,85	1,2	1,4

deutliche Änderung der GHWT durch die Verlängerung des Strahlenweges durch Luft braucht nicht noch einmal erläutert zu werden (s. S. 132, 159). — Durch Filterung läßt sich die GHWT selbstredend steigern, bei FHA = 200 cm auf 26 mm (SANNAZZARI, 1958). Da bei gleicher filterbedingter Strahlenqualität im FHA = 20 cm die GHWT 13 mm beträgt, erfährt bei 10facher Vergrößerung des FHA auf 200 cm die GHWT also nur eine Verdoppelung (s. S. 158). Wichtiger ist, daß mit einer derartigen GHWT infolge der Filterung die Methode der Großfeldtechnik ihre Chancen verliert, überhaupt anwendbar zu sein, da entweder die Strahlenökonomie verlassen oder die Grenze der allgemeinen Verträglichkeit überschritten wird.

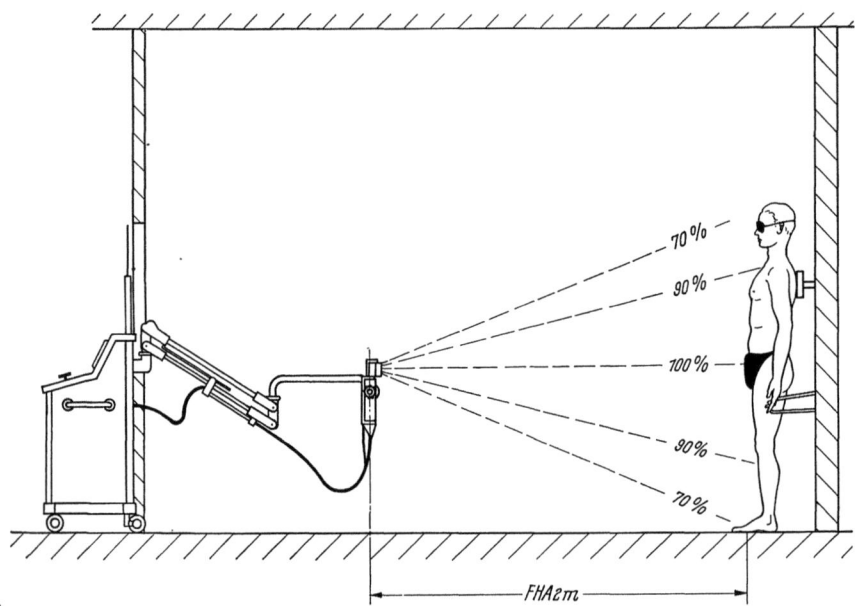

Abb. 57. Aufstellung des Patienten bei der Röntgen-Fernbestrahlung mit ungefilterter Berylliumröhre (FHA 2 m, Bleischutz für Augen und Genitalregion, Handgriffe und Rückenstütze zur sicheren Aufstellung; Prozentangaben = relative Dosisleistung). (SCHIRREN, 1959)

Strahlen aus *ungefilterten* Berylliumröhren werden zur Therapie mehr oder weniger generalisierter Dermatosen in zwei unterschiedlich standardisierten *Methoden* verwandt.

1. *„Dermatologische Großfeldtechnik"* (WAGNER, 1955, 1962; DANA, 1962). Bei ihr ist der FHA = 90 cm, die Feldgröße = 60 × 60 cm, der FHA also = 1,5 Felddurchmesser (s. S. 168). Die Röhrenspannung beträgt 50 kV; auf ein Zusatzfilter wird mit Absicht verzichtet. Die GHWT beträgt 0,96 mm (WAGNER, 1957), bzw. 1,4 mm (SCHIRREN, 1958, 1959).

Die Dosisleistung ist 180 R/min. Der Dosisabfall an den Rändern des Feldes ist wegen der starken Absorption in Luft größer als dem Quadratgesetz entspricht. Die Quanten von weniger als 13 keV sind in 90 cm FHA fast zur Hälfte absorbiert (KOLB).

2. *„Röntgenfernbestrahlung"* (SCHIRREN, 1954, 1955, 1959), *„Teleröntgentherapie"* (DEGOS u. LEPINAY, 1960; COFANO, 1961; BRAUER, 1962; GOLDSCHMIDT, 1962). Hier ist der FHA = 200 cm, der Durchmesser der Feldgröße = 170 cm (etwa Körpergröße); der FHA beträgt also 1,18 Felddurchmesser. Die Homogenität dieses Feldes zwischen Zentrum und Rand beträgt auf der Meßstrecke senkrecht zur Röhrenachse 1:0,7. Bei Richtung des Zentralstrahles auf die Unterbauchhautregion bestehen am Scheitel und an den Füßen also noch 70% der Strahlenintensität, am Fußpunkt des Zentralstrahles (s. Abb. 57). Auf einer Meßstrecke parallel zur Röhrenachse ist das Feld inhomogener (SANNAZZARI, 1958). Infolge des Neigungswinkels der Antikathode ist die Strahlenintensität am antikathodenseitigen Feldrand besonders gering. Diese Asymmetrie läßt sich durch Vergrößerung des Neigungswinkels der Anode verringern (ROGERS). Die GHWT beträgt bei der Röntgen-Fernbestrahlung 2 mm (SCHIRREN), bzw. 1,4 mm (WAGNER). Die im Vergleich zur Großfeldtechnik längere Luftsäule härtet also die Strahlung so, daß angenähert die 1,5fache mittlere Reichweite im Gewebe erzielt wird (s. Abb. 58). Die Dosisleistung ist hier nur 20 R/min bzw. 17 R/min statt 36 R/min, wie sich formal aus dem Abstandsgesetz ergäbe.

Beide Verfahren haben auf den Organismus keine Nebenwirkungen. Eine Epilation tritt selbst nach 2000 R nicht ein (BRAUER, 1962). Bei beiden Verfahren ist die *Filter-*

sicherung ausgeschaltet. Sie dürfen also nur angewandt werden, wenn durch anderweitige Signalvorrichtungen das Fehlen eines jeden Filters angezeigt wird (WISKEMANN, 1953), sofern nicht ein eigenes Gerät nur für die Durchführung dieser Methoden bereitgestellt werden kann. Die Großfeldtechnik kann ohne weiteres auch beim liegenden Patienten durchgeführt werden, die Fernbestrahlung leichter im Stehen und allenfalls bei *schräg*-liegenden Patienten. Daß die Fernbestrahlung auch eine partielle Bestrahlung der einen oder anderen Körperhälfte erlaubt, ist selbstverständlich, ebenso auch, daß mit der Groß-feldtechnik durch Apposition mehrerer Felder (mit Überlappung der Feldränder und einer Dosiserhöhung auf 140 % in diesen Zonen) eine angenäherte Totalbestrahlung möglich ist.

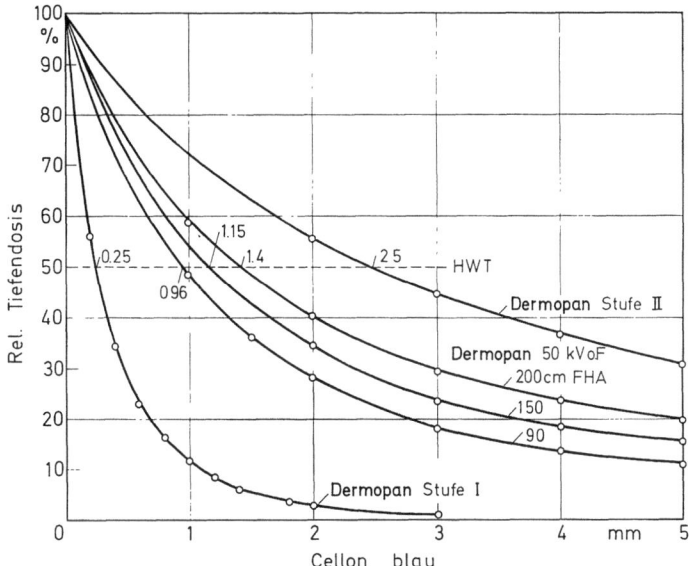

Abb. 58. Dosisabfallkurven ungefilterter 50 kV-Berylliumfenster-Strahlungen bei 90, 150 und 200 cm FHA. Vergleichsweise die Dosisabfallkurven der Dermopan-Stufen I und II (gemessen in Cellon-blau). (WAGNER, 1962)

Im übrigen steht der unter Umständen für den Patienten bequemeren Dosisleistung der 1. Technik die meist wohl optimale größere Reichweite der Strahlung im Gewebe bei der 2. Methode gegenüber (s. aber WAGNER, 1957). Wieweit sich die Protrahierung bei der 2. Methode biologisch auswirkt, ist noch nicht gemessen. Der Protrahierungs-quotient $^1/_9$ zwischen beiden Methoden liegt nahe bei dem von $^1/_{12}$, der bei Weichstrahlen mit der GHWT = 12 mm immerhin einen relativ verstärkten Akanthoseeffekt erkennen läßt (JADASSOHN, 1966; MAGGIORA und LOZERON, 1966).

Ohne Bleischutz beträgt trotz der geringen Gewebehalbwerttiefe die *Gonaden-Dosis* bei der Frau ca. 1500 mR pro 100 R Röntgenfernbestrahlung. Sie läßt sich durch ein Bleischild (1 mm) auf 85 mR reduzieren (SCHIRREN, 1961). Beim Manne ist der oben erwähnte Bleibeutel anzubringen (SCHIRREN, 1955, 1961; MIESCHER, 1957; BORN, 1958), um eine ähnliche Reduzierung der Gonaden-Dosis zu erzielen.

b) Epilationsbestrahlung

Einige Methoden der Weichstrahltherapie sind unter dem Zweckbegriff der tempo-rären *Epilation* terminal behaarter Hautpartien zusammengefaßt. Ihre topographischen Grundlagen, die notwendige Härte der Strahlen und die Größe der Epilationsdosis wurden erörtert (s. S. 139), auch die Beziehungen zwischen Feldgröße und Focus—Haut-Abstand, insbesondere bei Kugeloberflächen (s. S. 170). Die strahlengeometrischen Ableitungen zur Epilationstechnik mit klassischer Oberflächenstrahlung können unver-ändert zur Epilation mit Weichstrahlen übernommen werden.

Die Abhandlung dieser schwierigsten Dermoröntgentherapie kann hier *kurz* gefaßt sein, weil eine noch gültige *vollständige* Übersicht über die Epilationsbestrahlung vorliegt (G. WAGNER, 1959) *und* weil die *Indikation* zur Durchführung einer Epilationsbestrahlung inzwischen im Schwinden begriffen ist. Die Domäne dieser Technik waren die Infektionen der Haare mit pathogenen Pilzen, den therapeutisch nicht anders als durch eine passagere Epilation mit Röntgenstrahlen (oder mit Thallium) beizukommen war. Die Entwicklung der fungistatischen Chemotherapie macht die so kunstfertigen Ausarbeitungen einer optimalen Bestrahlungstechnik für die Epilation fast gegenstandslos. Es verbleiben lediglich Indikationen zur *Entzündungsbestrahlung* (z.B. bei Psoriasis der Kopfhaut) mit analoger, aber weniger prekärer Einstelltechnik, weil die Dosierung weit niedriger ist.

Es ist deshalb bedeutungslos, daß zur Epilation die Notwendigkeit einer Strahlung von *über* 1 mm Al-HWD noch weiter vertreten wurde (ZINK, 1949; MOTHRAM und HILL, 1949; WUCHERPFENNIG, 1951; KELLER, 1952; LEINBROCK, 1955; LIPSKI, 1956), als die Eignung einer Strahlung von nur 0,5—0,8 mm Al-HWD, also von *Weichstrahlen*, bereits bewiesen war (GRAUL, 1951; BADEN, 1953; MIESCHER, 1953; WAGNER, 1955; SCHIRREN, 1955; SCHREUS und KALTHOFF, 1956; HELL, 1957).

Wegen der unvermeidlichen Inhomogenität der Dosisverteilung auf der Kopfhaut ist die Kenntnis der *Minimaldosis* der Epilation erforderlich. Die hohe Belastung der Überschneidungszonen mehrerer Felder zwingt zur Einhaltung einer Minimaldosis am Fußpunkt der Zentralstrahlung eines Feldes. Bei der klassischen Oberflächenstrahlung war 375 R (2,3% Versager, MONCORPS, 1947), aber auch 325 R (6% Versager, ZINK, 1949) eine derartige Minimaldosis. Sie liegt bei 50 kV-Weichstrahlen nicht höher (s. S. 141).

Angaben über die Größe der Epilationsdosis bei Weichstrahlen enthält die Abb. 16 (s.o.). Empfohlen werden des weiteren bei Stufe IV des Dermopans (s. S. 171) 420—440 R (SCHREUS u. KALTHOFF, 1956), 430 R (GRAUL, 1954), 375 R (SCHIRREN, 1955), 400 R (WAGNER, 1959); bei Stufe III 415 R (SCHIRREN), 400—420 R (WAGNER). Die Gewebehalbwerttiefe entspricht dabei *nicht* dem Ebbehøj-Prinzip (s. S. 152). Der biologische Effekt wäre sonst zu variabel. Die Wahl einer GHWT < 7—8 mm bietet also keinen praktischen Gewinn. Gegenüber der klassischen Oberflächenbestrahlung ist bei einer GHWT $= 12$ bzw. $= 8$ mm eine Schonung der Tiefe schon ausgiebig genug erreicht (z.B. Dermopan — Stufe III, WAGNER, 1959, 1962; PROPPE, 1962).

Aus der Geometrie der Dosisverteilung auf einer Kugeloberfläche ergibt sich, daß zur Entzündungsbestrahlung wie zur Epilation eines Capillitiums ein genügend großer Öffnungswinkel des Tubus gewählt werden muß, damit die Feldbegrenzung durch die tangentielle Strahlung erfolgt. Ist durch den gewählten Tubus der Focus—Haut-Abstand mit 30 cm festgelegt, dann ist er, in der Maßeinheit des Radius (r) des Schädels ausgedrückt, bei Kindern etwa 3,4—3,8 r. Über die Dosisverteilung auf einem aus nur einer Richtung bestrahlten Feld gibt die Abb. 44 Auskunft. Je größer der Focus—Haut-Abstand (oder je kleiner der Kopf!), um so größer das Feld, die Randdosis und bei mehreren Feldern die jeweilige Überschneidungszone und die Überdosierung ebendort. Die Kenntnis der Dosisverteilung im Nutzstrahlkegel des benutzten Gerätes ist Voraussetzung der Berechnung der Dosen in jenen Überschneidungszonen.

Die Einstellpunkte bei der *5-Felder-Technik*, bei der alle Zentralstrahlen senkrecht zueinander stehen (KIENBÖCK und ADAMSON, 1907, 1909) zeigt die Abb. 59 links. Zur Entlastung des Mittelfelds (Vertex) können die Zentralstrahlen des frontalen und des dorsalen Feldes, statt 3 cm *über* dem Haaransatz zu stehen, auf diesen Haaransatz selbst gerichtet werden. (Die eine Hälfte der betreffenden Felder ist dann abzudecken.) Die Seitenfelder wie auch die erstgenannten Felder können des weiteren um 20—30° nach unten abgewinkelt werden (KNOLL, 1954). — Statt dieser Variation läßt sich bei kleinen Schädeln auch auf das genannte Mittelfeld verzichten, so daß eine 4-Felder-Technik möglich ist.

Bei derartiger *4-Felder-Technik* stehen dann 2 Zentralstrahlen senkrecht auf der Temporalebene, die 2 anderen (medialen) haben ihre Fußpunkte etwa *zwischen* den 3 Punkten der fünfstelligen Methode (s. Abb. 59, rechts). Sie stehen senkrecht sowohl aufeinander wie auch auf den Zentralstrahlen der Temporalfelder. Ihr Abstand voneinander beträgt 14 cm (FREUND, 1903; SCHREUS, 1932; SCHREUS und PROPPE, 1936; damals noch mit 110 bzw. 90 kV-Strahlung). Die temporalen Fußpunkte liegen etwa 12,5 cm von der Sagittallinie entfernt. Die praktische Durchführung dieser Methode läßt sich aus den Abb. 60a—c ersehen (WAGNER, 1959). Die Abdeckung der Gonaden ist erforderlich, um die Testesdosis beim Knaben (etwa 20 R, vorwiegend aus der Einstellung des parietalen Feldes herrührend (SCHIRREN, 1961), auf wenigstens 0,1 R zu reduzieren. An eine zur Fixierung der Kinderköpfe konstruierte Vorrichtung (ZURHELLE, 1927) sei erinnert.

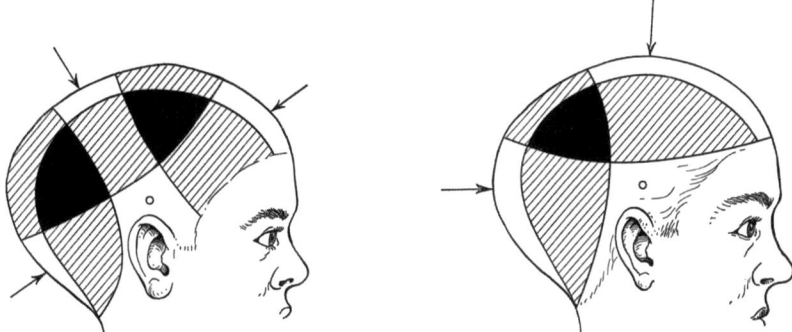

Abb. 59. Links: Lage der einfach, doppelt und dreifach getroffenen Bezirke bei der 5-Felder-Technik; rechts: Lage der entsprechenden Bezirke bei der 4-Felder-Technik. (Nach WAGNER, 1959)

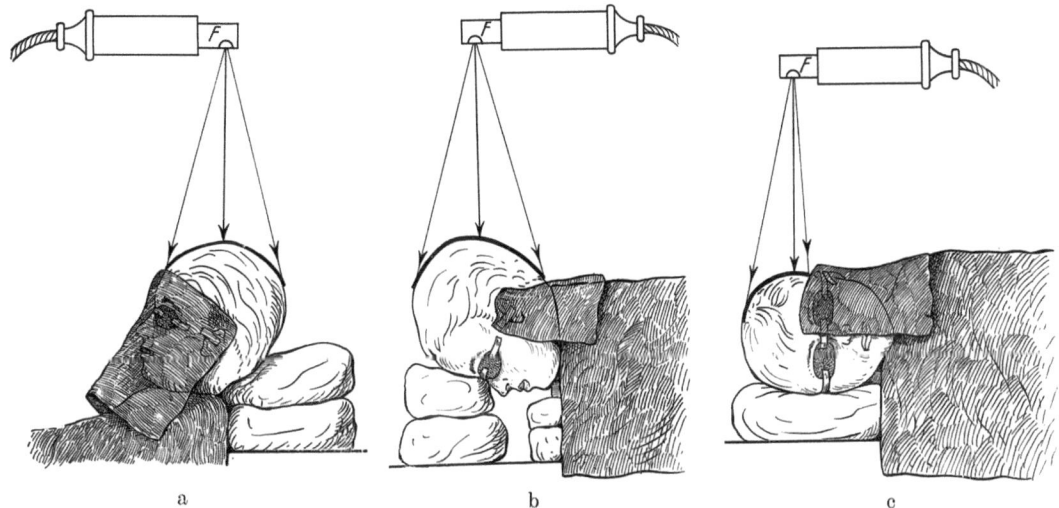

Abb. 60a. Einstellung des Stirnfeldes bei der 4-Felder-Technik
Abb. 60b. Einstellung des Occipitalfeldes bei der 4-Felder-Technik
Abb. 60c. Einstellung der Temporalfelder bei der 4-Felder-Technik

In Anpassung an die individuelle Schädelform läßt sich bei Dolichocephalie der Fußpunkt des Zentralstrahls des dorsalen Feldes nach occipital verschieben, unter gleichzeitiger Bildung eines Winkels zwischen Zentralstrahl und Feldsenkrechter (10—30°). Bei Längsschädeln bleiben bei der 4-Felder-Methode leicht frontal wie occipital mangelhaft epilierte Grenzstreifen übrig. Gering dosierte Zusatzfelder können deshalb nötig werden (LIPSKI, 1960). Insofern ist die 4-Felder-Methode zuweilen schwieriger als die 5feldrige Epilationstechnik.

Die 4stellige Technik war für die Epilation des Capillitiums eine „Methode der Kenner" (WUCHERPFENNIG). Die Wahl der einen oder anderen Methode ließ sich so entscheiden: Ist die Strecke Vertex—vordere Haargrenze ≳ 14 cm, so kann der Zentralstrahl auf die Mitte der Stirnhaargrenze gerichtet werden (s. Abb. 61 B), bei größerer Strecke 2 cm höher (A). Wenn der Schädelumfang ≦ 55 cm ist, dann ist die 4-Felder-Methode, sonst eine 5-Felder-Methode zweckmäßig. Oder es wird die untere Hälfte des Occipitalfeldes mit einer Zusatzdosis belegt („verbesserte 4-Felder-Methode" LIPSKI, 1960). Bei großen Kopfradien (> 8,5 cm) ist aber statt eines occipitalen Zusatzfeldes auch die Vergrößerung des FHA auf 30 cm = $3^3/_4$ Radius zweckmäßig (WAGNER, 1959).

Ohne Erhöhung der Gesamtdosis ist eine *Fraktionierung* der Epilationsbestrahlung möglich (HOLTHUSEN, 1933; BODE, 1940; KELLER, 1939, 1948; HELMKE, 1949; SUNKOV, 1951, 1954, 1955; BADEN, 1953; MIESCHER,

1953; Ariewicz, 1954; Levitan, 1955; Schirren und Can, 1956; Grau und Rausch, 1958; Wagner, 1959). Fraktionierung bedeutet Entlastung der Knochenwachstumszonen sowie des Gehirns. Dem steht die psychische Belastung der Kinder durch die wiederholten Sitzungen entgegen, auch der erhöhte Zeitaufwand durch mehrmalige maßgerechte Einstellungen und schließlich wieder die Tatsache, daß Weichstrahlen ohnehin genügend „tiefenschonend" sind (Wagner, 1959; Proppe, 1958):

Im Kreuzfeuer einer 5feldrigen Bestrahlung mit klassischer Oberflächenbestrahlung (85 kV) erhielt das Stammhirn etwa 80% der Epilationsdosis (Proppe, 1937); bei Weichstrahlepilation sind dies hingegen nur wenige Prozent. Spätschäden (Wucherpfennig, 1937; Proppe u. Gahlen, 1940) sind nicht mehr zu erwarten. Veränderungen im Elektroencephalogramm, die bei einzeitiger Weichstrahlmethode 8—10 Tage nach der Bestrahlung vorübergehend nachgewiesen werden können, sollen allerdings erst bei einer fraktionierten Epilation

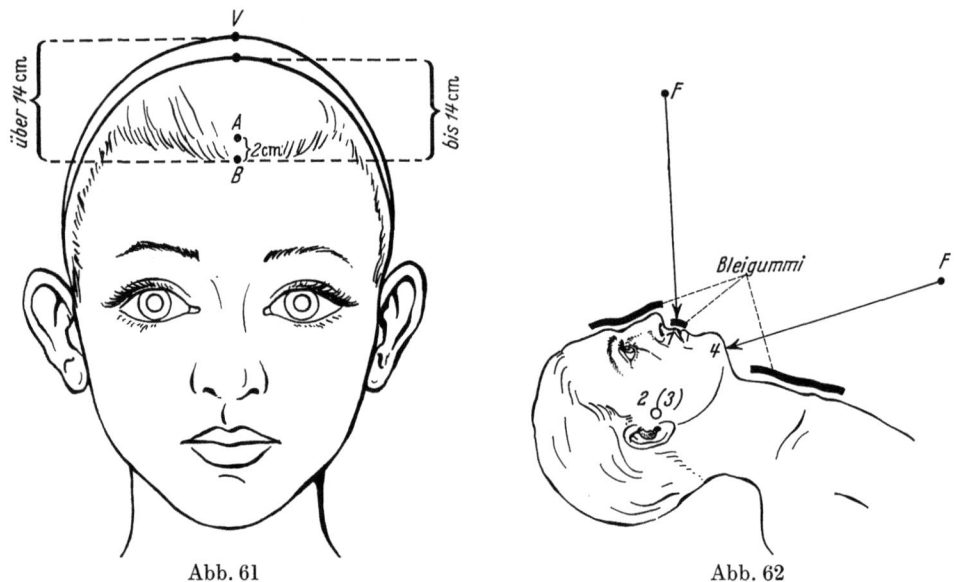

Abb. 61   Abb. 62

Abb. 61. Verlegung des Zentralstrahles des Parietalfeldes vom Punkt B nach A, wenn die Entfernung Vertex—Frontalgrenze 14 cm unterschreitet. (Lipski, 1960)

Abb. 62. Die Einstellpunkte bei der Bartepilation. (Wagner, 1959, modifiziert nach Kienböck).

(täglich 50 R pro Feld) seltener oder garnicht mehr zu beobachten sein (Schirren, Weber, Kugler, 1956; Lipski, 1960). Dem ist widersprochen worden (Schwarzwald, 1960; Born und Hubach, 1961). — Mit Weichstrahlen könnte die Epilation gefahrloser wiederholt werden als mit klassischer Oberflächenstrahlung (Schreus u. Kalthoff, 1956; Schirren, 1956; Hell, 1957). Praktische Bedeutung hat dies nicht, da eine Indikation zu einer wiederholten Epilation bestimmt nicht mehr vorkommt.

Bei der Epilation der *Bartregion* war ebenfalls seit Kienböck eine 4stellige Einstellung bewährt. Einstellpunkte und Abdeckung gehen aus Abb. 62 hervor. Auch hierbei ist eine Variation der Strahlenrichtung möglich (s. Graul: Dermopanfibel). Die hohe Empfindlichkeit der Gesichtshaut ist bei der Dosierung zu beachten. Fraktionierung wird auch hierbei empfohlen (Helmke, 1949; Baden, 1953; McKee u. Cipollaro).

c) Grenzstrahltherapie

Obwohl sich eine begriffliche Trennung oder Gegenüberstellung von Grenzstrahlen und Weichstrahlen im Hinblick auf die Sache selbst nicht mehr aufrechterhalten läßt, (s. S. 131), bleibt bestehen, daß die Grenzstrahlen lange vor den übrigen Weichstrahlqualitäten dem Strahlentherapeuten zur Verfügung standen. Zu ihrer Erzeugung gab es früher eigene Geräte (z.B. von C.H.S.Müller, Siemens-Reiniger), die für Spannungen von 6—12 kV gebaut waren und eine Röntgenröhre besaßen, deren Strahlenaustrittsfenster aus Lindemannglas gefertigt war. Weiche Strahlen werden durch dieses Lithium—Beryllium—Borat-Glas etwa 5mal weniger absorbiert als durch das Glas der Oberflächentherapieröhren. Zur Erzeugung ausschließlich von Grenzstrahlen eingerichtete Geräte werden heute nicht mehr gebaut. Die Vorteile des Berylliums der Weichstrahl-

Röhren bestehen, neben der größeren Widerstandsfähigkeit und Verwendbarkeit bei höheren Spannungen (s. o.), im Grenzstrahlgebiet auch darin, daß die weichen Strahlen etwa 5mal weniger absorbiert werden als durch Lindemannglas, die Strahlenausbeute also leicht größer zu gestalten ist (s. S. 136). Diesen Strahlungen von *Grenzstrahlcharakter* mit der GHWT = 0,3—0,5 mm sei einmal noch ein eigenes Kapitel eingeräumt.

Der gleitende Übergang von den Dosisabfallkurven der weichsten Strahlenqualitäten zu denen der Weichstrahlen mittlerer Qualität (s. Abb. 31) läßt die Grenzstrahlen in die Gruppe der Weichstrahlen einbeziehen (s. S. 131). Die Möglichkeit der Erzeugung aller dieser Strahlungen in der gleichen Röhre fügt ein übriges hinzu: Weichstrahltechnik und Grenzstrahltechnik sind schließlich nur noch „Stufen" einer Schaltmöglichkeit (s. S. 171). Es gibt aber eine *eigene Literatur* über Grenzstrahltherapie. Zwar liegt deren Schwerpunkt 30 Jahre zurück; dies bedeutet aber nicht, daß diese Strahlenqualität inzwischen nennenswert an Bedeutung verloren hätte. In den USA hat sie sogar an Bedeutung gewonnen (HOLLANDER, 1953; WITTEN, 1960). Die letzte zusammenfassende Darstellung ist noch nicht alt (BUCKY und COMBES, 1954).

In welchen Eigenschaften und Wirkungen sich die Grenzstrahlen von den übrigen Weichstrahlen härterer Qualität unterscheiden, wurde bereits erörtert: In den Kapiteln über die physikalischen Gegebenheiten, den Dosisabfall im Gewebe als Funktion der Bestrahlungsbedingungen oder als Funktion des Absorptionskoeffizienten erscheinen die Grenzstrahlen jeweils als „Grenzfall". Die *stärkste* Absorption in Luft und damit die *stärkste* Abhängigkeit der Dosisleistung u. a. vom Focus—Haut-Abstand, der *steilste* Dosisabfall im Gewebe (VENNART, 1954), aber auch die *größte* Erythemdosis und die *stärkste* Nachpigmentierung, jedoch auch die geringste Retentions-Acanthose (HEITE, 1960) kommen ihnen zu. Daraus folgt, daß praktisch nur beschränkte Focus—Haut-Abstände wählbar und damit nur beschränkte Feldgrößen erreichbar sind, weiterhin aber für *oberflächliche* pathologische Prozesse der Haut die GHWT gerade dieser Strahlung in eigenartiger Weise „ökonomisch" ist (WITTEN, 1960), und schließlich die *Dosierung* mehrfach *höher* liegen kann als bei härteren Weichstrahlen. Bei der Optimation (s. S. 152) wird nämlich der steile Dosisabfall durch die Höhe der Oberflächendosis kompensiert. Rein formal ist das eine beträchtliche *Abweichung* vom Ökonomierungsprinzip! Diese Abweichung ist aber irrelevant, weil sich die Strahlenabsorption in der nichtreagiblen Hornschicht konzentriert. Dadurch wiederum ist aber die *Variabilität des Strahleneffektes* bei dieser Strahlenqualität *gesteigert*. Die unterschiedlichen Hornschichtdicken verschieben den Ort der GHWT im lebenden Gewebe. — Schließlich sind die *Kumulationseffekte* bei wiederholten unterschwelligen Dosen besonders *gering* (KALZ, 1959).

Die geringe Penetranz der weichsten Strahlen *erlaubt* nicht nur eine relativ höhere Oberflächendosis, sondern sie *zwingt* sogar zu einer solchen, wenn ein Effekt erreicht werden soll. Dies führt dazu, daß zwar die Dosisverteilungskurven bei der üblichen *relativen* Darstellung für Grenzstrahlen *und* für härtere Weichstrahlen sehr different erscheinen, bei Berücksichtigung der erhöhten Oberflächendosis der Grenzstrahlung, also bei einer vergleichenden Darstellung *absoluter* Dosen aber weit weniger diskrepant erscheinen. Faktisch erreichen trotz des steilen Dosisabfalls immerhin nennenswerte Dosen auch die obere Cutis! Erst hier erschöpft sich die Dosisleistung mit unscharfer Grenze. Eine Isodosenkarte einer „Grenzstrahlung" zeigt am *Maßstab* der Tiefenausdehnung der Haut das Bild einer „Schichtbestrahlung" immerhin schärfer, als es die Isodosen der übrigen Weichstrahlen vermögen (s. TROUT, KELLEY, LUCAS und FURNO, 1955). Der Begriff der *Grenzschichtbestrahlung* (SCHREUS, 1940) geht also im Bereich der Röntgenstrahlen noch am ehesten an, wenn man von der Inhomogenität der Strahlendichte im Inneren selbst dieser Grenzschicht absieht (s. S. 147).

Der wegen der starken Absorption in *Luft* beschränkte Focus—Haut-Abstand bedingt eine begrenzte *Feldgröße*. Diese war bei den speziellen Grenzstrahlgeräten gleich dem Fenster—Haut-Abstand, sofern man sich mit einer Feldhomogenität von 0,75 begnügte. Der Abstand wurde mit ausschwenkbarem Peil- oder *Meßstab* eingestellt. Die Felder waren *nicht scharf* begrenzt (SPIETHOFF und BERGER, 1935). Dies war nicht unerwünscht, da es eine auffällige Begrenzung der späteren Pigmentierung verhinderte. Wurden die Felder mit Überschneidung der Feldränder derart aneinandergefügt, daß bei einem Fenster—Haut-Abstand von 10 cm die Zentralstrahlen etwa 14 cm auseinander lagen, dann wurde mit dem Gerät der Firma C. H. S. Müller eine angenähert homogene „Band"bestrahlung möglich (BERGER, 1935; WITTEN, 1960) (vgl. oben S. 168). (Bei dem Gerät von

Siemens-Reiniger ließ sich wegen des hier steileren Dosisabfalls an den Feldrändern bei Apposition der Felder keine Homogenität erreichen). Bei den neuen Geräten wird in der Regel durch einen Tubus das *Feld* so begrenzt, daß dessen Seitenlänge nur 70% des Focus—Haut-Abstandes beträgt, damit die Feldhomogenität eine bessere ist.

Um bei großen Feldern eine homogene Ausstrahlung zu wahren, ist eine ,,Fernbestrahlung'' zu erwägen. Dieser Versuch findet aber bei den allerweichsten Strahlen, soweit sie bei niedriger Spannung erzeugt werden, sehr schnell ihre Grenze in der praktisch mit der zunehmenden Entfernung viel zu gering werdenden Dosisleistung (Fuhs und Konrad, 1930). Die Fernbestrahlung oder Großfeldbestrahlung aus *un*gefilterten berylliumgefensterten Röhren mit *hoher* Spannung (s. S. 177) ist die Fortsetzung jener Versuche mit geeigneteren Mitteln, weil hierbei der Röntgenminutenzufluß derart groß ist, daß auch noch in 2 m Abstand eine praktikable Dosisleistung vorliegt. Die GHWT dieser Strahlen, die bei kleinen Focus—Haut-Abständen denen der Bucky-Strahlen sehr ähnlich ist, verdoppelt sich allerdings auf Grund der Inhomogenität des Hochvolt-Weichstrahlengemisches durch die Absorption der weichen Anteile in der Luft (s.o. S. 153 und Abb. 62). — Eine ähnliche Vergrößerung der GHWT durch Vergrößerung des FHA trat auch bei der Strahlung aus einer Lindemannglasröhre in Erscheinung, und zwar deutlicher bei 12 kV als bei 6 kV. Die 12 kV-Strahlung war die inhomogenere (Regler, 1931).

Bei den mit 10 kV-Spannung erzeugten Weichstrahlen aus ungefilterter Berylliumröhre, z.B. Stufe 1 des Dermopan, ist die Dosisleistung größer als bei den gefilterten Weichstrahlen durch höhere Spannung, zumal der FHA kürzer gewählt wird. Die Behandlungszeiten werden trotzdem wegen der Applikation meist höherer Dosen nicht zu kurz für die Praxis.

Die Begrenzung unregelmäßig geformter Felder geschieht mit zurechtgeschnittenen Schablonen (Weiner, 1956), sonst mit Blenden (Ross, 1952). Die Absorptionsfähigkeit des verwendeten Materials braucht nicht stark zu sein. Bleifolien von 0,1—0,2 mm Dicke genügen durchaus (CX-Plast-Trommsdorf, Carrié, 1954). Über Abgrenzung der Felder s. Kreiner, 1937; über metallhaltige Pasten (Zinkoxyd) sowie Silikone s. Zingsheim und Lange (1953); Tronnier (1954); Anderson, Williams und Stockley (1954); Lessel u. Reichel (1964).

Über die *therapeutische* Wirkung der Grenzstrahlen zu berichten, ist hier nicht der Ort (s. Hanfling und Distelheim, 1951; Reymann, 1951; Hanfling, 1948, 1952; Oberste Lehn, 1951; Miescher, 1953; Hollander, 1953; Witten, 1960). Es gibt keine Hautkrankheiten, die auf die Grenzstrahlqualität besser ansprechen als auf Weichstrahlen höherer Voltage. Dennoch sind die Wirkung und die Tiefenschonung wertvoll genug, um die Einstellung der Produktion der preiswerten speziellen Grenzstrahlgeräte zu bedauern (Bohnstedt, 1955). Mehr noch, je strenger die Strahlenschutzbedingungen zu beachten sein werden, um so eher wird der Anwendung gerade der Weichstrahlen mit Grenzstrahlcharakter der Vorzug zu geben sein, besonders bei Feldern in Augennähe oder Gonadennähe, sofern nur irgend deren GHWT hinreicht; und sie *reicht* für viele dermatologische Affektionen (Ebbehøj, 1952)!

12. Rückblick auf die Geschichte der Weichstrahltechnik

Bisher wurde vermieden, die Erörterung der Sache zu oft durch eine Erläuterung der historischen Zusammenhänge bei der Entwicklung der Weichstrahltechnik zu unterbrechen. In der Literatur findet sich seit 1950 jedoch kaum *eine* Arbeit, die bei der Darstellung der jeweils neuen Ergebnisse nicht zugleich auch die zahlreichen historischen Anknüpfungspunkte darbietet. *Während* der Entwicklung der Weichstrahltechnik war nämlich eine jede Mitteilung zugleich eine Rechtfertigung und eine Propagierung, die sich der Namen und auch der Stellungnahmen der Autoritäten bedienen mußte, deren Einsatz die Sache gefördert hatte. *Nach* der Ausreifung der Weichstrahltherapie erscheint aber das Historische wie beiläufig und zur Erklärung der Sache selbst kaum noch vonnöten. Obwohl also die Daten der Entwicklungsstufen eher in ein Kapitel der Geschichte der Medizin gehören, sei dennoch eine kleine *Chronologie* aufgestellt, um mit ihr den Überblick über das Schrifttum zu ergänzen. Zur Historie s. SCHREUS (1940, 1953), SCHMITZ (1950), PROPPE (1953, 1958), PILLSBURY (1954), WAGNER (1961). Die Kontinuität der *therapeutischen Idee* kann so zur Geltung kommen, kaum allerdings die wirkliche Leistung der einzelnen Autoren oder die vielfältige Wechselwirkung ihrer Gedanken aufeinander, dergestalt, daß mit philologischer Akribie zugleich auch alle leidigen Prioritätsfragen endgültig zu lösen wären. Vielfach liegen die wirklichen Ursprünge bereits im Dunkel der Vergangenheit. Außerdem sind manche Versuche, die Weichstrahltechnik in ihren Prinzipien begreiflich zu machen, insbesondere manche Wortschöpfungen zu ihrer Zeit zwar nützlich gewesen, inzwischen aber doch auf der Strecke geblieben. Die Zweckmäßigkeit ihres Austausches wurde in den vorhergehenden Abschnitten erörtert, so daß sie keiner erneuten Erwähnung bedürfen.

Die Weichstrahltherapie hat eine vierfache Wurzel. Sie liegt erstens bereits in den Anfangszeiten der Röntgentherapie, als sie nur Dermoröntgentherapie war, also vor 1910, zweitens in der Therapie mit ultraweichen Grenzstrahlen seit 1925, drittens in der Nahbestrahlungstechnik mit ihrer kleinen GHWT seit 1934 und viertens selbstverständlich in der klassischen Oberflächentherapie mit ihrer Filtertechnik, also in der Hinwendung dieser großfeldrigen Oberflächentherapie zur vorwiegenden Benutzung weicherer Strahlen. Aus der Kompilation der Eigentümlichkeiten und der Erfolge der genannten Bestrahlungsmethoden ergab sich, daß kurz vor Beginn des zweiten Weltkrieges die Weichstrahltechnik schon längst nicht mehr das Anliegen nur weniger Therapeuten war. Durch Modifizierung der klassischen Oberflächentherapie hinsichtlich Röhrenspannung und Filterung *oder* durch Modifizierung der Spannung an der mit Lindemannglasfenster versehenen Grenzstrahlröhre wurde versucht, Strahlenqualitäten von Weichstrahlcharakter im engeren Sinne zu erzeugen. Die Aktualität zu jenem Zeitpunkt sollte aber nicht vergessen machen, daß auch Jahre *vorher* einzelne Therapeuten, entgegen der allgemein geübten Bevorzugung der relativ harten klassischen Oberflächenstrahlen, mit den vorhandenen Röntgenröhren Strahlungen von Weichstrahlcharakter, also mit geringer Gewebehalbwerttiefe erzeugten und anwandten.

Die Einführung der Röntgenröhre mit einem Strahlenaustrittsfenster aus Beryllium und damit die Erschließung des Spannungsbereiches von 15—50 kV ließ die bis dahin bestehenden technisch-fabrikatorischen Schwierigkeiten der Erzeugung einer für die Therapie wünschenswerten *Breite* des Spektrums der unterschiedlichen Weichstrahlen insbesondere im Zwischenbereich zwischen Grenzstrahlen und Oberflächentherapiestrahlen überwinden und alle bisher nur partiell erfüllbaren Bestrebungen in ihrer Gesamtheit realisieren. Neu waren damit die Weichstrahlen als solche aber keineswegs.

Welchen Umweg die Oberflächentherapie nahm, bis sie endlich nach einem Zeitraum von 40 Jahren allgemein zur erklärten *Weichstrahltherapie* wurde und inwieweit die älteren Bestrahlungsmethoden dabei teils von der gradlinigen Entwicklung der Weichstrahltechnik ablenkten, teils aber auch die Konzeption der Dringlichkeit ihrer technischen Bereitstellung nahelegten, kann durch folgende Daten erläutert werden.

1909/10 rieten FRANK SCHULTZ und ZEHDEN zur Verwendung *weicher* Röntgenstrahlen bei der Oberflächentherapie, nämlich zu einer ca. 15—20 kV betragenden Spannung an einer Grisson-Röhre mit dünnwandigem Glasfenster (s. BOHNSTEDT, 1955). — 1911 konstruierte LINDEMANN eine Röhre mit Lithium-Borat-Glas-Fenster, also eine Grenzstrahlröhre, allerdings nur zu experimentellen Zwecken.

1912 wiesen MEYER und RITTER hingegen auf die Vorteile einer mit Aluminium *gefilterten* Strahlung für *alle* Zwecke der Dermoröntgentherapie hin.

Die weichen Anteile des Röntgenspektrums galten danach als unberechenbar stark wirkend. Sie mußten deshalb durch Filterung eliminiert werden. Daß allein die Unzulänglichkeit der damaligen Dosimetrie die besondere biologische Wirksamkeit der weichen Anteile der Strahlenspektren vortäuschte, ändert nichts daran, daß zunächst die Notwendigkeit bestand, sich von den weichen Strahlen abzuwenden. Fortan war die Oberflächentherapie von einer mehr oder weniger differenzierten „Filtertechnik" beherrscht (PROPPE (1958), mit der man den unterschiedlichen Tiefenausdehnungen der pathologischen Prozesse der Haut gerecht zu werden vermeinte. Hinzu kam, daß man auch angesichts der therapeutischen Erfolge der Radiumkontakttherapie fälschlich in der *Härte* deren Strahlung ihre Güte erblickte.

1925 stellte G. Bucky der Oberflächentherapiestrahlung seine „Grenzstrahlen" gegenüber. Der Härtegrad selbst der weichsten Strahlung aus Glasröntgenröhren war (1922) durch die Wahl des Lindemannglases zum Strahlenaustrittsfenster unterschritten. Jetzt erschienen die beobachteten Schadensmöglichkeiten gerade der *harten* Strahlen als vollständig vermeidbar, die oben erwähnten Gefahren weicher Strahlungen aber als geringfügig. Mit weniger Strahlenenergie wurde wegen der starken Absorption der Grenzstrahlen in der Haut ebendort mehr Wirkung erzielt. — Bucky nannte seine Methode eine „reine Oberflächentherapie mit überweichen Strahlen", die er ursprünglich hinsichtlich Wirkung als etwas nicht nur quantitativ, sondern qualitativ anderes ansah als die Röntgenstrahlen aus den bisherigen Glasfensterröhren.

1925 findet sich bei Glasser bereits die Idee, das Strahlenaustrittsfenster für Grenzstrahlen aus *Beryllium* herzustellen; die technische Durchführung blieb jedoch aus. Der Mißkredit, in den die weichen Strahlen einst geraten waren, bestand lange auch für die Grenzstrahlen. Doch haben die Dermatologen Arzt, Fuss, Kalz, Ph. Keller, Konrad, Reissner, Spiethof, Stümer, Rost, Wucherpfennig die Erkenntnis von Bucky bewahrt, wie zweckmäßig solche Strahlen doch sein können. — Ihre Indikation war wegen der Begrenzung der Tiefenwirkung immer eine begrenzte. Mit ihnen stand aber ständig neben der klassischen Oberflächentherapiestrahlung wenigstens schon *eine* Weichstrahlqualität zur Verfügung. Die Grenzstrahltherapie ist damit nicht nur ein Vorläufer, sondern eine partielle Verwirklichung der Weichstrahltechnik. Entsprechend ist sie in die heutige Weichstrahltherapie mit einbegriffen. Schon damals aber blieb sie nicht lange die einzige Verwirklichung des Weichstrahlprinzips.

1931 empfahlen nämlich Ph. Keller und G. A. Rost zur Behandlung der Psoriasis eine *ungefilterte* Strahlung aus einer Röntgen-Glasröhre (Heliodor), die mit einer Spannung von nur 45 kV betrieben wurde. Diese Strahlung hatte die Al-HWD von 0,3 mm! Damit war nach heutigen Begriffen eine Weichstrahltherapie im engeren Sinne gegeben! Ihre therapeutische Überlegenheit wird angesichts wenig genauer Dosimetrie nicht unbedingt der größeren Wellenlänge zugeschrieben.

1934 benannte V. Wucherpfennig die Oberflächentherapie besser als „Hauttherapie" oder als eine „Tiefentherapie geringen Ausmaßes", was dann besonders einleuchtend wird, wenn durch Minderung der Filterung und der Spannung, also gleichsam „von oben her", eine Strahlung erreicht wird, die eine nur 0,23—0,17 mm betragende Al-HWD aufweist. Er wandte diese „Weichstrahlen" bereits 1930 an.

1931—1934 begründete H. Chaoul das Prinzip seiner erfolgreichen *Nahbestrahlung*. In Anlehnung an die Geometrie der Dosisverteilung des Radiums wird der zur Konzentration der Dosis nachahmenswerte steile Dosisabfall im Gewebe mit Hilfe der Gesetzmäßigkeit der Abhängigkeit der Tiefendosis vom Focus—Haut-Abstand verwirklicht. Die Indikation dieses „Chaoul-Prinzips" fand eine größere Anerkennung als das „Bucky-Prinzip", durch Weichheit der Strahlung und entsprechende Absorption einen steilen Dosisabfall zu erreichen (s. Wagner, 1961). Jene Benennungen mögen der Vereinfachung dienen; an sich wurden durch apparative Neugestaltung altbekannte Prinzipien realisiert (s. Schreus, 1940), später sogar kombiniert (s. S. 171).

Die Anwendungsmöglichkeit von *Grenzstrahlen* ist bei Hautcarcinom selten (s. aber Ebbehøj, 1951; Mosekilde, 1951; Amdrup u. Overgård, 1955). Die Verbesserung der therapeutischen Erfolge durch Schonung der tieferen Gewebeschichten trat deutlich erst bei der *Nahbestrahlung* mit ihrer der Tiefenausdehnung der Hautcarcinome in der Regel besser angepaßten Strahlenreichweite hervor. Die Massivität dieses Beweises in den folgenden Jahren war es, die nun die Bestrebungen intensivierte, einen vergleichbaren Dosisabfall durch Bereitstellung angemessen weicher Strahlen zu erzielen. Die Historie war also insofern „verwickelt", als Bucky's Bemühung erst zur Anerkennung kam, als das Chaoul-Prinzip die Wichtigkeit der Tiefenschonung verdeutlicht hatte (s. Proppe, 1962). Tatsächlich blieb später die Weichstrahltechnik bei der Standardisierung ihrer Gewebehalbwerttiefen noch lange an der Chaoul-Technik mit deren ebenfalls standardisierten Dosisverteilungen im Gewebe orientiert (s. Abb. 53).

1936 wählte H. Th. Schreus zur Behandlung des Panzer-Krebses eine Strahlung von zwar noch 80 kV, ließ aber, um den Hauptteil der Absorption im Gewebe mehr dorthin zu verlegen, wo die Wirkung erfolgen soll, wohlüberlegt die Aluminium-Filterung fort. Auch dies war ein Versuch, „von oben her" an das Weichstrahlgebiet heranzukommen. Es wäre eine „Hochvolt-Weichstrahltechnik" geworden, wenn die Eigenfilterung der Röhre geringer gewesen wäre. Die „Verbesserung" der Röhrenwand hinsichtlich dieser Strahlendurchlässigkeit war die Forderung von SCHREUS.

1936 erschien V. WUCHERPFENNIG eine „Aufhärtung" der Grenzstrahlen, obgleich schwierig, so doch erwünscht. Dies lief darauf hinaus, die Mitte des Weichstrahlgebietes gleichsam „von unten her" zu erreichen.

1936 bestrahlte E. EBBEHØJ erstmals Tumoren der Haut mit einer 25 kV-Strahlung aus einer Spezialröhre mit Lindemannglasfenster. Die Gewebehalbwertschicht war nicht nur ausreichend, sondern sogar optimal. Dieser Weichstrahlanwendung wurde gegenüber der Nahbestrahlung der Vorzug gegeben (s. EBBEHØJ, 1951).

1936 machte G. JACOBY der Firma Müller den Vorschlag, durch Steigerungsmöglichkeit der Spannung von 9—50 kV an einer Röhre mit Lindemannfenster sowie mit minimaler Aluminium-Filterung sog. „Zwischenstrahlen" (0,05—0,4 mm Al-HWD) zu erzeugen. Dies Gerät, der Prototyp für die spätere Entwicklung, kam schon damals zur Anwendung (s. JACOBY, 1947); ein ähnliches wurde noch 1953 von P. FEST benutzt.

1939 stand M. SCHUBERT (1940) ein Apparat der Firma Siemens-Reiniger mit Lindemannglasfenster und stufenloser Schaltungsmöglichkeit von 10—50 kV (Siemens-Spezial-Weichstrahlröhre) zur Verfügung. Er berichtete hierüber auf der Tagung der Deutschen Dermatologischen Gesellschaft in *Breslau*, wenige Tage vor Beginn des zweiten Weltkrieges! Hier forderten auch H. G. BODE sowie A. REISNER (1940) unter Hinweis auf SCHMIDT, SCHREUS und STÜHMER und entgegen der in den USA vertretenen Meinung, jedoch belegt durch Messungen von A. REISNER über die Dosisverteilung im Gewebe, die *Abkehr* von der klassischen Oberflächentherapie, soweit deren Al-WHD größer als 1 mm war. Ebenda betonte V. WUCHERPFENNIG nochmals, daß sich durch eine Minderung der Strahlenhärte mit jedem Röntgenapparat der gleiche steile Dosisabfall erzeugen ließe, der die Nahbestrahlung auszeichnet; M. SCHUBERT konnte durch seine Absorptionsmessungen die Konstante von CHRISTEN bestätigen, daß nämlich eine Röntgenstrahlung in der Regel dann optimal wirke, wenn ihre Halbwertdicke in Haut 70% der Tiefe der zu bestrahlenden Schicht betrüge (s. Ökonomieprinzip!). Diese *Breslauer* Vorträge waren nicht erst „Keimzellen" der Weichstrahltherapie, sondern bereits deren „Keimling" (s. SCHREUS, 1953), denn die Sache war tatsächlich spruchreif.

1940 erklärte H. TH. SCHREUS, daß mit 9—60 kV und der Möglichkeit einer variablen Filterung ein *Universalgerät* für den Dermatologen zu schaffen wäre. Es erfolgte ein Konstruktionsvorschlag an die Firma Siemens-Reiniger, die 3 üblichen Geräte des Dermatologen, nämlich für Grenzstrahlanwendung, Oberflächentherapie und Nahbestrahlung, im Prinzip dadurch zu vereinen, daß bei gestufter Schaltung und durch Lindemannglasfenster *im Gewebe Dosisverteilungen* im Sinne der „Schichtbestrahlung" (s.o.) erzielt werden, die den Verteilungen bei Grenzstrahlen und denen bei der Nahbestrahlungstechnik gleichen. Trotzdem könnte die praktisch so wertvolle *Feldgröße* der alten Oberflächentherapiegeräte gewahrt bleiben. Der Vorschlag scheiterte an zeitbedingten fabrikationstechnischen Schwierigkeiten.

1942 glückte MACHLETT, zunächst zu industriellen Zwecken, die Konstruktion der widerstandsfähigen *berylliumgefensterten* Röhre (Machlett-Röhre), die durch die Erschließung der Kontinuität des Spannungsbereiches von 13—50 kV eine Weichstrahltherapie mit der ganzen Variationsbreite der Strahlenreichweiten ermöglichte (s. TROUT und ATTLEE, 1942). Diese Machlett-Röhre fand in den USA therapeutische Verwendung. Absorptionsmessungen mit Weichstrahlen erfolgten durch McKEE, CIPOLLARO und MUTSCHELLER.

1943 behalf sich G. MIESCHER hingegen noch mit einer Lindemann-Glasröhre, deren Strahlung (12 kV) durch ein Cellon-Filter aufgehärtet war.

1949, also erst 6 Jahre später, setzte in Deutschland die Verbreitung der berylliumgefensterten Weichstrahlröhre ein. Die *Faszination* durch diesen technischen Fortschritt und der daraus sich ergebende therapeutische Impuls ließen damals und im späteren Rückblick auf diese Zeit leicht den Anschein entstehen, als habe es sich um „neue Strahlen" gehandelt. Diesem Eindruck erlag jedenfalls mancher jüngere Autor. Es wurde aber keineswegs etwa „die Weichstrahltherapie eingeführt", sondern es fand diese Therapieform durch ein technisches Mittel Erleichterung und Verbreitung. Die Berylliumröhre *konsolidierte* Ende der 40er Jahre, was in den 30er Jahren bereits intendiert war und brachte eine Entwicklung zu Ende, die BUCKY 25 Jahre vorher einleitete (s. WAGNER, 1961). Die Lücke im Qualitätsbereich (0,5—5,0 zum GHWT) war jetzt *leicht* zu schließen. Die 50er Jahre brachten die Entfaltung.

1950 fand das Sicherheitsprinzip von H. TH. SCHREUS, nämlich *gleiche* Dosisleistung bei den verschiedenen Spannungsstufen, im „Dermopan"-Gerät der Firma Siemens-Reiniger seine Durchführung. Die Sicherheitsvorrichtung machte die sonst vorgebrachten, durch die Gefahren einer unterschiedlichen Dosisleistung begründeten Bedenken gegen ein alle Weichstrahlqualitäten kombinierendes Gerät gegenstandslos. Inzwischen waren von T. H. ROGERS sowie von BRAESTRUP (1947) die Energieverteilungen über dem Spektrum der Weichstrahlen analysiert, von TROUT und GAGER (1949) die weitgehende Spannungsunabhängigkeit der *Halbwerttiefe* (HVD) bei ungefilterten Strahlen aus Berylliumröhren festgestellt und der Umkehreffekt der Strahlenhomogenität entdeckt worden (W. A. JENNINGS, 1946). Auch die Anwendungsmöglichkeit der Weichstrahlen aus ungefilterten Berylliumröhren mit hoher Spannung zur Bestrahlung großer Hautpartien war erkannt (GREEN, JENNINGS und HENDTLASS, 1951).

1950 wurde auch in Deutschland der Begriff der Gewebehalbwerttiefe eingeführt. Hier verdrängte er den in den USA weiterhin bevorzugten Begriff der Aluminium-Halbwert-Schicht. Nachdem K. W. KALKOFF 1949 über die Anwendung der Weichstrahlen berichtet hatte, erschienen ab 1950 fast ausschließlich von Dermatologen Mitteilungen über Dosisverteilung im Gewebe und über klinische Erfahrungen (GREENWAY, 1951; SCHREUS, 1951, 1953; GOLDSCHMIDT und SCHIRREN, 1952; MIESCHER, 1953; HESS, 1953; SHMIDT und AMDRUP, 1953; GRAUL, 1953; PROPPE, 1953; GRAU, 1954; ZOON, WERZ und BRAAMS, 1954; SCHIRREN, 1955; WAGNER, 1955; SCHWARZWALD, 1955; AMDRUP und OVERGÅRD, 1955; BAER und WITTEN, 1956; ZOON und WERZ, 1957; POLANO, 1957; SCHUPPLI, 1957; KLÜKEN, 1959; BODE, 1962; KLOSTERMANN, 1966).

1951/52 fand in Deutschland die Diskussion über die zweckmäßige Maßzahl statt, nämlich prozentuale Tiefendosis *oder* aber Gewebehalbwerttiefe. — 1953 wurde, unabhängig von JENNINGS, durch G. WAGNER und durch E. ZIELER der Umkehreffekt erneut dargestellt. Er fand durch E. ZIELER 1953 seine physikalische Aufklärung.

1953 wurde bei der *Frankfurter* Tagung der Deutschen Dermatologischen Gesellschaft über die Weichstrahltherapie in ihrem physikalischen Teil von F. WACHSMANN und in ihrem klinischen Teil von A. PROPPE referiert. Der „Keimling" von 1939 entfaltete sich. Bei A. PROPPE fanden die Forschungen von EBBEHØJ (1951, 1952) über die Anpassung der Dosisverteilung der Weichstrahlen an die Tiefenausdehnung des pathologischen Gewebes der Haut ihren Einbau in die *Grundlagen der Methode.* Die Referate ergaben, daß „die neuen dermatologischen Bestrahlungsapparaturen mit Höchstspannungen bis zu 50 kV als Universalapparate für die Dermatologie zu bezeichnen sind, da mit ihnen ebensogut Epilations-, Entzündungs- und Tumorbestrahlungen ausgeführt werden können wie mit Apparaten höherer Spannung. Die mit den neuen Apparaten erzeugten weichen Strahlungen gestatten, die Haut und die subcutanen Gewebe besser zu schonen als dies bisher möglich war" (F. WACHSMANN, 1953, 1955). Die Frage, „ob noch gewöhnliche Röntgenstrahlen dort angewendet werden dürfen, wo ein ausreichender Effekt weicherer Strahlen als erwiesen betrachtet werden kann, war energisch zu verneinen" (A. PROPPE, 1953, 1955).

In der *dermatologischen* Röntgentherapie ist seitdem nur noch die Weichstrahltechnik mit Anpassung des Dosisabfalls oder seiner Gewebehalbwerttiefe an die Individualität des Einzelfalles „vertretbar" (C. G. SCHIRREN, 1955) zumal die Anwendung schneller Elektronen mit ihrer in der Tiefe allerdings weit schärfer abgrenzbaren Energieabsorption zu teuer ist (SCHIRREN, 1960, 1962). Die Zweifel, die V. WUCHERPFENNIG noch 1951 an der Möglichkeit hegte, mit einer 50 kV-Weichstrahlung überhaupt epilieren zu können, sind längst widerlegt (SCHREUS, 1951). Die Bedenken von MACKEE und CIPOL-LARO (1947), von ENGMANN, WEBER und ELLE (1950) über eine noch unbekannte biologische Wirksamkeit der Weichstrahlen können als zerstreut gelten. 1958 griff allerdings A. PROPPE grade diese Frage nochmals auf (s. S. 165). Ganz abgeschlossen sind Entwicklung und Analyse der Weichstrahltechnik also wohl noch nicht. Die *Grundregeln* ihrer Anwendung sind aber *theoretisch* fest begründet und haben sich *praktisch* bewährt. Der Apparatebau könnte dem noch besser gerecht werden (s. S. 171). In den neueren Handbuchdarstellungen der Strahlentherapie der Hautkrankheiten (BETETTO u. BONSE, 1959; GOLDSCHMIDT, 1959; PROPPE, 1958; SCHIRREN, 1958, 1959; WACHSMANN, 1959; WAGNER, 1959) beansprucht die *Weichstrahltherapie* den größten Raum. Ihre Ablösung durch eine therapeutische Technik *idealer* Optimationsmöglichkeit mit schnellen Elektronen (H. G. BODE, 1964) liegt hingegen für die allgemeine Praxis noch in der Zukunft.

Nachtrag. Auf dem Internationalen Dermatologenkongreß, München 1967, wies A. PROPPE nochmals auf die Problematik der zureichenden Kennzeichnung einer Strahlenqualität allein durch ihre Gewebehalbwerttiefe hin: Bei Variation der langwelligen Strahlenqualitäten können quantitativ unerwartete Strahlenwirkungen beobachtet werden, mögen sie nun auf unterschiedlichen Etagenreaktionen in der Haut (s. S. 144) oder auf selektiver Absorption in Elementen höherer Ordnungszahl ebenda beruhen (s. S. 165). Der gleiche Tiefgang eines Elastica-Schwundes in der Cutis nach Bestrahlung mit unterschiedlichen Qualitäten zeigt beispielhaft, daß trotz größerer Schwächung die weichsten Qualitäten bis zur gleichen Tiefe Gleiches bewirken können wie die härteren. — Sofern dies nicht als Zeichen einer totalen, per se scharf begrenzten Etagenreaktion bereits auf eine *kleine* Dosis zu deuten ist, wäre tatsächlich auf eine erhöhte biologische Wirksamkeit weichster Strahlenqualitäten an sich zu schließen. Andernfalls wird durch das Beispiel verdeutlicht, daß die differenzierte Reaktivität eines strukturierten Organs nicht allein aus der Dosisabfallkurve in einem homogenen Medium abzuleiten ist. — Ebendort schränkte F. WACHSMANN erneut die praktische Bedeutung möglicher Effekte selektiver Absorption an Mikrogebilden höherer Ordnungszahl ein: Der größte Teil der Energie der Sekundär-elektronen wird weit außerhalb des Mikrogebildes absorbiert (Grenzschichteffekt, s. S. 164); außerdem verwischt die Inhomogenität der Strahlung die selektiven Absorptionen. (13. Congressus Internationalis Dermatologiae, Volume 2, S. 1070—1073 bzw. S. 1074—1078, Springer-Verlag, Berlin-Heidelberg-New York 1968).

Literatur

AMDRUP, E., and J. OVERGÅRD: Ultrasoft X-rays in the treatment of superficial cancer. Brit. J. Radiol. 28, 210—215 (1955).

ANDERSON, D. S., H. S. WILLIAMS, and A. V. STOCK-LEY: The absorption of grenz rays and low voltage X-rays by local application. Brit. J. Derm. 66, 144—146 (1954).

ANDREWS, G. C.: Zit. bei M. F. ENGEMANN, WEBER u. ELLE 1950.

— Welche Bedeutung kommt der dermatologischen Strahlentherapie heute zu? (Symposium.) Proc. 12. int. Congr. Derm. 1, 623 (1962).

BADEN, K.: Erfahrungen mit fraktionierter Röntgen-epilation. Strahlentherapie 90, 494—498 (1953).

BAER, R. L., and V. W. WITTEN: Selected aspects of dermatologic therapy with superficial X-rays and grenz rays. Jb. Derm. and Syph. (Chicago) 1956. 7—35.

BALZ, G., R. BIRKNER u. F. WACHSMANN: Experimentelle Untersuchungen über die Absorption von Röntgenstrahlen in verschiedenen Geweben. Strahlentherapie 97, 382—388 (1955).

BERGER, H.: Die Intensitätsverteilung im Bestrahlungsfeld von Grenzstrahlröhren. Derm. Wschr. 101, 1235—1242 (1935).

BETETTO, M., u. G. BONSE: Röntgentherapie von Dermatosen. In: Handbuch der Haut- und Geschlechtskrankheiten, Erg.-Werk, Bd. 5, Teil 2,

S. 464—486. Berlin-Göttingen-Heidelberg: Springer 1959.

BEZOLD, K.: Zur Frage der Einführung neuer Bezugs-maße für den Dosisabfall im Gewebe als Sonderweg in der Dermoröntgentherapie. Strahlentherapie 91, 399—404 (1953).

BODE, H. G.: Röntgentotalbestrahlung bei Leukämie und Mycosis fungoides. Derm. Wschr. 103, 1335 (1936).

— Über die praktische Anwendung der Röntgen- und Radiumstrahlen bei Hautkrankheiten. Strahlentherapie 67, 603—624 (1940).

— Über die praktische Anwendung der Röntgen- und Radiumstrahlen bei Hautkrankheiten. 19. Kongr. Dtsch. Der. Ges. Breslau 18.—21. 8. 1939. Arch. Derm. Syph. (Berl.) 180, 131—150 (1940).

— Über die Bedeutung schneller Elektronen für die Dermatologie. Hautarzt 1, 15—20 (1950).

— Strahlentherapie der Hautkrankheiten. In: RIECKE, Lehrbuch der Hautkrankheiten, S. 800—827. Stuttgart 1962.

— Bisherige Erfahrungen in der Behandlung dermatologischer Krankheiten mit schnellen Elektronen. Arch. klin. exp. Derm. 219, 450—456 (1964).

— W. PAUL u. H. THEISMANN: Vergleichende Untersuchungen über die Hautreaktionen nach Verabfolgung von schnellen Elektronen und Röntgenstrahlen. Strahlentherapie 81, 193—200 (1950).

Bohnstedt, M.: Hinweise für die Röntgentherapie bösartiger Hautgeschwülste und Wandlungen in der Bestrahlungstechnik. Röntgen-Blätter XIII. Jahrgang S. 133—144 (1960).

Bohnstedt, R. M.: Die Grenzstrahlentherapie und ihre Indikationen. Strahlentherapie 98, 133—141 (1955).

— H. Füller, J. Kafka u. E. Schmidt: Erfahrungen mit der Röntgen-Nah- und Weichstrahlbehandlung bei Krebsen der Haut und Lippen. Strahlentherapie 105, 196—206 (1958).

Bonse, G.: Über eine akute Röntgenschädigung der Haut bei Anwendung eines modernen „Oberflächentherapiegerätes" mit Berylliumfenster. Hautarzt 7, 76—78 (1956).

Born, W.: Zur Gonadenbelastung durch dermatologische Strahlentherapie. Z. Haut- u. Geschl.-Kr. 24, 330—343 (1958).

— Aktuelle Probleme des Strahlenschutzes in der Dermatologie. Mitt.-Blatt Verb. der niedergelass. Dermatologen Deutschlands e.V. 8, H 20, 12 S (1961).

—, u. H. Hubach: Elektroencephalogramm nach Epilationsbestrahlung. Strahlentherapie 115, 465—477 (1961).

Brauer, E. W.: Welche Bedeutung kommt der dermatologischen Strahlentherapie heute zu? (Symposium.) (Washington, D. C., 9.—15. IX. 1962). Proc. 12. int. Congr. Derm. 1, 652 (1962).

Braun-Falco, O.: Dynamik des normalen und pathologischen Haarwachstums. Arch. klin. exp. Derm. 227, 419—452 (1966).

Brown, R. H.: Vergleichende statistische Untersuchungen über den Einfluß von Strahlenhärte und Dosengröße auf den Erfolg der Röntgenbehandlung des Ekzems. Dermatologica (Basel) 117, 215—222 (1958).

Bucky, G.: Reine Oberflächentherapie mit überweichen Röntgenstrahlen. Münch. med. Wschr. 1925, 802.

— Grundlinien und Ausblicke der Grenzstrahlentherapie. Strahlentherapie 24, 524—533 (1927).

— Grenzstrahlentherapie. Leipzig: S. Hirzel 1928.

—, and F. G. Combes: Grenz ray therapie. New York: Springer Publ. Co. 1954.

Caneghem, P. van, u. A. Dunjic: Die Bedeutung der Strahlenqualität für die temporäre Röntgen-Epilation. Hautarzt 12, 370—373 (1961).

— G. Mattelaer, A. Dunjic u. R. Vanherle: Beanspruchung weicher, am Knochen liegender Gewebe durch weiche Röntgenstrahlen. Hautarzt 17, 359—363 (1966).

—, u. C. G. Schirren: Tierexperimentelle Untersuchungen zur Frage der Röntgenstrahlenempfindlichkeit von Knochenwachstumszonen. Strahlentherapie 100, 433—444 (1956).

Carrié, C.: Schutzpflaster gegen Röntgenstrahlen. Bericht über die 34. Sitzg der Nordwestdtsch. Derm. Ges. Hautarzt 5, 379 (1954).

Chaoul, H.: Die Behandlung bösartiger Geschwülste durch eine der Radiumtherapie angepaßte Röntgenbestrahlung. Münch. med. Wschr. 1934, 235—239.

—, u. A. Adam: Die Röntgennahbestrahlung maligner Tumoren. Strahlentherapie 48, 31—50 (1933).

Chaoul, H., u. F. Wachsmann: Die Nahbestrahlung, 2. Aufl. Stuttgart: Georg Thieme 1953.

Cipollaro, A. C.: Beryllium window radiations for superficial therapy. Arch. Derm. Syph. (Chic.) 62, 214—221 (1950).

— Diskussionsbemerkung zur Radiodermatitis. Arch. Derm. 80, 356—357 (1959).

—, and A. Mutscheller: Absorption of Roentgen Rays by skin. Arch. Derm. Syph. 41, 87—95 (1940).

— A. Kallos, and J. P. Ruppe: Measurement of gonadel radiations in the treatment of tinea capitis. N. Y. St. J. Med. 59, 30—33 (1959).

—, and P. M. Crossland: X-rays and radium in the treatment of diseases of the skin. Philadelphia: Lea and Febiger 1967.

Cofano, A. R.: Über die Anwendung von Strahlen niederer Voltspannung in der Teleröntgentherapie. Arch. klin. exp. Derm. 213, 122—124 (1961).

Combes, F. C., and H. T. Behrman: Technic and problems of roentgen ray epilation. Arch. Derm. (Chic.) 57, 74—89 (1948).

Dalicho, W. A.: Zu einigen Problemen der Hämangiombehandlung. Strahlentherapie 120, 326—334 (1963).

Dana, M.: Applications en dermatologie des techniques modernes en radiothérapie. I. (Moderne Strahlentherapie in der Dermatologie. I.) Presse méd. 70, 1207—1208 (1962).

Day, F. H., Combee, and Bodten: Thimble chamber calibration on soft roentgen rays. Amer. J. Roentgenol. 61, 543 (1949).

Decker, H., u. J. Port: Erfahrungen mit Grenzstrahlgeräten und Dosimetern. Strahlentherapie 59, 539—546 (1937).

Degos, R., et B. Lépinay: La téléroentgenthérapie à faible voltage (appareil à fenêtre de béryllium) dans le traitement des hémopathies et réticulopathies malignes. (Die Fernbestrahlung mit schwachen Röntgenstrahlen (Berylliumröhre) in der Behandlung der malignen Hämopathien und Reticulopathien.) Bull. Soc. franç. Derm. Syph. 67, 526—529 (1960).

Dihlmann, W.: Dosierungsverhältnisse in der Weichstrahltherapie bei exophytischen Haut-Tumoren. Strahlentherapie 111, 209—214 (1960).

DIN 6811: Strahlenschutzregeln für die Herstellung medizinischer Röntgeneinrichtungen. Berlin: Beuth 1956.

DIN 6809: Dosimetrie der Röntgen- und Gammastrahlen in Medizin und Biologie (Vornorm). Berlin: Beuth 1958.

DIN 6815: Medizinische Röntgen-Einrichtungen und -Anlagen bis 250 kV. Regeln für Strahlenschutzprüfungen. Berlin: Beuth (in Vorbereitung).

DIN 6827 (Blatt 1): Protokollierung der Heilbehandlung mit jonisierenden Strahlen. Siehe Strahlentherapie 128, 623—632 (1965).

Domenkos, A. N.: Threshold erythema dose of a low voltage roentgen rays. J. invest. Derm. 22, 369—372 (1954).

Du Mesnil de Rochemont, R.: Methodische Grundlagen der Strahlenbehandlung. Strahlentherapie 98, 21—29 (1955).

EBBEHØJ, E.: Über Versuche zur Behandlung von Hautkrebs mit sehr weichen Röntgenstrahlen. Strahlentherapie 57, 661—669 (1936).
— Experiences in the treatment of skin cancer with ultrasoft roentgen rays, 1933—1936. Acta radiol. (Stockh.) 36, 17—27 (1951).
— The safety factor in ultrasoft roentgen irradiation. Acta radiol. (Stockh.) 37, 241—245 (1952).
— Bucky-rays and other ultrasoft x-rays. Acta derm. venerol. (Stockh.) 32, 117—130 (1952).
ELLERBROECK, U., u. K. BEZOLD: Die für Auszüge aus den dermatologischen Bestrahlungsprotokollen erforderlichen Angaben unter besonderer Berücksichtigung des Begriffs der „prozentualen Hauttiefendosis" (PTH). Hautarzt 4, 520—523 (1953).
— — Aluminium-Halbwertschicht, Gewebshalbwertschicht oder prozentuale Hauttiefendosis (PTH)? Derm. Wschr. 127, 561 (1953).
ELLINGER, F.: Medical radiation biology. Springfield: Ch. C. Thomas 1957.
ENGMANN, M. F., E. P. WEBER, and W. G. ELLE: Absorption of roentgen-rays with use of a beryllium window tube. Arch. Derm. Syph. (Chic.) 62, 222—229 (1950).
FEST, P.: Über 5jährige Erfahrungen mit einem Universal - Röentgenoberflächentherapiegerät. Hautarzt 4, 330—332 (1953).
FISCHER, E.: Strahlenheilkunde. Dermatologica (Basel) 109, 399—422 (1954).
FUCHS, H.: Über die Behandlung von Hautkrankheiten mit Buckys Grenzstrahlen. Strahlentherapie 26, 657—674 (1927).
— Grenzstrahl-Hauttherapie. Praktischer Leitfaden für Ärzte mit einem physikalisch-technischen Beitrag von Dr. FRITZ REGLER. Strahlentherapie, Sonderbd. 16 (1931).
—, u. J. KONRAD: Über die Allgemeinbestrahlung von Hautkrankheiten mit Bucky-Grenzstrahlen. Strahlentherapie 36, 520—527 (1930).
GAERTNER, O., u. G. H. KLÖVEKORN: Über die Brauchbarkeit von Metalleigenstrahlungen (homogener Strahlung) zur Oberflächentherapie. Strahlentherapie 27, 597—600 (1927).
GAHLEN, W.: Über Bau und Dosierung von Radiumträgern. Strahlentherapie 76, 596—608 (1946).
— Zur Dosimetrie des Plastobalts (Co^{60}). Strahlentherapie 93, 253—262 (1954).
— Zur Dosimetrie dreidimensionaler Strahlenquellen mit Kadmiumsulfid-Kristall sowie mit mathematischem Diagramm. Strahlentherapie 96, 474—477 (1955).
— Zur Frage der spezifischen biologischen Wirksamkeit der Weichstrahlen als Funktion der Inhomogenität der Dosisverteilung im Gewebe. Radiologe 2, 389—391 (1962).
— Mittlere Reichweite (statt GHWT) als Maßzahl in der Weichstrahltechnik. (26. Tagg Dtsch. Derm. Ges., Zürich, 1963.) Arch. klin. exp. Derm. 219, 546—567 (1964).
— gemeinsam mit A. PROPPE: Spätschäden nach Behandlung des Kopfes durch Röntgenstrahlen. Arch. Derm. Syph. (Berl.) 180, 155—164 (1940).
— gemeinsam mit H. TH. SCHREUS u. K. SAUERWEIN: Radioaktive Isotope als Betastrahlenquelle in der Dermatologie. Arch. Derm. Syph. (Berl.) 200, 158—164 (1955).
GEARY, G. R.: Effekt of roentgen rays during various phases of the hair cycle of albine rat. Amer. J. Anat. 91, 51—105 (1952).
GLASSER, O.: Siehe BUCKY 1928.
— Medical-Physiks, vol. 2, Chicago 1950.
GLAUNER, R.: Die Entzündungsbestrahlung. Stuttgart: Georg Thieme 1951.
GOLDSCHMIDT, H.: Teleroentgen irradiation in dermatologic therapy low voltage (soft) X-rays. Proc. 12. Int. Derm. 1, 643—646 (1962). New York: Exc. Med. Found.
— Röntgentherapie von Dermatosen, Spezieller Teil. In: Handbuch der Haut- und Geschlechtskrankheiten, Ergänzungswerk, Bd. 5, Teil 2, S. 486—573. Berlin-Göttingen-Heidelberg: Springer 1959.
GRAU, E.: Über die Inhomogenität im Strahlenkegel einiger zur Hauttherapie verwendeter Röntgenröhren. Strahlentherapie 78, 441—444 (1949).
— Die Vorteile der Weichstrahlröhren mit Berylliumfenster für die dermatologische Röntgentherapie. Strahlentherapie 93, 584—587 (1954).
— Untersuchungen über die Erythemwirksamkeit weicher Röntgenstrahlen. Hautarzt 6, 82—84 (1955).
GRAUL, E. H.: Neue Wege in der Strahlenbehandlung von Hautkrankheiten unter besonderer Berücksichtigung der „Dermopan"-Apparatur (10 bis 50 kV). Teil I: Charakteristik des Dermopan. Z. Haut- u. Geschl.-Kr. 13, 201—206 (1952).
— Teil II: Theoretische und praktische Folgerungen aus den physikalisch-technischen Beobachtungen am Dermopan. (Zugleich Prinzipielles zur Oberflächen-Röntgentherapie.) Z. Haut- u. Geschl.-Kr. 15, 35—47 (1953).
— Zur Frage der temporären Röntgenepilation. Derm. Wschr. 129, 189—193 (1954).
— Experimentelle Ergebnisse bei der Bestrahlung von Hautkrankheiten. Strahlentherapie, Sonderbd. 32 (1955).
— Kritische Betrachtungen zur Hämangiombehandlung. Strahlentherapie 89, 409—432 (1953).
—, u. L. RAUSCH: Die Strahlenbehandlung von Hautkrankheiten. In: R. DU MESNIL DE ROCHEMONT, Lehrbuch der Strahlenheilkunde. Stuttgart: Ferdinand Enke 1958.
GREEN, A., W. A. JENNINGS, and R. F. HENDTLASS: Low voltage x-ray therapy with a beryllium-window tube. Brit. J. Radiol. 24, 134—147 (1951).
GREENFIELD, M. A., and K. HAND: Non-uniform filter to reproduce a flat isodose surface of roentgen-ray intensity. Amer. J. Roentgenol. 68, 950—953 (1952).
GREENWAY, R.: The treatment of skin lesions by low-voltage therapy. Radiography 17, 2—7 (1951).
GRISEWOOD, E. N.: Grenz ray calibrations. (Symposium.) (Washington, D. C., 9.—15. IX. 1962.) Proc. 12. int. Congr. Derm. 1, 683—686 (1962).
HAAS, L., and G. SANDBERG: Brit. J. Radiol. 30, 19 (1957).
HABERMANN, R., u. H. TH. SCHREUS: Die Röntgenbehandlung der Hautkrankheiten. In Handbuch von Boruttau-Mann. Leipzig: Werner Klinkhardt 1924.

Hammacher, F. K. A.: Tiefenmessungen an der pathologisch veränderten Haut. Diss. Düsseldorf 1956.

Hanfling, S. L.: Grenz ray therapy of cutaneous diseases. Arch. Derm. Syph. (Chic.) 58, 390—397 (1948).

— Grenz ray (supersoft roentgen ray) therapy of cutaneous diseases. Acta derm.-venerol. (Stockh.) 32, 125 (1952).

—, and S. H. Distelheim: Simultaneous symmetr. paired comparison method evaluating results of grenz-ray and x-ray therapy. J. invest. Derm. 16, 65—70 (1951).

Heite, H. J.: Über die „Spreading"-Effekt-ähnliche Sofortwirkung der Röntgenstrahlen an der Haut. Arch. klin. exp. Derm. 213, 141—146 (1961).

—, u. Chr. Ulrich: Epidermisdicke, Zellzahl und Mitoserate in der Meerschweinchenhaut unter dem Einfluß verschiedener Röntgenbestrahlungsbedingungen. Arch. klin. exp. Derm. 210, 625—640 (1960).

Hell, P.: Untersuchungen zur Epilationsdosis. Strahlentherapie 103, 472—476 (1957).

Helmke, R.: Über die Leistungsmöglichkeiten der Strahlentherapie in der Dermatologie. Strahlentherapie 80, 327—334 (1949).

Hendtlass, R. F.: Brit. J. Radiol. 24, 142—147 (1951).

Hess, P.: Röntgen- und Radiumbehandlung. Strahlentherapie, Sonderbd. 24, (1948).

— Die Röntgenbehandlung der Hidradenitis. Strahlentherapie 80, 239—246 (1949).

— Vergleichsweise Erfolge der Radium- und Röntgenschichtbestrahlungen bei Hautkarzinomen. Hautarzt 4, 275—277 (1953).

— Die Strahlenbehandlung der nicht echten Geschwülste des Ektoderms und Mesoderms. Strahlentherapie 124, 360—365 (1964).

Hoede, K.: Über die Fortschritte der Röntgenbehandlung von Hautkrankheiten. Derm. Wschr. 114, 957—963 (1942).

Hoffmann, E.: Die Behandlung der Haut- und Geschlechtskrankheiten mit kurzer Diagnostik, 10. Aufl. Berlin: Marcus & Weber 1948.

Hollander, M. B.: Grenz rays. J. invest. Derm. 21, 15—25 (1953).

Holthusen, H.: Biologische Wirkungen der Röntgenstrahlen mit besonderer Berücksichtigung des Einflusses der Wellenlänge, der Intensität und der Bestrahlungsdauer. Strahlentherapie 31, 509—517 (1929).

— Vergleichende Untersuchungen über die Wirkung von Röntgen- und Radiumstrahlen. Strahlentherapie 46, 273—288 (1933).

— Über die für die Hauttherapie zweckmäßigen Strahlqualitäten und ihre Bezeichnungsweise. Fortschr. Röntgenstr. 75, 73—79 (1951).

International Commission on Radiological Units: Brit. J. Radiol. 27, 243—245 (1954).

Jacoby, G.: Über Grenzstrahlen, weiche Röntgenstrahlen und einen hierfür geschaffenen Universal-Therapie-Apparat. Schweiz. med.Wschr. 1936, 464.

— Indikationen und Dosierung der Röntgenstrahlen außer bei Hautkrebs. Z. Haut- u. Geschl.-Kr. 2, 389—392 (1947).

Jadassohn, W.: Zur dermatologischen Röntgentherapie. Dermatologica (Basel) 133, 28—32 (1966).

Jaeger, R.: Strahlendosimetrie in der Dermatologie. Strahlentherapie 98, 41—58 (1955).

Jennings, W. A.: Physical aspects of the Roentgen radiation from a beryllium window tube operated over the range 2—50 K.V.P. for clinical purposes. Acta radiol. (Stockh.) 33, 435—484 (1950).

— Achievement of the optimum depth dosage distributions. Brit. J. Radiol. (Stockh.) 24, 135—142 (1951).

— A theoretical study of radiation outputs and qualities from a beryllium window tube operated at low kilovoltages (10—50 kVp). Brit. J. Radiol. 26, 193—206 (1953).

— A survey of depth dose data for x-rays from 6 to 75 K.V.P. Brit. J. Radiol. 26, 481—487 (1953).

Johns, H. E.: The physics of radiation therapy. Springfield: Ch. C. Thomas 1953; 2. Aufl. 1961.

Jung-Grimm, H.: Über moderne Röntgenbehandlung in der Dermatologie. Z. Haut- u. Geschl.-Kr. 23, 282—289 (1957).

Kalkoff, K. W.: Indikation und Technik der Röntgenbehandlung in der Dermatologie. In: Die Strahlentherapie von H. Meyer u. K. Mahtes. Stuttgart: Georg Thieme 1949.

— Mykosis fungoides; Wirkung von Röntgenstrahlen verschiedener Dosen und Härten. Zbl. Haut- u. Geschl.-Kr. 82, 48 (1952).

— Diskussionsbemerkung auf der 33. Tagg der Nordwestdtsch. Derm. Ges., Bremen 6.—7. 9. 1952. Ref. Derm. Wschr. 1953, 553.

Kalz, F.: Tiefenquotient bei Grenzstrahltherapie. Arch. Derm. Syph. (Berl.) 170, 341—347 (1934).

— Grenzstrahlenprobleme. Strahlentherapie 54, 96—113 (1935).

— Theoretic considerations of grenz rays. Arch. Derm. 43, 447—472 (1941).

— Observations on grenz ray reactions. Dermatologica (Basel) 118, 357—371 (1959).

Keller, H.-L.: Die Ermittlung der Raumdosis bei der Röntgenbestrahlung. Fortschr. Röntgenstr. 84, 73—77 (1956).

Keller, Ph., gemeinsam mit G. A. Rost: Einwirkung von Röntgenstrahlen verschiedener Qualität auf die Psoriasis. Strahlentherapie 42, 539—543 (1931).

— Die Behandlung der Haut- und Geschlechtskrankheiten in der Sprechstunde, 2. Aufl. Berlin-Göttingen-Heidelberg: Springer 1948.

Kindler, D. J.: Welche Bedeutung kommt der dermatologischen Strahlentherapie heute zu? Proc. 12. int. Congr. Derm. 1, 626 (1962).

Klostermann, G. F.: Röntgenfolgen an der Haut nach Hämangiombestrahlung. Strahlentherapie 130, 205—218 (1966).

Klüken, N.: Beitrag zur Weichstrahltherapie großflächiger bösartiger Hautgeschwülste. Derm. Wschr. 1959, 1062—1070.

Knierer, W.: Leitfaden der Strahlentherapie der Hautkrankheiten. Stuttgart: Wissenschaftliche Verlagsgesellschaft 1949.

— Praktische Strahlentherapie; Dermatologie. Stuttgart-Wien-Zürich: Medica-Verlag 1957.

KNIERER, W., u. C. G. SCHIRREN: Eine neue Art von Augenschutzschalen. Strahlentherapie 89, 606—608 (1953).

KNOLL, V.: Die Epilationsdosis. Strahlentherapie 93, 299—306 (1954).

KOCH, F.: Biologische Untersuchungen über Grenzstrahlen. Strahlentherapie 51, 541—566 (1934).

KÖLLING, H. L.: Strahlenschutz der Linse. Strahlentherapie 113, 299—311 (1960).

KOLB, W.: Fortschr. Röntgenstr. 84, 744—746 (1956).

— Untersuchung des Anteils charakteristischer Strahlung verschiedener Anodenmaterialien im Spektrum der in der Dermatologie angewandten Röntgenstrahlung. Strahlentherapie 102, 596—599 (1957).

KONRAD, J.: Behandlungserfolge mit Buckys Grenzstrahlen in der Dermatologie. Strahlentherapie 35, 567—580 (1930).

—, u. H. FUHS: Behandlungserfahrungen mit kleinsten Strahlendosen bei Hautkrankheiten. Strahlentherapie 32, 711—714 (1929).

KROKOWSKY, E.: Berechnung der Absorption von Röntgen- und Gammastrahlen, berechnet für Medien der Ordnungszahlen Z 6—16. Strahlentherapie 104, 442—449 (1957).

— Bedeutung der spezifischen Gewebsabsorption für den strahlenbiologischen Effekt. Strahlentherapie 109, 300—304 (1959).

LAMB, J. H.: Role of the dermatologist in therapy of cancer of the skin. J. Amer. med. Ass. 153, 1509—1512 (1953).

LANGENDORFF, H.: Biologische Grundlagen der Strahlentherapie. In: MEYER-MATTHES. Stuttgart: Georg Thieme 1949.

LEA, D. E.: The dependence of the biological effect of radiation on intensity and wave length. Amer. J. Roentgenol. 45, 605—613 (1941).

LEHMANN, F.: Erfahrungen mit der Rö-Therapie bei Ekzemerkrankungen. Z. Haut- u. Geschl.-Kr. 22, 373—379 (1957).

LEMKE, G.: Oft vernachlässigte röntgenphysikalische und biologische Voraussetzungen bei der Bestrahlung großflächiger Hautkrebse. Strahlentherapie 101, 343—350 (1956).

LESSEL, W., u. G. REICHEL: Brauchbarkeit von Röntgenschutzpasten bei Anwendung der Weichstrahltherapie. Strahlentherapie 123, 59—63 (1964); 125, 61—65 (1964).

LEVITAN, V. N.: Zur Methodik und Praktik der Röntgentherapie der Dermatomykosen des behaarten Kopfes. Vestn. Vener. Derm. 1955. Ref. Zbl. Haut- u. Geschl.-Kr. 95, 201 (1956).

LIPSKI, J.: Eine notwendige Verbesserung der Röntgen-Epilations-Methoden. Przegl. Derm. Wener. 6, 239 (1956). Ref. Zbl. ges. Radiol. 54, 72 (1957).

— Über eine neue Epilationstechnik des behaarten Kopfes und den Wert eines fraktionierten Bestrahlungsmodus. Hautarzt 11, 497—500 (1960).

LOSSEN, H., u. B. RAJEWSKY: Die Empfehlungen der Internationalen Kommission für radiologische Einheiten (ICRU). Fortschr. Röntgenstr. 81, 688—692 (1954).

MACHLETT: An improved x-ray tube for diffraction analysis. J. appl. Phys. 13, 398 (1942).

MacKEE, G. M., CIPOLLARO, and MUTSCHELLER: The area factor in roentgen irradiation. Arch. Derm. Syph. (Chic.) 47, 43—53, 657—664 (1943).

— A. MUTSCHELLER, and A. C. CIPOLLARO: Treatment of tinea capitis with roentgen rays. Arch. Derm. Syph. (Chic.) 53, 458—470 (1946).

MAGGIORA, A.: De l'hyperpigmentation par rayons X chez le cobaye. Dermatologica (Basel) 123, 100—105 (1961).

— L'épilation par rayons X chez le cobaye. (Röntgenepilation beim Meerschweinchen.) Dermatologica (Basel) 123, 106—114 (1961).

—, and R. BRUN: Effets acanthogènes de differentes qualités du rayons X. Dermatologica (Basel) 125, 39—43 (1962).

—, u. H. LOZERON: Le role du temps d'irridation en radiotherapie dermatologique. Dermatologica (Basel) 133, 21—27 (1966).

MARCHIONINI, A., e C. G. SCHIRREN: Sulla röntgenterapia dermatologica. Esperienze con tubi a raggi molli. Dermatologica (Basel) 6, 244 (1955).

MARKUS, B.: Über den Begriff der Gewebeäquivalenz bei einigen „wasserähnlichen" Phantomsubstanzen für Quanten von 10 keV bis 100 MeV sowie schnellen Elektronen. Strahlentherapie 101, 111—131 (1956).

— Oberflächenschichtbestrahlungen mit schnellen Elektronen eines Betatrons. Strahlentherapie 110, 260—265 (1959).

—, u. D. SCHLOTFELDT: Gibt es ein spezifisches Elektronenerythem? Strahlentherapie 132, 206—227 (1967).

MARON, H.: Die Tiefe der Haarzwiebeln in der menschlichen Kopfhaut. Derm. Wschr. 143, 8—19 (1961).

MAYNEORD, W. V.: Messungen an weichen Röntgenstrahlen. Strahlentherapie 56, 660—670 (1936).

MEYER, J.: Les rayons limits de Bucky en dermatologie. (Die Bucky-Strahlen in der Dermatologie.) Ann. Derm. Syph. (Paris) 91, 137—146 (1964).

MIESCHER, G.: Strahlentherapie der Angiome. Strahlentherapie 74, 664—669 (1943).

— Neue Erfahrungen über Röntgenbehandlung mit weichen Strahlen. Dermatologica (Basel) 100, 258—262 (1950).

— Die neuere Entwicklung der dermatologischen Röntgentherapie. Dermatologica (Basel) 107, 225—236 (1953).

— Strahlentherapie der Lidtumoren. Ophthalmologica (Basel) 127, 197—199 (1954).

— Die neuere Entwicklung der dermatologischen Röntgentherapie. Vortr. XI. Int. Derm. Kongr., Stockholm 1957.

—, u. B. WEDER: Dosen und Dosenbestimmung bei Nahbestrahlung. Strahlentherapie 85, 537—546 (1951).

MOLESWORTH, E. H., and A. R. RIDDLE: The effect of the angle of incidence upon the dose of x-rays absorbed by the skin. Brit. J. Derm. 47, 152—160 (1935).

MONCORPS, C., u. GANTE: Mikrosporie in Westfalen. Dermat. Wschr. 119, 81—87 (1948).

MOOS, W. S.: The transition effect at low roentgenray energies. Amer. J. Roentgenol. 77, 881—885 (1957).

Morrison, M. T., and G. W. Reed: A note of the determination of half-value layers of soft-x-rays. Brit. J. Radiol. 25, 270—272 (1952).

Mosekilde, E.: Results of treatment of skin cancer with ultrasoft roentgen rays given in a single dose. Acta radiol. (Stockh.) 36, 28—34 (1951).

Oberste Lehn, H.: Ein Beitrag zur Dosierung der Grenzstrahlen bei der Behandlung allergischer Hautkrankheiten. Strahlentherapie 85, 347—349 (1951).

Oosterkamp, W. J.: Die Dosismessung weicher Röntgenstrahlung insbesondere bei Kontakttherapie. Fortschr. Röntgenstr., Beih. 77 (1952).

— Die Dosierung weicher Röntgenstrahlung, insbesondere bei Kontakttherapie. Strahlentherapie 91, 591—594 (1953).

Peter, G.: Optimale Wellenlängen, Absorption und biologische Wirkung. Strahlentherapie 122, 190—197 (1963).

Pillsbury, D. M., H. Blank, and D. J. Madden: Low-voltage x-ray therapy in diseases of the skin. Arch. Derm. Syph. (Chic.) 70, 16—40 (1954).

Polano, M. K.: Die Behandlung maligner Hauttumoren mit der Ausdehnung angepaßter Röntgenweichstrahldosis. Arch. klin. exp. Derm. 206, 93—99 (1957).

— Welche Bedeutung kommt der dermatologischen Strahlentherapie heute zu? (Symposium.) Proc. 12. int. Congr. Derm. 1, 636—642 (1962).

Proppe, A.: Die Enthaarung des Kopfes durch Röntgenstrahlen. Strahlentherapie 55, 225—247 (1936).

— Die Tiefendosis bei Enthaarungsbestrahlungen des Kopfes. Strahlentherapie 59, 139—145 (1937).

— Zur Technik der Röntgenbestrahlung gekrümmter Oberflächen. Strahlentherapie 62, 109—115 (1938).

— Holzknechts Faustregel zur mehrstelligen Totalbestrahlung. Strahlenther. 77, 599—604 (1948).

— Die jüngste Entwicklung der dermatologischen Röntgentherapie. (Vortrag auf der 33. Tagg der Nordwestdtsch. Derm. Ges., Bremen 6.—7. Sept. 1952.) Ref. Derm. Wschr. 127, 553—557 (1953).

— Diagnostik und Therapie maligner Hautgeschwülste. Erschienen in: Karzinom und Karzinombehandlung. Strahlentherapie, Sonderbd. 29, 153—164 (1953).

— Fortschritte in der Methodik der dermatologischen Röntgentherapie. Ref. 22. Tagg Dtsch. Derm. Ges. Frankfurt 1953. Arch. Derm. Syph. (Berl.) 200, 107—130 (1955).

— Die Technik der Behandlung von Hautkrankheiten mit weichen Röntgenstrahlen. Strahlentherapie 98, 30—40 (1955).

— Die Bewertung alter und neuer Röntgengeräte in der dermatologischen Röntgentherapie. Derm. Wschr. 1957, 259—267.

— Der gegenwärtige Stand der Strahlenbehandlung in der dermatologischen Praxis. Strahlentherapie 105, 157—168 (1958).

— Spezielle Röntgenbehandlung. In: Gottron-Schönfeld, Dermatologie und Venerologie, Bd. II/1, S. 26—132. Stuttgart 1958.

Proppe, A.: Die selektive Absorption als ungelöstes Problem einer Dosimetrie langwelliger Röntgenstrahlen. Strahlentherapie, Sonderbd. 49, 211—214 (1961).

— Die Anwendung langwelliger Röntgenstrahlen in der dermatologischen Therapie. (Symposium.) (Washington, D. C., 9.—15. IX. 1962.) Proc. 12. int. Congr. Derm. 1, 631—637 (1962).

—, u. W. Gahlen: Spätschäden nach Behandlung des Kopfes durch Röntgenstrahlen. Arch. Derm. Syph. (Berl.) 180, 155—164 (1940).

—, u. G. Wagner: Die Bedeutung der Halbwerttiefe für die dermatologische Röntgentherapie. Z. Haut- u. Geschl.-Kr. 16, 289—299 (1954).

— — Röntgenepilation des behaarten Kopfes als dosimetrisches Problem. Strahlentherapie 114, 39—47 (1961).

Rajewsky, B.: Wissenschaftliche Grundlagen des Strahlenschutzes. Karlsruhe: G. Braun 1957.

— E. Bunde, M. Dornreich, R. Jaeger, D. Lang, N. Pohlit u. A. Sewkov: Kurze Mitteilung zum heutigen Stand der Weichstrahldosimetrie in Deutschland. Strahlentherapie 93, 636—638 (1954).

— H. Hobitz u. D. Harder: Biologische Grundlagen der Röntgentherapie. In: Jadassohn, Handbuch der Haut- und Geschlechtskrankheiten, Erg.-Bd. V/2. S. 166. Berlin-Göttingen-Heidelberg: Springer 1959.

—, u. W. Pohlit: Strahlenschäden und Strahlenschutz; ebenda S. 942—1020.

Rausch, L.: Abhängigkeit der Röntgenstrahlenepilation von bestrahltem Volumen. Strahlentherapie 120, 418—430 (1963).

— Schnell ablaufende Erholungsvorgänge in der Haut nach Röntgenbestrahlung. Strahlentherapie 127, 393—404 (1965).

— W. Koch u. G. Hagemann: Strahlenschäden am Skelett bestrahlter Angiompatienten. Sdbd. Strahlentherapie 55, 198—214 (1964).

Reisner, A.: Untersuchungen über die Veränderung der Hauttoleranz bei verschiedener Unterteilung der Strahlendosis. Strahlentherapie 37, 779—787 (1930).

— Erythemversuche mit Grenzstrahlung. Fortschr. Röntgenstr. 45, 74—77 (1932).

— Der Hauterythemverlauf bei fraktionierter Verabfolgung großer Strahlenmengen. Fortschr. Röntgenstr. 45, 293—307 (1932).

— Die Bedeutung der Röntgen- und Radiumbehandlung für die Reaktion der Haut. Arch. Derm. Syph. (Berl.) 180, 111—130 (1940).

— Bedeutung der Röntgen- und Radiumbehandlung für die Reaktionen der Haut. Strahlentherapie 67, 584—602 (1940).

—, u. Neeff: Haut-Toleranz-Dosis und Strahlenqualität. Strahlentherapie 34, 313—339 (1929).

Reymann, F. E.: The use of ultrasoft x-rays in dermatology. Acta derm. venerol. (Stockh.) 31, 61—73 (1951).

Richter, R.: Die Haare. In: J. Jadassohn, Handbuch Haut- und Geschlechtskrankheiten, Erg.- Bd. I/3. Berlin-Göttingen-Heidelberg: Springer 1963.

Rogers, T. H.: High-intensity radiation from beryllium-window x-ray tubes. Radiology 48, 594—603 (1947).

Rogers, T. H.: Beryllium-window x-ray tubes. Machlett Cathode Press 5, 20 (1948); 7, 10—13, 28 (1950); 8, 7—12 (1951).

Ross, M. S.: Measuring and centering device for use on x-ray-machine. Arch. Derm. Syph. (Chic.) 65, 231—232 (1952).

Rost, G. A., u. Ph. Keller: Einwirkung von Röntgenstrahlen verschiedener Qualität auf die Psoriasis. Strahlentherapie 42, 539—543 (1931).

Sannazzari, G. L.: Dosimetrische Untersuchungen über die Anwendungsmöglichkeiten gefilterter weicher Strahlen zur Fern-Ganzbestrahlung generalisierter Dermatosen. Strahlentherapie 105, 609—618 (1958).

—, u. G. Lovera: Die Röntgendistanzbestrahlung bei generalisierten Dermatosen mit berylliumgefenstertem Tubus. Dermatologica (Basel) 115, 689—692 (1957).

Seaman, W. B.: The relative biologic effects of x-rays and β-rays. Radiology 65, 260—264 (1955).

Schaefer, P., W. Schumacher, E. Krokowski u. D. Fort: Zeitabhängige Relation von Dosiseffekten. Strahlentherapie 128, 93—97 (1965).

Schirren, C. G.: Nordwestdtsch. Dermat. Ges. Bremen 1952 (Diskussionsbemerkung). Arch. Derm. Syph. (Berl.) 200, 131 (1953).

— Zur Frage der exakten Dosierung von Röntgenstrahlen im Bereich der Oberflächentherapie. Derm. Wschr. 127, 558 (1953).

— Roentgen irradiation at a distance using the soft radiation from beryllium window tubes in treating cases of generalised dermatoses. J. invest. Derm. 24, 463—472 (1955).

— Röntgenfernbestrahlung von psoriatischen Erythrodermien. Hautarzt 6, 518 (1955).

— Zur Behandlung benigner und maligner Hautgeschwülste unter besonderer Berücksichtigung der Strahlentherapie. In: Fortschritte der praktischen Dermatologie und Venerologie, Bd. 2, S. 168—186. Berlin-Göttingen-Heidelberg: Springer 1955.

— Röntgentherapie von Hautkrankheiten bei Anwendung von Weichstrahlgeräten. In: Fortschritte der praktischen Dermatologie, Bd. 2, S. 157—168. Berlin-Göttingen-Heidelberg: Springer 1955.

— Über die Bedeutung der Weichstrahlung für die dermatologische Röntgentherapie. I. Mitt. Arch. Derm. Syph. (Berl.) 199, 228—268 (1955); — II. Mitt. Arch. Derm. Syph. Berl. 199, 578—609 (1955).

— Über eine Weichstrahlröhre mit einem Spannungsbereich von 10—100 kV (Erfordert die Durchführung einer adäquaten Röntgentherapie der Haut-Weichstrahlgeräte bis 100 kV?). Hautarzt 7, 32—36 (1956).

— Über eine gefahrlosere Röntgenepilation des behaarten Kopfes. Strahlentherapie 101, 393—399 (1956).

— Röntgenweichstrahltherapie von Melanomalignomen an der Conjunctiva bulbi. Dermatologica (Basel) 115, 633—640 (1957).

— Zur Röntgentherapie entzündlicher Dermatosen. Strahlentherapie 107, 260—270 (1958).

— Röntgenweichstrahlen. In: Gottron-Schönfeld, Dermatologie und Venerologie, Bd. II/1. Stuttgart: Georg Thieme 1958.

Schirren, C. G.: Zur Auswahl adäquater Strahlenqualitäten bei der Röntgentherapie von Hautkrankheiten. Fortschr. Röntgenstr. 90, 15—16 (1959).

— Totalbestrahlung, Röntgen-Fernbestrahlung der Haut und indirekte Bestrahlungsmethoden zur Beeinflussung von Dermatosen. In: Marchionini-Schirren, Erg.-Werk zum Handbuch der Haut- und Geschlechtskrankheiten von J. Jadassohn, V/2, S. 599—654. Berlin-Göttingen-Heidelberg: Springer 1959.

— Die Röntgentherapie gutartiger und bösartiger Geschwülste der Haut; ebenda V/2, S. 289—463 (1959).

— Praktische Hinweise zur Auswahl adäquater Strahlenqualitäten. In: Fortschritte der praktischen Dermatologie, Bd. 3, S. 191—196. Berlin-Göttingen-Heidelberg: Springer 1960.

— Neue Gesichtspunkte zum Problem der Strahlengefährdung usw. In: Fortschritte der praktischen Dermatologie, Bd. 3, S. 196—216. Berlin-Göttingen-Heidelberg: Springer 1960.

— Die genetische Strahlenbelastung des Patienten in der Dermo-Röntgentherapie. Arch. klin. exp. Derm. 213, 32—68 (1961).

— Welche Bedeutung kommt der dermatologischen Strahlentherapie heute zu? (Symposium.) (Washington, D. C., 9.—15. IX. 1962.) Proc. 12. int. Congr. Derm. 1, 608—612 (1962).

— Über mögliche Folgen der Dauerepilation mit dem Nahbestrahlungsverfahren. Hautarzt 13, 259—261 (1962).

— Strahlentherapie von Praecancerosen der Haut. Hautarzt 14, 493—498 (1963).

— Zum derzeitigen Stand der dermatologischen Strahlentherapie. Ärztl. Forsch. 17, 155—160 (1963).

— Indikationsstellung, Qualitätsauswahl und Dosierung bei der Entzündungsbestrahlung von Hautkrankheiten. Hautarzt 14, 489—493 (1963).

—, u. A. Can: Über die Summationsfähigkeit der menschlichen Haarpapille. Arch. Derm. Syph. 206, 110—116 (1957).

—, u. L. Gruber: Ist die zur Erzielung einer temporären Epilation erforderliche Röntgendosis der Haarpapillen bei Verwendung von Weichstrahlqualitäten niedriger als bei härteren Strahlenqualitäten? Hautarzt 12, 536—539 (1961).

— N. Haumayr u. R. Dittmar: Die genetische Strahlenbelastung des Patienten bei der Röntgentherapie von Hautkrankheiten. Strahlentherapie 108, 127—144 (1959).

Schmidt, Ch. Th., and E. Amdrup: Superficial cancers treated with ultra of x-rays. Ugeskr. Læg. 1953, 1590.

Schmitz, R.: Zur geschichtlichen Entwicklung der Röntgentherapie in der Dermatologie. Strahlentherapie 82, 401—418 (1950).

Schneider, W.: Über Ganz- oder Fernbestrahlung in der Dermatologie. Strahlentherapie 82, 597—606 (1950).

— Die Entzündungsbestrahlung in der dermatologischen Praxis. (Ver.igg Südwestdtsch. Dermatologen, Augsburg, 13.—14. X. 1962.) Derm. Wschr. 148, 504—507 (1963).

SCHNEIDER, W.: Die Entzündungsbestrahlung in der dermatologischen Praxis. Hautarzt 14, 484—489 (1963).

SCHREUS, H. TH.: Die Dosimetrie der Röntgenstrahlung. In: JADASSOHN, Handbuch der Haut- und Geschlechtskrankheiten, Bd. V/2. Berlin: Springer 1929.

— Allgemeine Röntgentherapie der Hautkrankheiten. In: JADASSOHN, Handbuch für Haut- und Geschlechtskrankheiten, Bd. V/2, S. 365—392. Berlin: Springer 1929.

— Der Stand der Oberflächentherapie (Dosimetrie, Technik und Methodik). Strahlentherapie 44, 541—556 (1932).

— Welche Röntgenstrahlenqualität ist für die Behandlung von Hautkrankheiten jeweils als die geeignetste anzusehen? Derm. Wschr. 103, 939—940 (1936).

— Über Entstehung und Behandlung des Panzerkrebses. Strahlentherapie 56, 168—172 (1936).

— Erfahrungen mit der Röntgenschichtbestrahlung (Weich- und Nahbestrahlung) nebst Bemerkungen zur Methodik und Nomenklatur. Strahlentherapie 67, 39—50 (1940).

— Die Strahlenbehandlung der Hautkrankheiten. Strahlentherapie 83, 231—244 (1950).

— Dermoröntgentherapie. Hautarzt 2, 532—536 (1951).

— Stand der Oberflächenbestrahlungstechnik. Strahlentherapie 91, 351—360 (1953).

— Die Stellung der Dermoröntgentherapie in der Strahlenheilkunde. Arch. Derm. Syph. (Berl.) 200, 137—152 (1955).

—, u. W. BERGERHOFF: Totalbestrahlung oder Partialbestrahlung ebener Flächen? Strahlentherapie 20, 378—388 (1925).

—, u. E. KALTHOFF: Über die Eignung neuzeitlicher Oberflächentherapie-Strahlungen zur Epilation. Röntgen-Bl. 9, 183 (1956).

—, and A. PROPPE: On the x-ray epilation of the scalp. Brit. J. Derm. 158, 48—113 (1936).

—, u. H. LEYDHECKER: Ergebnisse der Röntgen-Bestrahlung bösartiger Geschwülste der Oberkieferregion mit besonderer Berücksichtigung der augenärztlichen Belange. Münch. med. Wschr. 1940, 62—65.

—, u. L. SCHOENHOLZ: Die Toleranzdosis der Haut in „Röntgen"-Einheiten bei verschiedenen Strahlenhärten. Strahlentherapie 24, 485—500 (1927).

— W. GAHLEN u. K. SAUERWEIN: Radioaktive Isotope als β-Strahlenquelle in der Dermatologie. Arch. Derm. Syph. (Berl.) 200, 158—164 (1955).

SCHUBERT, M.: Untersuchungen und Erfahrungen mit weichen Röntgenstrahlungen (Röntgen-Niedervolttherapie). Arch. Derm. Syph. (Berl.) 180, 165—168 (1940).

SCHUERMANN, H.: Diskussionsbemerkung 19. Tagg Dtsch. Derm. Ges., Breslau 18.—21. 8. 1939. Arch. Derm. Syph. (Berl.) 180, 180—181 (1940).

SCHULTE, G.: Grenzstrahlentherapie in der Dermatologie. Derm. Wschr. 1933, 159—160.

SCHULTZ, F.: Röntgentherapie in der Dermatologie. Berlin u. Wien 1910.

SCHUPPLI, R., u. H. H. WAGENER: Über ein neues Verfahren zur Erfassung der Sofortwirkung von Röntgenstrahlen. Strahlentherapie 112, 561 (1960).

SCHUPPLI, R., u. H. H. WAGENER: Untersuchungen zur Frage des Sofortnachweises biologischer Wirkungen von Röntgenstrahlen. Dermatologica (Basel) 122, 30—36 (1961).

— — Untersuchungen zur Frage des Sofortnachweises biologischer Wirkungen von Röntgenstrahlen. III. Dermatologica (Basel) 126, 246—252 (1963).

SCHWARZ, G.: Über die theoretischen und praktischen Grundlagen einer Lang-Schwach-Bestrahlungsmethode. Strahlentherapie 37, 709—718 (1930).

SCHWARZWALD, M.: Die Bedeutung der Elektroencephalographie bei der Röntgenepilation der Kinderköpfe. Strahlentherapie 112, 242—250 (1960).

SCOTT, E. J. VAN, and R. P. REINTERSON: Detection of radiation effects on hair roots of the human scalp. J. invest. Derm. 29, 205—210 (1957).

SPIERS, F. W.: Effective atomic number and energy absorption in tissues. Brit. J. Radiol. 19, 52—63 (1946); 22, 521—533 (1949); 24, 365—369 (1951).

SPIETHOFF, B.: Weichstrahlen (Grenzstrahlen) beim Lupus vulgaris. Derm. Wschr. 1934, 873—878.

—, u. BERGER: Feldgrößenbestimmung bei der Grenzstrahlbehandlung. Strahlentherapie 35, 90—97 (1930).

STRAUSS, J. S., and A. M. KLIGMAN: Distribution of skin doses over scalp in therapy of tinea capitis with superficial x-rays. Arch. Derm. Syph. (Chic.) 69, 331—341 (1954).

STÜHMER, A.: Neue Entwicklungsmöglichkeiten für die Röntgenbehandlung der Hautkrankheiten. Derm. Wschr. 1935, 1445—1450.

STUMPF, R.: Low-voltage x-ray therapy. Brit. med. J. 1936, 129.

STUTZER, G.: Dosimetrische Untersuchungen über Erythem und Pigmentation bei langwelligen Röntgenstrahlen. Strahlentherapie 114, 386—405 (1961).

SUNCOV, A. G.: Randzentrierung und Teilung der Dosis bei der Röntgenepilation. Vestn. Vener. Derm. 1951, H. 6, 18. Ref. Zbl. Haut- u. Geschl.-Kr. 81, 265 (1952).

— Einige praktische Probleme der Röntgentherapie der Mykose des behaarten Teils des Kopfes. Vestn. Vener. Derm. 1954, H. 6, 20. Ref. Zbl. Haut- u. Geschl.-Kr. 91, 278 (1955).

— Zur Frage der Epilationsdosis bei der Röntgentherapie der Dermatomykosen des behaarten Kopfes. Vestn. Vener. Derm. 1955, H. 6, 21. Ref. Zbl. Haut- u. Geschl.-Kr. 95, 200 (1956).

TESCHENDORF, W.: Die Teleröntgentherapie. Stuttgart: Georg Thieme 1953.

THEISMANN, H.: Neue Entwicklungen auf dem Gebiete der Dermo-Röntgentherapie. Hautarzt 5, 529—532 (1954).

TRONNIER, H.: Über den Einfluß der räumlichen Dosisverteilung auf den Wellencharakter der Bestrahlungserytheme. Z. Haut- u. Geschl.-Kr. 16, 329—334 (1954).

— Beitrag zur Strahlenschutzwirkung von Pasten. Z. Haut- u. Geschl.-Kr. 17, 65—67 (1954).

— Bestimmung der Hautfarbe unter bes. Berücksichtigung der Erythem- und Pigmentmessung. Strahlentherapie 121, 392—404 (1963).

TROUT, E. D., and Z. J. ATLEE: Low absorption roentgen-ray measurements from 10 to 250 kilovolts. Amer. J. Roentgenol. **47**, 785—790 (1942).

— — Roentgen-ray measurements up to 400 kilovolts made with beryllium window tubes. Amer. J. Roentgenol. **50**, 648 (1943).

— — Low-absorption roentgen-ray measurements from 500 to 1000 kV. Radiology **48**, 604—609 (1947).

—, and R. M. GAGER: Physical charakteristics of soft roentgen rays. Amer. J. Roentgenol. **62**, 91—112 (1949).

— J. P. KELLEY, A. C. LUCAS, and E. J. FURNO: Isodose curves for superficial therapy. Radiology **65**, 703—744 (1955).

TRÜBESTEIN, H.: Die „absorbierte Dosis" im Gewebe für Röntgenstrahlen von 10 KeV bis 1 MeV und die Gewebsdichte. Strahlentherapie **111**, 122—138 (1960).

TUDDENHAM, W. J.: Half-value depth and Fall-off-Ratio as functions of Portal area and Half-value layer. Radiology **69**, 79—87 (1957).

VAN DER PLAATS, G. J.: Röntgenkaustik. Strahlentherapie **62**, 680—690 (1938).

VENNART, J.: Some physical measurements in the grenz ray region. Brit. J. Radiol. **27**, 524—531 (1954).

VOHWINKEL, K. H.: Zur Frage der Epilationsbestrahlung bei Kindern mit Kopfmykosen. Strahlentherapie **79**, 133—140 (1949).

WAARD DE: Berechnung der optimalen HWS von Weichstrahlen. Brit. J. Radiol. **21**, 454 (1948).

WACHSMANN, F.: Über den Begriff „Raumdosis". Strahlentherapie **70**, 653—658 (1941).

— Physikalische Grundlagen der Röntgentherapie und Dosimetrie. In: MEYER-MATTHES, Die Strahlentherapie. Stuttgart: Georg Thieme 1949.

— Vorschläge zur Standardisierung der Bestrahlungsbedingungen in der Röntgentherapie. Strahlentherapie **83**, 41—50 (1950).

— Reichweite und Ionisationsdichte von durch Röntgenstrahlung ausgelösten Elektronen. Strahlentherapie **89**, 128—136 (1952).

— Definition des Begriffs „relative Herdraumdosis" und Wert des Begriffes für die Beurteilung verschiedener Bestrahlungsmethoden. Strahlentherapie **93**, 295—298 (1954).

— Fortschritte in der Methodik der dermatologischen Röntgentherapie. (Referat auf der 22. Tagg Dtsch. Derm. Ges., Frankfurt 16.—20. Sept. 1953.) Arch. Derm. Syph. (Berl.) **200**, 93—107 (1955).

— Allgemeine Methodik der Röntgentherapie von Hautkrankheiten. In: Handbuch der Haut- und Geschlechtskrankheiten, Ergänzungswerk V/2, S. 233—288. Berlin-Göttingen-Heidelberg: Springer 1959.

— Von der Radiumkontaktbestrahlung über die Nahbestrahlung zur Weichstrahltherapie und zur Therapie mit Betastrahlen oder schnellen Elektronen. Strahlentherapie **114**, 446—453 (1961).

— Welche Bedeutung kommt der dermatologischen Strahlentherapie heute zu ? (Symposium.) (Washington, D. C., 9.—15. IX. 1962.) Proc. 12. int. Congr. Derm. **1**, 615—622 (1962).

WACHSMANN, F., u. A. DIMOTSIS: Kurven und Tabellen für die Strahlentherapie. Stuttgart: S. Hirzel 1957.

— K. HECKEL u. C. G. SCHIRREN: Die Größe der Rückstreuung bei verschiedener Tiefe des Streukörpers. Strahlentherapie **94**, 161—168 (1954).

—, u. G. DREXLER: Dosisverteilung konventioneller und ultraharter Strahlung in inhomogenen Medien. Dtsch. Rö-Kongr. 1967, S. 287—289. München-Berlin-Wien: Urban & Schwarzenberg 1967.

WAGENER, H. H.: Zur Frage spezifischer und unspezifischer Reaktionen der Haut auf Röntgenstrahlen. Arch. klin. exp. Derm. **216**, 319—324 (1963).

WAGNER, G.: Untersuchungen über den Dosisabfall im Gewebe und den Homogenitätsgrad berylliumgefensterter Röntgenstrahlungen. Z. Haut- u. Geschl.-Kr. **15**, 190—193 (1953).

— Untersuchungen zu den gegenwärtigen Grundlagen einer dermatologischen Röntgentherapie. Strahlentherapie **96**, 481—516 (1955).

— Vergleichende Dosismessungen langwelliger Röntgenstrahlen in verschiedenen Phantomsubstanzen. Strahlentherapie **100**, 291—309 (1956).

— Die Großfeldtechnik in der dermatologischen Strahlentherapie. Z. Haut- u. Geschl.-Kr. **22**, 267—281 (1957).

— Die Bedeutung der charakteristischen Eigenstrahlung in der Röntgentherapie. Proc. 11. Int. Congr. Derm. 1957. Acta derm.-venerol. (Stockh.) **2**, 412—421 (1958).

— Untersuchungen über die Beeinflussung der Röhrenspannung von 8—50 kV durch Röhrenstromänderung von 5—25 mA, bei modernen Röntgengeräten. Hautarzt **9**, 269—271 (1958).

— Zur Frage des Wertes verschiedener neuer Behandlungsmethoden bei den Pilzerkrankungen des behaarten Kopfes. Zbl. Haut- u. Geschl.-Kr. **100**, 273 (1958).

— Die Epilationsbestrahlung. In: MARCHIONINI-SCHIRREN, Ergänzungswerk zum Handbuch der Haut- und Geschlechtskrankheiten von J. JADASSOHN, Bd. V/2, S. 655—746. Berlin-Göttingen-Heidelberg: Springer 1959.

— Genetische Strahlenbelastung in der Dermato-Röntgentherapie. Vortrag auf dem 25. Kongr. Dtsch. Derm. Ges., Hamburg 19.—22. 5. 1960. Arch. klin. exp. Derm. **213**, 68—75 (1961).

— GUSTAV BUCKYS Beitrag zur Entwicklung der dermatologischen Strahlentherapie. Strahlentherapie **114**, 153—159 (1961).

— Zeitgemäße Röntgentherapie von Hautkrankheiten. Derm. Wschr. **145**, 129—139 (1962).

— Strahlenbelastung durch Dermato-Röntgentherapie. Strahlentherapie **118**, 122—144 (1962).

— Dosimetrie dermatologischer Strahlung, insbesondere weicher Röntgenstrahlen. (Symposium.) (Washington, D. C., 9.—15. IX. 1962.) Proc. 12. int. Congr. Derm. **1**, 677—682 (1962).

—, u. P. HELL: Der Einfluß von Wolfram und Kupfer als Anodenmaterial auf die Strahlenqualität ungefilterter Berylliumfenster-Röhren. Strahlentherapie **103**, 598—603 (1957).

WANG, P. K. S., M. A. RAVIDON, and M. TIDWELL: X-ray spectrum from a beryllium tube, scintillation spectrometric. Brit. J. Radiol. **30**, 70—75 (1957).

WEINER, M. A.: Shielding of skin against roentgen radiation. An accurate methode of making lead foil cutonts. Arch. Derm. 74, 610—612 (1956).

WEISSENBERG, K.: Über die Bedeutung des Einfallswinkels der Röntgenstrahlen. Fortschr. Röntgenstr. 24, 378 (1916/17).

WERNSDÖRFER, R.: Experimentelle Untersuchungen über das Früherythem auf Röntgenstrahlen einer Weichstrahlröhre und sein Verhalten bei Reaktionsänderungen der Haut. Strahlentherapie 104, 467—474 (1957).

WERZ, J. F. C.: De Stralenkwaliteit bij de Röntgentherapie van Huidziekten. Inaug.-Diss. Utrecht 1952.

WICHMANN, H.: Ein einfaches und universelles Schema für die Dosierung in der Strahlentherapie (Programmierte Dosierung bei Einzelfeldbestrahlung). Dtsch. Röntgenkongr. 1965, S. 133—137. München-Berlin-Wien: Urban & Schwarzenberg 1966.

WIDMANN, B. P.: Radiation therapy in cancer of the skin. Amer. J. Roentgenol. 45, 382—394 (1941).

WISKEMANN, A.: Röntgenoberflächentherapie mit berylliumgefensterten Röhren. Hautarzt 2, 456—459 (1951).

— Diskussionsbemerkung zum Referat PROPPE. Arch. Derm. Syph. (Berl.) 200, 131 (1953).

— Die Röntgenbestrahlung der Hautretikulosen. Vortr. 40. Nordwestdtsch. Derm. Kongr. 1958 in Hamburg.

— Gonadenbelastung und Strahlenschutz bei der Behandlung von Dermatosen mit Radioisotopen. (Symposium.) (Washington D. C. 9.—15. IX. 1962.) Proc. 12. int. Congr. Derm. 1, 597—599 (1962).

WITTEN, V. H.: The place of grenz radiation in dermatologic practice. A.M.A. Arch. Derm. 81, 110—125 (1960).

— Physical methods of protection against ionizing radiation in dermatologic therapy and its importance in relation to gonadal radiation exposure. (Symposium.) (Washington, D. C., 9.—15. IX. 1962.) Proc. 12. int. Congr. Derm. 1, 593—596 (1962).

— E. N. GRISEWOOD, and E. OSHRY: On the relat. adequacy of some American chambers for measurements in the grenz ray range. J. invest. Derm. 24, 365—373 (1955).

—, and H. LEE: Quantity of radiation reaching gonadal areas during therapy. IV. Factors influencing ovary dose. Arch. Derm. (Chic.) 87, 591—600 (1963).

WOLFRAM, ST.: Strahlentherapie der Hautkrankheiten. Wien u. Bonn: Wilhelm Maudrich 1956.

WUCHERPFENNIG, V.: Die Dosierung mit Sabouraud-Tabletten unter dem Gesichtspunkt der Aluminium-Halbwertschicht. Strahlentherapie 27, 353—357 (1928).

— Zur Verteilung der Röntgenstrahlen in der Haut. Strahlentherapie 42, 544—550 (1931).

— Über die Härteabhängigkeit der Röntgenstrahlenwirkung und die Verteilung der Strahlen in der Haut. Derm. Wschr. 1934, 548—554.

— Welche Röntgenstrahlenqualität ist für die Behandlung von Hautkrankheiten jeweils als die geeignetste anzusehen ? Derm. Wschr. 1936, 941—943.

— Ein schwerer Röntgenkombinationsschaden. Strahlentherapie 58, 155—160 (1937).

— Diskussionsbemerkung. Arch. Derm. Syph. (Berl.) 180, 178—180 (1940).

— Indikation und Dosierung der Röntgenstrahlen. Z. Haut- u. Geschl.-Kr. 2, 392—395 (1947).

— Zur Messung und Bemessung der Röntgenstrahlen bei Hautkrankheiten. Derm. Wschr. 1947, 500.

— Röntgenbehandlung der Hautkrankheiten. Hautarzt 2, 241—250 (1951).

ZIELER, E.: Zur Charakterisierung weicher Röntgenstrahlung durch Halbwertschicht und Homogenitätsgrad. Strahlentherapie 93, 579—583 (1953).

— Über den Homogenitätsgrad von Röntgenstrahlen. Naturwissenschaften 39, 567 (1952).

— Dosismessungen an Berylliumfensterröhren für Spannungen von 10—100 kV. Strahlentherapie 100, 595—607 (1956).

ZINGSHEIM, M., u. R. LANGE: Die Strahlendurchlässigkeit salbenartiger Silikone in verschiedenen Wellenbereichen. Strahlentherapie 90, 638—640 (1953).

ZINK, H. K.: Die Epilation durch Röntgenstrahlen. Strahlentherapie 80, 399—406 (1949).

ZOON, J. J., and J. F. C. WERZ: The quality of x-rays in the treatment of skin diseases. Arch. Derm. 75, 733—739 (1957).

— — u. R. BRAAMS: Probleme der Röntgentherapie in der Dermatologie. Ned. T. Geneesk. 1954, 3468.

ZURHELLE, E.: Halter zur Fixierung der Kinderköpfe bei Epilationsbestrahlungen. Derm. Z. 50, 21—23 (1927).

II. Die Kontaktbestrahlung

Von

G. J. van der Plaats

Mit 13 Abbildungen

Wenn wir heute, etwa 35 Jahre nach der ersten Beschreibung der Kontaktbestrahlung diese Methode in kaum veränderter Form in dieses Sammelwerk aufnehmen, kann man die erfreuliche Tatsache feststellen, daß es sich bei der Kontaktbestrahlung um eine Bestrahlungsmethode handelt, die sich durchaus bewährt und durchgesetzt hat. In dieser Hinsicht unterscheidet sich die Kontakttherapie sehr wesentlich von fast allen anderen Formen der Therapie mit ionisierenden Strahlen, welche in den letzten Jahrzehnten und bis auf den heutigen Tag einem steten Wechsel unterliegen, der ohne Zweifel auf die hohe Zahl der Mißerfolge bzw. auf die dadurch bewiesene Unzulänglichkeit der angewandten Methoden zurückzuführen ist.

Demgegenüber werden bei der Kontakttherapie ausgezeichnete Heilungsergebnisse, sogar bis über 95%, erreicht, und es ist klar, daß, ganz abgesehen von der Einfachheit und Billigkeit des Verfahrens, daher kein Grund vorliegt die Methode zu ersetzen, geschweige denn sie zu verlassen. Lediglich geringfügige Veränderungen in der Methode sind in diesen vielen Jahren hier und da zu verzeichnen.

Historisch gesehen wurde die Kontakttherapie gleichsam aus der Not geboren und zwar dadurch, daß man bestrebt war die bekannte günstige Wirkung der Radiumstrahlung auch mit Röntgenstrahlen zu erreichen.

Radium war, besonders in Deutschland, relativ selten; nur in größeren Bestrahlungsinstituten kam eine sachgemäße Radiumbehandlung mittels Moulagen oder durch Spickung zur Anwendung.

CHAOUL und ADAM (s. CHAOUL u. WACHSMANN, S. 223) haben 1933 als Erste die Aufmerksamkeit darauf gerichtet, daß die unbestreitbar besseren Resultate der Radiumbehandlung (gegenüber Röntgenbestrahlung) keineswegs auf eine Überlegenheit der (harten) Radiumstrahlung an sich, sondern auf eine bessere Dosisverteilung im getroffenen Gewebe zurückzuführen ist. Es handelt sich ja bei allen diesen Anwendungen von Radium um eine Bestrahlung aus sehr kurzer Entfernung (bei Moulage) oder sogar in direktem Kontakt, wenn das Radium eingespickt oder, wie z.B. beim Gebärmutterkrebs, in einen Hohlraum eingebracht wird. Laut dem Abstandsquadratgesetz nimmt ja die Intensität einer Strahlung — abgesehen von etwaigen anderen schwächenden Faktoren — umgekehrt proportional mit dem Quadrat des Abstandes von der Strahlenquelle ab. Sogar bei der härtesten Strahlung beträgt somit die Intensität in 1 cm Abstand von der Strahlenquelle noch 25% der Intensität in 0,5 cm Abstand und sinkt in 2 cm Abstand, eine punktförmige Strahlenquelle vorausgesetzt, sogar auf 6%. Es ist klar, daß sich eine Vergrößerung des Abstandes um so stärker auswirkt je kleiner der Abstand ist von dem man ausgeht:

Bei einem Ausgangsabstand von 2 cm verursacht eine Zunahme des Abstandes um 2 cm ein Herabsinken der Intensität auf 25%.

Bei einem Ausgangsabstand von 50 cm hat man bei einer Zunahme des Abstandes von 2 cm (d. h. also in einem Abstand von 52 cm) jedoch nur ein Herabsinken auf 92%.

Abb. 1 gibt in Kurvenform den allein durch das Quadratgesetz bedingten Intensitätsabfall für verschiedene Ausgangsabstände und verschiedene Abstandszunahmen an. Aus diesen Kurven geht deutlich hervor, daß die Intensitätskurve um so steiler wird je kleiner der Ausgangsabstand ist, und um so flacher je größer dieser ist.

Es ist das große Verdienst von Chaoul und Adam gewesen, klar erkannt zu haben, daß das Radium sein Aureol vorwiegend der günstigen Dosisverteilung in einem relativ kleinen Volumen verdankt und daß dabei, um ein hoch dosiertes Gebiet herum — und direkt daran anschließend — ein so steiler Dosisabfall vorhanden ist, daß schon in unmittelbarer Nähe dieses Gebietes (es handelt sich um Millimeter!) kaum oder nicht geschädigtes Gewebe erhalten bleibt. Diesem Gewebe, gleichsam der Auskleidung des „Tumorbettes" wird wohl mit Recht eine rekonstruktive Funktion zugeschrieben. Seine Aufgabe ist es, sowohl die Zellen und Substanzen zu liefern welche den geschädigten Tumor

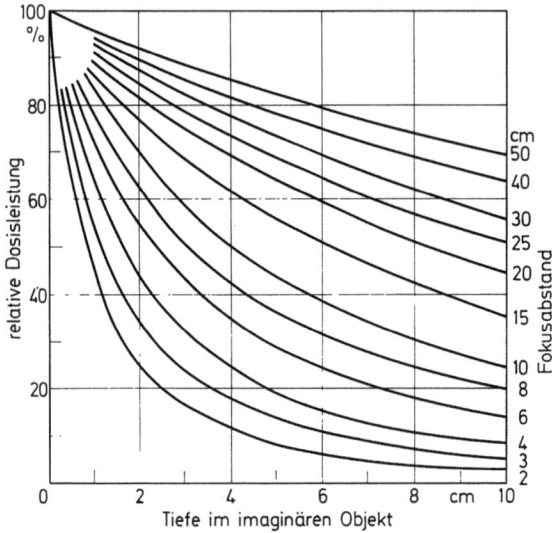

Abb. 1. Abnahme der Dosisleistung mit zunehmender Tiefe im Objekt bei verschiedenen Abständen vom Focus, wobei Absorption und Streuung außer Betracht gelassen worden sind. Die Dosisleistung ist für die Tiefe Null („Oberfläche") zu 100% angenommen. Auf der linken Seite ist die prozentuale Tiefendosis, auf der rechten Seite der Focus-Abstand und auf der Abszisse die Tiefe aufgetragen

angreifen sollen, als auch für die endgültige Beseitigung des krankhaften Gewebes und für die Wiederherstellung möglichst normaler örtlicher Verhältnisse Sorge zu tragen. *Überall wo im Körper dieser Forderung nach Hochdosierung im Tumor selbst und weitgehendster Schonung in unmittelbarer Nähe (Millimeter!), d.h. im Tumorbett, nicht entsprochen werden kann, wird es keine Bestrahlungserfolge von diesem hohen Prozentsatz, wie ihn die Kontakttherapie aufzuweisen hat, geben.*

Weder die konventionelle Tiefentherapie noch die Rotations-, Pendel-, Megavolt-, Telekobalt-, Cäsium- und Elektronentherapie können der genannten Forderung in dem Maße gerecht werden, wie sie in den dafür geeigneten Fällen von der Kontakttherapie erfüllt wird. Obwohl sich die strahlenbiologische Forschung mit dem Wirkungsmechanismus der Strahlung und mit der Möglichkeit die Strahlenempfindlichkeit eines Tumors zu vergrößern eingehend befaßt hat (z.B. Herčik, 1959; Lorens, 1957; Woeber, 1956), steht für die Praxis der Wert der räumlichen Dosisverteilung immer noch an erster Stelle.

Chaoul und Adam haben durch die Wahl einer weichen Strahlung (anstatt der harten Ra-Strahlung) welche stark im Gewebe absorbiert wird, den Dosisabfall nach der Tiefe hin stärker ausgeprägt als ihn der kurze Ausgangsabstand allein schon aufweist. Zu der vom Quadratgesetz verursachten Intensitätsabnahme gesellte sich dann noch die starke Schwächung der Strahlung durch Absorption. Es ist nicht nur historisch sondern auch grundsätzlich bedeutungsvoll, daß die ersten praktischen Anwendungen und eklatanten Erfolge der Kontakttherapie mit einer Röntgenröhre durchgeführt worden sind, deren besondere Eigenschaften lediglich Vollschutz (gegen Hochspannung und ungewollte Strahlung) und ein geringes Eigenfilter waren, und zwar mit einer Röhre die mit ihrer Spannung von 45 kV zu der Gruppe der Oberflächentherapieröhren gehörte. Die Tatsache, daß diese Röhre (eine Philips-Müller Junior-T-Röhre), um den kleinstmöglichen Abstand zu erhalten, direkt mit dem Röhrenhaubenfenster auf die krankhafte Stelle aufgesetzt — und somit mit ihr in Kontakt gebracht — wurde, ist der Anlaß zu der Nomenklatur „Kontakttherapie" geworden. Das Wesentliche der Methode: der durch die Anwendung des Abstandsquadratgesetzes für kleine Focus—Haut-Abstände erreichte steile Dosis-abfall, kommt leider in dieser Bezeichnung nicht zum Ausdruck. Die Methode hat jedoch

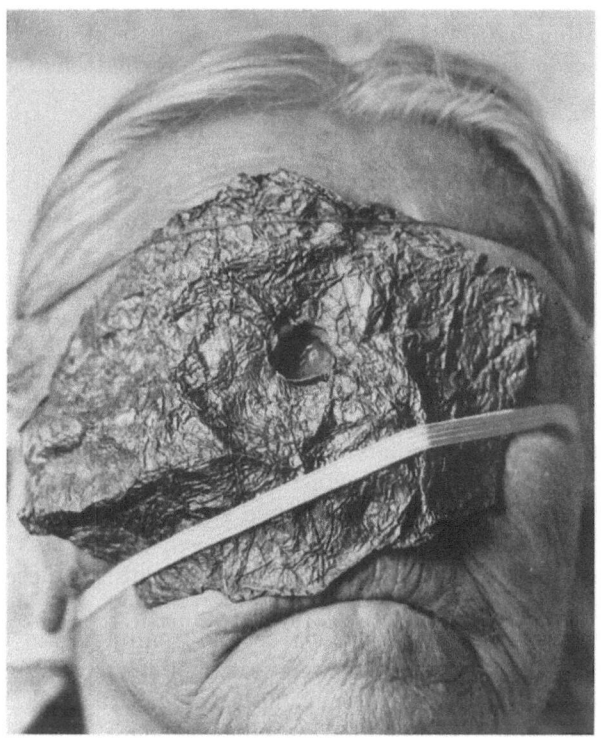

Abb. 2. Bleifolienabdeckung des Bestrahlungsfeldes. Die dünne Bleifolie (0,2 mm) ließ sich leicht dem Objekt anpassen und garantierte bei der verwendeten weichen Strahlung vollkommenen Strahlenschutz

eine meistens mit dem Namen CHAOUL verbundene internationale Verbreitung gefunden und sogar in der Strahlentherapie zur Entstehung des Verbums „kontakten" Anlaß gegeben. Bezeichnungen wie short-distance therapy, plesioröntgentherapia usw. betonen zwar besser worum es sich handelt, sie haben sich jedoch nicht über den Rahmen eines örtlich begrenzten Gebrauches erheben können. Bleiben wir darum besser bei dem einge-bürgerten und in allen Sprachen leicht übersetzbaren Namen: *Kontakttherapie.*

Als Postulate für die Kontakttherapie formulierte CHAOUL 1934:

1. kurzer Bestrahlungsabstand;
2. weiche Strahlung;
3. Fraktionierung der Dosis.

Nur die erste Forderung ist spezifisch für die Kontakttherapie, die zweite findet man auch bei der Oberflächentherapie und die dritte Forderung ist gleichsam Gemeingut aller Strahlentherapieformen, wenn es sich darum handelt jede seitens des Körpers mögliche biologische Hilfe voll auszunutzen.

Die von CHAOUL in den Berliner Fortbildungskursen 1934/35 gezeigten und später veröffentlichten Fälle (45 kV, 0,2 mm Al HWS, 3—5 cm FHA, etwa 20×300 in 3—4 Wochen) waren die Ersten einer noch immer nicht abgeschlossenen Erfolgsserie in fast allen Ländern der Welt. Bei der angewandten weichen Strahlung waren die Probleme des Strahlenschutzes gering; schon einige Zehntel Millimeter dicke Bleifolie genügte voll-kommen zur Abschirmung (Abb. 2). Die Handhabung der Röhren ließ jedoch noch zu wünschen übrig. Weil inzwischen auch die Anwendungsmöglichkeit in leicht zugängliche Körperhöhlen in Erwägung gezogen war, hat man bei der Konstruktion von Spezialröhren und Apparaten für die Kontakttherapie diesem Wunsche gleichzeitig entsprochen. Zwei Röhrentypen sind dabei epochemachend und auch für andere Entwürfe maßgebend gewesen: die Hohlanodenröhre von Siemens, mit geerdeter Anode, und die pistolenförmige CT-Röhre von Philips-Müller, mit geerdeter Kathode.

Bei der Siemens-Konstruktion, der sog. Schräganodenröhre (Abb. 3), angewandt von Chaoul (als Modifikation der für gynäkologische Zwecke gebauten Schaefer-Witte-Röhre), ist die Anode ein geerdetes strahlendurchlässiges Kupferplättchen von 0,1 mm Stärke.

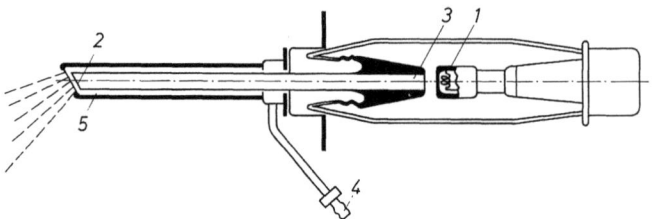

Abb. 3. Schnitt durch die Schräganodenröhre für Lufthaube (Siemens). *1 Kathode*; *2 Brennfleck*; *3 Hohlanode*;
4 Kühlwasserzuleitung; *5 Kühlwassermantel*

Es findet sich am Ende der rohrförmigen Hohlanode, in welche das Elektronenbündel geführt und dirigiert wird. Die Elektronenauftrefffläche befindet sich zwar an der Innenseite, aber die in jede Richtung sich ausbreitende Röntgenstrahlung durchsetzt zum Teil das Anodenblech und tritt somit auch in Längsachsenrichtung aus der Röhre aus. Die Anode wird mit Wasser gekühlt; das zwangsläufige Eigenfilter dieser Chaoul-Röhre beträgt etwa 0,2 mm Cu äquiv.

Zum Zwecke genügender Strahlenausbeute ist die Spannung auf 60 kV gebracht. Die Röhrenstromstärke beträgt bis 6 mA, die empfohlenen Bestrahlungsabstände sind 1,5, 3 und 5 cm, wobei eine Dosisleistung von 2200 R/min in 1,5 cm FHA auftritt. Der bei dieser Spannung relativ starken Vorfilterung entsprechend, beträgt die Halbwertdicke (HWD) I 4,3 mm Al, die HWD II ist 4,7 mm Al äquiv. und der Homogenitätsgrad ist somit 0,9. Der Durchmesser der Röhre betrug ursprünglich 27 mm, jetzt 21 mm. Sie ist somit für die Einführung in dafür geeignete Körperhöhlen (Mund, Vagina, Rectum) oder in Operationswunden anwendbar.

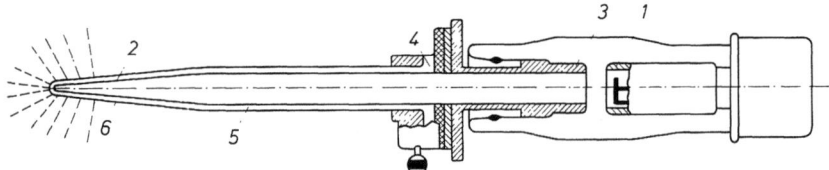

Abb. 4. Schnitt durch die Spitzanodenröhre für Ölhaube (Siemens). *1 Kathode*; *2 Anode*; *3 Hohlanode*;
4 Kühlwasserzuleitung; *5 Kühlwassermantel*; *6 Trolonkappe*

Als Spezialröhre für die Endo-Kontakttherapie wurde die Spitzanodenröhre (Abb. 4) konstruiert, bei welcher die Anode die Innenfläche eines Kegelmantels bildet, welcher vom Elektronenbündel getroffen wird. Der Durchmesser dieser Röhre beträgt 22 mm. Mit einem angebauten Kühlaggregat ist die Apparatur von der Wasserleitung unabhängig und nicht ortsgebunden.

Dasselbe Konstruktionsprinzip mit geerdeter Anode zeigt die Müller-KÖ 100/3 Röhre (Abb. 5), wobei der Röhrendurchmesser auf 17 mm herabgesetzt worden ist, und die Spannung bis 100 kV erhöht werden kann. Der zugehörige Müller-RT 100 Apparat wird von der Wasserleitung gekühlt und ist ortsgebunden.

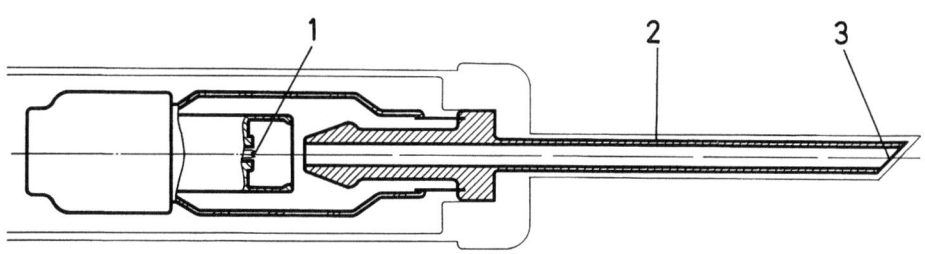

Abb. 5. Schnitt durch Müller KÖ 100/3 Röhre für Kontakt- und Endotherapie mit geerdeter und wassergekühlter Anode. *1* Kathode; *2* Anode mit Brennfleck; *3* Kühlwassermantel

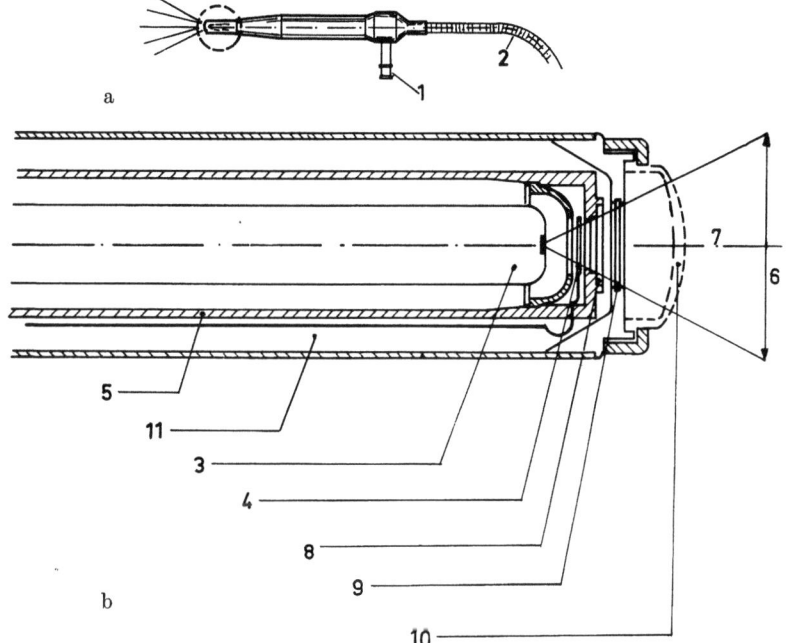

Abb. 6a u. b. Philipsröhre für Kontakt- und Endotherapie (schematisch). a Übersicht von Röhre und Kabel. b Der im gestrichelten Kreis befindliche Bereich im Detail dargestellt. *1* Handgriff, mit dem die Röhre gehalten werden kann; *2* Schlauch für die Zuführung der Luft vom Gebläse zum Kühlen der Röhre, innerhalb des Schlauches liegt gleichzeitig das Hochspannungskabel; *3* Anode mit Spannungen von 10—50 kV gegen *4* geerdete Ringkathode; *5* Glasröhre; *6* Strahlenkegeldurchschnitt, dessen Durchmesser dem zugehörigen Focusabstand *7* gleich ist; *8* Mikafenster; *9* Berylliumfenster; *10* Homogenisierungsfilter; *11* Forcierte Luftkühlung

Grundsätzlich verschieden von der Siemensröhre ist die Konstruktion der Philipsröhre indem bei dieser die ringförmige Kathode geerdet und der hochspannungsführenden Anode gegenübergestellt ist. Hierdurch konnte eine unerwünscht hohe Eigenfilterung vermieden und die ursprünglich auch von CHAOUL selbst befürwortete Spannung von ca. 50 kV beibehalten werden, wobei, wenn erwünscht, ein sehr inhomogenes weiches Strahlengemisch die Röhre verlassen konnte.

VAN DER PLAATS hat diese Röhre eingehend auf ihre Möglichkeiten geprüft und vor allem auf die Möglichkeit die Steilheit des Dosis-Abfalles nach der Tiefe in weiten Grenzen variieren zu können, hingewiesen. Die Röhre wird durch Strahlung und durch einen Luftstrom gekühlt, sie wird mit 2 mA belastet und leistet bei einer HWS von 0,3 mm Al äquiv. in dem Mindest-Focus—Haut-Abstand (FHA) von 2 cm etwa 8000—10000 R/min. Mit ihrem Durchmesser von 31 mm ist die Röhre ebenso gut (oder schlecht) für die Endo-Kontakttherapie geeignet wie die ursprüngliche Chaoul-Röhre, und ist in bezug auf Einführbarkeit den beträchtlich dünneren Röhren unterlegen. Andrerseits ist diese Philips CT-Röhre durch ihre Pistolenform viel handlicher und kann sowohl am Stativ als auch aus der freien Hand verwendet werden (Abb. 6a, S. 203). Auf die letztere Technik soll später noch eingegangen werden. Der Apparat ist nicht ortsgebunden und kann dadurch z.B. ohne besondere Maßnahmen auch im Operationssaal verwendet werden.

Vergleicht man beide Röhrentypen, so kann man sagen, daß bei der Siemens-Röhre die weichste Strahlung immerhin noch mit einer Vorfilterung von 0,2 mm Cu äquiv. belastet ist. Bei der damaligen Philips-Müller-Röhre entsprach die weichste Strahlung der viel schwächeren Vorfilterung von 0,2 mm Al äquiv., durch zusätzliche Filterung konnte man jedoch auch härtere Strahlungen erhalten. Beim Vergleich der Nahbestrahlungsröhren hinsichtlich ihrer Erfolge ist es logisch, daß bei annähernd gleicher Dosisverteilung und gleicher Bestrahlungstechnik gleiche Erfolge zu erwarten sind.

Die unter Standardbedingungen angewandte weiche Strahlung der Philips-CT-Röhre (d.h. ohne Zusatzfilter) erzielte eine besonders ausgeprägte Tiefenschonung welche den Autor 1936 veranlaßte die Notwendigkeit einer konsequenten Fraktionierung, wie sie CHAOUL forderte, in Frage zu stellen. Zwar ist in der Tiefentherapie die einmalige Hochdosierung mit „Krebsdosen" (SEITZ, L. u. H.; WINTZ, 1920, s. Lit. CHAOUL u. WACHSMANN, 1953) endgültig zugunsten fraktionierter Bestrahlungsmethoden verlassen worden, aber in der Kontakttherapie liegen die Verhältnisse durchaus anders. Hier ist ja der Tumor an der Oberfläche gelegen, das Tumorgebiet relativ klein und nicht tief-infiltrierend. Der Tumor nimmt somit einen kleinen, ziemlich gut bekannten Raum ein. Durch die Wahl eines geeigneten steilen Dosisabfalles erzielt man schwerste Schädigung der oberflächlichsten Tumorschichten, schwere Schädigung der tieferen- und genügende Schädigung der tiefst gelegenen Tumorzellen, direkt darunter schließt sich kaum geschädigtes Gewebe an. Diese „Kleinraumbestrahlung" geht dadurch gleichsam mit einer so großen „räumlichen Elektivität" einher, daß die Wichtigkeit der Fraktionierung an Bedeutung verliert, und die Mitwirkung der dadurch verursachten biologischen Elektivität nicht mehr in vollem Ausmaß herangezogen zu werden braucht. Der Autor ging dabei so weit, daß er in vielen Fällen eine einmalige Volldosis verabreichte und diese Methode als „Röntgenkaustik" bezeichnete. Angesichts der Tatsache, daß die dabei angewandten Dosen von 4000—8000 R in einer halben bis einigen Minuten unter Einstellung „à vue" gegeben werden, kann hier von einer zielsicheren, ambulant durchführbaren und ökonomisch attraktiven Methode gesprochen werden. Es ist natürlich selbstverständlich, daß, wenn es sich bei der Bestrahlung um größere infiltrativ wachsende Geschwülste handelt, auf die Mithilfe der Fraktionierung nicht verzichtet werden kann. Die einmalige, röntgenkaustische Hochdosierung ist deshalb nur dann zu wählen, wenn es sich um relativ kleine (bis 25 mm $\varnothing$) und nicht infiltrativ nach der Tiefe wachsende Tumoren handelt. Die Tiefe der Grenzschicht (Tumorbett) wird geschätzt oder gemessen (Polano) und es wird so dosiert, daß in dieser Schicht noch 2500—3000 R wirksam sind. Wieviel schwieriger sich eine Heilung bei zunehmendem krankhaft verändertem Volumen gestaltet, zeigt eine einfache Überlegung. Nehmen wir ein krankhaftes, würfelförmiges, an der Oberfläche gelegenes Volumen von $2 \times 2 \times 2$ mm³ an, dann stehen 5 Flächen von je 2×2 mm² Gewebe für die Resorption des Tumors, bzw. für die Deckung des Defektes zur Verfügung. Das Zahlen-Verhältnis Reparationsfläche: krankhaftes Volumen ist somit $20:8 = 2,5$. Für ein Volumen von $4 \times 4 \times 4$ mm³ $= 64$ mm³ sind $5 \times 4 \times 4$ mm² $= 80$ mm² Fläche vorhanden. Das obenerwähnte Verhältnis hat sich also mit $80:64 = 1,25$ sehr stark in ungünstigem Sinne verändert.

Je größer die Tumorausdehnung und je stärker das infiltrative Wachstum desto dringender ist die Notwendigkeit der Fraktionierung. Jede Übertreibung ist unzweckmäßig; sowohl eine sinnlose Durchführung einer z.B. auf 20 Sitzungen verzettelten Bestrahlung eines Hautkrebses von mäßiger Ausdehnung, als auch extremistisches Festhalten an einmaliger Röntgenkaustik schießt über das Ziel hinaus, wenn es sich um größere Prozesse handelt. Das Erste schreckt die Patienten ab und das Zweite ergibt ein unerwünschtes Risiko. Es muß daher in jedem einzelnen Fall beurteilt werden ob und inwieweit Fraktionierung nötig, erwünscht und praktisch durchführbar ist. Wie bereits gesagt bleibt für die ausgedehnten infiltrierenden Geschwülste die ursprüngliche Chaoulsche Forderung nach weitgehender (20—30facher) Fraktionierung bestehen. Andrerseits ist für circumscripte kleine Tumore die einmalige Röntgenkaustik nach VAN DER PLAATS möglich und attraktiv. Man könnte sich fragen ob man nicht besser in *jedem* Fall stark fraktionieren soll, weil ja für das Erreichen des Zieles: die Heilung des vorhandenen Krebses, auf kein Mittel verzichtet werden dürfe. Dem steht jedoch gegenüber, daß gerade die präcancerosen Zustände, bzw. Krebse im Anfangsstadium von den Patienten fast nie und von den praktischen Ärzten nicht immer als solche erkannt werden. Man würde auf großen Widerstand stoßen wenn man diese „Kleinigkeiten" stark fraktioniert behandeln wollte. Gerade in diesen Fällen ist eine einmalige oder kaum fraktionierte Bestrahlung zu bevorzugen. Der Bauer,

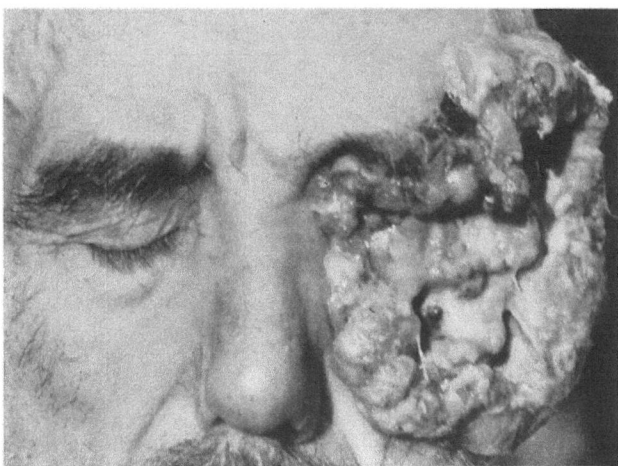

Abb. 7. Patient mit ausgedehntem Gesichtskrebs, seit 10 Jahren bestehend (Zustand, 1937). Beispiel eines Zustandes, wie man ihn heute durch die bekannt gewordenen Erfolge der Kontakttherapie kaum noch zu sehen bekommt

der sich nach langem Zaudern endlich vom Hausarzt hat überzeugen lassen zum Radiologen zu gehen, braucht weder stationär aufgenommen, noch an vielen aufeinanderfolgenden Tagen zurückzukommen, sondern geht nach einer kurzen Bestrahlung wieder nach Hause. Nach abgeklungener Reaktion und Heilung wird er automatisch zum spontanen Propagandisten der Strahlenbehandlung und leistet so einen wichtigen Beitrag zu der leider bei der Bevölkerung noch zu wenig verbreiteten Erkenntnis, daß Krebse heilbar und frühzeitige Erkennung und Behandlung die wichtigsten Heilungsfaktoren sind. (Ambulante Krebsbehandlung!). Die Erfahrung hat bereits gelehrt, daß wo diese ambulante, nicht oder wenig fraktionierte Kontakttherapie mit ihren spektakulären Resultaten stattfindet, sie wesentlich dazu beiträgt dem Patienten den Weg zum Strahlentherapeuten zu erleichtern. Es zeigt sich bald, daß in der Nähe eines Kontakttherapie-Zentrums die spontan sich meldenden oder eingewiesenen Fälle immer frühere Stadien aufweisen und vernachlässigte, fortgeschrittene z.B. den Knochen schon arrodierende Geschwülste der Haut immer seltener werden (Abb. 7). Nicht nur bei der Krebsheilung sondern auch bei der Krebsbekämpfung fällt somit der Kontakttherapie eine wichtige und äußerst dankbare Aufgabe zu. Im Laufe der Jahre haben sich die Standpunkte von CHAOUL und des Verfassers mehr genähert und es werden wohl beide Methoden gleichsam gemildert weiter nebeneinander bestehen bleiben. Zwischen beiden ursprünglichen Extremen liegt eine ganze Skala von Fraktionierungsmöglichkeiten. Größe und Ausdehnung der Geschwulst und außerdem auch andere Faktoren seitens des Patienten, wie Wohnsitz, Beschäftigung, Möglichkeit sich für die Behandlung frei zu machen usw., sowie die vorhandene Apparatur bestimmen dann schließlich den Behandlungsplan und die Anzahl der Sitzungen. Man kann dabei teilweise schematisieren. Es gibt unzählige Möglichkeiten, welche im ausführlichen Schrifttum zum Ausdruck kommen (ALLEEN u. FREED, 1956; ANDREWS u. MOODY, 1956; BURCKHARD, 1955; LAMARQUE, 1955; MARQUÈS, 1956; POLANO, 1957; SEMMOLA u. BOITI, 1955; STARIĆKOV, 1957; WOEBER, 1957; WOLFRAM, 1956).

Wernsdörfer (1950) gibt z.B. an, daß dieselben Resultate erreicht werden bei einer Fraktionierung von 10×500 R $= 5000$ R mit 24 Std Intervall, 5×850 R $= 4250$ R mit 48 Std Intervall und 3×1000 R $= 3000$ R mit 72 Std Intervall. Verfasser sieht bei Hautkrebsen von ± 30 mm $\varnothing$ mit einer 4fachen Fraktionierung von je 1000 R Oberflächendosis ausgezeichnete Resultate, wobei allerdings die 4000 R innerhalb einer Woche verabreicht werden sollen.

Daß ein steiler Dosisabfall (steiler noch als ihn die erste Philips-CT-Röhre gestattete) in der dermatologischen Strahlentherapie sehr gewünscht wurde, zeigt die Entwicklung der Röhren mit Beryllium-Fenster (Graus, 1958). Bekanntlich ist die Absorption in

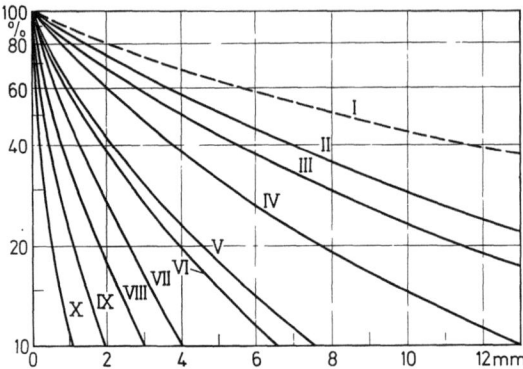

Abb. 8. Tiefendosiskurven in Gewebe bei verschiedenen Spannungen und Filterungen für eine Röhre mit Mika-Berylliumfenster; Focus—Haut-Abstand 2 cm. *I* Dosisabnahme nach dem Abstandsquadratgesetzj(berechnet); *II* 50 kV, Zusatzfilter 2 mm Al; *III* 50 kV, Zusatzfilter 1 mm Al; *IV* 50 kV, Zusatzfilter 0,5 mm Al; *V* 50 kV, Zusatzfilter 0,25 mm Al; *VI* 30 kV, Zusatzfilter 0,25 mm Al; *VII* 20 kV, Zusatzfilter 0,10 mm Al; *VIII* 15 kV, Zusatzfilter 0,05 mm Al; *IX* 10 kV, Zusatzfilter 0,05 mm Al; *X* 10 kV, ohne Zusatzfilter. Eigenfilterung der Röhre 0,03 mm Al Gleichwert

Beryllium auf Grund seiner niedrigen Atomnummer ($Z = 3$) sehr gering und es werden sogar Grenzstrahlen im Bereich von 10 kV Erzeugungsspannung noch in hohem Maße durchgelassen. Der Eigenfilterwert solcher Röhren liegt bei oder unterhalb 0,1 mm Al äquiv. Sie sind widerstandsfähiger als die Grenzstrahlröhren mit dem Lindemannfenster die man heute für „museumsreif" erklären kann. Außerdem können beryllium-gefensterte Röhren auch härtere Strahlungen produzieren und werden sogar bis zu Spannungen von 100 kV verwendet.

Die Philips-Müller CT-Röhre (Abb. 5) hat ein Beryllium-Fenster mit einem Filterwert von 0,03 mm Al äquiv., und es wird am Kontakttherapie-Apparat mit Spannungen von 10, 15, 25, 30 und 50 kV angewandt. Die Strahlung kann dabei wahlweise ungefiltert angewandt („feu nu" der Franzosen) oder willkürlich zusätzlich gefiltert werden. Aus praktischen Gründen wird aus der Unzahl der hier sich darbietenden Möglichkeiten eine Wahl getroffen, wobei für jede der 5 Spannungen ein bestimmtes Filter gewählt ist, und somit die Dosisabfallkurven entsprechend flacher werden. Obschon diese Umstellung auf beryllium-gefensterte Röhren vor allem in der Dermatologie für die Behandlung großer Flächen wie bei Ekzemen usw. von Wichtigkeit ist, hat sie doch auch die Möglichkeiten der Kontakttherapie erheblich erweitert. Besonders erwähnenswert ist die Behandlung des Auges selbst oder seiner direkten Umgebung. Durch die Kombination von kleinem Behandlungsabstand und sehr weicher Strahlung können die tieferen Schichten weitgehendst geschont werden. Es kann z.B. ein Linsenkatarakt der bei Anwendung härterer Strahlung auftreten kann, mit Sicherheit vermieden werden (Wachtler, 1961; Marusjè, 7941). Abb. 8 zeigt die Dosisabfallkurven dieser Philips-CT-Röhre.

Weder die Siemens-Chaoul- noch die Müller-RT-100-Röhre eignen sich für den Einbau eines Beryllium-Fensters, diese Röhren bleiben also nach wie vor besonders für die Endo-Kontakttherapie verwendbar.

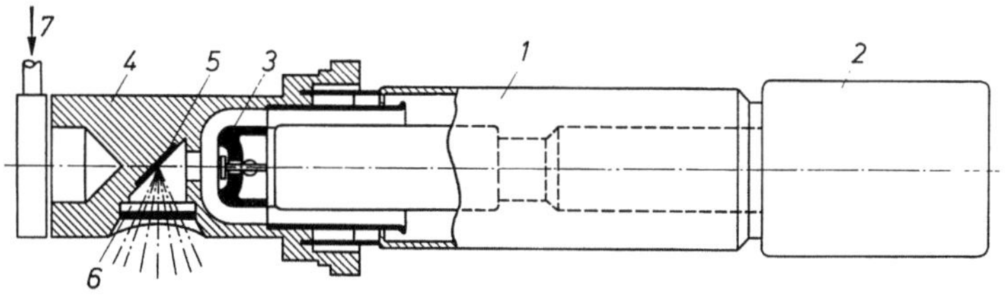

Abb. 9. Schnitt durch die Dermopan-Röntgenröhre mit Berylliumfenster zum Betrieb mit Spannungen von 10—50 kV bei maximal 25 mA Röhrenstrom (Siemens). *1* Glaskörper; *2* Kathodenfuß; *3* Kathode; *4* Wassergekühlter Anodenkopf; *5* Wolframanode; *6* Strahlenaustrittsfenster aus Beryllium; *7* Kühlwasserzufluß

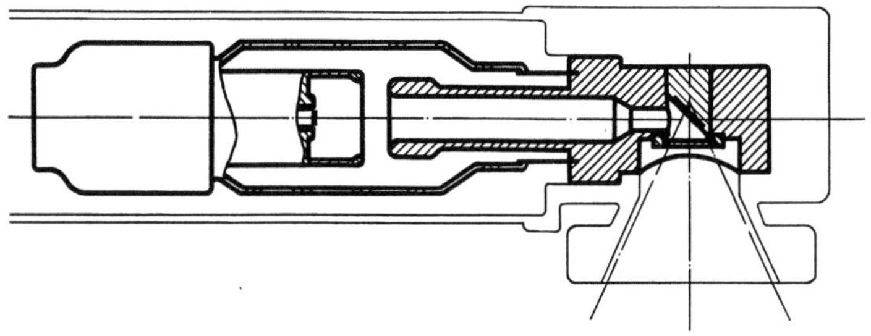

Abb. 10. Philips-Müller TÖ 100/8 Röhre

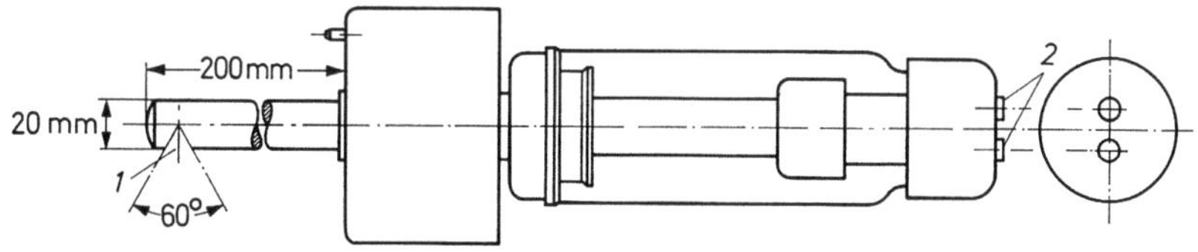

Abb. 11. Thérolix-Einbauröhre der C.G.R. Die Röhre hat ein seitliches Strahlenaustrittsfenster und eine geerdete wassergekühlte Anode. *1* Strahlenbündel mit Öffnungswinkel von 60°. *2* Anschlüsse

In der Dermopanröhre hat Siemens eine sehr leistungsfähige, mit Beryllium-Fenster ausgerüstete Oberflächentherapieröhre geschaffen, welche sich gelegentlich auch für Kontakttherapie eignet. Die Röhre wird am Dermopanapparat mit 4 Spannungen bis maximal 50 kV und 25 mA Dauerleistung betrieben. Bei den vier Schaltstufen von 10 kV, 29 kV, 43 kV, 50 kV sind die zugeordneten Filter (0,0, 0,3 mm Al, 0,6 mm Al und 1,0 mm Al) so bemessen, daß die Strahlenausbeute bei diesen Stufen nahezu gleich ist. Sie beträgt z.B. in einem FHA von 30 cm rund 100 R/min. Bei der 10 kV Stufe, welche wegen der Absorption in Luft meist in 10 cm FHA verwendet wird, beträgt sie in diesem Abstand 1000 R/min. Zweck der Standardisierung der Dosisleistung ist die Vereinfachung des Ablesens der Dosistabelle und die Vermeidung von Dosierungsfehlern beim Übergang auf eine andere Strahlenqualität. Die Dermopanröhre (Abb. 9) hat durch ihre Konstruktion einen seitlichen Strahlenaustritt, was mitunter die Einstellung für Kontakttherapie unübersichtlich macht, z.B. die Einstellung eines Augenwinkelkrebses. Für Endo-Kontakttherapie ist die Dermopanröhre weniger geeignet. Dasselbe gilt für eine analoge Oberflächentherapieröhre mit Beryllium-Fenster von Philips-Müller: Röhre TÖ 100/8 (Abb. 10).

In Frankreich hat die ungefilterte Kontakttherapie viele Anhänger gefunden und neben der Philips-Röhre hat auch die Thérolix-Röhre der Compagnie Générale de Radiologie (C.G.R.), welche auf Anregung von Lamarque (1956) (Michel, 1960) in den Intrix-Apparat eingebaut wurde, Eingang gefunden (Abb. 11). Sie hat eine geerdete Hohlanode, ist 20 cm lang, und hat einen Durchmesser von 20 mm. Sie gestattet die Anwendung von Focus—Haut-Abständen von 0,7—20 cm. Ihr Beryllium-Fenster erlaubt die Verwendung von Spannungen von 20—100 kV und sie kann mit 5 mA bei 100 kV belastet werden. Durch die Wasserkühlung ihrer geerdeten Anode ist sie aber ortsgebunden. Das Strahlenaustrittsfenster befindet sich seitlich. Durch ihren geringen Durchmesser kommt die Thérolix-Röhre gelegentlich für Endo-Kontakttherapie in Frage (Surmat u. Gest, 1956).

Es ist hier nicht die Stelle auf weitere Details dieser und anderer Röhren einzugehen, diese können Veröffentlichungen und Prospekten entnommen werden. Ebenfalls wird auf die Dosimetrie dieser Röhren nicht weiter eingegangen, sie stellt gewissermaßen ein Sondergebiet der Röntgenstrahlendosimetrie dar. Für die Messung der weichen Strahlenkomponente sowie der ungeheuer großen — durch die praktisch meist benutzten kurzen Focus—Haut-Abstände bedingte — Dosisleistung, sind nur Spezialkammern anwendbar. Diese sind meistens bezüglich Strahlenausbeute und Dosisverteilung von einer kompletten Dokumentation versehen, für die zwar die Lieferfirmen keine Verantwortung übernehmen,

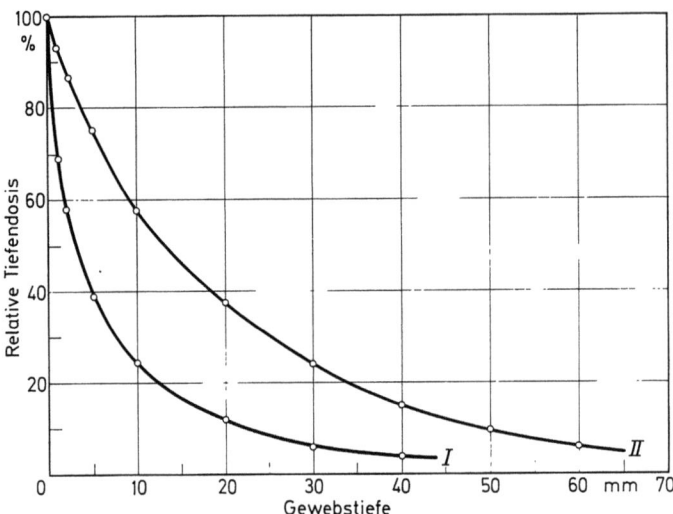

Abb. 12. Tiefendosiskurven der Siemens Schräganodenröhre I für FHA 1,5 cm, 15 mm ∅ und II für FHA 5 cm, 45 mm ∅. (Nach Wachsmann)

welche aber leicht stichprobenweise nachgeprüft werden können (Böhmer u. Liebel, 1955; Dihlmann, 1960; Jaeger, 1955; Kronganz, 1956; Marquès u. a., 1956; Norman u. Greenfield, 1955; Wachsmann u. Dimotsis, 1957; Wagner, 1955; Zieler, 1956; Wichmann, 1960).

Einige der aufgeführten Autoren glauben, durch die Möglichkeit mit der Beryllium-Röhre die Steilheit des Dosisabfalls gleichsam beliebig wählen zu können, die Kontakttherapie nicht mehr zu brauchen (Gay-Prieto u. Jaquetti, 1955; Proppe, 1955; Wagner, 1955).

Für die Aufstellung des Bestrahlungsplanes ist neben der Flächenausdehnung des Tumors besonders die Tiefenausdehnung maßgebend. Vorbedingung für die Heilung ist ja eine genügend hohe Dosis am Tumorbett. Genau wie in der Tiefentherapie wird dann an Hand von Tiefendosenkurven die erforderliche Bestrahlungszeit bestimmt. Die Tiefendosenkurven sollen den Dosisabfall in Wasser, bzw. in Gewebe darstellen. Zur Charakterisierung der Strahlenqualität ist zwar physikalisch die HWD und der Homogenitätsgrad maßgebend, hierdurch wird jedoch nicht der Einfluß des Bestrahlungsabstandes, der Feldgröße, der Brennfleckgröße und schließlich der Absorption und Streuung im Gewebe berücksichtigt. Deshalb hat man als praktisches Maß für die Tiefenwirkung einer Bestrahlungsart die Gewebs-Halbwert-Tiefe nach Jennings und Wachsmann (GHWT) eingeführt. Sie besagt in welcher Tiefe noch 50% der Oberflächendosis wirksam ist, ihr Wert kann den Tiefendosenkurven entnommen werden. Abb. 12 zeigt die Tiefendosenkurven (nach Wachsmann) der Siemens-Schräganodenröhre für FHA von 1,5 cm und Felddurchmesser 15 mm, und für FHA 5 cm und Felddurchmesser 45 mm. Abb. 13 zeigt die Tiefendosenkurven (nach Oosterkamp, 1952) der Philips-Müller CT Röhre mit Beryllium-Fenster.

Jeder Röhrentyp hat seinen spezifischen Satz Zubehörteile, wobei vor allem die Bestrahlungstubusse eine wichtige Rolle spielen. Diese sind so bemessen, daß die größte

Tubusöffnung dem maximal verwendbaren Strahlenkegeldurchmesser angepaßt ist. Man beschränkt sich dabei im allgemeinen auf höchstens das Verhältnis 1:1 von Felddurchmesser:FHA. Bei größeren Verhältnissen (früher wurde z.B. 1,4:1 angewandt) ist die relative Unterdosierung an der Peripherie gegenüber dem Zentrum therapeutisch störend.

Reicht bei einem bestimmten FHA (z.B. 2 cm) das verfügbare Feld (20 mm ⌀) nicht aus, dann gibt es zwei Methoden um das größere Feld zu bewältigen.

1. Aneinanderreihen der (kleinen) Bestrahlungsfelder. Besonders geeignet hierfür sind die geradlinig begrenzten Tubusöffnungen. Bei dieser Methode *bleibt der gewählte steile Dosisabfall gewährleistet.*

2. Anpassung des Bestrahlungsabstandes an die erwünschte Feldgröße (z.B. 6 cm FHA für ein Feld von 60 mm ⌀). Bei dieser Methode soll man sich jedoch vor Augen halten, daß man eine andere Tiefendosenkurve mit weniger Tiefenschonung wählt und eine stärkere Fraktionierung erwünscht oder notwendig sein kann.

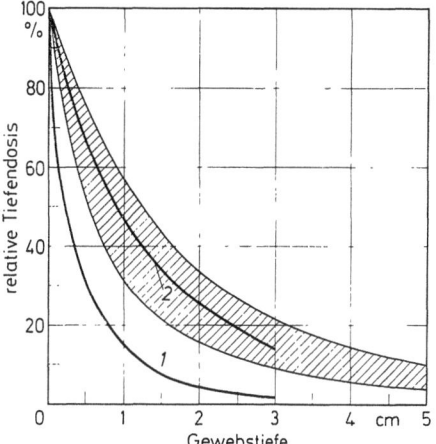

Abb. 13. Tiefendosiskurven der Philips-Müller CT-Röhre. Dosisabfall der Röhre von Philips-Müller im Vergleich der Nahbestrahlung. Kurve *1.* Ohne Zusatzfilter, 2 cm FHA, Feld 1 cm Durchmesser. Kurve *2.* 2,5 mm Al-Zusatzfilter, 4 cm FHA, Feld 4,5 cm Durchmesser. (Angaben nach OOSTERKAMP). Schraffiert: Bereich der Nahbestrahlung

Mit Recht hat WACHSMANN (1953) darauf hingewiesen, daß man durch eine adäquate entsprechende Verminderung der Spannung-Filter-Kombination auch bei größeren Abständen annähernd denselben steilen Dosisabfall erreichen kann. Vielfach wird jedoch dem einfachen Aneinanderreihen der Kontaktfelder der Vorzug gegeben werden.

LUTTERBECK (1951), der die erste Methode anwendet, bedeckt zu diesem Zweck das Bestrahlungsgebiet mit einem Nylonnetz, dessen Maschen nacheinander durch die Öffnung einer Bleimaske hindurch, bestrahlt werden. Genau wie bei der Bestrahlung eines Einzelfeldes kann man auch bei dieser Methode, bei nicht tiefgreifendem Tumor, auf starke Dosisverzettelung verzichten. Wenn man jedoch den Bestrahlungsabstand der Tumorausbreitung anpaßt, und z.B. in 6, 8 oder mehr cm Distanz bestrahlt (und dabei die Strahlenqualität nicht weicher macht), soll auf jeden Fall fraktioniert, d.h. in 6, 8 und sogar bis 20 Sitzungen bestrahlt werden (LEMKE, 1956).

Es ist klar, daß bei der Kontakttherapie keine homogene Dosisverteilung innerhalb des bestrahlten Raumes angestrebt wird. Es handelt sich einzig und allein darum, das Gewebe bis zur Tumorgrenzschicht genügend schwer zu schädigen. Die oberflächlichen Schichten werden stets stärker belastet als die tieferen, denn eine Kreuzfeuerbestrahlung (abgesehen von einer seltenen Anwendung beim Ohrmuschelrand) und auch die Bewegungsbestrahlung scheiden bei der Kontakttherapie von vornherein aus. Wie hoch die Dosis an der Oberfläche wird, ist dann belanglos, wenn dafür gesorgt worden ist, daß nicht zuviel gesundes Gewebe mitbestrahlt wird. Hierin liegt nun der prekäre Punkt: wie groß soll das Feld werden? Die Ausdehnung des Tumors (um einen solchen handelt es sich meistens) wird zwar durch Inspektion und Palpation festgestellt, aber erfahrungsgemäß entsprechen diese Grenzen keineswegs immer den mikroskopisch feststellbaren: Excisionen in toto des angenommenen Tumorgebietes haben dieses bewiesen. Im allgemeinen wird aus diesem Grunde das Bestrahlungsfeld so groß gewählt, daß es das als krankhaft angenommene Gebiet allseitig um einige Millimeter — bei größeren Feldern sogar bis zu 1 cm — überragt. Bei großflächigen Tumoren folgt dann die Unterteilung des Gebietes in Einzelfelder mit entsprechender Wahl von Bestrahlungstubus oder Bleifolien-Ausschnitt.

Die Anordnung der Felder nebeneinander erfordert keine übertriebene Sorgfalt und Genauigkeit. Eine geringe Überschneidung der Ränder ist sogar anzuraten, denn ein schmaler doppelt bestrahlter Streifen im Tumor ist weniger schlimm als ein unbestrahlter. Die Dosis an der Oberfläche ist demzufolge nicht immer eine vollkommen gleichmäßige. Das scheint auch nicht unbedingt erforderlich zu sein. Voraussetzung ist jedoch, daß überall im Bestrahlungsfeld eine gewisse Mindestdosis überschritten wird. Perfektionismus wie z.B. das sog. Homogenisierungsfilter der Philips-Müller CT Röhre, welches durch seine meniscoide Form (in der Mitte dick, nach den Rändern dünner werdend, erkennbar in Abb. 6) dafür sorgt, daß die Strahlung in der Peripherie des Feldes und im Zentrum gleich stark ist, werden sich durch die enorme Toleranzbreite der Kontakttherapie in der Praxis kaum bemerkbar machen (ALLEEN u. FREED, 1956). Hat man die einmalige oder schwachfraktionierte Bestrahlung durchgeführt, dann kann uns nur der Erfolg oder Mißerfolg darüber aufklären ob die Schätzung der Tumorausbreitung richtig gewesen ist oder nicht. Der Anfänger wird durch das Auftreten von Randrezidiven, besonders bei der Nase und im Augenwinkel, noch mehrmals enttäuscht sein. Nur die Erfahrung kann hier das richtige Verhalten bei der Wahl der notwendigen und adäquaten Feldgröße bringen.

Die Reaktion auf die Kontakttherapie ist verschieden und hängt von der Größe, Lage und Beschaffenheit des Bestrahlungsfeldes sowie von der angewandten Strahlung und der Bestrahlungstechnik ab. Bei einmaliger Hochdosierung (Röntgenkaustik) und schwach fraktionierter Bestrahlung, ist die Reaktion meist viel heftiger als bei starker Fraktionierung. Bereits nach einem oder einigen Tagen ist ein Erythem sichtbar vor allem dann, wenn die bestrahlte Haut in einem gut durchbluteten Gebiet (Wange, Kinn) gelegen ist. Bei pergamentähnlicher, dünner Haut dagegen fehlt oft anscheinend jede Reaktion. Im allgemeinen bildet sich allmählich der Zustand einer heftigen Entzündung, welche sich an den erhaltenen Hautpartien schließlich als Epithelitis (Epidermitis) sicca und Epithelitis (Epidermitis) exsudativa manifestiert. Meistens ist kein spontaner Schmerz, wohl aber ein heftiger Berührungsschmerz vorhanden. In 3—5 Wochen ist dieses Bild voll ausgeprägt. Sich selbst, ohne jede Medikation überlassen (was vor allem beim „farmerskin" zu empfehlen ist), bildet sich eine Kruste welche das Ganze gleichsam abschirmt. Unter dieser Kruste vollzieht sich (genau wie beim Ablauf infizierter Wunden) der Heilungsablauf und nach 4—6 weiteren Wochen fällt die Kruste ab. Eine erstaunlich schöne, allerdings noch zarte Regeneration der Haut ist aufgetreten. Die Haut des bestrahlten Gebietes wird allmählich härter und erreicht schließlich eine nahezu normale Konsistenz und ein normales Aussehen, worauf wir später noch zu sprechen kommen.

Bei leicht fraktionierter Behandlung, z.B. in 4—8 Sitzungen innerhalb 1—2 Wochen (wobei man die Gesamtdosis um 25—50% über die Dosis der Einzeitbestrahlung erhöhen soll), verläuft die Reaktion analog, etwas weniger stürmisch aber sonst in bezug auf Erythem, Epithelitis, Krustenbildung und Heilung wesensgleich. Über den Bestrahlungsplan muß man sich also, besonders bezüglich der zu verabreichenden Gesamtdosis, von vornherein im klaren sein.

Anders liegen die Verhältnisse bei starker Fraktionierung, z.B. 20—30 Einzeldosen, wie CHAOUL sie empfohlen hat. Bezeichnend dafür ist seine Antwort auf die Frage wie lange man die Bestrahlung fortsetzen soll: „So lange bis der Tumor verschwunden ist". Tatsächlich sieht man im Laufe der Behandlung, meistens schon in der zweiten Woche, ein Einschmelzen des Tumorgewebes (vorausgesetzt natürlich, daß es sich um ein strahlenempfindliches Gewebe handelt) und nach 5000—6000 R ist der Tumor praktisch verschwunden und die Heilungsvorgänge sind in vollem Gange. Es ist ein unbestreitbarer Vorteil dieser stark fraktionierten Methode, daß man die Reaktion gleichsam schrittweise verfolgen und eventuell den Behandlungsplan entsprechend abändern kann. Für Anfänger in der Kontakttherapie hat diese Methode auch weniger Risiko als die einmalige oder schwach fraktionierte Bestrahlungsmethode. Mit wachsender Erfahrung wird dann von selbst, vor allem bei kleineren Geschwülsten, auf die letzte Methode übergegangen.

Die Beschaffenheit der mit Kontakttherapie bestrahlten Haut ist, obwohl sie anscheinend normal aussehen kann, doch grundsätzlich von der der umgebenden Haut verschieden. Im allgemeinen liegen die in der Kontakttherapie üblichen Dosen in der Nähe der Toleranz, und haben diese sogar in gewisser Hinsicht überschritten. Es leidet vor allem das oberflächliche Gefäßsystem, auch wenn in der ersten Zeit die Durchblutung anscheinend noch normal ist, kann sich doch im Laufe der folgenden Jahre eine Verödung von Capillaren usw. mit Kennzeichen einer unterernährten Haut bemerkbar machen. Es können einige Teleangiektasen sichtbar werden, die Farbe des Bestrahlungsfeldes kann blaß (diffus oder fleckig) werden und das Feld kann sich deutlich von der Umgebung abheben. Diese „Bestrahlungsnarben" können, besonders wenn sie im Gesicht auftreten (z. B. nach Behandlung multipler Hautcarcinome und Hyperkeratosen bei Bauern oder Seeleuten) kosmetisch störend sein. Im Anfang hat man sich aus reiner Freude über den Behandlungserfolg dieser Krebse wenig um den kosmetischen Effekt gekümmert aber später, als man sich von der Erfolgssicherheit der Behandlungsmethode überzeugt hatte (ein kleiner Hautkrebs ist ja einfacher zu heilen als manche entzündliche Veränderungen der Haut oder ein Ekzem) konnte man auch dem späteren Aspekt des bestrahlten Gebietes mehr Aufmerksamkeit widmen. Am störendsten sind die schroffen Übergänge vom bestrahlten ins unbestrahlte Gebiet der Behandlungszone, meistens durch eine Depigmentierung — und sei sie auch gering — ins Auge springend. Besonders markiert zeigt sich oft ein regelrechter Pigmentstreifen, der Abgrenzung der Tubusöffnung entsprechend. Dieser wird von den vom Tubustand austretenden Elektronen (durch die auf den Tubusrand fallende Röntgenstrahlung ausgelöst) verursacht. In Anbetracht der Weichheit der Erregerstrahlung ist zwar die Einwirkung dieser Strahlung äußerst oberflächlich aber nichtdestoweniger kosmetisch störend. Durch Zwischenschaltung einer Cellophan-Folie kann, wenn erwünscht, diese „Randstrahlung" abgefangen werden. Bei 60 kV-Strahlung tritt sie mehr in Erscheinung als bei niedriger Spannung.

Um auch dem kosmetischen Faktor Recht zu tragen, empfiehlt der Verfasser die Methode der Bestrahlung „aus der freien Hand" die dafür sorgen kann, daß ein fließender Übergang vom Bestrahlungsfeld in die Umgebung stattfindet. Statt einer scharfen Abgrenzung des hochdosierten Feldes wird eine Übergangszone geschaffen.

Mit der Methode der Bestrahlung „aus der freien Hand" schafft er diese Zone auf einfache Weise, indem er die Röhre während der Bestrahlungsdauer einen Kreis beschreiben läßt, wobei jeweils ein kleinerer Kreis (das eigentliche Bestrahlungsfeld) immer im Bündel liegt.

Der beabsichtigte fließende Übergang kommt also über eine Breite von 3—5 mm zustande und der kosmetische Effekt ist dabei ganz hervorragend, was von den Patienten sehr geschätzt wird. Man könnte gegen diese Methode einwenden, daß dadurch mehr Gewebe als unbedingt notwendig mitbestrahlt wird. Theoretisch ist dieses zwar richtig, aber durch die Wahl einer nicht zu breiten Übergangszone einerseits und durch die nie hundertprozentige Übereinstimmung der von uns angenommenen und der tatsächlichen Ausbreitung des Tumors andererseits, wirkt sich die etwas größere Raumdosis keinesfalls ungünstig, unter Umständen sogar günstig aus. Bei nicht bewegter Röhre könnte man denselben Effekt einer Übergangszone erreichen, indem man den Tubusöffnungsrand keilförmig gestaltet, so daß vom Bestrahlungsfeld in die Umgebung übergehend nicht ein großer Absorptionssprung sondern eine progressiv zunehmende Absorption stattfindet, oder man könnte die Tubusöffnung absichtlich zu groß wählen (z. B. 40 mm ⌀ statt 30 mm ⌀) und ein Keilfilter einlegen, welches eine Übergangszone von 5 mm zustande bringt. Unseres Wissens ist dieses aber noch nicht realisiert und scheint dem Verfasser komplizierter und weniger attraktiv.

In bezug auf den Strahlenschutz für Arzt und Personal gehört die Kontakttherapie zu den strahlensichersten Behandlungsverfahren welche wir kennen. Ursprünglich geplant als teilweiser Ersatz für die Radiumbehandlung, übertrifft sie diese bei weitem in bezug auf die Strahlensicherheit. Erstens hat man es, wie bei allen ähnlichen elektrisch betriebenen Apparaten, mit einer Strahlenquelle zu tun welche man ein- oder völlig ausschalten kann, im Gegensatz zu Radium, Radiokobalt, Radiocäsium und anderen radioaktiven Strahlenquellen, welche kontinuierlich strahlen und nur mehr oder weniger abgeschirmt werden können. Außerdem läßt sich die Strahlung ausgezeichnet richten. Man hat es somit nur mit dem scharf definierten Bündel Primärstrahlung und mit der von ihm erregten Streustrahlung zu tun. Gegenüber ähnlichen Verhältnissen z.B. bei der Tiefentherapie unterscheidet sich die Kontakttherapie dadurch, daß die Strahlung viel weicher, die Absorption dementsprechend größer und der Strahlenschutz demzufolge einfacher ist. Je weicher gearbeitet wird, desto leichter sind die Schutzmaßnahmen. *Selbstverständlich soll das Primärstrahlenbündel immer und unter allen Umständen vom Arzt und vom Personal gemieden werden.* Bei axialem Strahlenaustritt ist diese Forderung einfacher zu erfüllen als beim seitlichen Röhrenfenster, wenn beim letzteren die Strahlung nicht deutlich von einem Tubus begrenzt wird. Immer soll man sich die Richtung und Größe des Strahlenbündels klar vor Augen halten. Im Bereiche der (vom Beryllium-Fenster durchgelassenen) Grenzstrahlung von 10—15 kV fehlt praktisch jede Streustrahlung und somit ist ein Schutz gegen sie nicht erforderlich. Bei zunehmender Härte wird die Streustrahlung intensiver und härter. Spannungserhöhung verursacht bekanntlich sowohl eine Ausbreitung des ausgesandten Strahlenspektrums als auch eine Verschiebung des Intensitätsmaximums nach der kurzwelligen Seite, sowie eine Intensitätsvermehrung aller Wellenlängen.

Durch Filterung findet eine relative Aufhärtung der Primärstrahlung statt, weil im ganzen Spektrum der vorhandenen Strahlung eine Intensitätsverminderung auftritt, welche jedoch im langwelligen Gebiet überwiegt. Die mittlere Härte der Strahlung wird dabei größer, die größte Härte (kürzeste Wellenlänge) verändert sich durch die Filterung nicht; es kommt keine kurzwelligere Strahlung hinzu. Aus diesen Überlegungen folgt, daß zwei Strahlungen mit gleicher HWD eine mit höherer Spannung und schwachem Filter, die andere mit niedriger Spannung und starkem Filter, eine verschiedene Streustrahlung erzeugen werden und zwar die höhere Spannung die härtere Streustrahlung.

Mit zunehmender Spannung muß man sich also schützen, vor allem dann, wenn man es mit starkgefilterter 60 kV-Strahlung oder sogar mit 100 kV-Strahlung zu tun hat. Ein Vergleich mit den Schutzmaßnahmen in der Röntgendiagnostik (50—125 kV) läßt sich nicht durchführen, weil es sich in der Diagnostik immer um relativ stark gefilterte Strahlung und große Felder handelt, wobei die Rückstrahlung sehr beträchtlich ist. In der Kontakttherapie jedoch (besonders bei schwachgefilterter 50 kV-Strahlung und darunter) ist die Streustrahlung welche entsteht gering, weich und wird leicht absorbiert, so daß sie kaum oder nicht den Körper des Patienten verläßt. Einfache Schutzmaßnahmen wie Bleifolienabdeckung, Abschirmschilder an den Tubussen oder an der Röhre gewährleisten einen ausreichenden Schutz, und das Tragen von Bleischürzen bzw. von Bleihandschuhen erscheint mehr psychisch-sedativ als notwendig. Van der Plaats (jr.) hat nachgewiesen, daß bei normaler Handhabung der Röhre und sachgemäßer Anwendung der Strahlung (sonst soll man überhaupt nicht an irgendeine Form von Kontakttherapie herangehen) keine Gefahr einer Strahlenschädigung für den Arzt und das Personal vorhanden ist und auch die Bestrahlung „aus freier Hand" durchaus verantwortbar ist.

Bei der Endo-Kontakttherapie liegen die Verhältnisse in bezug auf Strahlenschutz meistens besonders günstig. Die Strahlung im Körperinneren, sei es im Munde, Rachen, Vagina, Rectum oder in Operationswunden wird ja allseitig stark geschwächt und tritt somit nicht oder kaum aus der Oberfläche des Körpers aus. Wenn dieses doch der Fall ist, bietet der Strahlenschutz gegen diese stark geschwächte Strahlung keine Schwierigkeiten.

Die Kontakttherapie ist für alle Erkrankungen indiziert, welche entweder an der äußeren oder an der für die Kontaktröhre erreichbaren inneren Oberfläche des Körpers gelegen sind. Auch eine auf operativem Wege geschaffene, erreichbare Oberfläche ist dazu zu rechnen. Allerdings muß die Einschränkung gemacht werden, daß nur relativ kleine Oberflächen für die Kontakttherapie in Frage kommen, größere zu behandelnde Flächen wie Ekzeme, ausgedehnte entzündliche Hauterkrankungen usw. gehören in das Gebiet der Oberflächentherapie. Es soll jedoch darauf hingewiesen werden, daß die bei der Kontakttherapie verwendeten Strahlungen durchaus für eine solche dermatologische Anwendung geeignet sind und die Kontaktröhre also dazu benutzt werden kann. Umgekehrt kann auch eine moderne Hauttherapie-Röhre (wie z.B. die Dermopanröhre), sei es behelfsmäßig, für Kontakttherapie verwendet werden (vgl. die ersten Chaoulschen Erfolge mit der Junior-T-Röhre). Für die Kontakttherapie sensu strictiori und besonders für die Endo-Kontakt-therapie, sind die Spezialröhren unentbehrlich.

Es liegen auch experimentelle Versuche vor, durch Gitterbestrahlung die Oberfläche zu schonen und erst in mehreren Millimetern Tiefe eine genügende Überschneidung zu erzielen (KUTTIG u. MEIER, 1956; NESLI u. LADDAGA, 1962; SCHMITZ, 1961). Andere Versuche zielen auf Leistungssteigerung der Röhre hin (FRANZ, 1959).

Sowohl benigne als maligne Erkrankungen der Haut und deren Übergangsformen können mit der Kontaktmethode bestrahlt werden. Es liegen auch vereinzelte Mitteilungen über die Anwendung der Kontakttherapie bei Entzündungen vor, und zwar in der Form einiger entzündungswidriger Bestrahlungen (PONZIO, 1956). So können Furunkel (PIAL, 1958) und Panaritien (GRABIGER, 1959) schon auf für die Kontaktmethode kleine Dosen 50 R, Gesamtdosen bis 600 R) sehr günstig reagieren. Auch die Leishmaniosis cutis scheint ein dankbares Gebiet für die Kontaktmethode zu sein (CAVINA PRATESI u. MARIOTTI, 1961). Das Hauptanwendungsgebiet der Kontakttherapie bildet jedoch die Behandlung von Geschwülsten der Haut.

Fangen wir mit der Anwendung der Kontakttherapie im Säuglingsalter an: die Behandlung des Hämangioms des Neugeborenen. Es gibt beim Säuglingshämangiom außerordentlich viele Möglichkeiten vom fast unsichtbaren kleinen blaßroten Fleckchen bis zu ausgedehnten feuerroten schwammigen Geschwülsten, welche entweder bei der Geburt schon sichtbar sind oder sich im Laufe von Tagen, Wochen und Monaten bilden und fortschreiten. Fast ausnahmslos sind sie im Anfangsstadium sehr strahlenempfindlich und ihre Bestrahlung wäre selbstverständlich, wenn nicht ein hoher Prozentsatz eine spontane Rückbildung, selbst bis zum völligen Verschwinden aufweisen würde. Die sehr Konservativen werden Hämangiome also nicht bestrahlen und abwarten, wobei dann allerdings das Risiko einer Ausbreitung und des Bestehenbleibens in Kauf genommen wird (WEISS u. GREGEL, 1961). Es wird sogar behauptet, daß die Bestrahlung der spontanen Rückbildungstendenz schaden würde. Andere glauben wieder, daß die Bestrahlung ein Stimulans für die weitere Rückbildung darstellt und sobald wie möglich vorgenommen werden soll (BONSE u. GRAF, 1965; JEREB, 1959; SCHNIJDER, 1955; SCHEUERMANN u. WEBER, 1960; WILSON, 1957; ZIMMER, 1959).

Es mag stimmen, daß viele Hämangiome sich ohne jede Behandlung im Laufe der Jahre spontan zurückbilden können und Abwarten somit die beste Therapie wäre, es sind aber auch Fälle bekannt in denen ein Hämangiom sich dramatisch schnell ausbreitete und innerhalb kurzer Zeit z.B. einen großen Teil des Gesichtes überwucherte und man also den günstigsten Zeitpunkt für die Bestrahlung — d.h. den frühesten — verpaßt hatte. Es läßt sich also nicht leugnen, daß periculum in mora est und daß eine einfache harmlose Strahlenbehandlung, so frühzeitig wie möglich eingesetzt (gegebenenfalls kurz nach der Geburt) der weiteren Wucherung des Gefäßgewebes einen sofortigen Einhalt gebietet und ein außerordentlich gutes kosmetisches Resultat herbeiführen kann. Besonders in kosmetisch wichtigen Gebieten wie im Gesicht, Hals usw. soll nicht zu lange und mit vielleicht unberechtigtem Vertrauen abgewartet, sondern das Kind so früh wie möglich der Kontaktbestrahlung zugeführt werden. Durch sie kehrt oft die psychische Ruhe ins Elternhaus zurück.

Die Behandlung eines Hämangioms ist somit also nicht generell notwendig, wohl aber allgemein berechtigt und keinesfalls stets kontraindiziert (AMDRUP u. KNUDSEN, 1956; JAKOBI, 1961; LABORDE, 1956; NIKOLOWSKY, 1960).

Handelt es sich um einen „Weinfleck" (naevus vinosus), dann ist meistens die Ausbreitung so groß, daß eher die Oberflächentherapie als die Kontakttherapie angebracht ist, und zwar mit Grenzstrahlqualitäten. Beim Hinterhaupt und im Nacken ist die vollkommene spontane Rückbildung die Regel.

Die feuerroten Hämangiome, flach oder schwammig prominierend, stellen den Hauptanteil der radiologisch zu behandelnden Hämangiome dar. Sowohl die Furcht vor weiterem Wachstum, wie kosmetische und psychische Gründe führen die Eltern mit den Kindern zur Kontakttherapie.

Die Literatur weist allerdings viele Fälle von tieferen Schädigungen auf, vor allem der Epiphysen, wodurch Wachstumsstörungen vorwiegend an den Extremitäten, aufgetreten sind (Fischer, 1955; Gauwerky, 1960; Haubold, 1960; Held, 1956; Held u. Schütze, 1959). In allen diesen Fällen hat es sich jedoch um Strahlungen mit zu großer Tiefenwirkung bzw. um einen nicht genügend steilen Dosisabfall (zu hohe Spannung bzw. zu starke Filterung) gehandelt, also um einen vermeidbaren Schaden, welcher nicht der Kontakttherapie als solcher zugeschrieben werden darf. Bei sachgemäßem Vorgehen kann jedes Hämangiom ohne jede Schädigungsgefahr bestrahlt werden (Beck u. Zahn, 1960; Bonse, 1960). Tierexperimentelle Untersuchungen scheinen darauf hinzuweisen, daß eine Verzettelung der Dosis die Knochenwachstumszone weniger bzw. nicht schadet (van Caneghem u. Schirren, 1957).

Auf dem Baden-Badener Kongreß 1963 kam nach langjähriger Erfahrung klar zum Ausdruck, daß man mit der Dosierung sehr zurückhaltend sein soll. Unbedingt erforderlich ist ein steiler Dosisabfall, welcher das tiefer gelegene Gewebe unbehelligt läßt! Dosen von 300 R in Abständen von einigen Monaten 3—4mal wiederholt, über $^1/_2$—1 Jahr verteilt, führen am besten zum Ziel. Die Tendenz der Behandlung ist: weiche Strahlung, kleine Einzeldosen, lange Intervalle und kleine Totaldosen (Rausch, 1957). Zur besseren Schonung der Oberfläche kann auch an die bereits erwähnte Siebmethode gedacht werden (Rausch, 1957; Schmitz, 1961). Die schon genannte Verwischungsmethode mit bewegter Röhre sei besonders empfohlen, denn sie vermeidet kosmetisch störende schroffe Übergänge.

Im Gebiet des Auges, der Augenlider und der Conjunctiva zeigt sich die Kontaktmethode für die Bestrahlung von Hämangiomen anderen Methoden weit überlegen, besonders durch ihre Zielsicherheit, wenn die Bestrahlung „à vue" vorgenommen wird und dabei nur einige Sekunden dauert. Das Auge wird völlig geschont, und auch Augenbrauen und Wimpern bleiben dabei erhalten.

Schwieriger sind die tieferen, blau durchschimmernden Hämangiome zu behandeln. Sie sind meistens noch von nahezu normaler Haut bedeckt, und ihre Ausdehnung ist nicht immer leicht festzustellen. Sie werden am besten unter Kompression (mittels eines durchsichtigen, abgewaschenen Stückes Röntgenfilm) mit der Kontaktröhre behandelt, wobei das Feld nicht zu klein genommen werden darf und die Strahlung einen flachen Dosisverlauf haben soll. Auch hier wird ein nach der Peripherie nicht zu schroffer Übergang — durch Bewegung der Röhre zu erreichen — empfohlen, und zwar mit Dosen von 4—5mal 250 R. Schon nach den ersten Bestrahlungen zeigt sich meistens ein deutlicher Stillstand des Wachstums des Hämangioms, bzw. sogar eine Rückbildung. Die Nachbeobachtung über mehrere Jahre zeigt in den meisten Fällen ein gutes Resultat.

Besondere Erwähnung verdient die Strahlenbehandlung der Hämangiome im Bereich der weiblichen Brustdrüse. Ist das Hämangiom in oder in unmittelbarer Nähe des Drüsengewebes gelegen, so läßt sich eine Schädigung welche sich später in einer Hypoplasie der bestrahlten Seite kennbar macht, kaum vermeiden (Kolář, 1960 u.a.). In allen anderen Fällen wo das Drüsengewebe durch sorgfältige Feldbegrenzung und gute Wahl der Strahlenqualität nicht getroffen wird, ist eine Strahlenschädigung nicht zu erwarten. Schädigungen anderer Organe, z.B. der Schilddrüse (Brunner, 1961) kommen nur bei Anwendung harter Strahlung (z.B. von Radium) in Frage.

Es sei hier noch auf die Notwendigkeit einer ausgezeichneten Zusammenarbeit mit dem plastischen Chirurgen hingewiesen. Die Hämangiombehandlung ist weder das exclusive Gebiet des Strahlentherapueten noch das des plastischen Chirurgen, sondern es gehört — abgesehen von Expektation — u.U. beiden an. Besonders indiziert ist die plastische Chirurgie, wenn nach langer Beobachtungszeit doch noch kosmetisch störende Restzustände zurückbleiben. Eine die Operation oder den Heilungsvorgang beeinträchtigende „Bestrahlungsfibrose" oder dergleichen braucht bei den applizierten kleinen Dosen und der geringen Tiefenwirkung nicht befürchtet zu werden (UNDEUTSCH, 1960). Nur noch ausnahmsweise findet man die alleinige Anwendung von Radium (PFAHLER, 1955). Oft wird jedoch die Kontakttherapie mit anderen Verfahren, wie Elektropunktion oder Kohlensäureschnee kombiniert (BESSONE u. DE MAESTRI, 1955).

Das teleangiektatische Granulom und Angiokavernom, besonders an kosmetisch wichtigen Stellen (Gesicht, Handrücken) reagiert gut auf die Kontakttherapie und diese ist der operativen Behandlung vorzuziehen. Einzeldosen von 300—1000 R bei Totaldosen von 2000 R innerhalb 1—4 Wochen mit einer Strahlenqualität von 0,5—1 cm GHWT führen zu guten Resultaten (LEMKE, 1956; ROXIN u. IVAN, 1959).

Die Behandlung von Keloiden kann mit der Kontaktmethode ebenfalls gut durchgeführt werden, weil es sich ja meistens um gut abgegrenzte relativ kleine Volumina handelt (BRUNNER, 1955). Ältere Keloide sind im Durchschnitt weniger strahlenempfindlich als frische, und Keloide als Verbrennungsfolge sind ungünstiger als die von Operationswunden (FISCHER u. STOLZ, 1957; REINALDO u. LOPEZ, 1958). Wie die Angiome zeigen auch Keloide eine sich über Jahre erstreckende Tendenz sich spontan zurückzubilden. Es liegt also kein direktes „periculum in mora" vor, sondern gerade das Umgekehrte, abgesehen von der verminderten Strahlenempfindlichkeit der Fälle welche sich schließlich doch noch als behandlungsbedürftig erweisen. Bekanntlich bildet sich meistens nach der Excision der Keloide ein neues. Dem kann man durch Kontakttherapie vorbeugen, indem auf die frische Operationsnarbe eine Dosis von etwa 600—1000 R gegeben wird (ROXIN, 1956). Nicht excidierte Keloide können durch die Kontakttherapie weitgehend gebessert werden. Mit einer Serie von 4×300 oder 4×400 R (in vierwöchentlichen Abständen je 300 bzw. 400 R pro Feld, insgesamt pro Feld 1200—1600 R) wird das Keloid meistens flacher, sinkt in das Niveau der umgebenden Haut zurück und wird weicher. Auch andere Fraktionierungen kommen in Frage (ROXIN, FISCHER u. STOLZ, 1957). Aneinanderreihen rechteckiger Felder (z.B. 8×16 mm²) bei steilem Dosisabfall hat sich gut bewährt. Selbstverständlich kann man größere Keloide auch durch Bleifolienausschnitte hindurch einer geeigneten weichen Oberflächentherapie zuführen. Vielleicht besser als die Röntgentherapie ist die Iontophorese, auch wird über gute Erfolge einer Kombinationstherapie (Bestrahlen und Injektion von Hyaluronidase) berichtet (BERGONZI u. CANOSSI, 1957). Bei älteren Keloiden wird ebenfalls eine kombinierte Behandlung empfohlen: lokale Infiltration mit Hyaluronidase und Kontaktbestrahlung (BERGONZI und CANOSSI).

Zu den benignen Neubildungen der Haut gehört ferner das „crux medicorum", die Warze. Die meistens über eine große Oberfläche verteilten verrucae planae juveniles fallen der Oberflächentherapie zu, größere Warzen, verrucae vulgares, der Kontakttherapie. Es liegt kein Grund zu der Annahme vor, daß für benigne Neubildungen kleinere Dosen notwendig wären als für maligne. Bei benignen Tumoren jedoch soll das Heilmittel nicht schlimmer sein als die Qual selbst, d.h. daß Strahlenschädigungen unbedingt zu vermeiden sind. Bekanntlich ist der psychische Einfluß bei der Behandlung von Warzen dermaßen groß, daß manchmal eine „pro forma"-Bestrahlung mit 0 R zum Erfolg führen kann.

Übrigens lautet die Regel der Kontakttherapie der Warzen:

1. Schonung der tieferen Schichten, d.h. steilster Dosisabfall analog der Behandlung von Hämangiomen;

2. beim Mißerfolg nicht weiter versuchen sondern die Strahlentherapie für das betreffende Gebiet endgültig aufgeben.

Es werden sowohl fraktionierte Behandlungen wie einmalige Hochdosierungen angewandt. Den Bestrahlungsmechanismus stellt man sich so vor, daß zwar der Warzenvirus selbst nicht direkt beeinflußt wird, daß aber die Warze durch die nach der Bestrahlung entstandene Entzündung abgestoßen wird (MARĚSOVÁ, 1957). Es werden Heilungsziffern bis zu 75 % angegeben, für Warzen in Nähe der Nägel allerdings nur 25 %.

Eine einmalige Dosierung mit 1600 R mit einer nur die Warze umfassenden Feldgröße, eventuell nach 6 und 12 Wochen aufgesättigt auf 2400—3200 R, soll die Warze zum Verschwinden bringen. Bei der großen Strahlenausbeute der Kontakttherapieröhre erfordert jede Bestrahlung nur sehr kurze Bestrahlungszeiten.

Lepennetier (1961) empfiehlt noch höhere Dosen: einmalig 4500 R oder 4×1200 R in 2 Wochen. Beim Sitz am Nagelrand muß vor allem auf genaue Abdeckung der Umgebung geachtet werden, eventuell sollen die Warzen direkt vor der Bestrahlung unter Lokalanaesthesie abgetragen werden, um ihre Grenzen genau festzustellen und die Matrix des Nagels zu schonen.

Die verruca plantaris ist ein besonders dankbares Objekt für die Kontakttherapie, dankbarer als die verruca vulgaris (Hazelsand u. Bouchard, 1962; Knudsen u. Amdrup, 1955; Piltron, 1961). Differentialdiagnostisch ist sie von der plantären Schwiele zu unterscheiden, welche eine mehr geschichtete, flache Hyperkeratose darstellt. Die verruca plantaris zeigt nach Abtragung der obersten Schichten ein circumscriptes äußerst druckempfindliches Zentrum, das wie ein Hühnerauge in die tieferen Schichten der Haut vordringt. Mit einmalig 4500 R oder 3×1500 R in einer Woche bringen Lepennetier u.a. sie zum Verschwinden, sie warnen jedoch vor gleichzeitiger Bestrahlung benachbarter Warzen in ein und derselben Sitzung. Nach Urteil des Verfassers können die Dosen um etwa 1000 R niedriger sein und er teilt die Bedenken gegen gleichzeitige Behandlung nicht.

Die plantaren Schwielen stellen eine lokale Hyperkeratose dar, welche im Gegensatz zur verruca plantaris mehr diffus schmerzhaft ist und keinen „Kern" besitzt. Sie werden durch Infektion schmerzhaft und sie dürfen keinesfalls mit einer verruca plantaris verwechselt und dementsprechend mit hohen Dosen bestrahlt werden. Es kommt höchstens eine vorsichtige entzündungswidrige Bestrahlung (Kontakttherapie 5×200 R in 2 Wochen) in Betracht.

Zu den lokalen Hyperkeratosen gehört auch das Hühnerauge, das sich in die tieferen Hautschichten als Ausläufer des stratum corneum fortsetzt. Die Kontakttherapie kommt für seine Behandlung durchaus in Frage (bei rigoroser Einschränkung des Feldes einmalig 3000 R oder 4×1000 R in 4 Wochen) aber sie garantiert keinesfalls Rezidivfreiheit, sodaß besser anderen Behandlungsmethoden der Vorzug gegeben werden soll.

Auch nach der Kontakttherapie von Warzen sind Strahlenschädigungen beschrieben worden, welche sogar Finger und Handwurzelknochen in Mitleidenschaft gezogen haben. Offenbar hat es sich bei diesen Schädigungen wieder vorwiegend um Bestrahlungen mit einem ungenügend steilen Dosisabfall gehandelt (Gottron, 1957). In der Literatur wird vor allem vor der Bestrahlung von Warzen der Fußsohle, wegen der Neigung zum Kombinationsschaden, gewarnt.

Mit den lokalen Hyperkeratosen sind wir schon bei der Gruppe jener Hautveränderungen angelangt, welche als „Präcancerosen" bezeichnet werden. Zwar ist die maligne Entartung nicht unbedingt obligatorisch, aber in einem erheblichen Prozentsatz zeigen doch manche Hyperkeratosen vor allem im fortgeschrittenen Alter einen Übergang zur Malignität. Der Übergang ist dabei oft so fließend, daß klinisch noch keinerlei maligne Symptome auftreten und sogar das mikroskopische Präparat keineswegs eindeutig die Lage aufklärt. Versuche mittels Widerstandsmessungen der Haut den Übergang in Malignität rechtzeitig festzustellen wurden von Melczer und Kiss anscheinend mit Erfolg durchgeführt.

Wenn die üblichen, den Hornstoff aufweichenden und auflösenden Salben eine lokale Verdickung der Haut, oft in Pustelform, nicht zum Verschwinden bringen und ein Fortschreiten beobachtet wird, empfiehlt es sich, wenn auch andere Faktoren dafür sprechen (Beschaffenheit der Haut, Alter usw.) diese Hyperkeratosen als potentielle Präcancerosen zu betrachten und sie entsprechend zu behandeln. Durch eine Probeexcision kann man mehr Gewißheit bekommen, aber in Anbetracht des deutlichen klinischen Bildes (Aspekt, Konsistenz, Lage usw.) wird sie manchmal überflüssig sein. Eine Präcancerose der Haut kann im allgemeinen mit etwas niedrigeren Dosen behandelt werden als das sichergestellte Carcinom. Ein steiler Dosisabfall (50 kV, 0,5 mm Al Filter, 2 cm FHA) führt bei einer ein-

maligen Dosis von 3200 R sicher zum Erfolg. Die multiplen Hyperkeratosen der als See-
mannshaut (sailorskin) oder als Landmannshaut (farmerskin) bekannten Spätzustande
von Sonne und Witterungseinflüssen ausgesetzten Hautpartien — vorwiegend im Gesicht
und auf den Handrücken —, eignen sich besonders gut für die Kontakttherapie. Es wurde
schon darauf hingewiesen, wie durch Bewegung der Röhre („Verwischen") auch kosmetischen Forderungen Rechnung getragen werden kann. Das keratoma senile wird in dieser
Weise einfach und fast spurlos beseitigt. Das cornu cutaneum, das eine gleichsam monströs
ausgewachsene Form einer Hyperkeratose darstellt, kann in gleicher Weise erfolgreich
angegangen werden. Es empfiehlt sich aber dabei nur die Basis des cornu zu bestrahlen,
entweder nach Abtragung der toten Hornmasse oder von zwei Seiten her den Bestrahlungstubus auf die Basis aufzusetzen (z.B. bei der Ohrmuschel leicht durchzuführen). Im Stadium der Epithelitis (nach etwa 3 Wochen) lockert sich dann die Hyperkeratose bzw. das
cornu cutaneum von der Unterlage und unter Krustbildung oder unter Salbenbehandlung
wird es abgestoßen und die weitere restitutio vollzieht sich in den folgenden 3—8 Wochen
(GOTTRON, 1957; GREITHER u. FRITSCH, 1956; CHANCE, 1957).

Als weitere für Krebs prädisponierte Veränderungen der Haut sind solche anzusprechen
welche entweder ihre Vitalität stark herabgesetzt haben, wie Hautveränderungen nach
Verbrennungen, Lupus vulgaris, Lupus erythematodes im hohen Alter, oder nach chronischen Reizen durch chemische Substanzen wie Arsen, Teer oder Veränderungen der
Haut durch Strahlung. Zur letzten Gruppe gehört auch die „Röntgenhaut" welche nach
akuter oder chronischer Radiodermititis durch irgendeine ionisierende Strahlung verursacht auftritt. Es handelt sich bei allen diesen Zuständen um Präcancerosen in allen
Variationen von klinischer Symptomlosigkeit bis zum ausgesprochenen Leiden. Histologisch weisen die aus dieser geschädigten Haut entstandenen Tumoren einen spinocellulären Bau auf. An den Händen sind die weitaus meisten Krebse von diesem Typus.
Die Kontakttherapie kann in all diesen Fällen meist noch Gutes leisten, und sogar manchmal als die Methode der Wahl angesprochen werden. Sowohl der Lupuskrebs als auch die
Strahlenkrebse sprechen bei der üblichen Dosierung gut an, ein weiterer Beweis dafür,
wie wichtig die Schonung der tieferen Schichten für die Heilung ist.

Das Xeroderma pigmentosum ist als eine obligate Präcancerose aufzufassen. Bei diesem
traurigen Krankheitsbild, wobei die Haut der befallenen Kinder unter Einfluß des Sonnen-
lichtes multiple Krebse (gleichfalls vom spinocellulären Typ) bildet, kann die Kontakttherapie durch Beseitigung dieser oft ulcerierenden Geschwülste Linderung bringen. Den
Weg zum Exitus aufhalten (selten später als im 15. Lebensjahr) kann sie leider äußerst
selten. Die Empfindlichkeit der Haut gegenüber Röntgenstrahlen scheint beim Xeroderma
pigmentosum etwa zweimal so hoch wie normal zu sein (MICHAILOV u. ANDREV, 1958).

Als gut auf Kontakttherapie ansprechende Dyskeratose soll noch der Morbus Bowen
erwähnt werden, welcher gleichfalls als fakultative Präcancerose aufzufassen ist. Dosen
von 3000—4000 R führen die Heilung herbei, allerdings oft unter starker fleckiger Pigmentverschiebung im Bestrahlungsfeld.

Das weitaus größte und dankbarste Anwendungsgebiet der Kontakttherapie bilden die
Hautkrebse. Ihre beschränkte Ausdehnung, welche sich meistens in allen drei Dimensionen
gut abschätzen läßt, stellt gleichsam den idealen Fall für eine zielbewußte starke Dosiskonzentration in einen kleinen Raum dar. Die Ausbreitung des malignen Gewebes kann
an der Oberfläche ziemlich genau mittels Inspektion und Palpation festgestellt werden,
und meistens gestattet ein tiefer gelegener Knochen (Schädel, Kiefer u. dgl.) eine genügend
genaue Abschätzung der Tiefenausdehnung. Die durch eine sachgemäß durchgeführte
Kontakttherapie gewährleistete Tiefenschonung ermöglicht es, eine rücksichtslose Vernichtung des Tumors anzustreben, ungeachtet der Dosis an der Oberfläche. Nur das Erreichen einer genügend großen Dosis am „Tumorbett" ist ausschlaggebend (CAPRINO, 1961;
FIEBELKORN u. GRAFE, 1962). Die Richtigkeit dieser Auffassung wurde von POLANO (1957)
bewiesen, indem er an aus dem Tumor ausgestanzten Gewebszylindern genau die Tiefe
des „Tumorbettes" bestimmte. Mittels der Tiefendosiskurven bestimmte er dann die

Oberflächendosis, bezogen auf eine Tumorbettdosis von 3000 R, berechnete die Bestrahlungszeit und erzielte damit ausgezeichnete Heilungen. Die Erfahrung lehrt, daß angesichts dieser Hochdosierung im Tumor und der Schonung der Umgebung, der histologischen Beschaffenheit des Tumors in bezug auf Strahlenempfindlichkeit keine so große Rolle zukommt, wie z. B. in der Tiefentherapie. Wenn klinisch ein Hautkrebs festgestellt wird, ist es fast nur von akademischem Interesse, um welchen Zelltypus es sich handelt. Praktisch führt die selbe Hochdosierung bei allen Formen — ob plano-, baso- oder spinocellulär — zu einem einwandfreien Erfolg (ALLEEN u. FREED, 1956; MARQUÈS, 1957; STARICKOW, 1957).

Einen besonderen Platz nehmen die Hautkrebse der Augenlider, des inneren Augenwinkels und der Nase ein (STALLARD, H. B.). Hier ist m. E. die Kontakttherapie die Methode der Wahl, indem sich eine Schädigung der unterliegenden Gewebe (Knorpel) oder der Nachbarorgane (Auge) gut vermeiden läßt. Bei sorgfältiger Feldeinstellung, eventuell unter Einlegung einer Bleikontaktschale in den Konjunktivalsack, kann ohne Risiko eine Dosis von 4000—6000 R, fraktioniert in 4—8 Sitzungen, verabreicht werden. Gröbere Narbenbildungen, Ektropion, Verödung der Tränenwege oder Schädigung des Bulbus werden bei sachgemäßer Technik nicht beobachtet (BACLESSE, 1958; BACLESSE u. DOLFUS, 1960; BEUTEL u. SCHMIDT, 1957; MCKENNA u. MCDONALD, 1962; NICOLATO, 1960; STALLARD, H. B.; WERKGARTNER, 1958).

Leider gibt es viele Länder, wo diese einfache Methode noch nicht angewandt wird und hohe Spannungen, Radium, Messer und Elektrocoagulation das Gebiet beherrschen (FAYOS u. WILDERMUTH, 1962; GARCIGA, 1955). Auf die Notwendigkeit der Fraktionierung, die Wahl der Felder und deren Aneinanderreihen usw. wurde schon früher eingegangen, ebenso auf die aus kosmetischen Gründen anzuwendende Verwischungsmethode. Wenn man beim Heilungsablauf die Krustenbildung vermeiden möchte, kann man im Stadium der Epithelitis exsudativa eine indifferente Salbe (Vaseline) oder Puderbehandlung durchführen, letztere zeigt sich oft der Salbenapplikation überlegen (KÄRCHER, 1961). Schmerzen treten wie bereits erwähnt nie auf.

Die Bestrahlung von Tumoren in den oberflächlichen Schichten des Auges (z. B. Ca conjunctivae) ist ebenfalls ein günstiges Anwendungsgebiet der Kontaktmethode. Durch geeignete Spannung-, Abstand- und Filterwahl kann ein derartig steiler Dosisverlauf angewandt werden, daß die tieferen Schichten (Linse) unbehelligt bleiben und kein Katarakt auftritt. Die Empfindlichkeit der Linse ist von mehreren Faktoren abhängig (Alter usw.), ratsam ist, eine Herddosis von 300 rad nicht zu überschreiten, wobei der Möglichkeit einer völligen Kumulierung Rechnung zu tragen ist (BEK u. ZAHN, 1960; KROKOWSKI u. EHLING, 1957; MARUSIC, 1961).

Besonders im Gebiet des Auges ist eine frühzeitige Diagnostik, bzw. Behandlung angebracht, denn, wenn unbehandelt, neigt besonders das Ca basocellulare auf die Dauer zum Vordringen in die Tiefe, zur „Durchbohrung" des Knochens und zur Ausbildung zum Ca terebrans (Abb. 6). Hier soll ebenfalls wie bei der Behandlung der Hämangiome die Kontakttherapie mit der plastischen Chirurgie zusammenwirken zur Deckung eines eventuell vorhandenen Defektes. Rechtzeitiges Eingreifen kann jedoch diesen Zuständen vorbeugen (MATRAS, 1956).

Es treten mitunter als Bestrahlungsschäden aufzufassende Veränderungen des Bestrahlungsfeldes auf, welche jedoch wieder fast alle spontan heilen und nur ausnahmsweise chirurgisches Eingreifen erfordern. Die empfindlichsten Stellen sind Ohren, Lippen, Nasenflügel und Augenlider, besonders in den Wintermonaten kann eine durch Vasoconstriction entstandene Ischämie eine Nekrose herbeiführen. Bei zu großer Tiefenwirkung kann die Bestrahlung im Bereich der Nase Chondritis und Nekrose hervorrufen, dasselbe findet man bei den Ohrmuscheln (TRAENKLE, 1955; TRAENKLE u. NULAY, 1960; ROBINSON u. MASTERS, 1960).

Berüchtigt ist in jeder Hinsicht das maligne Melanom bzw. jeder Melanotumor, worüber sowohl von chirurgischer, von dermatologischer als von strahlentherapeutischer

Seite dauernd berichtet wird, ohne daß bisher eine Therapie der Wahl gefunden ist (DICKSON, 1958; GUMPORT, 1959; HANJIKER, 1959; LASZIOCHENKO, 1960; MEGER, 1959; NIVINKAJA, 1960; MIESCHER, 1957; SCHREUS, 1958). Wenn irgendwie möglich gilt für jede abnorme Pigmentansammlung das : „noli me tangere". Bei jedem Eingriff, sei er chirurgisch (selbst beim unbeabsichtigten „Anschneiden"), sei er strahlentherapeutisch, riskiert man einigermaßen ein „Wildwerden" mit Metastasierung und Exitus letalis. Daß die moderne plastische Chirurgie in dieser Hinsicht ein größeres Risiko eingehen kann, und auch aus kosmetischen Indikationen Pigmentnaevi usw. angeht, soll den Strahlentherapeuten nicht verführen irgendeine „Abblassungsbestrahlung" vorzunehmen oder die naevi pigmentosi pilosi zu epilieren (HERZBERG, 1956). Obwohl beide Effekte sich darbieten, weiß man nie, ob nicht plötzlich die schlummernde potentielle Malignität dadurch aktiviert wird. Der Übergang eines harmlosen Pigmentfleckes in eine gefährliche Zellwucherung ist sehr schwer festzustellen (ELIAS, 1956). Wenn aber eine strenge Indikation für die Behandlung eines Melanotumors vorliegt, wie vorhandenes Wachstum, Blutungsneigung usw., oder wenn z.B. eine schon lange bestehende braunschwarze erhobene Hautstelle den Patienten plötzlich stört, (nicht aus psychischen Gründen!), dann soll die Behandlung auch energisch und gleichsam rücksichtslos unter Einschluß der direkten Umgebung durchgeführt werden. Fraktionierte Kontaktbestrahlung (3—5 Wochen, 300—700 R pro Sitzung) mit hohen Totaldosen von 6000—10000 R können, wenn noch keine Metastasierung stattgefunden hat, die Heilung herbeiführen (MIESCHER, 1958).

Immerhin hat aber auch diese Gruppe nach wie vor eine schlechte Prognose (SOMMER, 1956). Als beste Therapie wird von manchen Autoren die chirurgische betrachtet, mit weit im Gesunden vorgenommener Excision, möglichst mit Einschluß der regionären Lymphknoten in einem Block, wobei die Strahlentherapie als postoperative Maßnahme empfohlen wird (HILBISCH, T.F.; OLSON, 1957). Auch diese Methode ist nicht harmlos (LABIG, 1957). Andere Autoren ziehen jedoch die Kontakttherapie mit Dosen bis 20000 R mit nachfolgender Excision vor (CADE, 1957; DUPERRET, 1957; HEROLD, 1957; HILBISCH, 1957; Sir SANDFORD, 1958).

Ein weiteres prognostisch verbesserungsunfähiges aber palliativ wertvolles Gebiet stellt die Kontakttherapie bei der Bestrahlung von lentikulären Hautmetastasen, z.B. beim Brustkrebs, dar (PIAL, 1958). Jede Metastase kann einzeln einmalig mit 4000 R behandelt werden ohne die geringste Beeinträchtigung der direkten Umgebung des Feldes oder des Allgemeinbefindens der Patienten. Bei richtiger Wahl eines genügend steilen Dosisabfalles nach der Tiefe, ist auch keine Knochennekrose der Rippen zu befürchten. Das Verschwinden der Hautknötchen bedeutet meist eine psychische Aufmunterung für die Patientin. Hat die Hautmetastasierung die massive Form eines „cancer en cuirasse" erreicht, dann fällt die Aufgabe der Behandlung der Oberflächentherapie mit adäquater geringer Tiefenwirkung zu.

Sarkome der Haut sind, im Vergleich zum Carcinom relativ selten. Es handelt sich dabei fast ausschließlich um ältere Leute. Reticulosarkom und polymorphes Sarkom sind allerdings auch bei Kindern wahrgenommen worden (TEODURESCU, 1957; VOLCAN, 1958). Sie können auch mit der Kontaktmethode bestrahlt werden, wobei sie allerdings auf eine bestimmte Dosis keineswegs so konstant ansprechen wie Carcinome. Es wird daher eine starke Fraktionierung mit laufender Beobachtung der Reaktion empfohlen. Bei der Sarcomatosis Kaposi hingegen bietet die Fraktionierung keinen Vorteil gegenüber der Einzeitbestrahlung. Die Strahlenempfindlichkeit ist so groß, daß auch hautnahe Drüsen schon auf Kontakttherapie ansprechen, obwohl für die Drüsen Halbtiefentherapie besser geeignet ist. Die Herde selbst heilen ab, lassen aber eine bräunliche Pigmentierung zurück, und neue Herde in der Umgebung, welche als Randrezidive anmuten, sind nicht zu vermeiden (BENINATI A. u. PISACANE, 1957).

Die Kontakttherapie der für die Kontaktröhre erreichbaren Schleimhäute unterscheidet sich prinzipiell kaum von der der Haut. Nur die Anwendungsweise, bedingt durch die anatomischen Verhältnisse, ist verschieden. Entzündliche Veränderungen in Mundhöhle und Rachenraum werden wohl noch selten Gegenstand einer Kontakttherapie sein, es darf aber nicht unerwähnt bleiben, daß ausgezeichnete Erfolge bei der Kontaktbehandlung der Tonsillen bei chronisch rezidivierender Angina verzeichnet worden sind. Dosen von einigen Hunderten R denen auf Grund der geringen Tiefenwirkung wohl kein Schädigungsrisiko beigemessen werden kann, zeigten sich als wirkungsvoll. In dieser Zeit von äußerster Strahlensparsamkeit hat diese Anwendung aber keine Chance mehr.

Hinsichtlich der Prophylaktik soll die Bedeutung der frühzeitigen Behandlung von Entzündungen am Penis und die Erkennung bzw. die Behandlung von Leukoplacieherden oder von Erythroplasia quebrata unterstrichen werden (SITSKOSKY, 1956). Einem Peniskrebs kann dadurch vorgebeugt werden.

Als nicht maligne Erkrankung welche für die Kontakttherapie in Frage kommt ist auch die Induratio penis plastica zu nennen. Die Röntgen-Kontakttherapie ist hier in direkter Konkurrenz zu der Radium-Applikation getreten, und hat mit 10×300 R $=$ 3000 R total (bei genügender Tiefenwirkung) dieselben Erfolge erzielt. Die Spermiogenese wird durch die Kontakttherapie nicht beeinträchtigt (DVOŘAK u. RASIN, 1959).

Als präcancerös werden verschiedene Schleimhautveränderungen und Metaplasien angesprochen von denen die Leukoplacie und die Erythroplasie die bekanntesten sind. Sie können — wenn erreichbar — erfolgreich mit Endo-Kontakttherapie angegangen werden mit Dosen, welche denen der Hyperkeratosen bzw. Präcancerosen der Haut gleich sind, d.h. einmalig 3000—4000 R oder stark fraktioniert 10×500—800 R (TENTSCHOV, 1956). Auf Grund der großen Regenerationsfähigkeit der Mundschleimhaut können die Bestrahlungen bei der Leukoplacie (welche immer zum Rezidiv neigt) wenn nötig einige Male wiederholt werden. Auch Leukoplacien auf dem Penis oder in der Vagina sind ein günstiges Objekt für die Kontakttherapie. So kann z.B. eine mit dem Kolposkop festgestellte maligne Schleimhautmetaplasie in der Scheide oder auf der portio uteri mit Kontaktbestrahlung erfolgreich angegangen werden. Das Resultat der Behandlung hängt hier vorwiegend von der Einstellmöglichkeit bzw. der Erreichbarkeit des erkrankten Gewebes ab.

Die oft als Präcarcinom aufgefaßten Rectum- und Colonpolypen kommen wohl äußerst selten für Kontakttherapie in Frage, hier herrscht mit Recht die Chirurgie vor.

Genau wie die Hautkrebse können auch ausgewachsene Krebse der Schleimhaut mit der Kontakttherapie zur Heilung gebracht werden, vorausgesetzt daß der ganze Raum der vom Tumor eingenommen wird, der Strahlung in der Weise wie sie die Methode erfordert zugänglich ist. Mehr als bei der Haut sind hier schon vorhandene Metastasierungen zu befürchten, die meist noch nicht nachweisbar sind und somit den Enderfolg trüben werden. Die Frühdiagnose ist hier außerordentlich wichtig und mancher Zahnarzt hat durch rechtzeitige Erkennung und Überweisung einem Patienten das Leben gerettet.

Der Lippenkrebs ist mit Kontakttherapie als einzige Maßnahme sehr gut heilbar (COCCHI, 1960; v. ESSEN, 1960; HAEB, 1960; MARKL, 1957); OSHMIANSKAY, 1957). Die Bestrahlung erfolgt bei größerer Ausdehnung am besten sowohl von außen als auch von der Innenseite her mit Dosen von je 4×1000 R innerhalb einer Woche, oder nach Belieben auch stärker fraktioniert. Gewarnt soll werden vor der Angst einer Überdosierung, welche zu einer Unterdosierung führen kann. Die bei Überdosierung auftretenden örtlichen Schäden heilen oft spontan ab, oder aber durch die (schon beim Behandlungsbeginn einkalkulierte) Mitarbeit des Chirurgen (MACCOMB, 1962). Eine prophylaktische Drüsenausräumung erscheint — wenn keine Metastasierung nachweisbar ist — ebenso wie eine prophylaktische Bestrahlung der regionären Drüsen unerwünscht. Bei vorhandener Metastasierung soll jedoch energisch chirurgisch oder/und strahlentherapeutisch zugegriffen werden. Rezidive — wenn sie auftreten — zeigen sich meistens innerhalb 2 Jahren nach Bestrahlungsende.

Versager der Kontaktbestrahlung des Lippenkrebses bzw. das Vorziehen der Radiumspickmethode sind wohl vor allem auf die Wahl zu kleiner Kontaktfelder zurückzuführen (HELD, 1956). Nach Heilung eines Lippenkrebses, der chronischer Reizung durch die Pfeife zuzuschreiben ist, soll der Versuch gemacht werden, das Pfeifenrauchen bzw.

Rauchen überhaupt einstellen zu lassen, meistens hat jedoch dieser Rat nur einen symbolischen Wert.

Krebse der Wangenschleimhaut eignen sich gut für die Kontakttherapie, auch die circumscripten Krebse der Zunge, des Gaumens und des Mundbodens sprechen ausgezeichnet an. Es empfiehlt sich oft, in diesen Fällen auf das Gebiß keine Rücksicht zu nehmen und den Weg zum Tumor für die Endo-Kontaktröhre durch Zahnextraktionen ausgiebig freizumachen. Dasselbe gilt für die Bestrahlung von Tonsillentumoren (Carcinome, Reticulosarkome usw.), auch hier entscheidet oft die Zugänglichkeit über den Behandlungserfolg. Bei großer Dosisleistung dauert die Bestrahlung nur Bruchteile einer Minute und kann sogar ambulant durchgeführt werden. Es empfiehlt sich, den Patienten zu instruieren, den Würgreflex unterdrücken zu lernen, indem er sich vor dem Spiegel den Gaumen mit einem Stöckchen berührt. Erstaunlich bald lernen manche Patienten so jede Manipulation im Rachen zu vertragen, sie ersparen sich dadurch die Anaesthesie und erleichtern dem Strahlentherapeuten die Einstellung. Bei richtiger Dosierung zeigen manche Fälle eine nahezu vollkommene restitutio ad integrum.

Die Zungenkrebse sind kein dankbares Gebiet für die Kontakttherapie, weil meistens ihr oberflächlicher Sitz nur scheinbar ist. Hier ist Radium-, bzw. Cäsium- oder Kobaltspickung der Kontakttherapie entschieden überlegen.

Endo-Kontakttherapie ist mitunter für Bestrahlungen im Epi- und Hypopharynx empfohlen worden, wie auch für Behandlung von Larynxkrebs. Auf Grund der Mißerfolge ist sie jedoch nicht zu einer Standard-Methode ausgewachsen, und dieses auf Grund der schwierigen und ungenügenden Erreichbarkeit der Geschwülste.

Der Peniskrebs kann, wenn nicht zu weit fortgeschritten, auch der alleinigen Strahlentherapie (regionär Tiefentherapie, lokal Kontakttherapie) zufallen. Sorgfältige Einstellung der Felder unter Vermeidung größerer Überschneidungen führen zum Erfolg, allerdings vielfach unter Zurücklassung einer weniger widerstandsfähigen Oberfläche. Regel soll die enge Zusammenarbeit mit dem Chirurgen sein, weil oft eine teilweise Amputation sich als unumgänglich erweist (EDSMYR u. EKSTRÖM, T., 1960; GODAN, 1962).

In der Vagina kann die Endo-Kontaktröhre Gutes leisten, besonders auch im Bereiche der Portio. Es wäre durchaus möglich, einen kleinen Portiokrebs mit Kontakttherapie zu heilen, man zieht hier jedoch aus verständlichen Gründen die Radiumbehandlung vor, weil diese auch die tiefer gelegenen Gebärmutterabschnitte erreicht. Wie stark das Gewebe außerhalb des Strahlenkegels bei Kontakttherapie geschont wird, zeigt die Möglichkeit, einen Portiokrebs während der Schwangerschaft ohne Schädigung des Austreibemechanismus und ohne Fruchtschädigung zu heilen (VAN DER PLAATS u. SANCHES, 1959). Sehr wirkungsvoll ist die Kontakttherapie zur Sichtbarmachung des äußeren Gebärmuttermundes beim Blumkohlkrebs. Eine massive Dosis von u.U. 20000 R läßt den Tumor in wenigen Tagen einschmelzen und macht das Uteruslumen zugänglich.

Zwecks Erhöhung der Dosis in den Parametrien hat die Göttinger gynäkologischstrahlentherapeutische Schule die Anwendung der Endo-Kontaktröhre für intra-transvaginale Bestrahlung empfohlen. Die aufgetretenen Spätschädigungen haben anscheinend die ursprünglich hoch geschätzten Erfolge so getrübt, daß es stiller geworden ist um diese Methode (sie kann jedoch bei sachgemäßer Anwendung ausgezeichnete Erfolge ergeben).

Die intra-rectale Kontakttherapie setzt gleichfalls günstige Bedingungen voraus: kleine, nicht tief infiltrierende Geschwülste und gute Zugänglichkeit. PAPILLON (1960) hat den peranalen Weg für diese Endo-Kontakttherapie gewählt und betont die guten Erfolge im oberen rectum und die schlechten im analen Abschnitt, besonders in der direkten Umgebung des sphincters. Er bestrahlt mit der frei beweglichen Röhre, fraktioniert bis zu 6000 R Gesamtdosis (PAPILLON, PINET, 1962.) Mit der Spitzanodenröhre ist gleichfalls per-anale Anwendung möglich, sogar für zirkulär stenosierende Prozesse. Die Unzulänglichkeit der Untersuchung bzw. die Ungewißheit der wahren Begrenzung, dazu aber noch die dürftige Erreichbarkeit machen eine erfolgreiche Behandlung von vornherein äußerst problematisch, wenn nicht sogar unmöglich.

Bei der operativen Freilegung von Tumoren (Blase, Darm, Rectum) finden sich äußerst selten günstige Verhältnisse für die Kontakttherapie. Meistens handelt es sich um infiltrierende, nicht gut abgrenzbare Geschwülste, welche nur auf eine geduldige, stark fraktionierte Kontakttherapie ansprechen würden. Chaoul (1936) hat versucht diese Methode bei Rectumkrebsen anzuwenden und die Wunde dementsprechend lange offen zu halten. Seine, großes Aufsehen erregenden, diesbezüglichen Mitteilungen haben aber bis heute ihre weiteren Bestätigungen nicht gefunden, nur Papillon (1962) hat eine analoge Methodik aufgebaut (allerdings auf per-analem Wege), aber auch dessen Resultate harren der weiteren Bestätigung. Ebenso logisch wie eine gute Heilungschance für gut abgegrenzte und gut zugängliche Geschwülste besteht, ebenso unwahrscheinlich ist eine Heilung durch Kontakttherapie in unübersichtlichen Operationswunden, welche tagelang offengehalten werden müssen.

In der geöffneten Harnblase kann mitunter ‚nach Abtragung der Geschwülst, das Tumorbett intraoperativ „à vue" nachbestrahlt werden, wobei dann eine einmalige Hochdosis von 4000—5000 R am meisten in Frage kommt. Von einer starken Fraktionierung der Dosis wird in diesen Fällen keine Rede sein können (Ariagno, Lutterbeck).

Kieferhöhlentumoren eignen sich oft für eine Kontaktbestrahlung (bzw. Nachbestrahlung) durch operative Freilegung, und es wird auch über sehr gute Resultate auf diesem Gebiet berichtet. Selbstverständlich ist eine definitive Heilung dieser intra- oder postoperativ bestrahlten Fälle mehr oder weniger Glücksache und sie darf zutreffendenfalls noch keineswegs der Kontakttherapie alleine zugeschrieben werden. Immerhin scheint der Versuch gerechtfertigt und man kann sich mit dem Spruch, der so oft in der Strahlentherapie zutrifft trösten, gleichgültig welche Wellenlängen und/oder welche Korpuskeln angewandt werden: „ut desint vires, tamen est laudanda voluntas".

Diese Arbeit soll jedoch nicht abgeschlossen werden mit den kritischen Bemerkungen über das, was die Kontakttherapie kaum oder nicht leistet, sondern es soll nochmals hervorgehoben werden, daß die Kontakttherapie auf dem immensen Gebiete, wo sie indiziert ist, fast nie enttäuscht. Ihre Versager sind selten, liegen meistens bei der Endo-Kontakttherapie, wo die Voraussetzungen für die richtige Beurteilung des zu bestrahlenden Kleinraumes viel ungünstiger sind als bei der Kontakttherapie der Körperoberfläche. Wer einmal die Kontakttherapie kennengelernt und angewandt hat, wird sie nicht mehr entbehren können und es wäre erwünscht, daß diese Methode, welche noch vorwiegend eine rein europäisch-kontinentale Angelegenheit ist, mehr als bis jetzt ihren Weg nach Übersee findet. Wie schon im Anfang betont, stellt sie durch Jahrzehnte hindurch eine der wenigen unerschütterten Bestrahlungsmethoden dar.

Gegebenenfalls kann sie mit anderen Techniken, z.B. mit Tiefenbestrahlungen oder mit Methoden zur Erhöhung der Strahlenempfindlichkeit kombiniert werden (Woeber, 1956).

Literatur

Angesichts der sehr ausführlichen Literaturangaben, welche in dem Buch „Die Nahbestrahlung", 2. Auflage (1953) von Chaoul und Wachsmann, G. Thieme-Verlag, Stuttgart, enthalten sind, habe ich mich vorwiegend — ohne Anspruch auf Vollständigkeit — auf die Literatur nach 1953 beschränkt.

Allen, K. D. A., and J. H. Freed: Correlation of field size and cancerocidal dose in X-ray treatment of skin cancer. J. Amer. med. Ass. **75**, 581—589 (1956).

Amdrup, E., and G. Knudsen: Ultrasoft röntgenrays in the treatment of hemangioma. Radiology **66**, 825—834 (1956).

Andreev, V.: Abgestufte Strahlenwirkung bei ausgedehnten und tiefgreifenden Hautkarzinomen. Radiobiol. Radiother. (Berl.) **3**, 499—501 (1962); — Strahlentherapie **114**, 454—459 (1961).

Andrews, J. R., and J. M. Moody: The dose-time relationship in radiotherapy. Amer. J. Roentgenol. **75**, 590—596 (1956).

Baclesse, F.: Les épithéliomas de la conjonctiva bulbaire. Traitement par les radiations. Résultats éloignés. Bull. Soc. franç. Ophtal. **71**, 147—154 (1958).

—, et M. A. Dolfus: Le traitement roentgenthérapique des cancers palpébraux. Etude de 414 cas ayant un récul minimum de cinq ans. J. Radiol. Électrol. **39**, 832—840 (1958). Le traitement roentgenthérapique des cancers palpébraux. Arch. Ophtal. (Paris), N.S. **20** (1960).

BARTH, G.: Erfahrungen mit der Nahbestrahlung von Kieferhöhlentumoren nach operativer Freilegung. Kongreßber. 2. Tagg Med. Wiss. Ges. Röntgenol. DDR 1958, S. 179—181.

BEK, V.: Late postirradiation changes of tissues and organs after the irradiation of angiomas during childhood by X-rays from a short distance. Čs. Rentgenol. 14, 361—371 (1960).

—, and K. ZAHN: Cataract as a late sequel of contact roentgentherapy of angiomas in children. Acta radiol. (Stockh.) 54, 443—448 (1960).

BENINATI, A., e PIZACANE: Sulla radioterapia del morbi di kaposi. Radiologia (Roma) 13, 227—236 (1957).

BERGONZINI, R., e. G. C. CANOSSI: Trattamento dei cheloidicon infiltrazioni locali di zaluronidasi associate a roentgenterapia. Radioter. Radiobiol. Fis. med., Ser. III, 12, 389—411 (1957).

BESSONE, L., e A. DE MAESTRI: Röntgenterapia e crioterapia associate nel trattamento di un gravissimo caso di nevo angiomatoso ipertrofico. Minerva derm. 30, 268—270 (1955).

BEUTEL, A., u. H. SCHMIDT: Zur Röntgentherapie der Lid-Karzinome. Strahlentherapie 103, 403—409 (1957).

—, u. F. SKOPAL: Beobachtungen beim Röntgenkrebs. Strahlentherapie 98, 570—575 (1955).

BISTOLFI, F.: Artificio tecnico per la plesio roentgenterapie di certe adenopatie metastatische de collo. Radioter. Radiobiol. Fis. med., Ser. III, 12, 362—370 (1957).

BÖHMER, L., u. H. LIEBEL: Vergleichende Messungen an Nahbestrahlungsgeräten. Derm. Wschr. 132, 1029—1032 (1955).

BONSE, G., u. R. GRAF: Zur Strahlenbehandlung der Hämangiome. Strahlentherapie 111, 555—560 (1960).

BRUNNER, K.: Schilddrüsenkarzinom im Kindesalter nach Röntgenbestrahlung eines Navus vasculosus cutaneus vor 12 Jahren. Schweiz. med. Wschr. 91, 389—394 (1961).

BRUNNER, U.: Die Strahlentherapie der Keloide. Diss. Zürich 1955.

BURCKHARD, W.: Meine Erfahrungen mit der Röntgentherapie der Hautcarcinome. Praxis 1958, 830—833.

BURKE, E. N. and G. LEVENE: Radiation therapy in dermatology. Med. Clin. N. Amer. 39, 1267—1284 (1955).

CADE, S.: Malignant melanoma. Brit. med. J. 1957, No 5011, 119—124.

CANEGHEM, P., VAN, u. SCHIRREN: Tierexperimentelle Untersuchungen zur Frage der Röntgenstrahlenempfindlichkeit von Knochenwachstumszonen. Arch. klin. exp. Derm. 206, 104—106 (1957).

CAPRINO, G.: La radioterapia degli epiteliomi cutanei del naso al del padiglione auriolore. Riv. Radiol. 1, (1961).

CAVINA PRATESI, A., e J. MARIOTTI: Contributo allo studio del trattamento roentgenterapico nella Leishmaniosi cutaneo. Radioter. Radiobiol. Fis. med., Ser. III, 16 (1961).

CHANCE, O.: Early diagnosis of cancer of the skin. J. Irish med. Ass. 38, 17—18 (1956).

CHAOUL, A., u. F. WACHSMANN: Die Nahbestrahlung, 2. Aufl. Stuttgart: Georg Thieme 1953.

COCCHI, U., u. O. P. HAAB: Die Strahlenbehandlung der Lippenkarzinome. Ontologia (Basel) 13, 221—229 (1960).

DICKSON, R. J.: Malignant melanoma. A combined surgical and radiotherapeutic approach. Amer. J. Roentgenol. 79, 1063—1070 (1958).

DIHLMANN, W.: Die Dosierungsverhältnisse in der Weichstrahltherapie bei exophytischen Hauttumoren. Strahlentherapie 111, 209—214 (1960).

DOMINGUEZ ESTÉVEZ, R.: Tratamiento de los tumores epiteliales del párpado por la terapia de contacto. Acta ibér. radiol.-cáncer. 4, 97—107 (1955).

DVOŘAK, V., and F. RÀSIN: Treatment of induratio penis plastica by irradiation. Čs. Rentgenol. 13 (1959).

EDSMYR, H., u. T. EKSTRÖM: Carcinoma penis. Eine klinische Studie über 229 Fälle. Strahlentherapie 111, 182—189 (1960).

ELIAS, S.: Les mélanocarcinomes et leur diagnostic. Arch. belges Derm. 12, 135—141 (1956).

ESSEN, C. F. v.: Roentgentherapy of skin and lipscarcinoma: factors influencing succes and failure. Tumor Inst. Swed. Hosp. Seatle, Wash. Amer. J. Roentgenol. 83, 556—570 (1960).

FAYOS, V., and O. WILDERMUTH: Carcinoma of the skin of the eyelids. Ophthal. (Chic.) 298—302 (1962).

FIEBELKORN, H. J., u. E. GRAFE: Über die Behandlung der Ohrmuschelgeschwülste. Strahlentherapie 111, 525—531 (1960).

FISCHER, E.: Zur Häufigkeit der Skelettwachstumshemmungen bei Strahlenbehandlung der Hämangiome. Strahlentherapie 97, 599—607 (1955).

—, u. H. STOLZ: Zur Röntgentherapie der Keloide. Schweiz. med. Wschr. 1957, 1281—1285.

FRANZ, L.: Dosisleistungserhöhung durch Elektronenoptik bei der Nahbestrahlung. Strahlentherapie 109, 636—638 (1959).

FUCHS, G.: Zur intraoperativen Anwendung von Röntgenstrahlen. Wien. med. Wschr. 1955, 881—882.

GANDOLFO, E.: Il trattamento plesioterapico degli emangiomi cutanei della prima infanzia. Radiother. Radiobiol. Fis. med., Ser. III, 14 (1959).

GARCIGA, C. E.: Tumores malignos de los párpados. Arch. cuba. Cáncer. 14, 463—468 (1955).

GAUWERKY, F.: Über die Strahlenbeschädigung des wachsenden Knochens. Strahlentherapie 113, 325—350 (1960).

GODÀN, F.: Erfahrungen bei der Behandlung von Penismalignomen. Strahlentherapie 117, 432—443 (1962).

GOTTRON, H. A.: Karzinomentwicklungen in der Haut. Dtsch. med. Wschr. 1957, 761—764, 777—778, 802—807, 815—816.

GRAUL, E. H.: Zur Klinik des Keloids. Strahlentherapie 98, 119—132 (1958).

GREITHER, A., u. H. FRITSCH: Die Geschwülste der Haut. Ihr klinisches und feingewebliches Bild, ihre Erkennung und ihre Behandlung. Stuttgart: Georg Thieme 1957.

GUMPORT, S. L., and H. W. MEYER: Treatment of 126 cases of malignant melanoma, long term results. Ann. Surg. 150, 989—992 (1959).

HÄMÄLÄENEN, M. J.: Cancer of the lip. With special reference to the predisposing influence of sunlight and other climatic factors. Ann. Chir. Gynaec. Fenn. 44, Suppl. 6, 1—159 (1955).

HAUBOLD, W.: Unsere Bestrahlungstechnik bei Hämangiomen. Röntgen-Bl. 13, 173—176 (1960).

HALLERBACH, H., u. K. H. RENNER: Strahlendosis und kosmetisches Ergebnis bei der Hämangiombehandlung während der ersten drei Lebensjahre. Med. Welt 52, (1962).

HAZELSAND, J., and BOUCHARD: The value of radiationtherapy in the treatment of verrucae plantares. J. Canad. Ass. Radiol. 13, 70—71 (1962).

HEITE, H. J., u. K. H. NICOLAI: Über Unterschiede in der gewebsschädigenden Wirkung fraktionierter Röntgenbestrahlung mit steigenden bzw. fallenden Einzeldosen. Hautarzt 7, 415—419 (1956).

HELD, F.: Über mehrjährige Ergebnisse bei der Behandlung von Unterlippen-Carcinomen. Dtsch. Gesundh.-Wes. 1956, 293—296.

— Vergrößerungsphotographie zum Nachweis beginnender Hautschäden bei der Strahlenbehandlung kindlicher Hämangiome. Dtsch. Gesundh.-Wes. 1956, 718—719.

—, u. S. SCHÜTZE: Kritische Betrachtungen über Behandlungsergebnisse der Hämangiome in der Geschwulstklinik der Charité, Berlin. Ärztl. Fortbild. 53 (1959).

HERČIK, F.: The mechanism of the biological action of radiation. Folia biol. 2 (1959).

HEROLD, H.: Zur Behandlung der Melanoblastome. Kongreßber. Med. Wissensch. Ges. Röntgenol. DDR 1955 in Leipzig 1957, S. 255—259.

HERZBERG, J. J.: Zur Diagnostik und Therapie der Melanocytoblastome. Arch. klin. exp. Derm. 203, 142—202 (1956).

HILBISCH, T. F.: Roentgen manifestation of malignant melanoma. Amer. Roentgenol. 78, 769—779 (1957).

JAEGER, R.: Die Strahlendosimetrie in der Dermatologie. Strahlentherapie 98, 41—58 (1955).

JAKOBI, H.: Die Röntgentherapie gutartiger HNO-Tumoren beim Kleinkind. Wiss. Z. Univ. Halle, math.-nat. Reihe 10, 623—626 (1961).

JEREB, M.: The treatment of haemangiomes on the Oncologic Institute in Ljubljano. Zdrav. Vestn. 28, 112—114 (1959).

JOHANSEN, H.: Cancer cutis. 450 mit Strahlentherapie und plastischer Chirurgie in der Radiumstation in Kopenhagen behandelte Fälle. Ugeskr. Læg. 123 (1961).

JØRGSHOL. B., u. J. ENGDAHL: Malignant melanoma. Acta radiol. (Stockh.) 44, 417—433 (1955).

KÄRCHER, K. H.: Die Bedeutung der Salbengrundlage bei der Behandlung der Strahlenreaktion der Haut. Arch. klin. exp. Derm. 213 (1961).

KARIBOV, J. I.: Siehe M. M. NIVINSKAJA, E. D. SAVČENKO u. J. I. KARIBOV.

KENNA, J. Mc., and J. MACDONALD: Carcinoma of the eyelid treated by irradiation. J. Calif. Med. 96, 184—189 (1962).

KNUDSEN, E. A., et E. AMDRUP: Verrucae vulgares et plantares treated with ultrasolft X-rays. Acta derm.-venereol. (Stockh.) 35, 379—389 (1955).

KOLÀR, J. A.: Entwicklungsstörungen der Brust nach Röntgenbehandlung im Kindesalter. Strahlentherapie 104, 596—599 (1957).

KOLÀR, J. A., and V. BEK: The influence of irradiation of angiomas in children with X-rays from a sorth distance, on the bones. Strahlentherapie 111, 561—573 (1960).

KROKOWSKY, E., u. U. EHLIG: Wachstumshemmung der Linse am röntgenbestrahlten Kaninchenauge. Fortschr. Röntgenstr. 87, 222—225 (1957).

KRONGANZ, A. N.: Dosimetrische Charakteristiken der Röntgenröhren mit Beryllfenstern. [Russisch.] Vestn. Rentgenol. Radiol. 31, 74—79 (1956).

KUDRIZKY, A. K.: Skin-cancer recidivation after radiation therapy. [Russisch.] Vopr. Onkol. 2, 177—182 (1956).

KUTTIG, H., u. I. MEIER: Gittermethode mit dem Chaoulschen Nahbestrahlungsgerät. Ein Vorschlag zur Behandlung oberflächennaher Tumoren. Strahlentherapie 101, 260—265 (1956).

LABIS, H.: Beitrag zur Melanommetastisierung nach Exzision im Gesunden. Kongr. Ges. Röntgenol. DDR 1955, 260—266 (1957).

LABORDE, S.: Le traitement des angiomes chez les enfants. Paris: Masson & Cie. 1956.

LADDAGA, M.: Siehe NESLI e M. LADDAGA.

LAHM, W.: Zur Problematik der Strahlendosierung bei kombinerter Radium- und Röntgenbehandlung. Strahlentherapie 97, 108—112 (1955).

LAMARQUE, P.: La endoroentgenterapia o roentgenterapia endocavitaria. Acta ibér. radiol.-cáncer. 4, 79—96 (1955).

— L'endoroentgenthérapie dans le traitement des cancers de l'amygdale. J. Radiol. Électrol. 37 (1956).

LAZIOSCHENKO, T. G., u. T. D. SCHELEKOVA: A method of combined treatment of malignant melanoma. Med. Radiol. (Mosk.) 6, 6—10 (1960).

LEICHER, H.: Erfahrungen bei der Röntgenkontaktbestrahlung des Kehlkopfkarzinoms. Z. Laryng. Rhinol. 40, 497—504 (1961).

— Die Strahlentherapie des teleangiektatischen Granuloms. Strahlentherapie 101, 507—510 (1956).

LEMKE, G.: Oft vernachlässigte röntgenphysikalische und biologische Voraussetzungen bei der Bestrahlung großflächiger Hautkrebse. Strahlentherapie 101, 343—350 (1956).

LEPENNETIER, F., et H. RABEAU: Roentgenthérapie et électrothérapie des affections de la peau. Indications et techniques. Paris: Massons & Cie. 1961.

LESSEL, W.: Zur Röntgenbestrahlung der Hautcarcinome. Strahlentherapie 98, 607—611 (1955).

LEVÈRE, P.: Traitment des angiomes par radiothérapie de contact. J. Radiol. Électrol. 38, 276—277 (1957).

LEWIS, I. W. D.: Melanoma and melanosis. Ann. roy. Coll. Surg. 19, 156—184 (1956).

LIEBEL, H.: Zur Nahbestrahlung der Hämangiome. Univ. Hautklinik, Charité, Berlin. Dtsch. Gesundh.-Wes. 1955, 1193—1195.

LONGARCE, J. J.: The surgical management of local postradiation effects. Amer. J. Surg. 92, 18—25 (1956).

LORENZ, W.: Ergebnisse der strahlenbiologischen Forschung und ihre Bedeutung für die Tumorbehandlung der Haut. Arch. klin. exp. Derm. 206, 65—91 (1957).

MacComb, W.: Necrosis in treatment of intraoral cancer by radiation therapy. Amer. J. Roentgenol. 87 (1962).

Machado, O. J.: Behandlung des Ohrmuschelkrebs mit Strahlentherapie. [Portugisisch.] Rev. bras. Cirurg. 33, 231—243 (1957).

Marchiomini, A., e C. G. Schirren: Sulla roentgenterapia dermatologica. Esperienze con tubi araggi molli. Dermatologia (Napoli) 6, 244—253 (1955).

Marěsova, J.: Warzentherapie und Röntgenbestrahlung. Čs. Prakt. lék. 37, 678—680 (1957).

Markl, I.: Der Haut- und Lippenkrebs. Methoden und Ergebnisse der Strahlenbehandlung. Arch. Geschwulstforsch. 10, 229—264 (1957).

— Dosimétrie en plésioroentgenthérapie (Tube Philips Métalix). J. Radiol. Électrol. 37, 170—172 (1956).

Marquès, P.: Techniques et résultats de la roentgenthérapie anticancéreuse à dose massive. J. Radiol. Élecrol. 37, 75—81 (1956).

Marušić, K.: Eye tissue damage caused by ionizing radiations. Čs. Rentgenol. 15, (1961).

Matras, A.: Das Carcinoma terebrans und seine Behandlung. Wien. klin. Wschr. 1956, 417—420.

Michailov, V., u. V. Andrev: Zur Frage der Strahlenempfindlichkeit der Tumoren und der Haut bei Kranken mit Xeroderma pigmentosum. Kongreßber. med. wiss. Ges. Röntgenol. DDR S. 312—315 (1958).

Michel, J.: Quatre années de radiothérapie à l'aide du tube de Lamarque. J. Radiol. Électrol. 41, 698—702 (1960).

— Über Klinik und Therapie der Melanome. Strahlentherapie 102, 1—20(1957.)

Miescher, G.: Strahlentherapie der Lidtumoren. Ophthalmologica (Basel) 127—197 (1954).

—, u. A. Hunziker: Zur Behandlung der Melanome. Schweiz. med. Wschr. 1958, 203—208.

Mitchell-Heggs, G. B., and J. Morgan: The treatment of tumours of the skin. Med. Press No 6181, 378—383 (1957).

Nesli, e M. Laddaga: L'uso della grata in plesioterapia. Radiol. med. (Torino) 49 (1962).

Nicolato, V.: La roentgenterapia in oftalmologie. Arch. Ottal. 64, 291—322 (1960).

Nikolowsky, W.: Beitrag zur Frage der Behandlung von Gefäßfehl- und -Neubildungen. Strahlentherapie 115, 548—555 (1960).

Nitter, L.: The treatment of malignant melanoma with special reference to the possible effects of radiotherapy. Acta radiol. (Stockh.) 46, 547—562 (1956).

Nivinskaja, M. M.: Combined X-ray and surgical treatment of malignant melanoma. Chir. (Moskau) 36, 26—31 (1960).

Norman, A. and M. A. Greenfield: Spectral dose-rate distribution in the X-ray beam from a beryllium window tube, open ted at 50 kVp. Univ. of Calif., Los Angeles, Radiation Res. 3, 407—416 (1955).

Nosko, L., u. J. Tappeiner: Die Röntgenbestrahlung der Hautkarzinome. Univ.-Hautklinik, Wien. Wien. klin. Med. 14, 290—299 (1959).

Olson, H.: Die Behandlung der benignen Naevi und des malignen Melanoms. Northw. Med. (Seattle) 56, 1183—1188 (1957).

Oshmianskay, A. J.: Lower lip cancer and a comparative evaluation of its different methods of treatment. [Russisch.] Vop. Onkol. 3, 340—343 (1957).

Papillon, J.: Le traitement des cancers ano-rectaux par la radiothérapie de contact. Préface de Paul Santy. Paris: Massons & Cie. 1960.

Partrier-Albot, M.: La radio-chirurgie dans le cancer du rectum. Arch. Mal. Appar. dig. 44, 5—27 (1955).

Pennella, A. e F. A. Paolini: Il trapianto di peritoneo nelle radionecrosi cutanee. Ricerche spezimentali. Die Bauchfelltransplantation bei Strahlennekrosen der Haut. Arch. Sci. med. (Torino) 112 (1961).

Pfahler, G. E.: The treatment of hemangioma chiefly by irradiation. Arch. Derm. 72, 425—437 (1955).

Pial, A. D.: Treatment of lesions with contact roentgentherapie of low voltage. Rev. bras. Radiol. 1 (1958).

Piltron, E.: Réflexions sur près de 1000 observations de verrues plantaires traitées par radiothérapie. J. Radiol. Électrol. 42 (1961).

Pinet, F.: Les diverses possibilités de la radiothérapie dans le traitement des épithéliomas cutanés. Sem. thér. 38, 224—226 (1962).

— Über die Anwendung der Kontakttherapie beim Uteruskrebs während der Schwangerschaft. Strahlentherapie 109, 505—509 (1959).

Plaats, G. J. van der, u. H. Sanches: Contacttherapie in theory and practice. Medicamundi 1, No 4 (1955); 2, No 1 (1956).

Plaats jr., G. J. van der: Onderzoek naar de terugstrooiïng bij de contact- en oppervlaketherapie. Proefschrift, Boosten & Stols, Maastricht 1958.

Podkaminskoj, N. A.: Nahfocus — Röntgentherapie bei Induratio penis plastica. [Russisch.] Urologiya 56—57 (1956).

Pöschl, M., u. E. Fuchsbrunner: Bestrahlung im Gesicht und Zahnentwicklung. Strahlentherapie 113, 259—263 (1960).

Polano, M. K.: Die Behandlung maligner Hauttumoren mit der Ausdehnung angepaßter Röntgenweichstrahlendosis. Arch. klin. exp. Derm. 206, 93—100 (1957).

— Investigations on the optimal dosage in the treatment of skin carcinoma. J. belge Radiol. 41, 37—58 (1958).

Ponzio, M.: Essais expérimentaux sur les doses bactéricides. J. belge Radiol. 39, 583—597 (1956).

Prieto, J. Gay: Nuestros resultados del tratamiento roentgen de los epitiliomas cutáneos. Dermatología (Napoli) 6 (1955).

—, u. G. Jaquetti: Ergebnisse der Strahlenbehandlung des Hautcarcinoms. Arch. Derm. Syph. (Berl.) 200 (1955).

Proppe, A.: Die Technik der Behandlung von Hautkrankheiten mit weichen Röntgenstrahlen. Strahlentherapie 98, 30—40 (1955).

Raboni, P.: La plesioroentgenterapia nelle leucoplachie del cavo orale. Ist. Ateneo parmeuse 29, 920—932 (1958).

Rausch, L.: Zur Behandlung von Hämangiomen und Naevi teleangiectatici. Arch. klin. exp. Derm. 206, 123—133 (1957).

Reinaldo, Ch. v.: Tratamiento con roentgenterapia de queloides y angiomas. Rev. méd. (Valparaiso) 11, 21—26 (1958).

Robinson, D. W., and F. W. Masters: Surgery for radiation injury. Med. Center A.M.A. Surg. 80, 946—952 (1960).

Roxin, T.: Bestrahlungstechnik der Keloide und die erzielten Ergebnisse nach erfolgter Röntgenbehandlung. [Rumänisch.] Radiologia (Buc.) 1, 10—14 (1956).

—, u. M. Ivan: Angiokavernom der Nase, das durch Kontakttherapie behandelt und geheilt wurde. Derm.-Vener. (Buc.) 4 (1959).

Ruckensteiner, E.: Erfahrungen mit der Röntgennahbestrahlung des Stimmbandcarcinoms durch ein Schildknorpelfenster. Strahlentherapie 98, 226—229 (1955).

— Contact Irradiation of Carcinoma of the vocal cords. Medica mundi 4, 108—111 (1958).

Schmitz, R.: Ein neuer Weichstrahltubus zur Röntgenbehandlung der Blutschwämme. Med. Welt 1961, 1566—1568.

Schnijder, M. W.: Zur Pathologie und Therapie der Anginome des Kindesalters. Praxis (1955).

Schreus, H. Th.: Zur Pathologie und Therapie der Melanoblastome. Dtsch. Med. 9, 319—234 (1958).

Schuermann, H., u. K. H. Woeber: Sollen kavernöse Hämangiome bestrahlt werden? Strahlentherapie 112, 229—233 (1960).

Semmola, L., e D. Boiti: Roentgenterapia dei tumori cutanei. Minerva derm. 30, H. 8, Suppl. 3, 318—332 (1955).

Sitkowsky, jr.: Recent theories on the treatment of cancer of the penis. [Polnisch.] Postępy Chir. 3, 151—155 (1956).

Sommer, F.: Das Schicksal der Patienten mit malignen Melanomen. Berl. Med. 7, 6—7 (1956).

Sopilnjak, M. Q.: Kurzfocussierte Röntgentherapie des Lidcarcinoms. [Russisch.] Vestn. Rentgenol. Radiol. 22, H. 3, 32—38 (1955).

Spiridon, M. A.: Radiothérapie de contact des épithéliomas laryngiens. Radiobiol. Radiother. (Berl.) 3, 361—364 (1962).

Stallard, H. B.: Treatment of malignant neoplasms of the eyelids. Surgery or irradiations.

Staričkov, M. S.: The importance of the size of single and summary doses in short focal distance roentgentherapy of cancer of the skin. [Russisch.] Milit. Akad. Vestn. Roentgenol. 32, 19—25 (1957).

Surmat, J., et J. Gest: La radiothérapie endocavitaire à 100 kV (Intrix). Etude physique et possibilités actuelles. J. Radiol. Électrol. 37, 223—226 (1956).

Tasca, M.: Prime esperienze di endoroentgenterapia diretta con nuevo limatore endoscopio. Radiol. med. (Torino) 44, 1085—1088 (1958).

Tentschow, G., u. V. Andrev: Behandlung der Leukoplakie der Mundhöhle durch Nahbestrahlung. Strahlentherapie 99, 364—368 (1956).

Traenkle, H. L.: A study of late radiation necrosis following therapy of skin cancer. Arch. Derm. 72, 446—453 (1955).

Traenkle, H. L., and D. Nulay: Further observations on late radiation necrosis following therapy of skin cancer. The results of fractionation of the total dose. Arch. Derm. 81, 908—913 (1960).

Undeutsch, W.: Beitrag zur Kasuistik der akuten Überdosierung durch moderne berylliumgefensterte Weichstrahlröhren. Strahlentherapie 113, 409—417 (1960).

Urichel, J.: Quatre années de radiothérapie à l'aide des tubes de Lamarque. J. Radiol. Électrol. 41 (1960).

Wachsmann, F., u. A. Dimotis: Kurven und Tabellen für die Strahlentherapie. Stuttgart: Hirzel 1957.

Wachtler, F.: Über Strahlenreaktionen und Strahlenläsionen des Auges. Wien. klin. Wschr. 73 (1961).

Wagner, G.: Untersuchungen zu den gegenwärtigen Grundlagen einer dermatologischen Röntgentherapie. Strahlentherapie 96, 481—516 (1955).

— Vergleichende Dosismessungen langwelliger Röntgenstrahlen in verschiedenen Phantomsubstanzen. Strahlentherapie 100, 291—309 (1956).

Wakeley, Sir Cecil: Basal-cell carcinoma (rodent ulcer) and its treatment. Med. Press 1954, 395—397.

Walther, D.: Über die Melanosis circumscripta praecancerosa. Z. Haut- u. Geschl.-Kr. 20, 286—290 (1956).

Weber, G., u. O. Braun-Falco: Zum Entstehungsmechanismus urtikarieller Röntgenreaktionen. Derm. Wschr. 134, 892—890 (1956).

Weiss, J. W., u. A. Gregel: Knochenwachstumsstörungen nach Röntgen- und Radiumbestrahlungen von Hämangiomen im Kindesalter. Klin. Chir. 203 (1961).

Werkgartner, H.: Zur Strahlentherapie der Lidgeschwülste mit besonderer Berücksichtigung der Ergebnisse der Nahbestrahlung. Wien. klin. Wschr. 70, 960—962 (1958).

Wernsdörfer, R.: Experimentelle Untersuchungen über die optimale Pausendauer bei der fraktionierten Bestrahlung multipler Hautkarzinome. Haut- u. Geschl.-Kr. 28 (1950).

Wichmann: Fortschr. Röntgenstr. 93, 112 (1960).

Wildermuth, O.: Siehe V. Fayos u. O. Wildermuth.

Wilson, W.: X-ray treatment of haemangiomas. South Med. Ass., 51 Ann. Meet.; Sed on Derm. and Syph., Miami Beach XI (1957).

Woeber, K. H.: Entwicklung der Strahlenbehandlung des Hautkrebses. Derm. Wschr. 134 (1956); — Ther. d. Gegenw. 95, 178—183 (1956).

— Kombinierte Röntgen- und Ultraschallbehandlung als Mittel zur Verminderung therapeutischer Röntgendosen. Arch. klin. exp. Derm. 206, 100—104 (1957).

Wolfram, St.: Strahlentherapie der Hautkrankheiten. Wien. Beitr. Dermat. (1956).

Zieler, E.: Dosismessungen an Berylliumfenster-Röhren für Spannungen von 10—100 kV. Labor der Firma C. H. F. Müller, Hamburg. Strahlentherapie 100, 595—601 (1956).

Zimmer, J.: Short distance "contacttherapy". [Norwegisch.] T. norske Lægeforen. 76, 465, 469—473 (1956).

III. Nahbestrahlung

Von

G. Barth

Mit 26 Abbildungen

a) Die Entwicklung der Nahbestrahlung

Als die Nahbestrahlung Anfang der 30er Jahre bekannt wurde, stellte sie einen erheblichen Fortschritt in der Strahlentherapie dar. Darüber hinaus wurde sie auch richtunggebend für die weitere Entwicklung der radiologischen Behandlungsverfahren. Es ist daher angebracht, den Darlegungen der allgemeinen Methodik der Nahbestrahlung einen kurzen Überblick der historischen Entwicklung voranzustellen, die zur Begründung dieses Verfahrens geführt hat. Dies dürfte auch dazu beitragen, die Stellung der Nahbestrahlung unter den anderen Methoden der Strahlentherapie gebührend zu beurteilen und zu würdigen.

Bald nach ihrer Entdeckung wurden die Röntgenstrahlen zur Behandlung bösartiger Tumoren eingesetzt. Einige glückliche Umstände kamen dabei den ersten therapeutischen Versuchen sehr zustatten, die groteskerweise vor allem auf dem Unvermögen beruhten, durchdringungsfähige Röntgenstrahlen mittels hoher Spannungen zu erzeugen. Mit dem Fortschreiten der Technik und dem Einsatz immer härterer Strahlen wurden bei Hauttumoren zunehmend schlechtere Ergebnisse erzielt, als sie von den Pionieren der Strahlentherapie veröffentlicht wurden (STENBECK; SJÖGREN; MERRIL; BOWEN usw.).

Die Entwicklung der Strahlentherapie wurde zunächst von physikalischen Vorstellungen geleitet, denen zufolge bessere Ergebnisse vor allem durch eine homogene Bestrahlung großer Körperteile mit durchdringungsfähigen Strahlen zu erwarten seien (WARNEKROS, und DESSAUER).

Ferner überwog auf strahlenbiologischem Gebiet noch die einzeitige Bestrahlung mit relativ großen Dosen, und die fraktionierte Methode befand sich in den ersten Anfängen.

Die Radiumtherapie, die zugleich mit der Einführung der technisch erzeugten Röntgenstrahlen Eingang in die Therapie fand, ließ im Laufe der Jahre und Jahrzehnte eine immer deutlichere Überlegenheit gegenüber der Röntgenbehandlung oberflächlich gelegener Tumoren erkennen (FORSSELL; HEYMANN; QUICK; REGAUD).

Als Grund für die besseren Ergebnisse der Radiumtherapie wurde vielfach angenommen, daß die energiereichere Strahlung strahlenbiologisch Vorteile gegenüber der Verwendung von Röntgenstrahlen biete. Es ist das Verdienst von CHAOUL (1934) erkannt zu haben, daß die Überlegenheit der Radiumkontakttherapie gegenüber der damals üblichen Applikation von Röntgenstrahlen vor allem auf der günstigen räumlichen Verteilung der Dosis beruht, die sich bei der Radiumkontakttherapie im wesentlichen auf den Tumor und seine unmittelbare Umgebung beschränkt. Diese Erkenntnis führte zur Nahbestrahlung und ist darüber hinaus wegweisend für die Entwicklung weiterer Methoden der Kleinraumbestrahlung (MARTIUS) geworden. Einen wesentlichen Anteil haben auch SCHAEFER und WITTE, die bereits vor CHAOUL 1929 die Idee der Konstruktion eines Körperhöhlenrohres geäußert haben, die 1932 auch verwirklicht wurde. Sie hatten allerdings zunächst die Absicht, mit Hilfe von Kathodenstrahlen mit Keimen durchsetzte Collumcarcinome zu sterilisieren, um eine aufsteigende Infektion zu verhüten. Bei diesen vergeblichen Bemühungen kam ihnen der Gedanke, ein Körperhöhlenrohr zu konstruieren (1929). Sie schrieben damals: „Das Fenster (Antikathode) könnte eventuell die Rolle eines flächenförmigen Radiumpräparates übernehmen. Man hätte einem solchen gegenüber den Vorteil, das Volumen des durchstrahlten Raumes durch Abblendung und Härteänderung (durch Filter) weitgehend zu regulieren."

b) Grundlagen der Nahbestrahlung

α) Nomenklatur

Die in diesem Beitrag beschriebene Methode wurde von Chaoul „Nahbestrahlung" genannt. Chaoul (1934, 1953) wollte damit eine der Radiumkontakttherapie entsprechende Bezeichnung prägen, um das Gemeinsame beider Verfahren zu betonen. Das wesentliche Merkmal der Nahbestrahlung ist jedoch nicht der kleine Abstand, sondern vor allem die Dosisverteilung, wobei das mit hohen Dosen durchstrahlte Gebiet auf den an der Oberfläche liegenden Herd begrenzt wird und die Dosis nach der Tiefe und der Seite steil abfällt. Zugegebenermaßen kann man auch mit größeren Abständen eine ähnliche Dosisverteilung wie bei der Radiumkontakttherapie erzielen. Mit Rücksicht auf die weniger durchdringende Strahlung mußte Chaoul auch einen größeren Abstand verwenden, als er bei der Radiumkontakttherapie üblich ist. Die Bezeichnung „Nahbestrahlung" ist also nur der Name einer Methode und darf nicht wortwörtlich aufgefaßt werden. Dasselbe gilt auch von der im Ausland für die Nahbestrahlung üblichen Bezeichnung „Kontakttherapie" (van der Plaats). Schließlich sei noch erwähnt, daß Schreus für diese Methode die Bezeichnung „Schichtbestrahlung" geprägt hat und Martius bzw. Holthusen die Nahbestrahlung und alle auf dem gleichen Prinzip beruhenden Methoden unter der Bezeichnung „Kleinraumbestrahlung" bzw. „Kleinvolumenbestrahlung" zusammengefaßt haben.

β) Ziel der Nahbestrahlung

Das Ziel der Nahbestrahlung besteht darin, durch eine Konzentrierung der Dosis auf den Herd und Schonung der gesunden Umgebung die guten Ergebnisse der Radiumkontakttherapie zu erreichen (Chaoul, 1934). Es liegt im Wesen der Methode, die in Nachahmung der Bedingungen der Radiumkontakttherapie geschaffen wurde, daß das Indikationsgebiet sich ebenfalls aus der Radiumkontakttherapie ableitet und die Nahbestrahlung somit für zugängliche Krankheitsherde geschaffen ist.

Eine Nachahmung der Radiumkontakttherapie mit Hilfe technisch erzeugter Röntgenstrahlen erschien Chaoul besonders erstrebenswert, weil die relative Seltenheit des Elementes Radium und dessen hoher Preis einer weiteren Verbreitung der Methode im Wege standen. Heute dürfte aber ein Argument noch wesentlicher sein, das bei der Begründung der Nahbestrahlung noch nicht so im Blickpunkt des Interesses stand und dessen große Bedeutung in unserer Zeit mehr gewürdigt wird als ehedem: der Strahlenschutz. Heute wissen wir nämlich, daß bei der Radiumapplikation Arzt und Hilfspersonal oft kaum tragbare Dosen erhalten, die sich nur mit erheblichem Aufwand an Mitteln ausreichend abschirmen lassen. Außerdem findet bei der Radiumtherapie eine „Ganzbestrahlung" des Patienten statt. Dies Problem besteht bei der Nahbestrahlung nicht. Es bedarf übrigens keiner weiteren Begründung, daß auch die in der Zwischenzeit in die Strahlentherapie eingeführten billigeren radioaktiven Isotope bezüglich des Strahlenschutzes keine entscheidende Wandlung geschaffen haben. Aus Gründen des Strahlenschutzes ist daher die „Nahbestrahlung" mit Röntgenstrahlen der Anwendung radioaktiver Stoffe unbedingt vorzuziehen.

Die Nachahmung der Radiumkontakttherapie muß sich auf das physikalisch und strahlenbiologisch wesentliche Merkmal beschränken. Dieses besteht nach Chaoul (1934, 1953) in der Schaffung einer der Radiumkontakttherapie ähnlichen Dosisverteilung. Andere Eigenschaften des Radiums wie die harte Gammastrahlung und die Protrahierung der Strahlung sind für das Ziel, klinisch gleich gute Ergebnisse wie mit der Radiumkontakttherapie zu erzielen, von sekundärer Bedeutung, wie in den folgenden Abschnitten darzulegen sein wird.

γ) Vorzüge der Nahbestrahlung gegenüber der Röntgentiefentherapie

Durch die Konzentrierung der Dosis auf den Krankheitsherd ergeben sich gegenüber den Methoden der Tiefentherapie wesentliche Vorteile, soweit das zu bestrahlende Gebiet der Nahbestrahlung zugänglich ist. Diese Vorzüge beruhen im wesentlichen auf einer weitgehenden Schonung der gesunden Umgebung des Krankheitsherdes vor ungewollter Mitbestrahlung (CHAOUL 1934, 1953).

Dadurch wird die Dosierung erleichtert, da eine Rücksichtnahme auf die Strahlentoleranz ungewollt mitbestrahlter gesunder Gewebe, die bei der Tiefentherapie notwendig ist, entfällt und die Dosierung sich allein nach den Erfordernissen des Herdes richtet, welche durch die Art der Erkrankung gegeben sind.

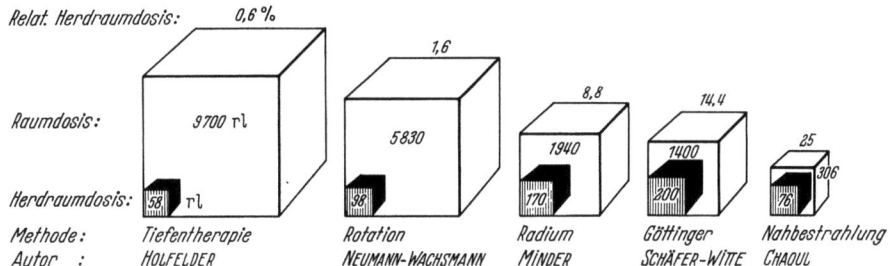

Abb. 1. Raumdosen für die Bestrahlung eines Portiocarcinoms mit verschiedenen Methoden
(BARTH, Berechnung nach CHAOUL und WACHSMANN)

Durch eine Schonung der gesunden Umgebung des Herdes können aber nicht nur die zur Sanierung des Krankheitsherdes erforderlichen Dosen appliziert werden, vielmehr ergeben sich daraus auch biologische Vorteile für die Abheilung, da die resorptiven und regenerativen Kräfte erhalten bleiben und in vielen Fällen auf diese Weise eine restitutio ad integrum möglich wird, die in der Tumorheilkunde zu verblüffenden kosmetischen Ergebnissen führt. Diese Tatsache fällt besonders ins Gewicht, wenn man bedenkt, daß die Hauttumoren — ein wesentliches Indikationsgebiet der Nahbestrahlung — bevorzugt das Gesicht betreffen. Daher sind, wie BOHNSTEDT, FÜLLER, KAFKA und SCHMIDT; SCHIRREN, sowie WERNSDÖRFER und RÖSCHL übereinstimmend berichten, aus psychischen Gründen eine schonende Methode zur Behandlung und ein kosmetisch befriedigendes Ergebnis besonders erstrebenswert. CHAOUL und WACHSMANN haben diese Schonung der gesunden Gewebe am Beispiel des Portiocarcinoms zahlenmäßig in Form der relativen Herdraumdosis (HRD) erfaßt (Abb. 1). Nach WACHSMANN versteht man dabei unter relativer Herdraumdosis die Herdraumdosis in Prozenten der insgesamt verabreichten Raumdosis

$$\text{rel. HRD \%} = \frac{\text{HRD}}{\text{RD}} \times 100 \,.$$

δ) Strahlenqualität

Bei seinen Bemühungen, die guten Erfolge der Radiumkontakttherapie mit Hilfe der Röntgentherapie nachzuahmen, stand CHAOUL (1932, 1934) vor allem vor der Frage nach einer seinem Vorhaben entsprechenden Strahlenqualität. Zur Zeit der Einführung der Nahbestrahlung war der Einfluß der Strahlenqualität auf die Reaktion von Tumorgewebe noch weitgehend ungeklärt. Von seiten der Radiumtherapeuten wurde eine bessere Wirkung des Radiums als bei Verwendung von Röntgenstrahlen angenommen und den harten Gammastrahlen, ohne daß ausreichend experimentelle Ergebnisse hierfür vorlagen, eine besondere Elektivität für das Tumorgewebe nachgesagt. Anderseits wurde aber auch den weichen Röntgenstrahlen eine stärkere biologische Wirkung als den harten Röntgenstrahlen zugesprochen, was sich in der Zwischenzeit als falsch erwiesen hat.

Chaoul ging von der Voraussetzung aus, daß für die Zwecke der Nahbestrahlung der Einfluß der Strahlenqualität bedeutungslos ist, und daß die guten Ergebnisse der Radiumkontakttherapie vor allem auf der räumlichen Dosisverteilung beruhen. Dabei mögen seinen Bestrebungen Arbeiten von Holthusen und Braun über biologische Wirkungen von Röntgenstrahlen besonders zu Hilfe gekommen sein, in welchen auch der Einfluß der Strahlenenergie untersucht wurde. Diesen bedeutenden experimentellen Untersuchungen verdanken wir die Erkenntnis von der Energieunabhängigkeit der biologischen Strahlenreaktion im Bereich der klassischen Röntgenstrahlen. Diese experimentell gewonnene Erkenntnis gilt, wie wir heute wissen, allerdings schon nicht mehr streng für harte Röntgenstrahlen, bei denen sich mit zunehmender Härte der

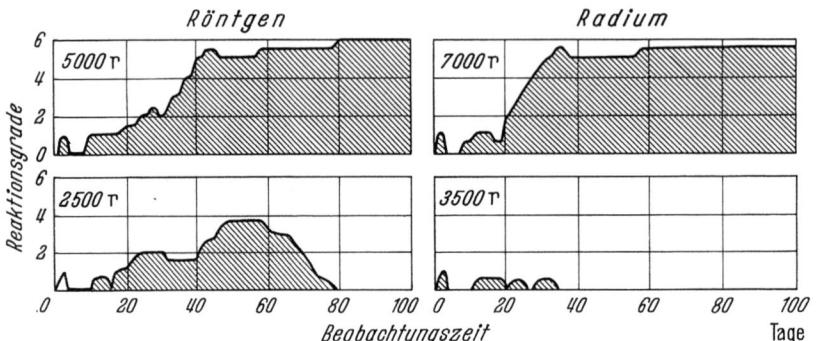

Abb. 2. Zeitlicher Verlauf nach Reaktion der Röntgen- und Radiumbestrahlungen mit Dosen, die eine Nekrose der Haut hervorrufen (oben) und mit jeweils der Hälfte dieser Dosis (unten). Objekt: Schweinehaut (Wachsmann, Barth, Fetzer, Riest u. Schulte)

Strahlen immer deutlichere Unterschiede in der biologischen Wirksamkeit einstellen. Vor allem amerikanische Autoren haben mit experimentellen Untersuchungen zu dieser Frage beigesteuert (z. B. Leucutia; Pack und Scharnagel; Read; Haas, Harvey und Laughlin u. v. a.). Es kann als sicher gelten, daß die Hautreaktion bei härteren Strahlen geringer ausfällt. Neuere Untersuchungen mit harten und ultraharten Strahlen haben diese Unterschiede in der biologischen Wirksamkeit bezüglich der Haut noch deutlicher gezeigt (Bode, Paul und Schubert; Quastler und Clark; Kepp; Hofmann; Schubert; Gärtner; Wachsmann, 1951; Wachsmann, Barth, Fetzer, Riess und Schulte u. v. a.).

Die biologischen Unterschiede hängen unter anderem mit der unterschiedlichen Verteilung der Ionen im Gewebe zusammen.

In den genannten experimentellen Arbeiten, die — wie gesagt — besonders in Anbetracht der Einführung ultraharter Strahlungen in die Therapie in den letzten zehn Jahren zur Frage des Einflusses der Strahlenqualität auf die biologische Strahlenreaktion ausgeführt wurden, herrscht Einigkeit darüber, daß nennenswerte qualitative Unterschiede nicht bestehen. Hingegen wurden viele quantitative Unterschiede beschrieben, die vom Untersuchungsobjekt, der Strahlenart und -härte abhängen. Für die Beurteilung der Nahbestrahlung im Rahmen dieser Untersuchungen interessieren besonders die Arbeiten, die sich mit einem Vergleich der Radium- mit konventionellen Röntgenstrahlen beschäftigen; unter diesen sind für die praktische Anwendung diejenigen besonders von Bedeutung, die die Wirkung beider Strahlenqualitäten auf den Tumor und die Haut behandeln. Bei eigenen Untersuchungen zusammen mit Wachsmann, Fetzer, Riess und Schulte ergab sich eine unterschiedliche Empfindlichkeit der Haut dergestalt, daß bei Radium etwa 1,5mal höhere Dosen gegeben werden mußten, um bei angenähert gleicher räumlicher und zeitlicher Dosisverteilung gleiche Reaktionen auszulösen (Abb. 2).

Durch diese Arbeit wurden vorhergehende Untersuchungen von CHAOUL, WACHS-MANN und ROSENBERGER bestätigt, bei denen ebenfalls die Reaktion der Haut nach Radiumbestrahlung schwächer ausfiel als nach Röntgenbestrahlung unter Bedingungen der Nahbestrahlung.

Für die praktische Auswirkung dieser neueren strahlenbiologischen Erkenntnisse ist jedoch wesentlich, daß eine höhere Tumorelektivität erst bei den harten und ultraharten Strahlen möglich ist. Die geringere Strahlenhärte der Nahbestrahlung wirkt sich aber bei einem Vergleich mit der Radiumkontakttherapie kaum ungünstig aus. An dieser strahlenbiologischen Erkenntnis kann nach einer Erfahrungszeit von nunmehr 36 Jahren kaum noch ein Zweifel bestehen (CHAOUL, 1953; MORISON; BÖHMER, HOLTHUSEN, LOM-HOLD, REISNER, SCHREUS und WUCHERPFENNIG; CHAMBERLAIN; COTTENOT und BOURDON; ENNUYER; FLOOD und SMITHERS; FRANK; GLAUNER; GREINEDER und OESER; HODES und PENDERGRASS; HULTBERG; ISOLA; KNIERER; LARRÚ; PALMIERI; PERUSSIA; PORTA; QUASTLER; RAMIOUL; RATTI und ZANELLI, SMITHERS; SMOKVINA; ZDANSKY). Die geringere Strahlenenergie ist dem Ziel der Nahbestrahlung, die guten Ergebnisse der Radiumkontakttherapie mit Hilfe von Röntgenstrahlen nachzuahmen, demnach nicht im Wege.

ε) Räumliche Dosisverteilung

Die Anpassung der Dosisverteilung an die Lage des Krankheitsherdes ist eine heute selbstverständliche Forderung geworden. Bei der Begründung der Nahbestrahlung durch CHAOUL war das Wissen um die Bedeutung der Dosisverteilung noch keineswegs allgemein verbreitet und anerkannt. Vielmehr bemühte man sich, mit den konventionellen Mitteln der Technik und Physik eine möglichst hohe Tiefendosis zu erzielen. Um dies zu erreichen, scheute man auch nicht davor zurück, erheblich größere Felder zu benutzen, als sie der Breite und Länge des Tumors entsprachen. Noch heute wird dieses Verfahren bei der Kreuzfeuertherapie geübt. Erst durch die Bewegungsbestrahlung ist hierin ein Wandel eingetreten. Es ergibt sich demnach für die Anpassung der Nahbestrahlung an die Dosisverteilung der Radiumkontakttherapie das Problem des geeigneten Dosisabfalls nach der Tiefe und nach den Seiten.

Vor Einführung der Nahbestrahlung wurden nur die Haut- (Grenzstrahlen) und die Oberflächen- bzw. Tiefentherapie angewandt. Zwischen den Haut- (Grenzstrahlen) und der Oberflächentherapie (damals mindestens 80 kV) lag ein Gebiet im Spektrum der Röntgenstrahlen, das für den Radiologen uninteressant schien. Durch die Nahbestrahlung von CHAOUL und die Röntgenkaustik von VAN DER PLAATS wurde dies Gebiet erstmalig für die moderne Strahlentherapie nutzbar gemacht. Man geht wohl nicht fehl, wenn man alle späteren Bemühungen der Dermatologie um eine Oberhaut-, Unterhauttherapie usw. auf diese Pionierarbeit bezieht.

Die Radiumkontakttherapie, um deren Nachahmung sich — wie gesagt — die Nahbestrahlung bemüht, ist vor allem durch einen steilen Dosisabfall nach der Tiefe und der Seite gekennzeichnet. Mit technisch erzeugten Röntgenstrahlen kann diese Dosisverteilung mit Hilfe weicher Strahlen oder mittels eines kleineren Focus-Haut-Abstandes (Ausnutzung des quadratischen Abstandsgesetzes) erreicht werden. Für die Zwecke der Nahbestrahlung bot — nach Auffassung von CHAOUL (1934) — die Verwendung eines kleinen Focus-Haut-Abstandes größere Vorteile als die Anwendung einer weichen Strahlung (Abb. 3). Diese bestehen nun keineswegs darin, daß die Nachahmung der Radiumkontakttherapie unbedingt einen kleinen Focus-Haut-Abstand erfordert hätte. Die Faktoren, die bekanntlich die Dosisverteilung beeinflussen, sind die Röhrenspannung, die Vorfilterung und der Bestrahlungsabstand. Da die Vorfilterung durch die Konstruktion der Röhre gegeben war und die Spannung der Röhre mit Rücksicht auf die Dosisleistung wenigstens 60 kV betragen sollte, konnte die der Radiumkontakttherapie entsprechende Dosisverteilung nur durch Wahl eines kleinen Focus-Haut-Abstandes von 1,5—5 cm erreicht werden (CHAOUL und WACHSMANN, 1953; MORISON).

Schließlich erleichtert ein kleiner Focus-Haut-Abstand auch die Behandlung in Körperhöhlen. Chaoul hat dadurch das Indikationsgebiet der Methode wesentlich erweitert. Die Strahlung darf allerdings nicht so hart sein, daß es Schwierigkeiten macht, die Größe und Gestalt des Strahlenkegels durch Verwendung von Tubussen der jeweiligen Ausdehnung des zu behandelnden Krankheitsherdes entsprechend einzuengen.

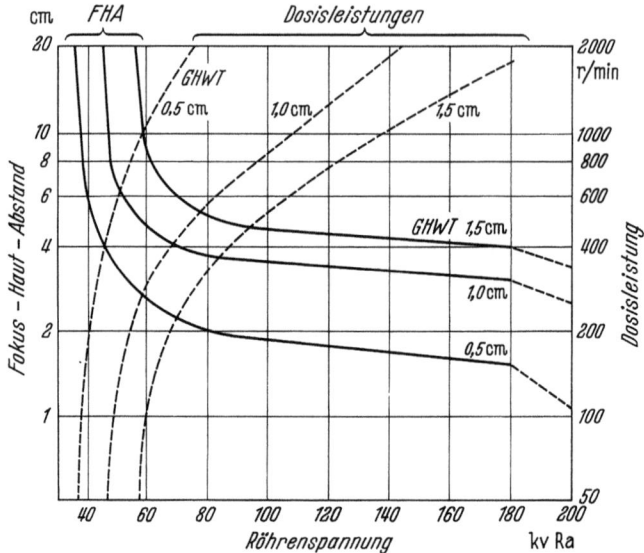

Abb. 3. Zur Erreichung von Gewebshalbwerttiefen von 0,5, 1,0 und 1,5 cm erforderliche FHA und dabei erzielbare Dosisleistungen (bezogen auf Normalstrahlungen, 6 mA Röhrenstrom und 20 cm² Feldgröße). (Nach Chaoul und Wachsmann)

ζ) Zeitliche Dosisverteilung

Die Radiumkontakttherapie wird meist einzeitig mit schwachen Präparaten vorgenommen. Die Dosisleistung der Präparate hängt selbstverständlich von der Aktivität und den geometrischen Abmessungen des Präparates ab; sie dürfte im Mittel zwischen 0,5 und 5 r/min — in 1 cm Abstand von der Oberfläche des Präparates gemessen — liegen (Abb. 4). Das bedeutet, daß viele Stunden bzw. einige Tage lang bestrahlt werden muß, um die in der Tumortherapie erforderlichen Dosen zu erreichen. Wenn die Dosisleistung unter 10 r/min beträgt, spricht man nach strahlenbiologischen Untersuchungen von Chaoul, Wachsmann und Rosenberger sowie Kepp und Seyfarth von einer protrahierten Bestrahlung. Es handelt sich demnach bei der Radiumkontakttherapie, der geringen Dosisleistung entsprechend, um eine protrahierte Bestrahlung.

Für die Nahbestrahlung kommt eine protrahierte Bestrahlung aus organisatorischen, technischen und wirtschaftlichen Erwägungen nicht in Frage. Man kann schließlich einen Patienten nicht Tage lang unter einem Apparat liegen lassen, ärztliches Personal ständig zur Beobachtung beigesellen und Apparat und Röhre im Dauerbetrieb halten. Die Bestrahlung muß daher bei der Nahbestrahlung fraktioniert erfolgen. Diese Form der unterteilten Applikation der Röntgenbestrahlung statt der protrahierten zu benutzen, war bei der Einführung der Nahbestrahlung nicht selbstverständlich. Zwar waren die von Regaud und Ferroux zur Frage der Wirkung der Fraktionierung und Protrahierung am Widderhoden vorgenommenen klassischen Versuche sowie die Untersuchungen Coutards bereits veröffentlicht, aber der Ersatz der Protrahierung durch die Fraktionierung noch nicht Allgemeingut des radiologischen Wissens. Auch war die vor allem von Wintz vertretene und aus organisatorischen Gründen so bestechende Massivbestrahlung noch weit verbreitet.

Die fraktionierte Bestrahlung kann dabei in gewissen Grenzen mit jeder apparativ möglichen Dosisleistung ausgeführt werden. Es sind also kurze Bestrahlungszeiten möglich und üblich, die organisatorisch für die Praxis der Röntgentherapie von großem Wert sind (STECH), ohne daß sich daraus strahlenbiologisch irgendwelche Nachteile ergeben (REISNER; STENSTRÖM und MATTIK; FRANK).

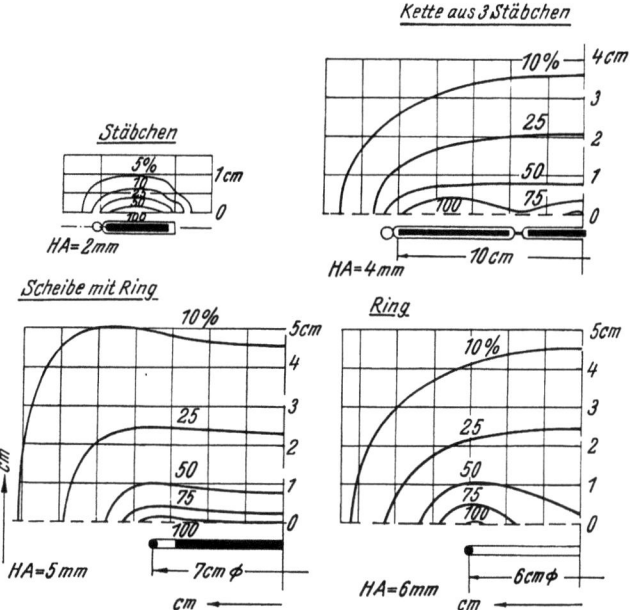

Abb. 4. Vergleich der Dosisverteilung der Radiumkontakttherapie unter verschiedenen Bedingungen. (Nach CHAOUL und WACHSMANN)

Die Chaoulsche Schule (CHAOUL, WACHSMANN, ROSENBERGER) konnte sogar experimentell den Nachweis führen, daß die Fraktionierung über mehrere Wochen besser geeignet ist, das Tumorgewebe abzutöten und die gesunde Umgebung des Tumors zu schonen, als dies mit einer protrahierten Bestrahlung über einige Tage möglich ist.

Weiterhin kann man durch die Verzettelung der Dosis über eine längere Behandlungszeit die Gesamtdosis der unterschiedlichen Strahlenempfindlichkeit des Krankheitsherdes entsprechend anpassen, zumal bei der Nahbestrahlung das Bestrahlungsgebiet oberflächlich liegt und in der Regel gut beobachtet werden kann.

Hinsichtlich der Bedeutung der Fraktionierung herrschten zwischen CHAOUL und VAN DER PLAATS ursprünglich abweichende Auffassungen. VAN DER PLAATS befürwortete die einzeitige Bestrahlung vor allem von kleinen Basaliomen, während CHAOUL (1934, 1953) die Fraktionierung zu einer Grundsatzfrage machte. Inzwischen sind beide Autoren an Hand ihrer reichen praktischen Erfahrungen zu der Erkenntnis gekommen, daß bei kleinen Basaliomen die einzeitige Bestrahlung ebenso zum Ziel führt wie die fraktionierte Therapie, während bei größeren Tumoren die fraktionierte Therapie eindeutig bessere Ergebnisse zeitigt und daher in der Regel bei größeren Tumoren anzuwenden ist (CHAOUL und WACHSMANN). Dies mag auch der Grund dafür sein, daß mit der Nahbestrahlung ursprünglich bei größeren Tumoren bessere Ergebnisse als mit der Radiumkontakttherapie erreicht wurden.

Bei der fraktionierten Strahlentherapie erhebt sich hinsichtlich der Elektivität noch die Frage nach der optimalen Pausendauer (ALBERTI und POLITZER). Neuere Untersuchungen zu dieser Frage haben im Tierexperiment (HEITE und NICOLAI; HEITE und TENHAEFF; BARTH, BÖHMER und WACHSMANN sowie BARTH, GRAEBNER und WACHSMANN, Abb. 5 sowie WERNSDÖRFER) und in der praktischen Strahlentherapie (BARTH, WACHSMANN, WERNSDÖRFER und KERN) ergeben, daß eine Pausendauer von 2—3 Tagen die günstigsten Ergebnisse hinsichtlich der Abheilung des Tumors und der Schonung der gesunden Umgebung zeitigt.

Dabei ist es offenbar gleichgültig, ob es sich um einen langsam oder schnell wachsenden Tumor handelt. Experimentelle Untersuchungen zu dieser Frage ließen jedenfalls keinen Unterschied erkennen (BARTH, GRAEBNER und WACHSMANN). Es ist zu erwarten, daß auch für die Praxis eine Pausendauer von 2—3 Tagen noch bessere Ergebnisse in eben genanntem Sinne bringen dürfte.

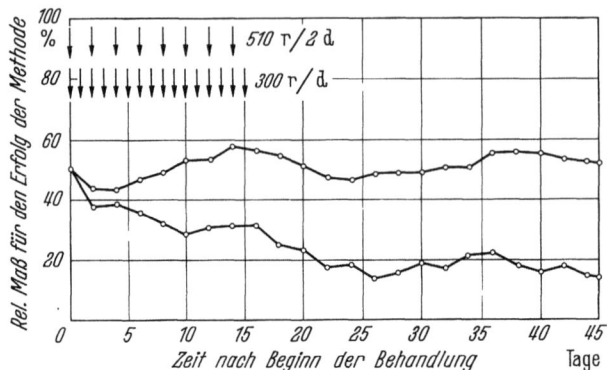

Abb. 5. Ergebnis der Röntgenbestrahlung des Sarkoms 180 bei 24- und 48stündigen Bestrahlungspausen (BARTH, GRAEBNER u. WACHSMANN)

c) Apparative Ausrüstung der Nahbestrahlung
α) Allgemeine Vorbemerkungen

Die Durchführung der Nahbestrahlung ist nicht unbedingt an eine spezielle Apparatur gebunden. CHAOUL (1934) hat seine ersten Versuche mit der Müller Metalix-Röhre, d.h. einem Diagnostikapparat begonnen. Der für die Methode typische steile Dosisabfall kann mit verschiedenen apparativen Ausrüstungen erzielt werden. So hat z. B. die Röntgenkugel der Firma Siemens-Reiniger-Werke AG bei einem Focus-Haut-Abstand von 7 cm und einer Filterung von 2 mm Aluminium etwa die gleiche Dosisverteilung wie die Original-Nahbestrahlungsapparatur von CHAOUL bei Verwendung eines Focus-Haut-Abstandes von 5 cm. Es hat sich jedoch mit Rücksicht auf die kleinen Bestrahlungsfelder und vor allem auf die Möglichkeit, intrakavitär zu bestrahlen, als vorteilhaft erwiesen, eine spezielle Apparatur zu verwenden. Die Einführung der Chaoulschen Methode ist somit seit Jahren eng mit der Original-Apparatur ,,Monopan" und ,,Dermopan" für die Hauttherapie verbunden. Es wird daher bei der Besprechung der apparativen Ausrüstung der Nahbestrahlung vorzugsweise diese Ausrüstung beschrieben, zumal die Herausgeber des vorliegenden Handbuchbandes bei der Einteilung des Stoffes diesem Umstand Rechnung getragen haben und die Röntgenkaustik nach VAN DER PLAATS, auch wenn die Grundgedanken weitgehend übereinstimmen, in einem besonderen Kapitel haben behandeln lassen.

Es sei in diesem Zusammenhang jedoch darauf verwiesen, daß in den vergangenen Jahren eine Reihe weiterer Apparate von verschiedenen Firmen angeboten wurde, mit denen methodisch — zumindest zur Behandlung oberflächlich gelegener Herde — in der gleichen Weise wie mit der Nahbestrahlung oder der Röntgenkaustik verfahren wird (z. B. BLATZ und CHARACHÉ). Es handelt sich dabei um Apparaturen, die vorwiegend zur Weichstrahltherapie gebaut wurden und die ebenfalls in einem besonderen Kapitel behandelt werden. In diesem Zusammenhang sei darauf verwiesen, daß bei oberflächlichen Herden — besonders größerer Ausdehnung — die Oberflächentherapie manche Vorteile gegenüber der Nahbestrahlung bietet, die im entsprechenden Kapitel dieses Handbuches geschildert werden. Bei der folgenden Aufzählung der Apparate werden daher, um der Überschneidung der Indikationsgebiete beider Methoden Rechnung zu tragen, auch

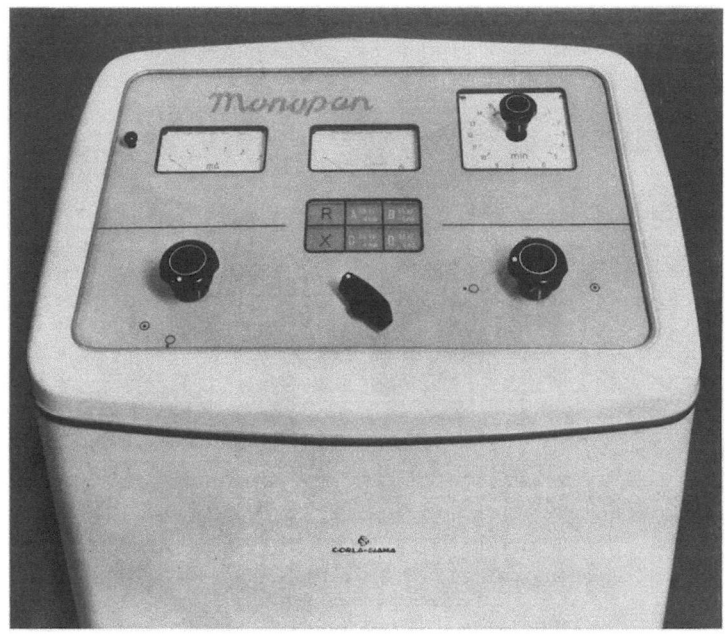

Abb. 6. Monopan (Gorla Siama)

Oberflächentherapieapparate mit genannt, ohne daß ein Anspruch auf eine vollzählige Aufzählung aller Apparaturen erhoben werden kann:

1. Contracton (50 kV) der Bracke-Leib X-Ray Co. Inc., New York.

2. Thérapix (bis 110 kV) der Compagnie Generale de Radiologie, Paris.

3. Maximar 100 (30—100 kV) der General Electric X-Ray Corporation, Milwaukee.

4. Monopan (60 kV) Siemens-Werner-Werk für Medizinische Technik, Erlangen und Gorla Siama, Mailand.

5. Gilardoni „Dermoplesio".

6. RT 100 (bis 100 kV) C. H. F. Müller AG, Hamburg.

7. Zephyr Minor (bis 85 kV) der Picker X-Ray Corporation White Plains, N. Y.

8. Profexray Superficial Therapie (bis 100 kV) der Professional Maywood Illinois.

9. Dermovolt (5—50 kV) der Firma Seifert, Hamburg.

10. Dermolux (6—50 kV) der Firma Seifert, Hamburg.

11. Dermopan (10—50 kV) der Firma Siemens-Werner-Werk für Medizinische Technik, Erlangen.

12. Dermadex (30—100 kV) der Westinghouse Electric International Company, New York.

β) Nahbestrahlungsapparatur nach Chaoul

1. Hochspannungserzeuger. Als Hochspannungserzeuger wird von der Fa. Siemens speziell für die Zwecke der Nahbestrahlung der als „Monopan" bezeichnete Apparat geliefert (Abb. 6). Er gestattet es, eine konstante Gleichspannung von 60 kV bei maximal 6 mA zu erzeugen. Dieser Apparat ist in ein fahrbares Schaltpult eingebaut, das die üblichen Regelorgane für die Einstellung des Röhrenstroms, der Spannung und der Zeit enthält. Der Apparat von Gilardoni kann auch für diagnostische Zwecke verwendet werden (Abb. 7). Selbstverständlich kann man auch jeden anderen Apparat benutzen, der dieselbe Gleichspannung und Röhrenstromstärke zu liefern vermag. Wichtig ist allerdings, daß die Anode der Röhre geerdet ist, um ohne Gefahren gut an die verschiedenen Herde herankommen zu können (Abb. 8).

2. Röhren und Hauben. Die Nahbestrahlungsapparatur „Monopan" kann wahlweise mit zwei Röhren betrieben werden. Dabei handelt es sich um die in der Regel verwendete

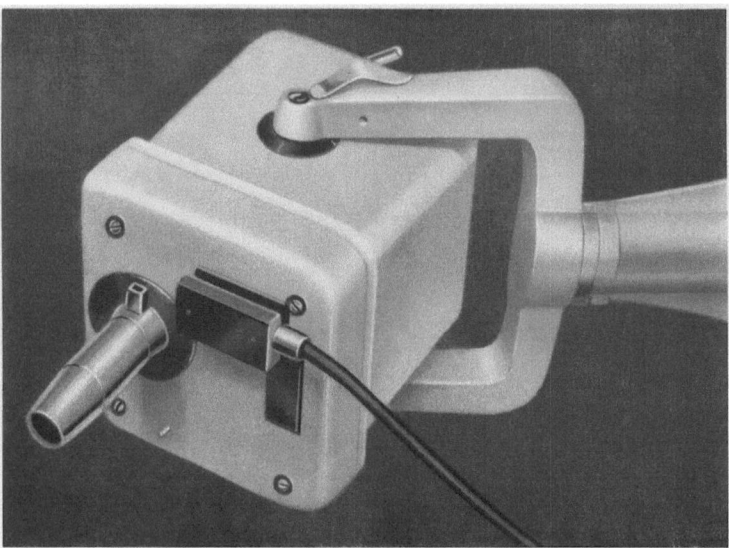

Abb. 7. Eintank-Nahbestrahlungsapparat der Firma Gilardoni, Mailand. „Dermoplesio". Leistung 70 kV,
Wechselspannung 6 mA

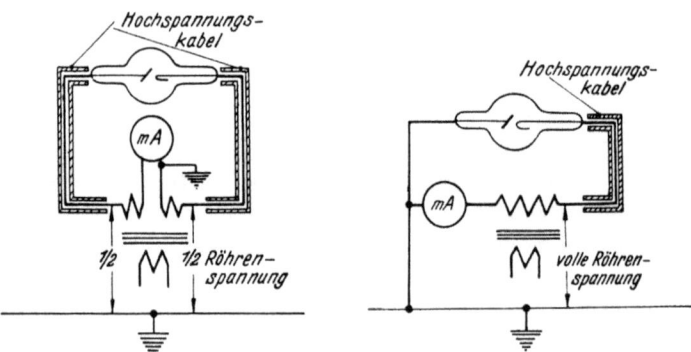

Abb. 8a u. b. Potentialverteilung an einer normalen (a) und an einer Nahbestrahlungsröhre mit geerdeter
Anode (b)

Schräganodenröhre (Abb. 9 und 10). und die Spitzanodenröhre (Abb. 11 und 12), die
speziell zur allseitigen intrakavitären Strahlenapplikation entwickelt wurden. Beide Röhren
zeichnen sich durch eine Hohlanode geringen Durchmessers aus, die eine Bestrahlung
in den großen Körperöffnungen gestattet. Beide Röhren werden seit einigen Jahren in
Ölhauben betrieben. Die Kühlung der Röhre und die Temperierung des Tubus erfolgen
dabei durch einen besonderen Wasserumlauf.

Die Göttinger gynäkologische Bestrahlungsmethode bediente sich viele Jahre des
Körperhöhlenrohres von SCHAEFER und WITTE. Es handelt sich bei ihm um eine 100 kV-
Röhre.

Nach einem Vorschlag von KEPP und WACHSMANN verwendet man seit 1950 für beide
Methoden eine 60 kV-Hohlanodenröhre mit Ölhaube, mit der sich praktisch die gleiche
Dosisverteilung erreichen läßt.

3. Bestrahlungstubusse. Zur Bestrahlung stehen zehn Standardtubusse für die Schräg-
anoden und 3 Tubusse für die Spitzanodenröhre zur Verfügung (Abb. 13 a und b).
Mit diesen lassen sich in drei verschiedenen Focus-Haut-Abständen runde Felder von
1,5—4,5 cm Durchmesser und zwei längsovale Felder von 1,8/3,0 und 2,5/4,5 cm einstellen. Größere Bestrahlungsfelder können durch aufeinanderfolgende, mehrfache Einstellungen erzielt werden, soweit nicht bei oberflächlichem Sitz ein großes Feld mit einer

Weichstrahlröhre vorgezogen wird. Als Vorteil der aneinandergesetzten Felder der Nahbestrahlung führten jedoch CHAOUL und WACHSMANN die Möglichkeit an, daß bei unterschiedlich starkem Wachstum der Geschwulst dadurch eine individuelle Therapie möglich wird, die bei Bestrahlung über ein großes Feld nicht ohne weiteres durchführbar ist.

Nach den Untersuchungen von SCHIRREN dürfte die Oberflächentherapie mit einem großen Feld der Nahbestrahlung über mehrere Felder aber eindeutig überlegen sein (s. Kapitel Oberflächentherapie).

Für die gynäkologische Methode wurden sieben Standardtubusse geschaffen, die bis auf einen vorn geschlossen sind (Abb. 14). Bei der Entwicklung dieser Tubusse mußte dem Umstand Rechnung getragen werden, daß die Einstellung intravaginal mit einem Tubus von möglichst kleinem Durchmesser möglich ist, andererseits aber ein breites Strahlenbündel emittiert wird, das auch größere Tumoren noch vollständig zu erfassen gestattet. Die drei geraden Tubusse sind zur Bestrahlung von Tumoren der Portio, der Cervix oder des Douglasschen Raumes bestimmt. Sie gestatten es, je nach der gewünschten Tiefendosis die Bestrahlung mit einem Focus-Haut-Abstand von 2, 2,5 und 5 cm vorzunehmen.

Die drei Schrägtubusse werden vor allem zur Behandlung von Metastasen bzw. Tumorinfiltrationen

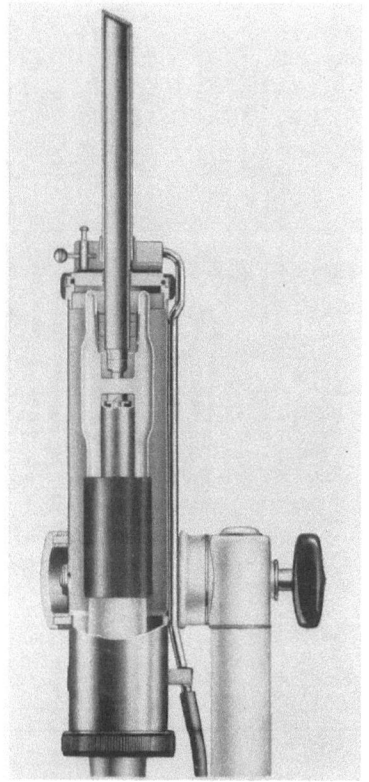

Abb. 9. Schräganodenröhre im Schnitt dargestellt mit Ölhaube

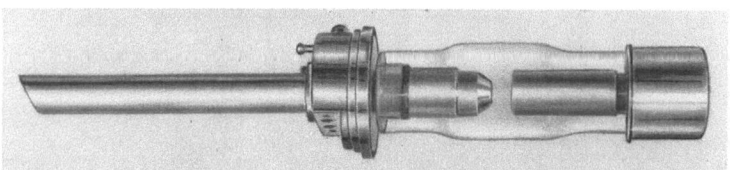

Abb. 10. Ansicht einer Schräganodenröhre

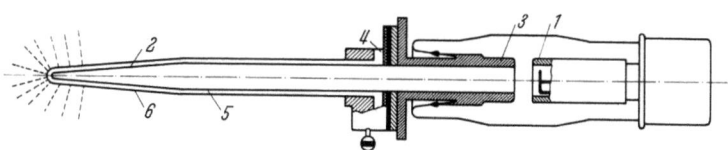

Abb. 11. Schnitt durch Spitzanodenröhre für Ölhaube. *1* Kathode; *2* Anode; *3* Hohlanode; *4* Kühlwasserzuleitung; *5* Kühlwassermantel; *6* Trolonkappe

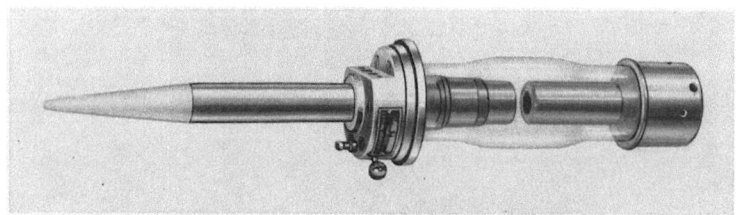

Abb. 12. Ansicht einer Spitzanodenröhre

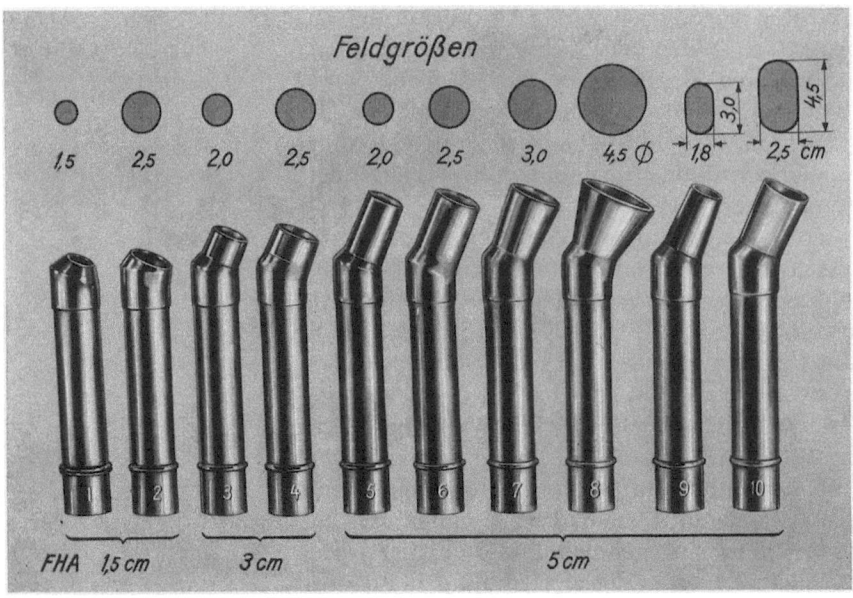

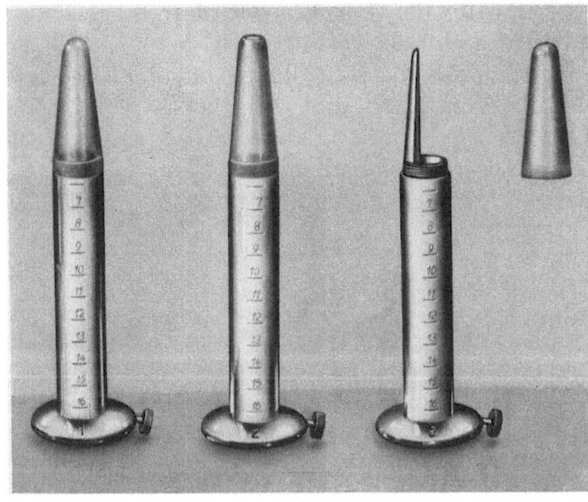

b

Abb. 13a u. b. Standardtubusse der Nahbestrahlung. a Schräganode. b Spitzanode

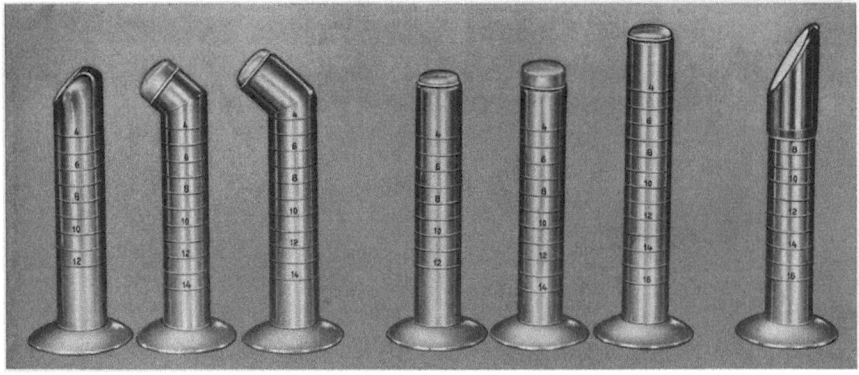

Abb. 14. Standardtubusse für die Göttinger gynäkologische Methode

im parametranen Gewebe angewandt. Der Flachtubus wurde für die Bestrahlung von flachen Tumoren der Wand der Vagina geschaffen. Er gestattet es, dank eines eingebauten Ausgleichfilters, auch focusfernere Bezirke des Tumors annähernd mit der gleichen Dosis zu bestrahlen wie focusnahe Anteile auf gleicher Höhe des Tumors. Für die Spitzanodenröhre gibt es drei Tubusse, die auf den Schaft der Röhre von 23 mm Durchmesser aufgesetzt werden. Die Tubusse unterscheiden sich dadurch, daß die Spitze offen bzw. geschlossen ist. Mit dem offenen Tubus kann man unter Verwendung eines Endoskops unter ausreichender Sichtkontrolle die Einstellung vornehmen. Der dritte Tubus schließlich gestattet es, die Strahlung halbseitig abzuschirmen. Zur Erhöhung der Tiefendosis wurde besonders im Hinblick auf die Göttinger gynäkologische Bestrahlungsmethode ein Kulissenfilter (collimator grids) angegeben (SANGSTER). Mit diesem läßt sich die Tiefendosis erhöhen. Es handelt sich dabei um ein Bleiraster, der nur die Strahlen durchläßt, die in einer bestimmten Richtung verlaufen. Es werden damit parallele Strahlen erzeugt, die zu einer Erhöhung der Tiefendosis führen.

d) Dosismessung

α) *Probleme*

Die Dosismessung bei der Nahbestrahlung machte zunächst erhebliche Schwierigkeiten. Dies liegt vor allem an der verwendeten weichen Strahlung, die zu messen seinerzeit nicht ganz leicht war, an der sekundären Tubusstrahlung und vor allem natürlich an dem steilen Dosisgradienten, der die Verwendung kleiner Ionisationskammern erforderlich macht. Es liegt eine große Reihe von Untersuchungen vor: (ATLEE und TROUT; BAEUMER und CZECH; BERTIGLIA; BLANCHINI; CHAOUL, SCHATTER u. WACHSMANN; DAY; DRESEL; ERNST, FRIK, und OTT; FRANCHI; FRANK; FRANKE; GILARDONI; HENSCHKE; HOLTHUSEN und BRAUN; KEPP; KWIESER und LEVIE, MAYNEORD, MEREDITH; MIESCHER und WEDER; OOSTERKAMP; OTT; PEROTTI; VAN DER PLAATS; QUASTLER; QUIMBY und FOCHT; REINHARD; REINHARD und GOODALL; STRAUSS; VISCONTI und GILARDONI; ZIMMER).

β) *Ausführung der Dosismessung*

Bei der Dosismessung muß man sich der genannten Problematik bewußt sein. Vor allem ist eine kleine Kammer erforderlich, die auch eine heterogene Strahlung, wie sie z. B. bei Weichstrahlröhren vorhanden ist, berücksichtigt [z. B. Phantomkammer von Siemens: Durchmesser 10 mm, Tiefe 3 mm oder Kleinkammer von Sievert: Länge 6 mm, Durchmesser 4,8 mm (MARQUES, DELPLA und CARBOU)]. Die Tubusstrahlung ist — bei der Nahbestrahlung nach CHAOUL 8,3 kV — sehr weich und daher ohne eine nennenswerte Tiefenwirkung. Sie wird nach einem Vorschlag von CHAOUL und WACHSMANN durch die beschriebene Auskleidung der Tubusse mit Stoffen niedriger Ordnungszahl weitgehend unterdrückt. Schließlich muß auch die Streustrahlung berücksichtigt werden. Bei den zu fordernden kleinen Kammern erfolgt dies am besten durch die Phantomkammer, da bei Dosismessungen mit ungeeigneten Meßeinrichtungen große Fehler auftreten können (MIESCHER und WEDER).

Die in Abb. 15 und 16a und b gezeigten Phantomkammern bestehen aus einer flachen Kammer von den beschriebenen Abmessungen, die in einer Phantommasse eingebettet ist, damit die Streustrahlung mitgemessen wird. Die Kammern erlauben eine genaue Messung auch bei hohen Dosisleistungen. Der Dosisabfall wird mit Hilfe von plattenförmigen Phantomkörpern aus wasseräquivalenten Stoffen, die eine Dicke von 1—10 mm besitzen, bestimmt. Neuerdings werden diese Scheiben nicht mehr aus zerbrechlicher Phantommasse, sondern aus einem genügend wasseräquivalenten Kunststoff hergestellt.

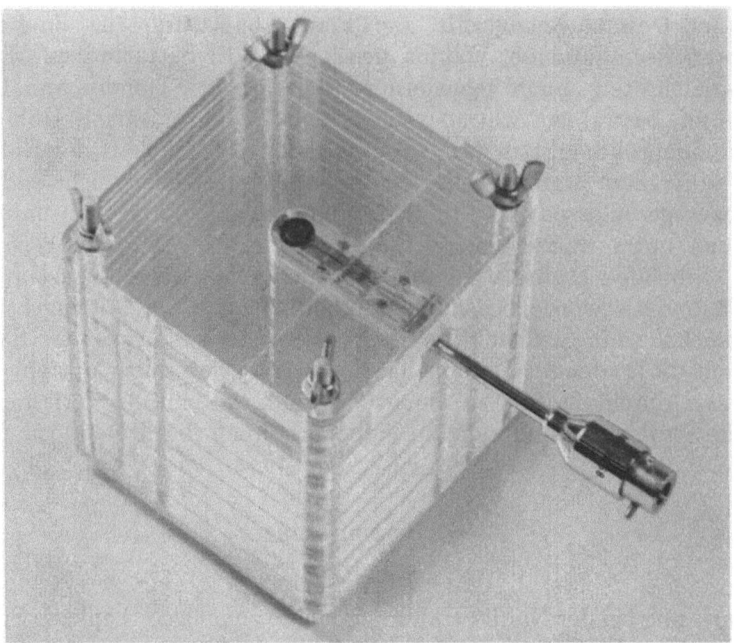

Abb. 15. Phantomkammer der Physikalisch-Technischen Werkstätten Freiburg i. Br.

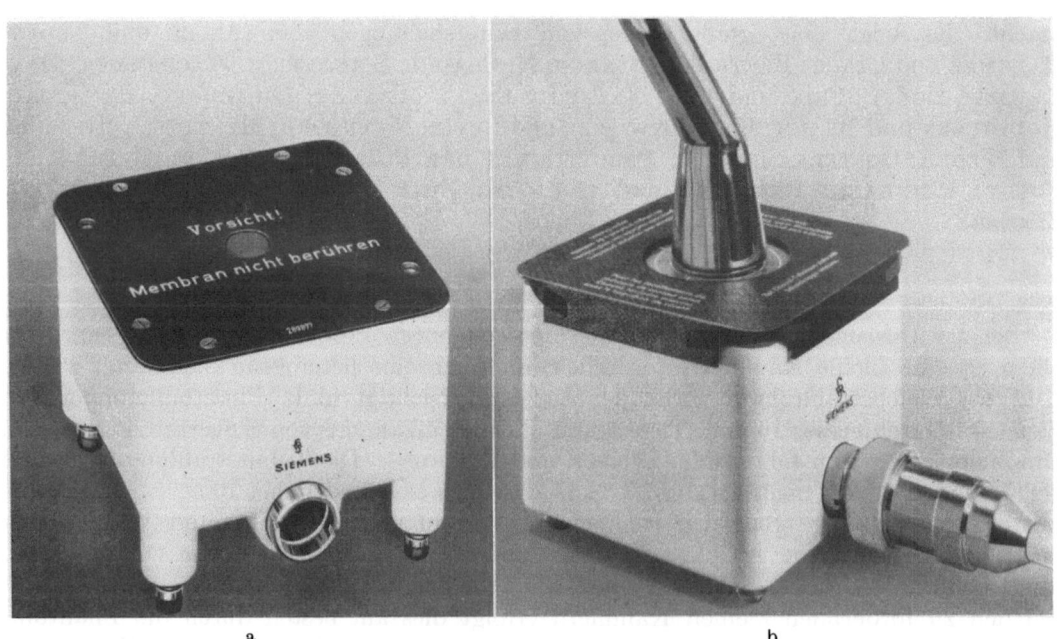

a   b

Abb. 16 a u. b. a Phantomkammer der Fa. Siemens, Werner-Werk. b Dieselbe mit Phantom und
aufgesetztem Tubus

Die Meßgenauigkeit ist entsprechend den geschilderten Schwierigkeiten um so präziser, je größer der Focus-Haut-Abstand ist. Bei der Spitzanodenröhre ist sie in Anbetracht der Inhomogenität der Strahlung mit Fehlern behaftet, die bei guter Meßtechnik etwa ± 10 % betragen (Chaoul und Wachsmann).

Wenn Nahbestrahlungsröhren mit anderen Kammern ausgemessen worden sind (z.B. Miescher und Weder), so haftet diesen Messungen meist der Fehler an, daß die weiche Tubusstrahlung — soweit vorhanden — nicht mitgemessen wird (Day).

e) Dosisverteilung der Nahbestrahlung

Die Standardisierung der Nahbestrahlungsapparaturen bietet den großen Vorteil, daß für jeden Tubus Standardisodosen vorliegen. Für die Praxis braucht nur die Oberflächendosis bestimmt zu werden, die Dosisverteilung bleibt praktisch bei jeder Röhre die gleiche. Aus den abgebildeten Isodosen und relativen Tiefendosen erkennt man den steilen Dosisabfall nach den Seiten und der Tiefe (Abb. 17). Letzterer läßt sich durch die drei

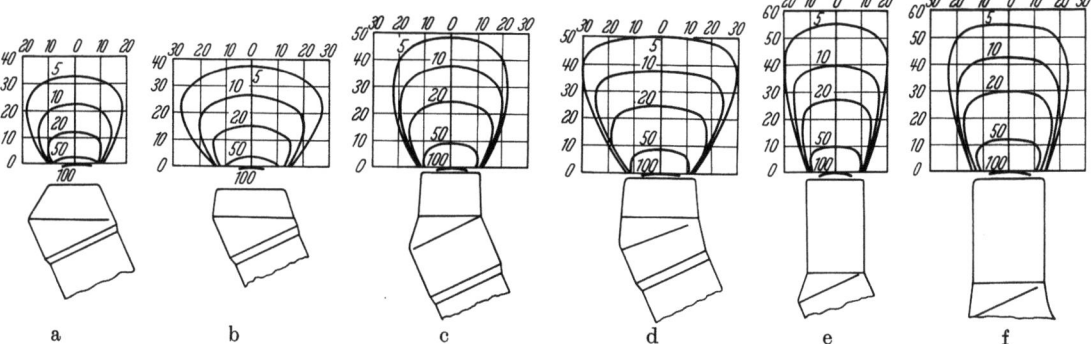

Abb. 17a—p. Standardisodosen für Tubus 1—12 der Schräganodenröhre und Spitzanodenröhre ohne und mit halber Abdeckung

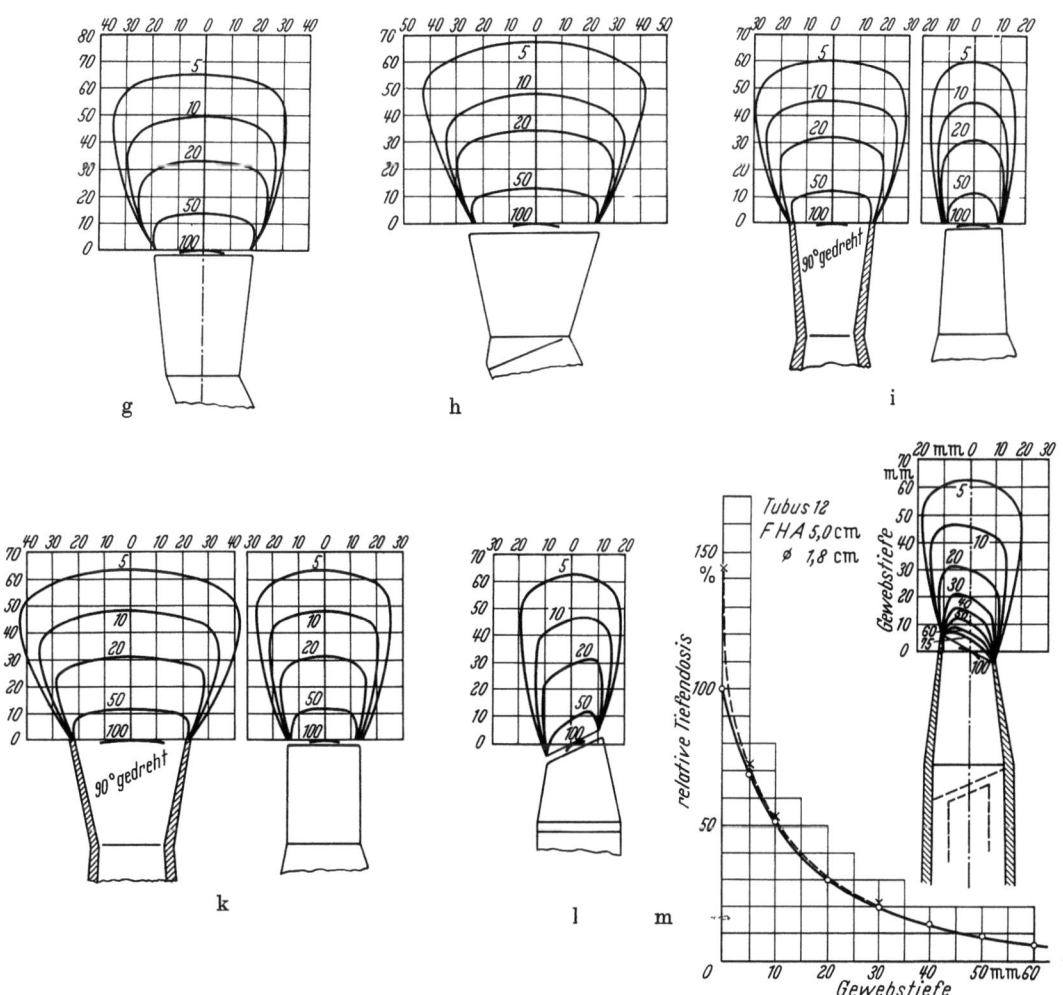

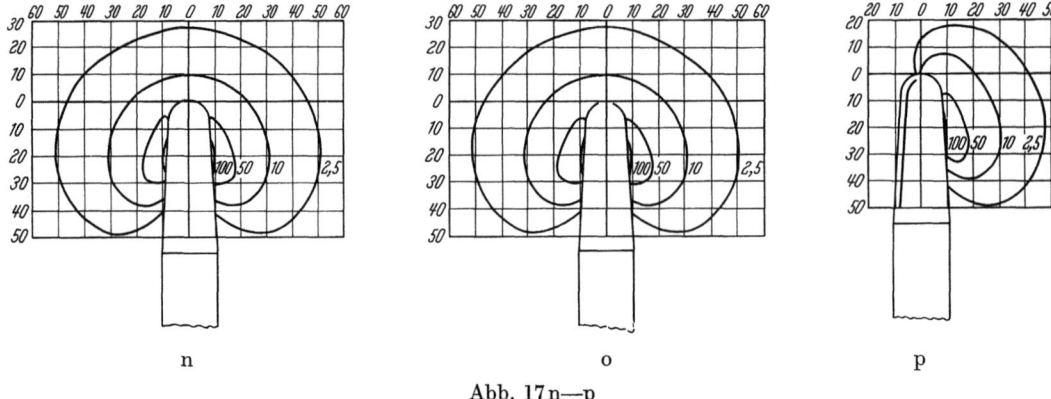

n   o   p

Abb. 17n—p

Standard-Focus-Hautabstände noch variieren. Bei der Spitzanodenröhre kann die Strahlung noch halbseitig abgedeckt werden, was bei der harten Strahlung des Radiums nicht möglich ist.

In der Angleichung des Strahlenkegels an die Größe und Form des Krankheitsherdes hat die Nahbestrahlung ihr Vorbild, die Radiumkontakttherapie, in dieser Beziehung übertroffen. Die Göttinger gynäkologische Bestrahlungsmethode zur Kleinraumbestrahlung kann seit 1950, wie bereits erwähnt, nach einem Vorschlag von Kepp und Wachsmann nicht nur mit dem Körperhöhlenrohr nach Schaefer und Witte, sondern auch mit der 60 kV-Hohlanodenröhre durchgeführt werden. Die Dosisverteilung stimmt nach den Untersuchungen von Kepp und Wachsmann sowie Messungen von Müller, Urlaub und Zimmer (persönliche Mitteilungen) weitgehend überein (Abb. 18). Nach Franz sollen nur Tubusse zur Behandlung von Beckenwandrezidiven verwandt werden, bei denen in 5 cm Gewebstiefe noch 200 R in einer Sitzung erreicht werden und dabei die Schleimhaut der Vagina nicht mehr als 2400 R Oberflächendosis erhält.

Die Nahbestrahlung läßt sich, wie ausgeführt, nicht nur mit der nach den Chaoulschen Angaben gebauten Apparatur ausführen. Für die Hauttherapie werden auch Weichstrahlröhren angewandt, deren Dosisabfall im Gewebe zum Vergleich wiedergegeben sei (Abb. 19). Diese haben zwar den Nachteil, daß mit ihnen eine intrakavitäre Therapie kaum möglich ist, dafür lassen sich aber auch größere flächenhafte Hauttumoren besser als mit der Nahbestrahlung behandeln und der Dosisabfall den Gegebenheiten noch besser anpassen.

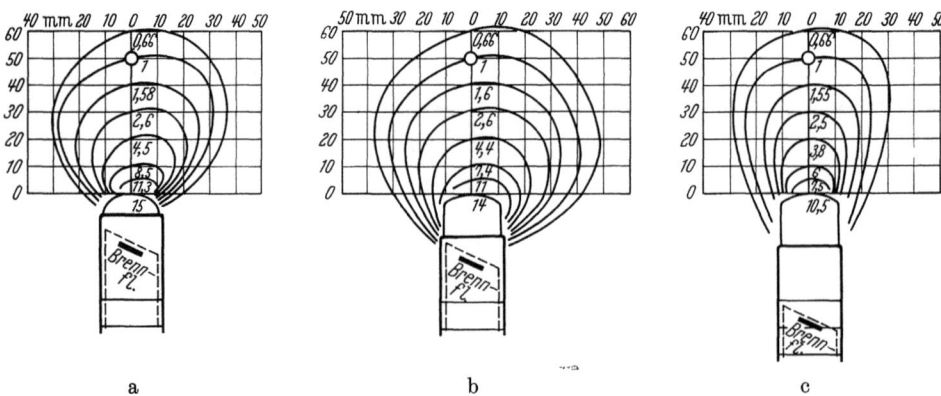

a   b   c

Abb. 18a—g. Standardisodosen der gynäkologischen Tubusse

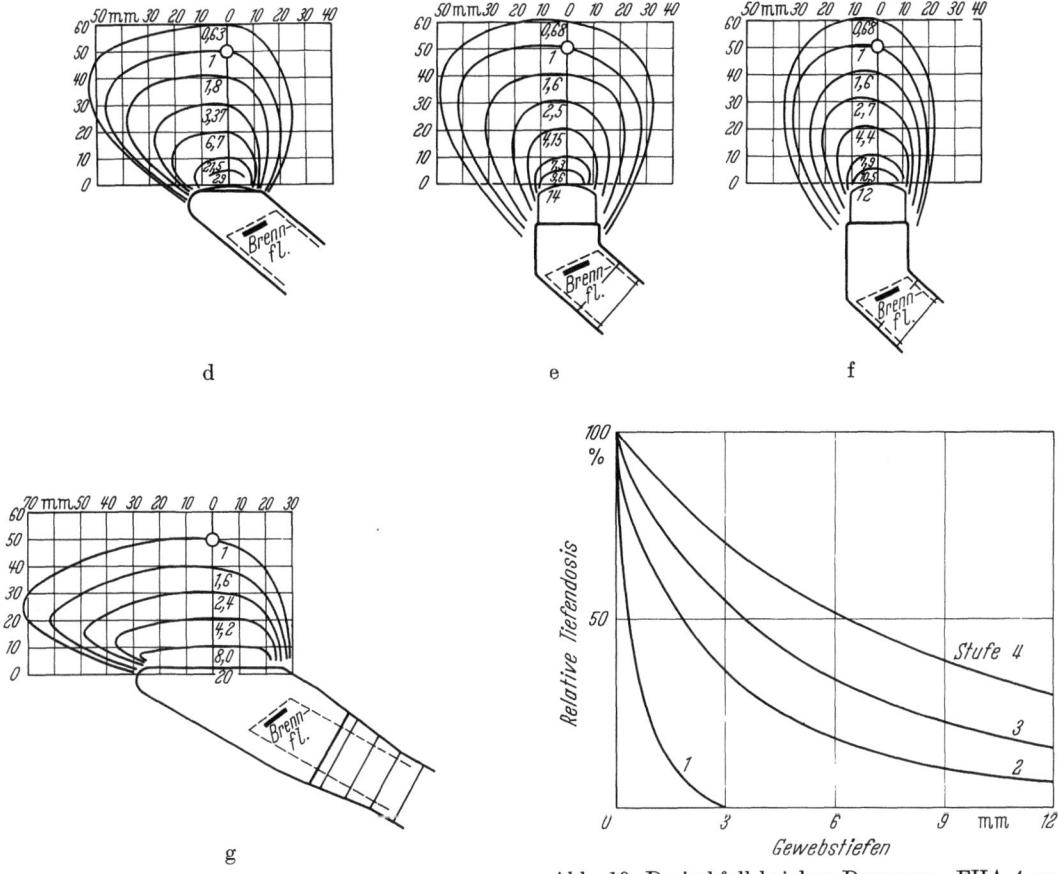

d   e   f

g

Abb. 18d—g

Abb. 19. Dosisabfall bei dem Dermopan. FHA 4 cm,
Feldgröße 4 cm ⌀, Hämangiomansatz

f) Dosierung

α) Einzeldosis

1. Oberflächlich gelegene Tumoren. Die Höhe der bei der Tiefentherapie bösartiger
Tumoren üblichen Einzeldosen ist im wesentlichen durch die Rücksichtnahme auf die
Allgemeinverträglichkeit der Haut bestimmt. Die Höhe der Einzeldosis bei der Nahbestrahlung wird dagegen nur nach den Erfordernissen des Krankheitsherdes bemessen.
Die tägliche Herddosis soll dabei 150 R nicht unterschreiten. Bei der Nahbestrahlung
braucht man — von einigen Ausnahmen abgesehen — vor allem in der Tumortherapie
auf die gesunde Umgebung keine Rücksicht zu nehmen. Man muß allerdings darauf
bedacht sein, gewisse Höchstdosen nicht zu überschreiten, um die biologischen Kräfte
der gesunden Umgebung beim Tumorabbau nicht zu überfordern.

Im Laufe der vergangenen 36 Jahre haben sich durch zahlreiche Beobachtungen und
Erfahrungen die von CHAOUL (1932, 1934, 1953) angegebenen Richtlinien für die Dosierung bewährt. Die optimale Einzeldosis liegt in der Tumortherapie zwischen 300 und
500 R, bezogen auf die direkt bestrahlte Oberfläche des Tumors. Nach STARIČKOW sollen
bei Hauttumoren bessere Ergebnisse mit täglichen Einzeldosen von 600—1500 R in 6 bis
14 Tagen als mit 200—500 R in 30—45 Tagen erzielt werden. ALLEN und FREED fanden
eine Beziehung zwischen der Feldgröße und der krebsvernichtenden Dosis. Sie geben für
eine Feldgröße von 1—2 cm² eine therapeutische Breite von 1750 R (Einzeitbestrahlung)
bis 2800 R Herddosis (Bestrahlungsdauer 9 Tage) und für 2—4 cm² 1500—2500 R für
4—9 cm² 1960 R und für über 9 cm² 500—1200 R an.

Ihre Höhe wird von verschiedenen Faktoren bestimmt:

a) Von der Art des Tumors. Bei Basaliomen genügen Einzeldosen von 300—600 R, während bei Melanomen solche von 500—1000 R empfohlen werden (BERTIGLIA; BULLO; CHAOUL und GREINEDER; FLORENTIN, HUN und JACOB; GADJANSKY; GERTLER und GARTMANN; HALTER; HERGARTEN; MIESCHER; POPPE; SANTAGI; SCHREUS; SCHÜRCH und MIESCHER; SPOLJAR, FRANICEVIC und KUBOVIC; STECH; WERNSDÖRFER).

b) Von der Ausdehnung und Tiefe des Tumors. Bei dicken Tumoren soll an der Grenze zwischen gesundem und krankem Gewebe eine Mindestdosis von etwa 250 R verabreicht werden. Die flächenhafte Ausdehnung des Tumors begrenzt die Höhe der Einzeldosis nicht.

c) Wenn die Umgebung des Tumors ebenfalls erkrankt ist (z. B. Carcinom in lupo oder Röntgencarcinom) muß bei der Bemessung der Dosis auf die Umgebung des Tumors Rücksicht genommen werden (CHAOUL und WACHSMANN).

d) Von der Art des Tumorwachstums. Bei exophytischen Tumoren braucht man sich keine Beschränkungen aufzuerlegen, dies gilt auch mit geringer Einschränkung von ulcerierenden Tumoren. Bei infiltrierenden gegen die Umgebung nur ungenau abgrenzbaren Tumoren soll mit Rücksicht auf den zu erwartenden Defekt und bei Geweben mit zahlreichen sensiblen Nervenendigungen zur Dämpfung der Schmerzen 300 R nicht überschritten werden (BARTH).

e) Für die Göttinger gynäkologische Bestrahlungsmethode gelten diese Grundsätze a—d, nur zur Bestrahlung oberflächlicher Tumoren. Für tiefliegende Tumoren hat KEPP die Regel aufgestellt, 12×200 R auf die makroskopisch erkennbare Tumorgrenze zu verabreichen und diese Dosis noch durch eine percutane Röntgentherapie oder eine Radiumtherapie zu erhöhen. Die Dosis der Nahbestrahlung wird daher als Dosis in einer bestimmten Tiefe festgestellt.

2. Einzeldosis bei operativ freigelegten Tumoren. Bei der Nahbestrahlung operativ freigelegter Tumoren richtet sich die Höhe der Einzeldosis vor allem nach der Dicke des Tumors und nach der Zeit, die dem Strahlentherapeuten zur Bestrahlung zur Verfügung steht. Bei schneller Vernarbung oder der Unmöglichkeit, die Freilegung weiter bestehen zu lassen, müssen höhere Einzeldosen gegeben werden. Diese sollen, abgesehen von tief ins Gewebe greifenden Tumoren, Einzeldosen von 1000—1200 R nicht überschreiten (BARTH). Bei Tumoren von mehreren Zentimetern Dicke müssen höhere Einzeldosen gegeben werden, um die Grenze zwischen gesundem und krankem Gewebe noch ausreichend zu bestrahlen, soweit die Nahbestrahlung mit Rücksicht auf ihren steilen Dosisabfall zur Behandlung überhaupt noch in Frage kommt.

β) Gesamtdosen

Die Höhe der Gesamtdosis richtet sich bei der Nahbestrahlung ausschließlich nach dem Ansprechen des Tumors auf die Bestrahlung (CHAOUL, 1934; BODE und KLIEGEL). Sie ist also vor allem abhängig von der Strahlenempfindlichkeit des Tumorgewebes. Die oberflächliche Lage der mit der Nahbestrahlung angegangenen Krankheitsherde erleichtert durch die ständige Beobachtung außerordentlich die klinische Beurteilung der Strahlenreaktion und die individuelle Anpassung an die jeweiligen Erfordernisse. Die Gesamtdosen zeigen eine große Schwankungsbreite von etwa 4000—10000 R, gelegentlich bis 20000 R und darüber. Vor allem infiltrierend wachsende Tumoren und Melanome müssen mit hohen Dosen bestrahlt werden. Durch die Schonung der gesunden Umgebung infolge der kleinen Raumdosis brauchen Strahlenschäden nicht befürchtet zu werden. Wenn hohe Gesamtdosen erforderlich sind, empfiehlt es sich, bei etwa 10000 R eine Pause von etwa 14 Tagen einzulegen, um die Strahlenreaktion zu beobachten (CHAOUL). Man kann sich auf diese Weise unter Beobachtung der Tumorreaktion besser an die Gegebenheiten anpassen und die Gesamtdosis an der unteren Grenze des Notwendigen halten. Bei der Einzeittherapie werden Gesamtdosen zwischen 2000—5000 R empfohlen (BODE; VAN DER PLAATS; MARQUES, BRU und AVERSENQ).

γ) Zeitliche Dosisverteilung

Wie anfangs dargelegt (vgl. S. 232), wird die Nahbestrahlung fraktioniert vorgenommen. Die genannten Einzeldosen beziehen sich auf tägliche Bestrahlungen. Offenbar lassen sich bei 2—3tägiger Bestrahlungspause noch bessere Ergebnisse erzielen. Die Einzeldosen müssen dann entsprechend erhöht werden, um die Behandlungszeit nicht unnötig zu verlängern. Diese Form der fraktionierten Bestrahlung kann also nicht nur aus strahlenbiologischen Gründen, sondern auch in bezug auf die Zeitersparnis für den ambulanten Patienten und den behandelnden Arzt empfohlen werden (BARTH, WACHSMANN und WERNSDÖRFER; WERNSDÖRFER und KERN). Bei kleinen Basaliomen kann man aus den eben aufgeführten praktischen Erwägungen auch unbedenklich eine einzeitige Therapie ausführen (VAN DER PLAATS).

g) Strahlenreaktion

α) Tumor

1. Exophytisch wachsende Tumoren. Die Geschwulst wird bei exophytisch wachsenden Tumoren unter der Strahlenbehandlung langsam kleiner, gegen deren Ende setzt ein nekrotischer Zerfall des malignen Gewebes ein. Schließlich ist das bösartige Gewebe geschwunden. An seiner Stelle bildet sich je nach der Tiefe der vorher bestehenden Geschwulst ein Ulcus, das innerhalb von 2—4 Wochen verheilt, ohne eine merkliche Narbe zu hinterlassen. Nach Untersuchungen von PASSERI und SCELSI wird das Tumorgewebe in den Randgebieten geringer durch Röntgenstrahlen geschädigt als im Zentrum.

2. Ulcerierende Tumoren. Entsprechend ihrer Tendenz zur Nekrose zeigen ulcerierende Tumoren einen schnelleren zentralen Zerfall, während der derbe Tumorrand langsam kleiner wird. Bei größeren ulcerierenden Tumoren ist mit der Bildung einer Narbe zu rechnen, die auch nach Jahren noch den Sitz des Ulcus erkennen läßt (BARTH).

3. Infiltrierend wachsende Tumoren. Während der Strahlenreaktion kommt es bei infiltrierend wachsenden Tumoren zu Defekten, deren Größe der Tumorausdehnung entspricht (Abb. 20). Dies sollte bei der Beratung der Patienten klar ausgesprochen werden (BARTH).

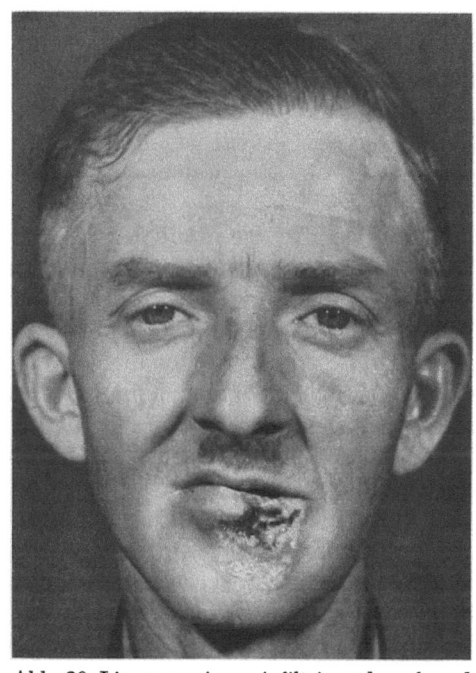

Abb. 20. Lippencarcinom, infiltrierend wachsend

β) Haut und Schleimhaut

Der Verlauf der Strahlenreaktion der Haut unterscheidet sich bei der Nahbestrahlung von dem der Tiefentherapie. Das Erythem tritt zwar bei beiden Methoden etwa bei gleichen Dosen und zur selben Zeit auf. Die Verträglichkeit der Haut ist aber trotz der höheren Dosen, die mit der Nahbestrahlung verabfolgt werden, deutlich besser. Dies liegt an der Schonung der tieferen Gewebspartien infolge des steilen Dosisabfalls und der Schonung der Gefäße infolge der relativ kleinen Felder bei der Nahbestrahlung. Nach dem von JOYET und HOHL an Hand von experimentellen Untersuchungen gefundenen Gesetz, folgt nämlich die Maximalbelastbarkeit der Haut gegenüber Röntgenstrahlen dem mathematischen Gesetz, daß der Logarithmus der eben noch verträglichen Oberflächendosis den Oberfläche des Feldes umgekehrt proportional ist. Danach lassen sich quadratische Felder von 4, 2 bzw. 1 cm² maximal mit 8000, 15000 bzw. mit etwa 50000 R Einzeldosis belasten. Es ist daher nicht verwunderlich, wenn bei der Nahbestrahlung auch hohe Dosen nicht zu irreparablen Ulcera der Haut führen, besonders wenn man bedenkt, daß durch die Fraktionierung diese genannten Maximaldosen noch erheblich heraufgesetzt werden können. Die Haut der Hände ist empfindlicher als die des Gesichts (Bohnstedt, Füller, Kafka und Schmidt). Nach Chaoul und Wachsmann ist der Erythemverlauf unter der Strahlenreaktion nicht maßgeblich für die exsudative Strahlenreaktion, d. h. daß auch bei zunächst auffallend schwachem Erythem noch eine stärkere Exsudation möglich ist. Am Handrücken werden nach Nahbestrahlung oft Hautschwielen beobachtet (Aichinger).

Die Reaktion der Schleimhaut des Mundes (Bohnstedt, Füller, Kafka und Schmidt) und des Rectums (Chaoul) ist heftiger als die der äußeren Haut, während die Vaginalschleimhaut nach den Untersuchungen von Kepp sowie Tischer hohe Dosen verträgt, ein Umstand, der den Ausbau der Göttinger gynäkologischen Bestrahlungsmethode möglich gemacht hat.

Kombinationsschäden der Haut treten leicht an den Lippenwinkeln infolge schlechter Heilungstendenz bei häufiger Bewegung und an der Rima ani durch Scheuern und Infektion ein.

γ) Knochen, Knorpel und Sehnenapparat

Der steile Dosisabfall bei der Nahbestrahlung schützt im allgemeinen das Knochen- und Knorpelgewebe vor ungewollter Mitbestrahlung. Nur dort, wo diese Gewebe direkt unter der Haut liegen oder der Tumor durch infiltratives Wachstum in ihre unmittelbare Nachbarschaft gerückt ist, muß die Strahlenreaktion von Knochen und Knorpel beachtet werden. Infolge der weichen Strahlung wird in Knochen etwa dreimal so viel Energie absorbiert wie bei einer Strahlung von 200 kV (Wachsmann, 1952). Dadurch erhöht sich die Gefahr der Radionekrose, die auch bei der Tiefentherapie durch zahlreiche Veröffentlichungen bekannt wurde. Von der reinen Radionekrose sollten solche Knochen- und Knorpelerkrankungen unterschieden werden, die dadurch entstehen, daß durch Wegstrahlen eines Tumors Knorpel bzw. Knochen freiliegt und infiziert wird. Diese durch Infektion allein oder in Kombination mit einer oberflächlichen Radionekrose entstandenen Erkrankungen haben eine erheblich schlechtere Prognose als die aseptischen reinen Radionekrosen (Barth, 1960). Die infizierten Tumoren bedürfen besonders am Schädelknochen einer chirurgischen Behandlung, da sie zu Menigitiden und Hirnabscessen führen können. Die Knorpel- und Knochennekrosen treten einige Monate oder Jahre nach der Strahlenbehandlung auf und werden am äußeren Ohr und an der Nasenspitze oft mit Rezidiven verwechselt und nochmals bestrahlt. Ein wichtiges differential-diagnostisches Kennzeichen der Nekrosen sind die meist damit verbundenen heftigen Schmerzen. Eine kleine Probeexcision kann den wahren Sachverhalt leicht klären. Durch eine vorsichtige Bestrahlung mit kleinen Einzeldosen (200—300 R) und einer Pausendauer von 2—3 Tagen lassen sich sicher manche Nekrosen verhüten (Barth, Wachsmann u. Wernsdörfer). Bei der Nahbestrahlung kindlicher Hämangiome sollen Knochenepiphysen in einer Serie nicht mehr als 700 R erhalten (Held).

Der Sehnenapparat wird bei der Nahbestrahlung von Tumoren des Handrückens leicht geschädigt (Aichinger).

δ) Gewebe nach operativer Freilegung

1. Tumorgewebe. Die Strahlenreaktion operativ freigelegter primärer Carcinome unterscheidet sich nicht wesentlich von der der Haut, soweit diese Geschwülste nicht tief in das benachbarte Gewebe eingedrungen sind. Dagegen hat man den Eindruck, daß Sarkome und Carcinommetastasen in nicht epithelialer Umgebung sich vorwiegend auf resorptivem Wege zurückbilden und der nekrotische entzündliche Zerfall nicht in dem Maße in Erscheinung tritt wie bei Hauttumoren. Dies Verhalten erleichtert die Wundversorgung und gestattet es, die Freilegung nach der Bestrahlung zu schließen, ohne daß

Abscesse, ausgelöst durch infiziertes nekrotisch zerfallendes Tumorgewebe, zu befürchten sind. Daran ändern auch hohe Einzeldosen von 1000—2000 R nichts. Wenn aus operativ-technischen Gründen nur eine einzeitige Bestrahlung möglich ist, läßt sich meist eine völlige Einschmelzung des Tumors nicht erreichen. In solchen Fällen reagiert der Tumor erst befriedigend auf eine anschließende percutane fraktionierte Fortsetzung der Bestrahlung (BARTH, 1953).

2. Gefäße. Bei der Nahbestrahlung nach operativer Freilegung müssen oft größere, lebenswichtige Gefäße mitbestrahlt werden. Dies gilt z. B. für die Behandlung von Lymphdrüsenmetastasen. Gefäßschädigungen nach Tiefentherapie sind unter anderem durch ODERMATT und WILDHOLZ bekannt geworden. Bei tierexperimentellen Untersuchungen an Katzen konnten jedoch bei operativer Freilegung erst bei Dosen von 15 000 R Schädigungen histologisch nachgewiesen werden [BARTH (1953) mit VEITH]. Auch konnte in der Praxis nie eine Arteriitis oder Phlebitis oder eine Endangitis beobachtet werden. Wenn gelegentlich schwere Blutungen auftraten, so handelte es sich immer um Gefäße, in die der Tumor infiltrativ eingewachsen war, so daß zur Zeit der Strahlen-reaktion infolge Auflösung des Tumorgewebes eine Ruptur der Gefäße eintrat.

3. Bindegewebe. Das Bindegewebe hat eine große Bedeutung für die Tumorabwehr (MOSER; RATZENHOFER). Die Strahlenheilkunde muß sich bemühen, das Bindegewebe funktionstüchtig zu erhalten (JÜNGLING). Glücklicherweise ist das Bindegewebe weniger strahlenempfindlich als das Tumorgewebe (FEDDER und HELLNER). Bei den erwähnten experimentellen Untersuchungen an Katzen wurde auch unter den Bedingungen der operativen Freilegung und Nahbestrahlung eine Proliferation des Bindegewebes nachgewiesen, so daß dieses sicher erhalten bleibt und darüber hinaus bei der Freilegung sogar noch angeregt wird (BARTH mit VEITH, 1953). TOSTI kam bei Untersuchungen über den Effekt der Nahbestrahlung bei Hautcarcinomen auch zu dem Ergebnis, daß das Bindegewebe bei der Nahbestrahlung geschont wird und eine große Bedeutung für die endgültige biologische Vernichtung des Carcinoms hat.

4. Knochen und Knorpelgewebe. Bei der operativen Freilegung dürfen Knochen und Knorpel nicht der Infektionsgefahr ausgesetzt werden, da sonst chronisch entzündliche Erkrankungen zu befürchten sind. Diese Gefahr wird durch die Mitbestrahlung bei der Behandlung von Tumorgewebe noch erhöht. Bei der Indikationsstellung zur Nah-bestrahlung nach operativer Freilegung muß dieser Tatsache unbedingt Rechnung getragen werden (BARTH, 1953).

5. Muskulatur und Nervengewebe. Die Muskulatur hat sich bei der operativen Freilegung als sehr strahlenresistent erwiesen. Es wurden bei experimentellen Untersuchungen histologisch und in der Praxis in bezug auf Atrophien, Funktionsausfällen oder Narben-bildungen noch nie irgendwelche Schäden beobachtet. Diese Feststellung ist für die Indikationsstellung zur Nahbestrahlung operativ freigelegter Tumoren wichtig. Dasselbe gilt auch für das periphere Nervensystem.

h) Durchführung der Nahbestrahlung

α) Allgemeine Bestrahlungstechnik

Die Dosierung muß den Verhältnissen des Bestrahlungsherdes angepaßt werden. Hierfür steht eine große Zahl der Tubusse zur Verfügung. Diese Tubusse werden der Größe sowie der Tiefenausdehnung des Krankheitsherdes entsprechend ausgewählt. Dabei ist darauf zu achten, daß der Focus-Haut-Abstand eingehalten wird. Über-dosierungen können dadurch eintreten, daß Körperteile wie z. B. die Nasenspitze in den Tubus hineinragen oder die Haut in den Tubus hineingedrückt wird. In solchen Fällen hilft man sich durch Aufkleben eines Tesafilms auf die Tubusöffnung.

Die Größe des Bestrahlungsfeldes soll der Ausdehnung des zu behandelnden Tumors entsprechen, wobei die Peripherie zur Verhütung von Randrezidiven immer voll mit-bestrahlt wird. Nur bei der Behandlung von Melanomen nimmt man einen um mindestens

1—2 cm seitlich überragenden Tubus, um die Bildung von Junction-Tumoren unter der Strahlenbehandlung zu verhindern.

Bei größeren Tumoren (über 4,5 cm Durchmesser) werden mehrere Felder nebeneinandergesetzt, diese sollen sich über dem Tumorgewebe überschneiden, damit das gesamte bösartige Gewebe ausreichend bestrahlt wird. Durch die Überschneidung der Felder wird die Tiefendosis erhöht. Soweit vorhanden, empfiehlt es sich in solchen Fällen mit Weichstrahlapparaten zu behandeln, die die Verwendung größerer Felder gestatten (Schirren).

Zur Einstellung des Tubus im Rectum stehen Endoskoptubusse für die Schräg- und Spitzanodenröhre zur Verfügung (Abb. 21).

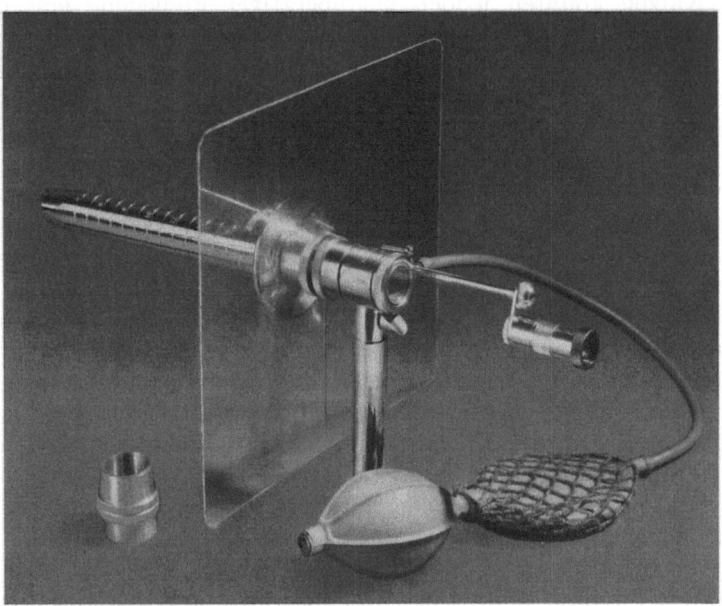

Abb. 21. Rectoskop nach Strauss mit angesetztem Schräganodentubus und beigelegtem Zwischenstück zum Benutzen der Spitzanodenröhre

An den Acren muß eine *Gefäßschädigung* vermieden werden. Wenn irgend möglich, soll mindest eines der versorgenden arteriellen Gefäße erhalten bleiben. Bei einseitigem Sitz des Krankheitsherdes wird ein entsprechend kleines Feld gewählt oder die Arterie der gesunden Seite während der Bestrahlung mit Blei abgedeckt. Das Feld soll dabei möglichst tangential angelegt werden. Vor einer Strahlenbehandlung am Fuß ist es besonders bei älteren Patienten ratsam, den Fußpuls zu prüfen. Bei fehlendem Puls infolge einer Gefäßerkrankung ist eine Ulcusbildung im Gefolge der Behandlung zu befürchten, was besonders bei gutartigen Neubildungen wie „Hühneraugen" (Clavus) recht unangenehme Folgen haben kann. Wegen der starken mechanischen Belastung der planta pedis sollte man in dieser Gegend sehr zurückhaltend mit der Indikationsstellung zur Nahbestrahlung sein (Barth).

Bei Säuglingen und *Kleinkindern* sind die Knochen, speziell die Epiphysen vor ungewollter Mitbestrahlung zu schützen (Held).

Einzeldosen von über 300 R im Knochen führen zu irreversiblen Schäden. Man hilft sich durch Wegschieben der befallenen Haut vom darunterliegenden Knochen. Mit Klammern kann z. B. ein Hämangiom ebenfalls abgehoben werden, so daß infolge des steilen Dosisabfalls der Strahlung der Knochen nicht mehr gefährdet ist (Barth, 1962). Auch durch eine Pausendauer (Bestrahlungsintervall) von einem Monat bei Einzeldosen von 100 bis 200 R wird der Knochen vor Schäden bewahrt. Übrigens sollte man mit Rücksicht auf das Vorkommen von intraossalem Wachstum der Hämangiome bei Kindern mit großen

Blutgefäßschwämmen vor Beginn der Therapie immer eine Skeletuntersuchung vornehmen, um sich gegen Vorwürfe einer angeblichen Knochenschädigung zu schützen.

Bei der Nahbestrahlung von größeren Hämangiomen kann ein zentraler Zerfall zu kosmetisch unbefriedigenden Narben führen. Dies läßt sich vermeiden, wenn man während jeder zweiten Bestrahlung das Zentrum mit Blei abdeckt (BARTH). Zu große Felder und zu hohe Einzeldosen führen zu Strahlenschäden (HELD).

Osteoradionekrosen treten auch bei Erwachsenen auf. Daher sollte man z. B. während der Nahbestrahlung von Lippencarcinomen ein Bleiblech in den Mundvorhof einlegen, um die Mandibula zu schonen.

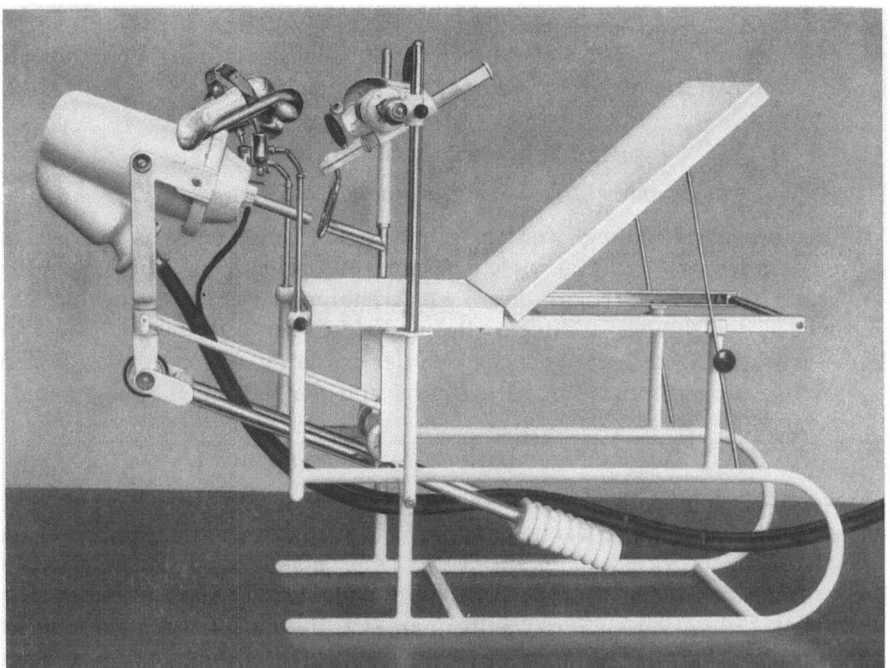

Abb. 22. Nahbestrahlungsröhre in Verbindung mit einem gynäkologischen Bestrahlungstisch (veraltete Haubenausführung)

Besondere Vorsicht ist bei allen *Patienten mit Stoffwechselerkrankungen* (Nephrose, Thyreotoxikose, Diabetes mellitus usw.) am Platze, da hierbei im Gefolge der Strahlenreaktion oft therapieresistente Ulcera auftreten. Bei der ansonsten durch keine Toleranzgrenze beschränkten Dosierung der Nahbestrahlung muß auf diese Gefahr besonders hingewiesen werden.

Atrophien, Teleangiektasien und *Pigmentierungen* können aus kosmetischen Gründen als eine unliebsame Folge der Nahbestrahlung empfunden werden. Diese lassen sich durch eine vorsichtig fraktionierte Therapie einschränken. Weiterhin wird eine Kamillenextraktsalbe (Silazulon/Homburg) kombiniert mit Wärmetherapie zur Prophylaxe empfohlen (BARTH und NEFF). Schließlich läßt sich die Pigmentierung, besonders der scharfe Rand der behandelten Zone gegen die unbehandelte Umgebung einschränken oder vermeiden, wenn man die Feldgröße von Bestrahlung zu Bestrahlung ändert.

β) Durchführung der Göttinger gynäkologischen Bestrahlung

Bei der Göttinger gynäkologischen Bestrahlungsmethode wird die Röhre in Verbindung mit einem gynäkologischen Bestrahlungstisch schwerelos aufgehängt und kann in jede gewünschte Richtung eingestellt werden (Abb. 22). Die Einstellung erfolgt unter endoskopischer Kontrolle unter Verwendung der bereits beschriebenen Spezialtubusse (vgl. S. 238).

i) Strahlenschutz

Nach den Strahlenschutzempfehlungen (Normblatt DIN 6812) müssen Schalttisch und Apparat nur bei Therapieanlagen über 150 kV in getrennten Räumen aufgestellt werden. Trotzdem soll, wenn die Nahbestrahlungsanlage in dem Raume Aufstellung findet, in dem auch bestrahlt wird, das bedienende Personal gegen die Streustrahlung durch eine Schutzwand mit einem Bleigleichwert von 0,5 mm abgeschirmt werden.

Es ist unzulässig, die Röhre während der Bestrahlung in die Hand zu nehmen. Säuglinge und Kleinkinder sollen von ihren Angehörigen gehalten werden und nicht vom Röntgenpersonal. Dabei sollen Bleigummischürzen und eventuell auch Bleigummihandschuhe getragen werden. Es ist jedenfalls GLOCKER; OESER sowie CHAOUL und WACHSMANN zuzustimmen, daß man die Gefahr einer Strahlenschädigung des ärztlichen Personals bei der Nahbestrahlung nicht unterschätzen sollte.

k) Indikation zur Nahbestrahlung

α) Nahbestrahlung entzündlicher Erkrankungen

Zur Entzündungsbestrahlung werden große Felder mit einer Tiefenwirkung eingestrahlt, die mindestens der Halbtiefentherapie entspricht, um die gewünschte biologische Wirkung zu erzielen. Nur in gewissen Ausnahmen werden auch kleine Strahlenkegel von den bei der Nahbestrahlung üblichen Feldgrößen ausreichen. Hierzu rechnen entzündliche Erkrankungen des Auges, speziell der vorderen Augenanteile (z. B. MORANO und FRANCHI; GRANCINI und ROSTI; PETINATI) und der Tonsillen (BARTH und KERN).

β) Nahbestrahlung gutartiger Neubildungen und Cysten

Das Anwendungsgebiet der Nahbestrahlung erstreckt sich der Dosisverteilung entsprechend auf oberflächlich gelegene Prozesse wie Hämangiome der Haut, Warzen, Condylome, Keloide (WINKLER), die Induratio penis plastica, Chondrodermatitis nodularis (TAFT), Iriscysten (SCHUMANN), Fistelbildungen nach Splenektomie (REDI und ISOLA). Bei der Indikationsstellung sollte man sich immer bewußt sein, daß Strahlenschäden — soweit sie auftreten — prozentual auffallend häufig nach der Behandlung gutartiger Erkrankungen sich einstellen. So soll man z. B., wenn sich an einem Finger mehrere Warzen befinden, mit Rücksicht auf die Gefahr eines Strahlenschadens infolge einer Gefäßschädigung sehr vorsichtig vorgehen und bei einseitigem Sitz des Krankheitsherdes dafür sorgen, daß die Gefäße der anderen Seite geschont werden.

γ) Nahbestrahlung bösartiger Tumoren

1. Oberflächlich gelegene Geschwülste. Die bösartigen Tumoren stellen das Hauptindikationsgebiet der Nahbestrahlung dar, da diese es gestattet, die Dosis in idealer Weise auf den Tumor zu beschränken und ohne Rücksicht auf gesunde Gewebe und Organe in der Nachbarschaft die erforderliche Energie zu applizieren. Selbstverständlich müssen die Tumoren für die Nahbestrahlung zugänglich sein. An erster Stelle stehen dabei die Tumoren der Haut, der Lider, der vorderen Augenanteile, der Lippen, des Penis, der Vulva und des Anus (u. a. BACLESSE und DOLFUS; MOLDENHAUER; WERKGARTNER; BARTH und KERN).

Die histologische Struktur der Tumoren ist sicher von Interesse für die Dosierung und die Prognose, aber sie ist für die Indikationsstellung insofern belanglos, als es strahlenresistente Tumoren für die Nahbestrahlung nicht gibt. Auch Melanome kommen zur Abheilung, wenn hohe Dosen unter Beobachtung der Strahlenreaktion appliziert werden.

Kurative Erfolge können bei der Anwendung der Nahbestrahlung bösartiger Tumoren lediglich dann nicht erwartet werden, wenn bereits Fernmetastasen bestehen. Eine gewisse Vorsicht in der Anwendung ist bei allen Tumoren am Platze, die bereits vergeblich intensiv mit der Tiefentherapie vorbehandelt wurden. Dabei werden wichtige biologische

Funktionen, die für den Erfolg der Nahbestrahlung ausschlaggebend sind, unter Umständen so schwer geschädigt, daß die Regenerationsfähigkeit der gesunden Umgebung des Tumors gestört ist. Dasselbe gilt auch, wenn die umgebenden Gewebe chronisch erkrankt oder geschädigt sind wie z. B. beim Lupuscarcinom oder dem Röntgenkrebs (CHAOUL und WACHSMANN).

Bei oberflächlich liegenden Tumoren wird man oft vor der Frage stehen, ob man der Nahbestrahlung oder der Operation den Vorzug geben soll. Ausschlaggebend sollten dabei die Erfolgsaussichten, gemessen an Hand der Fünfjahresheilungen, und das kosmetische Ergebnis sein. Unter Zugrundelegung dieses Maßstabes ist die Nahbestrahlung der Operation überlegen (CHAOUL; BRODERSEN; GLADSTONE und KERR). Dies trifft besonders für die Tumoren des Gesichtes zu, die etwa 90 % aller Hauttumoren ausmachen. Eine Ausnahme hiervon bilden Hauttumoren, die auf knöcherner oder knorpeliger Unterlage wachsen. Besonders Tumoren, die die Schädelkalotte erreicht haben, sollten mit Rücksicht auf die kaum zu vermeidende Osteoradionekrose bzw. Osteomyelitis chirurgisch angegangen werden (BARTH). CHAOUL hat allerdings diese Gefahren nicht so hoch bewertet. Ebenso sollte man sich bei Tumoren auf knorpeliger Unterlage sehr überlegen, ob man eine Knorpelnekrose als Spätfolge der Behandlung riskieren will. Dies betrifft Tumoren an der Nasenspitze und an der Ohrmuschel.

Die Nahbestrahlung wird auch zur postoperativen Strahlentherapie empfohlen (VONDRA und VINDUŠKA).

2. Geschwülste in Körperhöhlen. *Allgemeine Vorbemerkungen.* Ein wesentlicher Vorzug der Radiumkontakttherapie beruht auf der Möglichkeit, auch in den großen, zugänglichen Körperhöhlen, Mund, Rectum und Vagina unter den geschilderten günstigen Bedingungen der begrenzten Dosisverteilung die Strahlentherapie einzusetzen. CHAOUL mußte bei der Begründung seiner Methode Mittel und Wege suchen, dieses Indikationsgebiet der Radiumkontakttherapie ebenfalls für seine Methode zu erschließen. Die von ZIMMER gebaute Hohlanodenröhre der Siemens-Reiniger-Werke mit weit vorgestrecktem dünnen Anodenhals erfüllt in idealer Weise diese Forderung, so daß die Nahbestrahlung damit das gesamte Indikationsgebiet der Radiumkontakttherapie zu umschließen vermag. Bei der Behandlung in den großen Körperhöhlen bietet sie darüber hinaus noch den Vorteil, daß man die relativ weiche Strahlung bei einseitigem Sitz des Tumors nach der gesunden Seite hin abschirmen kann, was bei der Radiumkontakttherapie in Anbetracht der zur Abschirmung der harten Strahlung erforderlichen dicken Bleischichten und des begrenzten Raumes der Körperöffnungen unmöglich ist. Für den Patienten ist die kurzfristige Einführung der Röhre erheblich weniger unangenehm als die langfristige Packung oder gar Spickung von Radiumpräparaten. Zur intrakavitären Therapie stehen die Schräg- und die Spitzanodenröhre zur Verfügung.

*Für die intrakavitäre Bestrahlung wurden von TROUT, KELLY und LUCAS strahlendurchlässige Bakelittubusse angegeben, so daß bei Patienten, bei denen Metalltubusse mit einer größeren Öffnung nicht eingeführt werden können, auch noch größere Felder intrakavitär verabreicht werden können.

Intraorale und perorale Nahbestrahlung. Die Schräganodenröhre kann leicht in den Mund eingeführt werden. Schwierigkeiten stellen sich nur bei Kiefersperre ein. In Zusammenarbeit mit dem Zahnarzt kann diese oft so weit beseitigt werden, daß es gelingt, die Schräganodenröhre einzuführen: Soweit Zähne eine sachgemäße Applikation verhindern, muß eine Extraktion vorgenommen werden; man sollte bei vitaler Indikation auch nicht davor zurückschrecken, operativ Teile der Zahnleiste zu entfernen. Dies erleichtert z. B. in manchen Fällen die Behandlung von Tumoren in den hinteren Zungenpartien (BARTH 1953).

Die Indikation zur Nahbestrahlung im Bereich des Mundes wird bei Zungen-, Wangenschleimhaut-, Mundboden- und Gaumentumoren gestellt (CHAOUL; BACLESSE; ENNUYER; BERVEN; DE GIORGIO und PALATINI; HOLLANDER und SHELTON; MALLET und DECKER; OESER; SCHERER; BARTH, KERN und RIEDEL; TENTSCHOV und ANDREW;

Raboni und Moine). Der Primärtumor wird bei exophytischem Wachstum von der Nahbestrahlung gut erfaßt. Man muß allerdings immer mit der Schräganodenröhre und einem Focus-Haut-Abstand von 5 cm arbeiten. Kleinere Abstände und die Spitzanodenröhre erfassen in der Regel die tieferen Anteile des Tumors nicht ausreichend und sind dabei abzulehnen.

Bei *infiltrierend wachsenden Tumoren* werden meist die seitliche und in die Tiefe reichende Ausdehnung unterschätzt. Dies gilt z. B. besonders für infiltrierend wachsende Zungencarcinome, die infolge mangelnder Tiefenwirkung der Strahlung leicht ungenügend behandelt werden. Man sollte in solchen Fällen zusätzlich mit der Halbtiefentherapie, von Chaoul erweiterte Nahbestrahlung oder Kurzdistanzbestrahlung genannt, arbeiten, um sicher zu sein, auch wirklich die tieferen Anteile des Tumors wirksam bestrahlt zu haben (Barth; Berven; Scherer). Dabei werden die percutanen Felder am besten so

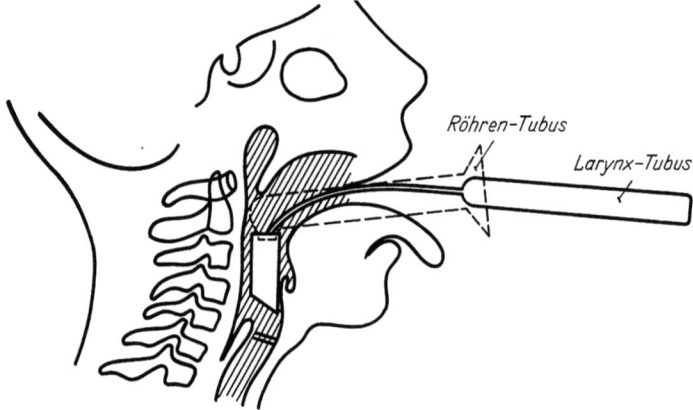

Abb. 23. Halsquerschnitt bei eingeführtem Larynx- und Röhrentubus (nach Etter). Röhrentubus Larynxtubus

angelegt, daß die zugehörigen Lymphstationen mitbehandelt werden. Dasselbe gilt für Mundboden- und Gaumentumoren. Bei der intraoralen Behandlung des Wangenschleim-hautcarcinoms mit der Nahbestrahlung sollte eine gleichzeitige percutane Halbtiefen-therapie von außen zur Therapie des Primärtumors möglichst vermieden werden, da unter Umständen Nekrosen der Wange mit Perforation die Folge sein können. Selbst-verständlich müssen Lymphknotenmetastasen, die außerhalb des Strahlenkegels der Nahbestrahlung liegen, percutan bestrahlt werden.

Peroral werden weiterhin noch Tonsillentumoren mit der Nahbestrahlung behandelt. Nach eigenen Erfahrungen (Barth, Kern und Riedel) sind bei Sarkomen die zu-gehörigen Lymphdrüsen nahezu immer und bei Carcinomen, da die Patienten mit diesen erfahrungsgemäß erst in fortgeschrittenen Stadien den Arzt aufsuchen, meist beteiligt. Es genügt daher nicht, nur den Primärtumor mit der Nahbestrahlung zu behandeln, vielmehr müssen, gezielt auf den Primärtumor, auch die Lymphstationen unter Halb-tiefen- oder Tiefentherapiebedingungen bestrahlt werden.

Mit Hilfe einer *Spezialröhre*, wie sie von Chaoul, Greineder sowie den Hoed früher benutzt wurde, können auch Stimmbandcarcinome behandelt werden. In letzter Zeit hat sich Lamarque besonders mit der Methode befaßt. Er arbeitet mit einer Spezialröhre (Comp. Gen. de Radiol.), die es ihm gestattet, in 1 min bei einem Focus-Haut-Abstand von 10 cm 350 R zu applizieren. Die Einstellung erfolgt mit einer endoskopischen Ein-richtung.

Ebenso wurden *Spezialtubusse* für die perorale Nahbestrahlung des Larynx angegeben (Barth; Bruce, Proctor, Lofstrøm und Nürnberger; Lambert und Watson; Pfander; Etter). Der von Etter publizierte Tubus ist zweiteilig und besteht aus einem kurzen, geraden Rohr, das in den Larynx, und einem längeren geraden Rohr, das in den Mund eingeführt wird (Abb. 23).

Der Spezialtubus hat seitlich Öffnungen, um das Atmen während der Bestrahlung zu erleichtern. Der Tubus wird nach vorheriger Anaesthesierung eingeführt. Die perorale Nahbestrahlung ist bei flachem Gaumen nicht durchführbar, da der Tubus entweder nicht eingeführt werden kann oder Druckulcera am Gaumen auftreten.

Mit der Nahbestrahlung lassen sich auch Röntgenkontaktaufnahmen des Kehlkopfes ausführen (TRÜBESTEIN und HOFMANN).

Intrarectale Bestrahlung. Die Bestrahlung erfolgt mit der Spitzanodenröhre (CHAOUL, 1936; CRISMER und RAMIUL; DUBARRY und GROS; FRANK; LARRÚ; RUCKENSTEINER). Eine Behandlung ist bis zu einer Höhe von 16 cm möglich. Die schlanke Röhre eignet

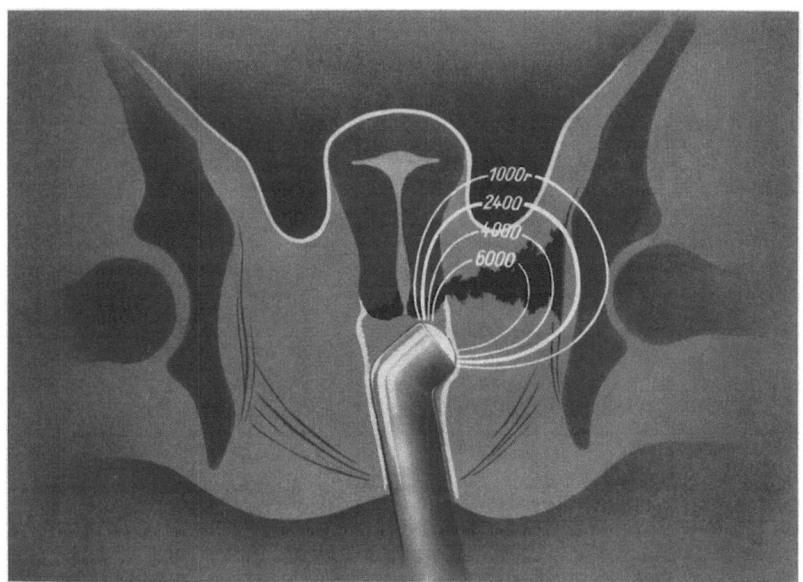

Abb. 24. Bestrahlung eines gynäkologischen Tumors nach der Göttinger Methode

sich zur Behandlung von stenosierenden Geschwülsten. Die Einstellung der Röhre wird dadurch erleichtert, daß der Tubus mit einer Zentimetergradierung versehen ist und so eine genaue Lokalisierung der Tiefenlage gestattet, vor allem aber eine endoskopische Kontrolle erlaubt. Bei einseitigem Sitz des Tumors kann die Strahlung nach der gesunden Seite hin abgeschirmt werden. Die Indikation zur Nahbestrahlung ist auf kleinere Tumoren beschränkt. Der sehr steile Dosisabfall der Spitzanodenröhre schließt eine wirksame Behandlung bei großen inoperablen Tumoren aus, die bekanntlich oft wesentliche Teile des kleinen Beckens ausfüllen.

Intravaginale Nahbestrahlung. Die Nahbestrahlung eignet sich vorzüglich zur Behandlung von Scheidentumoren. Der weit vorgebaute Anodenschaft der Schräganodenröhre gestattet auch Tumoren der hinteren Scheide unter idealen physikalischen Bedingungen zu behandeln. Darüber hinaus wurde die *Göttinger gynäkologische Bestrahlungsmethode* (Abb. 24) auch für tiefer liegende gynäkologische Tumoren angegeben (KEPP; TISCHER; WASSON).

Nahbestrahlung nach operativer Freilegung. Die günstigen Ergebnisse, die mit der Nahbestrahlung bei oberflächlich gelegenen Tumoren der Haut und der großen Körperöffnungen gewonnen wurden, legten es nahe, auch innerlich gelegene Geschwülste durch operative Freilegung der Nahbestrahlung zugängig zu machen.

Die Indikation muß sich dabei auf solche Tumoren beschränken, die ihrer Größe nach oder wenigstens nach teilweiser chirurgischer Abtragung von der Nahbestrahlung erfaßt werden. Weiterhin können nur solche Geschwülste mit der fraktionierten Methode behandelt werden, die man über einige Tage oder Wochen operativ freigelegt lassen kann,

ohne daß dadurch lebensbedrohliche Komplikationen auftreten. In manchen Fällen wie
bei dem Blasencarcinom kommt daher nur eine einzeitige Bestrahlung während der
Operation in Frage, die jedoch strahlenbiologisch problematisch ist (Piccolo und Longo;
Goin u. Hoffmann; Jalet, Delvoye und Sarrouy; Riedel; Bruni). Auch hat es keinen
Sinn, Hohlorgane wie den Magen, deren Wand vom Krebs ergriffen sind, nach operativer
Freilegung mit hohen Dosen zu bestrahlen, um damit während der Strahlenreaktion eine
Perforation in die Bauchhöhle mit dem unvermeidlichen letalen Ausgang hervorzurufen
(Barth 1953). Die günstigen Bestrahlungsbedingungen der Chaoulschen Methode können
demgemäß nur bei einer beschränkten Zahl von innerlich gelegenen Geschwülsten zur

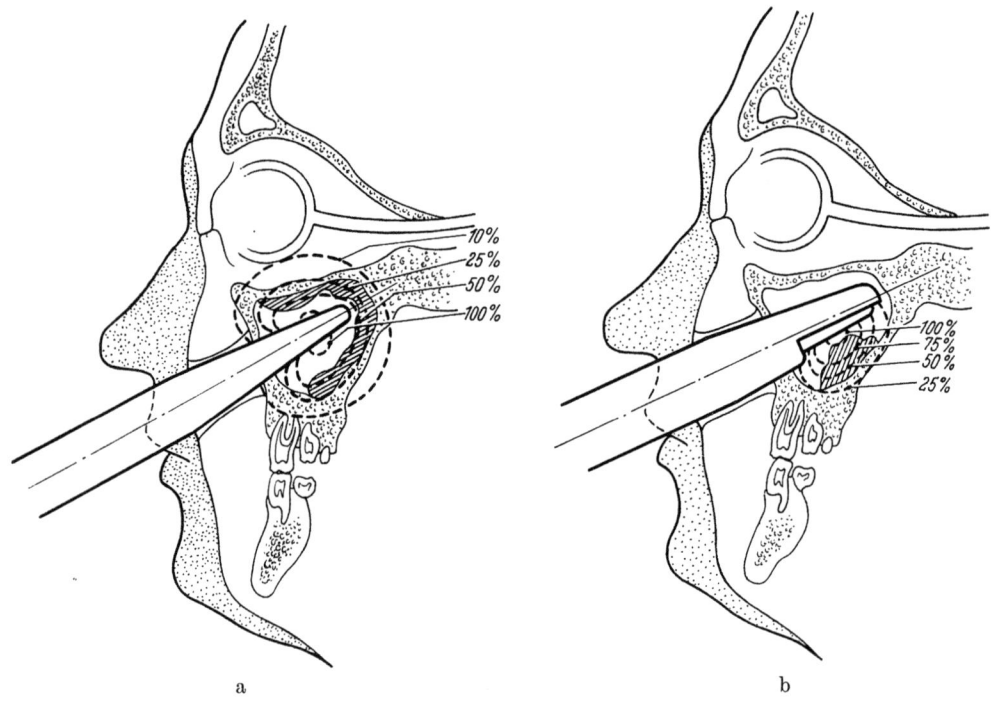

a   b

Abb. 25a u. b. Isodosen in der Kieferhöhle bei allseitiger und halbabgedeckter Strahlung. (Nach Barth)

Anwendung kommen. Chaoul hat zuerst, wohl in Anlehnung an die Radiumspickung
operativ freigelegte Rectumcarcinome von Neumann und Coryn, die Methode beim
Mastdarmcarcinom eingeführt, um sie dann beim inoperablen Magen- und Dickdarm-
carcinom und beim Oberkiefertumor anzuwenden. Inoperable Magen- und Darmtumoren
bieten sicher manche unüberwindliche Schwierigkeiten, und es sei nur an die häufige
lymphogene und hämatogene Metastasierung und an die Gefahr der Peritonitis und
schweren Blutungen erinnert (Barth, 1953). Die Methode wurde inzwischen auch
von anderen Autoren angewandt (Frank und Knoflach). Das Prinzip läßt sich erheblich
leichter bei allen halbtief, außerhalb der großen Körperhöhlen gelegenen Neoplasmen
realisieren. Die Indikation zur Nahbestrahlung operativ freigelegter Tumoren hat sich
daher vor allem bei Oberkiefer- und Parotistumoren sowie Halsdrüsenmetastasen (Abb. 26)
bewährt (Barth, 1953; Barth und Wachsmann; Barth, Blümlein und Brichzy; Bauer
und Fuchs). Darüber hinaus ist dieses Vorgehen hervorragend geeignet, die Zusammenarbeit zwischen den chirurgisch tätigen Fachärzten und den Radiologen zu fördern. Beim
Oberkiefercarcinom wird je nach Lage des Tumors ein breiter Zugang für die Nahbestrahlungsröhre geschaffen und dabei so viel vom Tumor weggenommen, als möglich
ist (Beck und Barth; Barth, Blümlein und Brichzy). Auch bei den Halsdrüsenmetastasen werden Teile des Tumors entfernt und nur die mit den Gefäßen verbackenen

Tumorreste mit der Nahbestrahlung fraktioniert behandelt. Nach Abschluß der Bestrahlung wird die Haut zurückgelegt. Beim Parotistumor wird nur freigelegt, um unabhängig von der Strahlenempfindlichkeit der Haut eine hohe Dosis applizieren zu können. Die Methode hat den Vorteil, daß der N. facialis erhalten bleibt. Beim Kehlkopfcarcinom hat sich die vollkommene Freilegung wegen der Gefahr der Knorpelnekrose nicht bewährt (BECK und BARTH; BARTH; BARTH, HEINZE und RIEMANN). Hingegen gestattet die Fensterung des Knorpels und die anschließende Nahbestrahlung, dieser Gefahr zu entgehen und hohe Dosen auf den Tumor zu applizieren (RUCKENSTEINER;

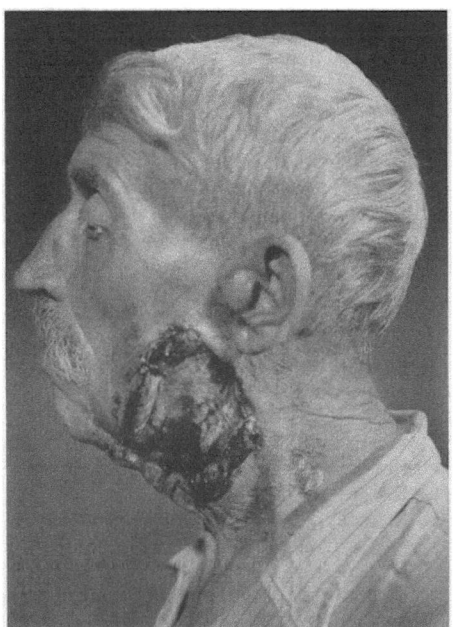 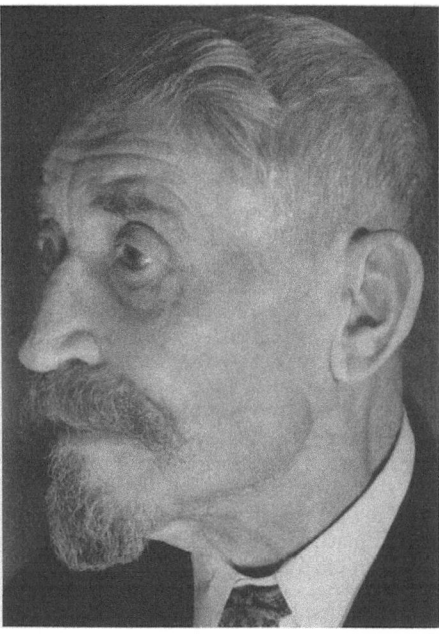

Abb. 26. Halsdrüsenmetastasen operativ freigelegt, während und nach der Behandlung. (Nach BARTH)

HÖRBST und RUCKENSTEINER; LEICHER und MÜLLER). Auch beim Hypopharynxcarcinom wurde versucht, die Methode zur Behandlung der radiologisch schwer angehbaren und oft recht strahlenresistenten Tumoren zu verwenden (BECK und BARTH; LEICHER und MÜLLER; BECKER und LORENZ).

Die Nahbestrahlung mit harten Röntgenstrahlen wird im vorliegenden Handbuch im Kapitel von D. RINGLEB abgehandelt.

Literatur

AICHINGER, F.: Die kleinformen-anatomische Besonderheit des Handrückens in ihrer Bedeutung für die Röntgenbestrahlung maligner Neoplasmen im Bereich des Handrückens. Strahlentherapie 89, 257 (1952).

ALBERTI, W., u. G. POLITZER: Das zweckmäßige Intervall bei mehrzeitiger Bestrahlung maligner Tumoren. Strahlentherapie 76, 544 (1947).

ALLEN, K., and J. FREED: Skin cancer; correlation of field size and cancerocidal dose in roentgen treatment. Amer. J. Roentgenol. 75, 581 (1956).

ATLEE, Z. J., and E. D. TROUT: A study of roentgen-ray distribution at 60—140 kvp. Radiology 40, 375 (1943).

BACLESSE, F., et M. A. DOLFUS: Le traitement roentgenthérapeutique des cancers palpebraux. Etude de 414 cas ayant un recul minimum de cinq ans. J. Radiol. Électrol. 39, 832 (1958).

— A. ENNUYER et FOLICHON: Présentation d'un appareillage destiné á la radiothérapie endobuccale á 100 kV et á courte distance. J. Radiol. Électrol. 28, 235 (1947).

BAEUMER, J., u. H. CZECH: Über intrakavitäre Dosismessungen bei der gynäkologischen Kleinraumbestrahlung. Fortschr. Röntgenstr. Beih. z. 77, 37 (1952).

BARTH, G.: Grundlagen und Entwicklung der Nahbestrahlung nach Chaoul. Röntgenphotographie 3, 14 (1949).

Barth, G.: Radiologische Erfahrungen und Ergebnisse mit der Nahbestrahlung operativ freigelegter Tumoren. Strahlentherapie 91, 481—527 (1953) (z. T. mit Veith).
— Klinisch-strahlenbiologische Untersuchungen zur unterschiedlichen Wirksamkeit verschiedener zeitlicher Dosisverteilungen. Sdb. zur Strahlentherapie 61, 240—245 (1965).
— H. Blümlein u. W. Brichzy: Ergebnisse und Erfahrungen mit der Nahbestrahlung freigelegter Kieferhöhlentumoren (1945 bis 1956). Z. Laryng. Rhinol. 37, 151 (1958).
— D. Böhmer u. F. Wachsmann: Experimentelle Untersuchungen zur Frage der Pausendauer bei der Strahlentherapie bösartiger Tumoren. Strahlentherapie 109, 599 (1959).
— H. Graebner u. F. Wachsmann: Zur Frage der optimalen Pausendauer bei der Strahlentherapie schnellwachsender bösartiger Tumoren. Strahlentherapie 112, 280 (1960).
— F. Heinze u. H. Riemann: Gesichtspunkte zur Co-60 und Chaoultherapie unter besonderer Berücksichtigung der Bestrahlung nach operativer Freilegung. Strahlentherapie 100, 56 (1956).
—, u. W. Kern: Ergebnisse der Strahlenbehandlung des Lippencarcinoms in den Jahren 1945 bis 1960. Strahlentherapie 116, 203 (1961).
— — u. Riedel: Ergebnisse der Strahlenbehandlung von Tonsillentumoren. Strahlentherapie (1962, im Druck).
—, u. V. Neff: Prophylaxe und Therapie der Röntgendermatitis mit Azulon-Präparaten. Strahlentherapie 101, 437 (1956).
—, u. F. Wachsmann: Zur Methode der Nahbestrahlung operativ freigelegter Tumoren. Strahlentherapie 77, 585 (1948).
— — u. H. Wernsdörfer: Vortr. anläßl. des IX. Internat. Röntgenologenkongr., München, 1959.
Bauer, E., u. G. Fuchs: Zur intraoperativen Bestrahlung im Hals-, Nasen- und Ohrenbereich. Krebsarzt 8, 201 (1953).
Beck, J., u. G. Barth: Zur Methode der Nahbestrahlung operativ freigelegter Kieferhöhlentumoren. Arch. Ohr.-, Nas.- u. Kehlk.-Heilk. 155, 119 (1948).
— — Die Indikation zur Nahbestrahlung operativ freigelegter Tumoren im Hals-, Nasen- und Ohrenbereich. Strahlentherapie 78, 385 (1949).
Becker, W., u. W. Lorenz: Zur radiochirurgischen Behandlung der Hypopharynxcarcinome. Z. Laryng. Rhinol. 34, 32 (1955).
Bertiglia, B.: Indirizzi terapeutici e risultati nei melanoblastomi. Bull. Sci. med. 120, 504 (1948).
— Studi fotodosimetrici della distribuzione della energia in plesioroentgenterapia. Radioter. Radiobiol. Fis. med. 3, 214 (1950).
Berven, E.: Le traitement radiologique des tumeurs malignes de la cavité buccale. Acta radiol. (Stockh.) 13, 213 (1932).
Blanchini, L.: Studi sperimentali sulla distribuzione della dose in plesioroentgenterapia. Scritti ital. Radiol. 10, 3 (1943).
Blatz, I. H., and H. Charaché: Modified contact roentgentherapy cone. Amer. J. Roentgenol. 47, 328 (1942).

Bode, H. G.: Zur Leistungsfähigkeit der Nahbestrahlung bei Epitheliomen der Haut. Derm. Z. 75, 313 (1937).
—, u. H. Kliegel: Richtlinien für die Anwendung der Nahbestrahlung bei Epitheliomen der Haut. Strahlentherapie 66, 96 (1939).
— W. Paul u. G. Schubert: Elektronentherapie menschlicher Hautcarcinome mit einem Betatron von 6 MeV. Strahlentherapie 81, 251 (1950).
Böhmer, L., H. Holthusen, Sv. Lomhold, A. Reisner, H. Th. Schreus u. V. Wucherpfennig: Welche Röntgenstrahlenqualität ist für die Behandlung von Hautkrankheiten jeweils als die geeignetste anzusehen? Derm. Wschr. 1936, 933.
Bohnstedt, R. M., H. Füller, J. Kafka u. E. Schmidt: Erfahrungen mit der Röntgen-Nah- und Weichstrahlbehandlung bei Krebsen der Haut und Lippen. Strahlentherapie 105, 196 (1958).
Bowen, G. T.: Statistik-Massachusetts General Hospital. Boston 1903.
Brodersen, H.: Röntgennahbestrahlung bei Haut- und Schleimhautcarcinomen, Haemangiomen und Lymphangiomen. Med. Klin. 2, 1015 (1940).
Brucet, J. E. Lofstrom and C. E. Nürnberger: The use of contact therapy in the treatment of carcinoma of the larynx. Laryngoscope (St. Louis) 58, 225 (1948).
Bruni, P.: La plesioroentgenterapia dei tumori vesicali. Caldarola, Neapel 1950.
Bullo, E.: Risultati della radioterapia dei melanoblastomi. Radiol. med. (Torino) 26, 949 (1939).
Chamberlain, R. H.: Recent advances in contact therapy equipment and usage. Penn. med. J. 53, 359 (1950).
Chaoul, H.: Über den Einfluß der Verdünnung und Fraktionierung der R-Dosis auf die Hautreaktion. Verh. dtsch. Röntg.-Ges. 24, 83 (1932).
— Die Behandlung bösartiger Geschwülste durch eine der Radiumtherapie angepaßte Röntgenbestrahlung. Münch. med. Wschr. 1, 235 (1934)
— Die Röntgennahbestrahlung als vollwertiger Ersatz der Radiumtherapie. Vortr. Berliner Med. Ges. 27. 6. 1936. Dtsch. med. Wschr. 37 (1936a).
— Die Behandlung operativ freigelegter Rectumcarcinome mit der Röntgennahbestrahlung. Münch. med. Wschr. 1, 972 (1936b).
— Die Röntgennahbestrahlung (Niedervolttherapie), ihre Methodik und ihre Ergebnisse bei der Krebsbehandlung. Fortschr. Röntgenstr. 56, 171, 174 (1937).
— Die Bedeutung des Zusammenwirkens der einzelnen Nahbestrahlungsfaktoren. Strahlentherapie 62, 497 (1938).
— Die Behandlung tiefinfiltrierender Krebse mit der Nahbestrahlung. Strahlentherapie 66, 73 (1939).
— La roentgenthérapie a courte distance (roentgenthérapie de contact). J. Radiol. Électrol. 31, 290 (1950).

CHAOUL, A.: Die Behandlung bösartiger Geschwülste mit der konzentriert-fraktionierten Nahbestrahlung. Strahlentherapie **53**, 202 (1953).

—, u. A. ADAM: Die Röntgennahbestrahlung maligner Tumoren. Strahlentherapie **48**, 31 (1950).

—, u. K. GREINEDER: Die Behandlung des malignen Melanoms mit der Röntgennahbestrahlung. Strahlentherapie **56**, 40 (1936).

— — Die intralaryngeale Nahbestrahlung des Larynxcarcinoms. Strahlentherapie **73**, 543 (1943a).

— — Zur Frage der Raumdosis bei einigen wichtigen Bestrahlungsarten. Strahlentherapie **73**, 627 (1943b).

— T. SCHATTER u. F. WACHSMANN: Grundsätzliches über die Dosimetrie bei der Nahbestrahlung. Strahlentherapie **69**, 231 (1941).

—, u. F. WACHSMANN: Die Nahbestrahlung. Stuttgart: Georg Thieme 1953.

— — u. H. ROSENBERGER: Über den Einfluß der Protrahierung in der Strahlentherapie. Strahlentherapie **76**, 224 (1947).

COTTENOT, P., et R. BOURDON: La roentgenthérapie à bas voltage et à faible distance (radiothérapie de contact) en dermatologie. J. Radiol. Électrol. **27**, 319 (1946).

COUTARD, H.: Zusammenfassung der Grundlagen der röntgentherapeutischen Technik der tiefliegenden Krebse. Strahlentherapie **37**, 50 (1930).

CRISMER, R., et H. RAMIOUL: Le traitement des tumeurs villeuses recto-simgoidiennes par la roentgenthérapie de contact. J. Radiol. Électrol. **30**, 321 (1949).

DAY, F. H.: Thimble chamber calibration on soft roentgen rays. Amer. J. Roentgenol. **61**, 543 (1949).

DRESEL, H.: Dosismessung an der Siemens-Hohlanodenröhre. Fortschr. Röntgenstr. Beih. z. **77**, 57 (1952).

DUBARRY, J. J., et CH. GROS: Tumeur villeuse sessile, du rectum en voie de cancerisation, indication particuliérement heureuse de la radiothérapie de contact. Arch. Mal. Appar. dig. **38**, 103 (1949).

EBBEHØJ, E.: Experiences in the treatment of skin cancer with ultrasoft roentgen-rays, 1933—1936. Acta radiol. (Stockh.) **36**, 17 (1951).

— The safety factor in ultrasoft roentgen-irradiation. Acta radiol. (Stockh.) **37**, 241 (1952).

ENNUYER, A.: Radiothérapie de contact. J. Radiol. Électrol. **27**, 521 (1946).

ERNST, H. W., K. FRIK u. P. OTT: Messungen räumlicher Dosisverteilung bei Nahbestrahlungen. Strahlentherapie **52**, 389 (1936).

ETTER, H.: Zur peroralen Nahbestrahlung des Kehlkopfes. Fortschr. Röntgenstr. **82**, 404 (1955).

FEDDER, L., u. H. HELLNER: Die Veränderungen der quergestreiften Muskulatur nach Röntgenbestrahlung im Tierexperiment. Strahlentherapie **30**, 682 (1928).

FLOOD, PH. A., and D. W. SMITHERS: Short-distance low-voltage X-ray therapy. Brit. J. Radiol. **12**, 462 (1939).

FLORENTIN, P., A. HUN et P. JACOB: A propos de six cas de naevocarcinomes traités par radiothérapie de contact. J. Radiol. Électrol. **28**, 479 (1947).

FORSSELL, G.: Übersicht über die Resultate der Krebsbehandlung am Radiumhemmet in Stockholm 1910—1915. Fortschr. Röntgenstr. **25**, 142 (1917/18).

FRANCHI, B.: L'importanza della radiazione secondaria in plesioroentgenterapia. Radioter. Radiobiol. Fis. med. **2**, 31 (1948a).

— L'importanza della radiazione secondaria in plesioroentgenterapia. Radiol. med. (Torino) **34**, 422 (1948b); **35**, 130 (1949).

FRANK, A.: Fraktionierung oder einzeitige Intensivbestrahlung bei Carcinomen? Eine Studie. Strahlentherapie **52**, 602 (1935).

— Erfahrungen mit der Nahbestrahlungsmethode. Fortschr. Röntgenstr. **56**, 174 (1937a).

— Beitrag zur Nahbestrahlungsmethode. Strahlentherapie **58**, 618 (1937b).

— Zur Nahbestrahlung inoperabler Rectumcarcinome. Fortschr. Röntgenstr. **62**, 201 (1940).

—, u. I. G. KNOFLACH: Zur Methodik der Nahbestrahlung operativ freigelegter Rectumcarcinome. Wien. klin. Wschr. **1953**, 773

FRANKE, H.: Die besonderen Anforderungen der Nahbestrahlung an die dosimetrische Technik. Fortschr. Röntgenstr. **53**, 206 (1936).

FURLOW, L. T., E. SACHS and S. H. MOORE: Direct roentgen radiation of brain tumors during operation. Ann. Surg. **105** (1937).

GADJANSKI, B.: Ergebnisse der Nahbestrahlung nach Chaoul bei Hautkrebs. Radiol. Austriaca **9**, 297 (1957).

GÄRTNER, H.: Weitere Untersuchungen über die biologische Wirksamkeit schneller Elektronen und Röntgenstrahlen an Gewebekulturen. Strahlentherapie **86**, 217 (1952).

GALLENKA, R., e A. ROSSI: Primi rilievi sulla plesioterapia di affezioni corneali. Rass. ital. Ottal. **15**, 1 (1946).

GERTLER, W., u. H. GARTMANN: Zur Behandlung des Melanoms und seiner Vorstufen. Derm. Wschr. **136**, 1109 (1957).

GILARDONI, A.: Un nuovo apparecchio monoblocco per plesioterapia tipo roentgencaustica e tipo Chaoul, utilizzabile anche per terapia superficiale, plesiografia, scopia e grafia normale. Radiol. med. (Torino) **33**, 351 (1947).

— Dosimetria in plesioroentgenterapia. Radioter. Radiobiol. Fis. med. **2**, 269 (1949).

GIORGIO, A. DE, e A. PALATINI: Primi tentativi di plesioroentgenterapia tonsillare. Nota I. Valsalva **17**, 27 (1941).

GLADSTONE, W., and D. KERR: Epidermoid carcinoma of the lower lip. Results of radiation therapy of the local lession. Amer. J. Roentgenol. **79**, 101 (1958).

Glauner, R.: Erfahrungen mit der Röntgen-
nahbestrahlungsmethode. Röntgenpraxis 11,
47 (1939).

Glocker, R.: Deutsche und ausländische Strahlenschutzregeln für medizinische Röntgen-
anlagen. Fortschr. Röntgenstr. 73, 13 (1950).

Goin, L. S., and E. F. Hoffmann: The use of
intravesical low-voltage contact roentgen irradiation in cancer of the bladder. Radiology
37, 545 (1941).

Grancini, L. E., e F. Rosti: La plesioterapia in
oculistica. Ann. Otal. 2, 74 (1948).

Greineder, K., u. W. Neumann: Neue Ergebnisse über die Nahbestrahlung des malignen
Melanoms. Strahlentherapie 66, 89 (1939).

—, u. H. Oeser: Mehrjährige Ergebnisse der
Röntgennahbestrahlung beim Haut- und Lippencarcinom. Strahlentherapie 60, 239 (1937).

Haas, L., R. A. Harvey and J. S. Laughlin:
Biological evolution of skin effect of the
23 MeV betatron. Amer. J. Roentgenol. 68,
644 (1952).

Halter, K.: Melanombehandlung durch Röntgenbestrahlung nach Chaoul. Strahlentherapie
73, 619 (1943).

Heite, H. J., u. K. H. Nicolai: Eine Methode
zur quantitativ-vergleichenden Erfassung der
gewebsschädigenden Wirkung von Röntgenstrahlen. Strahlentherapie 100, 455 (1956).

—, u. D. Tenhaeff: Tierexperimentelle Unter-
suchung zur optimalen Fraktionierung bei der
Röntgentherapie bösartiger Hauttumoren. Z.
Haut- u. Geschl.-Kr. 23, 251 (1957).

Held, F.: Strahlenschäden nach der Behandlung
kindlicher Haemangiome mit Röntgen-Nahbestrahlung. Kongreßber. 1. Tagg med. wiss.
Ges. Röntgenol. DDR, Leipzig, 1957, S. 352.

Henschke, U.: Die Bedeutung der Filter- und
Tubusstrahlung bei Nahbestrahlungsröhren.
Strahlentherapie 68, 90 (1940).

Hergarten, H., u. L. Hergarten: Das Melano-
blastom und seine Therapie mit eigenen Erfahrungen in der Nahbestrahlungsmethode.
Fortschr. Röntgenstr. 75, 559 (1951).

Heymann, J.: Technik und Ergebnisse von der
Behandlung des Cervixcarcinoms im „Radiumhemmet" Stockholm. Strahlentherapie 20, 34
(1925).

Hodes, Ph., and E. P. Pendergrass: Further
experiences with Chaoul therapy. Radiology
37, 550 (1941).

Hoed, D. den: Intra cavitary contact roentgen
therapy of malignant tumours. Acta radiol.
(Stockh.) 30, 470 (1948).

Hörbst, L., u. E. Ruckensteiner: Über Kon-
taktbestrahlungen des Kehlkopfkrebses durch
ein Schildknorpelfenster (vorläufige Mitteilung).
Forsch. u. Forscher Tiroler Ärzteschule 2, 513
(1948/50).

Hofmann, D.: Zur Frage der unterschiedlichen
Tumorelektivität von herkömmlicher und therapeutischer Röntgenbestrahlung und neuen
energiereichen Strahlungen und ihre Beziehung
zu den qualitativen Wirkungsunterschieden.
Strahlentherapie 97, 231 (1955).

Hofmann, A., u. F. Wachsmann: Ergebnisse der
vergleichsweisen Behandlung von Impftumoren
mit Röntgenstrahlen von 180 kV und schnellen
Elektronen von 5 MeV. Strahlentherapie 86,
288 (1952).

Holfelder, H.: Die Röntgentherapie bei chirurgischen Erkrankungen. Spezieller Teil. In
Handbuch der Röntgentherapie, Bd. 3. Leipzig: Georg Thieme 1928.

Hollander, L., and J. M. Shelton: The superficial intra-oral use of roentgen rays. A report
of the use of the Chaoul tube. Arch. Derm.
Syph. (Chicago) 37, 279 (1938).

Holthusen, H.: Biologische Wirkungen der
Röntgenstrahlen mit besonderer Berücksichtigung des Einflusses der Wellenlänge, der Intensität und der Bestrahlungsdauer. Strahlentherapie 31, 509 (1929).

— Vergleichende Untersuchungen über die Wirkung von Röntgen- und Radiumstrahlen.
Strahlentherapie 46, 273 (1933).

—, u. R. Braun: Grundlagen und Praxis der
Röntgenstrahlendosierung. Leipzig: Georg
Thieme 1933.

Hultberg, S.: Zweijährige Erfahrung mit Röntgennahbestrahlung. Acta radiol. (Stockh.) 24,
328 (1943).

Isola, A.: Contributo alla conoscenza dei successi
terapeutici ottenuti in ginecologia dal l'irradiazione plesioroentgenterapia. Accad. med.
57 (1942).

Jalet, J., Delvoye et Sarrouy: Cancer de la
cessie et radiothérapie de contact. J. Radiol.
Électrol. 31, 217 (1950).

Joyet, S., u. K. Hohl: Die biologische Haut-
reaktion in der Tiefentherapie als Funktion der
Feldgröße. Ein Gesetz der Strahlentherapie.
Fortschr. Röntgenstr. 82, 387 (1955).

Jüngling, O.: Radiumbehandlung chirurgischer
Krankheiten. Leipzig 1924.

Kepp, R.: Die Strahlenbehandlung der bösartigen Geschwülste in der Gynäkologie.
Dtsch. med. Wschr. 72, 34 (1947a).

— Klinische Erfahrungen mit dem Körperhöhlenrohr bei Bestrahlung des Collumcarcinoms.
Zbl. Gynäk. 69, 333 (1947b).

— Die Wirkung der Bestrahlung mit schnellen
Elektronen auf die menschliche Haut. Strahlentherapie 81, 201 (1950).

— Grundlagen der Strahlentherapie. Stuttgart:
Georg Thieme 1952.

—, u. L. Seyfarth: Die Beeinflussung der Hautreaktion durch längere Bestrahlungspausen bei
fraktionierter Röntgenbestrahlung. Strahlentherapie 76, 573 (1947).

—, u. F. Wachsmann: Gemeinsames und Unterschiede der Chaoulschen Nahbestrahlung und
der Göttinger gynäkologischen Bestrahlungsmethode. Strahlentherapie 81, 287 (1950).

—, u. E. Witte: Über die leitenden Ideen älterer
und neuerer Methoden der Röntgentherapie
und einige Fortschritte in der Strahlenbehandlung bösartiger Tumoren. Dtsch. zahnärztl. Z.
2, 675 (1947).

KERN, W.: Zum Problem der zeitlichen Dosisverteilung in der Strahlentherapie. Med. Welt 17 (N.F.), 1635 (1966).

KNIERER, W.: Erfahrungen mit der Röntgennahbestrahlung an Hautcarcinomen. Röntgenpraxis 9, 27 (1937).

KRÖNIG, F., u. O. FRIEDRICH: Physikalische und biologische Grundlagen der Strahlentherapie. Strahlentherapie Sonderbd. 3 (1918).

KWIESER, M., u. B. LEVIE: Dosismessungen in einer Fläche konzentriert zur Röhrenoberfläche. Ned. T. Geneesk. 2023 (1941).

LAMARQUE, P. L., et CH. G. GROS: La radiothérapie de contact des cancers du rectum. J. Radiol. Électrol. 27, 333 (1946).

—, et A. POULIQUEN: Presentation d'un nouveau tube endocavitaire à fenêtre de beryllium et fonctionnant sous 100 kV. J. Radiol. Électrol. 33, 554 (1952).

—, et A. ROMIEU: L'irradiation directe de la couronne laryngée. Un nouveau procédé. J. Radiol. Électrol. 35, 671 (1954).

LAMBERT, V., and T. A. WATSON: Treatment of carcinoma of the larynx by Chaoul „contact" x-rays. J. Laryng. 57, 222 (1942).

LARRÚ, E.: Resultados primarios obtenidos con la roentgenterapie de Chaoul en el tratamiento de diversas localizaciones del cáncer (cutáneas, mucosas, cutáneo-mucosas, cuello uterino, vejiga urinaria y recto). Sem. méd. esp. 254, 1—57 (1944).

LEICHER, H., u. O. MÜLLER: Operation und Röntgen-Nahbestrahlung des Kehlkopf- und Hypopharynxcarcinoms. Z. Laryng. Rhinol. 30, 158 (1951).

LEUCUTIA, T.: Übersetzt von W. M. H. WEISSWANGE, Fragen der Strahlenbehandlung mit hohen Spannungen. Strahlentherapie 56, 633 (1936).

LEYDHECKER, F. K.: Eine Einstellungshilfe zum Chaoulschen Kontaktbestrahlungsgerät. Strahlentherapie 66, 535 (1939).

LUTTERBECK, E. F., and I. F. HUMMON: Uniform contact roentgen therapy for large areas. A simple devise and method. Radiology 56, 108 (1951).

MALLET, L., u. R. DECKER: Roentgentherapie endocavitaire. J. Radiol. Electrol. 30, 368 (1949).

MARQUES, P., A. BRU et E. AVERSENQ: Techniques et resultats de la roentgenthérapie anticancereuse à dose massive. J. Radiol. Électrol. 37, 75 (1956).

— — M. DELPLA et P. CARBOU: Dosimétrie en plésioroentgenthérapie. Tube Philips-Metalix. J. Radiol. Électrol. 35, 189 (1954).

MARTIUS, H.: Die intravaginale Nahbestrahlung des Gebärmutterhalscarcinoms. Strahlentherapie 51, 477 (1934).

— Die gezielte Kleinraumbestrahlung mit hoher Fraktionierung. Dtsch. med. Wschr. 145 (1943).

—, u. E. WITTE: Über einige Fortschritte im Bau und in der Anwendung des Körperhöhlenrohres. Strahlentherapie 69, 29 (1941).

MAYER, A.: Über die Behandlung inoperabler Genitalcarcinome mit partieller Operation und intraabdominaler Kontaktbestrahlung. Strahlentherapie 78, 501 (1949).

MAYNEORD, W. V.: Measurements of low-voltage x-rays (Chaoul-technique). Brit. J. Radiol. 9, 215 (1936).

MEREDITH, W. J.: Percentage depth doses in low-voltage x-ray therapy. Brit. J. Radiol. 13, 320 (1940).

MERRIL: Zit. nach J. BELOT, Traité de radiothérapie Paris. Steinheil 1905.

MESNIL DE ROCHEMONT, R. DU: Zur Frage der Strahlenresistenz der Melanome. Schweiz. med. Wschr. 56, 788 (1926).

— Zur Strahlentherapie maligner Tumoren. Strahlentherapie 60, 120 (1937).

— Neue Erfahrungen auf dem Gebiet der Strahlentherapie der Hautcarcinome. Radiol. clin. (Basel) 16, 343 (1947).

MIESCHER, G.: Die Behandlung der malignen Melanome der Haut mit Einschluß der melanotischen Präkanzerose. Strahlenforschung 2, 25 (1960).

—, u. B. WEDER: Dosen und Dosenbestimmung bei Nahbestrahlung. Strahlentherapie 85, 537 (1951).

MOLDENHAUER, W.: Ergebnisse der Nahbestrahlung von Lidcarcinomen. Klin. Mbl. Augenheilk. 132, 335 (1958).

MONTAG, C.: Über Schädigung des wachsenden Knochens bei der Röntgenbestrahlung und ihre Vermeidung. Strahlentherapie 84, 314 (1951).

MOORE, SH., E. SACHS and L. T. FURLOW: Direct roentgen radiation of brain tumors during operation. Ann. Surg. 105 (1937).

MORANO, M., e B. FRANCHI: Risultati del trattamento plesioterapico of brain affezioni oculari. Radiol. med. (Torino) 24, 168 (1948).

MORISON, W.: Short distance X-ray therapy comparison with radium. Brit. med. J. 1936, No 436.

MOSER, .: Vortrag am Österreichischen Krebskongreß 1950, Graz.

MÜLLER, E. A. W.: Ausdosierung der Körperhöhlen-Röntgenröhren für die Göttinger gynäkologische Bestrahlungsmethode. Strahlentherapie 76, 333 (1947).

NEUMANN u. CORYN: Handbuch der gesamten Strahlenheilkunde, Bd. 2. München 1938.

ODERMATT, W.: Experimentelle Untersuchungen über die primäre Wirkung der Röntgenstrahlen auf die Gefäße. Fortschr. Röntgenstr. 31, 717 (1923/24).

OESER, H.: Strahlenschutzmessungen an Nahbestrahlungsgeräten. Strahlentherapie 70, 646 (1941).

OOSTERKAMP, W. J.: Dose measurements on contact-therapy-tubes. Acta radiol. (Stockh.) 33, 491 (1950).

OTT, P.: Zur Röntgenstrahlenbehandlung oberflächlich gelagerter Tumoren. Strahlentherapie 59, 189 (1937).

— Angleichung eines Strahlenbündels einer Röntgen-Tiefentherapie-Anlage an das einer Nahbestrahlungsröhre. Strahlentherapie 81, 597 (1950).

Pack, G. T., u. I. M. Scharnagel: Palliative Bestrahlung des inoperablen Magenkrebses. Strahlentherapie 55, 443 (1936).

Palmieri, G. G.: Limitatori per la plesioroentgenterapia a piccoli campi da effettuarsi coi comuni impianti radiologici. Radiol. Fis. med., N. s. 3, 77 (1936).

— Meine Erfahrungen über Nahbestrahlungen. Strahlentherapie 62, 701 (1938).

Passeri, A., e B. Scelsi: Singolare comportamento di epitelioma cutaneo trattato con plesioroentgenterapia. Radioter. Radiobiol. Fis. med., N. s. 3, 11 (1956).

Pendergrass, E. P., Ph. J. Hodes and C. J. Garrahan: Roentgen therapy by the method of Chaoul. Radiology 32, 142 (1939).

Perotti, B.: Sul problema della dosimetria in plesioroentgenterapia. Radiol. med. (Torino) 34, 823 (1948).

Perussia, F.: La plesioroentgenterapia. Sci. med. ital. 1, 303 (1950).

Pettinati, S.: La terapia radiologica delle forme inflammatorie oculari. Rass. ital. Ottal. 27, 401 (1958).

Pfahler, G. E.: Behandlung des Hautkrebses mit X-Strahlen. Mer. X-Ray J. 1901.

Pfander, F.: Zur Technik der intraoralen Röntgenbestrahlung des Nasen-Rachenraumes mit Hohlanodenröhren. Z. Hals-, Nas. u. Ohrenheilk. 155, 64 (1947).

Piccolo, G., e G. Longo: Controllo istologico sull'azione della plesio-roentgenterapia in un caso di tumore vesicale. Arch. ital. Urol. 26, 91 (1953).

Plaats, G. J. v. der: Over de behandling van huidcarcinomen met röntgenbestraling volgens de röntgenkaustiekmethode. Maastricht: Boosten & Stols 1938.

Poppe, H.: Klinik und Therapie der fortgeschrittenen Stadien des Melanomalignom. Strahlenforschung 2, 3 (1960).

Porta, C.: Un decennio di esperienze nella plesioroentgenterapia dei tumori della cute e delle mucose. Tumori 22, 119 (1948) u. Atti Soc. lombarda Sci. med. biol. 3, 6 (1948).

Quastler, H.: Erfahrungen mit der Niedervolttherapie an Hautkrebsen. Strahlentherapie 59, 182 (1937).

— Depth dose measurements in contact roentgen therapy on a biological test object (rabbit skins). Amer. J. Roentgenol. 50, 669 (1943).

—, and H. V. Clark: Biological evaluation of 20 Million Volt roentgen rays. Amer. J. Roentgenol. 54, 723 (1945).

Quick, D.: Treatment of carcinoma of the tongue. Amer. J. Surg. (1921). Zit. nach E. A. Schmidt, Die neueren Ergebnisse auf dem Gebiet der Radiumtherapie in Amerika. Strahlentherapie 13, 663 (1921).

Quimby, E. H., and E. F. Focht: Dosage measurements in contact roentgen therapy. Amer. J. Roentgenol. 50, 653 (1943).

Raboni, F., e G. Moine: La plesioroentgenterapia nelle leucoplachie del cavo orale. Ateno parmense 29, 920 (1958).

Ramioul, H.: Indications pratiques de la thérapeutique par les rayons X á faible voltage et á courte distance focale („contactthérapie" et „thérapie superficielle"). Rev. belge Sci. méd. 17, 336 (1946).

Ratti, A., e G. Zanelli: Commento di risultati di un decennio di radioterapia del carcinoma della mucosa della guancia (1928—1937). Radiol. med. (Torino) 28, 439 (1941).

Ratzenhofer, M.: Vortrag am Österreichischen Krebskongreß 1950, Graz.

Read, J.: High voltage X-ray tubes in the USA. Brit. J. Radiol. 9, 442 (1936).

Redi, F., et R. Isola: Utilità della plesio-roentgen-terapia per la fistolizzazione delle sclerectomie anteriori. Arch. Ottal. 56, 117 (1952).

Regaud, Cl.: Über die Radiumtherapie der Zungenkrebse und ihre sekundären Drüsenerkrankungen. Strahlentherapie 21, 73 (1926).

—, u. R. Ferroux: Über den Einfluß des „Zeitfaktors" auf die Sterilisation des normalen und des neoplastischen Zellnachwuchses durch die Radiotherapie. Strahlentherapie 31, 495 (1928) u. Z. Krebsforsch. 32 (1930).

Reinhard, M. C.: Qualitative measurements of low-voltage shock-proof. X-ray tubes. Arch. Derm. Syph. (Chicago) 41, 718 (1940).

—, and H. J. Goodall: Surface and depth intensitites for short distance lowvoltage therapy. Radiology 30, 221 (1938).

Reisner, A.: Der Hauterythemverlauf bei fraktionierter Verabfolgung großer Strahlenmengen. Fortschr. Röntgenstr. 45, 293 (1932).

Riedl, E.: Zur Röntgenkontaktbestrahlung der Blasentumoren. Z. Urol. 38, 269 (1944).

Ruckensteiner, E.: Zur räumlichen Anordnung der Nahbestrahlung am gefensterten Kehlkopf. Radiol. Austriaca 6, 235 (1953).

Sangster, M.: Experiments with intercavernous roentgen irradiation and so-called collimator grids. Acta radiol. (Stockh.) 39, 57 (1953).

Santagi, F.: La plesioroentgenthérapie dans les mélanoblastomes. Radiol. med. (Torino) 33, 337 (1947).

Schaefer, W.: Die Röntgenbestrahlung der Uteruscarcinome mit Hilfe eines Vaginalrohres. Fortschr. Röntgenstr. 45, 721 (1932).

— Die Resultate der Nahbestrahlung in der Gynäkologie. Fortschr. Röntgenstr. 52, Kongr.-H. (1935).

—, u. E. Witte: Über eine neue Körperhöhlenröntgenröhre zur Bestrahlung von Uterustumoren. Strahlentherapie 44, 283 (1932).

— — Grundsätzliches zum Körperhöhlenrohr und zu seiner Anwendung. Strahlentherapie 50, 579 (1934).

Scherer, E.: Die Strahlenbehandlung der Mundhöhlentumoren (Lippe, Zunge, Wangenschleimhaut, Tonsille). Chirurg 99, 55 (1958).

Schinz, H. R.: Gegenwärtige Methoden der Krebsbestrahlung und ihre Erfolge, II. verteilte Dosis. Strahlentherapie 37, 31 (1930).

Schirren, C. G.: Vortrag auf der Frühjahrstagung der Bayerischen Röntgenologen in Erlangen, März 1960.

SCHREUS, H. TH.: Erfahrungen mit der Röntgenschichtbestrahlung (Weich- und Nahbestrahlung) nebst Bemerkungen zur Methodik und Nomenklatur. Strahlentherapie 67, 39 (1940).

SCHUBERT, G.: Physikalische und biologische Grundlagen der Betatron-Therapie. Ärztl. Forsch. 3, 375 (1949).

— H. BLEEK, W. DITTRICH, H. FASS, H. J. SCHMERMUND, G. SCHUBERT u. A. STADTMÜLLER: Wirkungen schneller Elektronen eines 6 MeV Betatrons auf das Ehrlich-Carcinom der weißen Maus. Strahlentherapie 81, 133 (1950).

SCHÜRCH, O., u. G. MIESCHER: Zur Behandlung der bösartigen Melanome. Dtsch. Z. Chir. 241, 633 (1933).

SCHUMANN, E.: Röntgenbehandlung von Iriscysten unter Anwendung der Nahbestrahlung. Klin. Mbl. Augenheilk. 126, 433 (1955).

SEITZ, L., u. H. WINTZ: Die Röntgenbestrahlung bösartiger Neubildungen. Strahlentherapie 11, 859 (1920).

SJÖGREN, T.: Die Röntgentherapie bei Lupus erythematodes, Cancroid und Ulcus rodens. Fortschr. Röntgenstr. 5, 37 (1901/02).

SMITHERS, W.: The treatment of accessible malignant tumours with short- distance low-voltage roentgen rays. Amer. J. Roentgenol. 51, 730 (1944).

SMOKVINA, M.: Die biologischen Grundlagen der röntgenologischen Carcinomtherapie. Radiol. Glasnik 3, 11 (1937).

SOMMER, F.: Die schädigende Wirkung der Röntgenstrahlen auf das Knochengewebe. Dtsch. med. Rdsch. 3, 103 (1949).

SPOLJAR, M., N. FRANICEVIC u. M. KUBOVIC: Beitrag zur Behandlung der malignen Melanome. Strahlentherapie 109, 352 (1959).

STARIČKOW, M. S.: A short distance roentgen therapy of skin cancer for the ocular area. Vop. Onkol. 5, 586—591 mit englischer Zusammenfassung (1959) [Russisch].

STECH, H.: Erfahrungen über die Röntgennahbestrahlung der Epitheliome, Sarkome und Melanome. Krebsarzt 3, 370 (1948).

STENBECK, T.: Ein Fall von Hautkrebs geheilt durch die Behandlung mit Röntgenstrahlen. Mitt. Grenzgeb. Med. Chir. 347 (1900a).

— Deux cas de cancroide, guéris par les rayons de roentgen. Ann. électro-biol. 618 (1900b).

STENSTRÖM, W., and W. L. MATTICK: Study of skin reactions are devided roentgen-ray dosage. Amer. J. Roentgenol. 15, 513 (1926).

STRAUSS, S.: Mekapiondosierung bei der Kontaktröntgentherapie. Strahlentherapie 55, 537 (1936).

STUTZ, E.: Blendringe und Blendkappen zur Nahbestrahlung mit der Spitzanodenröhre. Strahlentherapie 82, 251 (1950).

TAFT, E.: The place of radiotherapy in the treatment of diseases of the skin. Benign conditions. Med. J. Aust. 46, 454 (1959).

TENTSCHOV, G., u. VL. ANDREEV: Behandlung der Leukoplakie der Mundhöhle durch Nahbestrahlung. Strahlentherapie 99, 364—368 (1956).

TERRACOL, J., u. P. LAMARQUE: Abhandlungen über eine Nahbestrahlungstechnik bei Kehlkopfcarcinomen. J. Radiol. Électrol. 30, 140 (1949).

TISCHER, H.: Anwendbarkeit der kombinierten intravaginalen Kleinraumbestrahlung bei Genitalcarcinomen. Wien. med. Wschr. 1951, 101.

TOSTI, A.: Studio sulla fase argirofila della stroma tumorale negli epiteliomi cutanei sottoposti ad irradiazioni plesioröntgen. Rass. Derm. Sif. 6, 73—78 (1953).

TROUT, E. D., J. P. KELLY u. A. C. LUCAS: Isodosenkurven für intrakavitäre Röntgentherapie. Amer. J. Roentgenol. 72, 94 (1954).

TRÜBESTEIN, H., u. S. HOFMANN: Die Technik der Röntgenkontraktaufnahme des Kehlkopfes mit dem Nahbestrahlungsrohr. Fortschr. Röntgenstr. 89, 366 (1958).

VISCONTI, N., e A. GILARDONI: Nuova camera di ionizazzione universale. Radiol. med. (Torino) 23, 452 (1947).

VONDRA, J., et VINDUŠKA: Traitement chirurgical et radiologique des épithélomas de la lèvre inférieure. Neoplasma (Bratislava) 4, 384 (1957).

WACHSMANN, F.: Über den Begriff „Raumdosis". Strahlentherapie 60, 653 (1941).

— Grundsätzliches zur Frage der Fraktionierung bei der Röntgenbehandlung bösartiger Geschwülste. I. Mitt. Strahlentherapie 73, 636 (1943a).

— Experimentelle Untersuchungen an einem Fall von multiplem Hautcarcinom unter besonderer Berücksichtigung der Frage der Zweckmäßigkeit der Fraktionierung. II. Mitt. Strahlentherapie 73, 649 (1943b).

— Auswirkungen der Dosisabhängigkeit des Zeitfaktors auf die fraktionierte Röntgenbestrahlung. III. Mitt. Strahlentherapie 73, 663 (1943c).

— Experimentelle Untersuchung zur Frage der Verträglichkeit von hohen Röntgenstrahlendosen bei verschiedenen Bestrahlungsmethoden. Strahlentherapie 76, 260 (1947).

— Physikalische Grundlagen der Röntgentherapie und Dosimetrie. Aus MEYER-MATTHES, Die Strahlentherapie. Stuttgart: Georg Thieme 1949.

— Unterschiede in der Wirkung verschieden dicht ionisierender energiereicher Strahlungen. Habil.-Arbeit Erlangen 1951.

— Therapie mit ultraharten Röntgenstrahlen und energiereichen Korpuskeln. Strahlentherapie 86, 440 (1952).

— G. BARTH, H. FETZER, J. RIES u. G. SCHULTE: Vergleich der Wirkung von Röntgen- und Radiumstrahlung auf die menschliche Haut. Strahlentherapie 90, 483 (1953).

WARNEKROS, K., u. F. DESSAUER: Wendepunkt in der Technik der Tiefentherapie. Strahlentherapie 11, 151 (1920).

WASSON, W. W.: Intravaginal roentgen-irradiation of cancer of the cervix. Radiology 40, 454 (1943).

Watson, T. A.: A simple device for intracavitary contact therapy. Brit. J. Radiol. 14, 366 (1941).

Werkgartner, H.: Zur Strahlentherapie der Lidgeschwülste mit besonderer Berücksichtigung der Ergebnisse der Nahbestrahlung. Wien. klin. Wschr. 70, 960 (1958).

Wernsdörfer, R.: Experimentelle Untersuchungen über die optimale Pausendauer der fraktionierten Bestrahlung multipler Hautcarcinome. Z. Haut- u. Geschl.-Kr. 28, 79 (1960).

— Zur Behandlung und Prophylaxe der Hautgeschwülste des malignen Melanoms. Strahlenforschung 2, 43 (1960).

—, u. K. Röschl: Neuere Erfahrungen bei der Behandlung maligner Hauttumoren und Röntgenschäden der Haut. Z. Haut- u. Geschl.-Kr. 11, 190 (1951).

Wildholz, F.: Zur Kenntnis der Blutgefäßveränderungen im röntgenbestrahlten Gewebe. Strahlentherapie 59, 662 (1937).

Winkler, E.: Keloide und Narbenhypertrophie. Wien. med. Wschr. 108, 1032 (1958).

Wintz, H.: In Veit-Stöckels Handbuch der Gynäkologie, Bd. 4, S. 2. München: J. F. Bergmann 1935.

Zakovsky, J.: Kleinfeldtubusse für Nahbestrahlung. Strahlentherapie 74, 182 (1943).

Zdansky, E.: Sofortreaktion nach Röntgennahbestrahlung. Strahlentherapie 72, 114 (1942a).

— Erfahrungen über die Röntgennahbestrahlung der Hautgeschwülste. Ther. d. Gegenw. 83, 293 (1942b).

Zimmer, Th.: Eine neue Körperhöhlenröntgenröhre. Strahlentherapie 55, 797 (1932).

— Über die Dosisverteilung bei Nahbestrahlungsröhren und Körperhöhlenröhren verschiedener Ausführung. Fortschr. Röntgenstr. 58, 107 (1938).

Zöllner, F.: Die Komplikation der Röntgenbestrahlung von Kehlkopfcarcinomen durch Tumorperichondritis und Bestrahlungsperichondritis und über die Frage der Strahlenschädigung von Knochengewebe. Strahlentherapie 70, 193 (1941).

IV. Halbtiefentherapie

Von

G. Barth

Mit 7 Abbildungen

a) Entwicklung der Halbtiefentherapie

In den ersten zwei Jahrzehnten der Entwicklung der Strahlentherapie bemühte man sich vorwiegend, eine möglichst hohe relative Tiefendosis zu erzielen. Dies ist bei dem damaligen Stand der Technik durchaus verständlich. Als man dieses Ziel erreicht zu haben glaubte, galt die Therapie unter Bedingungen, die wir heute als Halbtiefentherapie bezeichnen, als eine überwundene Phase der Entwicklung der Tiefentherapie, und es bedurfte einer besonderen Begründung, ja geradezu einer Verteidigung, wenn diese als veraltet angesehene Form der Tiefentherapie noch empfohlen und angewandt wurde. Diese Beurteilung der Halbtiefentherapie war offenbar so verbreitet, daß sich BELOT veranlaßt fühlte, auf die Vorteile dieser Therapieform im französischen und englischen Schrifttum besonders hinzuweisen. In den Lehrbüchern der damaligen Zeit wird die Methode nicht erwähnt, BÉCLÈRE (1926) z.B. unterscheidet nur zwischen Oberflächen- und Tiefentherapie. Ebenso sucht man in den deutschen Standardwerken der damaligen Zeit von DESSAUER, JÜNGLING, WINTZ, HOLFELDER und WETTERER vergeblich nach Angaben über die Halbtiefentherapie. Dies ist vielleicht nicht so verwunderlich, wenn man bedenkt, daß man die zu ihrer Zeit (1916) als „Ultradurstrahlen" bezeichneten Strahlen als einen Erfolg der Technik feierte und zudem in ihnen ein Mittel in der Hand zu haben glaubte, den Primärtumor und die Metastasen zugleich behandeln und heilen zu können (ROSENTHAL). So blieb die Halbtiefentherapie — mit dem Makel einer technisch überwundenen Phase der Entwicklung der Röntgentherapie behaftet — Jahrzehnte ein Stiefkind der Strahlentherapie.

Es ist eine mühsame Aufgabe, den verstreut unter unterschiedlichen Bezeichnungen geäußerten Gedanken für diese besondere Form der Therapie nachzuspüren. Im deutschen Schrifttum haben sich besonders CHAOUL, HOLTHUSEN, SEITZ und OTT für eine Anpassung der Strahlung an die Tiefenlage des Herdes ausgesprochen. HOLTHUSEN hat sich dazu folgendermaßen geäußert: „Immer muß das Bestreben dahin gehen, die unter dem zu beeinflussenden Gewebe liegenden Schichten so wenig wie möglich zu belasten." CHAOUL hat die von ihm in Anlehnung an die Radiumfernbestrahlung inaugurierte Methode als eine besondere Form der Strahlentherapie angesprochen und durch die Einführung eines eigenen Namens — „*Kurzdistanzbestrahlung*" — herausgehoben, wobei er u.a. auch von EBBEHOJ inspiriert wurde.

Im englischen und französischen Schrifttum haben sich REYNOLDS, GRIMMETT und READ sowie TUDDENHAM besonders mit der Halbtiefentherapie befaßt. Schließlich ist im Lehrbuch von DU MESNIL (1958) von der Halbtiefentherapie die Rede, während im derzeit neuesten amerikanischen Lehrbuch von MURPHY diese Methode nicht erwähnt wird.

Die Halbtiefentherapie hat sich langsam und unmerklich eingeführt, während etwa zu gleicher Zeit durch die Publikationen zahlreicher Autoren andere Methoden, wie die Nahbestrahlung und die Bewegungsbestrahlung, die einer besonderen Apparatur bedürfen, Eingang und Anerkennung in der modernen Strahlentherapie gefunden haben. Nahbestrahlung und Bewegungsbestrahlung haben mit der Halbtiefentherapie gemeinsam das Bestreben, gesunde Gewebe durch Konzentration der Strahlung auf den Herd zu schonen. Die Halbtiefentherapie beruht demnach auf einem Grundprinzip der heutigen Strahlentherapie. Man kann also sagen, daß man den Erfordernissen nach einer Halbtiefentherapie erst dann allgemein entsprach, als die Bedeutung der Raumdosis und der Schonung der gesunden Gewebe für die Therapie klar erkannt waren.

b) Nomenklatur

Die Bezeichnung „Halbtiefentherapie" ist glücklich gewählt, weil sie — zwischen Oberflächen- und Tiefentherapie eingeordnet — allgemein verständlich ist. Trotzdem wird sie in der deutschen Fachsprache keineswegs oft angewandt. Dies liegt wohl vor allem daran, daß sie bisher kaum in Einzelarbeiten, geschweige denn in Form einer Monographie bearbeitet und beschrieben wurde. Im deutschen Schrifttum findet man noch die Bezeichnung Kurzdistanzbestrahlung (Chaoul), im französischen Schrifttum „la Radiothérapie modérément penetrante" (Belot) und im englischen „moderately deep radiotherapy" (Belot). Auch die Bezeichnungen „half deep therapy" oder „medium therapy" bzw. therapie semiprofonde" sind allgemein verständlich.

c) Definition

Die Halbtiefentherapie dient der Behandlung von Krankheitsherden unter der Haut oder solchen, die sich von der Oberfläche aus mehrere Zentimeter tief erstrecken. Sie stellt sich die Aufgabe, möglichst viel Dosis in diesen Bereich zu applizieren und die Gewebe unter dem Krankheitsherd weitgehend vor der Strahlung zu schonen. Diesem Ziel dienen auch eine Reihe anderer Methoden, wie die Teleradiumtherapie, die Therapie mit schnellen Elektronen oder besondere Formen der Bewegungsbestrahlung. Neuerdings haben sich Vieten und Heinzler durch Kombination der Bestrahlung mit schnellen Elektronen und ultraharten Röntgenstrahlen der Halbtiefentherapie unter neuzeitlichen methodischen Bedingungen besonders gewidmet. Es muß daher einschränkend noch hinzugefügt werden, daß die Halbtiefentherapie sich der klassischen Strahlung mit stehenden Feldern bedient und hinsichtlich des Dosisabfalls zwischen der konventionellen Tiefentherapie und der Nahbestrahlung liegt.

d) Möglichkeiten zur Erzielung einer geeigneten Dosisverteilung

Die Halbtiefentherapie wird in der Regel mit Apparaturen ausgeführt, die auch zur Durchführung von Tiefentherapie dienen. Es gibt verschiedene technische Möglichkeiten, die zur Vornahme der Halbtiefentherapie erstrebte Dosisverteilung durch Anwendung klassischer Röntgenstrahlung zu erzielen. Man kann einmal eine kleine Halbwertschicht von z.B. 2 mm Al und einen relativ großen FHA verwenden. Eine solche Strahlung ist besonders für die Aufgabe geeignet, Tumoren zu bestrahlen, die sich von der Oberfläche des Körpers mehrere Zentimeter in die Tiefe erstrecken. Andererseits kann man auch mit härteren Strahlen mit Hilfe eines kleinen FHA den erwünschten Dosisabfall erreichen, doch wird dabei wegen der Divergenz dieser Strahlungen eine größere Raumdosis appliziert als bei Verwendung eines relativ großen FHA, was allgemein abzulehnen ist. Man kann sich allenfalls bei der Mehrfeldertherapie, soweit dies z.B. bei unter der Haut liegenden Tumoren möglich und erforderlich ist, überlegen, ob man durch Ausnützung der Divergenz der Strahlung mehrere relativ kleine Felder anordnet, um die erforderliche Herddosis damit zu erzielen (vgl. Abb. 1).

Aus der Abb. 1 geht jedoch hervor, daß eindeutig kleinere Hautfelder und damit die Möglichkeit, mehrere Felder anzulegen, recht kleine Focus—Haut-Abstände erfordern. Solche sind bei den üblichen Tiefentherapieapparaten nur in beschränktem Maße wegen der Abmessung der Röhre und der Haube möglich. Weiterhin muß in diese Überlegungen auch noch die Dosisleistung mit einbezogen werden. Man wird zur Erzielung einer annehmbaren Dosisleistung auf eine zu starke Filterung verzichten müssen und z.B. bei

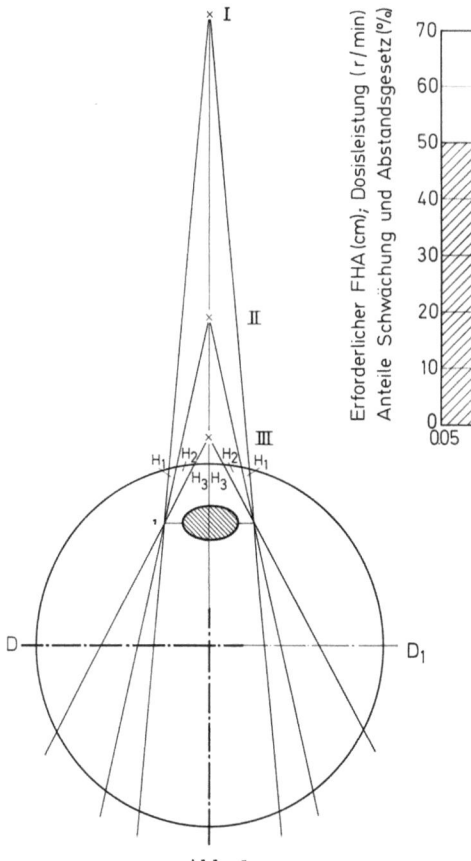

Abb. 1

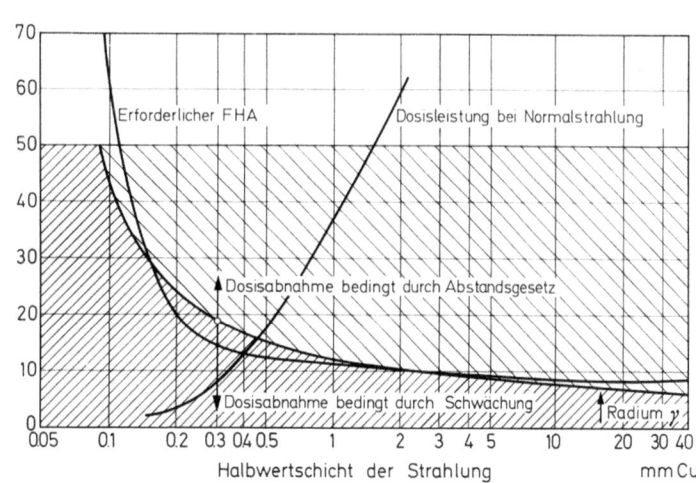

Abb. 2. Zusammenhang zwischen HWS und 1. erforderlichem FHA zur Erfüllung der Bedingung einer GHWT von 3 cm; 2. Anteile der dabei durch Schwächung und Abstandsgesetz bedingten Dosisabnahme und 3. Dosisleistung bei Verwendung von Normalstrahlung in R/min je mA Röhrenstrom. (Nach CHAOUL und WACHSMANN)

Abb. 1. Einfluß des Focus—Haut-Abstandes auf die Hautfeldgröße und die Raumdosis. *I FHA* 30 cm; *II FHA* 10 cm; *III FHA* 3 cm; *D/D₁* Körperdurchmesser 24 cm; Tumor—Haut-Abstand 2 cm; Tumordurchmesser 4 cm; Tumortiefe 2—4 cm; H_1/H_1, H_2/H_2, H_3/H_3 Hautfelder

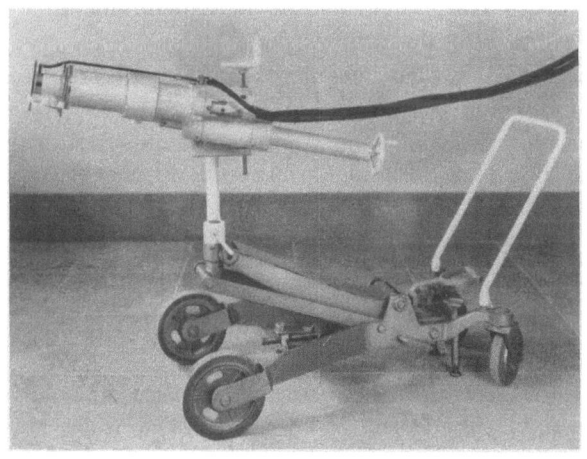

Abb. 3

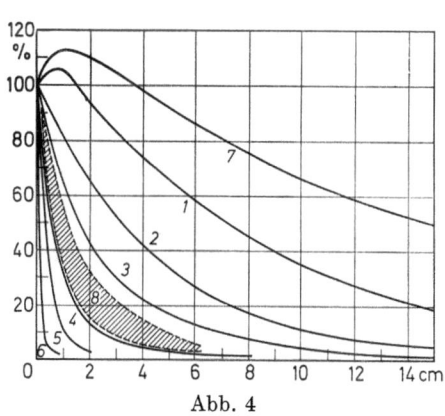

Abb. 4

Abb. 3. Apparatur zur intraoperativen Bestrahlung, 150 kV. (Nach BARTH und MEINEL)

Abb. 4. Dosisabfall bei den verschiedenen Standardbedingungen der Röntgentherapie (schematisch), nach WACHSMANN. *1* Tiefentherapie; *2* Halbtiefentherapie; *3* Unterhauttherapie; *4* Hauttherapie; *5* Oberhauttherapie; *6* Grenzstrahlen; *7* ultraharte Strahlungen; *8* Radium-Kontaktbestrahlung bzw. Nahbestrahlung

einer Spannung von 120 kV eine Gesamtfilterung von etwa 2 mm Al anwenden (vgl. Abb. 2 und 4).

Eine hohe Dosisleistung wird besonders für die Halbtiefentherapie nach operativer Freilegung gefordert. Aus organisatorischen Gründen und zur Vermeidung einer unnötigen

Verlängerung der Narkose muß die Bestrahlungszeit hier auf ein Mindestmaß beschränkt werden. Es wurde daher für diese Zwecke eine spezielle Apparatur von BARTH und MEINEL angegeben, die außerdem noch dem Bedürfnis nach absoluter Sterilität der Wunden bei geöffneten Körperhöhlen Rechnung trägt, wobei ein Spezialtubus entwickelt wurde (Abb. 3).

Mit den klassischen Mitteln der Röntgentherapie läßt sich bei unter der intakten Haut halbtief liegenden Tumoren auch durch Anlegen tangentialer Felder das unter dem Krankheitsherd liegende Gewebe schonen. Es wird dabei von der Entfernung des Herdes von der Haut, über die eingestrahlt wird, abhängen, ob man unter Tiefen- oder Halbtiefenbedingungen die sog. *Tangentialbestrahlung ausführt.*

Schließlich sei noch auf die Bestrahlung mit schnellen Elektronen mittelhoher Energie von einer Reichweite von 3—6 cm hingewiesen, die im Kapitel A. I. des Bandes XVI/2 dieses Handbuches näher besprochen wird. Die Dosisverteilung dieser Elektronen eignet sich besonders dann hervorragend zur Behandlung halbtief gelegener Herde, wenn unter Schonung der Haut sowie des subtumoralen Gewebes eine hohe Dosis appliziert werden muß.

Auf die Frage, inwieweit die Bewegungsbestrahlung, besonders die tangentiale Bewegungsbestrahlung und die mit schnellen Elektronen oder die Siebbestrahlung mit schnellen Elektronen bzw. Teletherapie mit radioaktiven Stoffen zur Erzielung einer geeigneten Dosisverteilung bei halbtief gelegenen Herden geeignet sind, kann hier nicht näher eingegangen werden. Es muß auf die entsprechenden Kapitel des Handbuches verwiesen werden.

e) Dosisverteilung

Über den Dosisabfall der Halbtiefentherapie im Vergleich zu anderen Standardbedingungen der Röntgentherapie unterrichtet Abb. 4. Man erkennt aus ihr, daß bei der Halbtiefentherapie die Dosis in 3 cm Tiefe auf etwa 50 % abgefallen ist.

Die relativen Tiefendosen der Halbtiefentherapie entsprechen etwa denen der Radiumfernbestrahlung; CHAOUL hat daher auch die Halbtiefentherapie in Anlehnung an die Radiumfernbestrahlung als Kurzdistanzbestrahlung bezeichnet (Abb. 5).

Bei der intraoperativen Halbtiefentherapie läßt sich bei intrathorakaler Bestrahlung die in Abb. 6 dargestellte Dosisverteilung erzielen (BARTH und MEINEL).

Über die geeignete Dosisverteilung bei der Halbtiefentherapie unterrichten weiterhin die bekannten Dosierungstabellen (GREBE und NITZGE bzw. GREBE und WIEBE, WACHSMANN und DIMOTSIS, MAYNEORD, JENNINGS, ALLSOPP, BRAESTRUP, MAYNEORD und LAMERTON). Siehe auch Kapitel V. von D. RINGLEB in diesem Band.

f) Dosierungsgrundlagen

Bei der Dosierung der Halbtiefentherapie sind einige Gesichtspunkte zu berücksichtigen, die den besonderen Gegebenheiten dieser Methode entsprechen.

Handelt es sich um eine sog. Entzündungsbestrahlung, so soll bekanntlich ein relativ großer Raum mit verhältnismäßig kleinen bis mittleren Dosen bestrahlt werden. Man wird zur Halbtiefentherapie dabei nur dann greifen, wenn in der Tiefe liegende strahlenempfindliche Organe geschont werden müssen. Im übrigen gelten für die Dosierung die allgemeinen Regeln der Entzündungsbestrahlung.

Für die Dosierung bei der Tumortherapie ist es wesentlich, ob die bösartige Geschwulst die Haut einschließt, sei es, daß sie von ihr ausgeht oder von der Tiefe in sie infiltrativ eingewachsen ist. Im Falle der Hautbeteiligung muß zwar auf die gesunde Haut keine Rücksicht genommen werden. Es können also die für den Tumor erforderlichen Dosen ohne Rücksicht auf die gesunde Haut appliziert werden. Man muß dabei aber die Raumdosis beachten und darf im allgemeinen nicht wie bei der Nahbestrahlung hohe und höchste Einzeldosen von 2000—6000 R geben. Vielmehr muß die Einzeldosis so gewählt werden, daß an der Grenze zwischen Tumor und darunter liegendem gesunden Gewebe Einzeldosen von 200—400 R je nach Größe des Tumors und applizierter Raumdosis verabfolgt werden. Die Gesamtdosis wird je nach Ansprechen des Tumors meist zwischen 5000 und 6000 R liegen. Etwa die gleichen Grundsätze gelten für die Halbtiefentherapie

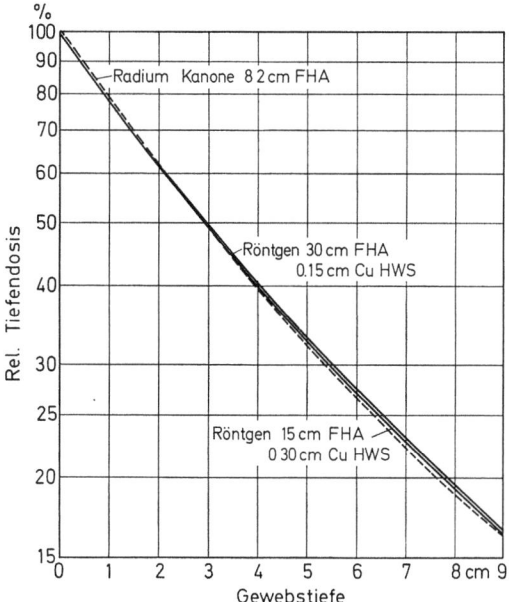

Abb. 5. Relative Tiefendosen bei der Radiumfernbestrahlung und der Kurzdistanzbestrahlung mit 15 cm FHA, 0,3 mm Cu HWS bzw. 30 cm FHA und 15 mm Cu HWS. (Nach CHAOUL und WACHSMANN)

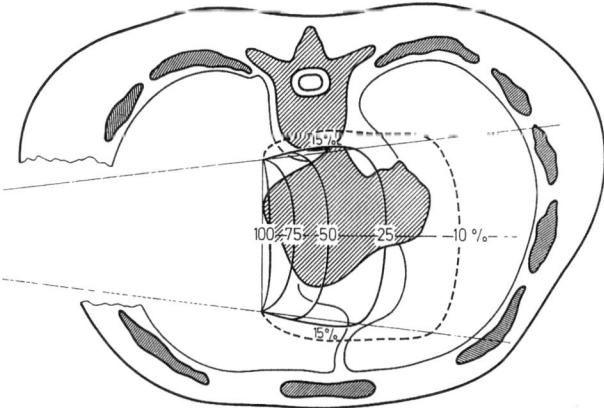

Abb. 6. Dosisverteilung bei intrathorakaler Bestrahlung nach operativer Freilegung, 150 kV, GHWT 4 cm. (Nach BARTH und MEINEL)

nach operativer Freilegung (BARTH, BARTH und MEINEL). Die Einzeldosis beträgt bei fraktionierter Therapie 200—400 R täglich bis zu einer Gesamtdosis von 5000—8000 R je nach Ansprechen und Tiefenwachstum der Geschwulst. Wenn nur eine einmalige Dosis gegeben werden kann, so darf je nach Fall bis zu 2500 R gegangen werden (BARTH und MEINEL).

Wenn der Tumor unter der Haut gelegen ist, hängt die Dosierung von der Strahlen-empfindlichkeit der Haut ab. Dies gilt besonders für den Fall, daß nur ein Feld angelegt werden kann. In gewissen Fällen kann man sich durch Verschieben der Haut in 4 Rich-tungen helfen, mehrere Felder anzubringen und die Gesamtdosis am Herd den Erforder-nissen entsprechend zu erhöhen und die Haut doch ausreichend zu schonen. Auch gelingt es durch eine optimale Dosierung (BARTH, BÖHMER und WACHSMANN; BARTH, GRAEBNER

und Wachsmann; Barth, Wachsmann und Wernsdörfer) eine höhere Verträglichkeit
der Haut zu erreichen, um möglichst die zu erstrebende Herddosis applizieren zu können.
Die Einzeldosis wird in 48stündiger Pausendauer etwa 400 R betragen und die Gesamtdosis auf der Haut bei der Möglichkeit die Haut nach allen Richtungen alternierend zu
verschieben, mit etwa bis 6000 R sich vertreten lassen.

Wenn 2 oder 3 Felder angelegt werden können, wird es im allgemeinen nicht schwierig
sein, die erstrebenswerte Herddosis zu erreichen. Dabei dürfen die Felder nicht zu nahe
beieinander liegen. Es besteht z.B. bei der 3-Feldertherapie die Gefahr, daß am mittleren

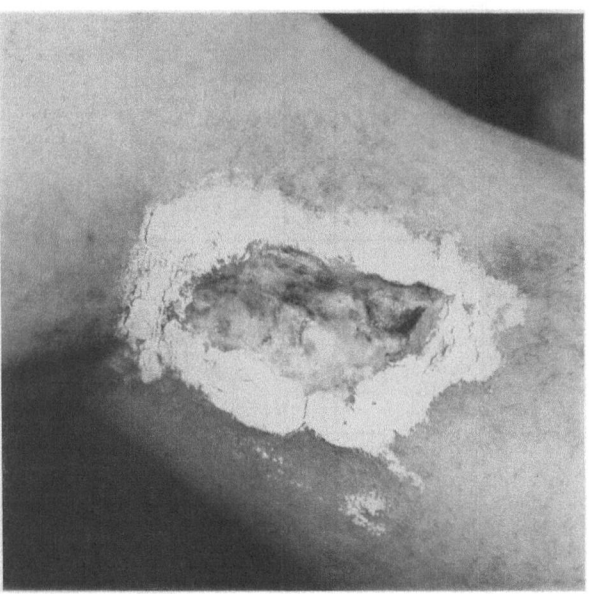

Abb. 7. Ulcus nach Bestrahlung eines Synovialioms über 3 eng nebeneinander liegende Felder, Dosis je Feld
11 × 200 R. Ulcusrand mit Zinkpaste bedeckt, die Felder neben dem Ulcus sind trotz gleicher Dosis nur
pigmentiert. Zustand 4 Monate nach Bestrahlung

Hautfeld ein Röntgenschaden auftritt. Als Beispiel wird auf Abb. 7 verwiesen. Es handelt
sich hierbei um ein Synovialiom im proximalen Unterschenkel, das mit Dosen von je
11 × 200 R täglich über 3 dicht nebeneinander liegende Felder bestrahlt wurde. Nach
3—4 Monaten bildete sich ein Ulcus an der Haut des mittleren Feldes, das 5 Monate
nach Therapiebeginn excidiert werden mußte.

g) Indikationen

Unter den verschiedenen Indikationen zur Halbtiefentherapie stehen an erster Stelle
die unter der Haut gelegenen Drüsenmetastasen und Drüsentumoren bei der Lymphogranulomatose und den verschiedenen Sarkomen. Bei einer Tiefe von 3—4 cm eignen
sich diese vorzüglich für die Bedingungen der Halbtiefentherapie, deren Gewebehalbwerttiefe bei konventioneller Strahlung 3—4 cm beträgt.

Tumoren der Extremitäten eignen sich ebenfalls zur Halbtiefentherapie. Bei osteogenen
Sarkomen kommt als weiterer Vorteil noch die energieabhängige Absorption der konventionellen Strahlungen hinzu, die bei einer Strahlenqualität von 0,5 mm Cu HWS 120 kV
das 4fache und bei einer solchen von 1,5 mm Cu (190 kV) das 2,5fache der Absorption
in wasseräquivalentem Gewebe beträgt. Als weitere Indikationen werden noch Parotistumoren, Augentumoren, Larynx- und Hypopharynxcarcinome, Tumoren der Nasen-
schleimhaut, der vorderen Siebbeinzellen, Schilddrüsencarcinome, Rippentumoren und
Weichteilsarkome genannt.

Die Halbtiefentherapie nach operativer Freilegung wurde zur Behandlung von
Sarkomen der Extremitäten angegeben (Barth). Neuerdings eröffnen sich auch Möglich-

keiten, Bronchialcarcinome bzw. deren regionale Metastasen, Oesophaguscarcinome und intraabdominale Tumoren mit der Halbtiefentherapie nach operativer Freilegung anzugehen (BARTH und MEINEL).

Die Entzündungsbestrahlung wird unter Halbtiefentherapiebedingungen im allgemeinen nur bei ganz oberflächlich gelegenen Prozessen, wie Schweißdrüsenabscessen ausgeführt. Meist wird man jedoch die Tiefentherapie anwenden, da bei der Entzündungsbestrahlung ein größerer Raum bestrahlt werden muß, um den gewünschten Erfolg zu erringen. Nur wenn unter dem Herd sehr strahlenempfindliche Organe liegen, wird man bei halbtief gelegenen Prozessen zur Halbtiefentherapie greifen.

Literatur

ALLSOPP, C. B.: Central axis depth dose date for X-radiations of half value layers from 0,02 mm Al to 15,0 mm Cu, cobalt 60 radiation H. V. L. 11 mm Pb, and betatron radiation, 22 MeV. Brit. J. Radiol., Suppl. 5 (1953).

BARTH, G.: In: K. MATTHES u. H. MEYER, Die Strahlentherapie. Stuttgart: Georg Thieme 1949.

—, u. F. MEINEL: Intraoperative Kontakttherapie in den großen Körperhöhlen. Strahlentherapie 109, 386—395 (1959).

BÉCLÉRE, A.: In: I. SOLOMON, Preses de radiothérapie profonde. Paris 1926.

BELOT, J.: Moderately deep radiotherapy. Acta radiol. (Stockh.) 4, 513—527 (1926).

BELOT, M. J.: La radiothérapie modérément pénétrante. J. Radiol. Electrol. 12, 91—94 (1928).

BRAESTRUP, C. B.: Depth dose measurements for 100, 200 and 135 kV röntgen rays. Radiology 42, 258—272 (1944).

CHAOUL, H.: Die Nahbestrahlung. Leipzig: Georg Thieme 1944.

—, u. F. WACHSMANN: Die Nahbestrahlung. Stuttgart: Georg Thieme 1953.

DESSAUER, F.: In: H. MEYER, Lehrbuch der Strahlentherapie. Berlin u. Wien: Urban & Schwarzenberg 1925.

EBBEHØJ, E.: Ultraweiche Röntgenstrahlen. Kopenhagen: Busch 1937.

— Experiences in the treatment of skin cancer with ultrasoft roentgen-rays, 1933—1936. Acta radiol. (Stockh.) 36, 17—27 (1951).

GLASSCHEIB, S.: Allgemeine Strahlenkunde, 2. Aufl. Wien: Springer 1936.

GLASSER, O., E. H. QUIMBY, L. S. TAYLOR, and J. L. WEATHERWAX: Physical foundations of radiology, 2. ed. New York: P. B. Hoeber, Inc. 1952.

GREBE, L., u. K. NITZGE: Tabellen zur Dosierung der Röntgenstrahlen. Sonderbände Strahlentherapie 14, 42—43 (1930).

—, u. W. WIEBE: Tabellen zur Dosierung der Röntgenstrahlen. Berlin 1950.

GRIMMETT, L. G., and J. READ: The measurement in roentgens of the distribution in water of intensity of radiation from a 3 gm. and a 4,9 gm. radium unit. Brit. J. Radiol. 8, 702 (1935).

HOLFELDER, H.: In: R. GRASHEY. Irrtum der Röntgentherapie. Leipzig: Georg Thieme 1924.

HOLTHUSEN, H.: In: G. F. HAENISCH, H. HOLTHUSEN u. A. LIECHTI, Einführung in die Röntgenologie. Stuttgart: Georg Thieme 1951.

JENNINGS, W. A.: The achievement of optimum depth dosage distributions from the physical standpoint. Brit. J. Radiol. 24, 135—142 (1951).

JÜNGLING, O.: Untersuchungen zur chirurgischen Röntgentiefentherapie. Strahlentherapie 10, 501—584 (1920).

LAZARUS, L.: Handbuch der gesamten Strahlenheilkunde. München 1926.

MAYNEORD, W. V.: Measurements of low-voltage X-rays (CHAOUL), technique. Brit. J. Radiol. 9, 215—238 (1936).

—, and L. F. LAMERTON: Survey of depth dose data. Brit. J. Radiol. 14, 255—264 (1941).

MESNIL DE ROCHEMENT, R. DU: Lehrbuch der Strahlenheilkunde. Stuttgart 1958.

MURPHY, W.: Radiation therapy. Philadelphia: W. B. Saunders Co. 1959.

OTT, P.: Zur Röntgenstrahlenbehandlung oberflächlich gelegener Tumoren. Strahlentherapie 59, 189—223 (1937).

— Berichtigung zu: Zur Röntgenstrahlenbehandlung oberflächlich gelegener Tumoren. Strahlentherapie 61, 195 (1938).

REYNOLDS, R.: Treatment of neoplasm, with special reference to the relative values of hard and soft rays. Brit. J. Radiol. 7, 75 (1934).

— Über die Eignung von Röntgenstrahlen mittlerer Wellenlänge für die Behandlung gewisser Erkrankungen. Strahlentherapie 57, 132—139 (1936).

ROSENTHAL, J.: Röntgentherapie mit ultraharten Strahlen. Dtsch. med. Wschr. 21, 611 (1915).

SEITZ, L.: In: J. HALBAN u. L. SEITZ, Biologie und Pathologie des Weibes, 1. Aufl., Bd. II, S. 429. München: Urban & Schwarzenberg 1924.

TUDDENHAM, W. J.: Half-value depth and fall-off ratio as functions of portal area, target-skin distance, and half-value layer. Radiology 69, 79—87 (1957).

VIETEN, H., u. F. HEINZLER: Halbtiefentherapie mittels kombinierter Bestrahlung mit schnellen Elektronen und ultraharten Röntgenstrahlen. Der Radiologe 4, 206—208 (1964).

WACHSMANN, F.: Vorschläge zur Standardisierung der Bestrahlungsbedingungen in der Röntgentherapie. Strahlentherapie 83, 31—41 (1950).

—, u. A. DIMOTSIS: Kurven und Tabellen für die Strahlentherapie. Stuttgart: S. Hirzel 1957.

WETTERER, J.: Handbuch der Röntgen- und Mediumtherapie. Leipzig u. München 1922.

WINTZ, H.: In: P. ZWEIFEL u. E. PAYR: Klinik der bösartigen Geschwülste, Bd. III. Leipzig 1924.

V. Konventionelle Tiefentherapie von Stehfeldern aus

Von

Dietrich Ringleb

Mit 65 Abbildungen

Seitdem die amerikanischen Ärzte Senn und Pusy 1902 durch die Mitteilung, daß Röntgenstrahlen zur Schrumpfung leukämischer Milz- und Lymphknotenschwellungen führen können, auf die Möglichkeit der Beeinflussung in der Körpertiefe gelegener Krankheitsherde durch auf die Körperoberfläche applizierte ionisierende Strahlung aufmerksam gemacht haben, gibt es eine percutane Tiefentherapie (Schinz, 1959). ,,Mit Zielbewußtsein an die Frage herangetreten zu sein, ob eine Beeinflussung pathologischer Gebilde in der Tiefe des menschlichen Körpers möglich sei, ist das Verdienst des Leipziger Chirurgen Perthes" (1904) (Dessauer, 1914). Bis in die Jahre nach dem 2. Weltkrieg stand dem Strahlentherapeuten dafür in praxi nur in Röntgenröhren erzeugte Strahlung zur Verfügung, bis dann energiereichere Photonen in den Vordergrund des klinischen Interesses rückten. Wenn auch die Möglichkeiten der Röntgenbewegungsbestrahlung tiefliegender Herde schon seit Werner und Kohl (1906) wie Hans Meyer und Pohl (1912) diskutiert wurden, reiften diese Verfahren erst in den Jahren unmittelbar vor dem 2. Weltkrieg und danach apparativ und wurden klinisch einsatzfähig. Somit konnten die überaus meisten Strahlentherapeuten tiefentherapeutisch bis etwa 1950 nur mit Röntgenbestrahlung von stehenden Feldern aus arbeiten. Es ist allgemein bekannt, daß der größte Teil der grundlegenden Prinzipien der percutanen Strahlenbehandlung (s. Kapitel A dieses Bandes) wie der strahlenbiologischen Fakten von strahlenklinischer Bedeutung (s. Band II) unter den Bedingungen der Röntgentiefentherapie gefunden wurden. Es entspricht nicht dem Wunsch der Herausgeber, daß in diesem Kapitel jene historischen Beziehungen breit dargelegt werden. Um Wiederholungen zu vermeiden, wird sich dieses Kapitel auch nicht mit Fragen der Röhren-, Apparate- und Gerätetechnik wie der Technik des Strahlenschutzes (s. Band I) befassen, ebensowenig mit den für jegliche Strahlentherapie fundamentalen Überlegungen zur Erzielung einer geeigneten zeitlichen Dosisverteilung (s. Band II/1, S. 271—354, sowie Kapitel A. II dieses Bandes). Unsere Ausführungen werden sich vielmehr vorwiegend mit allen Fragen zu befassen haben, die mit der *Herstellung einer geeigneten räumlichen Dosisverteilung mittels feststehender Röntgentiefentherapieröhren* zusammenhängen, wobei therapeutische Ganzkörper- und Abschnittsbestrahlungen in Kapitel B. VI, Siebbestrahlung etc. in Kapitel B. VIII dieses Bandes gesondert dargestellt werden.

1. Strahlenqualität und -quantität unter Röntgentiefentherapiebedingungen

Vom Focus einer Röntgenröhre wird ein Gemisch von Photonen verschiedenster Energie abgestrahlt. Dabei überlagern sich kontinuierliches *Spektrum* der Bremsstrahlung und diskontinuierliches der charakteristischen Strahlung (s. Band I/1, S. 56—69). Spektral kann die Verteilung der Photonenzahl (Impulsrate eines Spektrometers, Abb. 1a), die Intensität (Abb. 1b) oder die (Standard)-Ionendosisleistung (Abb. 1c) nach Frequenz, Wellenlänge oder Quantenenergie aufgezeichnet werden; für den Radiologen ist das Spektrum der Ionendosisleistung praktisch allein wichtig (Jaeger und Kolb, 1957). Ein Röntgenspektrum wird durch die Eigenschaften und den Zustand der Röntgenröhre,

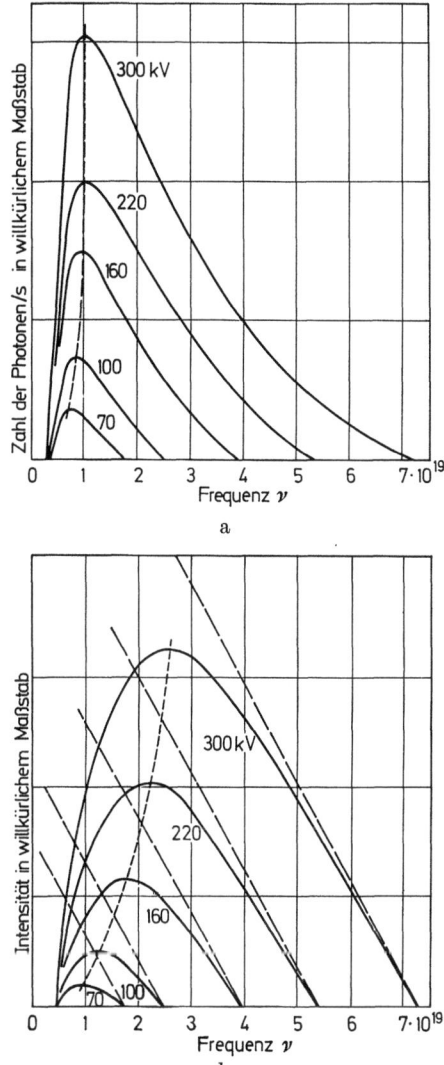

a

b

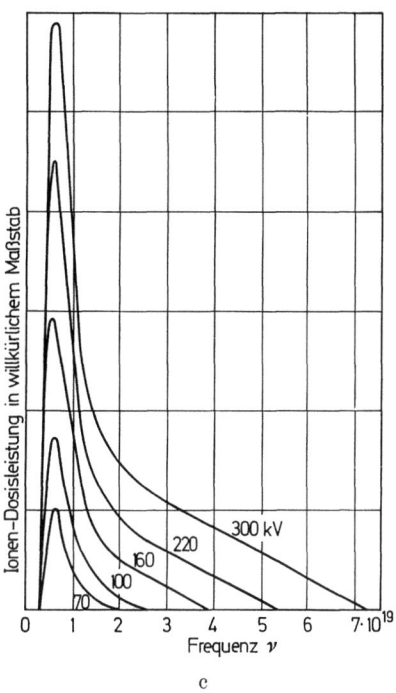

c

Abb. 1 a—c. Spektrale Verteilung der Photonenzahl/
sec (a), Intensität (erg/cm²/sec) (b) und Ionendosisleistung (R/min) (c). (Nach JAEGER und KOLB, 1957)

besonders des Anodenmateriales, und die an der Röntgenröhre liegende Spannung
bestimmt, seine Grenzwellenlänge (Tabelle 1) nach dem Duane-Huntschen Gesetz von
der Scheitelspannung.

Die Verteilung der Ionendosisleistung über ein Röntgenspektrum kann durch *Filterung*
verändert, dadurch die Strahlung aufgehärtet werden (s. Band I/1, S. 88—90, und

Tabelle 1. *Scheitelspannung und Grenzwellenlänge im Röntgentiefentherapiebereich nach dem Duane-Huntschen*
$$Gesetz: \lambda_0 \ [\text{Å}] = \frac{12,35}{U_{max} \ [kV]}$$

Scheitelspannung [kV]	Grenzwellenlänge [Å]	Scheitelspannung [kV]	Grenzwellenlänge [Å]
150	0,0823	220	0,0561
154	0,08	247	0,05
160	0,0772	250	0,0494
176	0,07	300	0,0412
180	0,0686	309	0,04
200	0,0618	400	0,0309
206	0,06	412	0,03

Band I/2, S. 22—23). DIN 6814 (1963): ,,Filterung bedeutet Einschalten einer oder mehrerer Materialschichten in den Strahlengang zum Zweck der Härtung oder Änderung der räumlichen Verteilung der Dosisleistung'' und entsprechend *Härtung*, ,,Änderung der spektralen Verteilung einer heterogenen Photonenstrahlung durch bevorzugte Schwächung der weichen Komponenten des Spektrums''. Die Einführung der Filterung von Strahlengemischen erfolgte 1904 durch Perthes, ,,um die schwach durchdringenden weichen, an der Oberfläche hängen bleibenden Strahlen, die unnütz starke Hautwirkungen hervorrufen, aufzufangen und durch eine zwischen Röhre und Patient angebrachte Zwischenschicht [vorzugsweise] nur die die Tiefe erreichenden Strahlen durchzulassen.'' Nach Holfelder (1928) war ,,die Einführung des Filters in die Röntgentherapie durch Perthes eine Großtat, welche überhaupt erst den Grundstein für den Ausbau einer rationellen tiefentherapeutischen Technik legte''.

Die therapeutisch nutzbare *effektive Wellenlänge*, d.h. diejenige Wellenlänge aus dem spektralen Gemisch, die allein die gleiche Schwächung erführe wie das heterogene Gemisch, ist bestimmt durch Eigenschaften der Röntgenröhre, die an der Röhre liegende Spannung und die Filterung. Nach DIN 6814 (1963) müssen zur Charakterisierung der Qualität einer nicht ultraharten Röntgenstrahlung neben dem Scheitelwert der Röhrenspannung die Filterung oder die *Halbwertdicke* (HWD) angegeben sein. DIN 6809 und 6814 (1963): ,,Die Halbwertschichtdicke (kurz: Halbwertdicke) s für eine Photonenstrahlung ist diejenige Schichtdicke eines in ein eng ausgeblendetes Strahlenbündel einheitlicher Richtung gebrachten Stoffes, durch die die Standard-Ionendosisleistung in großem Abstand von der Schicht auf die Hälfte herabgesetzt wird.'' Früher war für HWD die Bezeichnung Halbwertschicht (HWS) seit Christen (1913) üblich. Die HWD nach den DIN-Normen ist die HWD der Dosisleistung (R/min), nicht die der Intensität (erg/cm²/min) (Neboschew, 1953).

Gebraucht man die HWD einer Strahlung als zusätzliche Filterung und mißt dahinter die HWD ein zweites Mal, so stellt das Verhältnis der bei spektralen Strahlengemischen stets größeren 2. HWD zur 1. HWD ein Maß für die Inhomogenität dar (Christen, 1913; Holthusen und Braun, 1933). Je mehr dieser Inhomogenitätsgrad (2. HWD:1. HWD, >1) an 1 liegt, desto homogener ist das Gemisch. Gebräuchlicher ist der umgekehrte Ausdruck 1.HWD: 2.HWD (<1) = *Homogenitätsgrad* (Wachsmann, 1949). Bisweilen findet man die Definitionen von Inhomogenitätsgrad und Homogenitätsgrad auch vertauscht angewandt, z.B. bei Grebe und Wiebe (1950). Nach DIN 6814 (1963) gilt jetzt: Homogenitätsgrad H = s_1:s_2. Dieses Maß der Homogenität wird durch das Verhältnis von Röhrenspannung zu Filterung bestimmt.

Die *Dosisleistung* (J) ist bei Röntgenstrahlungen bis etwa 3 MV Erzeugerspannung nach DIN 6809 (1963) als im Elektronengleichgewicht frei Luft gemessene Standard-Ionendosisleistung (J_s) anzugeben. Röntgenwert (J_{sR}) heißt die Standard-Ionendosisleistung frei Luft in 50 cm Abstand vom Brennfleck bei einer Feldgröße von 100 cm². Die Dosisleistung einer Röntgenröhre steigt im Sättigungsbereich (s. Band I/2, S. 5) proportional der effektiven Röhrenstromstärke und nimmt mit zunehmender Filterung ab.

Röntgentiefentherapie (Synonyma: Tiefentherapie unter Orthovoltbedingungen, konventionelle Tiefentherapie) *ist zu definieren als Behandlung mit harten Photonen-Strahlungen*. Nach DIN 6809 (1963) haben solche Grenzenergien von 150—400 keV, wie sie durch *150—400 kV* Röhrenspannung bei 0,5—5 mm Cu-Filterung erhalten werden. Als Richtwerte ergeben sich bei den üblichen Focus-Haut-Abständen (FHA) von 40—50 cm Halbwertdicken von 0,8—5 mm Cu und Gewebshalbwerttiefen (GHWT) von 7—8 cm.

Da die Spannung apparativ kontinuierlich oder zumindest in kleinen Stufen regelbar zu sein pflegt, und da es zahlreiche Filtermaterialien mit jeweils beliebiger Filterdicke gibt, ist die Herstellung beliebig vieler Photonengemische verschiedener Qualität (HWD) und jeweils unterschiedlicher Homogenitätsgrade (H) auch in dem eingeschränkten

Spannungsbereich von 150—400 kV noch möglich. Aus Tabelle 2 werden für den Röntgentiefentherapiebereich die sich aus angelegter Röhrenspannung (Gleichspannung) und benutzter Kupferfilterung ungefähr ergebenden HWD ersichtlich, aus Tabelle 3 die ungefähren Röntgenwerte/mA. Ist statt konstanter Gleichspannung nur sinusoidale Wechselspannung gegeben, müssen um etwa 22 % höhere Scheitelspannungen eingestellt werden, als in den Tabellen 2 und 3 Gleichspannungen angegeben sind (WACHSMANN und DIMOTSIS, 1957).

Tabelle 2. *Ungefähre Halbwertdicken der in der Tiefentherapie genutzten Strahlungen bei verschiedener Filterung und Röhrenspannung (Gleichspannung).* [Zusammengestellt nach WACHSMANN und DIMOTSIS (1957) und WACHSMANN, KELLER und DREXLER (1962)]

Filterung [mm Cu]	Halbwertdicken in mm Cu bei Röhrenspannung [kV]:					
	160	180	200	250	300	400
0,2	0,45	0,50	0,60	0,85	1,05	—
0,4	0,65	0,80	0,90	1,20	1,55	—
0,5	0,75	0,90	1,05	1,40	1,75	2,6
0,6	0,85	1,00	1,15	1,60	1,85	—
0,8	1,00	1,15	1,30	1,80	2,1	—
1,0	1,10	1,35	1,45	2,00	2,3	3,1
1,2	1,20	1,40	1,60	2,15	2,5	3,3
1,4	1,30	1,55	1,70	2,30	2,7	3,4
1,6	1,40	1,60	1,85	2,45	2,9	3,6
1,8	1,50	1,70	1,95	2,55	3,1	3,7
2,0	1,55	1,80	2,05	2,70	3,2	3,8
2,5	—	—	2,4	2,9	3,6	4,1
3,0	—	—	2,6	3,2	3,8	4,3
3,5	—	—	2,8	3,3	4,0	4,4
4,0	—	—	—	3,5	4,2	4,5
4,5	—	—	—	—	4,4	4,7
5,0	—	—	—	—	—	4,8

Tabelle 3. *Ungefähre Dosisleistungen frei Luft in Abhängigkeit von der Röhrenstromstärke in R/min/mA in 50 cm Focusabstand $[J_{sR}/mA]$, die je nach Röhrenspannung und Filterung bei Röntgentiefentherapieröhren mit offener Anode in Strahlenschutzgehäusen ohne Ölisolation zu erwarten sind, wenn Gleichspannung angelegt ist. Bei Halbwellenbetrieb ist mit etwa der halben, bei Röhren mit Elektrodenschutzkopf oder Hauben mit Ölisolation mit etwa 20 % geringerer Dosisleistung zu rechnen.* [Nach WACHSMANN und DIMOTSIS, 1957]

Filterung [mm Cu]	Dosisleistung/mA in R/min/mA bei Röhrenspannung [kV]:					
	160	180	200	250	300	400
0,2	4,9	6,0	(7,4)	(11)	(14)	(23)
0,4	3,0	4,1	5,2	8,3	(11)	(19)
0,5	2,5	3,5	4,7	7,3	(10)	(18)
0,6	2,3	3,2	4,3	6,9	9,3	(17)
0,8	1,8	2,7	3,7	6,0	8,8	(15)
1,0	1,5	2,3	3,2	5,2	7,3	13
1,5	1,2	1,7	2,5	4,1	5,7	11
2,0	0,9	1,3	1,9	3,2	4,5	9,2
2,5	0,7	1,1	1,6	2,7	3,8	7,8
3,0	0,6	0,9	1,4	2,4	3,4	6,9
4,0	(0,4)	0,7	1,1	1,8	2,7	5,5
5,0	(0,3)	(0,5)	0,9	1,5	2,3	4,5

Die meisten Strahlentherapeuten verfügen heute über Apparaturen, die die Röntgentiefentherapie im Spannungsbereich bis zu *200 kV* bei 20 mA Röhrenstrom erlauben. Der Betrieb mit 180—200 kV ist der weithin übliche; stellenweise wird sogar noch mit 160 kV gearbeitet. Moderne Generatoren und Röhren erlauben jedoch 250 kV bei 15 mA bis *300 kV* bei 12 mA (BRAESTRUP, CAMERON und McCLEMENT, 1949; SCHAAL, 1955; DEGNER, 1958; WACHSMANN, KELLER und DREXLER, 1962) zu wählen. Damit werden höhere HWD möglich. Ein wesentlicher Vorzug einer 300 kV- gegenüber einer 200 kV-Apparatur ist in der Erhöhung der Dosisleistung trotz der niedrigeren Röhrenströme zu sehen, und zwar sowohl betrachtet bei gleicher Filterung als auch gleicher Halbwertdicke (WACHSMANN, KELLER und DREXLER, 1962).

Von den möglichen Kombinationen von Röhrenspannungen und Filterungen sind nur solche im „Widerstreit der therapeutischen und ökonomischen Interessen" (DU MESNIL DE ROCHEMONT, 1958) klinisch brauchbar, die weder die Dosisleistung durch im Verhältnis zur Spannung zu starke Filterung zu stark schwächen, noch durch eine zu inhomogene Strahlung eine relativ zu starke Belastung der Körperoberfläche hervorrufen. HOLTHUSEN (1947) hielt für die Röntgentiefentherapie eine Homogenitätszone, die durch die Homogenitätsgrade 0,675 und 0,625 begrenzt ist, für das „Gebiet mittlerer praktisch ausreichender Homogenität". Aus Abb. 2, die ein sog. *Qualitätsdiagramm* darstellt, wird ersichtlich, welche Kombinationen von Scheitelspannungen und Filtern zu Homogenitätsgraden führen, die im Bereich zwischen den genannten Isohomogenitätslinien liegen.

Sowohl aus physikalischen und praktischen Erwägungen, als auch um die Ergebnisse der von den einzelnen Behandlungsstätten benutzten Röntgenstrahlengemische besser miteinander vergleichen zu können, wurden Vorschläge zur Standardisierung der Bestrahlungsbedingungen (Ungar, 1945; Wachsmann, 1949, 1950) gemacht. Von Wachsmann stammt der Begriff der *Normalstrahlung*, der später in DIN 6814 (1963) eingegangen ist: „Normalstrahlung ist eine heterogene Röntgenstrahlung, die so gefiltert ist,

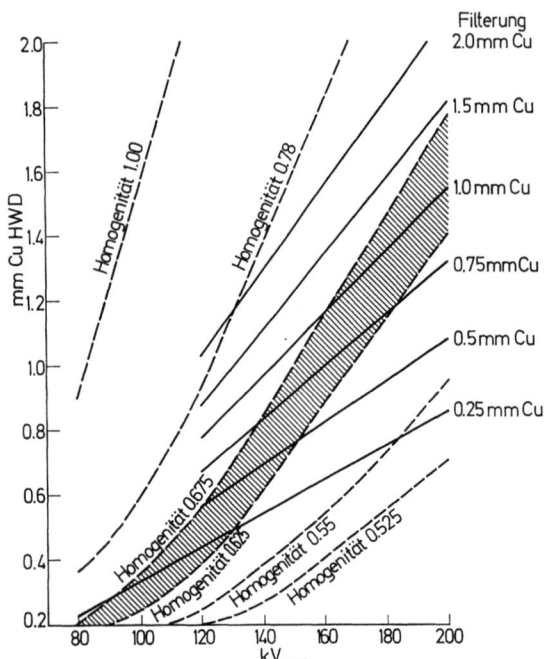

Abb. 2. Beziehungen zwischen Scheitelspannung (Abszisse), Halbwertschicht (Ordinate links), Filterung (ausgezogene Kurven an der rechten Ordinate) und Homogenitätsgrad (gestrichelte Kurven; schraffiert der Bereich um 0,65 bzw. Inhomogenitätsgrad 1,5) (nach Holthusen, 1947, modifiziert). Ein nach Auffassung dieses Autors ausreichender Homogenitätsgrad von um 0,65 ist beispielsweise erreicht, wenn mit 160 kV und 0,75 mm Cu Filterung gearbeitet wird; die HWD ist dann 1,0 mm Cu. Dagegen erbringen 180 kV Scheitelspannung mit 0,5 mm Cu Filterung einen zu geringen Homogenitätsgrad; die Strahlung ist dann zu weich, belastet die Haut im Verhältnis zur Körpertiefe zu sehr

daß ihre erste Halbwertdicke ebenso groß ist wie die Halbwertdicke einer monoenergetischen Strahlung, deren Photonenenergie halb so groß ist wie die Grenzenergie der heterogenen Strahlung." Es hat sich nämlich (Wachsmann, 1949, 1950) ergeben, daß in logarithmischer Darstellung bei Benutzung „normaler Filterungen" die erzielten Halbwertdicken eine Kurve ergeben, die der Kurve der jeweiligen Halbwertdicke der Grenzwellenlängen (3,5 mm Cu für 150 kV, 5,0 mm Cu für 200 kV, 7,5 mm Cu für 300 kV) parallel läuft (Abb. 3). Der Homogenitätsgrad der Normalstrahlung im Tiefentherapiebereich ist 0,75, also anspruchsvoller, als der von Holthusen (s.o.) geforderte. Die in dem derzeit praktisch in Betracht kommenden Spannungsbereich erzeugbaren Normalstrahlungen haben folgende Halbwertdicken: 180 kV führt mit 1,0 mm Cu Filter zu 1,3 mm Cu HWD (Wachsmann, 1949, 1950), 200 kV führt mit 1,2 mm Cu Zusatzfilter zu 1,7 mm Cu HWD, 250 kV mit 1,7 mm Cu Zusatzfilter zu 2,6 mm Cu HWD und 300 kV mit 2,2 mm Cu Zusatzfilter zu 3,4 mm Cu HWD (Wachsmann, Keller und Drexler, 1962). Über die zur Herstellung von Normalstrahlungen erforderlichen Filterungen orientiert auch Abb. 77 des Kapitels A dieses Bandes, über die ungefähren Veränderungen der Dosisleistungen bei Abweichung von der Normalfilterung dessen Abb. 80. Unter den Filterungen, die jeweils zur Normalstrahlung führen, erbringen mit maximaler Spannung betriebene *300 kV*-Apparaturen höhere Dosisleistungen als 200 kV-Apparaturen. Für den Bereich der Röntgentiefentherapie würde der Übergang auf die Richtwerte der Normalstrahlung sicher praktikabel sein, auch bei vordergründiger Betrachtung ökonomischer Fragen. Praktisch wird von den Bedingungen der Normalstrahlung aber je nachdem, ob die Erzielung hoher Dosisleistungen oder harter Strahlungen bevorzugt angestrebt wird, oft erheblich abgewichen.

Für die Auswahl des optimalen *Filtermaterials* ist, gerade in der Röntgentiefentherapie, die Kenntnis des spezifischen Schwächungsverhaltens der infrage kommenden Stoffe wichtig. Bei graphischer Darstellung der linearen Schwächungskoeffizienten resultieren,

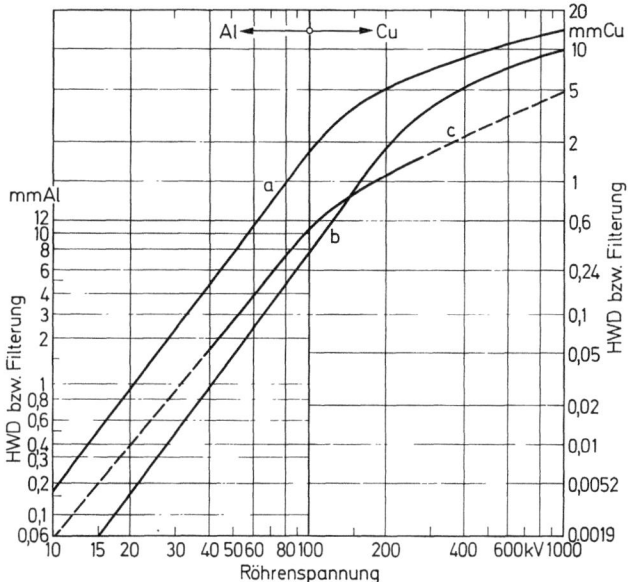

Abb. 3. a Verlauf des Grenzwertes der Halbwertdicken monochromatischer Strahlung (HWD der Grenzwellenlänge) mit der Röhrenspannung (Gleichspannung). b Verlauf der Halbwertdicken normalisierter hetero-
gener Röntgenstrahlengemische mit der Röhrenspannung. c Zur Erzeugung dieser Normalstrahlungen erforderliche Filterungen. (Nach WACHSMANN und DIMOTSIS, 1957)

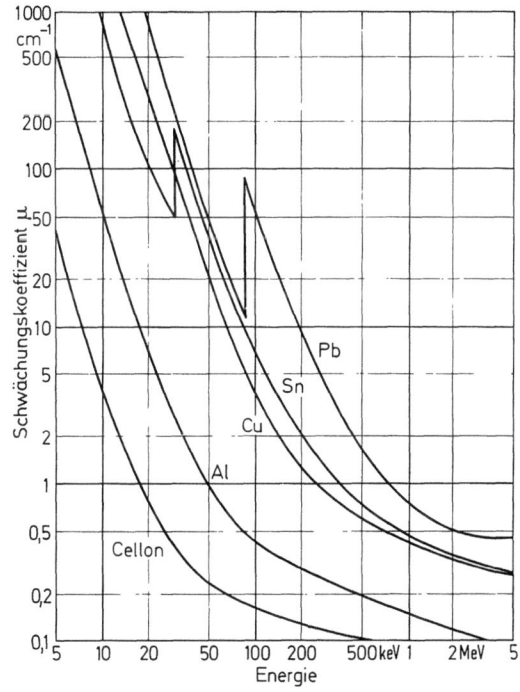

Abb. 4. Lineare Schwächungskoeffizienten verschiedener Filterstoffe in Abhängigkeit von der Energie.
(Nach BRÖSCHE, KRATSCH und WACHSMANN, 1962.) Die Absorptionskante von Zinn liegt im langwelligen
Teil eines Tiefentherapieröntgenspektrums, läßt dieses Material als für tiefentherapeutische Filterzwecke von
den dargestellten besonders geeignet erscheinen. Die Absorptionskante von Blei liegt im mittleren Teil eines
solchen Spektrums, wonach Pb für Strahlenschutzzwecke besonders geeignet ist

abweichend von der allgemeinen Regel von mit der Wellenlänge zunehmender Schwächung, für jedes Material spezifische Sprünge der Absorptionsgröße, die nach der langwelligen Seite hin scharf sind, daher Absorptionskanten genannt werden (Abb. 4, Tabelle 4).

Diese selektiven Absorptionen finden an Stellen der charakteristischen Fluorescenzlinien der betreffenden Elemente statt, die praktisch mit deren K-(L- und M)-Linien identisch sind (s. Liechti und Minder, 1955). Die selektive Absorption kann, wenn die Absorptionskante eines Filtermaterials gerade im Bereich der kleineren Photonenenergien eines Röntgenspektrums liegt, dazu führen, daß dessen Härtungsgleichwert günstiger ist als

Tabelle 4. *Wellenlänge der K-Absorptionskanten in Å für in der Röntgentiefentherapie als Filtermaterial evtl. interessierende Elemente.* [Nach Glocker (1943) zusammengestellt]

Element	K-Absorptions-kante [Å]	Element	K-Absorptions-kante [Å]
13 Al	7,95	40 Zr	0,687
20 Ca	3,06	42 Mo	0,618
22 Ti	2,49	47 Ag	0,485
24 Cr	2,07	48 Cd	0,463
26 Fe	1,74	50 Sn	0,424
27 Co	1,60	52 Te	0,389
28 Ni	1,48	55 Cs	0,344
29 Cu	1,38	56 Ba	0,331
30 Zn	1,28	57 La	0,318
32 Ge	1,11	(78 Pt)	(0,158)
37 Rb	0,814	(79 Au)	(0,153)
38 Sr	0,768	(82 Pb)	(0,140)
39 Y	0,726	(92 U)	(0,107)

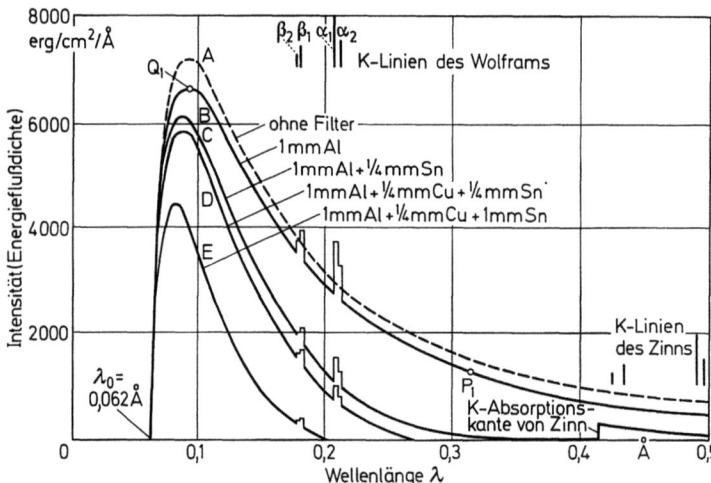

Abb. 5. Filterung einer 200 kV-Strahlung durch ein zusammengesetztes Filter aus Al, Cu und Sn (Thoraeus, 1932). (Nach Johns, 1961)

der Schwächungsgleichwert. Unter *Härtungsgleichwert* versteht DIN 6814 (1963) „diejenige Dicke eines Vergleichsstoffes, die für eine bestimmte Strahlenqualität die gleiche Härtung der Strahlung bewirkt wie eine gegebene Stoffschicht". Nach derselben DIN-Norm ist der *Schwächungsgleichwert* einer Stoffschicht „diejenige Dicke eines Vergleichstoffes, die für eine bestimmte Strahlenqualität unter bestimmten geometrischen Verhältnissen die gleiche Verminderung der Dosisleistung bewirkt wie die gegebene Stoffschicht." Wenn der Härtungsgleichwert günstiger liegt als der Schwächungsgleichwert, sind bei gleicher HWD bessere Dosisleistungen und Homogenisierungen zu erwarten. Die Absorptionskanten der Filtermaterialien Al und Cu liegen nach Abb. 4 außerhalb des Energiebereiches der in der Röntgentiefentherapie aufzuhärtenden Strahlengemische. Dagegen härtet Zinn im langwelligen Teil eines solchen spezifisch stark auf. Bei erzielter gleicher HWD ist eine Sn-gefilterte Strahlung dadurch homogener als eine Cu-gefilterte.

Neben Al und Cu auch Sn enthaltende Filter sind bereits 1932 von THORAEUS angegeben worden. Abb. 5 veranschaulicht die Wirkung eines Thoraeus-Filters auf die Zusammensetzung eines 200 kV-Spektrums. Nach BÖSCHE, KRATSCH, WACHSMANN (1962) ist im Gebiet oberhalb von 180 kV Sn dem Cu, diesem wiederum Zr (Zirkon) als Filtermaterial überlegen. Die Gründe werden aus der Lage der Absorptionskanten (Tabelle 4) ersichtlich. Die Dosisleistungen der Normalstrahlungen fanden diese Autoren, wie aus gleichem Grund zu erwarten, bei Zr-Filterung durchweg höher als bei Sn-Filterung, bei dieser oberhalb von 180 kV wiederum höher als bei Cu-Filterung (Abb. 6). Da Zr chemisch günstig und preislich tragbar ist, empfehlen BÖSCHE, KRATSCH und WACHSMANN (1962) dieses als einheitliches Filtermaterial für die Röntgentiefentherapie. Es ist unter gleichen Umständen bezüglich Dosisleistung auch den Thoraeus-Filtern überlegen. Durch Filter, die aus verschieden dicken Schichten Ti, Fe, Ni, Cu, Zn, Zr, Ag und Sn kombiniert waren, konnten bei ihren Untersuchungen „in keinem Fall bessere Ergebnisse erzielt werden als bei der Verwendung einheitlicher Stoffe".

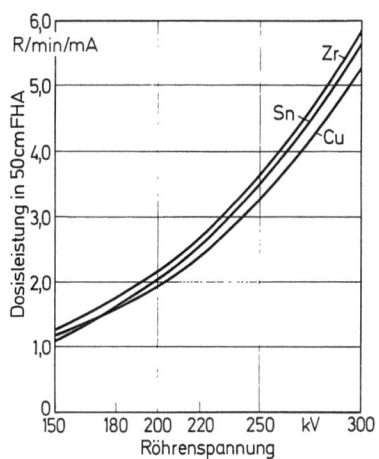

Abb. 6. Dosisleistungen im Gebiet der Röntgentiefentherapie bei durch Filterung mit Cu, Sn und Zr erzielter Normalstrahlung. (Nach BRÖSCHE, KRATSCH und WACHSMANN, 1962)

Die *Gesamtfilterung* setzt sich aus der Dicke des eigentlichen Filters („Zusatzfilterung") und der *Eigenfilterung* der Röntgenröhre zusammen. Ist der Al-Gleichwert der Eigenfilterung nicht bekannt, kann nach einem von WACHSMANN (1949) angegebenen Verfahren diese einfach ermittelt werden: Die HWD der von der Röntgenröhre ohne Zusatzfilterung bei 60, 80 oder 100 kV Gleichspannung gelieferten Strahlung wird gemessen; dann kann aus dem Diagramm der Abb. 7 ohne weiteres der Al-Gleichwert der Eigenfilterung der Röntgenröhre abgelesen werden. Wenn auch streng genommen das auf diese Weise ermittelte Al-Äquivalent der Eigenfilterung nur für diejenige Spannung Gültigkeit hat, bei der die Messung ausgeführt wurde, kann es „jedoch mit genügender Genauigkeit auch für andere Spannungen benutzt werden".

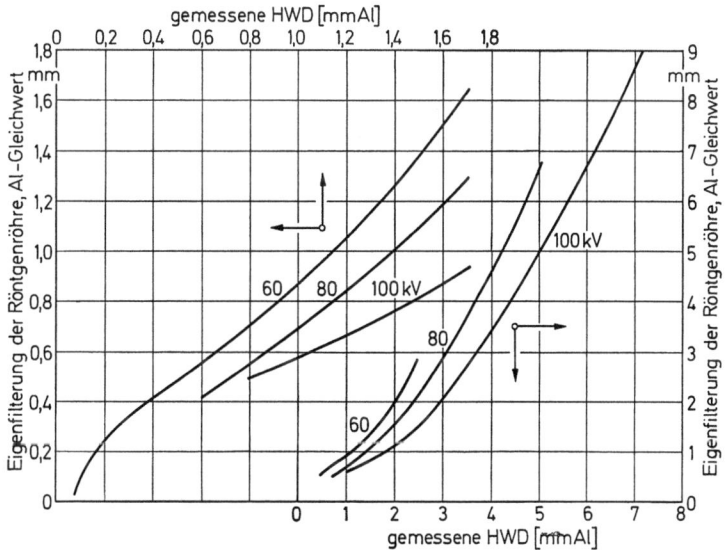

Abb. 7. Diagramm zur Ermittlung des Aluminium-Gleichwertes der Eigenfilterung einer Röntgenröhre (gemessen bei Gleichspannung). (Nach WACHSMANN, 1949)

2. Die an der Körperoberfläche unter Röntgentiefentherapiebedingungen wirksame Strahlendosis J_{sO} [1,2]

,,*Nutzstrahlung* ist die Strahlung innerhalb des durch die Strahlenquelle .... und durch die Kanten der wirksamen Blende festgelegten kegel- oder pyramidenförmigen Bereiches einschließlich des geometrischen Halbschattenbereiches" (DIN 6814, 1963). Der Umfang des *Halbschattens*, der sich am Rand der einfallenden Nutzstrahlung ausbildet, ist einmal abhängig vom Focusdurchmesser und dem Verhältnis des Abstandes Focus-Tubusteller zum Abstand Tubusteller-Oberfläche. Da der Abstand Focus-Tubusteller vom Gerät vorgegeben ist, nimmt die Breite der Halbschattenzone mit zunehmendem Focus-Haut-Abstand (FHA) zu. Durch focusferne bzw. hautnahe Einblendung kann diese geometrische Halbschattenzone eingeschränkt werden (s. Abb. 7 im Kapitel A dieses Bandes). Zum anderen beteiligt sich an der Halbschattenbildung die auf eine bestrahlte Oberfläche außer der Nutzstrahlung auch noch einfallende *Störstrahlung*. Diese definiert DIN 6814 (1963) als ,,die gesamte Strahlung außerhalb des Nutzstrahlenbündels". Sie enthält: 1. Den Teil der Primärstrahlung, der außerhalb des Brennfleckes entsteht und durch die Strahlenaustrittsöffnung der Blende gelangt, 2. den Teil der Primärstrahlung, der vom Schutzgehäuse oder dem absorbierenden Teil der Blende noch durchgelassen wird, 3. die aus dem Nutzstrahlenbündel seitlich austretende sekundäre und tertiäre *Streustrahlung*. Die beiden ersten Mechanismen der Störstrahlungsentstehung sind gerätemäßig bedingt. Streustrahlung tritt frei Luft praktisch nicht bzw. mit medizinisch üblichen Dosimetern nicht meßbar in Erscheinung. Die Strahlenintensität im Nutzstrahlenbündel nimmt vom Zentralstrahl zu den Rändern des Bündels wegen des

Tabelle 5. *Faktoren für Röntgentiefentherapiestrahlung, mit denen Inhalte bestrahlter Flächen und Einfallsdosis-Abständen zu erhalten. Für Oberflächendosisleistungen können die Faktoren mit klinisch hinreichender Genauigkeit die Streuzusatzdosen*

FHA [cm] mit bekannter *Dosisleistung*	FHA [cm], für die die *Dosisleistung* berechnet werden soll										
	20	25	26	30	35	40	42	44	46	48	50
20	1,000	0,640	0,592	0,444	0,367	0,250	0,227	0,207	0,189	0,174	0,160
25	1,313	1,000	0,925	0,694	0,510	0,391	0,354	0,329	0,295	0,271	0,250
30	2,250	1,440	1,331	1,000	0,735	0,563	0,510	0,465	0,425	0,391	0,360
35	3,063	1,960	1,812	1,361	1,000	0,767	0,694	0,633	0,579	0,532	0,490
40	4,000	2,560	2,377	1,777	1,306	1,000	0,907	0,826	0,756	0,694	0,640
45	5,113	3,240	2,996	2,250	1,653	1,267	1,148	1,046	0,957	0,879	0,810
50	6,250	4,000	3,698	2,777	2,041	1,563	1,417	1,291	1,181	1,085	1,000
55	7,563	4,840	4,475	3,361	2,469	1,891	1,715	1,563	1,430	1,313	1,210
60	9,000	5,760	5,325	4,000	2,939	2,250	2,041	1,860	1,701	1,563	1,440
65	10,563	6,760	6,250	4,694	3,449	2,641	2,395	2,182	1,997	1,834	1,690
70	12,250	7,840	7,249	5,444	4,000	3,063	2,778	2,531	2,316	2,127	1,960
75	14,063	9,000	8,321	6,250	4,592	3,516	3,189	2,905	2,658	2,441	2,250
80	16,000	10,240	9,467	7,111	5,224	4,000	3,628	3,306	3,025	2,778	2,560
90	20,250	12,960	11,982	9,000	6,612	5,063	4,592	4,184	3,828	3,516	3,240
100	25,000	16,000	14,793	11,111	8,163	6,250	5,669	5,165	4,726	4,340	4,000
	20	25	26	30	35	40	42	44	46	48	50

Ausgangs-FHA [cm] für die Berechnung des *Inhaltes bestrahlter Flächen* bei Änderung des FHA

---

[1] Siehe auch Kapitel A. 2 dieses Bandes.

[2] In DIN 6809 (1963) ist die Oberflächendosis mit J_{sO} (Standardionendosis bzw. neuerdings Elektronengleichgewichtsdosis an der Oberfläche) abgekürzt. Ob dieses Symbol in der radiologischen Praxis die bislang gebräuchliche Abkürzung OD ersetzen wird, bleibt abzuwarten. Der Strahlentherapeut hat große Schwierigkeiten, diese Dosisbegriffe anderen Ärzten deutlich zu machen. Zumindest dazu waren OD und HD (Herddosis) eher geeignet als J_{sO} und J_{sT}. Wer sich entschließt, die durch Jahrzehnte zur Tradition gewordenen Kürzel OD und HD normentsprechend nicht mehr zu gebrauchen, wird gut daran tun, dann künftig in Arztbriefen die ungekürzten Bezeichnungen Oberflächendosis und Herddosis zu gebrauchen.

dort größeren Abstandes vom Focus ab, und zwar um so deutlicher, je kleiner der Abstand Focus-Oberfläche im Zentralstrahl ist (s. Kapitel A, Abb. 4). Für die Praxis fordert daher DU MESNIL DE ROCHEMONT (1958), daß die *Focus-Haut-Abstände* mindestens *dreimal so groß* sein sollen *wie der größte Felddurchmesser.* Hinzu kommt aber noch, daß die Randstrahlen schräger durch das Strahlenaustrittsfenster der Röhrenwand und das Filter treten als der Zentralstrahl, dadurch eine stärkere Schwächung erfahren als dieser. Auch bei großem FHA kann daher ein *Tiefentherapiefeld frei Luft* nie scharf begrenzt sein und *keine gleichmäßige Dosisauslastung* aufweisen. Ungleichmäßigkeiten der Anodenoberflächen und der durchstrahlten Teile von Röhren und Röhrenhauben (Strahlenaustrittsfenster) bedingen weitere Unregelmäßigkeiten der Dosisverteilung. Je nach Neigung der Anode nimmt die Dosis infolge deren Schirmwirkung zudem in Richtung Anode steiler ab als in Richtung Kathode. Nach DU MESNIL DE ROCHEMONT (1958) ist anodenseitig mit durchschnittlich 15% geringerer Dosisleistung zu rechnen als kathodenseitig. Die endgültig resultierenden Verhältnisse sind als Beispiel in Abb. 5 des Kapitels A dieses Bandes dargestellt worden (s. PROPPE, 1948; HUBER, THIEL und SIMON, 1954).

Bei einer Strahlenaustrittsöffnung der Röhrenhaube von 60° beträgt der Durchmesser des Nutzstrahlenbündels in beliebigem FHA jeweils das 1,178fache desselben, bei 50° sind es 0,954 FHA, bei 45° 0,828 FHA, bei 40 0,748 FHA, bei 35° 0,631 FHA, bei 30° 0,555 FHA, bei 25° 0,443 FHA und bei 15° 0,263 FHA.

„Der *Zentralstrahl* ist die Mittelachse des Nutzstrahlenbündels. Bei Röntgenstrahlern ist er die Verbindungslinie der Mitte des optischen Brennflecks mit der Mitte des Strahlenaustrittsfensters bzw. einer Blende oder eines Tubusses" (DIN 6814, 1963).

Auf eine Oberfläche fällt unter Röntgentiefentherapiebedingungen und bei den üblichen FHA im dm-Bereich ein praktisch ungeschwächtes Nutzstrahlenbündel ein, wenn zwischen dem Tubusteller, der „wirksamen

leistungen in bekanntem FHA multipliziert werden müssen, um Flächeninhalte und Einfallsdosisleistungen in anderen verwendet werden, solange die Differenz der Abstände nicht so groß ist, daß durch Änderung der Feldgrößen sich (s. Tabelle 6) relevant ändern

52	54	56	58	60	65	70	75	80	90	100	FHA [cm], in denen der *Flächeninhalt* berechnet werden soll
0,148	0,137	0,128	0,119	0,111	0,095	0,082	0,071	0,063	0,049	0,040	20
0,231	0,214	0,199	0,182	0,174	0,148	0,128	0,111	0,098	0,077	0,063	25
0,333	0,309	0,287	0,268	0,250	0,213	0,184	0,160	0,141	0,111	0,090	30
0,453	0,420	0,391	0,364	0,340	0,290	0,250	0,218	0,191	0,151	0,123	35
0,592	0,549	0,510	0,476	0,444	0,379	0,327	0,284	0,250	0,198	0,160	40
0,749	0,694	0,646	0,602	0,563	0,479	0,413	0,360	0,316	0,250	0,203	45
0,925	0,857	0,797	0,743	0,694	0,592	0,510	0,444	0,391	0,309	0,250	50
1,119	1,037	0,965	0,899	0,840	0,716	0,617	0,538	0,473	0,373	0,303	55
1,331	1,236	1,148	1,070	1,000	0,852	0,735	0,640	0,563	0,644	0,360	60
1,563	1,449	1,347	1,256	1,174	1,000	0,862	0,751	0,660	0,522	0,423	65
1,812	1,680	1,563	1,457	1,361	1,160	1,000	0,871	0,766	0,605	0,490	70
2,080	1,929	1,794	1,672	1,607	1,331	1,148	1,000	0,879	0,694	0,563	75
2,367	2,195	2,041	1,902	1,778	1,515	1,306	1,138	1,000	0,790	0,640	80
2,996	2,778	2,583	2,408	2,250	1,917	1,653	1,440	1,267	1,000	0,810	90
3,698	3,429	3,189	2,973	2,778	2,367	2,041	1,778	1,563	1,234	1,000	100
52	54	56	58	60	65	70	75	80	90	100	

Blende" nach DIN 6814 (1963), und der Oberfläche sich nur Luft befindet, da Schwächungsverlust und Aufhärtung als mit gewöhnlichen medizinischen Dosimetern nicht meßbar dabei nicht ins Gewicht fallen. Die HWD von Luft unter Röntgentiefentherapiebedingungen beträgt mindestens 40 m; s. aber auch Abb. 11 in Kapitel A.

Die *Kantenlänge* der bestrahlten Felder ändert sich einfach proportional mit dem FHA. Daraus ergibt sich die Veränderung der *Feldinhalte* mit dem Quadrat der FHA und der *Dosisleistungen* (im Zentralstrahl) umgekehrt dem Quadrat der FHA. Tabelle 5 enthält Faktoren, mit denen Feldgrößen wie Einfallsdosisleistungen, die bei bekanntem FHA gegeben sind, multipliziert werden müssen, wenn der FHA sich ändert.

In der strahlentherapeutischen Praxis werden häufig die Quadrate von mit 5 endenden Zahlen (15, 25, 35 ...) benötigt. Hierfür sei auf einen einfachen Rechentrick hingewiesen: $15^2 = 2|25$, $25^2 = 6|25$, $35^2 = 12|25$; also immer die vor der 5 stehende Zahl mit der nächst größeren malgenommen und daran 25 angehängt!

Als *Einfallsdosis* J_{sE} (gebräuchlicher noch die alte Abkürzung ED) ist nach DIN 6809 (1963) „die im Zentralstrahl im Focus-Haut-Abstand frei in Luft gemessene Standardionendosis, die ..... unter den Bestrahlungsbedingungen erzeugt wird" zu verstehen. Die J_{sE}/min in 50 cm FHA bei 100 cm² Feldgröße heißt *Röntgenwert* J_{sR}.

Als *Oberflächendosis* J_{sO} (gebräuchlicher noch die alte Bezeichnung OD) ist nach DIN 6809 (1963) für die Röntgentiefentherapie die Standardionendosis, neuerdings auch Elektronengleichgewichtsdosis genannt, im Zentralstrahl an der Oberfläche der Strahleneintrittsseite des bestrahlten Körpers unter anzugebenden Betriebs- und Meßbedingungen zu verstehen. Einfallsdosis J_{sE} und Oberflächendosis J_{sO} sind keinesfalls identisch oder nur unwesentlich voneinander verschieden. Die an der Oberfläche eines Körpers wirksame Strahlendosis setzt sich zusammen aus der von der Strahlenquelle her einfallenden (J_{sE}) und der aus dem bestrahlten Körper zurückgestreuten Dosis, die in der Oberfläche wirksam wird (Streuzusatzdosis): Oberflächendosis = Einfallsdosis + Streuzusatzdosis.

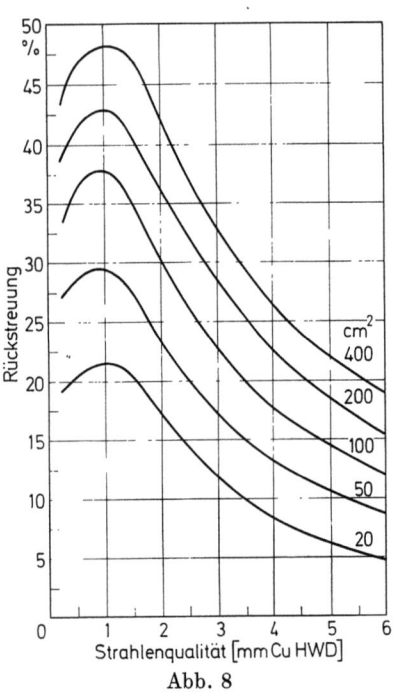

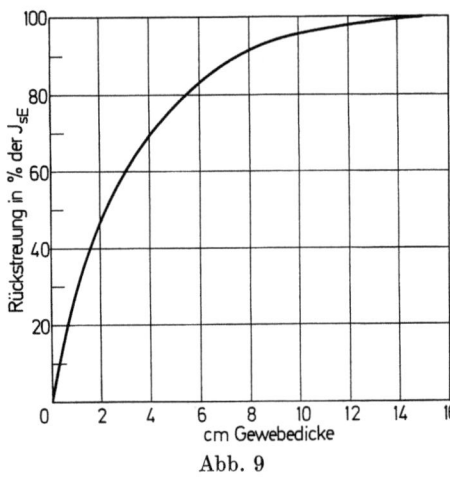

Abb. 8   Abb. 9

Abb. 8. Graphische Darstellung der Rückstreuung in % der J_{sE} im Röntgentiefentherapiebereich in Abhängigkeit von Strahlenqualität (HWD) und Feldgröße. (Nach WACHSMANN und DIMOTSIS, 1957)

Abb. 9. Veränderung der Rückstreuung in Prozent der maximalen Rückstreuung in Abhängigkeit von der Dicke des bestrahlten Körpers. [Nach QUIMBY und LAURENCE (1940) modifiziert]

Die Größe der *Streuzusatzdosis* nimmt im Röntgentiefentherapiebereich mit zunehmender Härte ab, von 200 auf 300 kV um ein gutes Drittel, mit der Quadratwurzel aus der Feldgröße (Abb. 8) und der Schichtdicke des bestrahlten Körpers (Abb. 9) zu. Sie ist auch von dessen Dichte und atomarer Zusammensetzung abhängig. Allerdings sind diese Faktoren für die Therapie gleichgültig, da es sich hier immer um das gleiche Objekt des menschlichen Körpers handelt, für den an Wasseroberflächen gemessene „*Rückstreufaktoren*" (Tabellen 6—7) mit gelten. Tabelle 8, die sich mit dem Einfluß des Seitenverhältnisses auf die in Tabelle 7 angeführten Werte der Rückstreuung bei Abweichung von der quadratischen Form befaßt, läßt erkennen, daß die Feldform bei der

Tabelle 6. *Rückstreuung im Röntgentiefentherapiebereich im Zentralstrahl an der Wasseroberfläche in % der Einfallsdosis.* [Nach JOHNS, HUNT und FEDORUK (1954) zusammengestellt]

a) Kreisförmige Felder

HWD [mm Cu]	Feldgrößen [cm²]						
	20	50	100	150	200	300	400
1,0	20,0	28,8	36,0	39,3	42,0	45,8	49,0
1,5	18,4	26,2	32,7	36,1	39,1	42,8	46,0
2,0	16,0	23,0	28,8	32,0	34,8	38,5	41,8
3,0	13,0	18,8	23,8	26,6	28,9	31,6	34,0
4,0	10,4	15,2	19,7	22,0	24,0	26,4	28,0

b) Rechteckige Felder [cm × cm]

HWD [mm Cu]	4 × 6	6 × 8	8 × 10	10 × 15	10 × 20	15 × 20	20 × 20
1,0	21,1	27,9	33,3	38,9	40,7	45,6	48,7
1,5	19,3	25,3	30,2	35,7	37,6	42,6	45,7
2,0	16,9	22,2	26,5	31,7	33,5	38,4	41,5
3,0	13,7	18,2	21,9	26,2	27,7	31,5	33,7

Tabelle 7. *Rückstreuung im Röntgentiefentherapiebereich im Zentralstrahl an der Wasseroberfläche in % der Einfallsdosis bei quadratischen Feldern.* [Nach WACHSMANN und DIMOTSIS (1957) zusammengestellt]

Röhren-gleich-spannung [kV]	HWD [mm Cu]	Feldgröße [cm²]				
		20	50	100	200	400
160	1,0	22	30	38	43	48
180	1,5	21	28	36	42	47
200	1,8	19	25	33	39	44
220	2,0	17	23	30	36	41
240	2,2	14	20	26	34	37
260	2,8	12	17	23	28	33
280	3,2	10	15	20	26	30
300	3,8	8,5	14	19	24	28
—	4,0	(9)	13	18	23	27
—	5,0	6	10	15	18	22
—	6,0	4,8	8,5	12	16	19

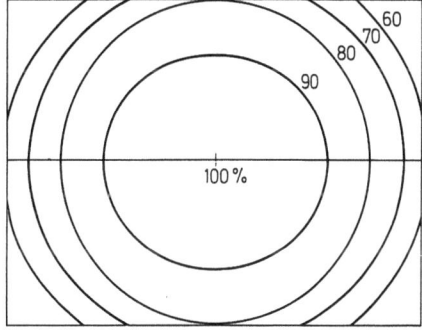

Abb. 10. Schematische Darstellung der Verteilung der Oberflächendosis in einem Röntgentiefentherapiefeld. (Nach DU MESNIL DE ROCHEMONT, 1958)

Tabelle 8. *Einfluß des Seitenverhältnisses auf die Rückstreuung im Zentralstrahl an der Wasseroberfläche in % der Einfallsdosis im Röntgentiefentherapiebereich.* [Nach WACHSMANN und DIMOTSIS (1957) zusammengestellt]

Röhren-spannung [kV]	HWD [mm Cu]	Feldgröße 100 cm²			Feldgröße 400 cm²		
		Seitenverhältnis			Seitenverhältnis		
		1:1	1:2	1:4	1:1	1:2	1:4
160	1,0	38,0	34,3	31,2	48,2	44,8	41,9
180	1,5	36,4	33,0	30,0	47,0	43,5	41,5
200	1,8	33,2	30,0	26,7	44,4	41,7	39,6
220	2,0	29,2	26,0	23,0	41,0	38,3	36,3
240	2,2	25,6	23,0	20,0	37,3	36,7	32,3
260	2,8	22,7	20,3	17,9	33,2	31,0	29,0
280	3,2	20,3	18,6	16,3	30,3	28,3	26,3
300	3,5	18,8	17,2	15,5	28,3	26,4	24,7

Umrechnung von der Einfallsdosis auf die Oberflächendosis nicht gleichgültig ist. Korrekturen nach Abb. 9 vorzunehmen, wird sich in der Klinik in der Regel erübrigen, da schon bei Gewebsdicken von 8—10 cm an dieser Einfluß sehr gering wird (s. auch Abb. 46 in Kapitel A dieses Bandes). Die angeführten Rückstreuungen gelten nur für den Fall des senkrechten Auftreffens des Nutzstrahlenbündels auf die Oberfläche und für dessen Zentralstrahl.

Zwischen den im deutschen Sprachraum noch zumeist verwandten „Rückstreufaktoren" aus den *Tabellen von* Grebe *und* Wiebe (1950) und denen der Tabellen 6—7, die auf moderneren Messungen beruhen, bestehen Differenzen bis zu einem Drittel der angeführten Prozentwerte (s. Wachsmann, Heckel und Schirren, 1954). Diese Tatsache führt dazu, daß die wahren Größen der Oberflächendosen zwischen einzelnen Behandlungsstätten um bis zu 10 % differieren. Man muß sich demnach auch heute noch hüten, die Oberflächendosisangaben verschiedener Autoren, etwa bei Studien über die relative biologische Wirksamkeit, für exakt vergleichbar zu halten, auch wenn Normalstrahlungen mit gleicher HWD benutzt wurden. Vom Verfasser wird eine allgemeine Einigung, etwa auf die Angaben über Rückstreuung des Suppl. 10 des British Journal of Radiology vorgeschlagen.

Die Verteilung der Oberflächendosis über das von einem senkrecht auftreffenden Nutzstrahlenbündel getroffene Feld ist noch ungleichmäßiger als die der Einfallsdosis, da die Streuzusatzdosen vom Zentralstrahl nach den Feldrändern zu erheblich abfallen. Die Oberflächendosen in den Feldecken größerer Felder können bis auf 50 % der Oberflächendosis im Zentralstrahl abfallen, wie es Abb. 10 beispielhaft zeigt. Bei schrägem Strahleneinfall wird die *Verteilung der Oberflächendosis* noch *inhomogener* sein, als aus Abb. 10 zu ersehen, da für die Einfallsdosisleistung an den Randstrahlen dann verschiedene Divergenzfaktoren eingesetzt werden müssen, und die Größe des Streuzusatzes an den einzelnen Oberflächenstellen sich ändert.

Durch Ausgleichs- oder Homogenisierungsfilter kann der Versuch gemacht werden, gleiche Oberflächendosen auf größere Abschnitte des Feldes zu bringen (Wintz, 1931; Greenfield und Hand, 1952). Eine solche Homogenisierung der Oberflächendosis kann etwa auf die Dosiswerte in der Mitte einer kurzen oder langen Feldkante oder in den Feldecken erreicht werden. Der Versuch einer Homogenisierung der Oberflächendosis muß aber stets durch eine Minderung der Dosisleistung im Zentralstrahl erkauft werden. Sie bewirkt zudem eine Inhomogenisierung der HWD im Feld, wobei im Zentralstrahl die HWD am größten werden muß, da hier das zusätzliche Ausgleichsfilter am stärksten ist. Die Oberflächendosis im Feld homogenisierende *Ausgleichsfilter* haben wenig Verbreitung gefunden, nicht zuletzt wegen der durch sie bewirkten Verlängerung der Bestrahlungszeiten. Nachdem durch *300 kV*-Apparaturen höhere Dosisleistungen zu erzielen sind, könnte ihnen neuerdings mehr Interesse gewidmet werden. Sinnvoll erschienen sie bei tangentialer Bestrahlung mit zwei einander schräg gegenüber gesetzten Feldern (s. Abb. 57—60), dabei in der Richtung der langen Feldseiten wirkend.

Bezüglich der an der menschlichen Haut unter Röntgentiefentherapiebedingungen in Abhängigkeit von der Oberflächendosis und deren Fraktionierung und Protrahierung zu beobachtenden Phänomene wie *Erythem- und Toleranzdosis* sei auf Band II/1, S. 322—342 und Kapitel A. II dieses Bandes verwiesen. In Abb. 11 und 12 wie Tabelle 9 findet sich das praktische Wissen nochmals summarisch zusammengefaßt. In der Regel sollte ein größeres Feld unter Röntgentiefentherapiebedingungen mit nicht mehr als 200 R Oberflächendosis täglich bzw. 1000 R wöchentlich belastet werden. Auf die Bedeutung der Verbesserung des Homogenitätsgrades weist die Beobachtung des Verfassers an über 900 Fällen nach- und vorbestrahlter Mammacarcinomkranker hin; diese zeigten nach 18×200 R bei 5 Einzelbestrahlungen wöchentlich mit 200 kV, Kupferfilterung und 1 mm Cu HWD stärkere Hautreaktionen als nach 20×200 R in gleichem Fraktionierungsmodus mit 200 kV, Thoräus-Filterung und 2 mm Cu HWD. Nach Wachsmann und Dimotsis (1957) ist die zur Erzielung eines Hauterythems erforderliche Dosis bei 150 kV-Normal-

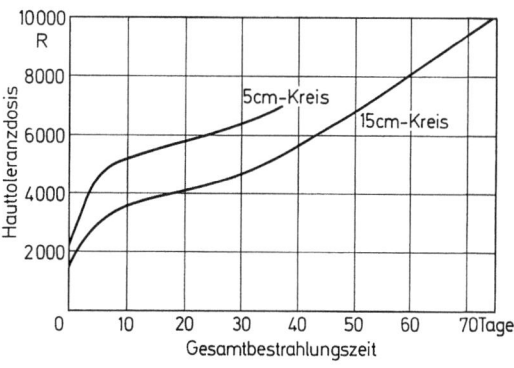

Abb. 11. Ungefähre Hauttoleranz in zwei verschieden großen Feldern bei täglich fraktionierter Bestrahlung unter Röntgentiefentherapiebedingungen (1,5 mm Cu HWD). (Nach PATERSON, 1960)

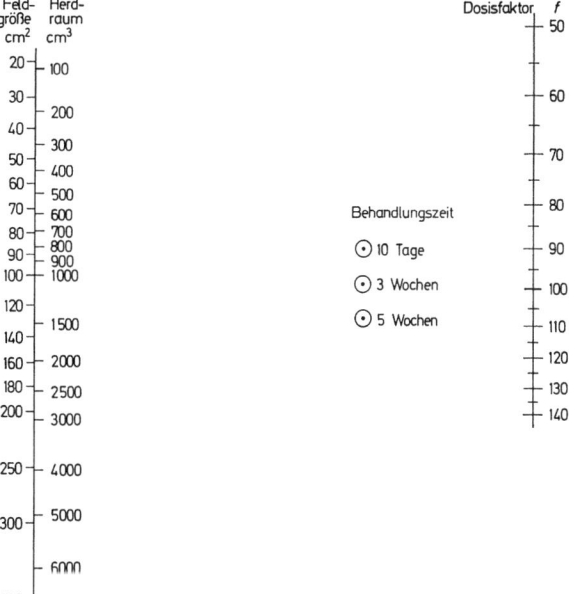

Abb. 12. Dosisäquivalentnomogramm für Röntgentiefentherapie für Feldgröße (Herdraum) und Zeit. (Nach PATERSON, 1963.) Beispiel: 4000 R sind bei 3 Wochen Gesamtbestrahlungszeit in einem 10×10 cm²-Feld die Dosis, die den befriedigenden Effekt hervorzurufen pflegt. Welches wäre die äquivalente Dosis für ein 10×15 cm²-Feld in 10 Tagen Gesamtbestrahlungszeit? 4000× 76:97 = 3150 R. Das heißt, es werden für beide Bedingungen die Faktoren f aufgesucht und dann die vorliegende Dosis im Verhältnis dieser Faktoren umgerechnet

strahlung 830 R Oberflächendosis, bei 200 kV 850 R und bei *300 kV* 900 R. Entsprechend sind auch die bei fraktionierter Bestrahlung mit werktäglich 200 R Oberflächendosis zu erwartenden Hautreaktionen im Bereich der Röntgentiefentherapie etwas von der Strahlenqualität abhängig. Nach breiterer Einführung moderner *300 kV*-Apparaturen wird sich wahrscheinlich zeigen, daß die Belastbarkeit der Haut um etwa 10% gegenüber

Tabelle 9. *Unter Röntgentiefentherapiebedingungen zu erwartende ungefähre Hauttoleranzdosen („to obtain a vigorous moist desquamation but producing only a minimal percentage of subsequent necroses") und ungefähre „Tumorvernichtungsdosen" für kleine Plattenepithelcarcinome.* [Nach PATERSON (1960) modifiziert]

Gesamt-bestrahlungs-zeit [Tage]	Zahl der Fraktionen	Hauttoleranzdosis (Gesamtdosis) [R]					„Tumor-vernichtungs-dosis" [R]
		Feldgröße [cm²]					
		20—40	40—60	75—125	150—200	300—400	
1	1	2100	1900	1700	1500	(1000)	2000
3[a]	4[a]	3700	3400	2900	2500	(2000)	4000
7[b]	8[b]	4700	4300	3800	3300	2700	5000
11[c]	10[c]	5100	4700	4100	3600	3000	5250
18[c]	15[c]	5500	5100	4500	4000	3400	5500
32[c]	25[c]	6300	5900	5300	4800	4300	6000

[a] Etwa Montag, Dienstag, Mittwoch, Donnerstag.
[b] Etwa von Montag bis Montag täglich.
[c] Arbeitstägliche Bestrahlung, d. h. Bestrahlungspause an Samstagen und Sonntagen.

200 kV-Normalstrahlung zunimmt. Keller (1963) plädiert für 0,5 mm Cu-Filterung bei 300 kV-Röhren als wirtschaftlichste Strahlenquelle; wenn es auf Ausnützung der maximalen Hauttoleranz ankommt, wird man sich einer derart inhomogenen, schwach gefilterten Strahlung — zumindest bei nicht gerasterten Vollfeldern — nicht bedienen dürfen.

3. Der Dosisverlauf im Zentralstrahl im Wasserphantom unter Röntgentiefentherapiebedingungen. Relative Tiefendosis

Nach DIN 6809 (1963) bezeichnet man die Elektronengleichgewichtsdosis im Zentralstrahl in einer anzugebenden Tiefe des bestrahlten Körpers unter anzugebenden Betriebs- und Meßbedingungen als *Tiefendosis* (J_{sT}). Der Verlauf von Tiefendosiskurven wird gekennzeichnet durch die Angabe der relativen Tiefendosis (*rel. TD*), d.h., die Angabe, welcher prozentuale Anteil der Oberflächendosis in einer bestimmten Körpertiefe noch als Ionendosis auftritt. Die relative Tiefendosis heißt auch prozentuale Tiefendosis. Ursprünglich nannten Seitz und Wintz (1908) das Verhältnis zwischen der Strahlenintensität an der Oberfläche und der in 10 cm Tiefe prozentuale Tiefendosis, Martius (1922) das gleiche Verhältnis prozentuale Tiefenintensität.

Auch unter den Bedingungen der Röntgentiefentherapie zeigen die Tiefendosisverläufe dicht unter der Oberfläche ein Maximum, das höher ist als die Oberflächendosis. Dieser sogenannte *„Aufbaueffekt"* (s. Kapitel A. I. 3. a. δ. dieses Bandes) kommt durch die dicht unter der Körperoberfläche höhere Streuzusatzdosis zustande. Das ist verständlich, da zum einen auf Punkte unterhalb der Oberfläche aus Richtung Oberfläche, der Gegenrichtung

Tabelle 10. *Relative Tiefendosen (% der J_{sO}) in 1 cm Gewebstiefe bei 50 cm FHA bei verschiedenen HWD.* [Nach Brit. J. Radiol., Suppl. No. 5, 1953]

HWD [mm Cu]	Feldgröße [cm²]			
	50	100	200	400
1,0	98,2	100,8	102,6	103,0
1,5	98,0	100,4	102,2	102,7
2,0	98,4	100,4	102,1	102,9
3,0	98,0	99,5	101,1	102,0
4,0	97,9	99,1	100,3	101,1

wie allen anderen Richtungen, also aus einem in vereinfachter Darstellung kugelförmigen Raum gestreut werden kann, auf die Oberfläche selbst aber nur aus einem halbkugelförmigen Raum, zum anderen die Streustrahlung mit zunehmender Photonenenergie zunehmend mehr vorwärts gerichtet ist. Wenn auch in mikrobiologischen Experimenten (Moos, 1957) für 50—200 kV-Strahlung die Existenz eines Aufbaueffektes nachgewiesen werden konnte, spielt dieser doch strahlenklinisch eine geringe Rolle. Das Dosismaximum liegt bei 300 kV nur etwa 50 μ unter der Oberfläche, kann daher mit den üblichen Dosimetern nicht gemessen werden. In einer Messung zugänglichen Tiefen von 0,5 oder 1 cm gleitet der Aufbaueffekt schon aus. Tabelle 10 läßt erkennen, daß bei 1,0 mm Cu und mehr HWD und Feldgrößen von mindestens 100 cm² in 1 cm Gewebstiefe unter Röntgentiefentherapiebedingungen noch bis zu 3% höhere relative Tiefendosen gefunden werden als Oberflächendosen. Die Werte der Tabelle 10 stimmen mit Wachsmann und Dimotsis (1957) bis auf 1—2% überein, während aus den alten Tabellen von Grebe und Wiebe (1950) um bis nahezu 10% höhere relative Tiefendosen in 1 cm Gewebstiefe zu ersehen waren. Neuere Tiefendosistabellen zeigen in 1 cm Gewebstiefe dann keine relativen Tiefendosen über 100% mehr (Johns, 1961; Tsien und Cohen, 1962), wenn mit geschlossenen Strahlenapplikatoren (Tubusböden) gearbeitet wird. Mit zunehmendem FHA nehmen die relativen Tiefendosen in 1 cm Gewebstiefe in allen genannten Tabellen zu.

Die relativen Tiefendosen im Röntgentiefentherapiebereich werden durch Qualität und Homogenität der Strahlung, durch den FHA, geometrische Eigenschaften der Blendenkonstruktion sowie Feldgröße und -form beeinflußt. Der im Zentralstrahl resultierende *Streustrahlungsanteil*, der der Primärstrahlung addiert werden muß, *fällt* im

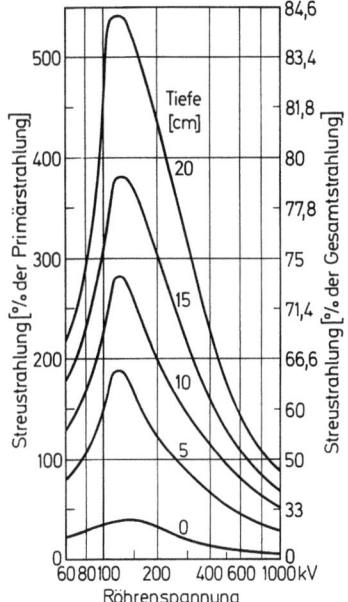

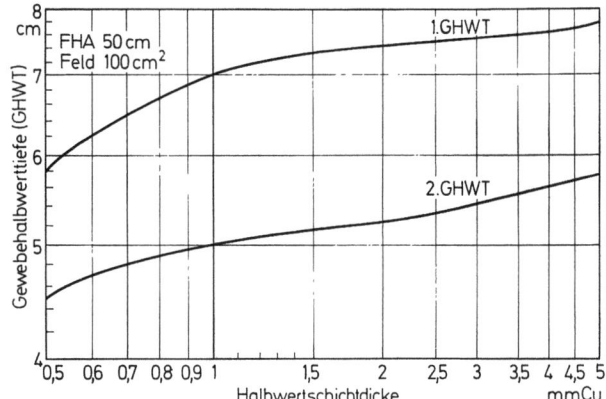

Abb. 14. Veränderungen der Gewebshalbwerttiefen mit der HWD bei 100 cm² Feldgröße und 50 cm FHA. (Nach WACHSMANN und DIMOTSIS, 1957)

Abb. 13. Streustrahlungsanteil in Prozent der Primärstrahlung und der Gesamtstrahlung in verschiedenen Gewebetiefen in Abhängigkeit von der Strahlenqualität bei 100 cm² Feldgröße und 50 cm FHA. (Nach WACHSMANN und DIMOTSIS, 1957)

Tabelle 11. *Relative Tiefendosen (in % der J_{80}) bei 2 mm Cu HWD. Querstriche finden sich an der 1. und 2. GHWT.* [Nach WACHSMANN und DIMOTSIS (1957) zusammengestellt]

Tiefen [cm]	FHA 50 cm		FHA 60 cm		FHA 80 cm		FHA 100 cm	
	Feldgrößen [cm²]							
	50	200	50	200	50	200	50	200
1	98	101	100	104	100	104	100	104
2	89	95	90	97	91	98	94	98
3	80	89	82	90	83	91	84	92
4	70	81	72	82	74	83	75	84
5	62	73	64	75	65	76	66	78
6	<u>54</u>	66	<u>55</u>	67	57	69	57	70
7	<u>46</u>	58	<u>48</u>	60	<u>50</u>	62	<u>50</u>	63
8	41	<u>52</u>	42	<u>54</u>	<u>43</u>	56	<u>44</u>	57
9	35	<u>46</u>	36	<u>48</u>	38	<u>50</u>	38	<u>51</u>
10	31	41	32	43	33	<u>45</u>	34	<u>46</u>
11	<u>26</u>	36	<u>27</u>	38	29	40	29	41
12	<u>23</u>	33	<u>23</u>	33	<u>25</u>	35	<u>25</u>	36
13	20	28	20	29	<u>22</u>	32	<u>22</u>	33
14	17	<u>25</u>	18	<u>26</u>	19	28	19	29
15	15	<u>22</u>	16	<u>23</u>	16	<u>25</u>	17	<u>26</u>
16	13	19	13	20	14	22	15	23
18	9,1	15	10	16	11	18	11	18
20	6,8	11	7,4	12	8,0	14	8,4	15

Bereich über 150 kV *mit zunehmender HWD ab* (Abb. 13) und ändert sich etwa mit der Quadratwurzel der *Feldgröße.* Tabelle 11 zeigt für 2 Feldgrößen die relativen Tiefendosen bei verschiedenen FHA. Es wird deutlich, daß bei gleicher HWD die 1. wie 2. Gewebshalbwerttiefe (*GHWT*) von 50 auf 100 cm FHA um 0,5 bis knapp 1 cm größer werden. Über die Änderung der 1. und 2. GHWT mit der HWD orientiert Abb. 14 und

Tabelle 12. Von 0,8 bis 3 mm Cu HWD nehmen die 1. GHWT um etwas weniger, die 1. und 2. GHWT zusammen um etwas mehr als 1 cm zu. ZIELER (1955) macht darauf aufmerksam, daß zwischen 150 und 250 kV bei gleicher HWD die mit höherer Spannung erzeugte, also inhomogenere Strahlung, die geringere Tiefenwirkung hat.

Tabelle 12. *Veränderungen der Gewebshalbwerttiefen (GHWT) mit der HWD. Werte gelten für 50 cm FHA und 100 cm² Feldgröße.* [Nach WACHSMANN und DIMOTSIS (1957) modifiziert]

HWD [mm Cu]	1. GHWT [cm]	1.+2. GHWT [cm]
0,8	6,7	11,6
1,0	7,0	12,0
1,2	7,2	12,3
1,5	7,3	12,4
2,0	7,4	12,6
2,5	7,5	12,8
3,0	7,5	12,9
4,0	7,6	13,2
5,0	7,7	13,4

In Tabelle 13 sind für Strahlenqualitäten von 1—4 mm Cu HWD und für 50 cm FHA die relativen Tiefendosen nach den Angaben von WACHSMANN und DIMOTSIS (1957) zusammengestellt. Tabelle 14 enthält aus gleicher Quelle Faktoren, mit denen bei anderen FHA die Werte der Tabelle 13 multipliziert werden müssen. Tabelle 15 vergleicht die Angaben über die relativen Tiefendosen für 40 cm FHA bei 1,0 und 1,5 mm HWD aus den *Tabellenwerten von* GREBE *und* WIEBE (1950) *und* WACHSMANN *und* DIMOTSIS (1957). Es bestehen Differenzen bis zu relativ 20%, und zwar sind mit ganz wenigen Ausnahmen die Werte von GREBE und WIEBE niedriger. Das Tabellenwerk der letztgenannten Autoren, das im deutschen Sprachraum immer noch das weitestverbreitete ist, stellt eine Umarbeitung der Tabellen von GREBE und NITZGE aus dem Jahre 1930 dar; im Vorwort von GREBE und WIEBE (1950) heißt es, daß Kontrollmessungen mit modernen Hilfsmitteln erwünscht schienen, die jedoch nicht durchgeführt werden konnten. WACHSMANN und DIMOTSIS (1957) dagegen können sich auf neuere eigene Messungen wie auf Ergebnisse von JOHNS (1952, 1953), GLASSER, QUIMBY, TAYLOR und WEATHERWAX (1952) wie das Supplement 5 des British Journal of Radiology (1953) stützen. Die Angaben in den 1952 erschienenen Tabellen von JOHNS, FEDORUK, KORNELSEN, EPP und DARBY, in der 1961 herausgekommenen

Tabelle 13. *Relative Tiefendosen (in % der J_{sO}) bei 50 cm FHA. Querstriche an der 1. und 2. GHWT.* [Nach WACHSMANN und DIMOTSIS (1957) modifiziert]

Tiefe [cm]	HWD 1,0 mm Cu Feldgrößen [cm²] 50	200	HWD 1,5 mm Cu 50	200	HWD 2,0 mm Cu 50	200	HWD 3,0 mm Cu 50	200	HWD 4,0 mm Cu 50	200
1	96	101	97	102	98	101	96	99	96	99
2	89	96	90	95	89	95	88	94	88	93
3	80	89	80	89	80	89	80	87	80	86
4	70	80	71	82	70	81	72	80	71	78
5	61	72	62	73	62	73	62	72	63	73
6	52	64	53	66	54	66	54	66	55	66
7	45	56	45	58	46	58	47	59	49	60
8	38	50	39	52	41	52	41	53	42	54
9	32	43	34	45	35	46	36	47	38	49
10	28	38	29	40	31	41	31	43	33	43
11	24	34	25	35	26	36	27	38	28	39
12	20	29	22	31	23	33	24	33	25	34
13	17	26	19	27	20	28	20	30	22	30
14	14	23	16	24	17	25	18	26	19	27
15	12	20	14	21	15	22	16	23	16	24
16	10	17	12	18	13	19	14	21	14	21
18	7,5	13	8,9	14	9,1	15	10	16	11	17
20	5,3	10	6,5	11	6,8	11	7,7	13	8,2	13

Tabelle 14. *Faktoren für die Umrechnung der bei 50 cm FHA bestehenden relativen Tiefendosen bei Anwendung anderer FHA. Gültig für HDW 0,5—2 mm Cu und 20—400 cm² Feldgröße.* [Nach WACHSMANN und DIMOTSIS (1957), verbessert]

FHA [cm]	Gewebetiefe [cm]									
	2	4	6	8	10	12	14	16	18	20
20	0,952	0,921	0,888	0,862	0,840	0,822	0,800	—	—	—
25	0,964	0,937	0,912	0,888	0,872	0,855	0,842	0,832	0,821	0,808
30	0,974	0,952	0,931	0,915	0,900	0,887	0,879	0,870	0,862	0,865
35	0,982	0,966	0,950	0,939	0,929	0,919	0,913	0,907	0,903	0,897
40	0,989	0,980	0,970	0,961	0,972	0,950	0,946	0,940	0,937	0,935
45	0,995	0,990	0,986	0,982	0,978	0,975	0,973	0,971	0,969	0,968
55	1,003	1,006	1,009	1,012	1,014	1,016	1,018	1,020	1,023	1,026
60	1,008	1,013	1,018	1,023	1,027	1,031	1,035	1,039	1,044	1,050
65	1,010	1,018	1,026	1,034	1,041	1,047	1,053	1,059	1,065	1,072
70	1,013	1,023	1,032	1,040	1,048	1,048	1,065	1,073	1,088	1,093
75	1,014	1,027	1,038	1,049	1,060	1,070	1,080	1,088	1,098	1,112
80	1,016	1,030	1,044	1,057	1,069	1,080	1,090	1,101	1,113	1,131
85	1,017	1,032	1,048	1,065	1,079	1,090	1,102	1,113	1,128	1,150
90	1,018	1,035	1,054	1,070	1,086	1,098	1,113	1,127	1,144	1,160
95	1,019	1,037	1,056	1,075	1,092	1,106	1,122	1,138	1,156	1,181
100	1,020	1,038	1,058	1,080	1,096	1,114	1,130	1,147	1,172	1,196

Tabelle 15. *Relative Tiefendosen (in % der J_{80}) bei 40 cm FHA, 1 und 1,5 mm Cu HWD nach* GREBE *und* WIEBE *(1950). In Klammern ist angegeben, um wieviel Prozent höher die Werte in den Tabellen von* WACHSMANN *und* DIMOTSIS *(1957) angegeben sind*

Tiefe [cm]	HWD 1,0 mm Cu		HWD 1,5 mm Cu	
	Feldgröße [cm²]			
	50	200	50	200
1	96 (−2)	103 (−6)	98 (−1)	103 (−3)
2	81 (+6)	90 (+4)	82 (+6)	92 (+2)
3	69 (+7)	80 (+7)	71 (+7)	82 (+5)
4	59 (+7)	71 (+8)	60 (+10)	72 (+8)
5	51 (+6)	63 (+8)	52 (+8)	65 (+7)
6	44 (+5)	57 (+6)	46 (+6)	58 (+6)
7	38 (+4)	50 (+6)	39 (+6)	51 (+7)
8	32 (+4)	43 (+5)	33 (+6)	45 (+6)
9	28 (+3)	38 (+4)	28 (+6)	39 (+6)
10	24 (+3)	33 (+4)	25 (+4)	34 (+6)
11	21 (+2)	29 (+4)	22 (+3)	30 (+5)
12	18 (+1)	26 (+2)	19 (+2)	26 (+5)
13	16 (+1)	23 (+2)	16 (+2)	23 (+4)
14	14 (±0)	20 (+2)	14 (+2)	20 (+4)
15	12 (±0)	18 (±0)	12 (+1)	18 (+3)

Tabelle 16. *Schlüsseltafel zur Feststellung relativer Tiefendosen.* [Nach MAYNEORD und LAMERTON (1941) wie PATERSON (1960) modifiziert]
a) rel. TD für 2 mm Cu HWD (bei 190—250 kV) und 50 cm FHA

Gewebstiefe [cm]	Feldgröße [cm²]					
	20	50	100	150	200	400
0	45	52	58	62	64	69
7	39	45	51	55	58	63
8	34	40	45	49	52	57
9	29	35	40	44	47	52
10	25	30	36	39	42	48
11	22	27	31	34	37	43
12	19	23	27	31	33	39
13	16	20	24	27	30	35
14	14	18	22	24	26	31
15	12	16	19	22	24	28
20	6	8	10	12	13	16

b) Korrektur der rel. TD unter a) für andere FHA:
    40 cm −1   80 cm +2
    60 cm +1   100 cm +3

c) Korrektur der rel. TD unter a) für andere HWD:
    1   mm Cu HWD   −2
    1,5 mm Cu HWD   −1
    3   mm Cu HWD   +2

2. Auflage des bekannten röntgenphysikalischen Werkes von JOHNS und des Supplements 10 des British Journal of Radiology (1961) stimmen mit denen von WACHSMANN und DIMOTSIS (1957) weitgehend überein.

Tabelle 16 nach PATERSON (1960) ist die *einfachst mögliche Form einer Tabelle der relativen Tiefendosen für die Röntgentiefentherapie.*

Tabelle 17a. *Relative Tiefendosen (in % der J_{sO}) für 1,0 mm Cu HWD (230 kV, Zusatzfilter 0,22 mm Cu + 1 mm Al), 50 cm FHA und geschlossenes Blendensystem (Tubusboden 3,2 mm Perspex).* [Nach Tsien und Cohen (1962) modifiziert]

1. Kreisförmige Felder

Tiefen [cm]	Durchmesser [cm] 4	6	8	10	12,5	15	20
1	88,3	91,0	94,1	95,3	96,2	96,7	96,7
2	76,0	80,2	84,5	86,5	88,2	89,1	89,9
3	63,6	69,1	73,3	76,1	78,6	80,0	81,7
4	53,2	59,2	63,1	66,8	69,6	71,6	73,8
5	44,2	50,1	53,6	58,1	61,2	63,5	66,2
6	36,6	42,2	46,0	50,1	53,6	56,1	59,3
7	30,4	35,4	39,7	42,6	46,6	49,0	52,7
8	25,2	29,7	33,6	36,1	40,4	43,1	46,7
9	20,8	24,9	28,5	31,2	34,9	37,5	41,3
10	17,3	20,8	24,2	27,0	29,9	32,6	36,3
11	14,1	17,4	20,2	23,0	25,3	28,0	31,5
12	11,8	14,4	17,0	19,3	21,4	24,1	27,4
13	9,6	12,0	14,3	16,4	18,4	20,5	23,8
14	8,0	10,1	12,2	14,1	16,1	17,7	20,9
15	6,7	8,6	10,3	12,0	13,9	15,2	18,3
16	5,6	7,3	8,8	10,4	12,2	13,4	16,2
18	4,0	5,1	6,5	7,7	9,2	10,4	12,6
20	2,8	3,7	4,7	5,7	6,8	7,9	9,6

2. Rechteckige Felder

Tiefen [cm]	Feldgrößen [cm × cm] 4 × 4	6 × 6	8 × 8	10 × 10	15 × 15	20 × 20	4 × 6	6 × 8	8 × 10	10 × 15	15 × 10
1	89,6	93,3	94,7	96,0	97,1	96,8	91,2	94,3	95,0	96,3	97,4
2	77,6	82,5	85,6	87,7	89,8	90,1	79,9	83,9	86,7	88,6	90,2
3	65,5	70,5	74,8	77,6	80,8	81,9	68,1	72,2	76,0	79,1	81,2
4	55,2	60,8	65,1	68,3	72,5	74,5	57,9	62,8	66,3	69,9	73,4
5	46,1	52,3	56,4	60,0	64,9	67,6	48,9	54,6	57,8	61,9	66,2
6	38,5	44,3	47,5	52,2	57,6	60,4	41,0	46,4	48,8	54,6	58,8
7	32,0	37,4	40,7	45,0	50,9	54,0	34,3	39,4	42,1	47,6	52,4
8	26,6	31,6	35,1	38,8	44,7	48,2	28,7	33,5	36,5	41,3	46,4
9	22,1	26,6	30,2	33,0	39,1	42,8	24,1	28,4	31,6	35,4	40,9
10	18,3	22,4	25,6	28,0	34,2	37,8	20,1	24,1	27,1	30,6	35,9
11	15,1	18,8	21,6	24,1	29,7	33,1	16,7	20,3	22,9	26,4	31,1
12	12,5	15,6	18,2	20,7	25,6	28,9	13,9	16,9	19,3	22,8	27,1
13	10,4	13,0	15,3	17,7	22,1	25,1	11,6	14,1	16,4	19,7	23,4
14	8,6	11,0	13,1	15,2	19,2	22,1	9,7	12,1	14,1	17,0	20,5
15	7,2	9,3	11,1	13,1	16,7	19,4	8,2	10,2	12,1	14,8	17,8
16	6,0	8,0	9,5	11,3	14,5	17,4	6,9	8,7	10,3	12,8	15,7
18	4,2	5,8	7,1	8,5	11,1	13,7	4,9	6,5	7,7	9,8	12,2
20	3,1	4,2	5,2	6,3	8,8	10,7	3,6	4,6	5,6	7,4	9,7

Die Tabellen 17a—d sind dem Werk von Tsien und Cohen (1962) entnommen, dessen Messungen 1955 von Wood und Sutherland für das Supplement 10 des British Journal of Radiology durchgeführt wurden. Diese Tabellen zeichnen sich nicht nur durch Genauigkeit bis zur ersten Stelle hinter dem Komma aus, sondern berücksichtigen auch sehr weitgehend die Feldform. Die hier angeführten Werte für die relativen Tiefendosen gelten nur bei Benutzung gleicher oder ähnlicher Applikatoren, wie sie bei den Messungen

Tabelle 17b. *Relative Tiefendosen (in % der J_{80}) für 1,5 mm Cu HWD (230 kV, Zusatzfilter 0,68 mm Cu + 1 mm Al), 50 cm FHA und geschlossenes Blendensystem (Tubusboden 3,2 mm Perspex).* [Nach Tsien und Cohen (1962) modifiziert]

1. Kreisförmige Felder

Tiefen [cm]	Durchmesser [cm]						
	4	6	8	10	12,5	15	20
1	89,1	91,4	94,0	95,1	95,9	96,2	96,2
2	77,0	81,3	85,1	87,2	88,9	89,9	90,7
3	65,4	71,0	74,9	77,9	80,5	82,0	83,8
4	55,3	61,3	65,0	69,1	72,1	74,1	76,4
5	46,8	52,4	56,0	60,7	64,1	66,6	69,3
6	39,0	44,5	48,7	52,7	56,4	58,8	62,1
7	32,5	37,9	42,1	45,2	49,3	51,9	55,4
8	27,0	31,7	35,7	38,5	42,9	45,6	49,3
9	22,7	26,9	30,8	33,5	37,5	40,2	44,1
10	18,9	22,8	26,4	29,2	32,7	35,3	39,1
11	15,9	19,4	22,6	25,4	28,2	31,0	34,7
12	13,4	16,3	19,4	21,9	24,2	27,1	30,7
13	11,1	13,8	16,5	18,9	21,1	23,7	27,1
14	9,3	11,8	14,2	16,4	18,5	20,5	24,0
15	7,8	10,0	12,2	14,1	16,2	17,8	21,2
16	6,7	8,7	10,5	12,3	14,5	15,6	19,1
18	4,7	6,1	7,6	9,0	10,7	12,0	14,6
20	3,4	4,5	5,7	6,8	8,1	9,4	11,3

2. Rechteckige Felder

Tiefen [cm]	Feldgröße [cm × cm]										
	4×4	6×6	8×8	10×10	15×15	20×20	4×6	6×8	8×10	10×15	15×20
1	90,1	93,3	94,6	95,7	96,6	96,3	91,5	94,2	94,9	96,2	96,9
2	78,8	83,3	86,4	88,4	90,5	90,9	81,0	84,6	87,4	89,3	90,9
3	67,1	72,3	76,7	79,3	82,8	84,0	69,6	74,0	77,8	80,9	83,2
4	57,1	63,2	67,4	70,8	75,2	77,3	59,8	65,2	68,5	72,8	76,1
5	48,5	54,8	58,9	62,8	68,0	70,7	51,3	57,0	60,3	65,2	69,3
6	40,9	46,8	50,2	54,9	60,4	63,5	43,5	48,8	51,6	57,5	61,7
7	34,0	39,9	43,2	47,7	53,7	56,8	36,5	42,0	44,6	50,3	55,2
8	28,6	33,7	37,3	41,3	47,4	50,7	30,9	35,8	38,8	44,0	49,1
9	24,0	28,8	32,5	35,5	41,9	45,6	26,1	30,7	34,1	38,1	43,5
10	20,2	24,5	28,0	30,7	37,0	40,7	22,1	26,2	29,4	33,2	38,8
11	16,9	20,9	24,0	26,7	32,8	36,3	18,6	22,5	25,5	29,2	34,4
12	14,3	17,7	20,7	23,3	28,8	32,3	15,9	19,2	21,9	25,7	30,4
13	11,9	15,1	17,6	20,4	25,3	28,6	13,2	16,5	18,8	22,5	26,7
14	10,1	12,8	15,3	17,7	22,2	25,4	11,3	14,0	16,4	19,8	23,7
15	8,5	10,9	13,0	15,3	19,5	22,5	9,6	12,0	14,0	17,2	20,9
16	7,3	9,5	11,4	13,4	17,3	20,3	8,3	10,4	12,3	15,3	18,6
18	5,1	6,8	8,4	10,0	12,8	15,7	5,9	7,5	9,1	11,4	14,0
20	3,7	5,0	6,2	7,6	10,1	12,4	4,2	5,6	6,8	8,8	11,0

benutzt wurden (..Fulfield"-Applikator: ein Kollimatorsystem mit focusnaher Blende im Tubusteller, einem dreiviertellangen Bleitubus und einem Kunststoffboden aus 3,2 mm Perspex). Tsien und Cohen (1962) geben Faktoren für die Korrektur ihrer Werte der relativen Tiefendosen (Tabellen 17a—d) für mehrere im Handel befindliche Blendensysteme und Tubusse an. Abb. 15 macht die Auswirkung verschiedener *Blendengestaltung* auf den Tiefendosisverlauf deutlich.

Tabelle 17c. *Relative Tiefendosen (in % der J_{80}) für 2,0 mm HWD (230 kV, Zusatzfilter 1,18 mm Cu + 1 mm Al), 50 cm FHA und geschlossenes Blendensystem (Tubusboden 3,2 mm Perspex).* [Nach Tsien und Cohen (1962) modifiziert]

1. Kreisförmige Felder

Tiefen [cm]	Durchmesser [cm]						
	4	6	8	10	12,5	15	20
1	89,0	91,1	93,6	94,6	95,4	95,7	95,7
2	77,7	81,9	85,6	87,7	89,5	90,5	91,4
3	66,3	71,7	75,7	78,7	81,2	82,9	84,8
4	56,2	62,2	66,0	70,0	73,1	75,1	77,4
5	47,5	53,4	57,1	61,7	65,2	67,5	70,2
6	40,1	45,6	49,7	53,9	57,5	60,0	63,3
7	33,6	38,9	43,3	46,4	50,6	53,1	56,8
8	28,1	33,2	37,2	39,9	44,4	47,1	50,8
9	23,8	28,1	32,1	34,8	39,0	41,7	45,6
10	19,8	23,9	27,3	30,4	33,8	36,8	40,6
11	16,8	20,3	23,6	26,7	29,4	32,4	36,4
12	14,0	17,3	20,2	23,0	25,6	28,6	32,5
13	11,8	14,7	17,5	20,0	22,7	25,0	29,1
14	10,1	12,6	15,1	17,4	20,1	21,7	26,1
15	8,4	10,5	12,8	14,8	17,4	19,1	23,0
16	6,9	9,0	11,0	12,8	15,1	17,1	20,4
18	4,9	6,4	7,9	9,4	11,2	13,0	15,5
20	3,4	4,5	5,7	6,8	8,3	9,8	12,3

2. Rechteckige Felder

Tiefen [cm]	Feldgröße [cm × cm]										
	4×4	6×6	8×8	10×10	15×15	20×20	4×6	6×8	8×10	10×15	15×20
1	89,9	92,7	94,2	95,2	96,1	95,8	91,2	93,5	94,5	95,6	96,3
2	79,3	83,5	86,8	88,9	91,1	91,7	81,5	85,1	87,8	89,9	91,6
3	68,0	73,0	77,4	80,1	83,7	85,0	70,5	74,7	78,6	81,7	84,1
4	58,3	64,0	68,4	71,8	76,3	78,5	61,3	66,1	69,9	73,8	77,3
5	49,6	55,8	59,7	63,9	68,9	71,6	52,5	58,0	61,1	66,2	70,3
6	41,7	47,8	51,3	56,0	61,7	64,6	44,4	49,9	52,8	58,6	62,9
7	35,2	41,0	44,4	48,9	55,0	58,1	37,7	43,1	45,8	51,6	56,6
8	29,7	35,0	38,7	42,8	48,9	52,3	32,1	36,8	40,3	45,5	50,7
9	25,2	30,0	33,9	36,9	43,4	47,1	27,4	32,1	35,5	39,6	45,1
10	21,2	25,5	29,1	31,7	38,5	42,2	23,2	27,4	30,7	34,5	40,3
11	17,9	22,0	25,2	28,1	34,3	38,2	19,6	23,7	26,7	30,6	36,0
12	15,1	18,6	21,7	24,6	30,5	34,1	16,7	20,0	23,0	27,1	32,2
13	12,6	16,0	18,8	21,6	27,0	30,7	14,0	17,4	20,1	24,0	28,8
14	10,7	13,6	16,2	18,9	24,0	27,7	11,9	14,8	17,3	21,2	25,5
15	9,0	11,5	13,7	16,2	20,6	24,7	10,1	12,6	14,8	18,3	22,2
16	7,5	9,8	11,9	14,0	18,0	22,0	8,5	10,9	12,9	16,0	19,6
18	5,4	7,1	8,7	10,4	14,2	17,3	6,1	7,9	9,4	12,1	15,7
20	3,7	5,0	6,2	7,6	10,8	13,4	4,2	5,6	6,7	9,0	12,0

Die bisherigen Ausführungen über den Dosisabfall im Zentralstrahl gelten für „*unendliche Wasserphantome*" (s. Kapitel A.I.5.d. dieses Bandes) und senkrechtes Auftreffen des Nutzstrahlenbündels auf die Wasseroberfläche. Vermindert die zu geringe Dicke eines Körpers den aus Abb. 13 hervorgehenden Streustrahlungsanteil, nimmt entsprechend die Dosis im Zentralstrahl in den verschiedenen Wassertiefen ab. Bei *nicht senkrechtem Einfall* des Zentralstrahles müssen die relativen Tiefendosen zunächst geringer sein als die Tabellen anzeigen, bis schließlich in einer bestimmten Tiefe die Gegebenheiten des „unendlichen Wasserphantoms" erreicht sind.

Tabelle 17d. *Relative Tiefendosen (in % der J_{80}) für 3,0 mm HWD (230 kV, Zusatzfilter 0,60 mm Sn + 0,81 mm Cu + 1 mm Al), 50 cm FHA und geschlossenes Blendensystem (Tubusboden 3,2 mm Prespex).* [Nach TSIEN und COHEN (1962) modifiziert]

1. Kreisförmige Felder

Tiefen [cm]	Durchmesser [cm]						
	4	6	8	10	12,5	15	20
1	89,0	91,3	93,6	94,5	95,4	95,9	96,1
2	77,9	81,9	85,4	87,2	89,1	90,0	91,1
3	67,1	72,3	76,0	79,1	81,6	83,2	85,2
4	57,4	62,8	66,5	70,6	73,6	75,6	78,1
5	48,9	54,6	58,4	62,5	66,0	68,4	71,4
6	41,4	46,9	51,4	54,7	59,0	61,6	65,2
7	35,0	40,3	44,7	47,4	52,4	55,1	59,1
8	29,9	34,6	38,9	41,9	46,4	49,5	53,7
9	25,5	29,7	33,8	37,0	40,8	44,0	48,3
10	21,6	25,7	29,3	32,6	35,6	38,9	43,3
11	18,1	21,9	25,2	28,1	30,8	34,2	38,3
12	15,4	18,6	21,7	24,3	27,0	29,9	34,0
13	13,2	16,0	18,8	21,2	24,0	26,1	30,5
14	11,2	13,7	16,2	18,5	21,1	22,7	27,0
15	9,5	11,6	13,9	16,0	18,5	20,2	24,1
16	8,1	10,0	12,1	14,0	16,3	18,0	21,5
18	5,9	7,5	9,1	10,6	12,5	14,1	16,9
20	4,3	5,5	6,9	8,1	9,7	11,3	13,5

2. Rechteckige Felder

Tiefen [cm]	Feldgröße [cm × cm]										
	4×4	6×6	8×8	10×10	15×15	20×20	4×6	6×8	8×10	10×15	15×20
1	89,8	92,2	94,1	95,1	96,1	96,0	91,0	92,9	94,5	95,6	96,3
2	79,1	82,9	86,3	88,3	90,5	91,1	81,1	84,1	87,1	89,6	90,9
3	68,8	73,7	77,8	80,6	84,1	85,6	71,2	75,4	78,8	82,2	84,5
4	59,2	64,8	68,0	72,3	76,9	79,1	61,8	67,0	70,3	74,3	77,7
5	50,6	56,5	60,2	64,6	69,9	72,6	53,2	58,6	61,4	66,9	71,2
6	43,2	49,0	52,5	57,3	63,4	66,5	45,7	51,1	54,0	60,1	64,7
7	36,7	42,2	46,2	50,6	57,0	60,6	39,1	44,1	47,8	53,5	59,0
8	31,4	36,5	40,8	44,2	51,2	55,3	33,7	38,7	42,6	47,1	53,0
9	26,7	31,4	35,6	38,5	45,9	50,0	28,8	33,5	37,4	41,6	47,9
10	22,8	27,2	31,0	33,9	41,0	45,0	24,7	29,1	32,6	36,8	42,9
11	19,3	23,2	26,7	29,8	36,2	40,1	21,0	24,8	28,2	32,6	38,1
12	16,3	19,8	23,1	26,2	31,9	35,7	17,9	21,4	24,5	28,7	33,6
13	14,0	17,1	20,1	22,9	28,3	32,0	15,3	18,5	21,3	25,3	30,0
14	11,8	14,7	17,3	20,0	25,0	28,6	13,0	15,8	18,4	22,2	26,5
15	10,2	12,7	15,0	17,3	21,7	25,6	11,2	13,8	16,1	19,5	23,3
16	8,7	10,9	13,1	15,3	19,1	23,1	9,7	11,9	14,0	17,3	20,7
18	6,3	8,1	9,8	11,7	15,3	18,5	7,0	8,9	10,5	13,4	16,7
20	4,7	6,1	7,5	9,0	12,3	14,8	5,3	6,8	8,2	10,5	13,6

Bei gleichbleibender Feldgröße sind *Steigerungen der relativen Tiefendosen* im wesentlichen durch Vergrößerung des FHA und Verbesserung der HWD zu erreichen. Bei Betrachtung von Tabelle 18 könnte man geneigt sein, die absoluten Differenzen der dargestellten Werte, die für 3 mm Cu HWD und 60 cm FHA gegenüber 1 mm Cu HWD und 40 cm FHA nur bis 6% betragen, als unwesentlich anzusehen, und den wirtschaftlichen Mehraufwand für diese geringe Differenz für unökonomisch zu halten. Die Steigerung sollte jedoch *relativ betrachtet* werden. Dann zeigt sich, daß sich die relativen Tiefendosen bei der höheren HWD und dem größeren FHA relativ bis etwa 25% in 12 cm,

Tabelle 18. *Vergleich der relativen Tiefendosen für 1 mm Cu HWD bei 40 cm FHA (a) und 3 mm Cu HWD bei 60 cm FHA (b) bei 100 cm² Feldgröße.* [Nach den Angaben von WACHSMANN und DIMOTSIS, 1957]

Tiefe [cm]	HWD 1 mm Cu 40 cm FHA (a)	HWD 3 mm Cu 60 cm FHA (b)	Differenz	
			absolut	relativ zu (a)
3	83	84	+1	ca. 1,2%
6	56	61	+5	9%
9	37	43	+6	16%
12	24	30	+6	25%
15	16	21	+5	30%
18	10	14	+4	40%

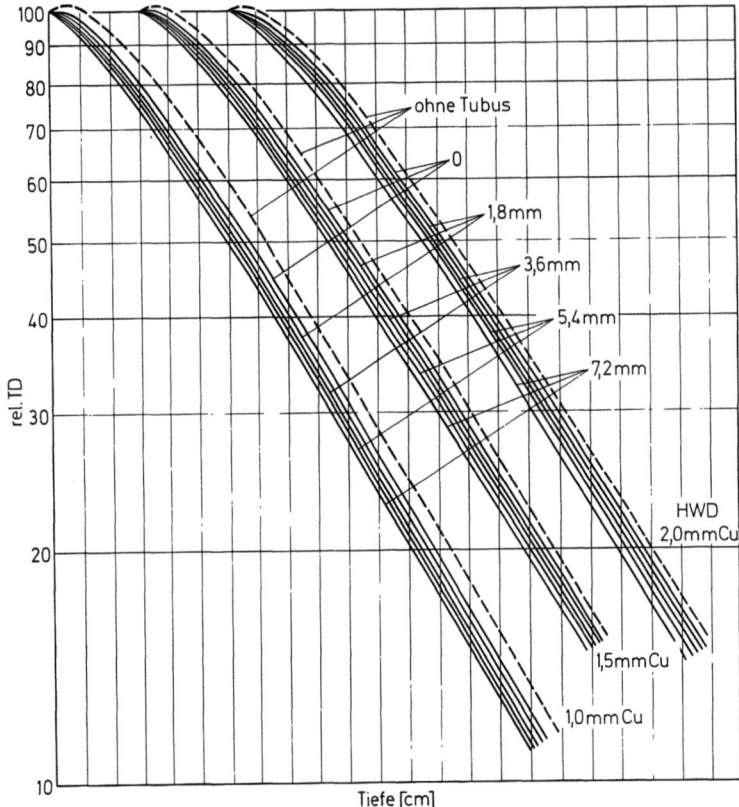

Abb. 15. Auswirkung verschiedener Tubusgestaltung auf den Verlauf der relativen Tiefendosis. (Nach TSIEN und COHEN, 1962.) — — Ohne Tubus (hautferne Einblendung); ——— mit Tubus (hautnahe Einblendung) ohne Boden (0) und mit 4 verschieden dicken Böden aus Perspex

30% in 15 cm und 40% in 18 cm Tiefe erhöht haben. Dies bedeutet, daß sich die Chancen, mit einer *300 kV*-Anlage an einen tiefgelegenen Körperherd durch Kreuzfeuerbestrahlung höhere Dosen heranzubringen, doch praktisch wesentlich verbessern. Bei einer solchen Anlage, die Normalstrahlungen unter höheren Dosisleistungen abgibt, wird man sich auch eher entschließen können, einen großen FHA zu verwenden.

In Abhängigkeit von Feldgröße und -tiefe nimmt innerhalb des Körpers die HWD gegenüber der der einfallenden Strahlung ab. Zwar bewirkt die mit der Tiefe zunehmende Absorption eine Aufhärtung, doch wird diese überkompensiert durch die Aufweichung durch Mehrfach-Compton-Prozesse. Mit welchen Größenordnungen der *Abnahme der HWD innerhalb eines wasseräquivalenten Phantoms* zu rechnen ist, zeigt Tabelle 19 nach SCHAAL

(1956). Die Beurteilung der im Gewebe absorbierten Energie, d. h., die Umrechnung der Ionendosis in R in die Energiedosis in rad (s. Tab. 20) wird durch diese Änderung der Strahlenqualität innerhalb des Körpers erschwert.

Tabelle 19. *Mittlere HWD innerhalb eines wasseräquivalenten Phantoms.*
(Nach SCHAAL, 1956)

Spannung [kV] Filter [mm]	HWD [mm]	Feldgröße [cm²]	Phantomtiefe	
			5 cm	10 cm
180 0,2 Cu	0,5 Cu	4×4 10×10	0,4 Cu 0,35 Cu	0,35 Cu 0,3 Cu
200 0,5 Cu	1,1 Cu	4×4 10×10	0,9 Cu 0,7 Cu	0,7 Cu 0,6 Cu
200 1,2 Cu	1,6 Cu	4×4 10×10	1,4 Cu 1,1 Cu	1,2 Cu 0,9 Cu
250 1 Cu	2,2 Cu	4×4 10×10	1,9 Cu 1,6 Cu	1,7 Cu 1,3 Cu
250 2 Cu	2,8 Cu	4×4 10×10	2,4 Cu 1,9 Cu	2,1 Cu 1,6 Cu
300 0,5 Cu + 1,9 Sn	4,4 Cu	4×4 10×10	3,7 Cu 2,9 Cu	3,3 Cu 2,5 Cu
350 0,5 Cu + 1,9 Sn	4,9 Cu	4×4 10×10	4,0 Cu 3,1 Cu	3,6 Cu 2,6 Cu

4. Der Einfluß nicht wasseräquivalent absorbierender Gewebe auf die relative Tiefendosis. Gewebefaktoren

Der Einfluß nicht wasseräquivalent absorbierender Gewebe auf im Wasserphantom bestimmte Tiefendosen wurde bereits in Kapitel A.I.5.a. dieses Bandes ausführlich besprochen, auf das hier, auch was die Literatur anbetrifft, ausdrücklich hingewiesen sei. Abb. 43 jenes Kapitels orientiert über verschiedene Massenabsorptionskoeffizienten von Knochen, Wasser und Fettgewebe zu Luft in Abhängigkeit von der Strahlenqualität (SPIERS, 1949; CEDERLUND, LIDEN und LINDGREN, 1954; BALZ, BIRKNER und WACHS-MANN, 1955). Mit zunehmender HWD nähern sich die *Massenabsorptionskoeffizienten* von Knochen- und Fettgewebe zunehmend auch schon im Röntgentiefentherapiebereich denen des Wassers an. Nach TRÜBESTEIN (1960) braucht für die radiologische Praxis im Röntgentiefentherapiebereich bezüglich der Massenschwächungskoeffizienten und der Absorptionskoeffizienten nur zwischen fettreichen und fettarmen Weichteilgeweben und mineralreichen Geweben unterschieden zu werden. Abb. 16 von KROKOWSKI (1959)

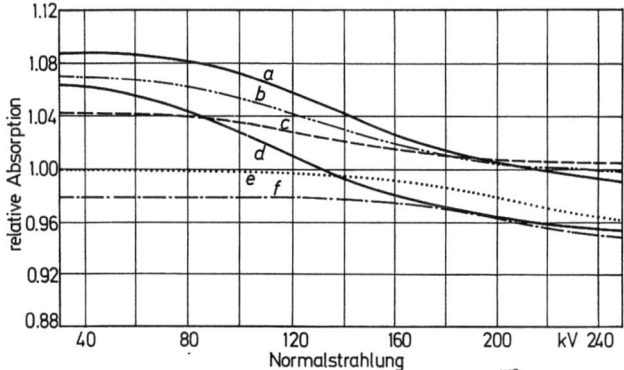

Abb. 16. Absorptionskoeffizienten verschiedener Weichteilgewebe relativ zu Wasser in Abhängigkeit der Strahlenqualität (Normalstrahlung). *a* Schilddrüse, *b* Blut, *c* Muskel, *d* Leber, *e* Gehirn, *f* Niere. (Nach KROKOWSKI, 1959)

zeigt den therapeutisch interessierenden Absorptionskoeffizienten für einige wichtige Weichteilgewebe. Tabelle 20 enthält für den Bereich der Röntgentiefentherapie die Umrechnungsfaktoren f von der Standard-Ionendosis in R in die *Energiedosis* in rad für Knochen und Muskelgewebe. Es wird deutlich, daß mit zunehmender HWD sich der Faktor für das Knochengewebe dem für das Muskelgewebe annähert, bis bei über 4 mm Cu HWD die Faktoren praktisch identisch sind. Wachsmann und Adam (1964) zeigen in dem in Abb. 17 wiedergegebenen Diagramm übersichtlich das Verhalten von Ionen- und Energiedosis zueinander in einem geschichteten Phantom für verschiedene Strahlenqualitäten.

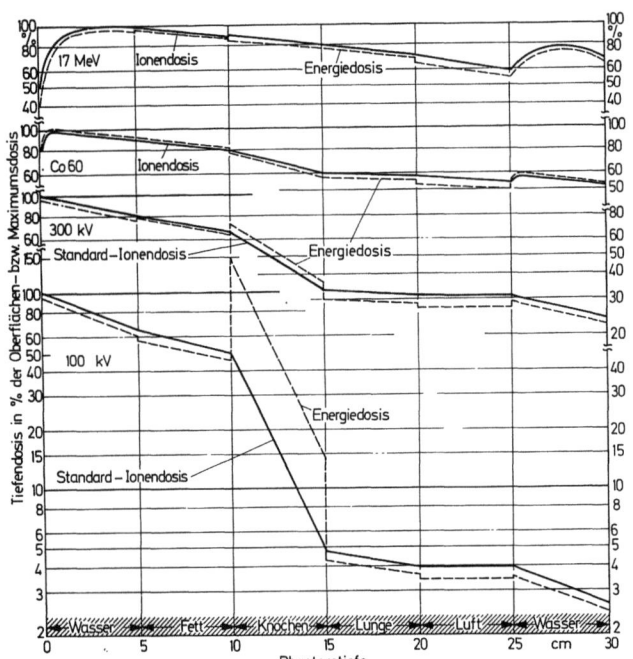

Abb. 17. Verlauf der Standard-Ionendosis (Elektronengleichgewichtsdosis) und der Energiedosis in einem geschichteten Phantom für Normalstrahlungen von 100 und 300 kV (HWD 0,3 bzw. 3,5 mm Cu). (Nach Wachsmann und Adam, 1964)

Glocker und Macherauch (1965) geben unter vereinfachten Modellvoraussetzungen gewonnene Berechnungen von Spiers (1951) wieder, wonach bei 75 bzw. 100 keV effektiver Quantenenergie (1 mm Cu HWD bei 200 kV Röhrenspannung entsprechen etwa 80 keV) pro R in Knochen eingeschlossene Hohlräume von 400 μ Kantenlänge 1,06 bzw. 1,04 rad erhalten, der 10 μ dicke Wandbelag Haversscher Kanäle von 50 μ Durchmesser 1,6 bzw. 1,3 rad und 5 μ dicke Osteocyten 2,4 bzw. 1,5 rad. Diese Erhöhung der Energiedosis in Knochenmark und Osteocyten kommt durch Sekundärelektronen aus den umschließenden Knochenwänden zustande.

Aus Abb. 40 des Kapitels A dieses Bandes ist ersichtlich, daß die Austrittsdosis am Patienten höher ist als die Austrittsdosis am Wasserphantom, wenn der Körperquerschnitt des Patienten lufthaltige Gewebe aufweist, kleiner, wenn Knochen durchstrahlt werden muß. Wachsmann (1952) hat vorgeschlagen, den Einfluß der von Wasser verschiedenen Absorption durch Messung dieser *Austrittsdosis* zu berücksichtigen: „Am besten verfährt man dabei so, daß man aus der gemessenen Austrittsdosis die ‚wasseräquivalente Dicke‘ des durchstrahlten Körpers ermittelt (Abb. 18), und dann die in Zentimetern gemessene Dicke des Körpers auf einen neuen Maßstab der Abszissenachse aufträgt. Unter Verwendung dieses Maßstabes läßt sich dann — allerdings unter der vereinfachenden Annahme, daß der durchstrahlte Körper homogen oder doch wenigstens symmetrisch aufgebaut ist — aus der Herdtiefe die tatsächliche relative Tiefendosis sehr viel genauer ablesen als dies bei Vernachlässigung der besonderen Absorptionsverhältnisse im durchstrahlten Körper möglich gewesen wäre." Dabei ist die Homogenitätsannahme keineswegs unwesentlich, wie Abb. 19 (nach Wintz, 1928) zeigt. Die Tiefendosis ist nämlich unter anderem abhängig davon, in welcher Tiefe z.B. Lufteinschlüsse vor dem Herd liegen, da der fehlende Streuzusatz aus diesem Volumen sich um so stärker in der Tiefe bemerkbar macht, je tiefer der Einschluß liegt. Abb. 20—21 sind von Plesch (1956) entnommen. Daraus können für 1—1,5 mm Cu HWD, 50 cm FHA und 50 cm² Feldgröße nach Feststellung des prozentualen Verhältnisses der zu messenden Austrittsdosis zum Röntgenwert *Gewebefaktoren* entnommen werden, die am Thorax (Abb. 20) von der Herdtiefe abhängig seien, an Abdomen (Abb. 21) und Hirnschädel nicht. Abb. 22 nach Keller und Haubold (1960) läßt dies zumindest für den Hirnschädel fraglich scheinen,

Tabelle 20. *Faktor f zur Umrechnung von Standard-ionendosis (Elektronengleichgewichtsdosis) [R] in Energiedosis [rad = 100 erg/g] für Knochen und Muskelgewebe im Röntgentiefentherapiebereich.* [Aus National Bureau of Standards, Handbook 85, 1964]

Röhren-spannung [kV]	HWD [mm Cu]	f = rad/R	
		Knochen-compacta	Muskel
140	0,30	3,12	0,93
150	0,20	2,67	0,93
150	0,59	2,53	0,93
200	0,50	2,03	0,94
200	1,53	1,55	0,94
220	0,55	2,44	0,93
250	1,00	1,74	0,93
250	1,25	1,94	0,94
250	2,00	1,41	0,95
250	4,80	1,00	0,96
280	1,70	1,43	0,95
280	2,50	1,21	0,95
280	3,10	1,12	0,95
400	4,00	1,07	0,95

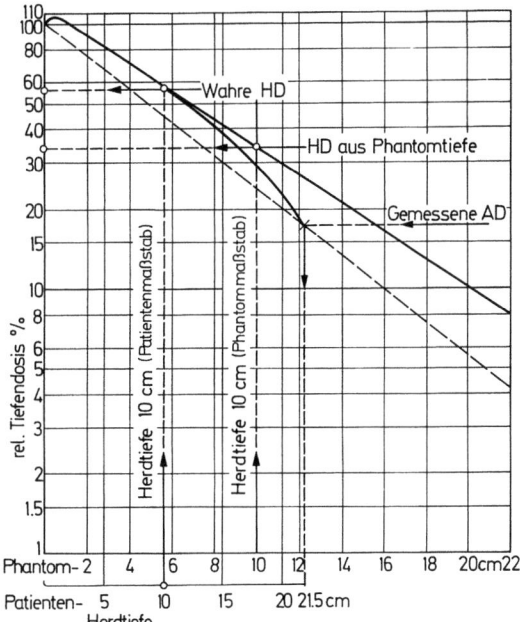

Abb. 18. Ermittlung der wahren Herddosis aus der Austrittsdosis über die wasseräquivalente Dicke des durchstrahlten Körpers. (Nach WACHSMANN, 1952)

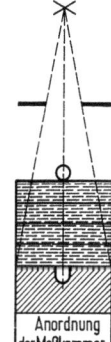

Nr.	1	2	3	4	5	6	7	8	9	10	11	12	13	14
a														
b														
c														
d														
e														
Tiefendosis	18%	29%	26%	24%	22%	40%	34%	27%	34%	56%	47%	44%	40%	73%

Abb. 19. Einfluß von Lufteinschlüssen auf die Tiefendosis (nach WINTZ, 1928). a—d je 2 cm Schicht, gestrichelt Wasser, leer Luft; e 4 cm Wasser

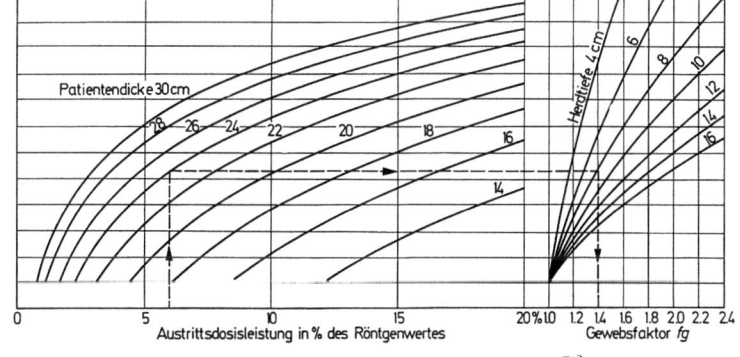

Abb. 20. Diagramm zur Ermittlung der Gewebefaktoren (für 1—1,5 mm Cu HWD, 50 cm FHA, 50 cm² Feldgröße) bei thorakaler Bestrahlung (nach PLESCH, 1956) mit eingezeichnetem Anwendungsbeispiel (Annahme: homogenes, nicht wasseräquivalentes Gewebe)

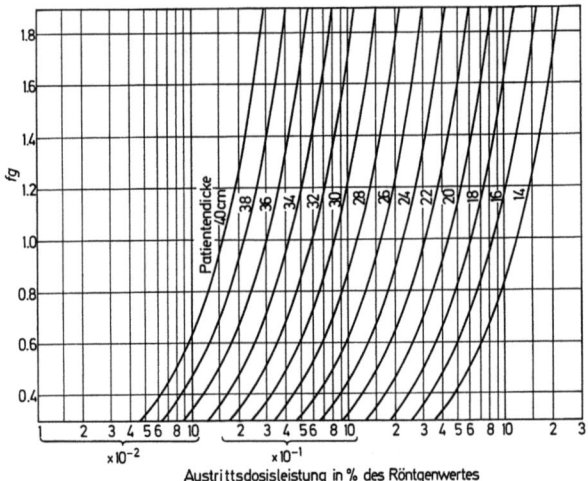

Abb. 21. Diagramm zur Ermittlung des Gewebefaktors f_g (für 1—1,5 mm Cu HWD, 50 cm FHA, 50 cm² Feldgröße) bei abdominaler Bestrahlung (nach Plesch, 1956) (Annahme: wasseräquivalentes Gewebe mit dem Herd vorgelagerten Einschlüssen)

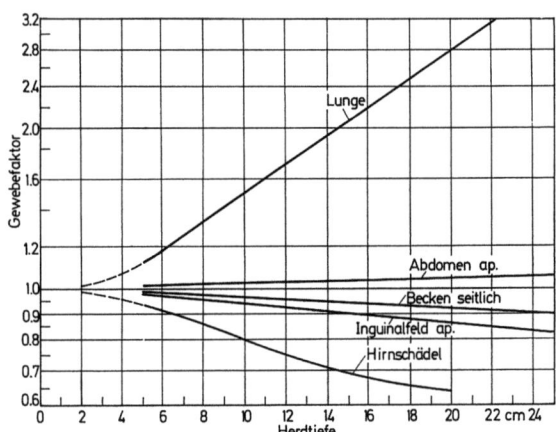

Abb. 22. Gewebefaktoren für Röntgentiefentherapie verschiedener Körperteile bei verschiedenen Schichtdicken. (Nach Keller und Haubold, 1960)

bei dem auch schon eine Rolle spielt, daß sein Volumen u. U. nicht mehr einem unendlichen Phantom nahekommt, und daher die Tabellenwerte für relative Tiefendosen nur noch beschränkt Gültigkeit haben.

In der radiologischen Praxis wird von der Methode der Ermittlung der Gewebefaktoren aus den Austrittsdosen wenig Gebrauch gemacht, stattdessen werden die relativen Tiefendosen bei Durchstrahlung von nicht wasseräquivalent schwächenden Körperabschnitten durch häufig recht willkürliche Faktoren korrigiert. Tabelle 1 des Kapitels A dieses Bandes enthält für 2 Strahlenqualitäten aus dem Röntgentiefentherapiebereich Gewebefaktoren, die mit mehr Berechtigung verwendet werden könnten. In den Tabellen 21 und 22 werden weitere Gewebefaktoren genannt, die gleichfalls eher gestatten werden, die relative Tiefendosis richtig abzuschätzen.

Daß die relativ zu Wasser höhere Absorption im Knochen im Röntgentiefentherapiebereich mit der HWD wie dem Homogenisierungsgrad (Kuttig, 1956) abnimmt, ist ein weiterer wesentlicher Grund, für den Tiefentherapiebetrieb *300 kV*-Röhren zur Anschaffung zu empfehlen.

Tabelle 21. *Korrekturfaktoren (Gewebefaktoren) für die Ermittlung annähernd wahrer relativer Tiefendosen bei thorakaler Bestrahlung unter Röntgentiefentherapiebedingungen.* [Nach JACOBSON und KNAUER (1956) zusammengestellt]

Herdlage:	0,9 mm Cu HWD (200 kV$_s$), 50 cm FHA						4,9 mm Cu HWD (400 kV$_s$), 70 cm FHA					
	peripherer Lungenherd		zentraler Lungenherd		mediastina-ler Herd		peripherer Lungenherd		zentraler Lungenherd		mediastina-ler Herd	
Feldgröße [cm²]	10×15	7×7	10×15	7×7	8×15	7×7	10×10	7×7	10×15	7×7	8×15	7×7
Ventral	1,71	2,14	1,23	1,34	1,03	0,97	1,68	1,69	1,28	1,38	1,12	1,02
Dorsal	0,77	0,88	1,00	1,13	0,94	0,93	0,95	0,93	1,12	1,14	0,97	0,93
Ventral + dorsal	0,94	1,05	1,10	1,22	0,97	0,95	1,11	1,07	1,19	1,24	1,07	0,97
Lateral	0,83	0,92	0,93	1,03			0,95	0,95	0,98	0,99		
Schräg links ventral					1,04	1,09					1,05	1,00
Schräg links dorsal					1,61	1,88					1,54	1,57
Schräg rechts ventral					1,28	1,46					1,28	1,24
Schräg rechts dorsal					1,84	2,06					1,59	1,60
Alle Felder	0,89	1,01	1,03	1,13	1,21	1,27	1,05	1,03	1,10	1,13	1,22	1,18

Tabelle 22. *Dosisreduktion in % durch Knochenschichten.* [Nach HAAS und SANDBERG (1957) und KUTTIG (1956) zusammengestellt]

HWD [mm Cu]	Röhren-spannung [kV$_s$]	Knochenschicht		
		0,5 cm	1 cm	4. Lendenwirbel-körper
0,7	175—200	9,5%	18%	31,5%
1,1	200—220	9%	15%	29,5%
1,5	200—250			26%
1,8	220			22%
2,1	250—400	6%	11,5%	21,5%
2,5	250			20,5%
2,8	250			17,5%
4,5	400	3%	5%	

5. Die Dosisverteilung unter Stehfeldern im Wasserphantom. Standardisodosen

Dem *Quadratgesetz* folgend wächst die vom Nutzstrahlenbündel ausgestrahlte Fläche nach der Tiefe. Je größer der FHA, desto kleiner ist die relative Vergrößerung des Feldes in bestimmter Tiefe im Vergleich zum Oberflächenfeld. Tabelle 23 zeigt die Größenzunahme der Kantenlängen in der Tiefe bei 40, 50 und 60 cm FHA. Für die Tiefendosis in jedem Punkt des bestrahlten Raumes ist außer der Divergenz die Blendenkonstruktion (HOLFELDER, BORNHAUSER und YALOUSSIS, 1924; QUIMBY und LAURENCE, 1940; OLIVER und KEMP, 1949; BRADSHAW, 1953; COHEN, 1955; TSIEN und COHEN, 1962), die Feldform (s. Kapitel A.I.5.d. dieses Bandes), die Absorption in der bis dahin durchstrahlten Strecke und der Streuzusatz maßgebend. Letzterer nimmt vom Zentralstrahl zum Rande immer mehr ab und sorgt andererseits dafür, daß das Nutzstrahlenbündel von einer Zone gestreuter Strahlung umgeben wird. Daraus resultieren *Isodosen*, die prinzipiell

Tabelle 23. *Kantenlängen bzw. bei kreisförmigen Feldern Durchmesser des Nutzstrahlenbündels in verschiedenen Gewebstiefen bei 40, 50 und 60 cm FHA*

Tiefen [cm]	Kantenlängen [cm] bei eckigen bzw. Durchmesser [cm] kreisförmiger Felder an der Oberfläche																	
	4			6			8			10			15			20		
	FHA [cm]																	
	40	50	60	40	50	60	40	50	60	40	50	60	40	50	60	40	50	60
2	4,2	4,15	4,15	6,3	6,25	6,2	8,4	8,3	8,25	10,5	10,4	10,25	15,75	15,6	15,5	21,0	20,8	20,65
4	4,4	4,3	4,25	6,6	6,5	6,4	8,8	8,65	8,55	11,0	10,8	10,65	16,5	16,2	16,0	22,0	21,6	21,35
6	4,6	4,5	4,4	6,9	6,7	6,6	9,2	8,95	8,8	11,5	11,2	11,0	17,25	16,8	16,5	23,0	22,4	22,0
8	4,8	4,65	4,55	7,2	6,95	6,8	9,6	9,3	9,05	12,0	11,6	11,35	18,0	17,4	17,0	24,0	23,2	22,65
10	5,0	4,8	4,65	7,5	7,2	7,0	10,0	9,6	9,35	12,5	12,0	11,65	18,75	18,0	17,5	25,0	24,0	23,35
12	5,2	4,95	4,8	7,8	7,45	7,2	10,4	9,9	9,6	13,0	12,4	12,0	19,5	18,6	18,0	26,0	24,8	24,0
14	5,4	5,1	4,95	8,1	7,7	7,4	10,8	10,25	9,85	13,5	12,8	12,35	20,25	19,2	18,5	27,0	25,6	24,65
16	5,6	5,3	5,05	8,4	7,9	7,6	11,2	10,55	10,15	14,0	13,2	12,65	21,0	19,8	19,0	28,0	26,4	25,35
18	5,8	5,45	5,2	8,7	8,15	7,8	11,6	10,9	10,45	14,5	13,6	13,0	21,75	20,4	19,5	29,0	27,2	26,0
20	6,0	5,6	5,35	9,0	8,4	8,0	12,0	11,2	10,65	15,0	14,0	13,35	22,25	21,0	20,0	30,0	28,0	26,65
25	6,5	6,0	5,65	9,75	9,0	8,5	13,0	12,0	11,35	16,25	15,0	14,15	24,35	22,5	21,25	32,5	30,0	28,35
30	7,0	6,4	6,0	10,5	9,6	9,0	14,0	12,8	12,0	17,5	16,0	15,0	26,25	24,0	22,5	35,0	32,0	30,0

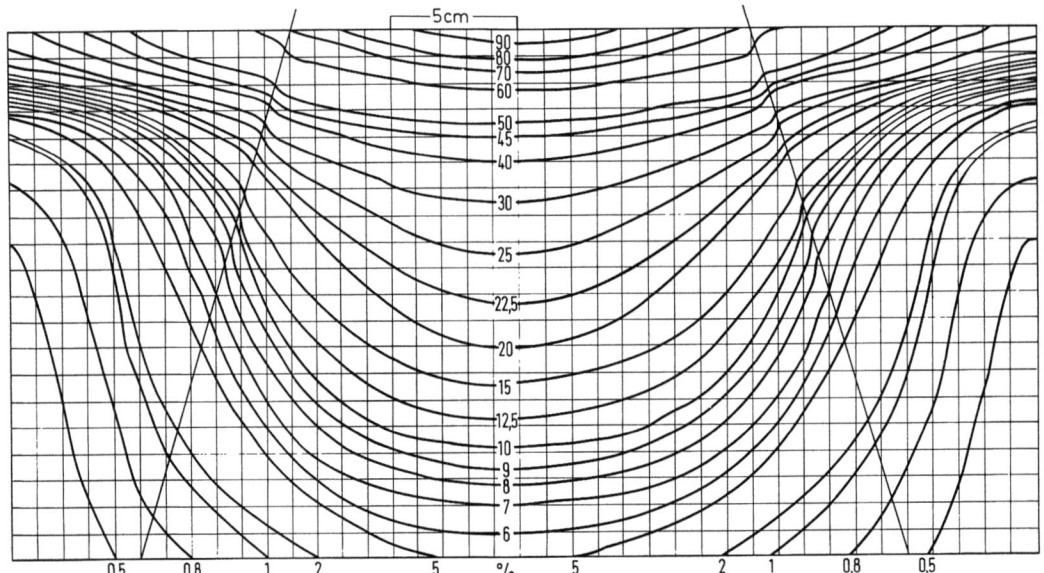

Abb. 23. Dosisverteilung in der Tiefe nach der Vorstellung von DESSAUER und VIERHELLER (1921).
30 cm FHA, 18 cm Felddurchmesser

schon frühzeitig bekannt waren [s. etwa DESSAUER und VIERHELLER, 1921 (Abb. 23); HOLFELDER, 1928; HOLTHUSEN und BRAUN, 1933].

In Kapitel A.I.4 dieses Bandes sind bereits mehrere *Isodosenatlanten* genannt. Einer der umfassendsten für die Röntgentiefentherapie von Stehfeldern aus stammt von TSIEN und COHEN (1962). Er bringt für 50 cm FHA insgesamt 250 durchsichtige Isodosenblätter für 1, 1,5, 2 und 3 mm Cu HWD (genauere Bedingungen s. Legende der Tab. 17a—d) für kreisförmige und rechteckige Felder von Durchmessern bzw. Kantenlängen von 4 bis 20 cm bei Seitenverhältnissen von 1:1 bis 1:4 und enthält Angaben für die Korrektur dieser Isodosen bei anderen als dem verwendeten Blendensystem. Diese Isodosen sind mit der Methode von ROBBINS und TSIEN (1956, 1957, 1958) erstellt, wobei Vorarbeiten von MEREDITH und MEARY (1944), WHEATLEY (1951) wie WORTHLEY, TOOZE, BROWN und FRY (1955) herangezogen wurden. Abb. 24a—e stellen 5 Beispiele der Standardisodosen aus dem Atlas von TSIEN und COHEN (1962) dar.

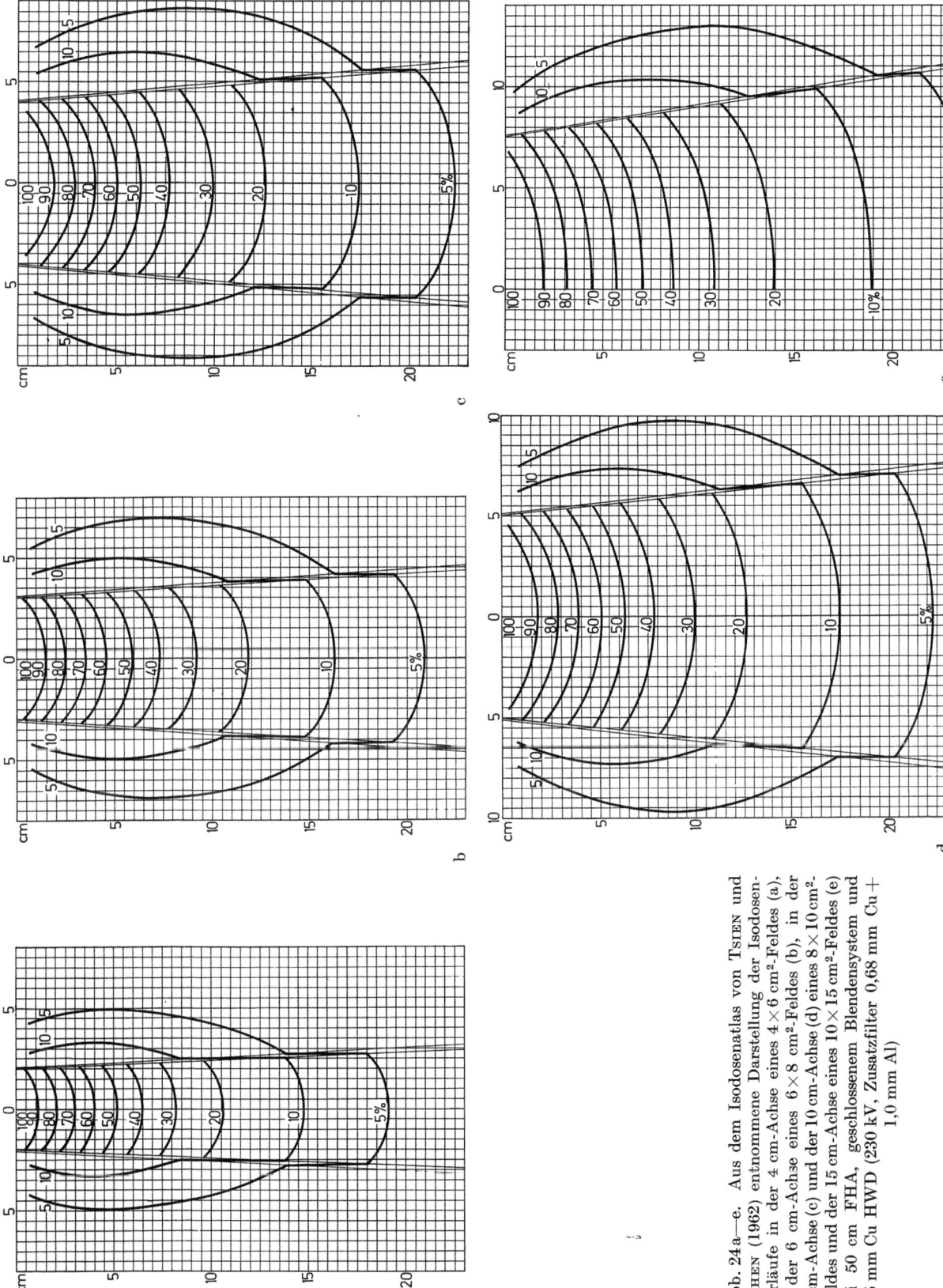

Abb. 24a—e. Aus dem Isodosenatlas von TSIEN und COHEN (1962) entnommene Darstellung der Isodosenverläufe in der 4 cm-Achse eines 4×6 cm²-Feldes (a), in der 6 cm-Achse eines 6×8 cm²-Feldes (b), in der 8 cm-Achse (c) und der 10 cm-Achse (d) eines 8×10 cm²-Feldes und der 15 cm-Achse eines 10×15 cm²-Feldes (e) bei 50 cm FHA, geschlossenem Blendensystem und 1,5 mm Cu HWD (230 kV, Zusatzfilter 0,68 mm Cu + 1,0 mm Al)

Für jede im Atlas bearbeitete Feldgröße findet man die Dosisverteilung in 2 Ebenen, für kreisförmige Felder sowieso, für rechteckige Felder in den Verbindungslinien der Mittelpunkte der jeweils langen und kurzen Feldseiten, die durch den Zentralstrahl führen. In den Diagonalen der Felder und allen anderen Richtungen durch den Zentralstrahl sind die Dosisverteilungen andere.

Der räumliche Eindruck von Dosisverteilungen unter Stehfeldern wird erst vollständig durch Darstellung der *Isodosenverläufe in der dritten Ebene*, nämlich in der Ebene senkrecht zum Zentralstrahl und parallel zur Oberfläche. Die Abb. 25 und 26 sind vom Verfasser nach den Angaben von TSIEN und COHEN (1962) und früheren eigenen Messungen

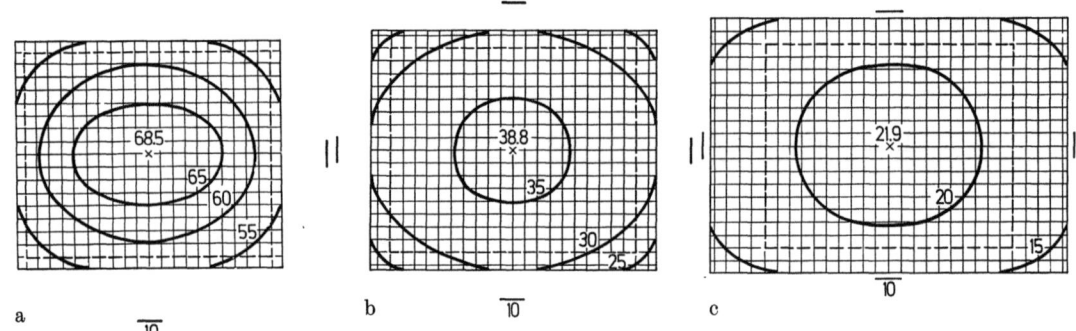

Abb. 25a—c. Isodosen unter einem 8 × 10 cm²-Feld bei 50 cm FHA und 1,5 mm Cu HWD in 4 cm (a), 8 cm (b) und 12 cm (c) Tiefe im Wasserphantom. Die gestrichelt gezeichneten Rechtecke entsprechen dem Oberflächenfeld, die durchgezogen gezeichneten Rechtecke dem Herdfeld in der betreffenden Tiefe. Am Zentralstrahl sind die relativen Tiefendosen (nach TSIEN und COHEN, 1962) eingezeichnet. Die Isodosenkurven innerhalb der Herdfelder haben jeweils Abstände von 5% relativer Tiefendosis. Außerhalb der Herdfelder sind die Stellen gekennzeichnet, an denen noch mit 10% relativer Tiefendosis als Streustrahlung zu rechnen ist

erstellt. Sie zeigen die Isodosen in 4, 8 und 12 cm Tiefe unter einem 8 × 10 cm²-Feld (1,5 mm Cu HWD, 50 cm FHA) und in 10 cm Tiefe unter Oberflächenfeldern von 4 × 6 bis 10 × 15 cm². Es wird deutlich, daß in der Mitte einer langen Feldkante die Tiefendosis stets höher ist als in der Mitte der kurzen, und daß bis zu langen Feldkanten von etwa 12 cm die Tiefendosis in der Mitte einer kurzen Feldkante mehr als 80% der Tiefendosis im Zentralstrahl beträgt, von etwa 12 cm langer Feldkante an weniger als 80%, sowie daß *in einem in der Tiefe gelegenen Feld von der Größe des Oberflächenfeldes außer in den Feldecken überall mindestens 80% der Dosis im Zentralstrahl herrschen.* Im allgemeinen werden in Bestrahlungsprotokollen die Herddosen in den Herdtiefen nach den für den Zentralstrahl geltenden relativen Tiefendosen (Tabelle 13, 14, 16, 17) angegeben. Man wird gut daran tun, sich zu vergegenwärtigen, daß diese Zahlenangaben nur für den Zentralstrahl gelten, in den äußeren Feldteilen aber nur etwa 80% davon ankommen und in den Feldecken noch weniger.

Wesentlich beeinflußt den bestrahlten Patienten die *Raum- oder Integraldosis.* Zu deren Ermittlung innerhalb des Nutzstrahlenbündels s. Kapitel A.III.3.k. dieses Bandes, besonders dessen Abb. 100! (WINTZ, 1922; HOLTHUSEN, 1931; DU MENSIL DE ROCHEMONT, 1936, 1937; WACHSMANN, 1941, 1954; CHAOUL und GREINEDER, 1943; KELLER, 1956). Innerhalb des Röntgentiefentherapiebereiches und eines Strahlenkegels nimmt die Integraldosis unter sonst gleichen Umständen mit der HWD absolut nur wenig zu.

Die Streustrahlung führt außerhalb des Nutzstrahlenbündels zu einer im Röntgentiefentherapiebereich auf keinen Fall außer acht zu lassenden zusätzlichen räumlichen Belastung. SCHÖN und BREITLING (1957) fanden bei 200 kV, 0,5 mm Cu Filter, 1,1 mm Cu HWD und 50 cm² Feldgröße unter Phantomverhältnissen, die einer Oberbauchbestrahlung entsprochen hätten, die Integraldosis durch den Streustrahlenmantel 105%, wenn die Raumdosis im Nutzstrahlenbündel = 100% gesetzt war, d.h., die Volumenbelastung außerhalb des Nutzstrahlenbündels war größer als die innerhalb desselben. Mit zu-

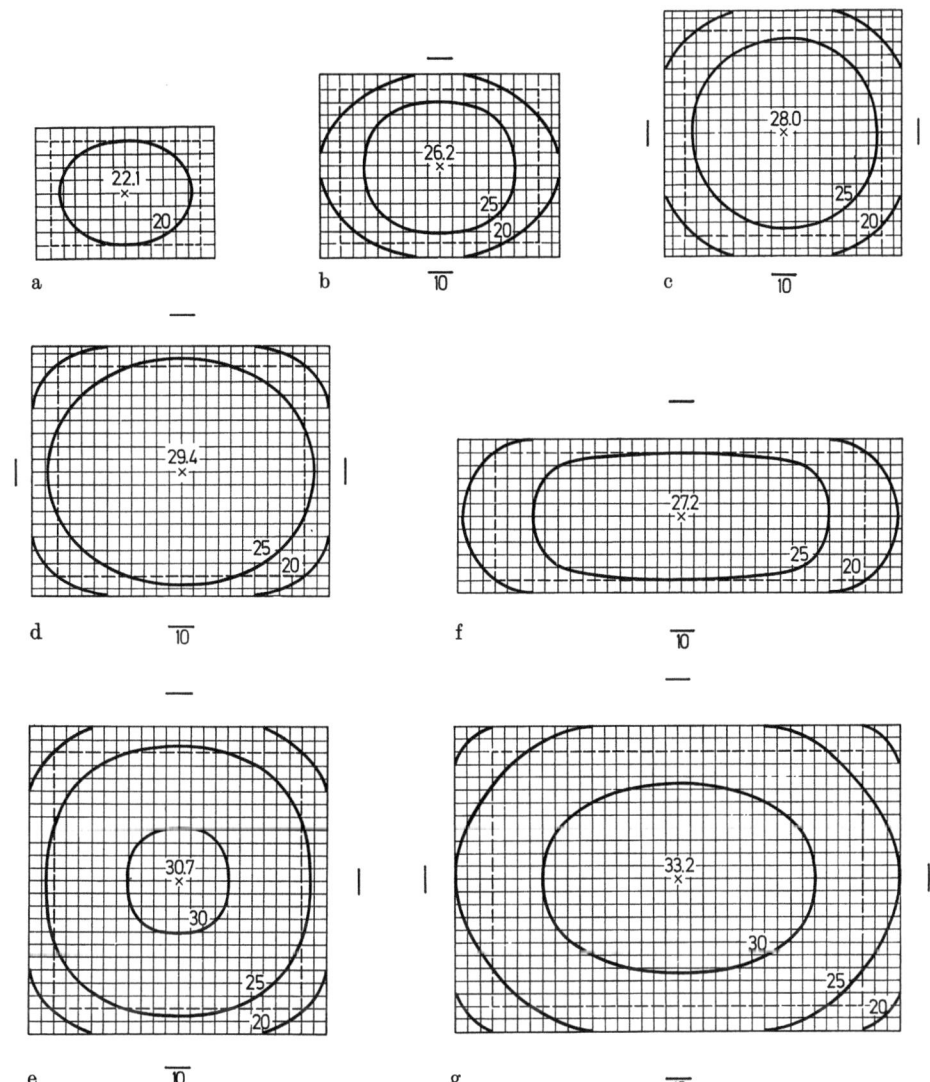

Abb. 26a—g. Isodosen in 10 cm Wassertiefe bei 50 cm FHA, 1,5 mm Cu HWD und geschlossenem Blenden-system unter Feldern von 4×6 cm² (a), 6×8 cm² (b), 8×8 cm² (c), 8×10 cm² (d), 10×10 cm² (e), 5×15 cm² (f) und 10×15 cm² (g) Größe. Die gestrichelt gezeichneten Rechtecke entsprechen dem Oberflächenfeld, die durchgezogen gezeichneten Rechtecke dem Herdfeld in der betreffenden Tiefe. Am Zentralstrahl sind die relativen Tiefendosen (nach Tsien und Cohen, 1962) eingezeichnet. Die Isodosenkurven innerhalb der Herd-felder haben jeweils Abstände von 5% relativer Tiefendosis. Außerhalb der Herdfelder sind die Stellen gekenn-zeichnet, an denen noch mit 10% relativer Tiefendosis als Streustrahlung zu rechnen ist

nehmender HWD nimmt die Intensität im *Streustrahlenmantel* relativ zu der im Zentral-strahl in gleicher Tiefe ab. Über die im Röntgentiefentherapiebereich ungefähr zu er-wartende Streustrahlenbelastung in verschiedenem Abstand vom Zentralstrahl und in verschiedener Tiefe orientiert Abb. 27 nach Seelentag und Klotz (1959).

Daß bei *schrägem Einfall* der Strahlung auf eine Oberfläche sich die Isodosen ver-ändern, versteht sich von selbst, da einerseits die Dosisverteilung an der Oberfläche inhomogener wird, und andererseits für die oberflächennähere Kante von in der Tiefe gelegenen, dem Tubusteller parallelen Feldebenen bezüglich des Streuzusatzes die Ge-gebenheiten des „unendlichen Wasserphantoms" mit abnehmender Tiefe zunehmend weniger erfüllt sind. Beier und Künlen (1962) beschreiben die Dosisverteilung unter einem Schrägtubus (Abb. 28). Abb. 29 nach Fletcher (1966) macht deutlich, wie aus

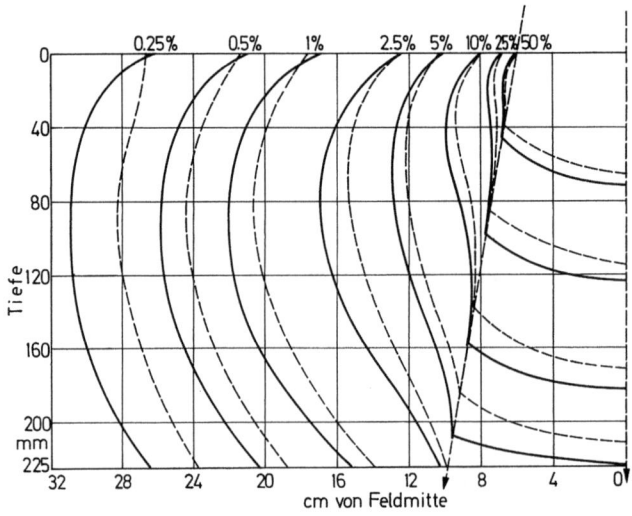

Filter: --- 0.5 mm Cu   —— 1.0 mm Cu

Abb. 27. Isodosen des Streustrahlenmantels („Prozentuale Seitendosen"; in Prozent der J_{sT} in der jeweiligen Tiefe) bei 200 kV, 12×12 cm² Feldgröße und 35 cm FHA in einem Wasserphantom. (Nach SEELENTAG und KLOTZ, 1959)

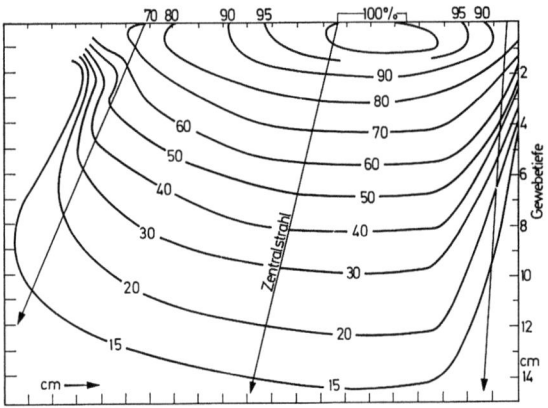

Abb. 28. Isodosen im Wasserphantom bei einem 14°-Schrägtubus (180 kV, 1,2 mm Cu HWD). (Nach BEIER und KÜNLEN, 1962)

Isodosenblättern für senkrechten Strahleneinfall, wie sie etwa im Atlas von TSIEN und COHEN (1962) (s. Abb. 24) gegeben sind, der Isodosenverlauf bei schrägem Feldeinfall annähernd, d. h., ohne Berücksichtigung des in einem Teil des Strahlenbündels eventuell abnehmenden Streuzusatzes, ermittelt werden kann. Daß bei Einstrahlung von Tiefentherapiefeldern über stark gewölbte und dadurch schräge Oberflächen unter Umständen ein Ausgleich der differenten FHA durch ein die Spalten zwischen Tubusunterfläche und Haut ausfüllendes wasseräquivalentes Material erreicht wird, weiß man seit JÜNGLING (1920). Das Problem ist in Kapitel A.I.5.c dieses Bandes bereits besprochen.

Ebenso finden sich in Kapitel A.I.6.a Ausführungen zur Frage der *Abschirmung* von Oberflächenfeldern zum Schutz oberflächlich oder in der Tiefe gelegener strahlenempfindlicher Organe. Auch über die Verwendung von *Keilfiltern*, einem Mittel zur Modifizierung von Isodosenverläufen, wurde das Notwendige in Kapitel A.I.6.b dieses Bandes bereits mitgeteilt, auf dessen Literaturangaben bezüglich konventioneller Röntgentiefentherapie verwiesen werden kann (s. aber auch Abb. 52, 53, 61). Ein Keilfilter bewirkt lokal unterschiedliche Aufhärtung. COHEN (1960) schlug zum Ausgleich dessen vor, einen 6,5—9 cm dicken Graphitkeil zu verwenden, dem ein sechsstufiges Filter von maximal 0,1 mm Sn, 0,2 mm Cu und 0,1 mm Al entgegenläuft. So erreicht man bei gleicher Verlaufsfilterwirkung eine um 20—25% höhere Dosisleistung als mit einem Kupferkeil.

Daß die ungleichmäßige Dosisverteilung in Oberflächenfeldern mit Hilfe von *Ausgleichsfiltern* homogenisiert werden kann, wurde unter II. schon berichtet. Sinnvoller ist

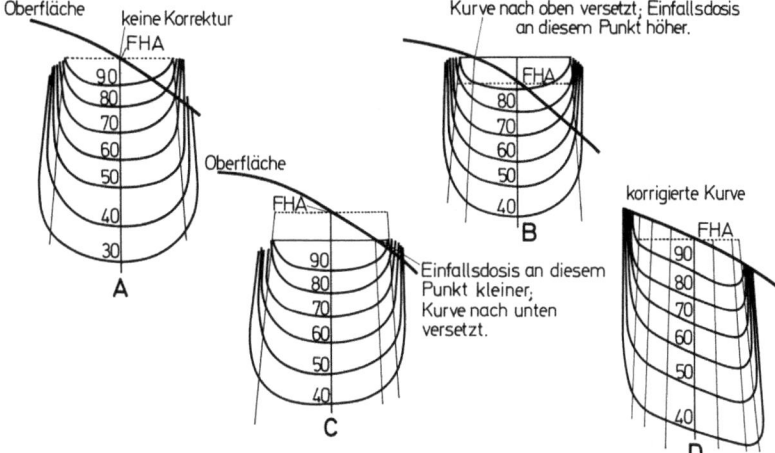

Abb. 29. Einfache Methode zu annähernd richtiger Korrektur des Isodosenverlaufes bei schräg auf eine Oberfläche einfallendem Nutzstrahlenbündel. (Nach FLETCHER, 1966.) Neben den Randstrahlen und dem Zentralstrahl werden noch einige, gleichfalls auf den Fokus hin ausgerichtete Strahlen eingezeichnet. Für jeden Punkt, an dem einer der gezeichneten Strahlen die Oberfläche schneidet, werden nach dem umgekehrten Quadratgesetz Faktoren zur Korrektur der Oberflächendosisleistung (s. in Tabelle 5) ermittelt. Dann wird die Basislinie einer Isodosenschablone, wie sie etwa Abb. 24 zeigt, durch den Schnittpunkt des gezeichneten Strahles mit der Oberfläche gelegt. An den Schnittpunkten des Strahles mit den 90%-, 80%- usw. -Isodosen entstehen dann relative Tiefendosen, die das Produkt des Korrekturfaktors mit der an der Isodosenlinie der Schablone stehenden Zahl darstellen

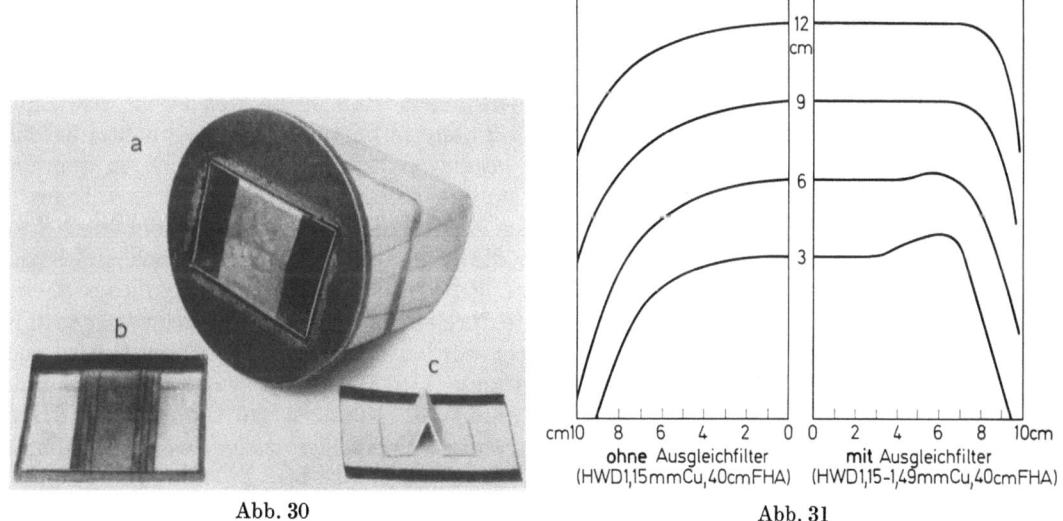

Abb. 30

Abb. 31

Abb. 30. Ausgleichsfilter für die Marburger Methode der Strahlenbehandlung des Collumcarcinoms (DU MESNIL DE ROCHEMONT, 1948). Es befindet sich in einem oben in der Öffnung eines 10×15 cm²-Tubustellers (a) einsetzbaren Rahmen. In seiner Mitte liegen 4 Filterbleche von je 0,15 mm Cu, die die beiden langen Feldkanten verbinden, übereinander (b). Sie werden der Reihe nach beiderseits 5 mm schmäler. Durch die Abnahme der ziemlich fokusnah angebrachten Zusatzfilterung von 0,6 mm Cu in der Mitte des Feldes auf 0,15 mm Cu in der Nähe der kurzen Feldkanten entsteht eine Verlaufsfilterwirkung, die bei 0,5 mm Cu-Vorfilterung und 180 kV den Intensitätsabfall in Richtung der langen Feldseiten nahezu aufhebt (s. Abb. 31)

Abb. 31. Die mit dem in Abb. 30 gezeigten Ausgleichsfilter erreichte Dosisverteilung in 3, 6, 9 und 12 cm Tiefe im Zentralstrahl und in bis zu 10 cm Abstand davon in Richtung der langen Feldseite (nach H. A. MÜLLER, 1950)

es, nicht die Oberflächendosis, sondern die Dosis in einer bestimmten Tiefe durch Ausgleichsfilter zu homogenisieren. Der Ausgleich kann nur in einer Richtung, etwa der der langen oder kurzen Feldseite geschehen, oder in beiden, oder man kann sich gar bemühen, die Feldecken darin noch mit einzubeziehen. Je höher die Ansprüche an die

räumliche Homogenisierung, desto komplizierter wird die Gestaltung der Ausgleichsfilter. Eine Einbeziehung der Feldecken in der Homogenisierung ist sogar ohne Veränderung der Feldform nicht vorstellbar; man müßte dann von der rechteckigen Feldform auf die einer 8 oder eine angedeutet glückskleeblattförmige übergehen, d.h., man
müßte die 4 Ecken der Blende unter Vergrößerung des bisherigen Oberflächenfeldes
ausrunden. Ausgleichsfilter für die Homogenisierung der Tiefendosis in bestimmter Tiefe
werden in der Regel nur für bestimmte Aufgaben gedacht sein. Es wird dann zumeist
nur räumliche Homogenisierung nach einer Richtung gesucht werden. Als typisches
Beispiel sind in Abb. 30 und 31 Konstruktion und Wirkung eines Ausgleichsfilters gezeigt,
das nur in Richtung der langen Feldachse ausgleicht, und von du Mesnil de Rochemont
1948 für die Perfektionierung der Marburger Methode der Strahlenbehandlung des
Collumcarcinoms eingeführt wurde. Der Versuch räumlicher Homogenisierung der Ionendosis mittels Ausgleichsfiltern führt zu einer *Inhomogenisierung der Strahlenqualität*, damit
erhöhten Schwierigkeiten in der Berechnung der Tiefendosisverteilung wie der Energiedosis, z.B. in Knochen.

6. Die Entwicklung der Methoden zur Erzielung räumlich homogener Dosis- verteilung in der Körpertiefe bei Röntgentiefentherapie von Stehfeldern aus

Dessauer hat 1904/05 „das Problem der Tiefenbestrahlung auf das Problem der
homogenen Strahlenlehre" zurückgeführt. Nicht nur die qualitative Inhomogenität des
Strahlengemisches, sondern auch quantitative
räumliche Inhomogenität der Strahlen setze
der Entwicklung der Röntgentiefentherapie
enge Grenzen. 1907 machte Dessauer den
Vorschlag, „die qualitative Homogenität mit
der quantitativen Homogenität ... dadurch zu
verwirklichen, daß er an der Decke des Zim-
mers 2 abnorm harte Röhren anbrachte, welche
den gesamten Raum durchstrahlen, in dem die
Patienten ungestört in ihren Betten liegen".
„Das Ziel eines solchen ‚Röntgenbades' war
also die ‚Therapie magna sterilisans' im Sinne
Paul Ehrlichs. Die Erreichung dieses Zieles
sollte durch sog. *Ferngroßfeldermethoden* gewährleistet werden" (Holfelder, 1928). Gauss und
Lembcke (1912) haben wohl als erste mit
mehreren Einzelfeldern auf den gleichen Herd
bestrahlt *(Kreuzfeuerbestrahlung)*. Jüngling
hat 1919 erstmals bis in alle Einzelheiten
praktisch ausgearbeitete Wege zur Erreichung
einer *räumlichen Homogenität* in der Körpertiefe

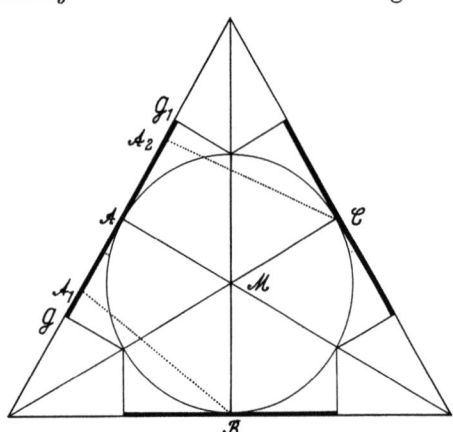

Abb. 32. Homogene Durchstrahlung eines Zylinders mittels dreier im Winkel von 120° zueinander
gerichteter Strahlenkegel unter gleichzeitiger
Auffüllung der Zylinderform zu einem gleich-
seitigen Prisma (nach Jüngling, 1920). Durch
Messung der Dosenverhältnisse $A_1:B$ bzw. $A_2:C$
kann auf $A:M$ rückgeschlossen werden

aufgezeigt. Er hat „dabei vor allen Dingen untersucht, wie die Strahlenkegel angeordnet
und beschaffen sein müssen, um bei verschiedenen Körperumfängen eine räumlich
homogene Tiefendosierung zu gewährleisten" (Holfelder, 1928). So gab Jüngling
(1920) erstmals eine Dreifelderbestrahlung an; Abb. 32, die von seiner Hand stammt,
zeigt den Versuch einer homogenen Bestrahlung eines Zylinders mittels dreier im
Winkel von 120° zueinander gerichteter Strahlenkegel. Jüngling (1920, 1949) hielt
es für wünschenswert, „dem zu durchstrahlenden Körper eine geometrisch genau definierte Form zu geben, um eine exakte Durchstrahlung durchführen zu können". Er
verfolgt dieses „*Prinzip der willkürlichen Formgebung*" in dem „Umbau aus Radio-
plastin, dessen Absorptionsverhältnisse denen des Wassers entsprechen". Solche in der
älteren Literatur angegebenen Verfahren der Röntgentiefenbehandlung mit einem Umbau
der Körperoberfläche scheinen durch frühere, im wesentlichen durch Dessauer indu-

zierte Ansichten über den Intensitätsverlauf im Zentralstrahl inauguriert gewesen zu sein. Der vermutete, zunächst steile Dosisabfall sollte gewissermaßen in die Überdeckungsschichten außerhalb des Körpers verlagert und dadurch der Intensitätsabfall innerhalb des Körpers abgeflacht werden. „Jedoch fällt die Tiefendosis ... in den ersten 2—4 cm unter der Oberfläche tatsächlich nur wenig, danach steil ab. Es war eine von irrigen Vorstellungen ausgehende Idee, daß man einen Krankheitsherd um so leichter und wirkungsvoller mit starken Wirkungsdosen homogen durchstrahlen könne, wenn man ihn möglichst tief in das Innere des durchstrahlten Körpers verlagert" (HOLFELDER, 1928). Die Dessauerschen Bestrahlungsverfahren nennt HOLFELDER (1925) „*diffus infiltrierend und starr*". Die von JÜNGLING (1920) inaugurierten Bestrahlungsmethoden waren in seiner Ausdrucksweise „*diffus infiltrierend und halbstarr*", verfügten über eine Anzahl von Kombinationsmöglichkeiten zu einer räumlich homogenen Infiltration des gesamten durchstrahlten Körperteils. Dem stellte HOLFELDER (1920, 1921, 1925, 1928, 1938) seine Verfahren als „*topographisch zielende, bewegliche*" gegenüber. JÜNGLING (1949) meint allerdings zutreffend, die Röntgentiefentherapie könne eine homogene Durchstrahlung eines bestimmten Gewebsbezirkes mit einer bestimmten Dosis oder die Konzentrierung einer bestimmten Dosis auf einen umschriebenen Herd zum Ziel haben.

DESSAUER 1925: „Es gibt einen präzisen Ausdruck für dasjenige Maß, bei welchem noch ein Erfolg zu erwarten ist. Die Intensität der Einwirkung darf nämlich in der Tiefe nicht unter jenes Maß heruntersinken, welches durch die Sensibilitätsverhältnisse des Pathologischen und Gesunden gegeben sind. Ist z.B. ein Krankheitsherd in 5 cm Tiefe doppelt so empfindlich wie die Haut, so darf die Intensität in 5 cm Tiefe nicht unter 50% der Intensität auf der Haut betragen, sonst wird die letztere früher entscheidend geschädigt als der tiefliegende pathologische Prozeß. Präzis formuliert lautet die Bedingung der räumlichen Homogenität auch so: Ist S_1 die Sensibilität des zu zerstörenden Pathologischen, S_2 die des zu heilenden Normalen ..., B_1 die Belichtung und Gesamtbestrahlung des Pathologischen, B_2 die Gesamtbestrahlung des Normalen, muß das Produkt $S_1 B_1$ des Pathologischen größer sein als das Produkt $S_2 B_2$ des Normalen." „Die physikalischen Bedingungen für eine wirksame Tiefenbestrahlung sind dann erfüllt, wenn die räumliche Homogenität der Durchstrahlung für den ungünstigsten Punkt des tiefliegenden Krankheitsherdes sichergestellt ist, d.h., alle Überlegungen sind so zu treffen, daß diejenige Stelle des Krankheitsherdes, die durch ihre Lage am wenigsten Bestrahlung erhält, noch genug zur Erzielung der Heilwirkung erhalten kann, ohne entscheidende Schädigung des Normalen." „Der Radiologe muß solange die Bedingungen der Bestrahlung ändern und prüfen, bis er sicher weiß, daß er in dem ganzen Gebiet, welches er beeinflussen will, überall hinreichend und nirgends zuviel belichtet. Erst wenn er dies getan hat, darf er bestrahlen. Dies ist das Wichtigste von allen Grundsätzen der Tiefentherapie: In nicht ganz einfachen Fällen erst dann mit der Bestrahlung zu beginnen, wenn klargestellt ist, welche Einwirkung an jedem Ort der durchstrahlten Zone zustandekommt, und ob dieser vorher überlegte Bestrahlungsplan die Bedingung einer Erfolgsmöglichkeit überhaupt erfüllt." DESSAUER schreibt schon 1914: „Im Einzelfall muß man versuchen, folgendermaßen vorzugehen: Man muß sich nach der Untersuchung ein möglichst gutes Bild über die Gestalt, Größe, Reichweite des Tumors und seiner Umgebung machen und in verschiedenen Richtungen aufzeichnen. Dann muß planmäßig überlegt werden, in welcher Weise wird der Tumor von allen Seiten so bestrahlt, daß auch bis in seine entferntesten Winkel ein einigermaßen homogenes Wirkungsfeld erzeugt wird. Die Dosen, die man aufgrund der Eichung in die einzelnen Zonen hineinsandt zu haben glaubt, werden auf dem Plan eingezeichnet."

Durch die Arbeiten von HOLFELDER (1920, 1921, 1924, 1925, 1928, 1938) sind die Überlegungen zur Erzielung einer räumlich homogenen Tiefendosisverteilung ganz wesentlich gefördert und schließlich zu einem gewissen Abschluß gebracht worden.

HOLFELDER schreibt 1928: „Da der Heilwert der Röntgenstrahlen an die Erreichung einer ganz bestimmten Dosis gebunden ist, und der auf die kranken Zellen elektiv wirkende, schädigende Einfluß weder bei einer stärkeren noch bei einer schwächeren Dosis erreicht werden kann, als eben der notwendigen Dosis, ist ohne weiteres verständlich, warum diese notwendige Dosis nicht nur an der Oberfläche oder im Mittelpunkt des Krankheitsherdes, sondern überall im Krankheitsherd gleichmäßig verteilt werden muß.". HOLFELDER 1925: „Da ein Röntgenstrahlenkegel in der Körpertiefe außerordentlich rasch an Intensität abnimmt, so ist in der Tiefe die Erreichung einer solchen Dosis nur dann möglich, wenn man von mehreren Hautstellen aus Strahlenkegel auf den Krankheitsherd in der Tiefe richtet *(Kreuzfeuer)*. Hat man es mit einem punktförmigen Krankheitsherd zu tun, so ist die Aufgabe relativ einfach. Man berechnet die Abstände des zu bestrahlenden Punktes von den verschiedenen Hautfeldern und liest an einer vorher ausgemessenen Dosenkurve ab, wie groß die Dosis in der entsprechenden Tiefe bei den einzelnen verwandten Strahlenkegeln sein wird. Die Addition dieser Dosen ergibt dann die Gesamtdosis im Mittelpunkt des Kreuzfeuers *(Punktschießen)*. Solche Aufgaben haben wir z.B. bei der Bestrahlung einer erkrankten Hypophyse. In weitaus der Mehrzahl der Fälle haben wir ziemlich ausgedehnte Krankheitsherde. Es ist selbstverständlich, daß wir die zum Heilerfolg notwendige Dosengrenze nur einhalten können, wenn wir den Krankheitsraum gleichmäßig mit derselben Dosis durchdringen.

Es genügt also nicht etwa, nur im Mittelpunkt des Raumes die gewünschte Dosis zu erzielen. Man könnte ja dann an einigen Stellen viel zu wenig, an anderen erheblich zu viel Röntgenstrahlen haben. Man muß vielmehr in dem ganzen Raum die gleiche homogene Dosis zur Anwendung bringen *(Raumschießen)*." „Nur da können die Röntgenstrahlen elektiv zum Heilerfolg führen, wo die geschickte Hand des erfahrenen Operateurs das Mittel in entsprechender Weise an den Krankheitsherd konzentriert und das übrige Körpergewebe sorgfältig vor zu starker Einwirkung schützt." „Wir haben deshalb immer die Auffassung vertreten, daß es nicht nur auf eine räumliche homogene Tiefendosierung, sondern gleichzeitig auch auf eine sehr sorgfältige *Einschränkung des durchstrahlten Körperraumes auf den Krankheitsherd* selbst bzw. seinen ureigenen und unmittelbaren Gefahrenbereich ankommt." „Durch eng begrenzt auf den Krankheitsherd gerichtete Strahlenkegel können wir eine hohe *Konzentration der Dosis am Krankheitsherd* erreichen und trotzdem die Gesamtmenge der biologisch hochwirksamen Röntgenenergie . . . niedrig halten."

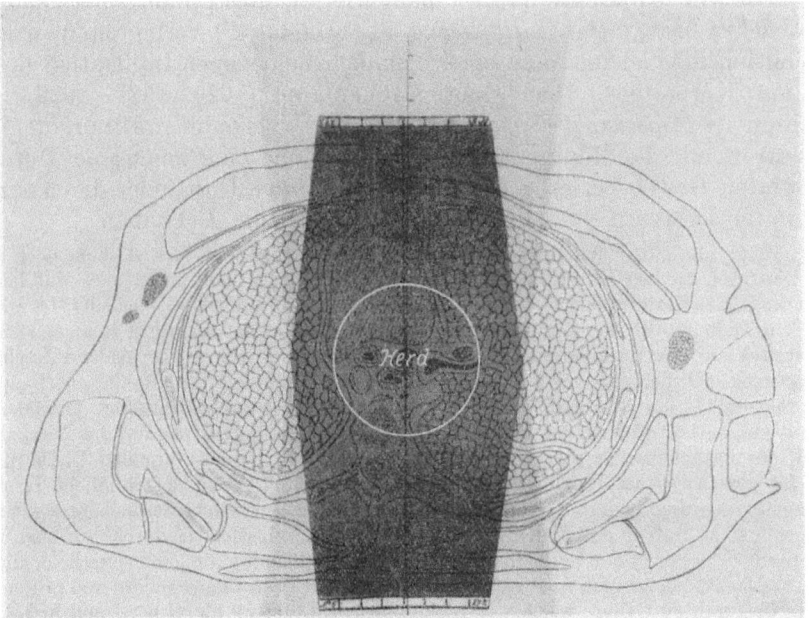

Abb. 33. Demonstration der räumlichen Dosisverteilung bei Zweiseitenbestrahlung durch den Körperstamm mit dem Felderwähler von Holfelder (1928). In Herdmitte ist die Dosis schwächer als in den überlagernden Gewebsschichten

Holfelder (1924) hat eine Sammlung von besonders gebräuchlichen Körperdurchschnitten in lebensgroßen Konturzeichnungen herausgegeben, die wesentliche Grundlage einer Bestrahlungsplanung sein sollte. Da er es in der strahlentherapeutischen Praxis für unmöglich hielt, die Addition der einzelnen Wirkungsdosen, die viele Punkte im Krankheitsherd und seiner Umgebung von mehreren Strahlenkegeln her erreichen, rechnerisch durchzuführen, gab Holfelder 1920 seinen später von ihm mehrfach verbesserten *Felderwähler* an. Dessen Prinzip schildert er 1928 wie folgt: „Das ganze System der für die Tiefentherapie in Betracht kommenden Strahlenkegel ist in Form von Längsschnitten auf einzelnen durchsichtigen Gelatinefolien zur Darstellung gebracht. Dabei sind die Röntgenintensitäten durch braune Farbwerte wiedergegeben. Diese Farbwerte sind im negativen Sinne aufgetragen, d. h., das stärkste Röntgenlicht ist auf den Gelatinefolien durch den stärksten Dunkelwert der Färbung angegeben. Sollen nun 2 Strahlenkegel gegeneinander gerichtet werden, wie das beim Kreuzfeuer in der Röntgentiefentherapie notwendig ist, so überlagert man 2 entsprechende Schablonen genau in der gleichen Weise; es addieren sich dann in der Durchsicht an jeder einzelnen Stelle der dargestellten Längsschnitte dieser beiden Strahlenkegel die Dunkelwerte der Schablonenfarben in genau demselben Verhältnis wie die Dosenwerte der dargestellten Röntgenstrahlenkegel. Die Dunkelwerte der dargestellten Schablonen geben also an jeder einzelnen Stelle in der Körpertiefe auch bei Überlagerung beliebig vieler Schablonen die erreichten Röntgendosen genau wieder. Zur Ermittlung der entsprechenden Dosis an irgendeinem Punkt des entworfenen Bestrahlungsplanes ist es nur notwendig, den an dieser Stelle in der Durchsicht entstandenen Dunkelwert der sich überlagernden Schablonen zu messen. Zu diesem Zweck dient ein handliches Colorimeter. Das Ziel eines jeden Planes ist, in dem ganzen als Krankheitsherd bezeichneten Bereiche überall den gleichen Dunkelwert zu erhalten. Nur wo dies der Fall ist, sind wir berechtigt, von einer räumlich homogenen Tiefendosierung zu sprechen." Der Holfeldersche Felderwähler sollte den Strahlentherapeuten in die Lage versetzen, „die räumlich völlig homogene Konzentration der Wirkungsdosis auf den Krankheitsherd und die Einschränkung des mit dieser Dosis durchstrahlten Körperraumes im Sinne der Schonung der umgebenden Gewebe und unter Berücksichtigung besonders strahlenempfindlicher Gewebe in der Nachbarschaft des Krankheitsherdes" zu erreichen. „Diese beiden Leitgedanken miteinander zu vereinen, heißt, die gewünschte Wirkungsdosis auf

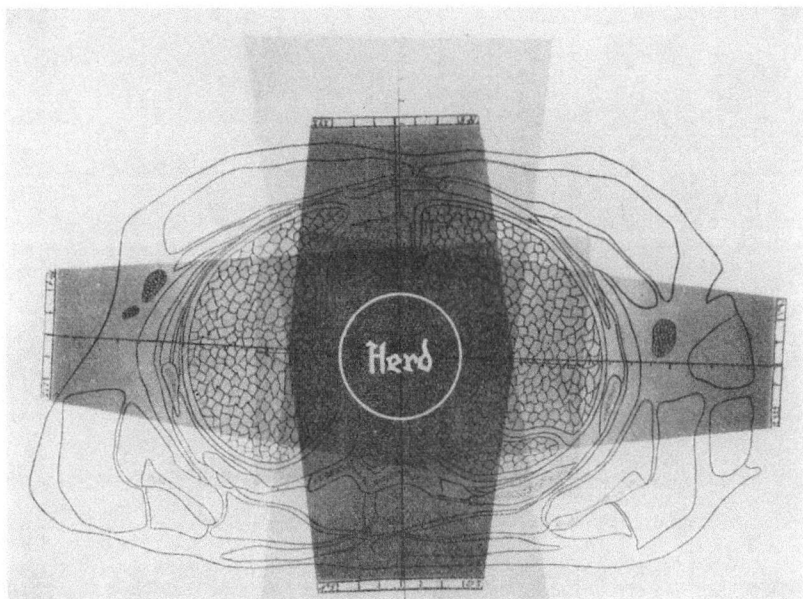

Abb. 34. Demonstration der räumlichen Dosisverteilung bei rechtwinkeliger Vierseitenbestrahlung durch den Körperstamm mittels des Felderwählers von HOLFELDER (1928). Die Stellen mit den höchsten wirksamen Dosen umlagern den Krankheitsherd kranzförmig

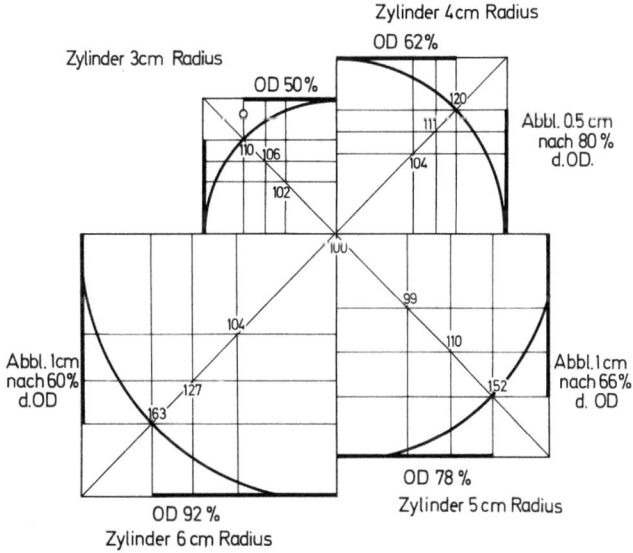

Abb. 35. Schematische Darstellung der Möglichkeit, bei der Vierfeldertechnik die Überdosierung an den Über-kreuzungsstellen zu vermeiden (nach JÜNGLING, 1920). Je ein Quadrant eines Zylinders von 3, 4, 5 und 6 cm Radius. Die fett ausgezogenen Linien bedeuten die halbe Feldgröße. Über jedem Feld ist die zur Erzielung einer zentralen Dosis von 100% notwendige Oberflächenbelastung angegeben. Die Zahlen auf den Radien geben die an den betreffenden Stellen zu erwartende Dosis in Prozent der „Zentraldosis" an, wenn die über dem Feld angeschriebene Oberflächendosis ohne Abblendung von vier Seiten gegeben wird. Neben jedem Quadranten ist angegeben, wie weit und nach welcher Zeit abgeblendet werden muß, um Überdosierungszwickel in der Nähe der Zylinderoberflächen zu beheben. Zum Beispiel muß bei Zylindern von 4 cm Radius, nachdem 80% der Oberflächendosis verabreicht sind, von der Seite her um 0,5 cm abgeblendet werden; nun werden die fehlenden 20% der Oberflächendosis gegeben; diese beträgt im ganzen 62% der „Zentraldosis"

eine Weise auf den Krankheitsherd homogen zu konzentrieren, welche keine Körperstelle mit annähernd gleich starken oder mit höheren Dosen als der Wirkungsdosis belastet."

Mittels seines Felderwählers kam HOLFELDER (1925/28) zu einer Reihe grundlegender Feststellungen für die Verteilung der Dosis in einem von mehreren Strahlenkegeln

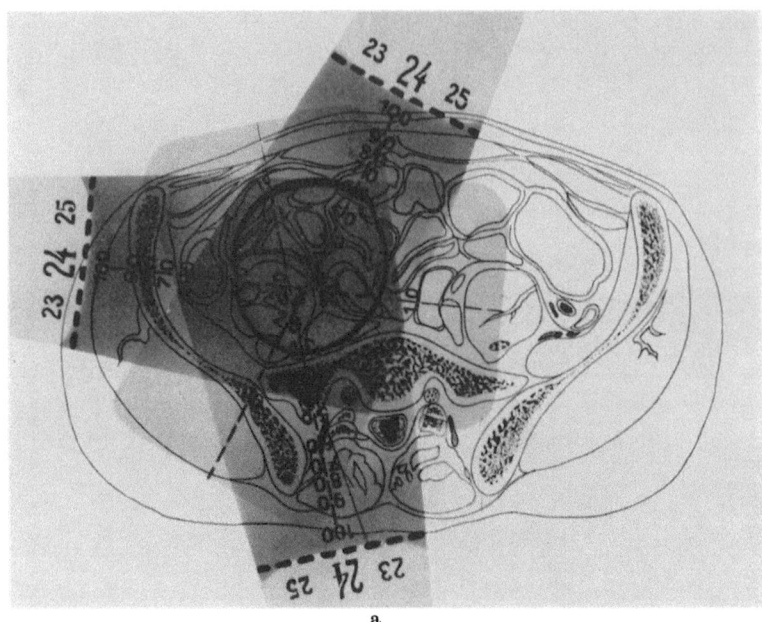

a

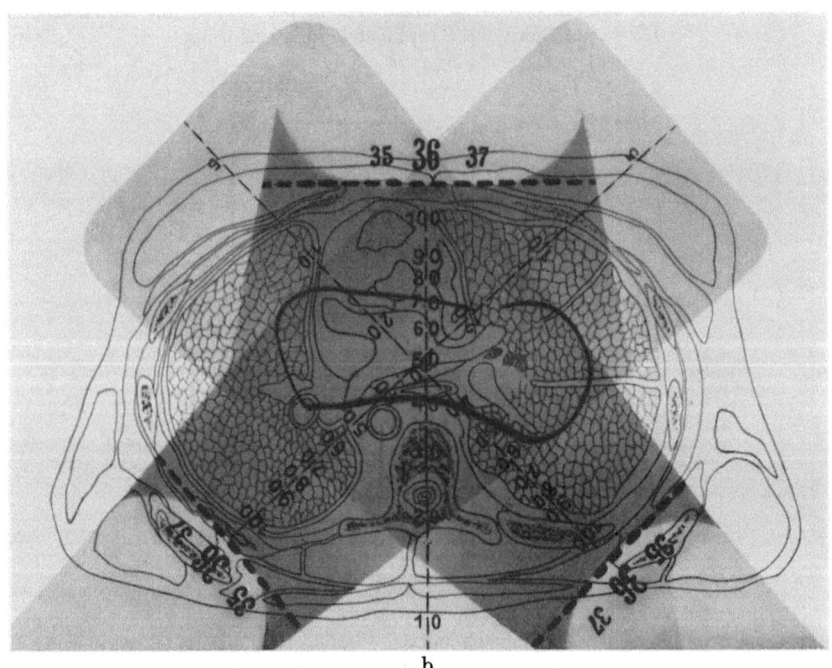

b

Abb. 36a u. b. Demonstration der durch gleichwinklige Dreifelderbestrahlung optimal räumlich homogenen Dosisverteilung in und um den Krankheitsherd mittels des Felderwählers von Holfelder (1928)

getroffenen Körper. Bei der „*Zweiseitenbestrahlung*" könne nur bis zu einer Dicke des bestrahlten Körperteils von höchstens 10 cm in der Mitte des Körperquerschnittes die stärkste Tiefendosis vorhanden sein; Abb. 33 zeigt, daß dabei im Körperstamm eine schwächere Dosis in Körpermitte vorhanden ist als in überlagernden Gewebsschichten. Wird die Mitte des Körperstammes mit 4 Feldern angegangen, sei zwar das Mißverhältnis zwischen der Tiefendosis am Krankheitsherd und den Oberflächendosen nicht mehr so kraß, doch liegen die höchsten Tiefendosen wie ein viereckiger Kranz um die Körpermitte jeweils dort, wo sich die 4 Strahlenkegel gegenseitig überkreuzen (Abb. 34). Ein brauchbarer Vorschlag zur Behebung dieser Überdosierung um die Körpermitte stammt von JÜNGLING (1920) (Abb. 35); man könnte einfach „bei der Verabfolgung eines Strahlenkegels für einen bestimmten Teil der Bestrahlungszeit denselben um eine bestimmte Zentimeterzahl" einengen. HOLFELDER (1928) empfiehlt jedoch, die „*Vierseitenbestrahlung*" überhaupt ganz zu verlassen, und die Felderwahl grundsätzlich so zu treffen, daß sich 2 Strahlenkegel nie diametral gegenüberstehen. So zeigen seine Abb. 36a und b, daß

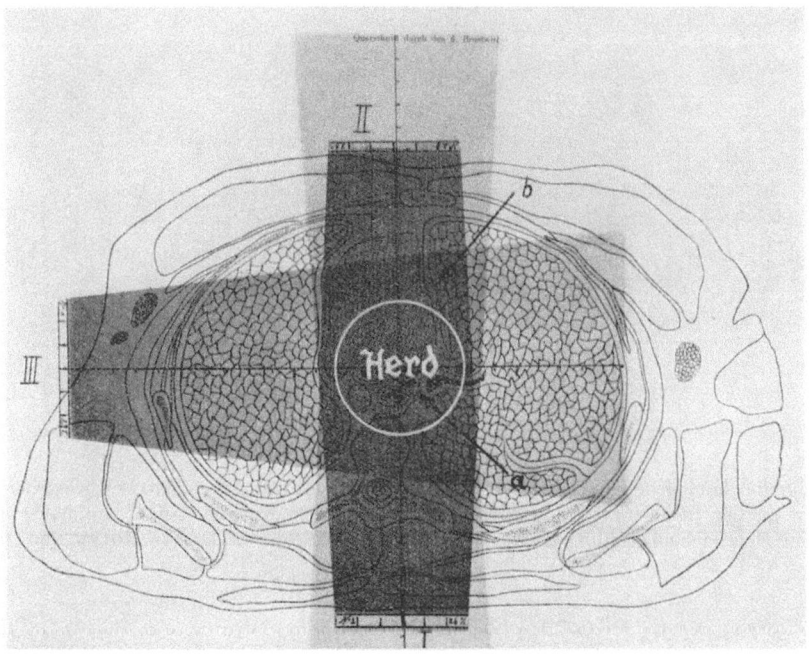

Abb. 37. Bei einer Dreifelderbestrahlung von nicht unter gleichem Winkel von 120° angesetzten Strahlenkegeln wird die räumliche Dosisverteilung nicht homogen (HOLFELDER, 1928). Die stärksten Dosiswerte umlagern den Krankheitsherd halbmondförmig in Richtung des Feldes III

sich bei einer „*Dreifelderbestrahlung*", bei der die Zentralstrahlen der Nutzstrahlenbündel jeweils um 120° zueinander versetzt sind, eine bessere räumliche Konzentration der Tiefendosis in der Körpermitte einstellt. Mit 3 großen Feldern zeigt der Holfeldersche Felderwähler eine gute räumliche Homogenität in einem ganzen Körperquerschnitt. Wird von 3 Feldern unter Winkeln von 90° zueinander eingestrahlt, sei die räumliche Homogenität nicht ideal und umlagere die Zone der stärksten Dunkelwerte die Körpermitte halbmondförmig (Abb. 37).

Bei exzentrisch im Körperstamm gelegenen Krankheitsherden werde nach HOLFELDER (1928) eine räumlich homogene Konzentration der Tiefendosis erreicht, wenn derjenige Strahlenkegel, dessen *Eintrittspforte* dem Krankheitsherd am nächsten liegt, *mit der relativ geringsten Oberflächendosis* ausgestattet wird (Abb. 38). Liegt ein Krankheitsherd dicht unter der Haut, sei es am Körperstamm zwecklos, von der Gegenseite her einwirken zu wollen; HOLFELDER (1928) schlug vor, das *Fernfeld nach* WINTZ dann durch sein „*Doppelfeld*" zu ersetzen, worunter er die Einstrahlung zweier Strahlenkegel unter 40—80° zueinander auf dasselbe Hautfeld verstand, „wodurch eine wesentliche Einschränkung des mit starken Dosen durchstrahlten Körperraumes bei gleichzeitiger relativer Erhöhung der Tiefenwirkung" erzielt würde (Abb. 39).

Als fehlerhaft stellt HOLFELDER (1928) klar heraus, daß die spitzwinkelige Überschneidung zweier Strahlenkegel an dem Punkt der inneren Überkreuzung derselben zu einer Überdosierung führe, die im Verhältnis zu der Dosis im Schnittpunkt des Zentralstrahles erheblich sein kann und „Verbrennungsgefahr" bedeutet (*hot spots*, points chauds).

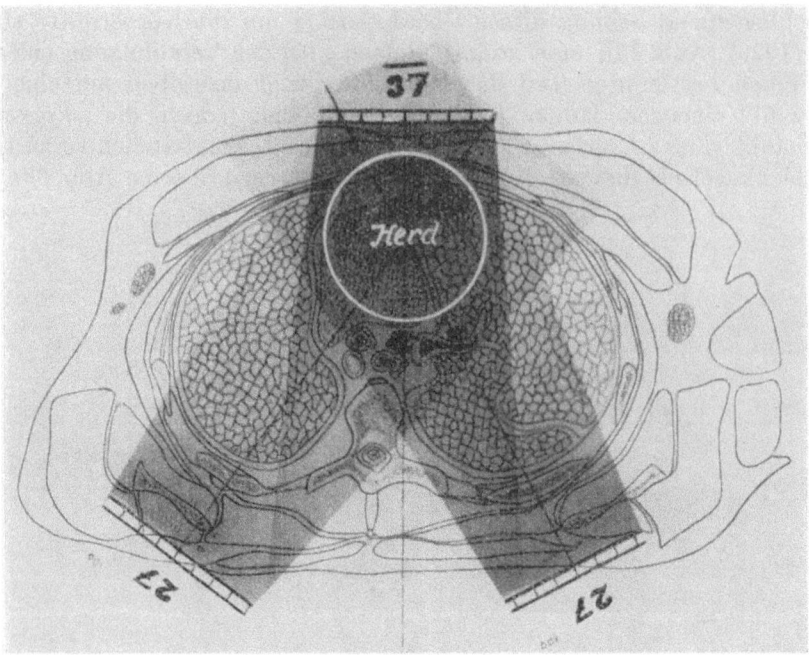

Abb. 38. Die räumlich homogene Konzentration der Wirkungsdosis an einem exzentrisch gelegenen Krankheitsherd gelingt, wenn der Strahlenkegel, dessen Eintrittspforte dem Krankheitsherd am nächsten liegt, eine
geringere Oberflächenbelastung erhält. Demonstriert am Felderwähler von Holfelder (1928)

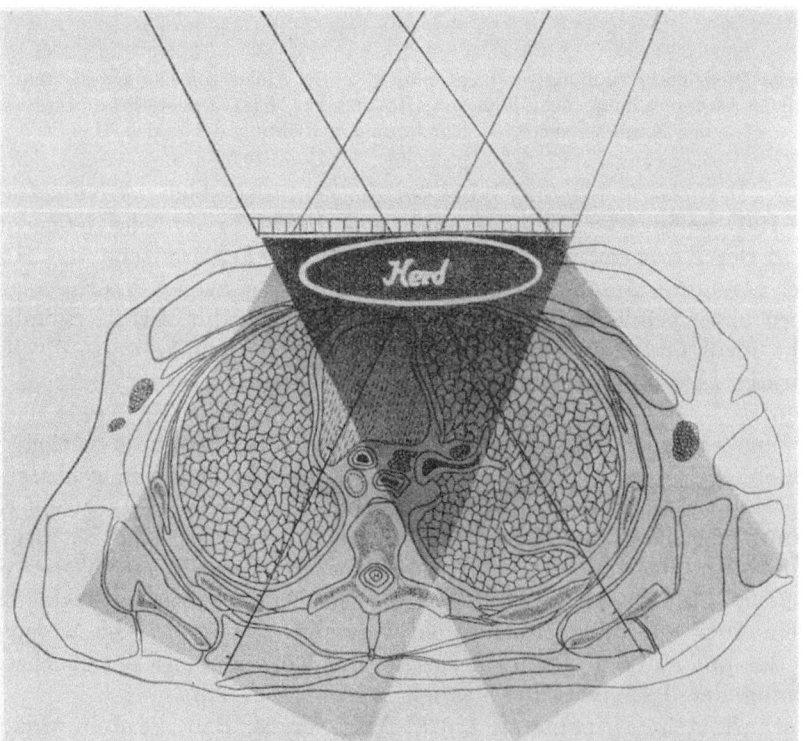

Abb. 39. Bei Bestrahlung eines unmittelbar unter der Körperoberfläche gelegenen Herdes unter Röntgen-
tiefentherapiebedingungen führt die doppelte Bestrahlung ein und desselben Oberflächenfeldes, das sog.
Doppelfeld nach Holfelder (1928), zu einer wesentlichen Einschränkung des mit hohen Dosen bestrahlten
Körperraumes gegenüber einem einfachen Fernfeld

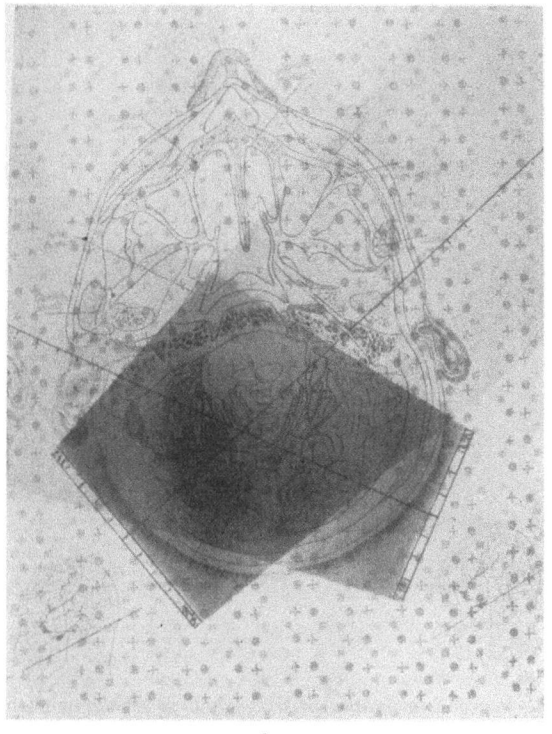

a

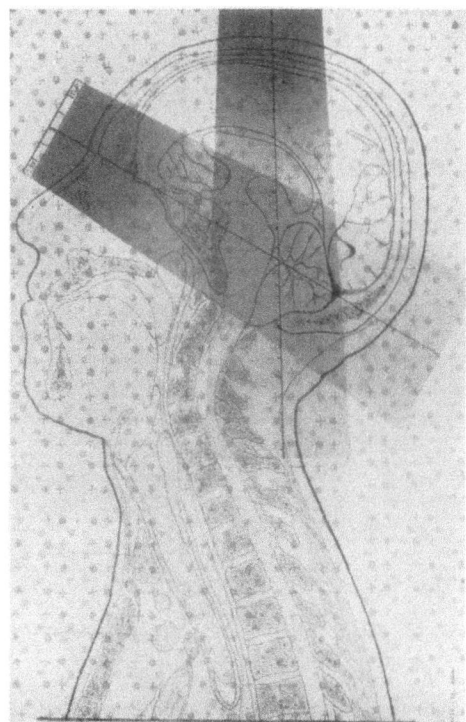

b

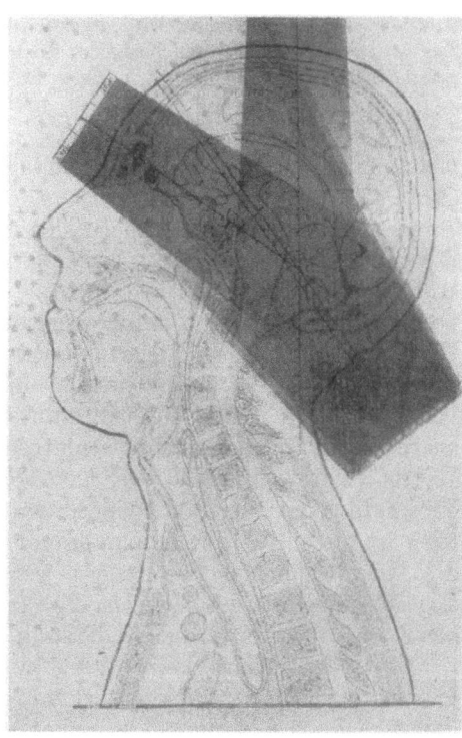

c

Abb. 40a—c. Erster Teil eines Bestrahlungsplanes von
HOLFELDER (1925) für einen rechts gelegenen Kleinhirn-
brückenwinkeltumor mit steriometrischer Anordnung
der einzelnen Strahlenkegelachsen; zwei Felder greifen
vom rechten und linken Nacken her an (a). Im zweiten
Teil des Bestrahlungsplanes wirken den beiden Nacken-
feldern von frontal und parietal je ein Feld entgegen
(b). Das schließliche Zusammenwirken der 4 Felder in
Form der Gestaltung einer räumlich homogenen Dosisauslastung des Herdgebietes und seiner näheren Umgebung zeigt (c). Die Abbildungen sind mit einer älteren
Ausführung des Felderwählers von HOLFELDER (1925)
gemessen. Um den einer bestimmten Röntgendosis
entsprechenden Dunkelwert zu objektivieren, waren auf
der von unten beleuchteten Platte Figurenmuster angebracht, deren verschiedene Figurenarten so abgestimmt
waren, daß sie bei 130, 110, 80 und 60% der HED
verschwanden

HOLFELDER (1925) weist auch schon darauf hin, daß es, wo immer angängig, zweckmäßig sei, die Strahlenkegel nicht nur in einer Ebene einfallen zu lassen, sondern alle
räumlichen Möglichkeiten der Gestaltung von Therapieplänen auszunutzen, einerseits,
weil dadurch die Erreichung einer relativen hohen Dosis in der Körpertiefe ganz wesentlich erleichtert würde, andererseits, weil die Betrachtung nur der Dosisverhältnisse in einer

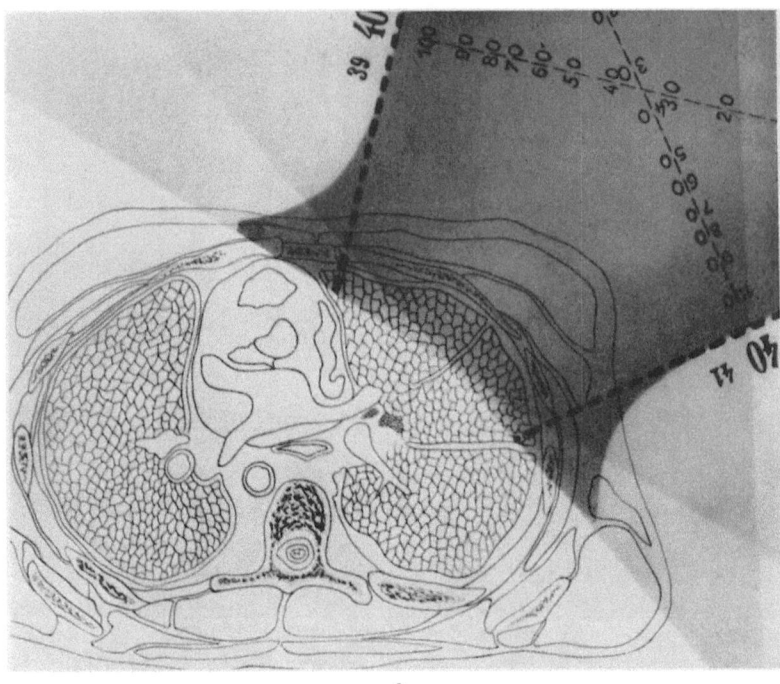

a

Abb. 41 a—c. Demonstration der Dosisverteilung durch ein gegen einen über die Körperkontur hervorragenden Krankheitsherd gerichtetes flankierendes Felderpaar, ein „paariges Feld" HOLFELDERs (1928) (a). Mittels des Holfelderschen Felderwählers wird gezeigt, wie durch ein aus der Richtung der Winkelhalbierenden der Zentralstrahlen der flankierenden Felder einstrahlendes Zusatzfeld (b), das unter Bedingungen der Röntgen-halbtiefentherapie gegeben wird, in einem großen Anteil eines Körperumfanges homogene Dosisauslastung erreicht werden kann (c)

Ebene zu falschen Schlüssen bezüglich der räumlichen Dosisverteilung zu führen drohe (Abb. 40a—c).

In sämtlichen Lehrbüchern der Strahlentherapie wird optimale *Kompression* der Strahleneintrittspforten als eines der ältesten und zugleich nach wie vor wichtigsten Hilfsmittel der Röntgentiefentherapie gefordert. Durch Kompression könne der Abstand vom Mittelpunkt des Krankheitsherdes zur Mitte des Oberflächenfeldes (Herdtiefe) am Hirnschädel kaum verringert werden, am Thorax und den Extremitäten jedoch um wenigstens 2—3 cm, am Abdomen um wenigstens 3—5 cm. Verringert sich die Herdtiefe von 10 auf 7 cm, so bedeutet dies unter Röntgentiefentherapiebedingungen einen Gewinn an relativer Tiefendosis um wenigstens ein Drittel, manchmal die Hälfte (s. Tabelle 11, 13, 16, 17) (STUTZ, 1939). Die Kompression erniedrigt durch Anämisierung die Strahlen-empfindlichkeit der Haut, wie SCHWARZ schon 1909 gezeigt hat. Von besonderer Bedeu-tung ist auch, daß durch Kompression der Bauchdecken Dünndarmschlingen außerhalb des Nutzstrahlenkegels verlagert werden können. Zur Kompression sind Tubusse mit abgerundeten Böden *(Holfelder-Tubus)* allgemein im Gebrauch, deren Bleiwandung zu-gleich eine focusferne Blende darstellt.

Ein über die Körperkontur hervorragender Krankheitsherd wird nach HOLFELDER (1928) am besten von seinen Flanken her mit einem Felderpaar oder „paarigen Feld" angegangen, das durch das Gegeneinanderwirken zweier Strahlenkegel in stumpfem Winkel gekenn-zeichnet ist. Ein über weite Flanken angesetztes „paariges Feld" könne nur noch in einem sehr geringen stumpfen Winkel gegeneinander angesetzt werden; Dosishomogenität müsse dann versucht werden, durch ein Ergänzungsfeld aus der Richtung der Winkelhalbierenden der Zentralstrahlen des „paarigen Feldes" zu erreichen (Abb. 41a—c). Nach JÜNGLING (1949) spielt bei derart *tangentialer Bestrahlung* das Auffüllen des die Luft durchdringenden Anteils des Strahlenkegels mit Reissäcken als *Streukörper* zur Erzielung der errechneten

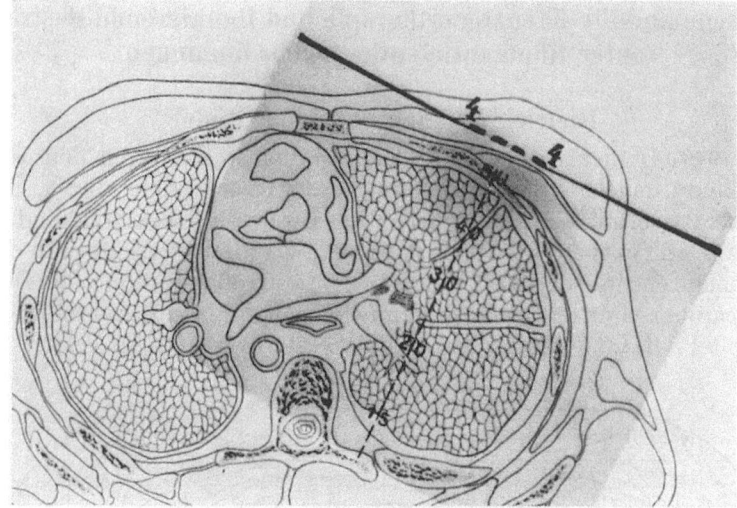

Abb. 41b

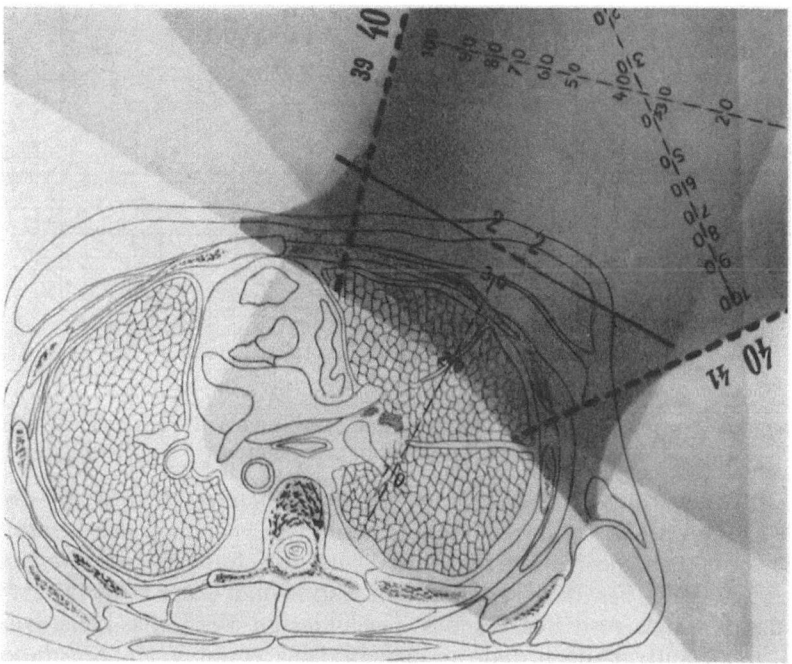

Abb. 41c

Randdosis am Strahlenkegel eine große Rolle. Nach CLARKSON (1941), JAKOB und WACHSMANN (1951) wie SCHOENEICH (1952) ist jedoch anzunehmen, daß die Umlagerung mit Bolussäckchen eher zu einer erheblichen Dosisminderung in der oberflächlichen Mittelzone flankierend bestrahlter Körperkuppen führt (JAKOB und WACHSMANN: An der Mamma mindestens 20% weniger bei Bolusbepackung derselben). Der Absorptionsverlust durch die Tonerde wird augenscheinlich von der Streuzusatzdosis daraus bei weitem nicht kompensiert, geschweige denn überkompensiert (s. dazu auch Abb. 58—61).

Unhaltbar geworden ist die HOLZKNECHTsche Faustregel, wonach mehrere Bestrahlungsfelder zur *gleichmäßigen Ausstrahlung einer Fläche* ohne hautnahe Einblendung so aneinandergesetzt werden müßten, daß der Focus von Feld zu Feld um je den FHA verschoben wird, da die heutigen Strahlenschutzröhren enger ausgeblendete maximale Nutzstrahlenkegel (nur etwa 0,4 FHA) haben als dies früher der Fall war (DU MESNIL DE ROCHEMONT, 1958). Nach PROPPE (1948) muß die Gültigkeit dieser Regel auch für frühere Verhältnisse bezweifelt werden; besser wäre Verschiebung um 1,4 FHA gewesen.

7. Isodosenpläne für Kreuzfeuertherapie und flankierende Bestrahlung unter Röntgentiefentherapiebedingungen

Von
Dietrich Ringleb und Kurt Rödel

Jüngling (1949) ist der Ansicht, daß man einfacher als durch den Holfelderschen Felderwähler die räumliche Dosisverteilung in der Körpertiefe durch Strahlenkegelschablonen (Abb. 24) ermitteln könne, wie dies etwa von Dessauer und Vierheller (1921) schon frühzeitig ausgeführt wurde (Abb. 42). Zumindest erhält man dadurch nicht allein einen ungefähren optischen Eindruck über die Größenordnung der Dosis an jedem Punkt des Körperquerschnittes, sondern kann sich genaue Isodosenverläufe konstruieren, wie es in Kapitel A.III.3.c dieses Bandes dargestellt ist. Diese relativ zeitraubende

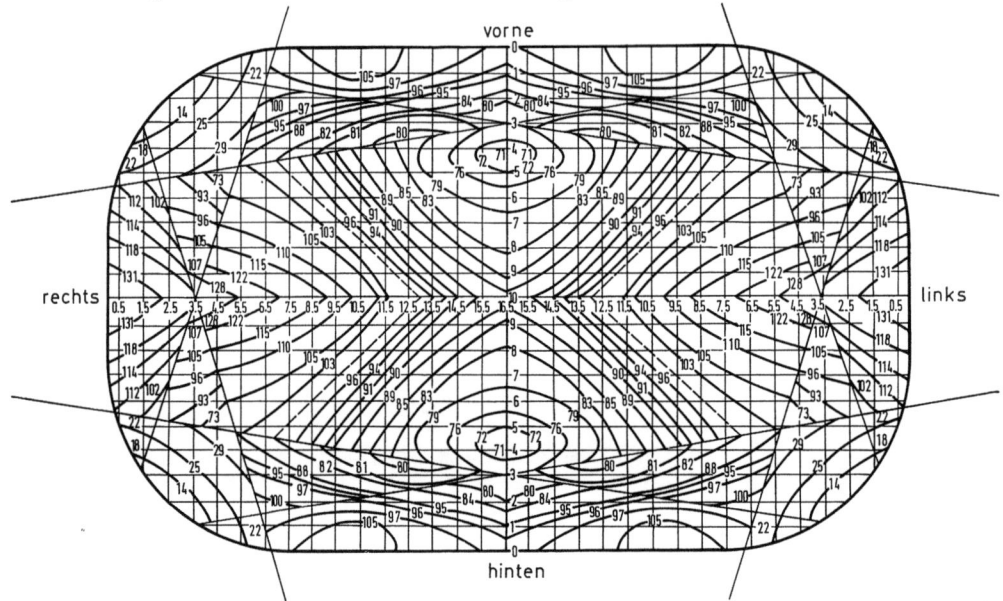

Abb. 42. Ältestes dem Verf. bekanntes Isodosenbild (nach Dessauer und Vierheller, 1921): Vierfelderbestrahlung eines Rumpfquerschnittes

Berechnung wird neuerdings vielerorts auch mechanisch bzw. *elektronisch* durchgeführt; s. dazu auch Kapitel A.III.3.c dieses Bandes, besonders bezüglich der Literaturangaben.

Die Verfasser haben die in den folgenden Unterabschnitten enthaltenen Standardisodosenpläne mit Hilfe des Isodosenatlas von Tsien und Cohen (1962) etwa nach der in Abb. 88 des Kapitels A dieses Bandes geschilderten Methodik konstruiert, und wo dabei Schrägeinfall auftrat, nach dem in Abb. 29 dargelegten Verfahren diese Standardisodosen verändert, wobei teils auch noch die Abnahme des Streuanteiles berücksichtigt wurde. Es wird versucht, den Einfluß von Körpergröße, Herdlage, Felderzahl, Feldanordnung, Feldgröße, Strahlqualität, Kompression, teilzeitiger Teilfeldabdeckung, Keilen, oberflächlich applizierten Streukörpern wie verschiedener Oberflächenbelastung der Felder darzulegen (Abb. 43—61). In Tabellen 24—34 sind die Angaben, auf denen die Besprechung im Text basiert, zusammengefaßt. Es wird dabei jeweils die *relative Oberflächendosis* ersichtlich, d.h., die Angabe, wieviel R J_{sO} in dem höchst belasteten Oberflächenfeld benötigt werden, um bei der betreffenden Anordnung 1 R J_{sT} im Schnittpunkt der Zentralstrahlen der verwendeten Nutzstrahlenkegel *(Herddosis)* zu erzeugen; dieser Punkt befindet sich jeweils in der Mitte des angenommenen Herdes. Ferner ist in den Tabellen das Verhältnis der Minimaldosis in der Herdfläche (dargestellter Querschnitt des Herdraumes) zur Maximaldosis in der Herdfläche angegeben. Dies ist ein *Maß für die erreichte räumliche Homogenität* der Dosisauslastung im Herdraum. Wenn außerhalb von Oberfläche und Herdraum Dosismaxima entstanden sind (hot spots), ist das ersichtlich.

a) Der Einfluß von Körpermaßen, Feldanordnung und Felderzahl auf die räumliche Tiefendosisverteilung bei Kreuzfeuerbestrahlung. Darstellung in einer Ebene

In Abb. 43a—r sind die Isodosenpläne für einen *Körperquerschnitt von 24×30 cm* mit einem in Körpermitte gelegenen Herd von 10 cm Durchmesser dargestellt, die sich bei Bestrahlung unter Röntgentiefentherapiebedingungen mit *1,5 mm Cu HWD, 50 cm FHA* und durchweg 8×10 cm² *Feldgröße*, wobei die 8 cm-Achse in der Darstellungsebene verläuft, ergeben. Tabelle 24 gehört zu diesen Abbildungen. Bei Bestrahlung von *einem Feld* aus (Abb. 43a) bei kürzest möglicher Herdtiefe liegen die relative Oberflächendosis und das Maß für räumliche Homogenität jeweils über 4, d.h., daß mehr als 4 R Oberflächendosis erforderlich sind, um 1 R Herddosis anzubringen, und daß die Minimaldosis in der Herdfläche sich zur Maximaldosis in der Herdfläche ungünstiger verhält als 1:4. Bei *opponierender Zweifelderanordnung* (Abb. 43b—d) ist die relative Oberflächendosis um so kleiner, je geringer die Herdtiefen sind, während das Maß für die räumliche Homogenität im Herdraum sich bei größeren Herdtiefen als günstiger erweist, da die relativen Tiefendosen in größerer Tiefe flacher abfallen. Werden 2 Felder in *Winkeln* zueinander angesetzt, die *kleiner* sind *als 180°* (Abb. 43e—g), verschlechtert sich das Maß der räumlichen Homogenität im Herdraum mit abnehmendem Winkel; es ist bei 135° 1,70, bei 90° 2,82 und bei 45° 3,33; zudem tritt bei der Zweifelderanordnung unter dem spitzen Winkel von 45° ein Maximum in etwa 10 cm Entfernung von der Herdmitte, also gut 5 cm außerhalb der Herdfläche dort auf, wo die beiden inneren Randstrahlen sich kreuzen.

Bei gleichwinkligen *Dreifelderanordnungen* über 360° (,,Mercedesstern") (Abb. 43h und i) ist die räumliche Homogenität mit einem Verhältnis von Minimaldosis zu Maximaldosis in der Herdfläche mit 1:1,3 befriedigend, die relative Oberflächendosis mit 1,8 allerdings noch nicht. Werden 3 Felder über einen Winkel von insgesamt nur 180° eingestrahlt (Abb. 43k), wird die räumliche Homogenität wieder unbefriedigend, da dem Herdraum aus einem Viertel des Körperumfanges kein Herddosisanteil zukommt, wodurch die Dosis in Richtung auf dieses nicht ausbestrahlte Viertel hin vom Schnittpunkt der Zentralstrahlen an abfällt, während sie nach der Gegenseite ansteigt.

Bei gleichwinkligen *Vierfelderanordnungen* (Abb. 43l und m) ist die räumliche Homogenität im Herdraum mit einem Verhältnis Minimal- zur Maximaldosis in demselben von etwa 1:1,15 optimal geworden, während die relative Oberflächendosis von 1,4 nicht befriedigt. Interessant ist es, die verschiedene Gestalt der Isodosenlinien bei Vierfelderanordnung einmal bei senkrechter und waagerechter, zum anderen bei diagonaler Einstrahlungsrichtung zu betrachten. Im ersten Fall sind die Herdtiefen nach beiden Seiten zu größer als die nach vorn und hinten, entsprechend fällt vom Schnittpunkt der Zentralstrahlen an die Tiefendosis zu den Seiten von 71% in Herdmitte auf 50% ab, während sie nach vorn und hinten ansteigt. Bei diagonaler Anordnung dagegen erfolgt die Dosisänderung von Herdmitte aus in Richtung eines jeden der 4 Zentralstrahlen gleich, da die 4 Herdtiefen gleich sind. Werden 4 Felder über zusammen nur 180° eingestrahlt (Abb. 43n), ergibt sich aus gleichen Gründen wie bei der Dreifelderanordnung über den gleichen geringen Teil des Körperumfanges eine unbefriedigende Inhomogenität der Dosisauslastung der Herdfläche; dazu kommt es wie bei Zweifelderanordnung unter spitzem Winkel noch zum Auftreten eines Maximums außerhalb von Oberfläche und Herdfläche.

Selbst bei 5 gleichwinklig angeordneten Feldern (Abb. 43o) wird noch keine relative Oberflächendosis unter 1 erreicht, d.h., daß die Dosis an den 5 Einfallspforten der Strahlenkegel immer noch höher ist als die in Herdmitte. Es fällt zudem auf, daß nur noch 5 kleine Zwickel des Körperquerschnittes Dosen erhalten, die wenigstens weniger als die Hälfte der Dosis in Herdmitte betragen; praktisch würde jetzt der gesamte Körperquerschnitt von Nutzstrahlenbündeln durchsetzt. Das gilt noch ausgeprägter für die *Sechs-* und *Achtfelderanordnungen* (Abb. 43p—r), doch ist die Dosisauslastung in

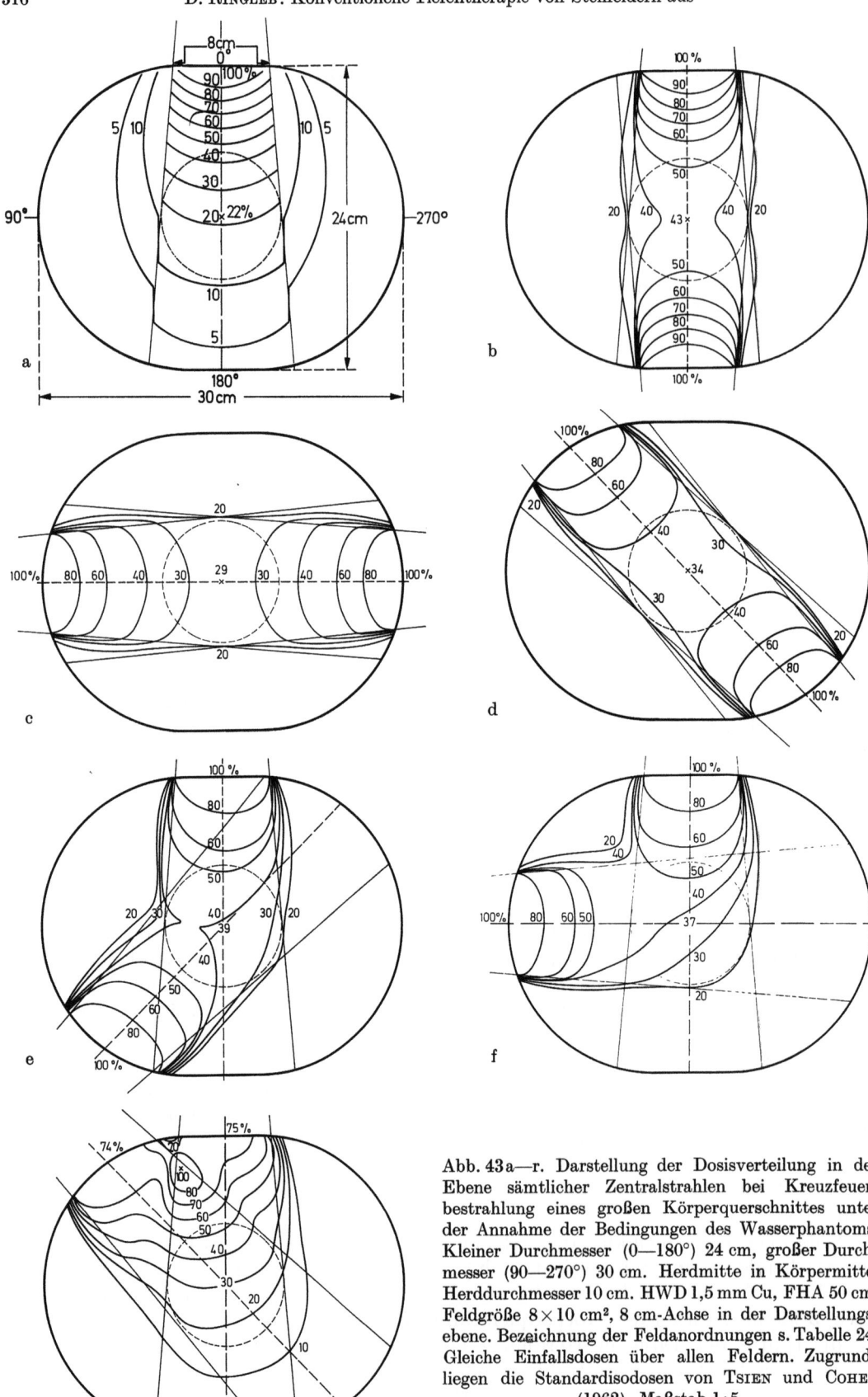

Abb. 43a—r. Darstellung der Dosisverteilung in der Ebene sämtlicher Zentralstrahlen bei Kreuzfeuerbestrahlung eines großen Körperquerschnittes unter der Annahme der Bedingungen des Wasserphantoms. Kleiner Durchmesser (0—180°) 24 cm, großer Durchmesser (90—270°) 30 cm. Herdmitte in Körpermitte, Herddurchmesser 10 cm. HWD 1,5 mm Cu, FHA 50 cm, Feldgröße 8×10 cm², 8 cm-Achse in der Darstellungsebene. Bezeichnung der Feldanordnungen s. Tabelle 24. Gleiche Einfallsdosen über allen Feldern. Zugrunde liegen die Standardisodosen von Tsien und Cohen (1962). Maßstab 1:5

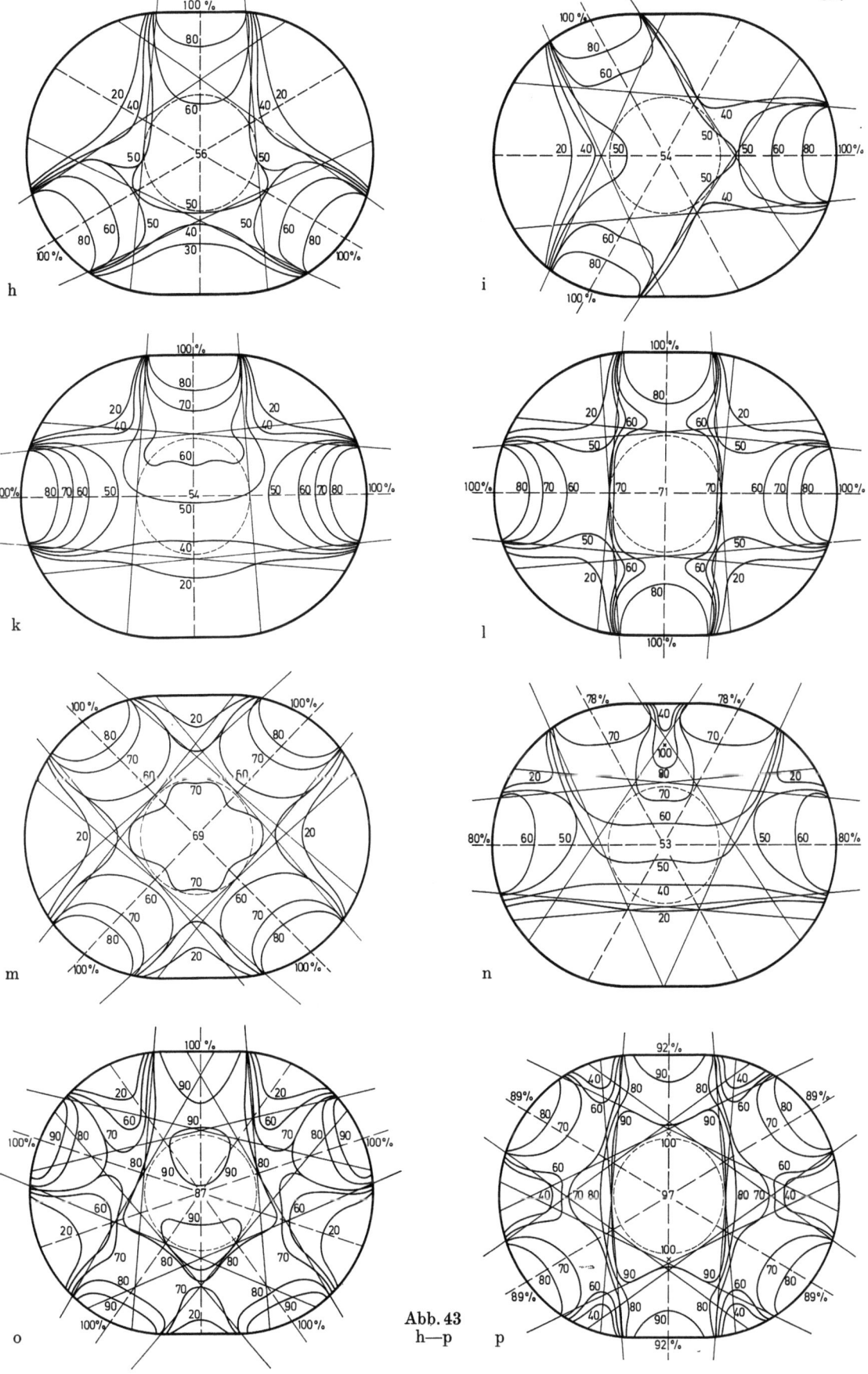

Abb. 43
h—p

Tabelle 24. *Aufstellung der Charakteristika der Dosisverteilung bei Kreuzfeuerbestrahlung (Darstellung in einer querschnitts (Wasserphantom): kleiner Durchmesser (0°—180°) 24 cm, großer Durchmesser (90°—270°) 30 cm, 1,5 mm Cu, FHA 50 cm, Feldgröße 8 × 10 cm².*

Abb.	Felder		Bezeichnung der Feldanordnung
	Zahl	Lage	
43a	1	0°	ap-Einfeldanordnung
43b	2	0°, 180°	Opponierende ap-Zweifelderanordnung („Zange")
43c	2	90°, 270°	Opponierende bilaterale Zweifelderanordnung
43d	2	45°, 225°	Opponierende schräge Zweifelderanordnung
43e	2	0°, 135°	Zweifelderanordnung in stumpfem Winkel
43f	2	0°, 90°	Zweifelderanordnung in rechtem Winkel
43g	2	0°, 45°	Zweifelderanordnung in spitzem Winkel
43h	3	0°, 120°, 240°	Gleichwinklige ap-Dreifelderanordnung über 360° („Mercedesstern")
43i	3	30°, 150°, 270°	Gleichwinklige seitliche Dreifelderanordnung über 360°
43k	3	0°, 90°, 180°	Gleichwinklige Dreifelderanordnung über 180°
43l	4	0°, 90°, 180°, 270°	Rechtwinklige senkrechte Vierfelderanordnung
43m	4	45°, 135°, 225°, 315°	Rechtwinklige diagonale Vierfelderanordnung
43n	4	30°, 90°, 270°, 330°	Gleichwinklige Vierfelderanordnung über 180°
43o	5	von 0° an alle 72°	Gleichwinklige Fünffelderanordnung
43p	6	von 0° an alle 60°	Gleichwinklige ap-Sechsfelderanordnung
43q	6	von 90° an alle 60°	Gleichwinklige seitliche Sechsfelderanordnung
43r	8	von 0° an alle 45°	Gleichwinklige Achtfelderanordnung

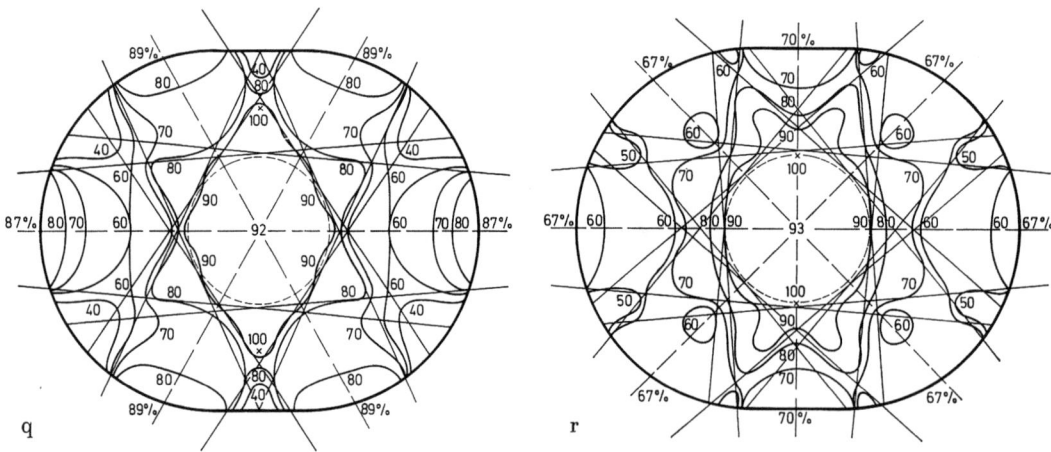

Abb. 43q u. r

der Herdfläche jetzt befriedigend (Minimal- zu Maximaldosis in der Herdfläche wie 1 : höchstens 1,15) und liegt die relative Oberflächendosis unter 1. Bei der Achtfelderanordnung wäre es möglich, im Schnittpunkt der Zentralstrahlen 4000 R zu applizieren, wenn die Oberflächendosis in den 8 Strahleneinfallspforten je 3000 R betrüge. Bei einer Sechsfelderanordnung wären Oberflächen- und Herddosen praktisch gleich.

Die Abb. 44a—l mit Tabelle 25 betreffen kleinere *Körpermaße von 26 cm bilateralem und 20 cm ap-Durchmesser.* Durchweg sind bei gleicher Feldanordnung die relativen Oberflächendosen geringer als bei größeren Körpermaßen (Abb. 43). Es gelten auch bezüglich

Ebene) für aus Abb. 43a—r ersichtliche Isodosen: Großer Phantomkörper, zentrale Herdlage. Maße des Körper-
schräge Durchmesser (45°—225°, 135°—315°) 28 cm. Herdmitte in Körpermitte; Herddurchmesser 10 cm. HWD
8 cm-Achse in der Darstellungsebene

Gegenfeld-belastung	Maximaldosis			Relative Oberflächen-dosis	Minimaldosis in Herdfläche ver-hält sich zur Maximaldosis in Herdfläche wie 1 :	Maximaldosis außerhalb von Oberfläche und Herdfläche verhält sich zur Minimal-dosis in Herdfläche wie 1 :
	in Ober-fläche	in cm Abstand von Herdmitte unter Oberfläche außer-halb Herdfläche	in Herd-fläche			
—	+			4,55	4,18	
ja	+			2,33	2,12	
ja	+			3,45	1,40	
ja	+			2,94	1,68	
teils	+			2,56	1,70	
nein	+			2,70	2,82	
nein		10,3		3,33	3,33	0,13
nein	+			1,79	1,30	
nein	+			1,85	1,33	
nein	+			1,89	1,91	
ja	+			1,41	1,14	
ja	+			1,45	1,11	
teils		8,4		1,51	2,53	0,30
teils	+			1,15	1,11	
ja		5,4		0,95	1,10	0,90
ja		8,2		0,97	1,08	0,89
ja			+	0,75	1,14	

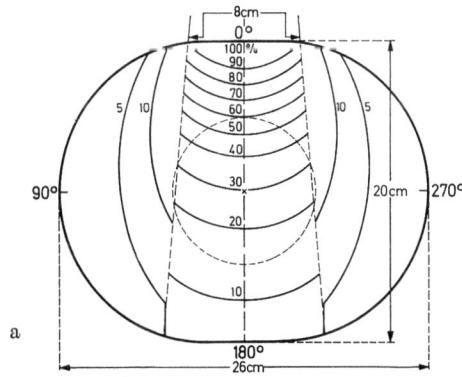

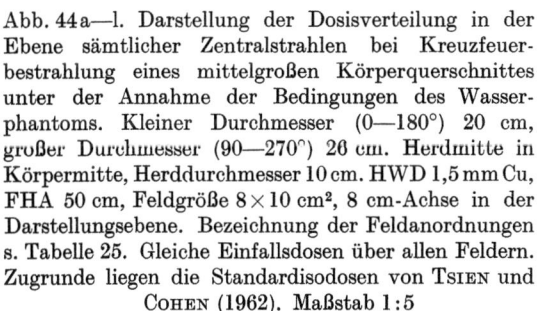

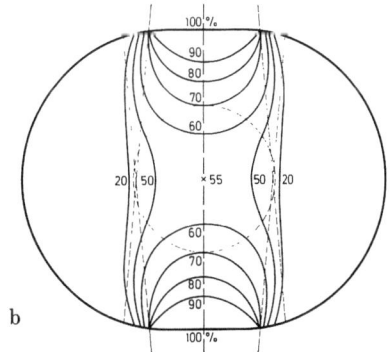

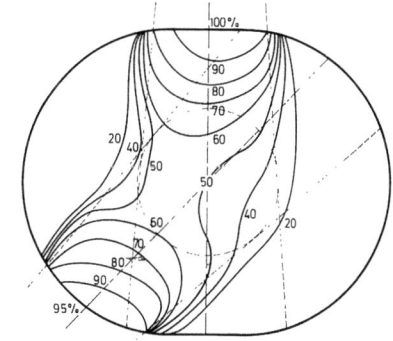

Abb. 44a—l. Darstellung der Dosisverteilung in der Ebene sämtlicher Zentralstrahlen bei Kreuzfeuerbestrahlung eines mittelgroßen Körperquerschnittes unter der Annahme der Bedingungen des Wasserphantoms. Kleiner Durchmesser (0—180°) 20 cm, großer Durchmesser (90—270°) 26 cm. Herdmitte in Körpermitte, Herddurchmesser 10 cm. HWD 1,5 mm Cu, FHA 50 cm, Feldgröße 8 × 10 cm², 8 cm-Achse in der Darstellungsebene. Bezeichnung der Feldanordnungen s. Tabelle 25. Gleiche Einfallsdosen über allen Feldern. Zugrunde liegen die Standardisodosen von TSIEN und COHEN (1962). Maßstab 1:5

Tabelle 25. *Aufstellung der Charakteristika der Dosisverteilung bei Kreuzfeuerbestrahlung (Darstellung in einer querschnitts (Wasserphantom): kleiner Durchmesser (0°—180°) 20 cm, großer Durchmesser (90°—270°) 26 cm, 1,5 mm Cu HWD, 50 cm FHA, Feldgröße 8×10 cm².*

Abb.	Felder		Bezeichnung der Feldanordnung
	Zahl	Lage	
44a	1	0°	ap-Einfeldanordnung
44b	2	0°, 180°	Opponierende ap-Zweifelderanordnung
44c	2	0°, 135°	Zweifelderanordnung in stumpfem Winkel
44d	2	0°, 90°	Zweifelderanordnung in rechtem Winkel
44e	2	0°, 45°	Zweifelderanordnung in spitzem Winkel
44f	3	0°, 120°, 240°	Gleichwinklige Dreifelderanordnung über 360°
44g	4	0°, 90°, 180°, 270°	Rechtwinklige senkrechte Vierfelderanordnung
44h	4	45°, 135°, 225°, 315°	Rechtwinklige diagonale Vierfelderanordnung
44i	5	von 0° an alle 72°	Gleichwinklige ap-Fünffelderanordnung
44k	6	von 90° an alle 60°	Gleichwinklige seitliche Sechsfelderanordnung
44l	8	von 0° an alle 45°	Gleichwinklige Achtfelderanordnung

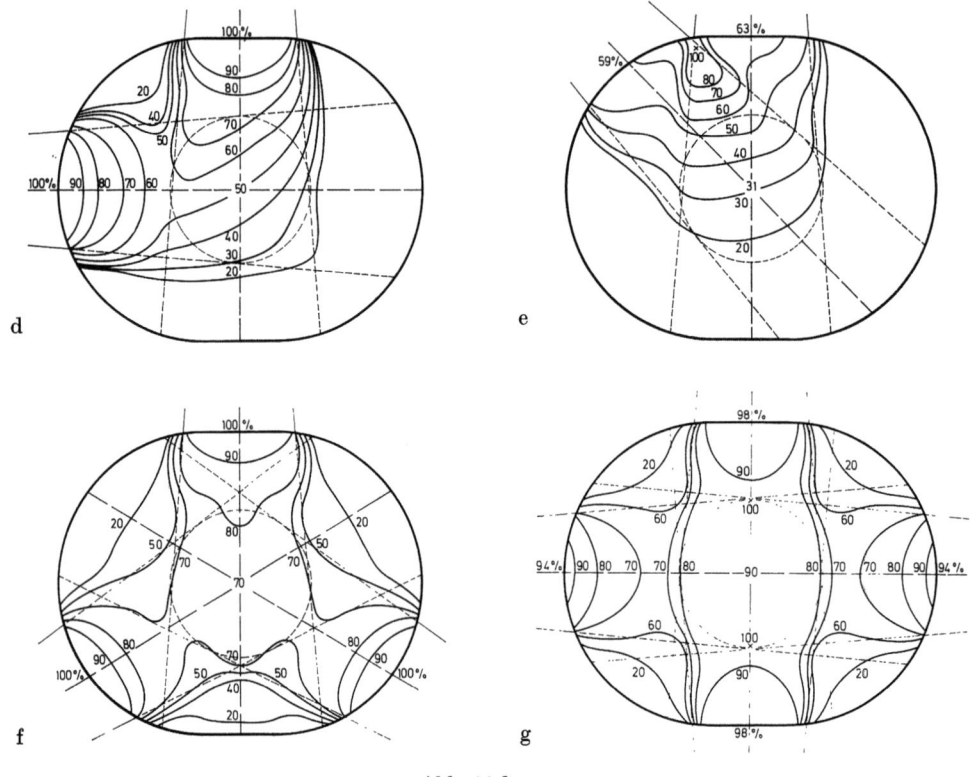

Abb. 44d—g

der Erreichung einer befriedigenden räumlichen Dosisauslastung des Herdraumes die gleichen Feststellungen, wie auch bei spitzwinkligen Überschneidungen von Feldern wieder Dosismaxima außerhalb von Oberfläche und Herdfläche auftreten. Bei diesem

Ebene) für aus Abb. 44a—l ersichtliche Isodosen: Mittlerer Phantomkörper, zentrale Herdlage. Maße des Körper-schräge Durchmesser (45°—225°, 135°—315°) 24 cm. Herdmitte in Körpermitte, Herddurchmesser 10 cm. 8 cm-Achse in der Darstellungsebene

Gegenfeld-belastung	Maximaldosis			Relative Ober-flächen-dosis	Minimaldosis in Herdfläche ver-hält sich zur Maximaldosis in Herdfläche wie 1:	Maximaldosis außerhalb von Oberfläche und Herdfläche verhält sich zur Minimal-dosis in Herdfläche wie 1:
	in Ober-fläche	in cm Abstand von Herdmitte unter Oberfläche außer-halb Herdraum	im Herd-raum			
—	+			3,33	4,79	
ja	+			1,82	2,76	
teils	+			2,00	2,06	
nein	+			2,00	3,16	
nein		10,3		2,03	3,29	0,17
nein	+			1,43	1,18	
ja			+	1,09	1,33	
ja	+			1,12	1,16	
ja		7,9	+	0,95	1,15	
ja				0,74	1,15	0,82
ja			+	0,63	1,11	

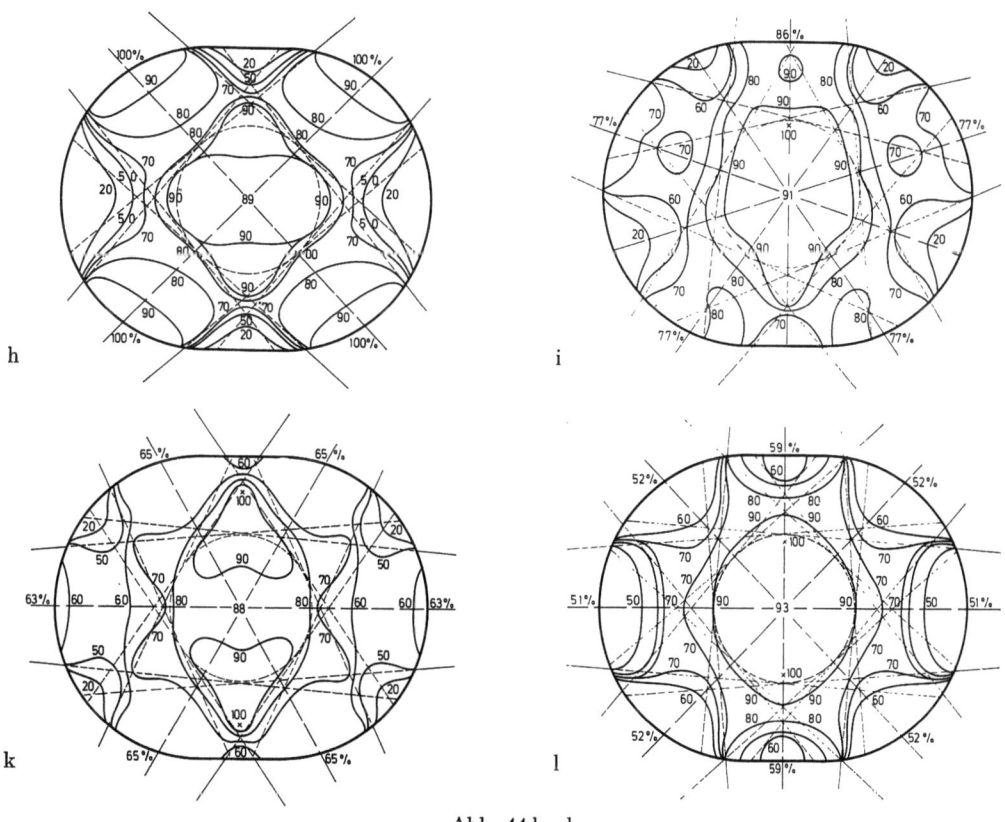

Abb. 44 h—l

kleineren Körper tritt schon bei einer Fünffeldanordnung eine relative Oberflächendosis unter 1 auf, auch hier verbunden mit der Tatsache, daß praktisch der gesamte Körper-querschnitt dafür von Nutzstrahlenbündeln durchstrahlt werden muß.

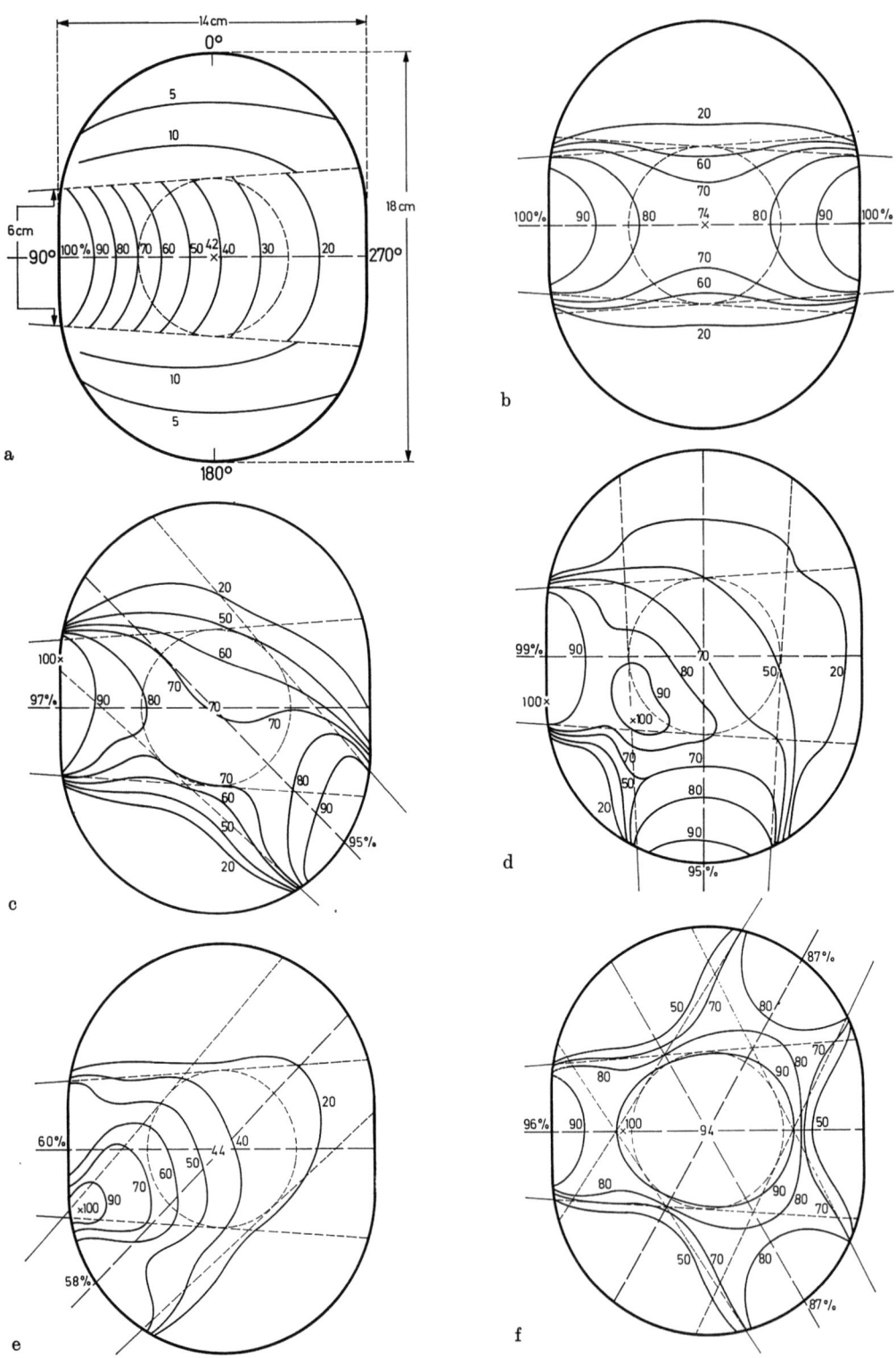

Abb. 45a—m. Darstellung der Dosisverteilung in der Ebene sämtlicher Zentralstrahlen bei Kreuzfeuerbestrahlung eines kleinen Körperquerschnittes unter der Annahme der Bedingungen des Wasserphantoms. Kleiner Durchmesser (0—180°) 14 cm, großer Durchmesser (90—270°) 18 cm. Herdmitte in Körpermitte, Herddurchmesser 7 cm. HWD 1,5 mm Cu, FHA 50 cm, Feldgröße 6×8 cm², 6 cm-Achse in der Darstellungsebene. Bezeichnung der Feldanordnungen s. Tabelle 26. Gleiche Einfallsdosen über allen Feldern. Zugrunde liegen die Standardisodosen von Tsien und Cohen (1962). Maßstab 1:3

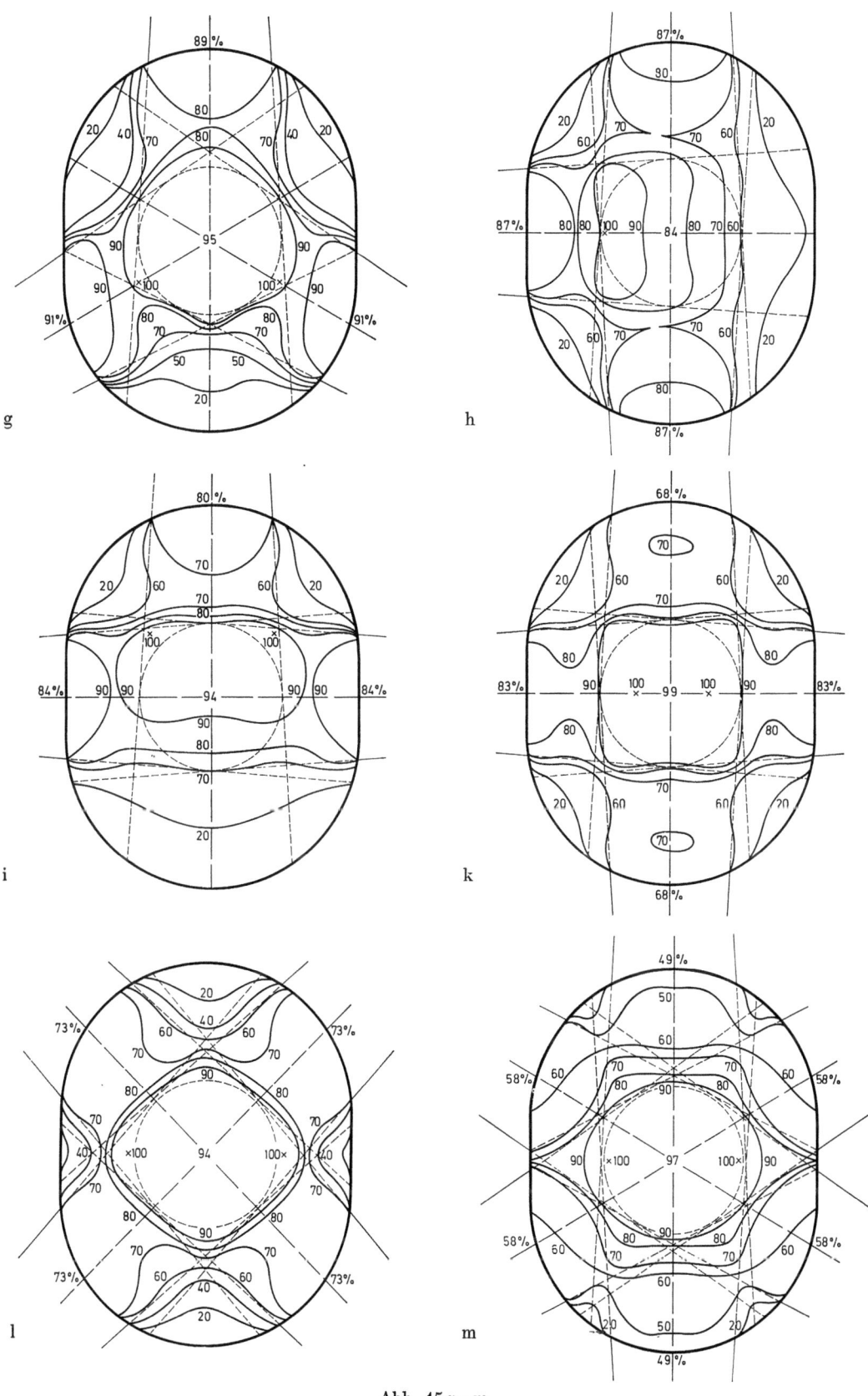

Abb. 45g—m

Tabelle 26. *Aufstellung der Charakteristika der Dosisverteilung bei Kreuzfeuerbestrahlung (Darstellung in einer querschnitts (Wasserphantom): kleiner Durchmesser (90°—270°) 14 cm, großer Durchmesser (0°—180°) 18 cm, Cu HWD, 50 cm FHA, Feldgröße*

Abb.	Felder		Bezeichnung der Feldanordnung
	Zahl	Lage	
45a	1	90°	Seitliche Einfeldanordnung
45b	2	90°, 270°	Opponierende bilaterale Zweifelderanordnung
45c	2	90°, 225°	Zweifelderanordnung in stumpfem Winkel
45d	2	90°, 180°	Zweifelderanordnung in rechtem Winkel
45e	2	90°, 135°	Zweifelderanordnung in spitzem Winkel
45f	3	90°, 210°, 330°	Gleichwinklige seitliche Dreifelderanordnung über 360°
45g	3	0°, 120°, 240°	Gleichwinklige ap-Dreifelderanordnung über 360°
45h	3	0°, 90°, 180°	Gleichwinklige seitliche Dreifelderanordnung über 180°
45i	3	0°, 90°, 270°	Gleichwinklige ap-Dreifelderanordnung über 180°
45k	4	0°, 90°, 180°, 270°	Rechtwinklige senkrechte Vierfelderanordnung
45l	4	45°, 135°, 225°, 315°	Rechtwinklige diagonale Vierfelderanordnung
45m	6	von 0° an alle 60°	Gleichwinklige ap-Sechsfelderanordnung

Abb. 45a—m mit Tabelle 26 schildern die Isodosenverläufe in einem *14 × 18 cm* messenden Körperphantom, wobei der Durchmesser des in Körpermitte gelegenen Herdes 7 cm beträgt, und 6 × 8 cm²-Felder unter gleichen Bedingungen wie in Abb. 43—44 mit Tabellen 24 und 25 angesetzt wurden, deren 6 cm-Achse parallel zur Darstellungsebene liegt. Bei diesem kleinen Querschnitt führt schon eine gleichwinklige Dreifelderanordnung über 360° zu relativer Oberflächendosis unter 1 bei voll befriedigender Gleichmäßigkeit der Dosisauslastung in der Herdfläche. Dabei werden wesentliche Teile des Querschnittes noch mit Dosen unter 50% der Dosis in Herdmitte belastet. Mit einer gleichwinkligen Sechsfelderanordnung ließen sich bei 3000 R Oberflächendosis in den 4 maximal belasteten der 6 Felder 5000 R Herddosis erreichen (Abb. 45m).

Aus Tabelle 27 wird die Abhängigkeit der relativen Oberflächendosis und der Homogenität der Dosisverteilung im Herdraum von den Körpermaßen besonders deutlich.

Tabelle 27. *Vergleichende Zusammenstellung einiger Daten aus Tabelle 24—26 zwecks Verdeutlichung des Einflusses der Körpergröße auf relative Oberflächendosis und Homogenität der Dosisverteilung im Herdraum (Abb. 43—45)*

Abb.		Relative Oberflächendosis	Minimaldosis verhält sich zur Maximaldosis in Herdfläche wie 1:
	24 × 30 cm-Körper, 8 × 10 cm²-Feld, 10 cm Herddurchmesser:		
43a	ap-Einfeldanordnung	4,55	4,18
43h	Gleichwinklige ap-Dreifelderanordnung über 360°	1,79	1,30
43l	Rechtwinklige senkrechte Vierfelderanordnung	1,41	1,14
	20 × 26 cm-Körper, 8 × 10 cm²-Feld, 10 cm Herddurchmesser:		
44a	ap-Einfeldanordnung	3,33	4,79
44f	Gleichwinklige ap-Dreifelderanordnung über 360°	1,43	1,18
44g	Rechtwinklige senkrechte Vierfelderanordnung	1,09	1,33
	14 × 18 cm-Körper, 6 × 8 cm²-Feld, 7 cm Herddurchmesser:		
45a	seitliche Einfeldanordnung	2,38	2,92
45f	Gleichwinklige seitliche Dreifelderanordnung über 360°	1,02	1,11
45k	Rechtwinklige senkrechte Vierfelderanordnung	0,84	1,25

Ebene) für aus Abb. 45a—m ersichtliche Isodosen: Kleiner Phantomkörper, zentrale Herdlage. Maß des Körper-schräge Durchmesser (45°—225°; 135°—315°) 17 cm. Herdmitte in Körpermitte, Herddurchmesser 7 cm. 1,5 mm 6×8 cm². 6 cm-Achse in der Darstellungsebene

Gegenfeld-belastung	Maximaldosis			Relative Ober-flächen-dosis	Minimaldosis in Herdfläche ver-hält sich zur Maximaldosis in Herdfläche wie 1:	Maximaldosis außerhalb von Oberfläche und Herdfläche verhält sich zur Minimal-dosis in Herdfläche wie 1:
	in Ober-fläche	in cm Abstand von Herdmitte unter Oberfläche außer-halb Herdraum	im Herd-raum			
—	+			2,38	2,92	
ja	+			1,35	1,64	
teils	+			1,43	1,64	
nein		4,4		1,43	2,09	0,45
nein		7,1		1,36	2,44	0,27
nein		3,9		1,02	1,11	0,88
nein		4,1		0,96	1,06	0,93
teils			+	0,97	1,67	
teils		4,5		0,89	1,39	0,70
ja			+	0,84	1,25	
ja			+	0,78	1,09	
ja			+	0,60	1,09	

b) Der Einfluß der Feldgröße auf die Tiefendosisverteilung in einer Ebene bei Kreuzfeuerbestrahlung

In Abb. 46a und b (Tabelle 28) ist die Tiefendosisverteilung bei gleichwinkliger Drei-felderanordnung und diagonaler Vierfelderanordnung an dem 24×30 cm-Körperquer-schnitt, der in Abb. 43 Verwendung fand, dargestellt, die bei Verwendung von 10×15 cm-

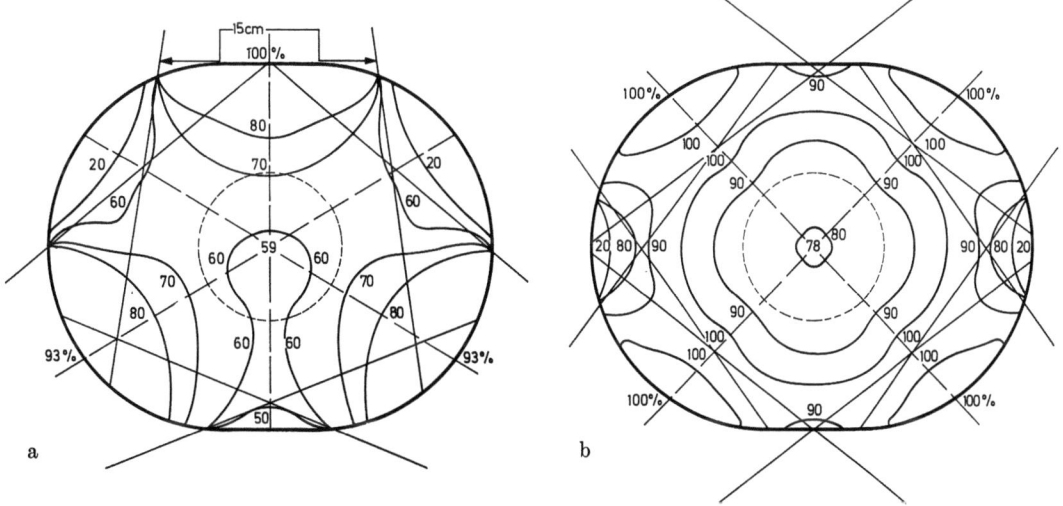

Abb. 46a u. b. Darstellung der Dosisverteilung in der Ebene sämtlicher Zentralstrahlen bei Kreuzfeuer-bestrahlung des großen Körperquerschnittes der Abb. 43 unter der Annahme der Bedingungen des Wasser-phantoms. Kleiner Durchmesser (0—180°) 24 cm, großer Durchmesser (90—270°) 30 cm. Herdmitte in Körpermitte, Herddurchmesser 10 cm. HWD 1,5 mm Cu, FHA 50 cm, *Feldgröße 10×15 cm²*, 15 cm-Achse in der Darstellungsebene. Bezeichnung der Feldanordnungen s. Tabelle 28. Gleiche Einfallsdosen über allen Feldern. Zugrunde liegen die Standardisodosen von TSIEN und COHEN (1962). Maßstab 1:5

Tabelle 28. *Charakteristika der Dosisverteilung bei Kreuzfeuerbestrahlung in Abhängigkeit von der Feldgröße (zu Abb. 43 und 46). Maße des Körperquerschnittes, Lage der Herdmitte, Durchmesser des Herdes, HWD, FHA wie in Tabelle 24*

Abb.		Relative Oberflächen-dosis	Minimaldosis in Herd-fläche verhält sich zur Maximaldosis in Herdfläche wie 1:
	8×10 cm²-Feld, 8 cm-Achse in Darstellungsebene		
43a	ap-Einfeldanordnung	4,55	4,18
43h	Gleichwinklige ap-Dreifelderanordnung über 360°	1,79	1,30
43m	Rechtwinklige diagonale Vierfelderanordnung	1,45	1,11
	10×15 cm²-Feld, 15 cm-Achse in Darstellungsebene		
—	ap-Einfeldanordnung	3,85	3,92
46a	Gleichwinklige ap-Dreifelderanordnung über 360°	1,69	1,21
46b	Rechtwinklige diagonale Vierfelderanordnung	1,28	1,09

Feldern entsteht, wenn die 15 cm-Achse in der Darstellungsebene liegt. Es wird deutlich, daß Vergrößerung der Einzelfelder bei gleicher Feldanordnung zu besserer relativer Oberflächendosis und zu in gleich großem Herdraum homogenerer Dosisauslastung führt, dies allerdings zu Lasten einer Erhöhung der Raumdosis.

c) Der Einfluß von Strahlenqualität und FHA auf die Tiefendosisverteilung in einer Ebene bei Kreuzfeuerbestrahlung

Abb. 47a und b (Tabelle 29) zeigen, daß es bei gleichwinkliger ap-Dreifelderanordnung und bei rechtwinkliger diagonaler Vierfelderanordnung durch Erhöhung der HWD auf 3 mm Cu — gegenüber 1,5 mm Cu in Abb. 43 — zu einer Verbesserung von relativer Oberflächendosis und Dosishomogenität im Herdraum kommt. Je mehr Felder angesetzt werden, desto deutlicher werden beide Veränderungen. Mit zunehmendem FHA kommt es zu gleichsinniger Beeinflussung der beiden Kenngrößen, deutlicher allerdings der relativen Oberflächendosis, da bei gleich groß bleibenden Oberflächenfeldern die Feldgrößen in gleichen Herdtiefen kleiner werden.

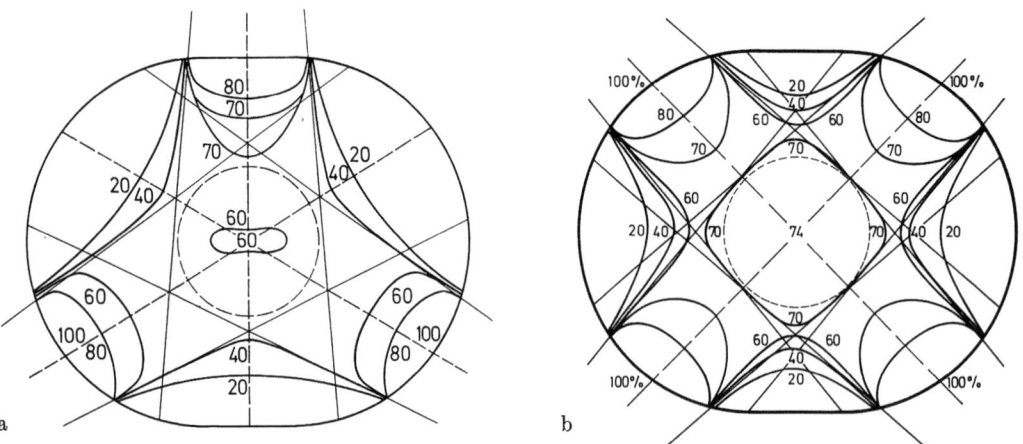

Abb. 47a u. b. Darstellung der Dosisverteilung in der Ebene sämtlicher Zentralstrahlen bei Kreuzfeuerbestrahlung des großen Körperquerschnittes der Abb. 43 unter der Annahme der Bedingungen des Wasserphantoms. Kleiner Durchmesser (0—180°) 24 cm, großer Durchmesser (90—270°) 30 cm. Herdmitte in Körpermitte, Herddurchmesser 10 cm. *HWD 3 mm Cu*, FHA 50 cm, Feldgröße 8×10 cm², 8 cm-Achse in der Darstellungsebene. Bezeichnung der Feldanordnungen s. Tabelle 29. Gleiche Einfallsdosen über allen Feldern. Zugrunde liegen die Standardisodosen von Tsien und Cohen (1962). Maßstab 1:5

Tabelle 29. *Charakteristika der Dosisverteilung bei Kreuzfeuerbestrahlung in Abhänigkeit von der HWD (zu Abb. 43 und 47). Maße des Körperquerschnittes, Lage der Herdmitte, Durchmesser des Herdes, Feldgröße, FHA wie in Tabelle 24*

Abb.		Relative Oberflächen-dosis	Minimaldosis in Herd-fläche verhält sich zur Maximaldosis in Herdfläche wie 1:
	1,5 mm Cu HWD		
43 a	ap-Einfeldanordnung	4,55	4,18
43 h	Gleichwinklige ap-Dreifelderanordnung über 360°	1,79	1,30
43 m	Rechtwinklige diagonale Vierfelderanordnung	1,45	1,11
	3 mm Cu HWD		
—	ap-Einfeldanordnung	4,17	4,00
47 a	Gleichwinklige ap-Dreifelderanordnung über 360°	1,67	1,15
47 b	Rechtwinklige diagonale Vierfelderanordnung	1,36	1,05

d) Der Einfluß der Kompression auf die Tiefendosisverteilung in einer Ebene bei Kreuzfeuerbestrahlung

Abb. 48a—h (Tabelle 30) machen für den 24 × 30 cm-Körperquerschnitt, Abb. 49a—h (Tabelle 31) für den 20 × 26 cm-Körperquerschnitt deutlich, daß mit zunehmender Zahl komprimierter Felder die relativen Oberflächendosen sich zunehmend günstiger einstellen. Relative Oberflächendosen von etwa 1 werden bei dem 24 × 30 cm-Körperquerschnitt mit einer diagonalen Vierfelderanordnung erreicht, bei einem kleineren Körperquerschnitt schon mit einer Dreifelderanordnung, wenn alle Felder um je 3 cm komprimiert sind. Das Verhältnis von Minimal- zur Maximaldosis in der Herdfläche als Maß für räumliche Dosishomogenität wird durch Kompression wegen des mit Verringerung der Herdtiefen steiler werdenden Tiefendosisabfalls verschlechtert, besonders deutlich, wenn dadurch die Unterschiede zwischen den Herdtiefen der Einzelfelder größer werden. In Richtung

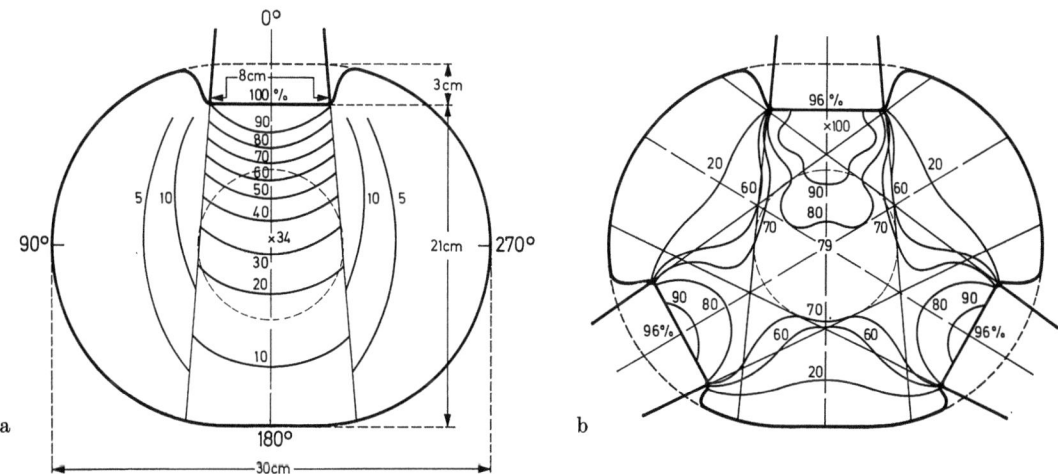

Abb. 48a—h. Darstellung der Änderung der Dosisverteilung bei Kreuzfeuerbestrahlung durch Kompression eines oder mehrerer Felder um 3 cm. Großer Körperquerschnitt wie in Abb. 43 (24 × 30 cm). Herdmitte in Körpermitte, Herddurchmesser 10 cm. 1,5 mm Cu HWD, 50 cm FHA, Feldgröße 8 × 10 cm², 8 cm-Achse in der Darstellungsebene. Zugrunde liegen die Standardisodosen von Tsien und Cohen (1962). Die Bezeichnung der Feldanordnungen ist aus Tabelle 30 ersichtlich. Gleiche Einfallsdosen über allen Feldern. Maßstab 1:5

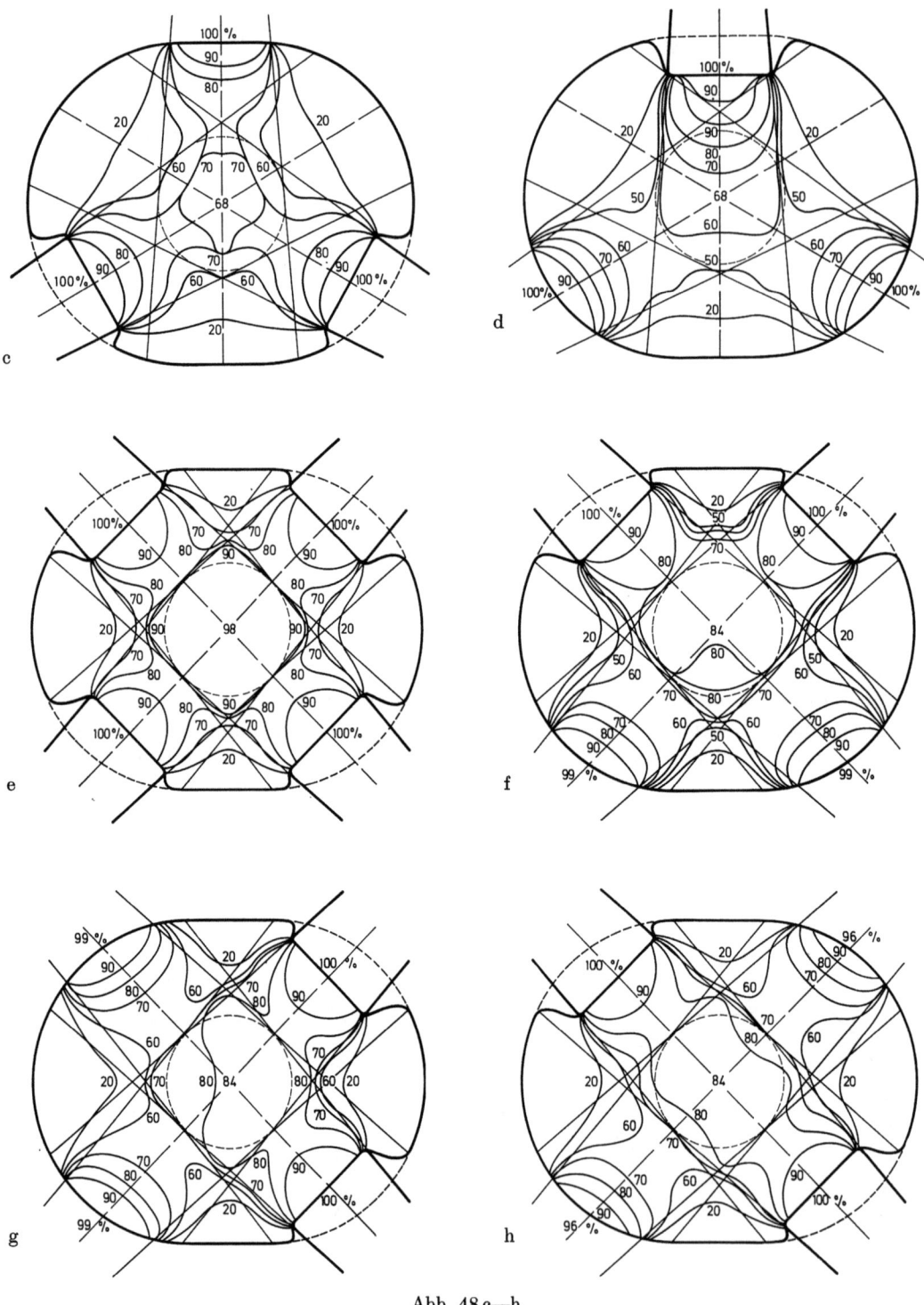

Abb. 48 c—h

der geringsten Herdtiefen wird die Dosis von der Herdmitte, dem Schnittpunkt der Zentralstrahlen aus, ansteigen, in den anderen Richtungen abfallen oder zumindest weniger stark ansteigen. Durch Kompression wird der mit hoher Dosis versehene Flächenanteil der Querschnitte und damit die Raumdosis entschieden verkleinert.

Tabelle 30. *Charakteristika der Dosisverteilung bei Kreuzfeuerbestrahlung in Abhängigkeit von der Kompression (zu Abb. 43 und 48).*
Großer Phantomkörper. Maße des Körperquerschnitts, Lage der Herdmitte, Durchmesser des Herdes, Feldgröße, HWD, FHA wie in
Tabelle 24

Abb.	Bezeichnung der Feldanordnung	3 cm Kompression bei	Keine Kompression bei	Maximaldosis			Relative Oberflächendosis	Minimaldosis in Herdfläche verhält sich zur Maximaldosis in Herdfläche wie 1:
				in Oberfläche	in cm Abstand von Herdmitte unter Oberfläche außerhalb Herdraum	im Herdraum		
43a	ap-Einfeldanordnung		0°	+			4,55	4,18
48a	ap-Einfeldanordnung	0°		+			2,94	4,31
43h	Gleichwinklige ap-Dreifelderanordnung über 360°		allen Feldern	+			1,79	1,30
48b	Gleichwinklige ap-Dreifelderanordnung über 360°	allen Feldern			7,9		1,22	1,33
48c	Gleichwinklige ap-Dreifelderanordnung über 360°	120°, 240°	0°	+			1,47	1,14
48d	Gleichwinklige ap-Dreifelderanordnung über 360°	0°	120°, 240°	+			1,47	1,46
43m	Rechtwinklige diagonale Vierfelderanordnung		allen Feldern	+			1,45	1,11
48e	Rechtwinklige diagonale Vierfelderanordnung	allen Feldern		+			1,02	1,03
48f	Rechtwinklige diagonale Vierfelderanordnung	45°, 315°	135°, 225°	+			1,19	1,19
48g	Rechtwinklige diagonale Vierfelderanordnung	225°, 315°	45°, 135°	+			1,19	1,34
48h	Rechtwinklige diagonale Vierfelderanordnung	45°, 225°	135°, 315°	+			1,19	1,19

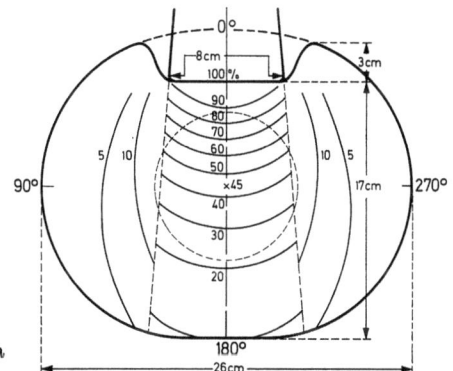
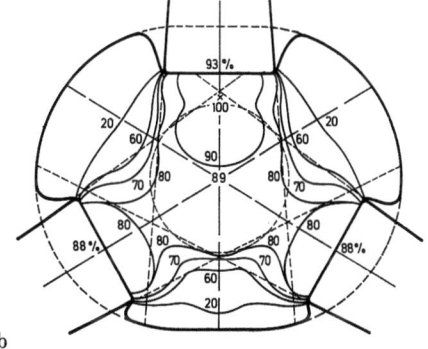

Abb. 49a—h. Darstellung der Dosisverteilung bei Kreuzfeuerbestrahlung durch Kompression eines oder mehrerer Felder um 3 cm. Mittelgroßer Phantomkörper wie in Abb. 44 (20×26 cm). Herdmitte in Körpermitte, Herddurchmesser 10 cm. 1,5 mm Cu HWD, 50 cm FHA, Feldgröße 8×10 cm², 8 cm-Achse in der Darstellungsebene. Zugrunde liegen die Standardisodosen von TSIEN und COHEN (1962). Die Bezeichnung der Feldanordnungen geht aus Tabelle 31 hervor. Gleiche Einfallsdosen über allen Feldern. Maßstab 1:5

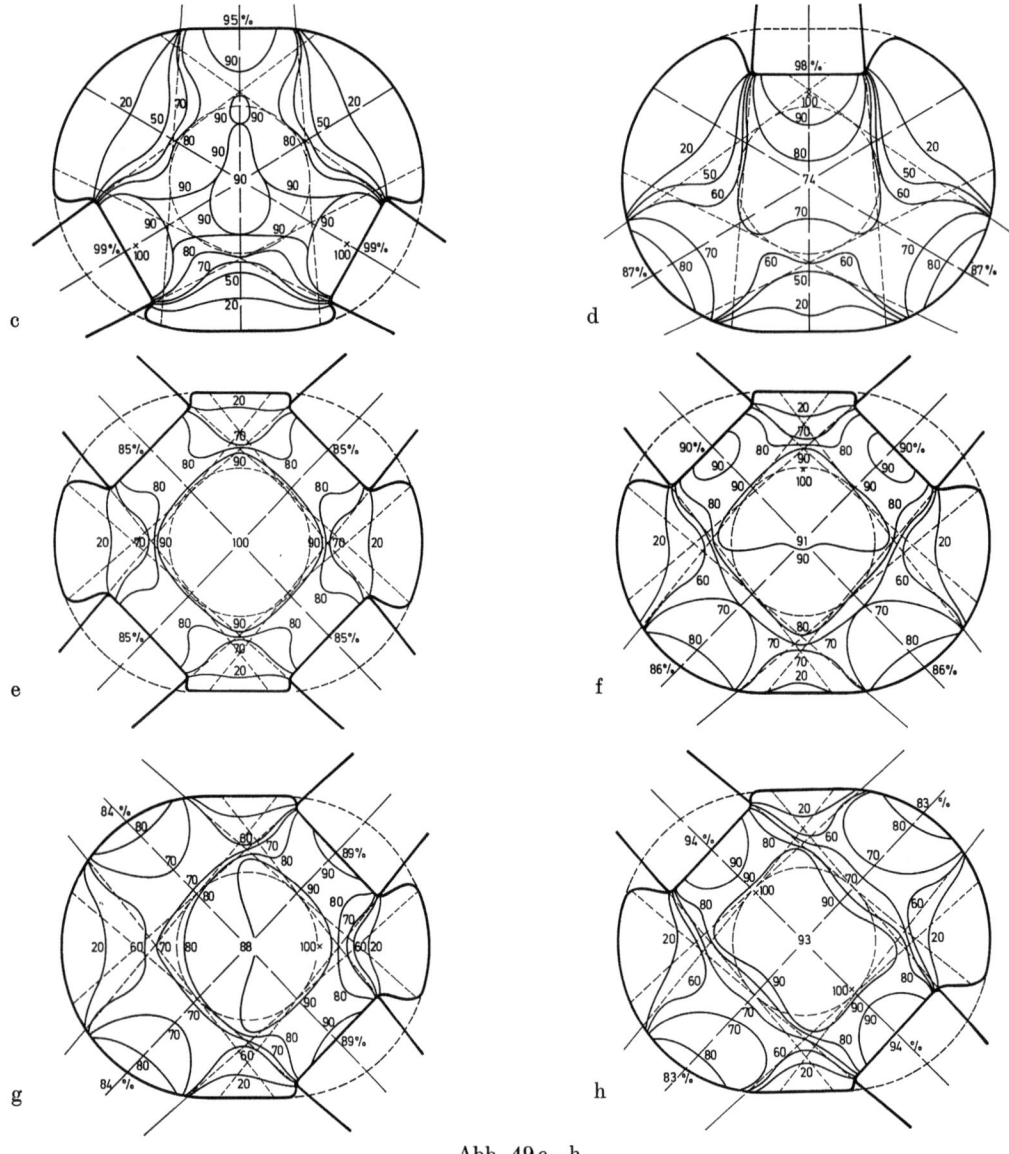

Abb. 49 c—h

e) Die räumliche Dosisverteilung bei Kreuzfeuerbestrahlung exzentrisch gelegener Herde. Darstellung in einer Ebene

Abb. 50a—h (Tabelle 32) zeigen einige Isodosenverläufe bei von der Körpermitte um 4 cm nach links und 3 cm nach vorn verlagerter Herdmitte bei dem 20 × 26 cm-Körperquerschnitt der Abb. 44. Diese Lage der Herdmitte hat zur Folge, daß sich von rechts und dorsal her wesentliche höhere Herdtiefen ergeben als von links und ventral. Entsprechend sind bei einer rechtwinkligen Vierfelderanordnung (Abb. 50h) die Isodosen nicht um die Herdmitte als Schnittpunkt der 4 Zentralstrahlen gelagert, sondern um einen Punkt, der einige Zentimeter links und vorn von der Herdmitte liegt. Wird das rechte seitliche Feld dieser Vierfelderanordnung überhaupt weggelassen (Abb. 50f), ändern sich relative Oberflächendosis, Lage und Größe des Dosismaximums außerhalb der Herdmitte und das Verhältnis von Minimal- zur Maximaldosis im Herdraum kaum, es nimmt aber die Fläche der mit etwa 50% der Maximaldosis durchstrahlten Querschnittsabschnitte wesentlich ab. Läßt man auch noch das dorsale Feld der ursprünglich betrachteten Vierfelderanordnung weg, bleibt eine Zweifelderanordnung unter rechtem

Tabelle 31. *Charakteristika der Dosisverteilung bei Kreuzfeuerbestrahlung in Abhängigkeit von der Kompression (zu Abb. 44 und 49). Mittlerer Phantomkörper. Maße des Körperquerschnitts, Lage der Herdmitte, Feldgröße, HWD, FHA wie in Tabelle 25*

Abb.	Bezeichnung der Feldanordnung	3 cm Kompression bei	Keine Kompression bei	Maximaldosis			Relative Oberflächendosis	Minimaldosis in Herdfläche verhält sich zur Maximaldosis in Herdfläche wie 1:
				in Oberfläche	in cm Abstand von Herdmitte unter Oberfläche außerhalb Herdraum	im Herdraum		
44a	ap-Einfeldanordnung		0°	+			3,33	4,79
49a	ap-Einfeldanordnung	0°		+			2,22	4,00
44f	Gleichwinklige ap-Dreifelderanordnung über 360°		allen Feldern	+			1,43	1,18
49b	Gleichwinklige ap-Dreifelderanordnung über 360°	allen Feldern			5,4		1,04	1,23
49c	Gleichwinklige ap-Dreifelderanordnung über 360°	120°, 240°	0°		8,7		1,10	1,13
49d	Gleichwinklige ap-Dreifelderanordnung über 360°	0°	120°, 240°		5,7		1,32	1,47
44h	Rechtwinklige diagonale Vierfelderanordnung		allen Feldern	+			1,12	1,16
49e	Rechtwinklige diagonale Vierfelderanordnung	allen Feldern				+	0,85	1,08
49f	Rechtwinklige diagonale Vierfelderanordnung	45°, 315°	135°, 225°			+	0,85	1,20
49g	Rechtwinklige diagonale Vierfelderanordnung	225°, 315°	45°, 135°		5,4		1,01	1,25
40h	Rechtwinklige diagonale Vierfelderanordnung	45°, 225°	135°, 315°			+	1,01	1,28

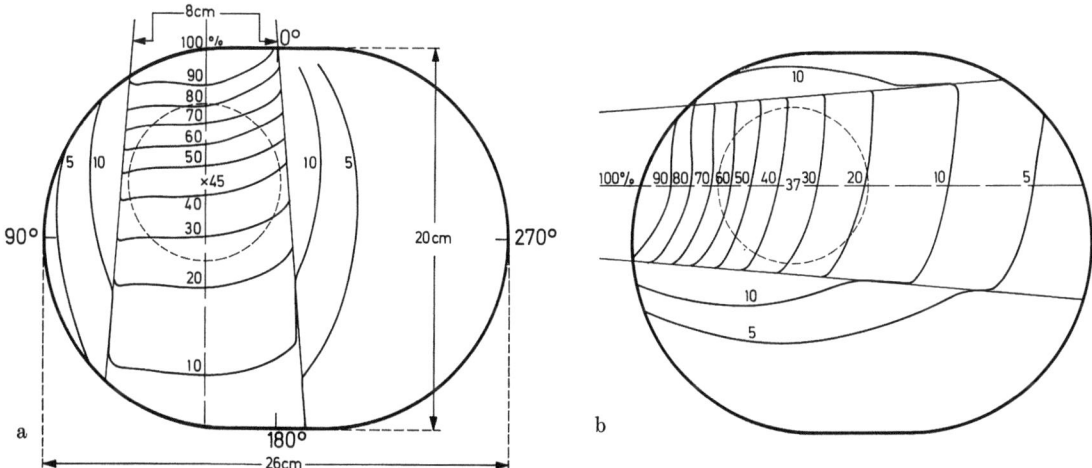

Abb. 50a—h. Darstellung der Dosisverteilung bei Kreuzfeuerbestrahlung in der Ebene sämtlicher Zentralstrahlen bei exzentrischer Lage des Herdes (4 cm von Körpermitte nach rechts, 3 cm nach vorn) unter der Annahme der Bedingungen des Wasserphantoms. Mittelgroßer Körperquerschnitt wie in Abb. 44 (20 × 26 cm). Herddurchmesser 8 cm. 1,5 mm Cu HWD, 50 cm FHA, Feldgröße 8 × 10 cm², 8 cm-Achse in der Darstellungsebene. Zugrunde liegen nach der Methode von Abb. 29 abgeänderte Standardisodosen (Abb. 50a und b). Bezeichnung der Feldanordnungen s. Tabelle 32. Gleiche Einfallsdosen über allen Feldern. Maßstab 1:4.

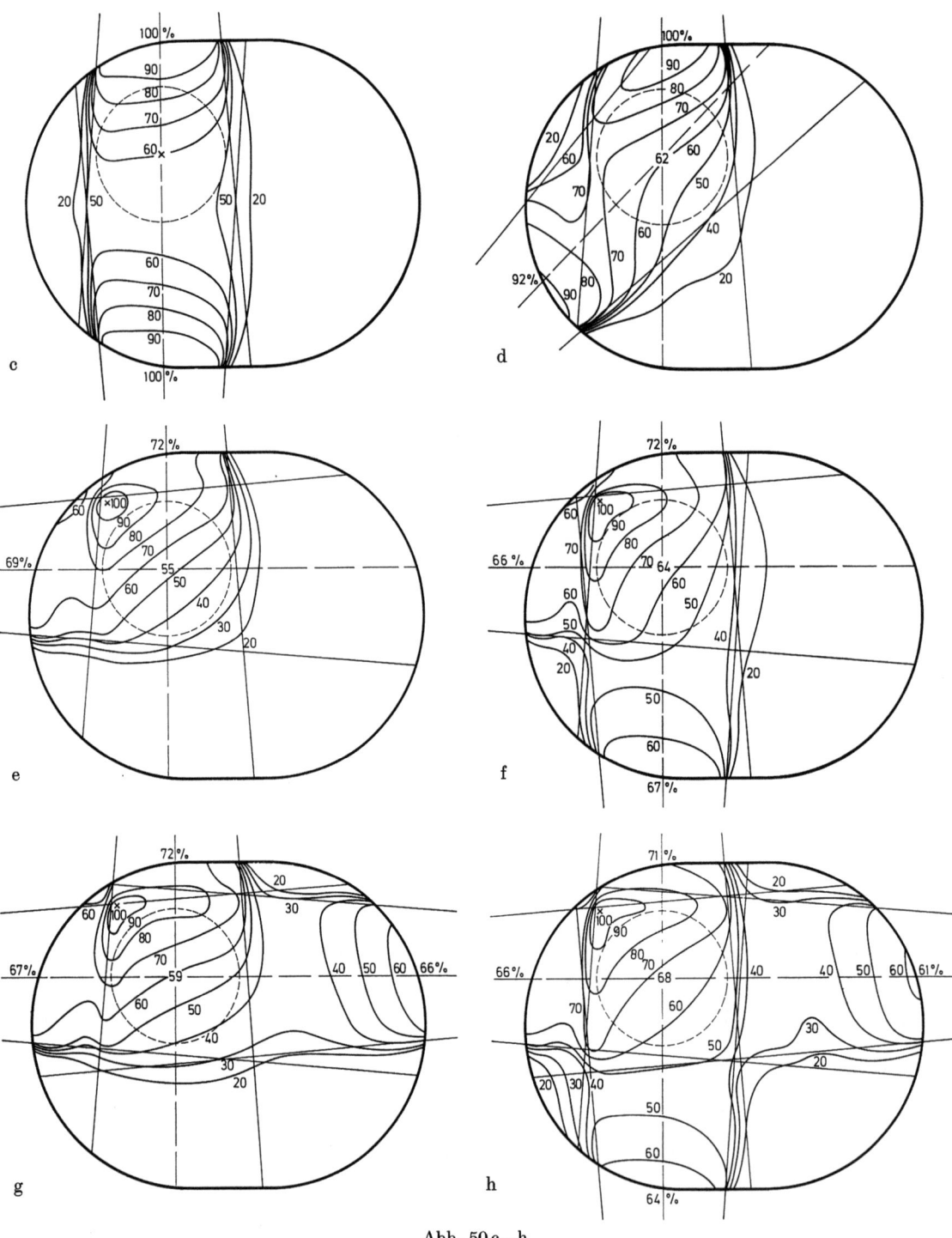

Abb. 50c—h

Winkel (Abb. 50e) mit der hierfür bekannt schlechten räumlichen Homogenität übrig. Auch bei Zweifelderanordnung in stumpfem Winkel (Abb. 50d) wird das Verhältnis von Minimal- zu Maximaldosis im Herd nicht unter 1:2 gebracht. Ohne besondere Tricks scheint es demnach bei exzentrischer Herdlage nicht möglich, durch eine einfache Feldanordnung zu befriedigenden Verhältnissen sowohl bezüglich der relativen Oberflächendosis, als auch der Homogenität der Dosisauslastung im Herdraum zu kommen.

Tabelle 32. *Einfluß exzentrischer Herdlage auf die Charakteristika der Dosisverteilung bei Kreuzfeuerbestrahlung (zu Abb. 50). Maße des Körperquerschnittes (Wasserphantom): Wie in Tabelle 25 (20×26 cm). Herdmitte exzentrisch, 4 cm von Körpermitte nach lateral, 3 cm nach vorn gelegen. Herddurchmesser 8 cm. 1,5 mm Cu HWD, 50 cm FHA, Feldgröße 8×10 cm². 8 cm-Achse in der Darstellungsebene*

Abb.	Bezeichnung der Feldanordnung	Relative Oberflächendosis	Minimaldosis in Herdfläche verhält sich zu Maximaldosis in Herdfläche wie 1:	Dosismaximum außerhalb Herdfläche und Oberfläche
50a	ap-Einfeldanordnung	2,22	3,04	—
50b	seitliche Einfeldanordnung	2,70	3,16	—
50c	Opponierende ap-Zweifelderanordnung	1,67	1,57	nein
50d	Zweifelderanordnung in stumpfem Winkel	1,61	2,02	nein
50e	Zweifelderanordnung in rechtem Winkel	1,31	2,71	ja
50f	Gleichwinklige seitliche Dreifelderanordnung über 180°	1,13	1,76	ja
50g	Gleichwinklige ap-Dreifelderanordnung über 180°	1,22	1,98	ja
50h	Rechtwinklige senkrechte Vierfelderanordnung	1,04	1,58	ja

f) Der Einfluß einer teilzeitigen Teilfeldabdeckung auf die Tiefendosisverteilung in einer Ebene bei Kreuzfeuerbestrahlung

Ein denkbarer Trick, die räumliche Homogenität bei exzentrisch zur Körpermitte liegender Herdmitte zu erreichen, wäre, einen Teil des Feldes während einen Teiles der Bestrahlungszeit abzudecken. Abb. 51a—f (Tabelle 33) orientieren beispielhaft über den Versuch halbzeitiger Halbfeldabdeckung. Die Veränderungen, die Isodosen durch diese Methodik erfahren müssen, wird bei Betrachtung einer Einfeldanordnung (Abb. 51a und b) deutlich. Es ist nicht möglich, durch halbzeitige Halbfeldabdeckung eine Verbesserung der relativen Oberflächendosis zu erzielen, da die nicht abgedeckte Feldhälfte die praktisch unveränderte Oberflächendosis erhält. Doch wird bei Anordnungen, bei denen 2 Felder unter nur 90° oder mehrere unter zusammen nur 180° eingestrahlt werden, mittels halbzeitiger Halbfeldabdeckung eine Verbesserung der räumlichen Homogenitätsverhältnisse erzielt; zumindest verschwinden in den angeführten Beispielen die Dosismaxima unter den Oberflächen außerhalb der Herdräume (Abb. 50e zu 51d, 50f zu 51f).

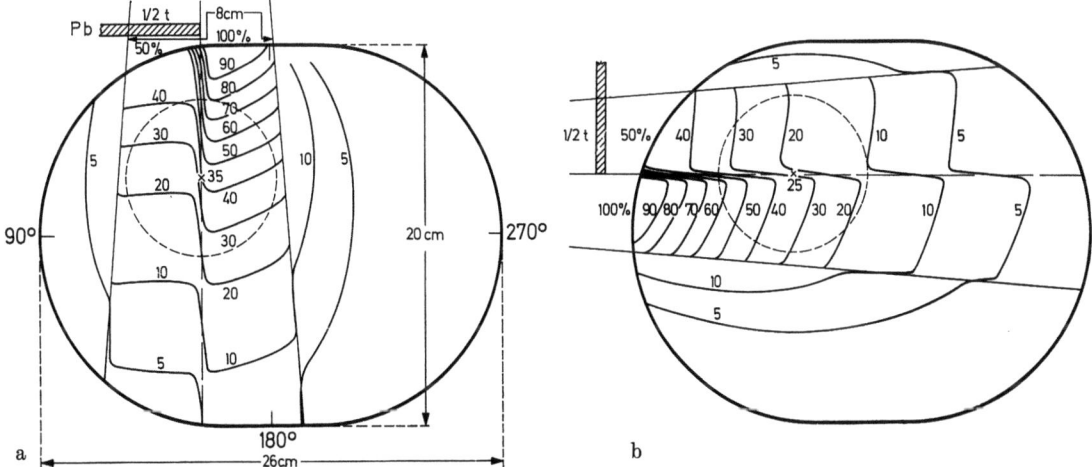

Abb. 51a—f. Darstellung der Beeinflussung der Dosisverteilungen bei Kreuzfeuerbestrahlung eines exzentrisch gelegenen Herdes (Abb. 50) durch halbzeitige Halbfeldabdeckung eines oder mehrerer Oberflächenfelder. Zugrunde liegen die in Abb. 51a und b angenommenen, aus Abb. 50a und b entwickelten Isodosen. Bezeichnung der Feldanordnungen s. Tabelle 33. Gleiche Einfallsdosen über allen Feldern. Maßstab 1:4

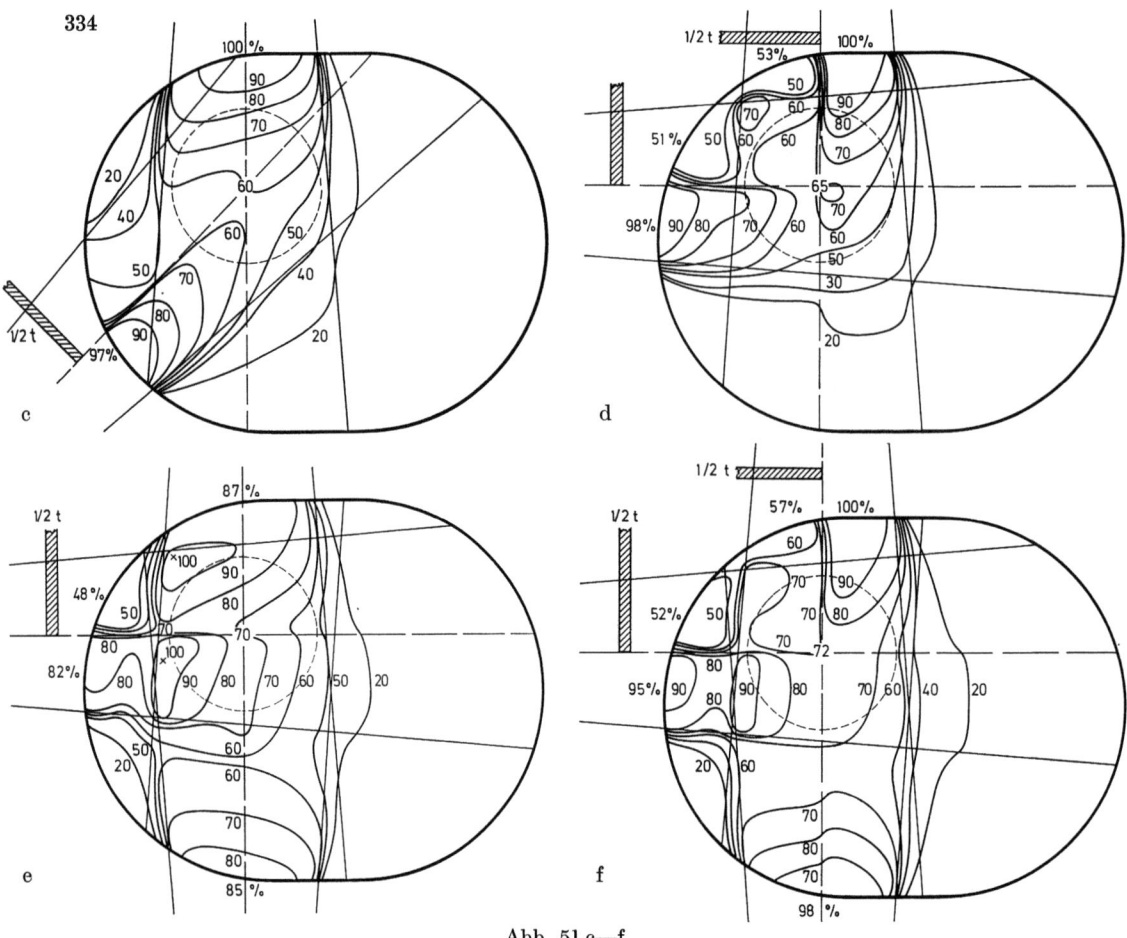

Abb. 51 c—f

Tabelle 33. *Beeinflussung der Charakteristika der Dosisverteilung bei Kreuzfeuerbestrahlung eines exzentrisch gelegenen Herdes durch teilzeitige Teilfeldabdeckung (zu Abb. 50 und 51). Maße des Körperquerschnitts, Lage der Herdmitte, Herddurchmesser, Feldgröße FHA, HWD wie in Tabelle 32*

Abb.	Bezeichnung der Feldanordnung	Halbzeitige Halbfeld- abdeckung bei	Keine Abdeckung bei	Relative Ober- flächen- dosis	Minimaldosis in Herdfläche verhält sich zu Maximaldosis in Herdfläche wie 1:	Dosismaximum außerhalb Herdfläche und Ober- fläche
50a	ap-Einfeldanordnung		0°	2,22	3,04	—
51a	ap-Einfeldanordnung	0°		2,86	5,00	—
50b	Seitliche Einfeldanordnung		0°	2,70	3,16	—
51b	Seitliche Einfeldanordnung	0°		4,00	4,43	—
50d	Zweifelderanordnung in stumpfem Winkel		0°, 135°	1,61	2,02	nein
51c	Zweifelderanordnung in stumpfem Winkel	135°	0°	1,67	1,78	nein
50e	Zweifelderanordnung in rechtem Winkel		0°, 90°	1,31	2,71	ja
51d	Zweifelderanordnung in rechtem Winkel	0°, 90°		1,54	1,76	nein
50f	Gleichwinklige seitliche Drei- felderanordnung über 180°		0°, 90°, 180°	1,13	1,76	ja
51e	Gleichwinklige seitliche Drei- felderanordnung über 180°	90°	0°, 180°	1,24	1,67	ja
51f	Gleichwinklige seitliche Drei- felderanordnung über 180°	0°, 90°	180°	1,39	1,46	nein

g) Der Einfluß von Keilfiltern auf die Tiefendosisverteilung in einer Ebene bei Kreuzfeuerbestrahlung

Abb. 52a und b zeigen die Veränderungen des Isodosenverlaufs bei Einfeldbestrahlungen, wenn der in Abb. 53 skizzierte Keil in den Strahlengang eingeschaltet wird. Dieser Keil entspricht in der Mitte der einen langen Feldseite der Absorption von 0 cm, in der Mitte der anderen von 10 cm Wasser. Abb. 52c—f (Tabelle 34) lassen erkennen, daß man mit Hilfe solcher Keilfilter einen besseren Angleich der Maximal- an die Minimaldosis im Herdraum erreichen kann als mit halbzeitiger Halbfeldabdeckung (Tabelle 33). Zu einer Verbesserung der relativen Oberflächendosis kann es durch Keilfilterung allerdings auch nicht kommen, da die unter der Keilspitze gelegenen Oberflächenschnitte die unveränderte Oberflächendosis erhalten. Diese Abschnitte sind jedoch schmal und damit absolut höher belastbar.

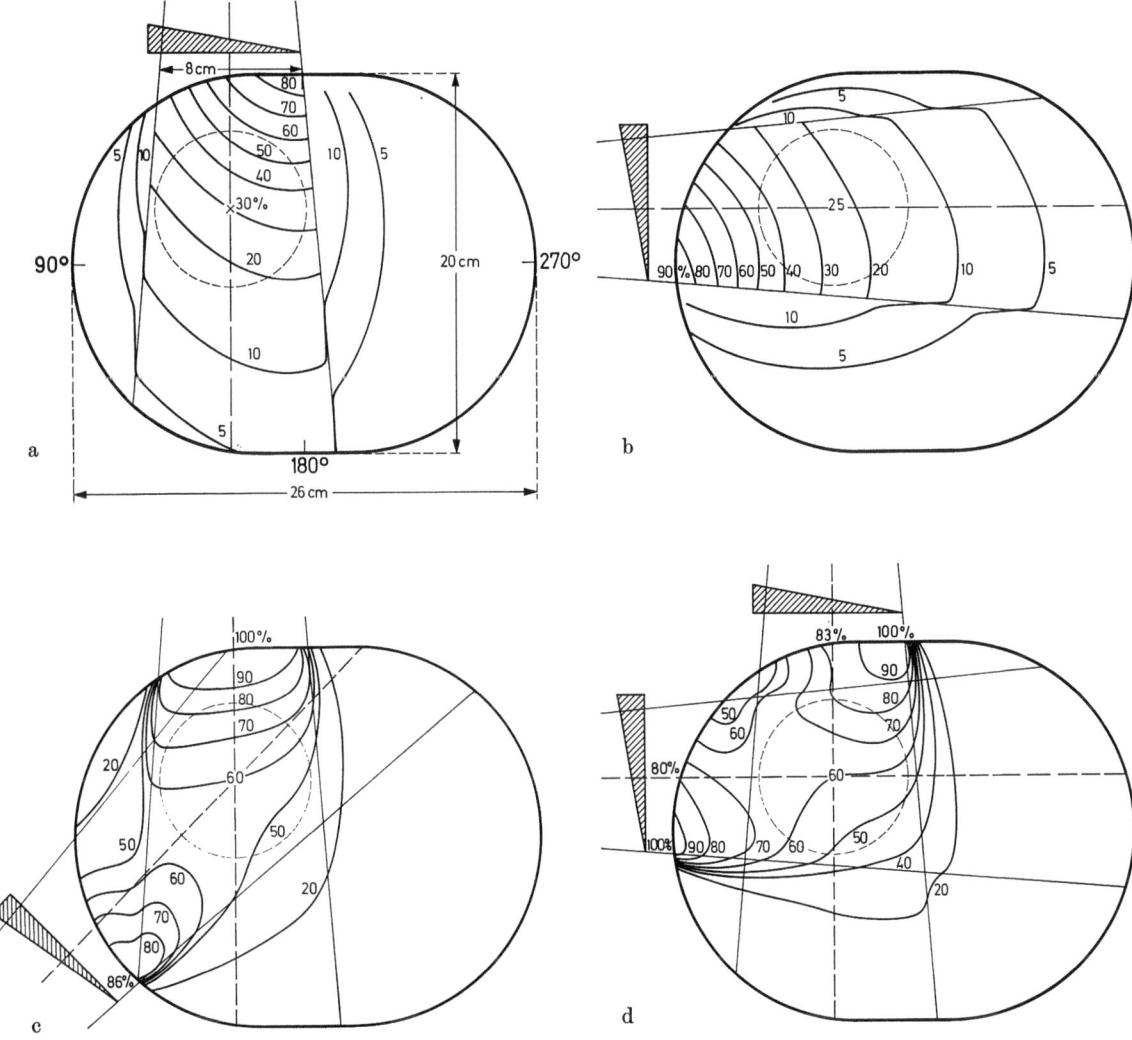

Abb. 52a—f. Darstellung der Beeinflussung der Dosisverteilungen bei Kreuzfeuerbestrahlung eines exzentrisch gelegenen Herdes (Abb. 50) durch Verwendung des in Abb. 53 dargestellten Keilfilters über einem oder mehreren Oberflächenfeldern. Zugrunde liegen die Isodosen der Abb. 52a und b, die aus denen der Abb. 50a und b durch Einrechnung der Absorption im Keil ermittelt wurden. Zur Veranschaulichung des Tiefendosisverlustes durch den Keil ist von einer Oberflächendosis von 100% über dem Keil ausgegangen. Bezeichnungen der Feldanordnungen s. Tabelle 34. Gleiche Einfallsdosen über allen Feldern. Maßstab 1:4

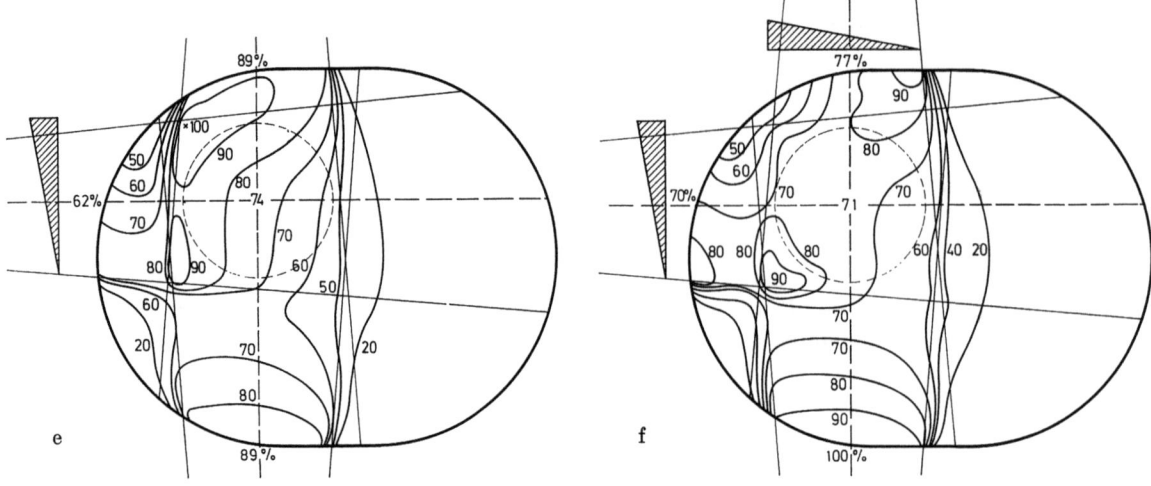

e   f

Abb. 52 e—f

Tabelle 34. *Beeinflussung der Charakteristika der Dosisverteilung bei Kreuzfeuerbestrahlung eines exzentrisch gelegenen Herdes durch das in Abb. 53 dargestellte Keilfilter (zu Abb. 50 und 52). Maße des Körperquerschnitts, Lage der Herdmitte, Herddurchmesser, Feldgröße, FHA, HWD wie in Tabelle 32*

Abb.	Bezeichnung der Feldanordnung	Keil bei	Kein Keil bei	Relative Oberflächendosis	Minimaldosis in Herdfläche verhält sich zu Maximaldosis in Herdfläche wie 1:	Dosismaximum außerhalb Herdfläche und Oberfläche
50a	ap-Einfeldanordnung		0°	2,22	3,04	—
52a	ap-Einfeldanordnung	0°		(3,00)	3,12	—
50b	Seitliche Einfeldanordnung		0°	2,70	3,16	—
52b	Seitliche Einfeldanordnung	0°		(3,60)	3,00	—
50d	Zweifelderanordnung in stumpfem Winkel		0°, 135°	1,61	2,02	nein
52c	Zweifelderanordnung in stumpfem Winkel	135°	0°	(1,67)	1,58	nein
50e	Zweifelderanordnung in rechtem Winkel		0°, 90°	1,31	2,71	ja
52d	Zweifelderanordnung in rechtem Winkel	0°, 90°		(1,67)	1,67	nein
50f	Gleichwinklige seitliche Dreifelderanordnung über 180°		0°, 90°, 180°	1,13	1,76	ja
52e	Gleichwinklige seitliche Dreifelderanordnung über 180°	90°	0°, 180°	(1,20)	1,56	ja
52f	Gleichwinklige seitliche Dreifelderanordnung über 180°	0°, 90°	180°	(1,41)	1,27	nein

h) Der Einfluß verschiedener Oberflächenbelastung auf die Tiefendosisverteilung in einer Ebene bei Kreuzfeuerbestrahlung

Ein weiteres Verfahren, die Homogenität der räumlichen Dosisverteilung anzustreben, könnte darin bestehen, gleichwinklig angeordnete Oberflächenfelder mit sehr differenten Herdtiefen in umgekehrtem Verhältnis der daraus resultierenden relativen Tiefendosen zu belasten. In Abb. 54 wurde dies für den exzentrisch gelegenen Herd der Abb. 50 in einer senkrechten Vierfelderanordnung versucht. Tatsächlich wird das Verhältnis von Minimal- zu Maximaldosis in der Herdfläche auf 1:1,31 gegenüber Abb. 50h deutlich verbessert,

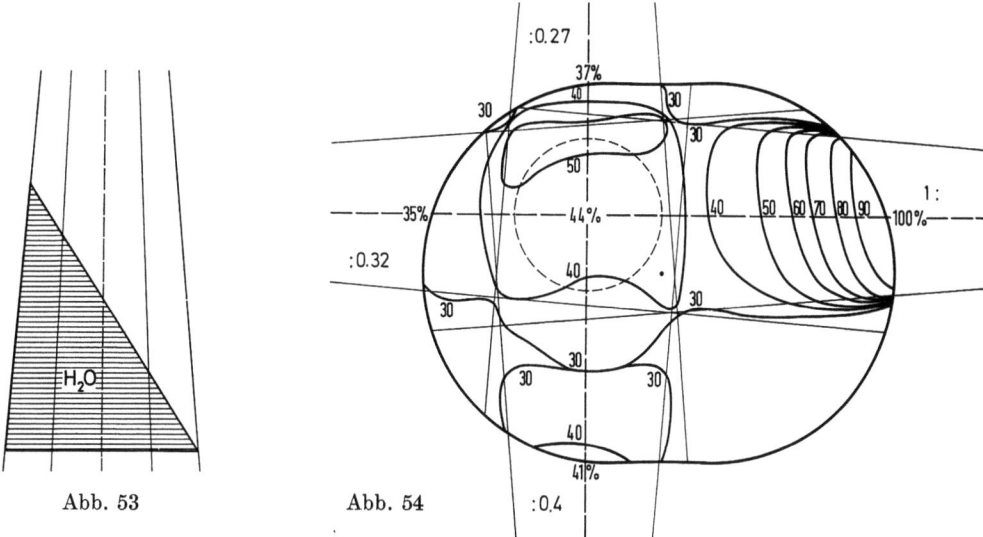

Abb. 53   Abb. 54

Abb. 53. Skizzierung des für die Herstellung der in Abb. 52 gezeigten Isodosenverläufe verwendeten Keiles. Dieser besteht aus wasseräquivalentem Material, beginnt an der einen Feldkante mit der Höhe 0 und nimmt ständig bis auf 10 cm an der anderen Feldkante zu. Ein solcher Keilfilter könnte etwa aus Plexiglas geschnitten und im Tubus eingelassen werden. Maßstab 1:3

Abb. 54. Darstellung der Beeinflussung der in Abb. 50 h gezeigten Dosisverteilung bei Kreuzfeuerbestrahlung eines exzentrisch liegenden Herdes durch Belastung von Oberflächenfeldern im umgekehrten Verhältnis der sich aus ihrer Herdtiefen ergebenen relativen Tiefendosen. Rechtwinklige senkrechte Vierfelderanordnung. Maßstab 1:4

doch geschieht dies unter Verschlechterung der relativen Oberflächendosis auf 2,27. Ferner muß in Kauf genommen werden, daß unterhalb des rechten seitlichen Feldes, das als dasjenige mit der größten Herdtiefe die größte Oberflächendosis erhält, sich in weitem Abstand vom Herd ein großes Areal findet, das mit Dosen belastet ist, die zwischen der resultierenden Herddosis und dem Doppelten dieser liegen. Gegenüber den Herddosisverteilungen, die sich bei gleichwinkliger seitlicher Dreifelderanordnung unter Zuhilfenahme der halbzeitigen Halbfeldabdeckung oder eines Keiles ergeben (Abb. 51 e und 52 e), scheint das in diesem Unterabschnitt besprochene Verfahren nicht vorteilhaft.

i) Räumliche Darstellung der Tiefendosisverteilung bei Kreuzfeuerbestrahlung

In den Unterabschnitten 7. a—h ist die Dosisverteilung jeweils nur in der Ebene in der sämtliche Zentralstrahlen verlaufen, dargestellt. Voraussetzung dazu ist, daß sämtliche Zentralstrahlen überhaupt in einer Ebene verlaufen. In anderen Ebenen durch den Schnittpunkt der Zentralstrahlen wäre eine identische Isodosengestaltung nur zu erwarten, wenn der zu bestrahlende Körper kugelförmig und die Oberflächenfelder quadratisch oder kreisförmig wären. Jede Abweichung von der Kugelform des zu bestrahlenden Körpers oder der Symmetrie der Oberflächenfelder bringt in anderen Ebenen durch den Schnittpunkt der Zentralstrahlen, als in Abb. 43—52 und 54 dargestellt, auch andere Isodosenformen zustande. Jede Isodose umgibt den Mittelpunkt des Krankheitsherdes schalenförmig, wobei die Gestalt der Schale an jeder Stelle des Raumes von denselben Faktoren abhängig ist, wie sie für die Ebene sämtlicher Zentralstrahlen in den vorangegangenen Unterabschnitten geschildert wurden.

Daß sämtliche Zentralstrahlen in einer Ebene liegen, ist an sich ein ausgesuchter Spezialfall, der die Möglichkeiten der Gestaltung der Isodosen beschneidet, da ein ganz wesentlicher Faktor zu ihrer Beeinflussung ungenutzt bleibt, nämlich die räumliche

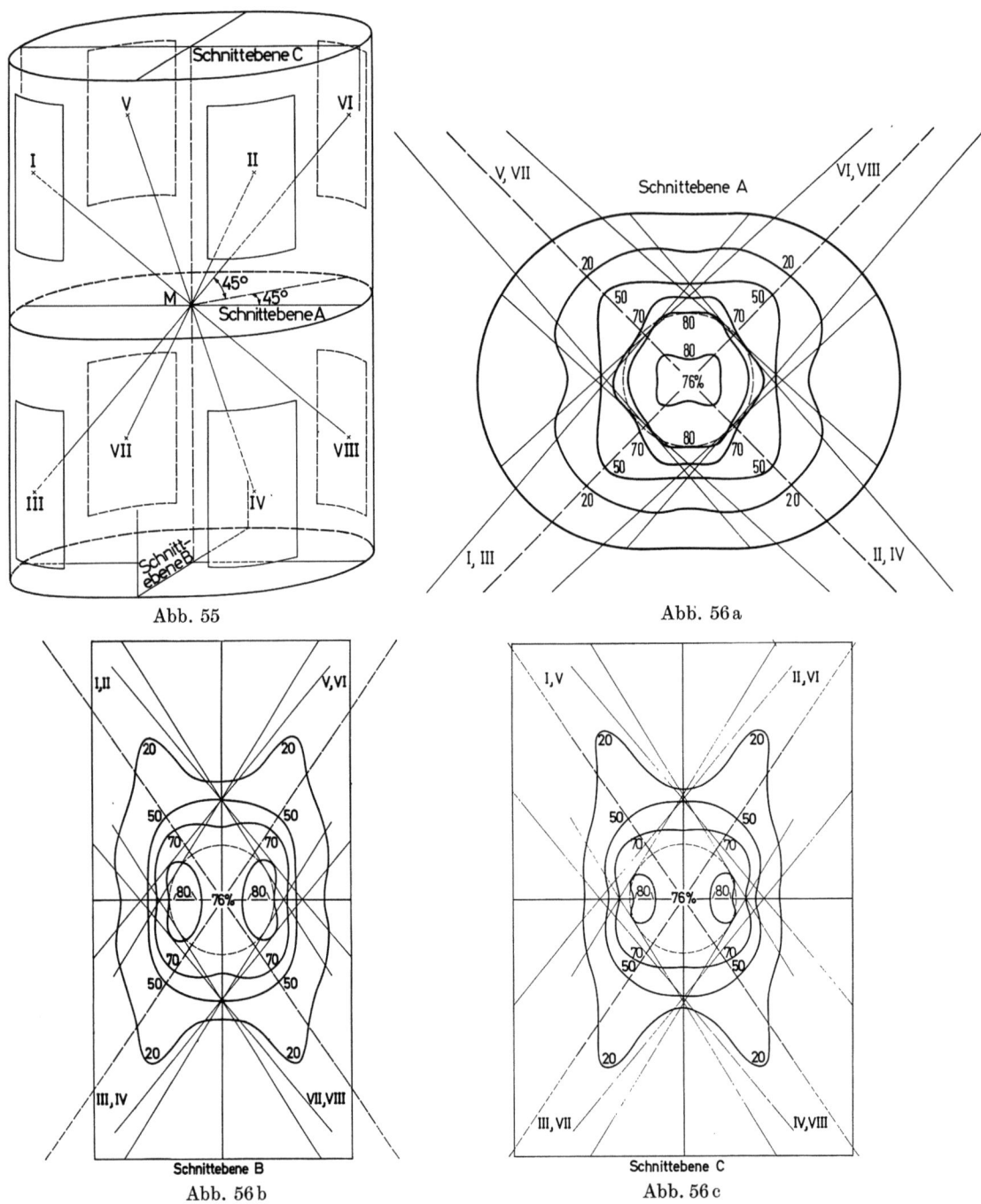

Abb. 55

Abb. 56a

Abb. 56b

Abb. 56c

Abb. 55. Blick auf eine Säule mit der Grundfläche des in Abb. 44 verwendeten mittelgroßen Körperquerschnittes (20×26 cm) von rechts und vorn. Auf den Körpermittelpunkt (M) sind die Zentralstrahlen von acht 6×8 cm²-Feldern (I—VIII) unter gleichen räumlichen Winkeln ausgerichtet, d. h., die Felder liegen ventral und dorsal, rechts und links, kranial und caudal so, daß ihre Zentralstrahlen zu denen der Nachbarfelder jeweils einen rechten Winkel bilden. So ist das Feld I Gegenfeld zu VIII, II zu VII, III zu VI, IV zu V. 50 cm FHA, 1,5 mm Cu HWD

Abb. 56a—c. Darstellung der aus Abb. 55 resultierenden Tiefendosisverteilung in drei Ebenen des Raumes. Die 3 Schnittebenen A, B und C sind aus Abb. 55 ersichtlich. In Körpermitte werden 76% relative Tiefendosis erreicht. Die relative Oberflächendosis beträgt demnach 1,32. Die Maximaldosis in einem Herdraum von 8 cm Durchmesser mit dem Mittelpunkt im Körpermittelpunkt ist 86%. Dosen von über 80% umlagern in Schnittebene A die Herdmitte kreisförmig, in den Schnittebenen B und C beiderseits halbmondförmig.

Maßstab 1:4 (a) und 1:5 (b und c)

Anordnung der Oberflächenfelder. Abb. 56 zeigt, welche Isodosen sich in 3 Schnittebenen ergeben, wenn auf einen säulenförmigen Körper (Abb. 55) von 8 unter gleichen räumlichen Winkeln angesetzten Feldern her eingestrahlt wird. Kugelgestalt können die Isodosen in diesem Fall nicht haben, da die Säulenform des Körperquerschnittes sie in den Schnittebenen B und C in die Länge ziehen muß, während in der Schnittebene A sich eine angedeutete Rechteckform der Isodosen aus der Tatsache ergibt, daß in Richtung jeder der 4 Einfallspforten die äußeren Isodosen (20—50%) leicht ausgezogen werden, während die inneren (70—80%) in Richtung der Überschneidungen der Strahlenkegel Ausziehungen erfahren.

Es wäre eine zumutbare Belastung, für spezielle Einzelfälle Isodosenpläne in einer Ebene nach der Art von Abb. 43—52 und 54 zu erstellen. Isodosen in 3 Ebenen zu ermitteln, erfordert jedoch ohne maschinelle oder elektronische Hilfen einen Aufwand von mehreren Arbeitstagen. Immerhin erschiene die Forderung berechtigt, daß der einzelne Radiologe sich für von ihm häufig angewandte Bestrahlungsverfahren Gewißheit über die räumliche Tiefendosisverteilung verschaffen sollte. Dies könnte auch durch Ausmessung an geeigneten Phantomen geschehen. Für spezielle Einzelfälle wäre nach wie vor die Verwendung des Holfelderschen Felderwählers zu diskutieren, der freilich eine Neuauflage erfahren müßte, die größere FHA und HWD enthielte.

k) Die Auswirkung nicht wasseräquivalent absorbierender Gewebe auf die Tiefendosisverteilung bei Kreuzfeuerbestrahlung

In Abschnitt 4 ist über den Einfluß nicht wasseräquivalent absorbierender Gewebe auf die relative Tiefendosis berichtet. Bei Durchstrahlung von luft- und knochenhaltigen Körperabschnitten ist mit Abweichungen der wahren relativen Tiefendosen von den Tabellenwerten zu rechnen. Entsprechend ändern sich auch die Tiefendosisverteilungen bei Stehfeldern unter Röntgentiefentherapiebedingungen gegenüber den Standardisodosen (Abb. 24). Für den Fall einer homogenen Verteilung eines nicht wasseräquivalent absorbierenden Gewebes, dessen Dichte von der des Wassers nicht stark verschieden ist, wäre es relativ einfach, die wahren Tiefendosisverhältnisse aus den Standardisodosen in 1. Annäherung zu entwickeln: An jedem Punkt müßte die relative Tiefendosis mit dem durch Messung der Ausgangsdosis ermittelten Gewebefaktor (Abb. 18, 20 und 21) multipliziert werden; lediglich die mit der Tiefe sich gegenüber Wasser anders einstellenden Streuanteile würden dabei nicht berücksichtigt. Für thorakale Bestrahlungen müßte mit Hilfe der in Tabelle 21 genannten Gewebefaktoren eine relativ gute Übereinstimmung der errechneten neuen Isodosen mit den tatsächlichen wahren Isodosen zustande kommen. Die Werte von Tabelle 22 könnten benutzt werden, um Isodosen hinter Knochenschichten aus Standardisodosen zu ermitteln: Die Tiefendosis an jedem Punkt hinter dem Knochen würde mit einem Faktor multipliziert, der der vermehrten Reduktion der Tiefendosis in der Knochenschicht Rechnung trägt. Geht es nur darum, die Tiefendosisverteilung in der näheren Umgebung eines Herdes zu studieren, könnte man Luft- oder Knocheneinschlüsse in einem Strahlengang auch dadurch in grober Weise bei der Gestaltung der Isodosen berücksichtigen, daß man die Standardisodosen entsprechend etwas innerhalb oder außerhalb der Körperkontur anlegt. Auf jeden Fall muß man sich darüber im klaren sein, daß die zeichnerische Gestaltung der Tiefendosisverteilung durch die verschiedenen Dichten zu durchstrahlender Gewebe u. U. nur zu einer Schätzung wird. Die Nachahmung der im Körper vorliegenden Verhältnisse im Phantom und die Ausmessung der Tiefendosisverläufe wird daher oft vorzuziehen sein. In diesem Zusammenhang darf nicht übersehen werden, daß das Arbeiten mit hohen HWD der Röntgentiefentherapie, d.h., die Anschaffung von *300 kV*-Apparaturen, sich auch bezüglich der Annäherung der wahren Isodosen an die aus den Standardisodosen entwickelte Tiefendosisverteilung günstig auswirkt, da die Differenzen der Massenabsorptionskoeffizienten der Körpergewebe mit zunehmender HWD kleiner werden.

l) Zusammenstellung der wesentlichen Erkenntnisse bei Maßnahmen zur Erzielung befriedigender räumlicher Homogenität der Tiefendosisverteilung und befriedigender relativer Oberflächendosis bei Kreuzfeuerbestrahlung unter Röntgentiefentherapiebedingungen

Die Maximen der Kreuzfeuerbestrahlung sind: Relative Oberflächendosen unter 1 und gleichmäßige Dosisauslastung der Herdräume bei geringst möglicher Raumdosis; kurz: Dosiskonzentration auf den Herd.

Die auf einen Herd ausgerichteten *Nutzstrahlenkegel* sollen aus allen Richtungen des Raumes *unter zueinander gleichen räumlichen Winkeln* einstrahlen. Wenn dies nicht möglich ist, kommt es in der Richtung, aus der kein Herddosisanteil eingestrahlt wird, zu einer Einziehung der Isodosenschalen in Herdrichtung. Die Strahlenbündel sollen auch ziemlich *gleiche Herdtiefen* aufweisen. Sind diese different, kommt es an den Stellen größerer Herdtiefen zu Einbuchtungen der Isodosenschalen in Richtung Herdmitte und umgekehrt zu Ausziehungen.

Die Zahl der Felder soll so groß gewählt werden, daß relative Oberflächendosen unter 1 entstehen, d.h., die *Tiefendosis in Herdmitte (Herddosis) soll höher sein als die Oberflächendosis* an der stärkst belasteten Stelle der Oberfläche. Werden mehr Felder gewählt als notwendig, werden große Teile des Körpers unnötig mitbestrahlt. Bei größeren Körperausmaßen müssen allerdings, um relative Oberflächendosen unter 1 zu erreichen, so zahlreiche Oberflächenfelder gewählt werden, daß die Nutzstrahlenbündel ganze Körperquerschnitte nahezu ausfüllen.

Durch die Herdtiefen werden relative Oberflächendosen und Homogenität der Dosisauslastung der Herdräume gegensinnig beeinflußt.

Die wichtigste Hilfsmaßnahme bei der Röntgentiefentherapie ist die *Kompression*, die zur Verkleinerung der Körperquerschnitte und damit zu Erhöhung der relativen Tiefendosen und Verringerung der Raumdosen führt, allerdings die räumliche Homogenität der Dosisauslastung der Herdräume nicht verbessert.

Treten Strahlenbündel unter zu kleinen Winkeln zueinander oder zu nahe aneinander in die Oberfläche ein, kann es zur Ausbildung von *Überlastungsspitzen* weit außerhalb des Herdgebietes kommen. Diese lassen sich durch Anwendung *teilzeitiger Teilfeldbestrahlung* oder von *Keilfiltern* vermeiden. Auch die Homogenisierung der Tiefendosisverhältnisse im Herdraum bei differenten Herdtiefen kann durch die gleichen Maßnahmen gelingen.

Die Größe und auch die Form der Oberflächenfelder hat sich im Interesse einer möglichst geringen Raumdosis nach Größe und Form des zu bestrahlenden Herdes zu richten.

Es ist nicht möglich, in einem Herdgebiet völlige Dosishomogenität zu schaffen. *Es muß genügen, wenn sämtliche Stellen des klinischen Herdraumes von 80% der maximalen Tiefendosis im Herdraum getroffen werden.* Dieses Dosismaximum wird in praxi nicht immer mit der Herdmitte, in der sämtliche Zentralstrahlen zusammenlaufen, also dem Punkt, für den in der Regel die Herddosis berechnet wird, übereinstimmen, sondern wird in derjenigen Richtung von der Herdmitte zur Oberfläche hin verschoben liegen, aus der der größte Herddosisanteil eingestrahlt wird.

Zeichnerisch, rechnerisch und an Phantomen ermittelte Isodosenpläne können wegen der nicht hinreichend genau zu reproduzierenden Körpermaße und wegen der Schichtung der Dichten der bestrahlten Gewebe immer nur Näherungsversuche sein.

m) Die Dosisverteilung bei flankierender oder tangentialer Bestrahlung unter Röntgentiefentherapiebedingungen

In Abb. 57a—e werden Isodosenverläufe bei flankierender Bestrahlung eines halbkugeligen Körpers von 7 cm Radius mit zwei 6×8 cm²-Feldern (6 cm-Achse in der Darstellungsebene) mitgeteilt. In Abb. 57a tangieren die äußeren Randstrahlen eben noch die Körperoberfläche; dazu müssen die beiden Zentralstrahlen in Winkeln von je 10° abgekippt werden. Die 80%-Isodose verläuft dann durchweg 2,5—3,5 cm unterhalb der Ober-

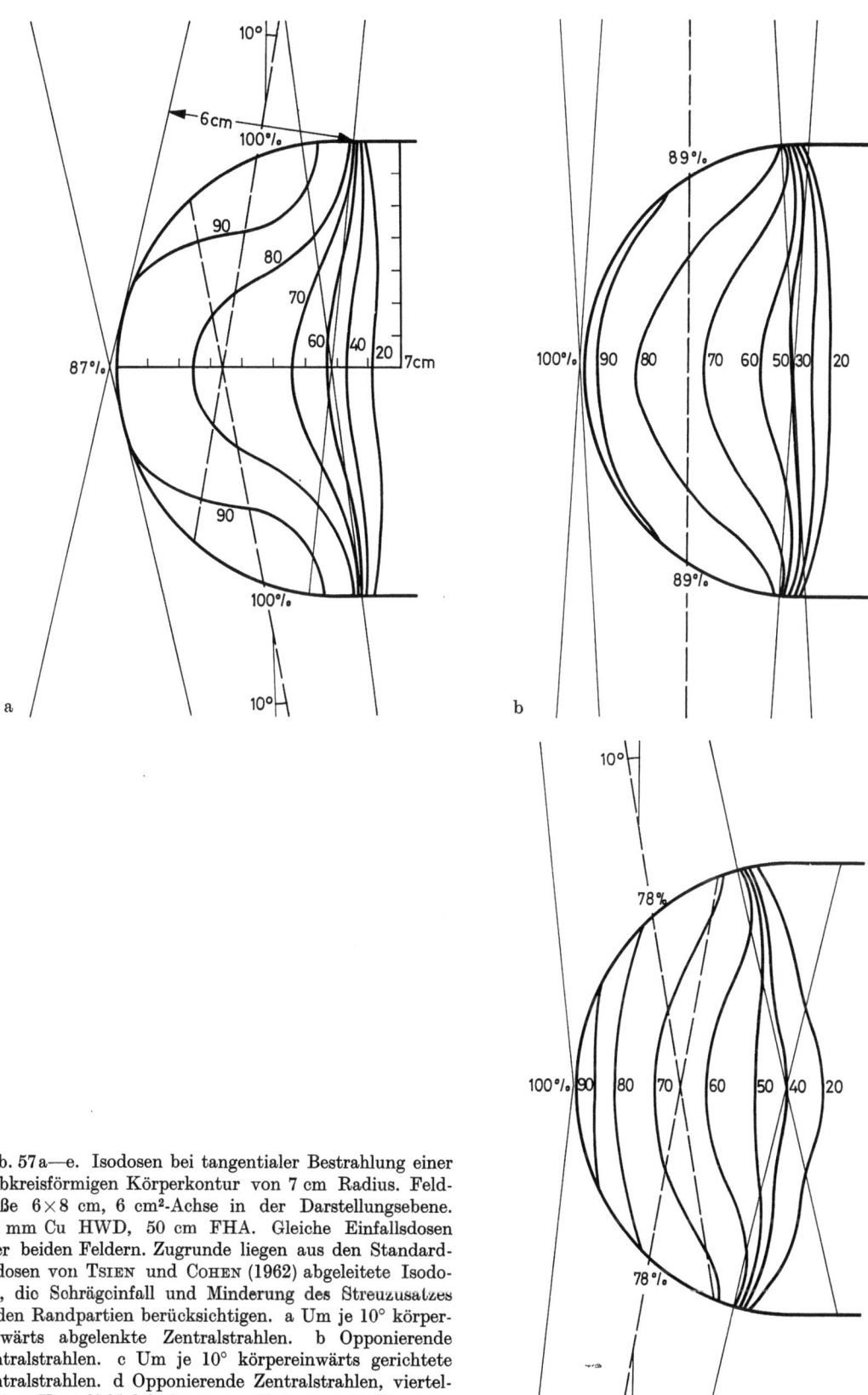

Abb. 57a—e. Isodosen bei tangentialer Bestrahlung einer halbkreisförmigen Körperkontur von 7 cm Radius. Feldgröße 6×8 cm, 6 cm²-Achse in der Darstellungsebene. 1,5 mm Cu HWD, 50 cm FHA. Gleiche Einfallsdosen über beiden Feldern. Zugrunde liegen aus den Standardisodosen von TSIEN und COHEN (1962) abgeleitete Isodosen, die Schrägeinfall und Minderung des Streuzusatzes in den Randpartien berücksichtigen. a Um je 10° körperauswärts abgelenkte Zentralstrahlen. b Opponierende Zentralstrahlen. c Um je 10° körpereinwärts gerichtete Zentralstrahlen. d Opponierende Zentralstrahlen, viertelzeitige Viertelfeldabdeckung. e Umbau mit Tonerde. Maßstab 1:2

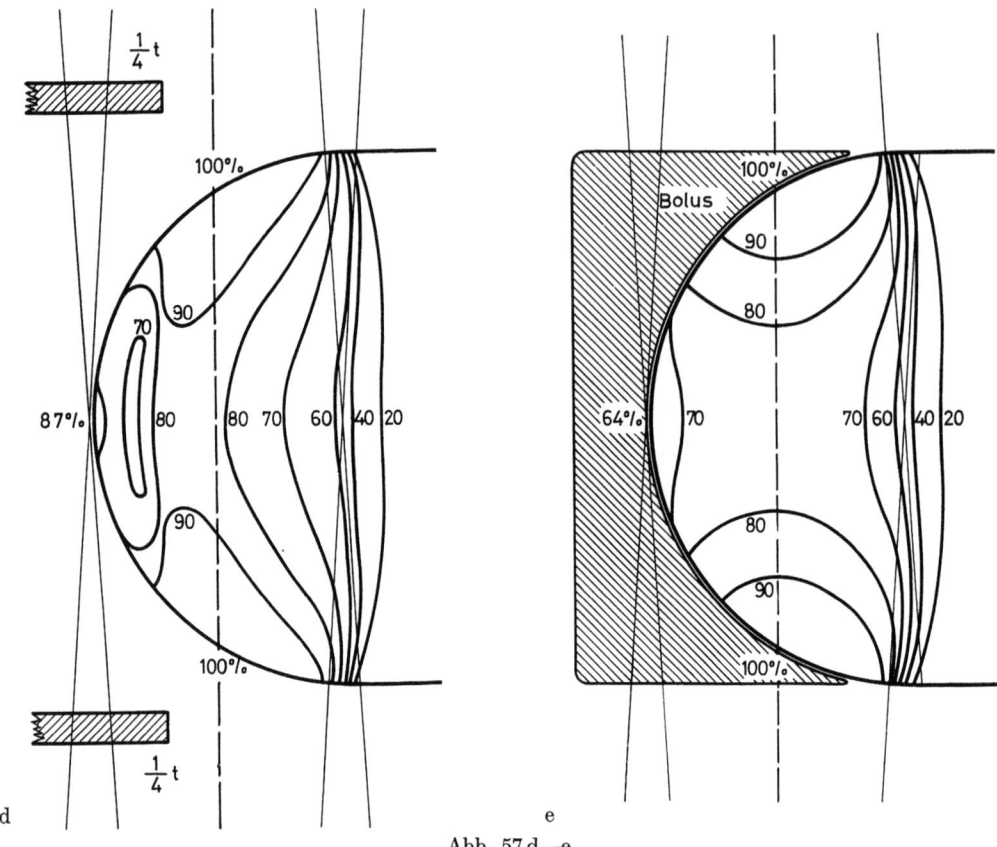

Abb. 57 d—e

fläche, die mit wirksamen Dosen zwischen 100 und 87 % belastet wird, wobei die 100 %-
Werte an den beiden Strahleneintrittspforten auftreten. Stehen die beiden Zentralstrahlen
wie in Abb. 57 b bei sonst gleichen Bedingungen opponierend gegeneinander, verläuft die
80 %-Isodose nur noch 1,5—2 cm unterhalb der Oberfläche, und rückt das Dosismaximum
in die Mitte der halbkreisförmigen Oberfläche. Werden die Zentralstrahlen körpereinwärts
um je 10° gekippt (Abb. 57 c), bleibt das Dosismaximum an der gleichen Stelle, und die
80 %-Isodose unterfährt nur noch die Kuppe der hervorragenden Körperkontur. Wird
gegenüber den Verhältnissen der Abb. 57 b in Abb. 57 d eine viertelzeitige Viertelfeldabdeckung angewandt, so wandert das Dosismaximum wieder an die Einfallsstellen
der Zentralstrahlen und unterfährt die 80 %-Isodose die Körperkontur in 3—3,5 cm
Abstand, wobei es allerdings unterhalb der Kuppe zu einem schmalen Bereich kommt,
der mit nur etwa 70 % belastet ist. Werden durch Bolus alba die Körperkonturen zu
einem Rechteck aufgefüllt, ist die Oberflächendosis an der Körperkuppe nur noch 64 %
bei 100 % an den Einfallsstellen der Zentralstrahlen, die 80 %-Isodose unterfährt nicht
mehr die gesamte Körperkontur, die 70 %-Isodose verläuft etwa so wie in Abb. 57 a,
unterhalb der Kuppe um etwa 2 cm tiefer als in Abb. 57 b. Welche Dosisverteilung
als die günstigste anzusehen wäre, kommt auf die gestellte Aufgabe an. Interessiert
eine gleichmäßige Belastung der Oberfläche, wäre ein einfach opponierendes Felderpaar (Abb. 57 b) vorzuziehen; interessiert mehr eine etwa gleichmäßige Dosisauslastung
eines breiten Gewebssaumes unterhalb der Oberfläche, sollten die Zentralstrahlen um
einige Grad nach außen abgekippt werden (Abb. 57 a). Die Abkippung beider Zentralstrahlen nach innen (Abb. 57 c), die teilzeitige Teilfeldabdeckung und der Umbau mit
Bolus alba bringen den zuletzt bezeichneten beiden Feldanordnungen gegenüber nur
Nachteile.

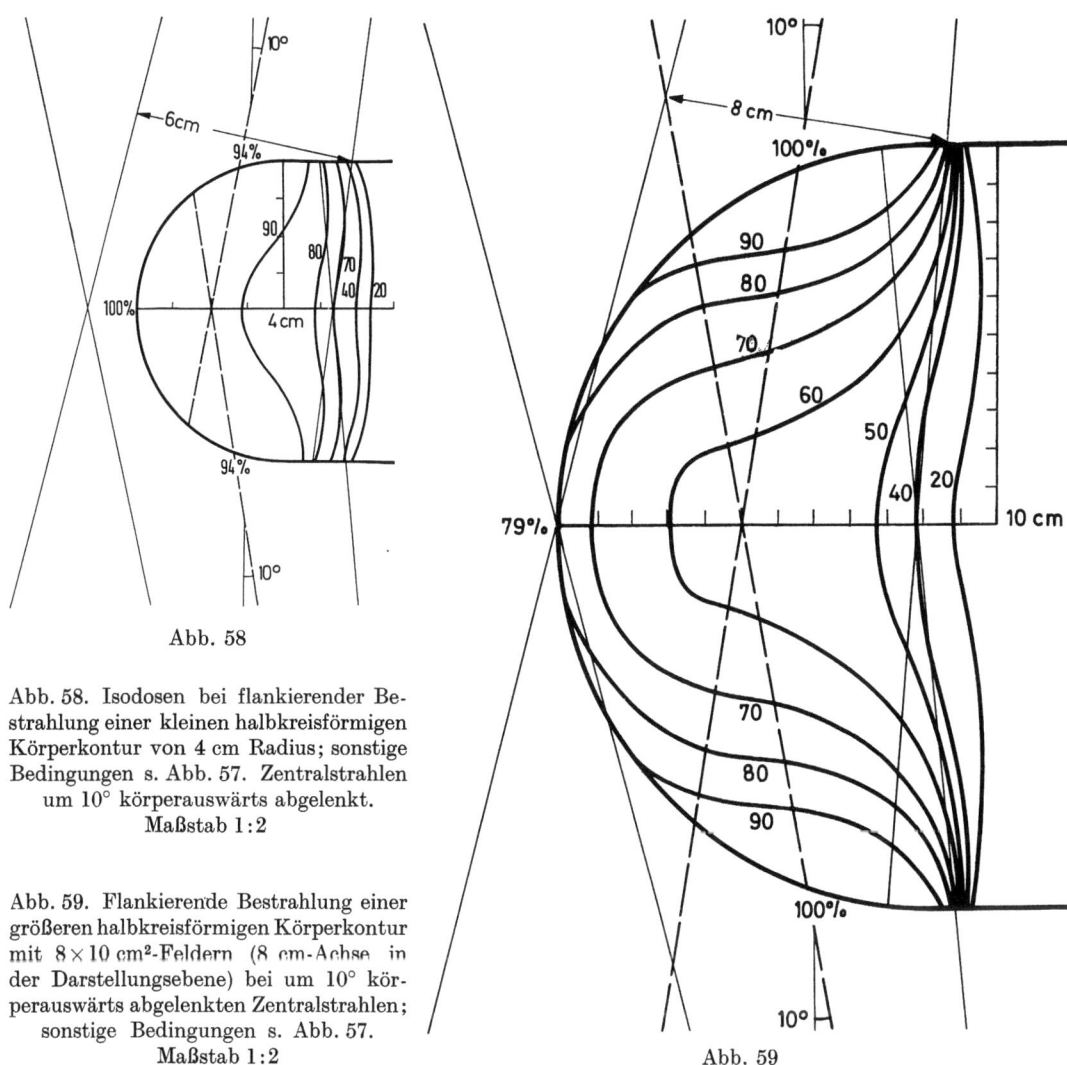

Abb. 58

Abb. 58. Isodosen bei flankierender Bestrahlung einer kleinen halbkreisförmigen Körperkontur von 4 cm Radius; sonstige Bedingungen s. Abb. 57. Zentralstrahlen um 10° körperauswärts abgelenkt.
Maßstab 1:2

Abb. 59. Flankierende Bestrahlung einer größeren halbkreisförmigen Körperkontur mit 8 × 10 cm²-Feldern (8 cm-Achse in der Darstellungsebene) bei um 10° körperauswärts abgelenkten Zentralstrahlen; sonstige Bedingungen s. Abb. 57.
Maßstab 1:2

Abb. 59

Die Isodosen, die sich bei flankierender Bestrahlung eines halbkugeligen Körperteils von 4 cm Radius von 6 × 8 cm²-Feldern aus bei Lateralneigung beider Zentralstrahlen um je 10° ergeben würden, zeigt Abb. 58. Hier ist praktisch Dosishomogenität von der Oberfläche bis 2,5—3 cm darunter erreicht. Eine Verschmälerung des Feldes würde bei gleich gut homogener Oberflächenauslastung die Strahlenbelastung des Innenraumes mindern.

In Abb. 59 ist flankierende Bestrahlung einer halbkugeligen Körperkontur mit 10 cm Radius mit nach lateral um je 10° ausgelenkten 8 × 10 cm²-Feldern (8 cm-Achse in der Darstellungsebene) ausgeführt. Die Gleichmäßigkeit der Dosisauslastung sowohl an der Oberfläche als auch in dem unmittelbar darunter liegenden Saum ist bei diesem größeren Körper ungünstiger als bei 7 cm-Radius in Abb. 57a. Hier und erst recht bei noch größerem Abstand der Eintrittstellen der flankierenden Felder voneinander wäre ein Zusatzfeld aus der Richtung der Winkelhalbierenden angebracht (s. Abb. 41).

Bei der in Abb. 60a—c ausgewählten flachen Körperkontur stehen die Eintrittstellen der 6 cm breiten Strahlenbündel einander in 19 cm Abstand gegenüber. In Abb. 60a zeigen die körperwärtigen Randstrahlen gegeneinander, in Abb. 60b die Zentralstrahlen. In beiden Fällen ist die Homogenität der Dosisauslastung in der Oberfläche voll befriedigend. Hier verläuft die 80%-Isodose bei der Anordnung mit opponierenden

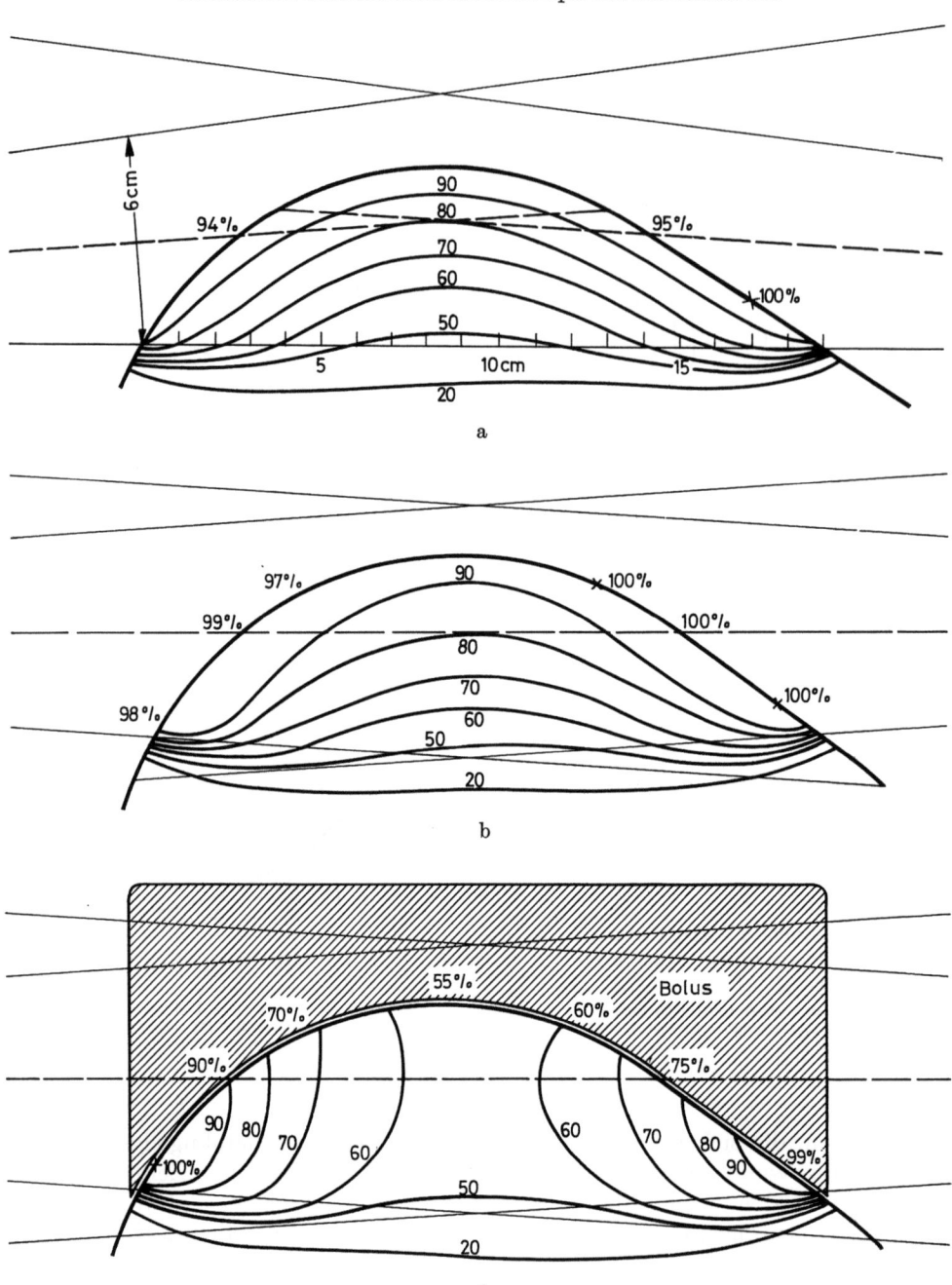

Abb. 60a—c. Flankierende Bestrahlung einer flachbogigen Körperkontur, bei der die Eintrittsstellen der Felder 19 cm auseinander liegen; sonstige Bedingungen s. Abb. 57. a Opponierende innere Randstrahlen, b opponierende Zentralstrahlen, c Umbau mit Tonerde. Maßstab 1:2

Zentralstrahlen tiefer unter der Oberfläche. Der Umbau mit Bolus alba (Abb. 60c) hat für die Gleichmäßigkeit der Oberflächendosisverteilung verheerende Folgen, da die Dosis an der Kuppe auf 55% gegenüber 100% in der Nähe der Einfallsstellen der körperwärtigen Randstrahlen abfällt, während die Lage der 50%-Isodose im Körperinneren sich nicht ändert.

Ein Umbau der Körperkonturen bei flankierender Bestrahlung dürfte nur dann richtig sein, wenn es auf eine wesentliche Dosisentlastung der Kuppe ankäme.

n) Die Dosisverteilung bei Bestrahlung von halbtief bis tief unter ebener Oberfläche gelegenen Herden von zwei unter rechtem Winkel angesetzten Feldern

Wenn, wie in Abb. 61a, zwei 6×8 cm²-Felder (6 cm-Achse in der Darstellungsebene) auf die 6 cm tief im Körper gelegene Mitte eines Herdes von 7 cm Durchmesser unter jeweils 45° zur Senkrechten eingestrahlt werden, ergibt sich bei relativer Oberflächendosis von 1,46 eine äußerst unbefriedigende Dosisverteilung: Die minimale Dosis im Herdraum beträgt 30%, die maximale 92% (Verhältnis 1:3,07), wobei das Dosismaximum

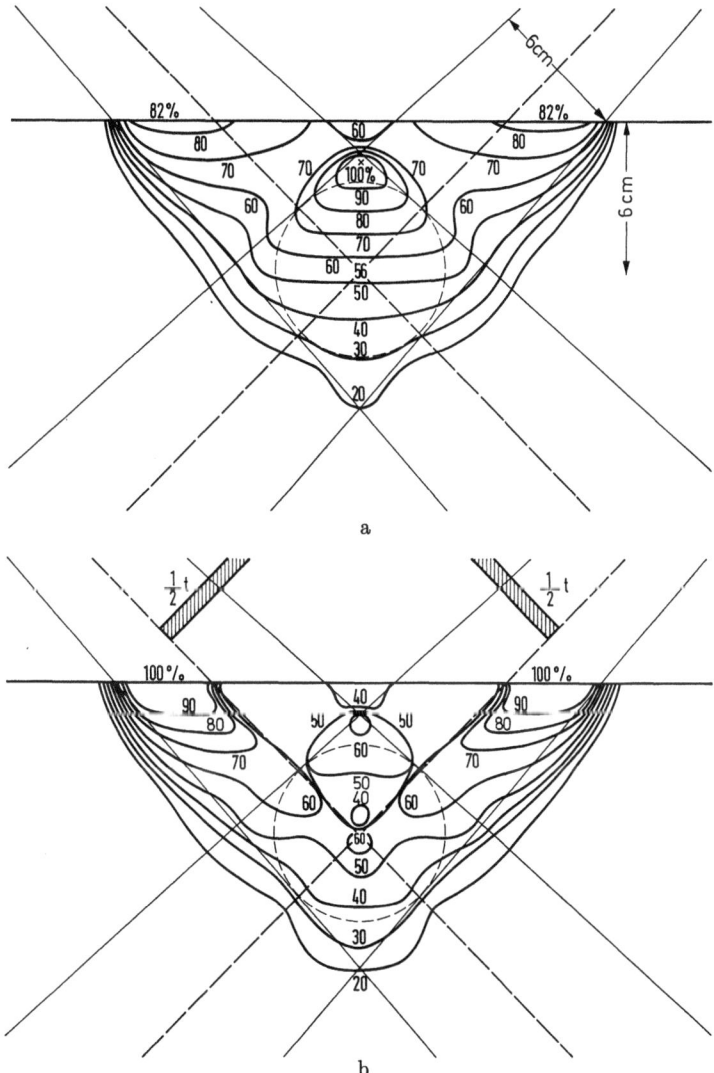

a

b

Abb. 61a—c. Isodosen bei Bestrahlung eines Herdes von 7 cm Durchmesser, dessen Mitte 6 cm unter einer ebenen Oberfläche liegt, von zwei unter einem Winkel von 90° zueinander einfallenden 6×8 cm²-Feldern (6 cm-Achse in der Darstellungsebene). 1,5 mm Cu HWD, 50 cm FHA. Gleiche Einfallsdosen über beiden Feldern. Zugrunde liegen Isodosen, die aus den Standardisodosen von TSIEN und COHEN (1962) nach dem in Abb. 29 geschilderten Verfahren gewonnen wurden. b Halbzeitige Halbfeldabdeckung, c Verwendung des in Abb. 53 skizzierten Keilfilters. Relative Oberflächendosis und Verhältnis von minimaler zu maximaler Tiefendosis im Herdraum s. Text. Maßstab 1:3

von 100% außerhalb des Herdraumes in der Mitte zwischen dessen Rand und der Oberfläche liegt. Dabei kann durch halbzeitige Halbfeldabdeckung (Abb. 61b) Wesentliches gewonnen werden: Relative Oberflächendosis 1,67, wobei nur weniger als die Hälfte der Oberflächenfelder mit 100% belastet wird, Verhältnis von minimaler zu maximaler Dosis

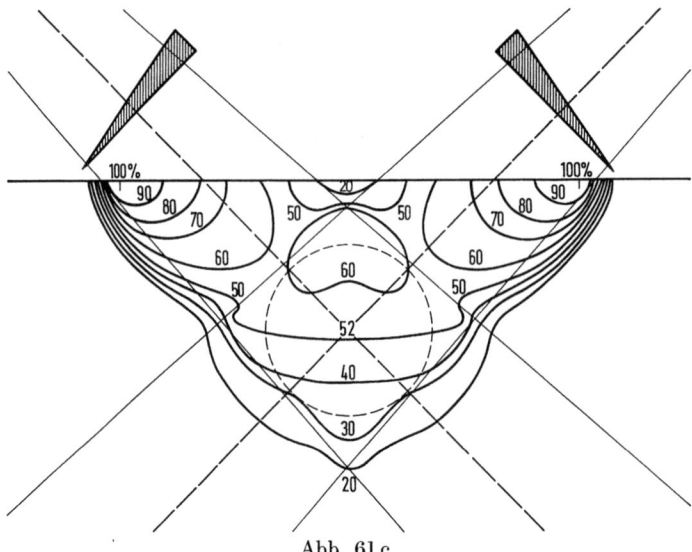

Abb. 61 c

in der Herdfläche 1:1,97, kein Dosismaximum außerhalb des Herdraumes mehr. Die Verwendung des in Abb. 53 skizzierten Keilfilters erbringt eine relative Oberflächendosis von 1,92 bei einem Verhältnis von minimaler zu maximaler Dosis in der Herdfläche von 1:1,91; dabei wird mit 100% nur ein schmaler Streifen der Oberfläche belastet, der gegenüber den Verhältnissen bei Bestrahlung ohne Keilfilter absolut höher belastet werden könnte, so daß Verwendung des Keilfilters und halbzeitige Halbfeldabdeckung dieses Bestrahlungsverfahren in gleicher Weise verbessern.

8. Halbtiefentherapie unter Röntgentiefentherapiebedingungen

Siehe dazu Abb. 39 und Unterabschnitt 7. n!

Die Halbtiefentherapie wird gewöhnlich mit mittelharten Photonenqualitäten (DIN 6809, 1963: *60—150 kV*) durchgeführt. Nach Wachsmann (1949) wird dabei zweckmäßigerweise eine Gewebshalbwerttiefe von 3 cm gewählt. In Tabelle 35, Zeile 3, sind die relativen Tiefendosen für Bestrahlung eines kleinen Feldes unter typischen Röntgen-

Tabelle 35. *Relative Tiefendosen für 200 kV, 1,0 mm Cu HWD bei 50 und 25 cm FHA wie 120 kV, 8 mm Al HWD bei 25 cm FHA* [nach Wachsmann und Dimotsis (1957) zusammengestellt] *und 300 kV, 6,8 mm Cu HWD bei 6 cm FHA (= Hartstrahl-Kurzdistanz-Röntgentherapie)* [nach Wichmann, 1968] *wie schnellen Elektronen* [nach Siemens-Drucksache R85.1001.14.01.01]

| | Röhren-spannung [kV] | HWD [mm Cu] | FHA [cm] | Feld-größe | Relative Tiefendosen in cm Tiefe | | | | | | | | 1. GHWT ca. cm | Rel. TD in 5 cm in % derjenigen in 2 cm | Rel. TD in 10 cm in % derjenigen in 2 cm |
					1	2	3	4	5	6	8	10			
1	200	1,0	50	20 cm²	94	84	72	60	52	43	31	22	5	62	26
2	200	1,0	25	20 cm²	(92)	81	(68)	56	(47)	39	28	19	4,5	58	23,5
3	120	0,35	25	10 cm²	81	66	53	43	31	27	17	10	3,5	47	15
4	300	6,8	6	6 cm Ø	79	58	42	32	24	19	11	8	2,5	41,5	14
5				3 cm Ø	72	52	38	28	21	16	9,5	(6,5)	2,0	40,5	12,5
Schnelle Elektronen:															
6	6 MeV		60	5 cm Ø	99	72	7	0	0	0	0	0	2,5	0	0
7	9 MeV				100	97	68	23	0	0	0	0	3,5	0	0
8	12 MeV				100	100	93	70	35	4	0	0	4,5	35	0

halbtiefentherapiebedingungen angegeben. Zu Röntgentiefentherapiegeräten werden gewöhnlich *Glastubusse* von 1—5 cm Durchmesser geliefert, die einen FHA von 23, 25, 26 oder 30 cm gewährleisten. Mittels solcher Glastuben werden kleine, halbtief gelegene Herde auch vielfach unter Röntgentiefentherapiebedingungen angegangen. Die Zeile 2 der Tabelle 35 enthält relative Tiefendosen für einen solchen Fall. Neuerdings wird von der Firma C.H.F. Müller, Hamburg, unter der Bezeichnung Hartstrahltherapie-Röntgenstrahler HT 300 S ein Gerät angeboten, das eine mit bis zu *300 kV* betreibbare Stabanodenröhre besitzt, womit die kurzen FHA der klassischen Nahstrahlbehandlung auch bei Anwendung von Tiefentherapiequalitäten ermöglicht sind (Abb. 62a und b; WICHMANN,

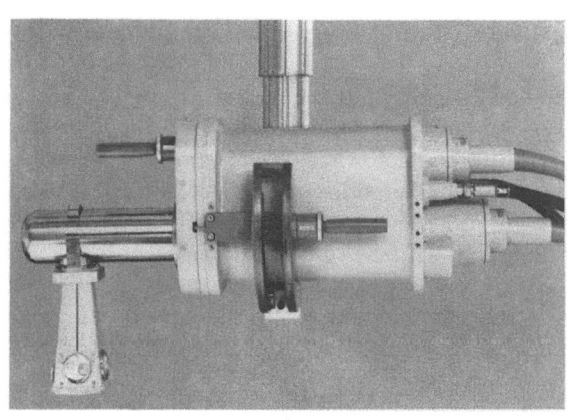
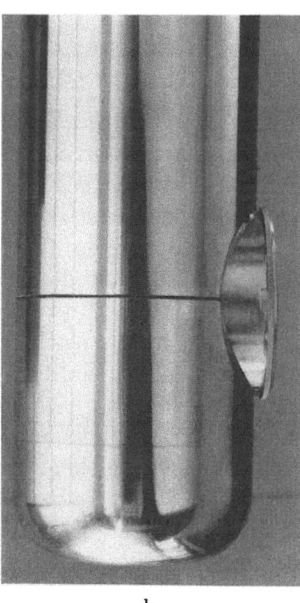

a   b

Abb. 62a u. b. Hartstrahltherapie-Röntgenstrahler HT 300 S der Firma C.H.F. Müller, Hamburg, dessen Röhrenfokus als Stabanode ausgebildet ist und sich an einem Ende der Röhre befindet. a Tubus für 30 cm FHA angebracht. b Ende des Stabanodenrohres ohne Tubus

1967). BALLY (1968) hat das nun möglich gewordene Verfahren als *Hartstrahl-Kurzdistanz-Therapie* bezeichnet. Tabelle 35 zeigt in den Zeilen 4 und 5 die bei 300 kV und 6,8 mm Cu HWD bei 6 cm FHA in kleinen Feldern erreichbaren relativen Tiefendosen. Deren 1. GHWT liegt zwischen 1,5 und 2,5 cm, also unterhalb der für Röntgenhalbtiefentherapie (Zeile 3) bisher üblichen, auch unterhalb der mittels Glastubussen mit 200 kV (Zeile 2) erreichten Gewebshalbwerttiefen. Das Verhältnis der relativen Tiefendosen in 5 oder 10 cm Tiefe zur derjenigen in 2 cm Tiefe stellt sich mit dem HT 300 S wegen des durch den sehr kurzen FHA bedingten steilen Dosisabfalles günstiger ein, als bei Bestrahlung mit Glastubussen mit 200 kV und 25 cm FHA, wie die beiden letzten Spalten der Tabelle 35 zeigen. Vergleicht man die 1. GHWT und die Verhältnisse der relativen Tiefendosen in 5 cm Tiefe zu denjenigen in 2 cm Tiefe, die bei der Hartstrahl-Kurzdistanz-Therapie entstehen, mit den bei der Halbtiefentherapie mit schnellen Elektronen vorliegenden Werten, so bleibt bei den mit wesentlich höherem apparativen Aufwand erzeugten schnellen Elektronen die Dosisentlastung der Tiefe auf jeden Fall besser. Trotzdem könnte man Geräte zur Hartstrahl-Kurzdistanz-Röntgentherapie als die *„Elektronenschleudern des kleinen Mannes"* bezeichnen. Außer den in Tabelle 35 verzeichneten Charakteristika der Tiefendosisverläufe muß beachtet werden, daß bei Hartstrahl-Kurzdistanz-Therapie eine gleichmäßige Energieabsorption in allen Körpergeweben stattfindet. In dieser Hinsicht ist das Verfahren sowohl der typischen Röntgenhalbtiefentherapie als auch der Bestrahlung mit schnellen Elektronen überlegen. Nach Bally (1968) ertragen kleine Hautfelder unter Hartstrahl-Kurzdistanz-Röntgentherapie ohne weiteres 6000 R Oberflächendosis in 3 Wochen. Die kleinen Glastubusfelder sind mit 200 kV, 1,0 mm Cu HWD in 25 cm FHA in der gleichen Zeit sicher auch mit mindestens 5000 R belastbar. Als nahezu absolute Indikation wäre die Hartstrahl-Kurzdistanz-Röntgentherapie für Hauttumoren und oberflächennahe Geschwülste, die Knochen aufliegen, anzusehen, da wegen der hohen Photonenenergie die Gefahr radiogener Knochennekrosen wesentlich geringer ist, und dennoch wegen des kurzen FHA ein befriedigender Dosisabfall zur Tiefe hin erreicht wird.

9. Die Stellung der konventionellen Röntgentiefentherapie (-400 kV) mit Stehfeldern in der heutigen radiologischen Klinik

In der *kurativen Strahlentherapie tief gelegener Malignome*, sei es als alleinige percutane Bestrahlung, in Ergänzung einer lokalen Strahlenapplikation, als post- oder präoperative Bestrahlung, wurde die Kreuzfeuertherapie unter Röntgentiefentherapiebedingungen mit gutem Grund zunächst von konventionellen Sieb- und Bewegungsbestrahlungsmethoden, dann von sehr harten (Cs^{137}, Co^{60}) und ultraharten (Linear- und Kreisbeschleuniger) Photonenqualitäten und schnellen Korpuskeln mehr und mehr abgelöst. Von konventionellen Sieb-Stehfeldern (s. Kap. B, VIII dieses Bandes) aus werden trotz der Erniedrigung integral betrachteter relativer Tiefendosen durch gleichzeitige Erhöhung der Belastbarkeit der Haut gegenüber Vollfeldern höhere absolute Tiefendosen erreicht. Damit werden im Kreuzfeuerverfahren gleich hohe Herddosen von weniger Oberflächenfeldern aus bzw. bei gleicher Felderzahl höhere Herddosen möglich. Hinzu kommt, daß die subjektive Verträglichkeit einer gleichen Herddosis bei Verwendung von Siebfeldern deutlich besser ist. Bei Röntgenbewegungsbestrahlung wird die Strahleneinfallspforte optimal vergrößert, gelingt die räumliche Konzentration der Dosis auf den Herd und die Verwirklichung eines steilen Dosisabfalles am Herdrand besser als bei Kreuzfeuerbestrahlung. Es wird bei gleichzeitiger Verbesserung der subjektiven Verträglichkeit durch größere relative Herdraumdosen die Applikation hoher Strahlendosen, wenn auch in begrenztem Raum, möglich. Durch Photonenqualitäten oberhalb derer der konventionellen Röntgentiefentherapie lassen sich wegen der dann höheren relativen Tiefendosen bei Kreuzfeuerbestrahlung damit gleichfalls höhere Herddosen von einer gleichen Anzahl von Feldern oder gleich hohe Herddosen von weniger Feldern aus als unter Röntgentiefentherapiebedingungen erreichen. Es werden die Dosiskonzentration auf den Herdraum erleichtert, wie die relative Herdraumdosis und damit die subjektive Verträglichkeit verbessert, dies auch durch die wegen des weit geringeren Streuanteils in der Tiefe relativ schärfer bleibende Begrenzung der Strahlenbündel. Zudem wird bei den sehr harten und ultraharten Photonenqualitäten der Aufbaueffekt klinisch relevant, damit die Haut wesentlich höher belastbar, und ist ferner im Knochen die Energiedosis praktisch die gleiche wie in den nicht lufthaltigen Weichteilgeweben. Bei Bestrahlung mit schnellen Korpuskeln schließlich ist die Oberflächendosis gleich der Tiefendosis oder liegt etwas darunter (Elektronen) oder beträgt nur noch einen Bruchteil davon (Protonen), und nähert sich die Dosis jenseits des Herdes rasch dem Wert Null.

Keinesfalls überall stehen jedoch wenigstens Röntgenbewegungsbestrahlungsgeräte oder Apparaturen zur Telegammatherapie zur Verfügung, und es ist vielerorts auch bei bestem Willen noch nicht möglich, Malignomkranke apparativ modern ausgestatteten Strahlenkliniken zuzuführen. Dann muß bei Kranken, die nach dem heutigen Stande des Wissens nicht mehr optimal mit vollen Röntgenstehfeldern behandelt werden können, wenigstens Röntgentiefentherapie von Gitter-, Raster- oder Siebfeldern aus erfolgen. Anderenorts besteht häufig ein Mißverhältnis zwischen der Zahl der einer Tiefentherapie bedürfenden Malignomkranken und der Anzahl der verfügbaren Hochvoltgeräte, was dazu zwingt, möglichst viele dieser Patienten noch konventionell zu bestrahlen.

Die Auswahl muß sich dann danach richten, ob die aus der klinischen Erfahrung nach histologischem Befund, Lokalisation und Tumorgröße optimal erscheinende Herddosis durch konventionelle Kreuzfeuerbestrahlung ohne Schädigung von vom Malignom nicht befallenen Nachbarorganen und ohne übermäßige subjektive Belastung (Raumdosis) der Kranken erreichbar sein wird. Dabei werden die in Unterabschnitt 7.1 zusammengestellten Gesichtspunkte bezüglich Felderwahl und relativer Oberflächendosis und die Belastbarkeit der Haut (s. Abschnitt 2, Abb. 11 und 12, Tabelle 9) zu berücksichtigen sein. Zum Beispiel wird sich die in Tabelle 9 für kleine Plattenepithelcarcinome innerhalb von 5 Wochen als erforderlich angesehene Herddosis von 6000 R bei sehr kleinen Strahleneinfallspforten noch eben mit konventioneller Kreuzfeuertherapie verwirklichen lassen, ohne daß die relative Oberflächendosis unter 1 sinkt, vorausgesetzt, daß eine hinreichende Zahl von Feldern ansetzbar ist, und eine noch befriedigende räumliche Dosisverteilung im Herdraum und seiner Umgebung zu erreichen ist. Praktisch sind vor allem zwei Gesichtspunkte dafür maßgebend, ob die Indikation zu konventioneller Tiefentherapie von Vollfeldern aus noch gestellt werden kann: Die wahrscheinliche Strahlensensibilität des Tumors (Histologie, Größe) und die bei maximaler Ausnützung der Kompression erreichbaren Herdtiefen. RIESSBECK (1959) hält Herdtiefen von maximal 8—10 cm für unumgänglich. Schlanke Patienten, Körperteile von geringem Durchmesser auf der einen Seite, Glioblastoma multiforme, Schmincke-Tumor, kleinzelliges Bronchuscarcinom, undifferenziertes Ovarialcarcinom, Seminom, chronische Myelose, Lymphadenose, Lymphosarkom, prophylaktische Bestrahlung einiger Lymphknotenstationen bei Lymphogranulomatose auf der anderen, kämen für Kreuzfeuerbestrahlung von Röntgenvollfeldern unter Tiefentherapiebedingungen aus im Rahmen kurativer strahlentherapeutischer Bemühungen noch in Frage. Wer erforderliche hohe Herddosen nicht erreichen kann, behandelt kurativ behandelbare Malignomkranke nur palliativ, und begeht damit sicher einen Kunstfehler, wenn andere Behandlungsmöglichkeiten erreichbar sind.

Bei *palliativer Strahlentherapie* (PATERSON, 1957) *tief gelegener Malignome* kann die Indikationsliste erweitert werden, da die Applikation hoher Herddosen dabei in der Regel nicht in Frage kommt. Doch dürfen palliativ zu bestrahlende Kranke auf keinen Fall allgemein zugunsten einer lokalen Leidenserleichterung zu sehr belastet werden, so daß es keineswegs angängig wäre, in jedem Palliativfall die Indikation zur Vollfeld-Röntgentiefentherapie für gegeben zu halten. Im allgemeinen sollte auch hierbei auf räumliche Konzentration der Dosis auf den Herd, Homogenität der Dosisauslastung des Herdraumes und relative Oberflächendosen unter 1 geachtet werden.

Für den Sonderfall, daß *statisch entscheidende Abschnitte des Skelets* mit Dosen von mehr als 1000 R durchstrahlt werden müssen, ist Behandlung unter Röntgentiefentherapiebedingungen wegen der Gefahr der Osteoradionekrose (BAENSCH, 1927; BADE und KÜNTSCHNER, 1939) nicht mehr indiziert.

Die *tangentiale oder flankierende Bestrahlung von Körperoberflächenabschnitten* und dicht unter diesen gelegenen Gewebsschichten muß heute überall, wo die apparativen Voraussetzungen zu schaffen sind, durch Tangentialbestrahlung bzw. exzentrische Pendelung mit härteren Qualitäten oder direkte Bestrahlung mit schnellen Elektronen ersetzt werden, wenn eine Dosiserhöhung über die Hauttoleranz gegenüber Röntgentiefentherapie-Photonen hinaus ein besseres klinisches Resultat verspricht. Dabei sollte allerdings einschränkend bedacht werden, daß die Hautschonung durch sehr harte Photonen bei flachen Einstrahlungswinkel abnimmt, und damit die erreichbare Dosiserhöhung u. U. unbedeutend wird. Auch kann das Ansetzen mehrerer Elektronenfelder über einer größeren Fläche anstelle eines flankierenden Röntgen-Felderpaares zeitlich so aufwendig werden, daß dies nur in Ausnahmefällen, nicht bei täglich vielen Patienten durchführbar ist.

Rezidivbestrahlungsserien nach zuvor unter Röntgentiefentherapiebedingungen durchgeführter Erstbehandlung erfordern härtere Photonenqualitäten, um bleibende Hautschäden mit Sicherheit zu vermeiden, und die bindegewebige Umgebung des Rezidivs tunlichst schonen zu können.

Kosmetische Gesichtspunkte können durchaus ernsthaft zu erwägender Anlaß sein, statt Röntgentiefentherapie besser zu sehr harten oder ultraharten Strahlenarten zu greifen.

Die Hartstrahl-Kurzdistanz-Röntgentherapie ist ein modernes Verfahren mit ganz eigenem Indikationsbereich: s. Abschnitt 8.

Bei *Entzündungs- und analgetischen Bestrahlungen* (Glauner, 1951; Dewing, 1965; s. Band XVII dieses Handbuches), wo ganz im allgemeinen eine Konzentration der Dosis auf den Herdraum nicht angestrebt werden muß, auch die Oberflächendosen nur Bruchteile der Hauttoleranzdosen betragen sollen, braucht die Ablösung der Röntgentiefentherapie durch andere Strahlenarten nicht diskutiert zu werden. Beachtlich wäre immerhin, bei jungen Patienten daran zu denken, daß die Gonaden von geringeren Streustrahlenmengen getroffen werden können, wenn die Photonenqualitäten oberhalb der konventionellen Bedingungen liegen.

10. Allgemeine klinische Forderungen bei Durchführung von Maßnahmen der Röntgentiefentherapie von Stehfeldern aus

Wer gezwungen ist, Röntgentiefentherapie von Stehfeldern aus noch in großem Umfang bei Malignomkranken zu betreiben, muß sich in Anbetracht der Tatsache, daß er kurativ wie auch palliativ vielfach nicht mehr zeitgemäß optimal behandeln kann (s. Abschnitt 9) bemühen, wenigstens so zu verfahren, daß die Möglichkeiten seiner apparativen Ausstattung optimal genutzt werden. Es sind drei wesentliche Momente, die eine moderne Strahlenklinik dem „Nur-Röntgen-Stehfeld-Therapeuten" voraus hat: Sie erreicht in allen nicht lufthaltigen Geweben im Verhältnis zur Ionendosis praktisch gleiche Energiedosis, höhere Herddosen und belastet dabei den Kranken weniger allgemein.

Die *erreichbare Herddosis* ist begrenzt durch die Belastbarkeit der Haut der Oberflächenfelder (s. Abschnitt 2), Zahl und Größe dieser Felder, die unter Beachtung der Forderungen nach hinreichender räumlicher Homogenität (s. Unterabschnitt 7.l) und Schonung strahlenempfindlicher lebensnotwendiger Nachbarorgane angesetzt werden können, und durch die unter maximaler Ausnutzung der Kompression (s. Unterabschnitt 7.d) erreichbaren Herdtiefen bzw. relativen Tiefendosen (s. Abschnitt 3 und 4), die auch Ausdruck der verwendeten Strahlenqualität und -homogenität (s. Abschnitt 1) sind; s. dazu auch Kapitel A.III.3.e dieses Bandes.

Im Sonderfall eines oberflächennah gelegenen Knochentumors ist durch Herabsetzung von Filterung und Spannung eine Steigerung der Absorption im Knochen zu erreichen (Riessbeck, 1959). Gewöhnlich gilt aber, daß eine *Röntgentiefentherapieapparatur* zu möglichst guter Angleichung der Energiedosis im Knochen zwecks Vermeidung von Osteoradionekrosen *mit ihrer maximalen Röhrenspannung* zu betreiben ist. Der Betrieb mit *300 kV* bietet gerade in diesem Punkt echte Vorteile gegenüber dem mit 180—200 kV. Aus gleichem Grund und zur Schonung der Haut der Strahleneintrittspforten muß die *Filterung* mindestens so sein, daß eine Normalstrahlung (s. Abschnitt 1) entsteht. *Focus-Haut-Abstände* über 50—60 cm zu wählen, ist dagegen nicht angebracht, da sonst die Reduktion der Dosisleistung den Gewinn an relativer Tiefendosis unwirtschaftlich überwiegt (s. Abschnitt 1).

Erreichte Herddosis und dafür notwendige Raumdosis (*relative Herdraumdosis* und subjektive Verträglichkeit) sind ganz wesentlich von Kompression und Felderwahl (s. Abschnitt 7) abhängig, worin Felderanzahl und Feldgröße eingehen. Zwar ist prinzipiell das Ansetzen von möglichst vielen Feldern (Abb. 63) anzustreben, doch darf dies nicht dazu führen, daß auch von Oberflächenstellen her eingestrahlt wird, von denen aus die Herdraumdosis nur noch geringfügig, die Raumdosis aber bedeutend erhöht wird. Bestrahlungsplanung (Holfelder, 1920, 1928; Mayneord, 1939; Sundblom und Walstam, 1966; Gauwerky, 1965; Matschke, Richter und Welker, 1968) und Einstellung müssen daher gerade bei Stehfeldbestrahlung unter Röntgentiefentherapiebedingungen mit besonderer Sorgfalt erfolgen, wobei alle in Kapitel A.III.1—2 und IV. 3 dieses Bandes angegebenen Hilfsmittel (DOBBIE, 1939, 1943; COPCUTT, 1949; FUCHS, 1953, 1955; BINDEWALD, 1955; FROST, 1955; GAUWERKY, 1955; VALLEBONA, 1955; SEELENTAG, 1957; STERN und HODGES, 1957; DAHL und VIKTERLÖF, 1958; BATLEY, HOLLOWAY und MANDY, 1959; BÜCHNER, 1959; HELLRIEGEL, 1960; NAUBER, 1963) sinnvoll eingesetzt werden müssen. Voraussetzung für optimale Kompression und täglich reproduzierbare Einstellung der Felder ist eine gute *Lagerungstechnik* (WEISSWANGE, 1938). Man kommt nicht umhin, bei jedem Patienten für jedes Feld *Kontrollaufnahmen* vor Bestrahlungsbeginn unter Kompression anzufertigen, da allein dadurch gewährleistet ist, daß die richtige Ausrichtung

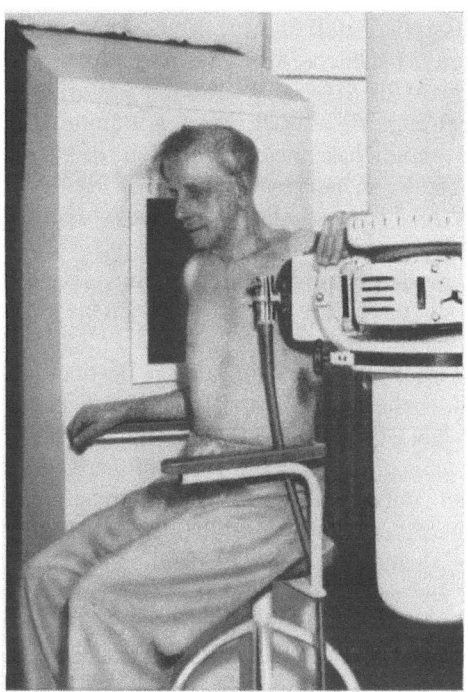

Abb. 63. Panzerturm nach FUCHS (1958). Der Patient sitzt auf einem drehbaren Sessel zwischen Therapieröhre und einem Durchleuchtungsschirm. Die Anordnung erlaubt kontrollierte Einstellung einer größtmöglichen Zahl kleiner Oberflächenfelder in einer Ebene um einen röntgenologisch sichtbaren oder sichtbar gemachten Herd

der Strahlenbündel auf den Herd erfolgt, und die Herde nicht größer als eben notwendig gewählt werden. Diese *tunlichste Reduzierung der Feldgrößen* erfolgt zum einen im Interesse einer Verbesserung der relativen Herdraumdosis, zum anderen, um den *Dosisabfall an den Herdgrenzen möglichst steil* zu gestalten. Ein solcher steiler Dosisabfall ist für die Funktion des peritumoralen Bindegewebes (Gegengewebe von EYMER, 1952) von großer Bedeutung. Bei Bestrahlung unter Röntgentiefentherapiebedingungen muß man diesen Punkt besonders berücksichtigen, da wegen des großen Streuanteils dieser Strahlenqualitäten der Dosisabfall an den Herdgrenzen im Vergleich zu härteren Strahlenarten sehr flach verläuft. Nur durch Verkleinerung der Herdräume bis an, selbstverständlich nicht bis unter die Grenzen des Vertretbaren kann hier eine Verbesserung erzielt werden. Abb. 13 zeigt, daß durch Steigerung der Röhrenspannung von 200 auf *300 kV* der Streustrahlungsanteil in Prozent der Gesamtstrahlung in 10 cm Gewebstiefe von über 65 % auf unter 60 % sinkt, d.h., auch bezüglich der Steilheit des Dosisabfalles in der Herd-umgebung lohnt sich die volle Ausnutzung der Röntgentiefentherapiequalitäten. Mit den durch die handelsüblichen *Tubusse* gegebenen Feldgrößen und Feldformen wird eine optimale Feldgestaltung oft nicht möglich sein. Dann müssen die Felder durch Blei- oder Bleigummiauflage auf der Haut weiter eingeengt werden.

Gewebefaktoren sollten nicht willkürlich verwendet, sondern aus der Durchgangsdosis bestimmt (Abb. 18, 20 und 21) oder aus Tabellen entnommen werden, deren Werte experimentell gesichert sind (Abb. 22, Tabelle 21 und 22; Tabelle 1 in Kapitel A dieses Bandes).

Die überaus meisten Patienten werden nach *festen Feldanordnungsschemata* angegangen. Für jede solche typische Anordnung sollte die räumliche Dosisverteilung unter Berücksichtigung aller überhaupt denkbaren Faktoren für Patienten verschiedener Körpermaße bekannt sein, d.h., in Form dreidimensionaler Isodosen (s. Unterabschnitt 7.i) vorliegen, die tunlichst nicht nur errechnet, sondern deren wichtigste Punkte *am Phantom* (Markus, 1956; Herve, 1964) *oder der Leiche gemessen* sind. Es wird sich für viele typische Einstellungen dabei herausstellen, daß sie durch geschicktere Felderwahl (s. Abschnitt 7) wie durch Verwendung von Ausgleichsfiltern (s. Abschnitt 5), Keilfiltern etc. (s. Unterabschnitt 7.f—h) in bezug auf die Homogenität der räumlichen Verteilung der Dosis am Herd und in seiner Umgebung verbessert werden können. Bei jedem Einzelpatienten sollten darüberhinaus an möglichst vielen Punkten die Tiefendosen, bei tangentialer Bestrahlung die Oberflächendosen gemessen und mit den in den typischen Isodosenschemata angegebenen Werten verglichen werden (s. Kapitel A.IV.4 dieses Bandes). Dabei wird sich häufig zeigen, daß die nach den typischen Isodosenschemata anzunehmenden Werte nur in grober Näherung richtig sind (Huber, Barth, Matschke und Iglauer, 1956; Riessbeck, 1959) und unbedingt *im Einzelfall* der *Nachmessung* mittels Kleinkammern bedürfen.

Dem Verfasser scheint es wichtig, nochmals zu betonen, daß überall dort, wo Aufgaben der „großen Strahlentherapie" (du Mesnil de Rochemont, 1956) noch mit *Röntgenstehfeldbehandlung* gelöst werden müssen, noch weit *mehr Sorgfalt auf die Bestrahlungspläne zu verwenden ist*, als dies bei *Hochvolttherapie* üblich geworden ist.

Über die Belastbarkeit der Haut unter Röntgentiefentherapiebedingungen s. Abschnitt 2! Die notwendigen *Gesamtherddosen* sind von Gesichtspunkten abhängig, die sich aus der klinischen Erfahrung ergeben (s. Abschnitt 9). Die täglichen Herddosen, die in der Literatur allgemein bei werktäglicher Fraktionierung unter Röntgentiefentherapiebedingungen kurativ wie palliativ als angebracht angesehen werden, liegen zwischen 120 und 200 R. Strahlensensible Tumoren, große Herdräume, mangelndes Gegengewebe veranlassen, die untere Grenze zu wählen (Riessbeck, 1959). Werden sehr viele Felder angesetzt, kann u. U. auch eine täglich homogene Dosisauslastung des Herdraumes erreicht werden, wenn nur die Hälfte der Strahleneintrittspforten an jedem Bestrahlungstag belastet wird. Dann ist es ohne weiteres vertretbar, aus Gründen der Zeitersparnis benachbarte Felder täglich alternierend zu bestrahlen. Die Auswirkungen von Überdosierungszwickeln infolge spitzwinkliger Überschneidung benachbarter Felder außerhalb des Herdraumes werden dabei gemildert. Die Forderung, *im 24 Std.-Rhythmus mit Einzelherddosen zwischen 120 und 200 R* zu bestrahlen, stellt die Summe der Erfahrungen aus 60 Jahren Röntgentiefentherapie dar. Wenn in den letzten Jahren für härtere Photonenqualitäten und Korpuskeln berichtet wird, daß größere Einzelherddosen in geringerer Fraktionierung gut vertragen werden, sollte dies den nur mit Röntgentiefentherapie von Stehfeldern her arbeitenden Radiologen nicht zur Nachahmung verführen. Die *unterbrochene Serienbestrahlung* (s. Kapitel A.II.6 dieses Bandes; Schoen und Gerhardt, 1965) allerdings könnte für den Röntgentiefentherapeuten eine vernünftige Möglichkeit darstellen, kurative Dosen unter Vermeidung einer subjektiven Überlastung Malignomkranker anzubringen.

Eine ausgesprochene Gefahrenquelle für die unter Röntgentiefentherapiebedingungen bestrahlten Kranken stellt die Tatsache dar, daß kV und Filter an den Apparaturen zuallermeist frei verändert werden können. Die Mehrzahl der bei Röntgentiefentherapie entstandenen Hautschäden ist darauf zurückzuführen, daß in einer Bestrahlungssitzung ein für die eingestellte Röhrenspannung zu dünnes Filter verwendet, und dann die Bestrahlungszeit geschaltet wurde, die für die eingestellte Spannung bei einem dickeren

Filter gedacht war; die Dosisleistungen können in praxi besonders dann enorm ansteigen, wenn Apparate teils für Tiefentherapie, teils für Halbtiefentherapie verwendet werden (s. Tabelle 3). Es entspricht daher einer aus der Erfahrung resultierenden guten Übung, wenn irgend möglich, *an einem Apparat nur mit einer Bedingung* (kV, mA, Filter) *zu arbeiten* (DU MESNIL DE ROCHEMONT, 1958). Augenscheinlich bestehen aber auch die technischen Voraussetzungen, Röntgentiefentherapieapparaturen nicht mehr nur mit Filterrückmeldeanlagen, wie sie die berufsgenossenschaftlichen Unfallverhütungsvorschriften vorschreiben, zu versehen, sondern mit Filtersicherungen in dem Sinne, daß eine bestimmte kV-Stufe nur noch schaltbar wird, wenn das zur Herstellung einer Normal-

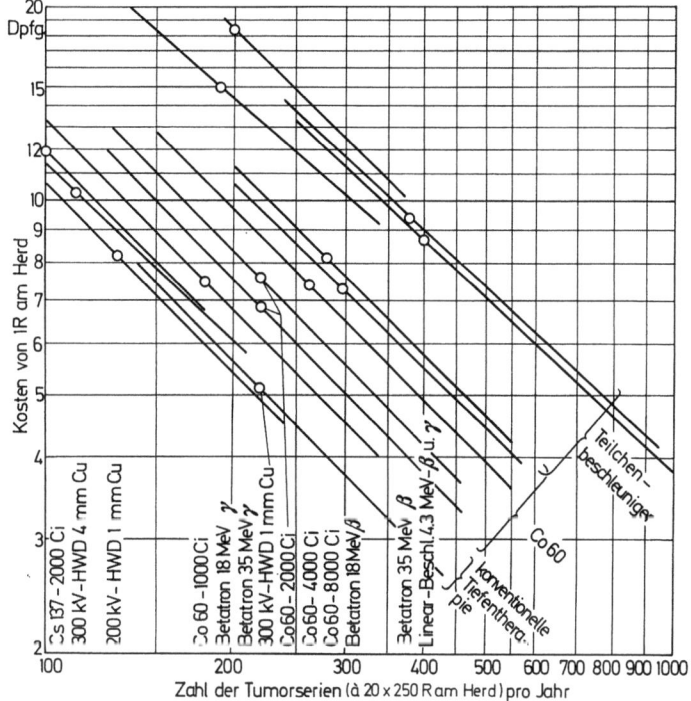

Abb. 64. Zusammenstellung der möglichen Jahresleistungen und der Kosten für 1 R am Herd bei verschiedenen Strahlenquellen (nach KELLER, 1963). Ausgezogene Linien: Ausschöpfung der theoretisch möglichen Jahresmaximalleistungen zwischen 25 und 75%. Kleiner Kreis: Stelle der 40%igen Ausschöpfung der Jahresmaximalleistung. Bei Co 60 als Strahlerquelle sind unterhalb von 2000 Ci eine feste Strahlerebene, über 2000 Ci ein allseits beweglicher Strahlerkopf und bei 2000 Ci beide Möglichkeiten angenommen

strahlung notwendige Filter eingelegt ist. Bei der höchsten kV-Stufe, über die der Apparat verfügt, könnte auch eine übernormale Filterung für Sonderzwecke und u.U. eine unternormale Filterung für die Entzündungsbestrahlung, vielleicht auch die Röntgensiebbestrahlung vorgesehen sein. Mit der *Filtersicherungsanlage* sollte auch gewährleistet werden können, daß nur mit Tubussen gearbeitet wird, die zu dem gewünschten Focus-Haut-Abstand führen. Bei Apparaten für Röntgenoberflächentherapie werden zumeist Kombinationen von kV, mA und Filterstärke verwendet, die sämtlich gleiche Einfallsdosen erbringen. Soweit wird man an Röntgentiefentherapieapparaturen freilich nicht gehen können, da man sich sonst des ökonomischen Vorzuges begeben würde, den bezüglich der Dosisleistung 300 kV-Betrieb gegenüber dem Betrieb mit niedrigerer Röhrenspannung hat (s. Abschnitt 1).

Ökonomische Gesichtspunkte spielen in der Strahlentherapie als einem baulich und apparativ recht aufwendigen Zweig der Heilkunde zweifellos eine nicht unwesentliche Rolle. KELLER hat 1963 eingehende Untersuchungen über die Kosten von 1 R am Herd bei verschiedenen Strahlenquellen angestellt (Abb. 64 und 65), wobei er von der Zahl möglicher Tumorserien zu 20 × 250 R am Herd pro Jahr ausging und Personalkosten, Betriebskosten einschließlich Röhrenverschleiß bzw. Aktivitätsverlust sowie Kapitaldienst für Strahlenquellen und Strahlenschutzbauten in die Überlegungen einbezog. Die billigste, für Tiefentherapiezwecke nutzbare Strahlung liefert eine 300 kV-Apparatur mit unternormaler Filterung (HWD 1 mm Cu); 1 R am Herd kostet nur wenig mehr als 5 Pfennig. Bei 200 kV, HWD 1 mm Cu kostet 1 R am Herd etwas über 8 Pfennig, bei 300 kV, HWD 4 mm Cu etwas über 10 Pfennig. Die Kosten für 1 R am Herd mittels Telekobaltbestrahlung belaufen sich auf 7—8 Pfennig. Auch Elektronenbestrahlung mit Kreisbeschleunigern ist pro R am Herd nicht teurer, desgleichen ultraharte Photonen

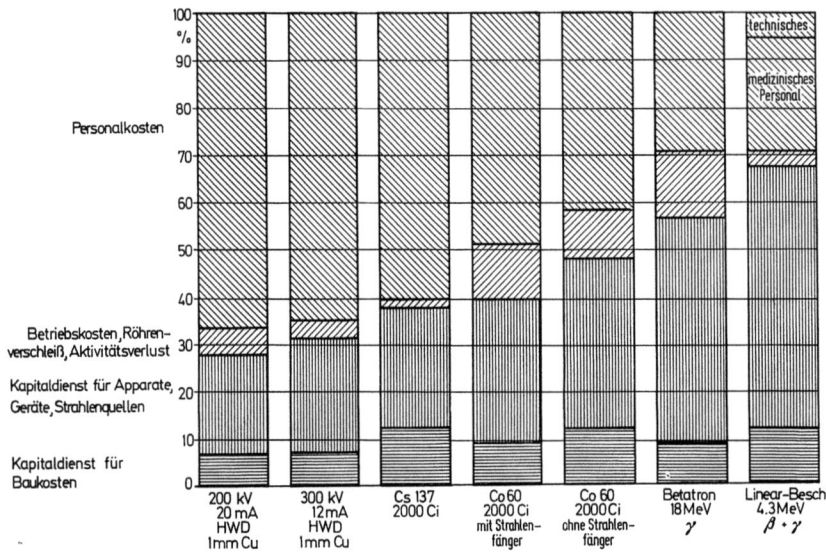

Abb. 65. Anteilweise Aufgliederung der Gesamtkosten von 1 R am Herd bei verschiedenen Strahlenquellen (nach Keller, 1963). Betriebskosten und Röhrenverschleiß wurden für eine 50%ige Erfüllung der theoretischen Maximalleistung in einem Jahr von 2000 Arbeitsstunden zugrunde gelegt

aus Linearbeschleunigern nicht wesentlich, während ultraharte Photonen aus Kreisbeschleunigern auf über 15 Pfennig pro R am Herd, Telecaesiumtherapie auf 12 Pfennig pro R am Herd kommen. Die wichtigste, daraus zu entnehmende Tatsache scheint, daß Telekobaltbestrahlung nicht teurer ist als Röntgentiefentherapie! Dies erklärt sich daraus, daß mit einer Telekobaltanlage wesentlich mehr Tumorserien pro Jahr geleistet werden können (Abb. 64). Bei Röntgentiefentherapie machen die Personalkosten einen wesentlich größeren Anteil der Gesamtkosten aus als bei Telekobaltbestrahlung, während es sich mit dem Kapitaldienst für Strahlenquellen und Strahlenschutzbaukosten umgekehrt verhält (Abb. 65). Über einen längeren Zeitraum betrachtet, erscheint es demnach den Kostenträgern strahlentherapeutischer Einrichtungen durchaus zumutbar, in größerem Ausmaß als bisher geschehen Hochvoltbestrahlungseinrichtungen zu schaffen.

Abschließend sei bemerkt, daß die exakte Aufstellung und Durchführung eines Bestrahlungsplanes für die nur über Röntgentiefentherapieapparate verfügenden Radiologen ganz wesentlich schwieriger sind als für diejenigen Kollegen, die schon über Hochvoltbestrahlungseinrichtungen verfügen. Wenn in ihrer strahlentherapeutischen Fachausbildung befindliche junge Ärzte nur an Hochvoltgeräten zu arbeiten gewohnt sind, werden sie kaum in der Lage sein, ohne Schwierigkeiten zufriedenstellend röntgentiefentherapeutisch tätig zu werden. Die Ausbildungsstellen sollten daher darauf achten, daß angehende Radiologen erst dann mit Telegammageräten und Beschleunigern arbeiten, wenn sie sich die Grundlagen einer sauberen Röntgentiefentherapie angeeignet haben. Sonst droht vieles von dem Wissensgut wieder verloren zu gehen, das Generationen vor uns erarbeitet haben.

Wenn wir vom heutigen Stand der Technik aus auf die Leistungen zurückblicken, die unsere älteren Lehrer unter den wesentlich schwierigeren Bedingungen der Röntgentiefentherapie vollbracht haben, können wir nur größte Hochachtung und Dankbarkeit empfinden.

Literatur

BADE, H., u. G. KÜNTSCHER: Wirkungen von Röntgenstrahlen auf den Knochen. Fortschr. Röntgenstr. **60**, 235—242 (1939).

BAENSCH, W.: Knochenschädigung nach Röntgenbestrahlung. Fortschr. Röntgenstr. **36**, 1245—1247 (1927).

BALLY, E.: Über erste Erfahrungen mit der Hartstrahl - Kurzdistanz - Röntgentherapie. Dtsch. Krebskongr., Berlin, Okt. 1968.

BALZ, G., R. BIRKNER u. F. WACHSMANN: Experimentelle Untersuchungen über die Absorption von Röntgenstrahlen in verschiedenen Geweben. Strahlentherapie **97**, 382—389 (1955).

BATLEY, F., A. F. HOLLOWAY, and C. J. MANDY: The Dobbie vertical plane finder. J. Canad. Radiol. **10**, 34—35 (1959).

—, A. MAYER, and T. ASHTON: Wedge field isodoses without wedge filters. Radiology **80**, 989—993 (1963).

BECKER, J.: Aufgaben des modernen Strahlenklinikers. Strahlentherapie **124**, 7—15 (1964).

BEIER, G., u. H. KÜNLEN: Die Dosisverteilung bei Verwendung eines Schrägtubus. Strahlentherapie **119**, 540—544 (1962).

BENTLEY, R. E.: Digital computers in radiation treatment planning. Brit. J. Radiol. **37**, 748—755 (1964).

BERCY, A.: Graphiques et tableaux permettant le calcul rapide de la dose intégrale absorbie en grammes — Roentgen et en grammes — rad pour toutes les modalites de radiothérapie. J. belge Radiol. **42**, 602—623 (1959).

BINDEWALD, H.: Hilfsgerät zur exakten Einstellung bei der flankierenden Röntgenbestrahlung des Mammakarzinoms. Strahlentherapie **96**, 593—594 (1955).

BÖSCHE, H., J. KRATSCH u. F. WACHSMANN: Über die Möglichkeit der Erhöhung der Dosisleistung durch Wahl optimaler Filterstoffe. Sonderbd. **49** zur Strahlentherapie, 189—197 (1962).

BORAK, J.: Die Beziehungen zwischen Strahlenempfindlichkeit maligner Tumoren und ihrer Muttergewebe. Strahlentherapie **44**, 601—654 (1932).

BORNHAUSER, O., u. H. HOLFELDER: Das Problem der Intensitätsverteilung von Röntgenstrahlen im durchstrahlten Medium. Strahlentherapie **21**, 494—507 (1926).

BRADSHAW, A. L.: The wall effect of applicators. H. P. A. Bull. **1**, 4—11 (1953).

BRAESTRUP, C. B., G. H. CAMERON, and P. MC-CLEMENT: Depth dose measurements for 250 kV Roentgen rays. Amer. J. Roentgenol. **61**, 397—401 (1949).

British Institut of Radiology: Central axis depth dose data for x-radiation of half value layers from 0.01 mm Al to 15.0 mm Cu, cobalt 60 radiation, HVL 11 mm Pb, and betatron radiation, 22 MeV. Brit. J. Radiol., Suppl. **5** (1953).

— Depth dose tables for use in radiotherapy. Brit. J. Radiol., Suppl. **10** (1961).

BÜCHNER, H.: Das Röntgentopogramm. Ein einfaches Hilfsmittel zur Orientierung in Diagnostik und Therapie. Fortschr. Röntgenstr. **91**, 252—268 (1959).

BURGER, H. C., R. BRAAMS, and J. F. C. WERZ: Depth-dose data for Roentgen radiation at 30—300 kV. Acta radiol. (Stockh.) **37**, 531—542 (1952).

BURNS, J. E.: Nomogram for radiobiologically-equivalent fractionated doses. Brit. J. Radiol. **38**, 545—547 (1965).

BUSCH, M., u. J. W. WOENCKHAUS: Geometrische Grundlagen zur Berechnung von Dosisverteilungen in der Tiefentherapie. Eine Methode zur Überführung von dreidimensionalen Körperkonturen in Daten. Strahlentherapie **125**, 91—101 (1964).

CEDERLUND, L., K. LIDEN, and M. LINDGREN: Depth dose measurements in human brain tissue. Acta radiol. (Stockh.) **11**, 473—477 (1954).

CHANTRAINE, H.: Zur Frage der ausreichenden Dosierung bei bösartigen Geschwülsten. Strahlentherapie **93**, 400—403 (1954).

CHAOUL, H., u. K. GREINEDER: Zur Frage der Raumdosis bei einigen wichtigen Bestrahlungsarten. Strahlentherapie **73**, 627—635 (1943).

CHESTER, A. E., and W. J. MEREDITH: The design of filters to produce "flat" x-ray isodose curves at a given depth. Brit. J. Radiol. **18**, 382—385 (1945).

CHRISTEN, TH.: Messung und Dosierung von Röntgenstrahlen. Hamburg: Lukas, Gräfe und Sillem 1913.

CLARKSON, J. R.: A note on depth dose in field of irregular shape. Brit. J. Radiol. **14**, 265—268 (1941).

COHEN, M.: The patient and the Roentgen. Brit. J. Radiol. **28**, 669—677 (1955).

— Physical aspects of Roentgen therapy using wedge filters. Acta radiol. (Stockh.) **52**, 65—80, 158—176 (1959).

— Physical aspects of Roentgen therapy using wedge filters. Acta radiol. (Stockh.) **53**, 153—165 (1960).

—, and J. E. BURNS: Physical aspects of Roentgen therapy using wedge filters. Acta radiol. (Stockh.) **52**, 471—492 (1959).

COPCUTT, A.: The use of x-ray films in beam direction for x-ray therapy. Brit. J. Roentgenol. **22**, 210—214 (1949).

Coutard, H.: Zusammenfassung der Grundlagen der röntgentherapeutischen Technik der tiefgelegenen Krebse. Strahlentherapie **37**, 50—58 (1930).

Dahl, O., u. K. J. Vikterlöf: Eine Röntgentherapieröhre mit eingebautem Diagnostikfocus. Strahlentherapie **107**, 155—157 (1958).

Deeley, Th. J., and C. A. P. Wood: Modern trends in radiotherapy. London: Butterworths 1967.

Degner, W.: Neue Meßergebnisse zur Strahlentherapie. Strahlentherapie **105**, 119—125 (1958).

Dessauer, F.: Grundgesetze der Tiefentherapie. In: Meyer, 1925, Bd. 1, S. 933—977.

— Radium, Mesothorium und harte X-Strahlen und die Grundlagen ihrer medizinischen Anwendung. Leipzig: Otto Nemnich 1914.

— Homogenstrahlenlehre. Strahlentherapie **5**, 148—160 (1914).

—, u. F. Vierheller: Die Tiefenwirkung der Röntgenstrahlen. Strahlentherapie **12**, 655—690 (1921).

Dewing, S. B.: Radiotherapy of benign disease. Springfield, (Ill.): Ch. C. Thomas Publ. 1965.

Dobbie, J. L.: Beam direction in x-ray therapy. Brit. J. Radiol. **12**, 121—128 (1939).

— Beam direction in radiotherapy. Brit. J. Radiol. **16**, 36—38 (1943).

DIN 6809, Oktober 1963: Röntgen- und Gammastrahlung in Medizin und Biologie. Berlin u. Köln: Beuth-Vertrieb GmbH 1963.

DIN 6814, Oktober 1963: Begriffe und Benennungen in der radiologischen Technik. Berlin u. Köln: Beuth-Vertrieb GmbH 1963.

Ellis, F., and H. Miller: The use of wedge filters in deep x-ray therapy. Brit. J. Radiol. **17**, 90—94 (1944).

Eymer, H.: Behandlung und Bekämpfung der Uterus-Karzinome in der I. Universitäts-Frauenklinik München. Teil I: Grundsätzliche Gesichtspunkte. Strahlentherapie **86**, 320—338 (1952).

Fiebelkorn, H.-J., u. W. Minder: Therapie mit Röntgenstrahlen und radioaktiven Stoffen. Bern u. Stuttgart: Hans Huber 1959.

Fleischer, H., A. Gebauer u. F. Wachsmann: Verwendung transversaler Schichtaufnahmen bei der Festlegung des Bestrahlungsplanes. Fortschr. Röntgenstr. **76**, 52—60 (1952).

Fletcher, G. H.: Textbook of radiotherapy. Philadelphia: Lea & Febiger 1966.

Fowler, J. F.: The estimation of total dose for different numbers of fractions in radiotherapy. Brit. J. Radiol. **38**, 365—368 (1965).

Franz, L.: Ein Dosisrechenschieber. Strahlentherapie **11**, 154—155 (1960).

Frost, D.: Eine einfache Methode zur Feldeinstellung bei Röntgenbestrahlungen. Röntgen- u. Lab.-Prax. **8**, 221—223 (1955).

Fuchs, G.: Physikalische Probleme der Röntgentiefentherapie. Radiol. Aust. **1**, 85—104 (1948).

— Die Einbeziehung physikalischer Überlegungen in den Entwurf des Bestrahlungsplanes. Radiol. Aust. **4**, 69—73 (1951).

— Die Feldkontrollaufnahme, ein Hilfsmittel der Röntgentherapie. Röntgen-Bl. **6**, 32—36 (1953).

— Ein „Panzerturm" zur durchleuchtungsgezielten Tiefenbestrahlung. Röntgen-Bl. **8**, 393—397 (1955).

Fuchs, G.: Gezielte Röntgentherapie. Radiol. Aust. **9**, 201—208 (1957).

— Röntgentherapie. München u. Berlin: Urban & Schwarzenberg 1958.

Gauwerky, F.: Gezielte Tiefentherapie mit feststehenden Feldern. Fortschr. Röntgenstr. **83**, 802—808 (1955).

— Klinische, biologische und physikalische Gesichtspunkte für die Erarbeitung eines Bestrahlungsplanes. Sonderbd. **61** zu Strahlentherapie, 191—206 (1965).

Gauss, C. J., u. H. Lemcke: Röntgentiefentherapie, ihre theoretischen Grundlagen, ihre praktische Anwendung und ihre klinischen Erfolge. Sonderbd. **1** zu Strahlentherapie (1912).

Glasser, O., E. H. Quimby, L. S. Taylor, and J. L. Weatherwax: Physical foundations of radiology, 2. ed. New York, N. Y.: P. B. Hoeber 1952.

Glauner, R.: Die Entzündungsbestrahlung, 2. Aufl. Stuttgart: Georg Thieme 1951.

Glocker, R.: Materialprüfung mit Röntgenstrahlen, 3. Aufl. Berlin: Springer 1943.

—, u. E. Macherauch: Röntgen- und Kernphysik, 2. Aufl. Stuttgart: Georg Thieme 1965.

Glücksmann, A.: The relation of radiosensitivity and radiocurability to the histology of tumor tissue. Brit. J. Radiol. **21**, 559—566 (1948).

— The response of human tissues to radiation with special reference to differentiation. Brit. J. Radiol. **25**, 38—43 (1952).

Grebe, L., u. K. Nitzge: Tabellen zur Dosierung der Röntgenstrahlen. Berlin u. München: Urban & Schwarzenberg 1930.

—, u. W. Wiebe: Tabellen zur Dosierung der Röntgenstrahlen. Berlin u. München: Urban & Schwarzenberg 1950.

Greenfield, M. A., and K. Hand: Non-uniform filter to produce flat isodose surface of X-ray intensity. Amer. J. Röntgenol. **68**, 950—953 (1952).

Groom, A. C.: The design of wedge filters for x-ray therapy. Brit. J. Radiol. **24**, 676—681 (1951).

Groskopff, K. W.: Experimentelle Untersuchungen zur Dosisverteilung bei Röntgenbestrahlungen im Schädelbereich. In: Kongreßber. 1. Tagg der med.-wiss. Ges. für Röntgenologie in der DDR, März 1955, Leipzig, S. 379—382. Berlin: Akademie-Verlag 1957.

Haas, L. L., and G. H. Sandberg: Modification of the depth dose curves of various radiations by interposed bone. Brit. J. Radiol. **30**, 19—26 (1957).

Hellriegel, W.: Tumour localisation by television and image intensifier. Brit. J. Radiol. **33**, 398—401 (1960).

Herve, A.: Phantom für strahlentherapeutische Messungen. Radiologe **4**, 291—292 (1964).

Holfelder, H.: Das Problem der räumlichen Dosierung in der chirurgischen Röntgentiefentherapie und seine Lösung durch den Felderwähler. Münch. med. Wschr. **67**, 926—931 (1920).

— Die räumlich homogene Tiefendosierung mit Hilfe des Felderwählers. Dtsch. Z. Chir. **162**, 161—177 (1921).

HOLFELDER, H.: Atlas von Körperdurchschnitten für die Anwendung in der Röntgentiefentherapie. Berlin: Springer 1924.
— Irrtümer und Gefahren der Röntgentherapie und deren Verhütung. In: GRASHEY-HOLFELDER, Irrtümer der Röntgendiagnostik und Röntgentherapie, S. 221—331. Leipzig: Georg Thieme 1924.
— Methodische Grundlagen der chirurgischen Röntgentherapie. In: WERNER, Lehrbuch der Strahlentherapie, S. 77—138. Berlin u. Wien: Urban & Schwarzenberg 1926.
— Die Röntgentherapie bei chirurgischer Erkrankung. Allgemeiner Teil. In: BORUTTAU-MANN, Handbuch der gesamten medizinischen Anwendung der Elektrizität einschließlich der Röntgenlehre, Bd. III, Teil 2, 1. Teilbd., S. 723—912. Leipzig: Georg Thieme 1928.
— Die Röntgentiefentherapie bei chirurgischen Erkrankungen. Leipzig: Georg Thieme 1928.
— Die Felderwahl. In: LAZARUS, Bd. 2, 1928, S. 193—213.
— Die Röntgentiefentherapie. Leipzig: Georg Thieme 1938.
—, O. BORNHAUSER u. E. YALOUSSIS: Über die Intensitätsverteilung der Röntgenstrahlen in der Körpertiefe. 1. Teil: Welchen Einfluß übt der Fokusoberflächenabstand und die Größe, Form und Lage der Blende auf die Intensitätsverteilung im Wasserphantom aus? Strahlentherapie 16, 412—446 (1924).
HOLTHUSEN, H.: In: HAENISCH-HOLTHUSEN, Einführung in die Röntgenologie, 4. Aufl., S. 253—418. Stuttgart: Georg Thieme 1947.
— In: LAZARUS, Bd. 2. 1928, S. 4—46.
—, u. R. BRAUN: Grundlage und Praxis der Röntgenstrahlendosierung. Leipzig: Georg Thieme 1933.
HUBER, R., L. BARTH, S. MATSCHKE u. E. IGLAUER: Eine Methode zur direkten Herddosis-Messung bei der Röntgen-Tiefentherapie hilusnaher Bronchial-Carcinome. Strahlentherapie 99, 79—93 (1956).
—, H. THIEL u. H. SIMON: Über die abnorme Dosisverteilung im Strahlenfeld als mögliche Fehlerquelle bei Röntgentiefentherapiegeräten. Strahlentherapie 94, 460—471 (1954).
IAEA: (s. TSIEN u. COHEN).
ICRU: Handbook 84, Radiation quantities and units, 1962; Handbook 85, Physical aspects of irradiation, 1964; Handbook 87, Clinical dosimetrie, 1963. Washington, D. C.: National Bureau of Standards.
JAEGER, R., u. W. KOLB: Über die Beziehung zwischen der spektralen Verteilung der Impulsrate, Intensität und Dosisleistung einer Röntgenstrahlung. Strahlentherapie 104, 29—35 (1957).
JAKOB, A., u. F. WACHSMANN: Ist die Verwendung von Bolussäckchen bei der Mammabestrahlung zweckmäßig? Strahlentherapie 85, 315—320 (1951).
JAKOBSON, L. E., and I. S. KNAUER: Correction factors for tumor dose in chest cavity due to diminished absorption and scatter on lung tissue. Radiology 67, 863—876 (1956).
JANKER, R., u. K. ROSSMANN: Grundriß der Röntgentherapie. Berlin-Göttingen-Heidelberg: Springer 1958.

JOHNS, H. E.: The physics of radiology, 1. ed. 1953, 2. ed. 1961. Springfield (Ill.): Ch. C. Thomas.
— S. O. FEDORUK, R. O. KORNELSEN, E. R. EPP, and E. K. DARBY: Depth dose data 150 to 400 kVp. Brit. J. Radiol. 25, 542—549 (1952).
— J. W. HUNT, and S. O. FEDORUK: Surface backscatter in the 100 to 400 kV range. Brit. J. Radiol. 27, 443—451 (1954).
JÜNGLING, O.: Untersuchungen zur Röntgentiefentherapie. Strahlentherapie 10, 576—584 (1920).
— Allgemeine Strahlentherapie, 2. Aufl. Stuttgart: Ferdinand Enke 1949.
KELLER, H. L.: Die Ermittlung der Raumdosis bei der Röntgenbestrahlung. Fortschr. Röntgenstr. 84, 73—77 (1956).
— Wirtschaftlichkeit der Tiefentherapie mit ionisierenden Strahlungen. Strahlentherapie 120, 431—448 (1963).
—, u. W. HAUBOLD: Gewebefaktoren bei der Röntgentiefentherapie. Strahlentherapie 113, 36—41 (1960).
—, u. S. R. JE: Faktoren zur Berücksichtigung nicht wasseräquivalenter Gewebe bei Strahlungen zwischen 200 kV und 17 MeV. Strahlentherapie 122, 531—541 (1963).
KEMP, L. A. W., and R. OLIVER: The flattening of wedge isodose curves in the direction perpendicular to the wedge. Brit. J. Radiol. 25, 502—504 (1952).
KEPP, R. K.: Grundlagen der Strahlentherapie. Physik, Biologie und Allgemeine Therapie. Stuttgart: Georg Thieme 1952.
KLEINE, H. O.: Die prognostische Bedeutung des sogenannten Reifezustandes beim Collumcarcinom. Mikroskopische und klinische Untersuchungsergebnisse von 510 einzeitig mit Radium bestrahlten Collumkarzinomen. Zbl. Gynäk. 66, 676—681 (1942).
KNIERER, W.: Praktische Strahlentherapie. Stuttgart-Wien-Zürich: Medica-Verlag 1957.
KROKOWSKI, E.: Bedeutung der spezifischen Gewebsabsorption für den strahlentherapeutischen Effekt. Strahlentherapie 109, 300—304 (1959).
KÜSTNER, H.: Die Dosimetrie in der Röntgentiefentherapie. In: RIEDER-ROSENTHAL, 1928, Bd. 3, S. 43—99.
KUTTIG, H.: Der Einfluß der Strahlenqualität auf Tiefendosis und Dosisverteilung bei Stehfeld- und Bewegungsstrahlung in homogenen und geschichteten Medien. Strahlentherapie 101, 241—247 (1956).
— Berechtigung und Grenzen der konventionellen Röntgentherapie. Electromedica 3, 30—32 (1967).
LAZARUS, P.: Handbuch der gesamten Strahlenheilkunde, Biologie, Pathologie und Therapie. München: J. F. Bergmann 1928/30.
LIECHTI, A.: Röntgenphysik. In: JADASSOHN, Handbuch der Haut- und Geschlechtskrankheiten, Bd. 5, Teil 2, S. 165—287. Berlin: Springer 1929.
—, u. W. MINDER: Röntgenphysik, 2. Aufl. Wien: Springer 1955.
MARKOVITS, E.: Röntgentherapie in Tabellenform. Leipzig: Georg Thieme 1934.
MARKUS, B.: Über den Begriff der Gewebsäquivalenz und einige „wasserähnliche" Phantomsubstanzen für Quanten von 10 bis 100 MeV sowie schnelle Elektronen. Strahlentherapie 101, 111—131 (1956).

Martius, H.: Einführung in die gynäkologische Strahlentiefentherapie, 2. Bd. der Bonner Röntgenbücher, herausg. von Grebe und Martius, 2. Aufl. Bonn: Fr. Cohen 1921.

Marx, E.: Handbuch der Radiologie. Leipzig: Akad. Verlagsgesellschaft 1913/25.

Matschke, S., J. Richter u. K. Welker, Physikalische und technische Grundlagen der Bestrahlungsplanung. Leipzig: Edition Leipzig 1968.

Mayneord, W. V.: A dose contour projector and its application to three-dimensional radiation distributions. Brit. J. Radiol. 12, 262—268 (1939).

—, and F. Lamerton: A survey of depth dose data. Brit. J. Radiol. 14, 255—264 (1941).

Meredith, W. J., and G. J. Neary: The production of isodose curves and the calculation of energy absorption from standard depth dose data. Brit. J. Radiol. 17, 75—82, 126—130 (1944).

Mesnil de Rochemont, R. du: Anregungen für die Abfassung von strahlentherapeutischen Arbeitsbereichen, insbesonders für die Einführung eines Raumdosenindex. Strahlentherapie 55, 139—142 (1936).

— Einführung in die Strahlenheilkunde. Berlin u. Wien: Urban & Schwarzenberg 1937.

— Zur Bestrahlungsmethode bei Gebärmutterkrebsen. Strahlentherapie 78, 511—526 (1948). Geburtsh. u. Frauenheilk. 8, 634—647 (1948).

— „Kleine" und „große" Strahlentherapie. Strahlentherapie 101, 546—551 (1956).

— Lehrbuch der Strahlenheilkunde. Stuttgart: Ferdinand Enke 1958.

Meyer, H.: Lehrbuch der Strahlentherapie. Berlin u. Wien: Urban & Schwarzenberg 1925/29.

—, u. Pohl (1912), nach: du Mesnil de Rochemont, 1958.

—, u. K. Matthes: Die Strahlentherapie. Stuttgart: Georg Thieme 1949.

Moos, W. S.: The transition effect at low Roentgenray energies. Amer. J. Roentgenol. 77, 881—885 (1957).

—, u. G. H. Sandberg: Eine photographische Methode zur Bestimmung von Isodosen in der Strahlentherapie. Strahlentherapie 102, 223—228 (1957).

Moss, W. T.: Therapeutic radiology. St. Louis: C. V. Mosby Co. 1959.

Müller, H. A.: Die Strahlentherapie der Marburger Klinik. Arch. Gynäk. 178, 268—272 (1950).

Murphy, W. T.: Radiation therapy, 2. ed. Philadelphia and London: W. B. Saunders 1967.

Nauber, G.: Hilfsgeräte für die routinemäßige Tiefentherapie. Med. Technik 8, 233—236 (1963).

Neboschew, A. F.: Über Schwächungskurven und Halbwertschichten. Strahlentherapie 92, 449—457 (1953).

O'Connor, J. E.: A transit dose technique for the determination of dosis in inhomogeneous bodies. Brit. J. Radiol. 29, 663—667 (1956).

— The variation of scattered x-rays with density in an irradiated body. Phys. in Med. Biol. 1, 352—369 (1957).

Oeser, H.: Strahlenbehandlung der Geschwülste. Technik, Ergebnisse und Probleme. München u. Berlin: Urban & Schwarzenberg 1954.

Oliver, R., and L. A. W. Kemp: An investigation into some factors affecting x-ray dose distribution and its measurement. Brit. J. Radiol. 22, 33—43 (1949).

Paterson, R.: The use and abuse of palliative radiotherapy. J. Fac. Radiol. (Lond.) 8, 235—238 (1957).

— The treatment of malignant disease by radium and x-rays. London: E. Arnold Publ. Ltd. 1960.

— The treatment of malignant disease by radiotherapy, 2. ed. London: E. Arnold Publ. Ltd. 1963.

Perthes, G.: Versuche einer Bestimmung der Durchlässigkeit menschlicher Gewebe für Röntgenstrahlen mit Rücksicht auf die Bedeutung der Durchlässigkeit der Gewebe für die Radiotherapie. Fortschr. Röntgenstr. 8, 12—18 (1904).

— Zur Frage der Röntgentherapie des Karzinoms. Langenbecks Arch. klin. Chir. 74, 400—425 (1904).

Plesch, R.: Zum Problem des Gewebefaktors in der Tiefentherapie. Strahlentherapie 101, 422—428 (1956).

Porter, E. H., E. J. Hall, and F. Ellis: Point-Wedges: A development of Wedge-filter technique. Brit. J. Radiol. 34, 655—658 (1961).

Proppe, A.: Holzknechts Faustregel zur mehrstelligen Totalbestrahlung. Strahlentherapie 77, 599—604 (1948).

Quimby, E. H., B. S. Cohen, V. Castro, and W. J. Meredith: Calculation of tissue doses and data for the production of isodose charts, using standard depth-tissue tables. Radiology 66, 667—680 (1956).

—, M. C. Copeland, and R. C. Woods: The distribution of Roentgen rays within the human body. Amer. J. Roentgenol. 32, 534—551 (1934).

—, and G. C. Laurence: Radiological Society of North America Standardisation Committee, Technical bulletin no. 1. Radiology 35, 138—142 (1940).

Rahm, H.: Die Röntgentherapie des Chirurgen. Stuttgart: Ferdinand Enke 1927.

Rieder, H., u. J. Rosenthal: Lehrbuch der Röntgenkunde, Bd. 3, Röntgentherapie. Leipzig: J. A. Barth 1922.

Riessbeck, K. H.: Tritt bei einer Erhöhung der Vorfilterung einer 200 kV-Röntgenstrahlung bei Durchstrahlung von gesundem Knochengewebe eine ökonomisch vertretbare Erhöhung der Tiefendosis ein? Zbl. Gynäk. 77, 49—58 (1955).

— Zur Methodik der Röntgenstrahlen-Behandlung bösartiger Geschwülste, 2. Aufl. Leipzig: VEB Georg Thieme 1959.

Robbins, R., and K. C. Tsien: Calculation of x-ray dose distribution by a digital computer. Progress reports to the United States Public Health Service; periods: 1.1.55 — 30.4.1956, 1.5.1956 — 30.4. 1957, 1.5.1957 — 30.4.1958. Dept. of Radiotherapy, Temple University Medical Center, Philadelphia, Pa.

Rodé, J.: General radiation therapy. Budapest: Akadémia Kiadó 1966.

Sambrock, D. K.: Clinical trial of modified ("split-course") technique of x-ray therapy in malignant tumours. Clin. Radiol. 13, 1—18 (1962).

SAMBROCK, D. K.: Split course radiation therapy in malignant tumours. Amer. J. Roentgenol. **91**, 37—45 (1964).

SANDSTRÖM, O., u. S. BENNER: Eine Behandlungstechnik mit direkter Herddosierung und konstanter Herddosisleistung bei Stehfeldern, sowie Nomogramme dafür. Fortschr. Röntgenstr. **92**, 434—441 (1960).

SCHAAL, A.: Welche Vorteile bringt in der Tiefentherapie die Erhöhung der Röhrenspannung von 200 auf 250 kV? Strahlentherapie **98**, 332—338 (1955).

— Messung der Strahlenhärte innerhalb eines streuenden Mediums in der Röntgentiefentherapie. Strahlentherapie **99**, 561—566 (1956).

SCHINZ, R.: Sechzig Jahre Medizinische Radiologie. Stuttgart: Georg Thieme 1959.

SCHIRRMEISTER, D., u. J. RICHTER: Die Berechnung von Dosisverteilungen mit digitalen Rechenautomaten. Strahlentherapie **125**, 211—218 (1964).

SCHOEN, D.: Systematische Untersuchungen über die tatsächliche Strahlenbelastung des Kranken bei der therapeutischen Anwendung schneller Elektronen, konventioneller und ultraharter Röntgenstrahlen. Teil 1: Problemstellung und historischer Überblick. Strahlentherapie **120**, 108—118 (1963).

— Teil 2: Versuchsanordnung und Ergebnisse der Untersuchungen über die Größe der Integraldosis innerhalb des Strahlenkegels. Strahlentherapie **120**, 235—261 (1963).

— Teil 3: Ergebnisse der Untersuchungen über die Größe der Volumendosis außerhalb des Strahlenkegels. Strahlentherapie **120**, 335—356 (1963).

— Teil 4: Diskussionen der Ergebnisse und Schrifttum. Strahlentherapie **120**, 533—549 (1963).

—, u. G. BREITLING: Die Bedeutung der Streustrahlung für die Raumdosis. Strahlentherapie **103**, 490—493 (1957).

—, u. P. GERHARDT: Das Für und Wider der unterbrochenen Serienbestrahlung. Sonderbd. **61** zu Strahlentherapie, 207—213 (1965).

SCHOEN, H.: Indikation zur Röntgen- und Radiumtherapie, 2. Aufl. Bad Wörishofen: Werkverlag Dr. E. Banaschewski 1951.

SCHÖNEICH, R.: Kritisches zur Dosisangabe, insbesondere bei Mamma-Karzinomen. Strahlentherapie **87**, 467—472 (1952).

SCHWARZ, G.: Über Desensibilisierung gegen Röntgen- und Radiumstrahlen. Münch. med. Wschr. **56**, 2578—2580 (1909).

SEAR, R.: A theoretical approach to the radiation dose distribution from conshined x- and gammaray beams with special reference to wedge filtered beams. Phys. in Med. Biol. **4**, 10—25 (1959).

SEELENTAG, W.: Eine Winkelbussole zur Bestimmung der Einstellrichtung. Strahlentherapie **102**, 97—108 (1957).

—, u. E. KLOTZ: Die Streustrahlung im Körper bei Strahlenqualitäten von 50 bis 200 kV Erzeugerspannung. Strahlentherapie **108**, 112—126 (1959).

SEITZ, S.: Grundsätze der Röntgenbestrahlung des Gebärmutterkrebses und des Karzinoms im allgemeinen. „Die Karzinomdosis." Münch. med. Wschr. **4**, 89—93 (1918).

SPIERS, F. W.: Effective atomic number and energy absorbtion in tissue. Brit. J. Radiol. **19**, 52—63 (1946).

— The influence of energy absorption and electron range on dosage in irradiated bone. Brit. J. Radiol. **22**, 521—533 (1949).

— Dosage in irradiated soft tissue and bone. Brit. J. Radiol. **24**, 365—369 (1951).

— Materials for depth dose measurement. Brit. J. Radiol. **16**, 90—96 (1963).

STERLING, TH. D., H. PERRY, and L. KATZ: Automation of radiation treatment planning. Brit. J. Radiol. **37**, 544—550 (1964).

STERN, B. E., and G. B. HODGES: A pantograph for body contours. Brit. J. Radiol. **39**, 613—614 (1957).

STÜPER, P.: Über Beziehungen zwischen histologischer Struktur und Heilung der Kollumkarzinome. Strahlentherapie **92**, 89—107, 219—250 (1953).

STUTZ, E.: Messung von Röntgentiefendosen am Kranken und ihre Erhöhung durch Kompression unter Verwendung von Aerion-Kondensatorkammern. Strahlentherapie **66**, 479—489 (1939).

SUNDBOM, L., u. R. WALSTAM: Bestrahlungsplanung in der Strahlentherapie. Radiologe **4**, 256—262 (1964).

THORAEUS, R.: A study of the ionisation method for measuring the intensity and absorption of Röntgen rays and of the efficiency of different filters used in therapy. Acta radiol. (Stockh.), Suppl. **15** (1932).

TRANTER, F. W.: A method of calculating isodose curves from central axis depth dose data. Brit. J. Radiol. **29**, 92—94 (1956).

TRETTER, M.: Röntgenbestrahlung bei Entzündungen. Stuttgart: Wissenschaftliche Verlagsgesellschaft 1952.

TRÜBESTEIN, H.: Die Abhängigkeit des radiologischen Erfolges von der Dosis, der Tumorgröße und dem Tumorsitz, untersucht am Larynx- und am Hypopharynxkarzinom unter Röntgen-Tiefentherapie-Bedingungen. Strahlentherapie **107**, 501—519 (1958).

— Die „absorbierte Dosis" im Gewebe für Röntgenstrahlen von 10 keV bis 1 MeV und die Gewebsdichten. Strahlentherapie **111**, 122—138 (1960).

TSIEN, K. C., and M. COHEN: Isodose charts and depth dose tables for medium energy x-rays. London: Butterworth 1962.

UNGAR, E.: Standardisation of technique in radiotherapy. Brit. J. Radiol. **18**, 76—84 (1945).

VALLEBONA, A.: Methoden und Hilfsmittel zur Lokalisation tiefliegender Tumoren. Strahlentherapie **97**, 489—507 (1955).

VOGT, A.: Diagnostik und Strahlentherapie der Geschwulstkrankheiten. Stuttgart: Georg Thieme 1955.

WACHSMANN, F.: Über den Begriff „Raumdosis". Strahlentherapie **70**, 653—658 (1941).

— Physikalische Grundlage der Röntgentherapie und Dosimetrie. In: MEYER-MATTHES, 1949, S. 5—37.

— Vorschläge zur Standardisierung der Bestrahlungsbedingungen in der Röntgentherapie. Strahlentherapie **83**, 41—50 (1950).

— Neue Gesichtspunkte für die Ermittlung der Dosis bei Bestrahlung tiefliegender Herde. Strahlentherapie **87**, 253—265 (1952).

Wachsmann, F.: Definition des Begriffes „relative Herdraumdosis" und Wert des Begriffes für die Beurteilung verschiedener Bestrahlungsmethoden. Strahlentherapie 93, 295—298 (1954).
— Physikalische Grundlagen der dermatologischen Röntgentherapie und Messung ionisierender Strahlen. In: Jadassohn, Handbuch der Haut- und Geschlechtskrankheiten, Ergänzungswerk, Bd. 5, Teil 2, S. 1—85. Berlin-Göttingen-Heidelberg: Springer 1959.
—, u. W. E. Adam: Die Dosimetrie in der strahlentherapeutischen Praxis. Radiologe 4, 246—255 (1964).
—, u. A. Dimotsis: Kurven und Tabellen für die Strahlentherapie. Stuttgart: S. Hirzel 1957.
—, K. Heckel u. C. G. Schirren: Die Größe der Rückstreuung bei verschiedener Tiefe des Streukörpers. Strahlentherapie 94, 161—168 (1954).
—, H. L. Keller u. G. Drexler: Was bringt die Erhöhung der Röhrenspannung auf 300 kV für die Tiefentherapie? Strahlentherapie 118, 619—629 (1962).
Weishaar, J., u. G. Brüchner: Experimentelle Untersuchungen zur Frage der Feldgröße und prozentualen Dosisverteilung bei perkutaner Röntgenzusatzbestrahlung des Kollumkarzinoms. (Röntgenaufnahmen und Dosismessungen am Phantom.) Strahlentherapie 119, 250—265 (1962).
—, u. R. Heller: Experimentelle Untersuchungen zur Frage der Feldgröße und prozentualen Dosisverteilung bei der zusätzlichen perkutanen Röntgen- und Kobaltbestrahlung des Kollumkarzinoms. (Messung am Phantom.) 2. Mitt. Strahlentherapie 119, 525—539 (1962).
Weisswange, W. M. H.: Einstelltechnik. In: Holfelder, 1938, S. 109—124.
Werner u. Kohl (1906), nach: du Mesnil de Rochemont, 1958.

Wetterer, J.: Handbuch der Röntgentherapie. Leipzig: Otto Nemnich 1914.
Wheatley, B. M.: An instrument for dosage estimation with fields of any size and shape. Brit. J. Radiol. 24, 388—393 (1951).
Wichmann, H.: Die Verwendung des Begriffes „Halbwerttiefe" bei der Dosierung und Wahl der Bestrahlungsbedingungen in der Röntgentherapie. Fortschr. Röntgenstr. 93, 112—119 (1960).
— Hartstrahltherapie. Ein neuer Weg der Röntgentherapie. Fortschr. Röntgenstr. 106, 614—617 (1967).
— Persönl. Mitteilung 1968.
Wideröe, R.: Integraldosen für 200-KeV-Röntgen- und für Megavoltstrahlen. Strahlentherapie 110, 1—9 (1961).
Wintz, H.: Die Methodik der Röntgentherapie. In: Lazarus, Handbuch der gesamten Strahlenheilkunde, Biologie, Pathologie und Therapie, Bd. 2, S. 113—193. München: J. F. Bergmann 1928.
— Die Einzeitbestrahlung. Strahlentherapie 58, 521—527 (1937).
—, u. W. Rump: Die physiologischen und technischen Grundlagen der Röntgenstrahlentherapie. In: Meyer, Bd. 4, Teil 1, S. 167—272, 1929.
—, u. F. Wittenbeck: Klinik der gynäkologischen Röntgentherapie. In: Stoeckel, Handbuch der Gynäkologie, Bd. IV, 2. Hälfte, 1. u. 2. Teil. München: J. F. Bergmann 1933/1935.
Worthley, B. W., J. Tooze, J. Brown, and R. M. Fry: Dosage estimation in radiotherapy and the Wheatly integrator. Acta radiol. (Stockh.), Suppl. 128 (1955).
Zieler, E.: Neuere Erkenntnisse über den Zusammenhang zwischen Tiefendosis und Strahlenqualität. Sonderbd. 35 zur Strahlentherapie, 297—306 (1956).

VI. Ganzkörper- und Abschnittsbestrahlung beim Menschen
(Teleröntgentherapie, Telestrahlentherapie)

Von

W. Teschendorf

Mit 5 Abbildungen

1. Einleitung

Der Gedanke, zu therapeutischen Zwecken den ganzen menschlichen Körper den Röntgenstrahlen auszusetzen, ist schon 1905 von DESSAUER geäußert worden. Im Handbuch der Röntgen- und Radiumtherapie von WETTERER, Bd. I, S. 539, hat DESSAUER seine Idee durch die hier wiedergegebene Abb. 1 erläutert. DESSAUER wollte drei Röhren verwenden, von denen eine ihre Strahlen auf das Kopfende, eine auf die Körpermitte und eine auf die Füße des liegenden Patienten richten sollte, um Geschwulstkranke, die sich in einem „Filtergehäuse" befanden, zu bestrahlen. Diese Methode kam aus technischen Gründen nicht zur Ausführung. Wenn man die damaligen ungenauen Dosierungsverhältnisse berücksichtigt, hätte die Gefahr bestanden, daß mit einer auf der angegebenen Technik begründeten Bestrahlungsmethode eine Schädigung — unter Umständen mit tödlichem Ausgang — eingetreten wäre.

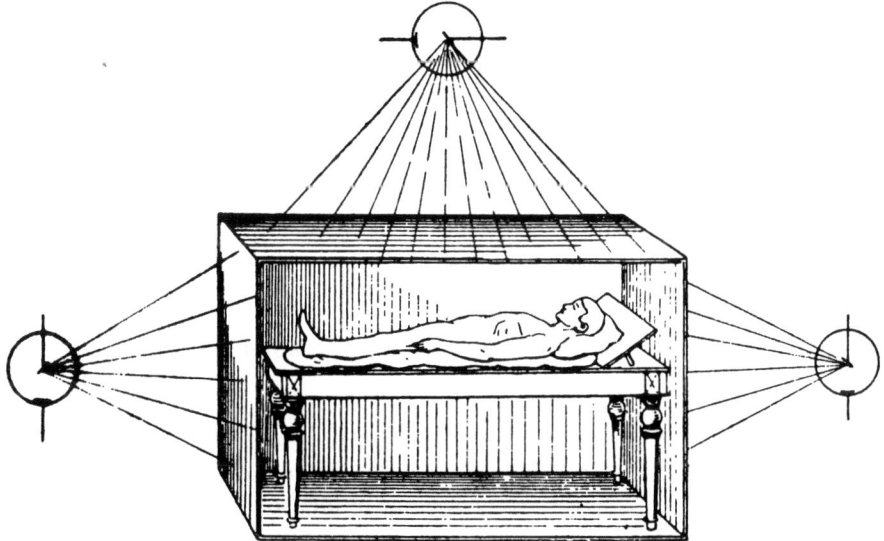

Abb. 1. Die ersten Versuche der Ganzkörperbestrahlung. Filtergehäuse nach DESSAUER aus dem Jahre 1905

1925 ging TESCHENDORF davon aus, daß die Bestrahlung eines Organs, wie die der Milz, bei einer Blutkrankheit unzureichend sein müßte, weil die metaplastischen Gewebe in der Leber, in den Lymphknoten, im Knochenmark und in anderen Organen dabei nicht von Strahlen getroffen werden. Generalisierte Erkrankungen des Blutes oder des hämatopoetischen Systems können sich theoretisch nicht von einem Organ her entscheidend beeinflussen lassen. Daraus ergab sich die Frage, ob eine Bestrahlung des ganzen menschlichen Körpers möglicherweise bessere Resultate erzielen würde als die bei myeloischen

Leukämien bisher gebräuchliche Milzbestrahlung oder die Bestrahlung einzelner nachweisbarer Lymphknotenvergrößerungen bei lymphatischer Leukämie. Es war von vornherein klar, daß für die Einwirkung auf den ganzen menschlichen Körper nur kleine Dosen in Frage kommen konnten.

2. Grundlagen der Ganzbestrahlung

Will man Ganzbestrahlungen am Menschen ausführen, so muß man sich zunächst einmal darüber Gedanken machen, welche Erfahrungen mit Ganzbestrahlungen im Tierversuch gemacht worden sind, und zwar

1. bei einmaligen Dosen,

2. bei häufiger oder dauernder Verabfolgung kleinerer Dosen.

Daraus ist bekannt, daß Mäuse bei einer einmaligen Ganzbestrahlung von 600—700 R Einfallsdosis in 3—9 Tagen sterben. Ratten sind weniger widerstandsfähig (B. G. Lamson, M. S. Billings, J. J. Gambino u. L. R. Bennet), während bei Meerschweinchen dieselben Dosen tödlich sind wie bei Mäusen (Daquisto und Blackburn). Bei größeren Organismen, wie z.B. Hunden, scheint die tödliche Wirkung früher einzutreten, und zwar überstanden Hunde bei Ganzkörperbestrahlungen mit Co^{60} schon zu 95% nicht mehr eine Einfallsdosis von 350 R (Shively, Michaelson und Howland).

Eine Untersuchung bei Ziegen ergab, daß mit 2,5 MeV-γ-Strahlen bei 395 rad und mit Neutronen-Strahlen bei 505 rad der Tod unter ähnlichen Erscheinungen in der 3. bis 4. Woche eintrat (Edmondson u. Batchelor).

Affen, die mit einmaligen Dosen von 635 R (bei 77 R-Minuten-Zufluß) bestrahlt wurden, zeigten schon am 2. Tag Mattigkeit und Einschränkungen ihrer Beweglichkeit, am 3. Tag wäßrigen Stuhl und am 12. Tag Blutungen in der Axillargegend. Sie starben am 14.—19. Tag. Bei den bestrahlten Tieren fanden sich starke Veränderungen der α_2-, β_1- und β_2-Globuline. Bei der Autopsie fand man die typischen Merkmale der akuten Strahlenkrankheit, nämlich punktförmige Blutungen in der Haut, in den Schleimhäuten der Trachea, des Magens, des Darmkanals, im Myokard und Endokard, sowie ulcerohämorrhagische Colitis, eine Pneumonie und Aplasie des Knochenmarks und der linealen Follikel (Annenkov und Kashkin).

In der Absicht, das hämatopoetische System zu vernichten, um es durch frisches Knochenmark zu ersetzen, wurde bei einem 11jährigen Mädchen mit Stammzellenleukämie eine Ganzbestrahlung von 800 rad ausgeführt. Danach trat bereits in 2 Std der Exitus ein (Hruban, Pierce, Nair und Warner). Nach dem Gesagten ist es selbstverständlich, daß eine derartige Dosis bei einmaliger Verabfolgung tödlich wirkt. Hierauf wird noch eingegangen werden (s. S. 392).

Neue Beobachtungen über Strahlenwirkung auf den ganzen menschlichen Körper, wie sie bei der Atombombenexplosion auf Hiroshima gemacht wurden, haben ergeben, daß für den Menschen die tödliche Dosis unterhalb dieser Grenze liegt. Schon bei einem errechneten Auftreffen von 200 R auf den ganzen menschlichen Körper wurden 30% Todesfälle beobachtet, die sich bei Ansteigen der Einfallsdosis auf 600 R bis zu einer 100%igen Letalität erhöhten. Angaben über Letaldosen dieser Höhe beziehen sich nur auf *einmalige* Strahlenexposition.

Ganz anders als bei einmaligen großen Strahlenmengen ist die Verträglichkeit, *wenn diese fraktioniert verabfolgt werden.* Aus der älteren Literatur, deren Bearbeitung bereits das Handbuch von Wetterer enthält, ist bekannt, daß die Verträglichkeit der Strahlen um so mehr gesteigert wird, je mehr die Einzeldosen fraktioniert werden. Dementsprechend kann man Tieren 5000—6000 R verabfolgen, wenn man täglich nur 10 R oder etwas mehr einfallen läßt und womöglich noch die Intervalle zwischen den einzelnen Bestrahlungen vergrößert (Sluys, Heuss). Pape zeigte, daß Ratten täglich mit kleinen Dosen von 0,25 R 1 Jahr lang bestrahlt werden können, ohne daß merkliche Schäden auftreten. Nach einer vierteljährlichen Strahlenbeeinflussung der genannten Art konnte

PAPE eine Vermehrung des Reticuloendothels und eine deutliche Anregung der Lymphopoese in der Milz nachweisen. Es kam zu einer erheblichen Steigerung der Lymphocyten. Gleichzeitig wird auch das übrige leukopoetische System angeregt. Der Körper versucht daher, sich auf die Strahleneinwirkung „einzustellen" bzw. sie zu kompensieren. PAPE glaubt, daraus keine Schlüsse auf eine Gewöhnung an Röntgenstrahlen ziehen zu können. Bei Bestrahlungen mit 50 R Einfallsdosis und längeren Intervallen vertrugen Ratten in 2 Jahren zehn solcher Dosen (HOCHMANN, FEIGE und NEHARIN).

Der Bestrahlungsrhythmus hat die gleiche Bedeutung wie die Höhe der Einzeldosen. Bestrahlt man Mäuse einmal wöchentlich mit einer Einfallsdosis von 100 R, so werden bei Erreichung von 500 R bei männlichen Tieren 437, bei weiblichen Tieren 435 Tage Überlebenszeit erreicht. Bei einer Gesamtdosis von 1000 R wurden bei männlichen Tieren 386, bei weiblichen Tieren 390 und bei 1500 R Gesamtdosis bei männlichen Tieren 364 und bei weiblichen Tieren 325 Tage Überlebensdauer erreicht, so daß im Vergleich zu einer unbestrahlten Kontrollgruppe die Reduktion der Lebenszeit in Prozenten bei der zuerst genannten Gruppe bei männlichen Tieren 5%, bei weiblichen Tieren 9,6%, in der zweiten Gruppe bei männlichen Tieren 16,1%, bei weiblichen Tieren 18,9% und in der dritten Gruppe bei männlichen Tieren 20,9%, bei weiblichen Tieren 32,4% betrug (DUHIG und WARREN, s. auch MAURER u. MINDER).

3. Organveränderungen nach Ganzkörperbestrahlung

Die Ganzkörperbestrahlung hat bestimmte organspezifische Reaktionen zur Folge. In erster Linie werden durch eine Ganzbestrahlung die Milzfollikel und das Knochenmark angegriffen. Aber auch die Reticulumzellen werden frühzeitig in Mitleidenschaft gezogen.

Nach einer Untersuchung von MC FARLAND und PEARSON sowie ADELSTEIN u. DEALY steht die Abhängigkeit der Reticulocyten zu der Strahlendosis in einem so linearen Verhältnis, daß ihr Verhalten als „Indikator" für die Beurteilung hämatologischer Rückwirkungen besonders für γ-Ganzkörperbestrahlungen bei Malignomkranken gebraucht werden kann.

Die Zellen der verschiedenen Organe werden in bestimmter Reihenfolge angegriffen, wobei vorhandenes Bindegewebe und die Knochensubstanz am wenigsten empfindlich sind. Das Bindegewebswachstum wird durch fraktionierte Bestrahlung des ganzen Körpers stark angeregt.

Was die Wirkung auf die einzelne Zelle anbetrifft, so scheinen die Bausteine des Zellkerns für gewisse indirekte Schädigungen durch ionisierende Strahlen eher empfänglich zu sein als die Bausteine des Cytoplasmas. Bestrahlungen mit Einfallsdosen von 5—20 R erzeugten nach MARTIN, PAPE und PIRINGER-KUCHINKA im Tierversuch am Knochenmark Proliferationsreize. Die Mitosen stiegen erheblich stärker an als bei großen Dosen. Bei einer Ganzkörperbestrahlung ist die relative Beeinflussung eines bestimmten Organs (im Vergleich zur absorbierten Strahlenmenge) immer erheblich stärker, als wenn eine gleich große Strahlenmenge nur auf das betreffende Organ allein einwirken würde (Feldbestrahlung). Beispielsweise wird die Milz stärker beeinflußt, wenn der Strahlenkegel den ganzen Körper trifft, als wenn er nur auf das Organ abgeblendet werden würde (BERENBOM und PETERSEN). Dies gilt nicht nur für gesunde Zellen, sondern auch für Organe mit Geschwulstbildungen (HARRINGTON u. a.). Die stärkere Wirkung der Ganzbestrahlung erklärt sich nicht daraus, daß bei der Ganzbestrahlung eine stärkere Sekundärstrahlenwirkung auf das einzelne Organ zustandekommt. Der Unterschied würde auch dann noch erkennbar sein, wenn man bei einer auf das einzelne Organ beschränkten Bestrahlung die Dosis um denjenigen Wert vermehren würde, der durch Sekundärstrahlung bei Ganzkörperbestrahlung zustandekommt. Diese Annahme ist allerdings durch tierexperimentelle Versuche schwer zu klären und auch auf Grund von Strahlenunfällen nicht eindeutig zu beantworten (FLIEDNER, ANDREWS, CRONKITE und BOND).

Alle Autoren sind sich darin einig, daß neben der direkten Einwirkung auf die Zellen noch ein indirekter Faktor mitspielen muß. Man nimmt allgemein an, daß er auf humoralem Wege zustandekommt. Wir sprechen hier von einer Milieuwirkung, wobei wir eine durch Strahlen erzeugte Milieubeeinflussung verstehen, nicht eine Veränderung des Milieus durch Außenfaktoren (Fritz-Niggli sowie Zimmermann u. Ladner).

In diesem Zusammenhang ist auf eine allen Röntgenologen bekannte Beobachtung hinzuweisen, daß sich bei Tumoren, insbesondere auch bei Metastasen Geschwulstknötchen zurückbilden, die nicht von direkter Strahlung getroffen werden, z.B. wenn sie unter einer Abdeckplatte außerhalb des Strahlenkegels oder bei der Siebbestrahlung unter dem Bleigeflecht des Siebes liegen (Schoen). Man wird ihr Verschwinden nicht nur durch die Rückstrahlung aus dem Gewebe erklären können, insbesondere dann nicht, wenn sie außerhalb eines Bestrahlungsfeldes der Teleröntgentherapie und den dabei verabfolgten kleinen Dosen liegen. Jedenfalls geht aus diesen Beobachtungen hervor, daß bei der Rückbildung der Krebszellen mehrere Faktoren im Spiele sein müssen:

1. Eine allgemeine Gewebsreaktion, die schon durch kleine Strahlendosen ausgelöst wird und mit „Milieuwirkung" bezeichnet werden kann.

2. Eine direkte Zellwirkung, die bei hohen Dosen eintritt und die Vermehrung der Zellen unterbricht sowie ihren Untergang herbeiführt.

3. Eine Überlagerung der Milieuwirkung durch hohe Dosen. Tritt eine Zellschädigung durch die direkte Wirkung auf, so kann verständlicherweise die indirekte, auf einer Beeinflussung des Nährbodens bzw. der Milieuänderung beruhende Wirkung nicht mehr erkennbar werden. Die Erörterung dieser Frage liegt nicht im Thema dieses Handbuchabschnittes und wird bei der Strahlenbiologie zu besprechen sein.

4. Raumdosis bei Ganzkörperbestrahlungen

Bei der Einwirkung von Körperganzbestrahlungen ist die Raumdosis, d.h. die im Körper zur Absorption kommende Dosis von ausschlaggebender Bedeutung. Wenn auch grundsätzlich die Härte der Strahlung, gekennzeichnet durch die Halbwertschicht, für den Wirkungs*mechanismus* keine Bedeutung hat, so spielt sie de facto bei Körperganzbestrahlungen eine sehr erhebliche Rolle, weil die Raumdosis bei verschieden harten Strahlungen verschieden groß ist. Die Raumdosis kann man in R·Liter oder R·kg oder, wie man heute besser sagt, die Integraldosis in rad·kg messen. Wir beziehen uns hier auf die Messungen von Keller, die der Berechnung der Raumdosis am ganzen menschlichen Körper zugrunde gelegt werden können. Keller berechnete bei flachen Körpern mit einem Sagittaldurchmesser im Durchschnitt von weniger als 15 cm einen Wert von 0,66 rad pro 1 kg Körpergewicht. Bei außergewöhnlich großen sagittalen Körperdurchmessern ermittelt er einen Wert von 0,55 rad pro 1 kg Körpergewicht. Bei einer Fehlerbreite von ±10% kann man unter Tiefentherapiebedingungen für 1 kg Körpergewicht bei Rücken- bzw. Bauchlage eines Patienten mit einer durchschnittlichen Raumdosis von 0,60 rad pro 1 kg Körpergewicht und pro 1 R Oberflächendosis rechnen. Bei einem 75 kg schweren Patienten, der von 10 R Einfallsdosis getroffen wurde, würde sich die Dosis auf 450 rad errechnen, bei einem 90 kg schweren Patienten auf 540 rad.

Will man eine überschlägige Berechnung der rad·kg für den Körperstamm oder die Extremitäten gesondert vornehmen, so kann man das Verhältnis von Körperstamm zu Kopf und Gliedmaßen wie 5:4 ansetzen. Es zeigt sich, daß eine Körperganzbestrahlung mit einer Einfallsdosis von 10 R schon eine recht erhebliche Raumdosis ergibt. Diese Tatsache muß man sich vor Augen halten, um nicht etwa in die irrige Meinung zu verfallen, daß bei der Körperganzbestrahlung, wie wir sie bei Blutkrankheiten ausführen, unterschwellige Dosen gegeben werden.

Da Ganzbestrahlungen aus einem großen Abstand erfolgen, ergibt sich die Frage, ob der Zeitfaktor, wie wir ihn aus dem Begriff der Protahierung kennen, nur die Technik der Ganzbestrahlung eine Rolle spielt. In der Praxis dürfte die Protahierung nicht wesentlich zur Geltung kommen, da die einzelnen Dosen sehr klein sind. Im Tierversuch jedoch spielt der Protahierungsfaktor bei Einstrahlung großer Gesamtdosen eine wesentliche Rolle. Eine starke Protahierung kann im Tierversuch eine Herabsetzung des Strahleneffektes hervorrufen (MOLE). CORP und NEAL verglichen Kurzzeit- und Langzeitbestrahlungen und fanden, daß Tiere, die in den ersten Tagen zugrunde gingen, Blutungen vor allen Dingen im Gehirn und Rückenmark aufwiesen. Tiere, die 30 Tage überlebten, starben meistens an Magen-Darmstörungen. Später, d.h. zwischen 30 und 200 Tagen starben nur noch Tiere mit Kurzzeitbestrahlungen. Die Kurzzeitbestrahlungen mit hoher Dosierung fanden mit 68,3 rad pro Minute statt und erreichten in 11—13,5 min 750 bis 900 rad. Bei den Langzeitbestrahlungen mit niedriger Dosis wurden in 25 Std 1000 bis 1400 rad verabfolgt. Diese Arbeiten haben wegen der hohen Dosierung im Tierversuch keine Beziehungen zu der Körperganzbestrahlung beim Menschen. Das gleiche gilt auch für Tierversuche, wie sie beispielsweise von HOBITZ und RAJEWSKY sowie LAMSON, BILLINGS, MEEK und BENNET veröffentlicht wurden, und die sich auf die Entstehung und das zeitliche Auftreten von malignen Geschwülsten nach Körperganzbestrahlung beziehen.

Die statistische Bearbeitung der Erfahrungen, die nach Verabfolgung tödlicher Dosen im Tierversuch gemacht wurden, läßt den Schluß zu, daß die zum Tode führenden Wirkungsmechanismen verschiedener Art sein müssen und auch durch äußere Faktoren, z.B. Strahlenschutzsubstanzen (Cystaemin) beeinflußt werden können (CATSCH, KOCH und LANGENDORFF). Dabei werden in zunehmendem Maße Beobachtungen indirekter Wirkungen gemacht. Diese sind deshalb von Bedeutung, weil bei der Ganzbestrahlung des menschlichen Körpers wegen Metastasen mit den dabei gebräuchlichen verhältnismäßig kleinen Dosen keine direkte Beeinflussung der Geschwulstzellen angenommen werden kann. In diesem Zusammenhang sind auch die Untersuchungen von HORNYKIEWYTSCH und STENDER zu beachten, nach denen die Ausgangslage der Stoffwechselvorgänge im Organismus sowohl für die Stärke der Einwirkung lokaler als auch von Ganzbestrahlungen im Tierversuch eine Rolle spielt. Die allgemeine Stoffwechsellage kann sich im Laufe von einer oder mehreren Bestrahlungsserien ändern. Dadurch beobachtet man ebenfalls Änderungen der Reaktionen auf die Bestrahlungen. Hier können Anpassungs- und damit auch Gewöhnungserscheinungen in Betracht kommen. Unter dauernder Strahleneinwirkung scheint sich ein Gleichgewichtszustand zwischen Zellverlust und Zellersatz einzustellen. Dabei spielt die Höhe der täglichen Dosis (mittlere Dosis) eine größere Rolle als die Gesamtdosis. Je kleiner die tägliche Dosis wird, um so besser wird eine Anpassung erreicht.

5. Grenzen und Gefahren der Ganzkörperbestrahlung

Für die Anwendung der Ganzkörperbestrahlung mit konventioneller kupfergefilterter Röntgenstrahlung muß von der eingangs erwähnten Annahme ausgegangen werden, daß eine einmalige Einfallsdosis von 200 R zumindest in einem erheblichen Prozentsatz eine tödliche Wirkung auf den menschlichen Körper ausüben kann. Eine (reversible) Beeinflussung des weißen und auch des roten Blutbildes tritt schon bei erheblich kleineren Dosen auf (SAUERBIER, McCANDLESS).

Für die Röntgentherapie (ohne Knochenmarkersatz) kommen daher selbstverständlich nur kleine Einzeldosen in Betracht, die selbst bei längerer Fraktionierung insgesamt unter 100 R bleiben. Für die Teilkörperbestrahlung (Körperabschnittsbestrahlung) gelten andere Regeln, die gesondert besprochen werden. Ebenso gelten für γ-Strahlen der Hochvolttherapie andere Regeln entsprechend den Änderungen der RBW.

Von großer Bedeutung ist die Frage, ob durch Ganzkörperbestrahlung des Menschen eine Leukämie oder eine Carcinomentstehung induziert werden könnte. Nach der Literatur bestehen solche Möglichkeiten (Versuche an Mäusen s. bei HEUSS). Für die Therapie haben sie insofern keine Bedeutung als Ganzkörperbestrahlungen über längere Zeit nur bei Blutkrankheiten oder malignen Neubildungen angewandt werden, also die Strahlen einen Körper treffen, der bereits an einem neoplastischen Prozeß leidet. Immerhin sei hier kurz darauf hingewiesen, daß Court-Brown und Doll sowie Abbatt und Lea die Annahme vertreten, daß bei einer Strahlenbehandlung der Wirbelsäule, bei der durchschnittlich mit 94 rad gerechnet war und bei Bestrahlung des gesamten Knochenmarks mit 35—50 rad, die Morbidität an Leukämie zunimmt. Dennoch liegt die Wahrscheinlichkeit, an einer Leukämie zu erkranken bei Bestrahlung des ganzen Knochenmarks mit 1 rad zwischen $1 \cdot 10^{-6}$ und $2 \cdot 10^{-6}$ pro Jahr, wobei mit einer Latenz von 2—5 Jahren gerechnet werden muß.

Martin glaubt, daß in Australien seit Einführung der Röntgenstrahlen die Erkrankung an Leukämie begünstigt sei und daß 5% der Leukämiefälle hiermit in Verbindung gebracht werden können.

Die Leukämierate hat nicht nur in Australien sondern auch sonst zugenommen. Inwieweit dabei Röntgenstrahlen mitwirken können, ist noch nicht sicher. Auch Stewart, Hewitt und Webb versuchten, einen Zusammenhang zwischen Strahlenbelastung und Leukämie aufzuklären. Stewart überprüfte 1929 Fälle kindlicher Leukämie der Geburtenjahrgänge 1953—1955 und verglich sie mit willkürlich aus der Bevölkerung genommenen Kontrollen. Diese Untersuchungen zeigten, daß bei Kindern von Müttern, die während der Schwangerschaft geröntgt wurden, insbesondere Schwangerschaftsaufnahmen erhielten, eine doppelte Leukämiehäufigkeit zu bestehen schien. Nach Magnin hängt die Leukämieanfälligkeit „in utero"-bestrahlter Kinder allerdings stark von der Dosis ab. Diese wird bei einfachen Schwangerschaftsaufnahmen wahrscheinlich nicht erreicht. Zu berücksichtigen ist auch, daß erstgeborene Kinder von nicht geröntgten Müttern über 40 Jahren ebenfalls eine erhöhte Leukämierate aufweisen.

Im übrigen zeigen Waitz und Mayer, daß beim Umgang mit Isotopen Leukocyten auftreten, die teils einen neutrophilen, teils einen mononukleären Charakter haben. Sie stellten die Möglichkeit einer Markhyperplasie zur Diskussion, beobachteten aber keine Leukämieentwicklung.

Sterling, Saenger und Phair halten den Arbeiten von Court-Brown und Doll sowie Abbatt und Lea entgegen, daß nach den dort verwerteten Statistiken auch ein Zusammenhang zwischen rheumatischen Erkrankungen und Leukämie hergestellt werden könnte, so daß hier die ursächliche Bedeutung der Strahlen nicht eindeutig klargestellt sei.

Im Experiment werden nach Duhig und Warren an mit insgesamt 500, 1000 und 1500 R fraktioniert mit 100 R pro Woche bestrahlten Mäusen außer Tumorbildungen auch lymphatische und myeloische Leukämieformen gesehen. Hier wird angenommen, daß die Unterdrückung der Lymphocyten und Myelocyten durch die Strahlen dem Körper den Anreiz gibt, mit einer Leukämieerkrankung zu reagieren (s. auch Rattenversuche von Hunstein, Stutz u. Reincke).

Nach Faber, der gute Tabellen von der Strahlenbelastung bei diagnostischen Untersuchungen wiedergibt, waren von 698 beobachteten Leukosen nur 48 = 6,8% mit Strahlen in Berührung gekommen (vgl. auch die Verhandlung des Deutschen Röntgenkongresses 1963). In diesem Zusammenhang interessiert auch die Frage, ob bei Radiologen die Gefahr der Leukämieerkrankung ansteigt. Braestrup schätzt die bei Radiologen im Verlauf mehrerer Jahrzehnte beruflicher Tätigkeit empfangene mittlere Strahlendosis auf 2000 R. Solche Dosen liegen weit höher als diejenigen, die für die Zunahme der Leukämiehäufigkeit bei den Überlebenden von Hiroshima angegeben waren. Außerdem ist die Erhöhung der Leukämierate bei den in obigen Arbeiten untersuchten Personengruppen kleiner als die bei den Hiroshima-Nagasaki-Fällen. Daraus kann man schließen, daß beim Menschen eine über lange Zeiträume akkumulierte Strahlendosis hinsichtlich der Leukämieinduktion weniger wirksam ist als eine gleich hohe in Form von Einzeitbestrahlungen applizierte Dosis. Würde die Induktion einer Strahlenleukämie eine wirkliche Gefahr bilden, so müßte vor allen Dingen bei Ärzten, die neben ihrer Praxis auch röntgen und dabei sehr viel weniger Strahlenschutz anwenden als der Röntgenologe, eine viel größere Leukämierate bekannt sein. Deshalb äußert sich auch HOLTHUSEN dahingehend, daß diese Induktion nicht bewiesen ist.

Auch die Frage, ob durch Strahlen die Neigung zur Tumorbildung verstärkt werden kann, muß beachtet werden. Ausführlich beschäftigt sich mit diesem Thema eine Arbeit von HOBITZ und RAJEWSKY. Bei der Ganzkörperbestrahlung sind die zur Tumorentstehung führenden Dosen wesentlich geringer als bei der Felderbestrahlung. Sie liegen in der Größenordnung, in welcher die Erholungsfähigkeit des Organismus voll zur Geltung kommt (Zeitfaktor der Strahlenwirkung). Nimmt man daher Zusammenhänge mit Tumorbildungen an, so muß die dem Zeitfaktor *nicht* unterworfene Wirkungskomponente dabei eine Rolle spielen (RAJEWSKY). Hierauf weisen auch Versuche von DURMISCHIAN mit ^{24}Na hin, das eine Halbwertzeit von 15 Std besitzt und β-Teilchen sowie γ-Strahlen aussendet. Auch hierbei kommen der Zeitfaktor sowie die unterschiedliche Empfindlichkeit der verschiedenen Organe zum Ausdruck.

Will man aus den Ergebnissen der angeführten biologischen und biophysikalischen Untersuchungen Folgerungen für die Indikation von Totalbestrahlungen herleiten, so muß man drei Behandlungsgruppen unterscheiden:

1. Blutkrankheiten und ähnliche Zustände, bei denen Totalbestrahlungen mit so kleinen Dosen erfolgen, daß die beschriebenen Gefahrengrenzen nicht erreicht werden können.

2. Teilkörperbestrahlungen mit einem mehrfachen der Dosis wie bei Totalbestrahlungen. Beschränken sich diese Bestrahlungen auf einen Körperabschnitt, so ist bei der Dosierung, wie sie hier in den folgenden Abschnitten besprochen wird, die Gefahr einer Tumorinduktion nicht zu befürchten.

3. Ganzkörperbestrahlungen mit letalen Dosen zur Ausschaltung immunologischer Reaktionen. Sie können zum Zwecke von Organtransplantationen mit nachfolgender Knochenmarktransplantation vorgenommen werden. Hierauf wird gesondert eingegangen werden (s. S. 394).

6. Indikationen zur Ganzkörperbestrahlung
a) Leukämien

Die Ganzkörperbestrahlung bei myeloischen Leukämien erfolgt, um leukämisches Gewebe an möglichst allen Entwicklungsstellen zu beeinflussen. Diese sind mit Feldbestrahlungen nicht zu erfassen.

Bei der lymphatischen Leukämie kann man mit Feldern sehr viele Herde zur Rückbildung bringen, indem man alle Stellen palpabler Lymphknotengeschwülste und ihre Umgebung mit einzelnen Bestrahlungsfeldern angeht. Es werden sich jedoch stets Körperstellen finden, an denen leukämische Herde vorhanden sind, die keiner Feldbestrahlung zugänglich sind.

Es zeichnen sich daher zwei Möglichkeiten ab, den ganzen Körper zu bestrahlen:

1. Die Bestrahlung mit einem Strahlenkegel, der den ganzen Körper deckt,

2. Die Bestrahlung des ganzen Körpers durch aneinandergelegte große Felder bzw. Teilkörperbestrahlungen.

Diese beiden Methoden können stark variiert werden. Beispielsweise kann man Ganzkörperbestrahlungen mit Feldbestrahlungen kombinieren.

Es ist bekannt, daß myeloische Leukämien bei längerer Behandlungszeit gegen Milzbestrahlungen resistent werden bzw. die Dosis mehr und mehr erhöht werden muß, um noch eine Wirkung zu erzielen bis eine Grenze durch Überbelastung der Haut erreicht wird. Es zeigte sich, daß solche Fälle bei einer Behandlung mit Ganzkörperbestrahlungen so reagieren, als wenn vorher überhaupt noch keine Röntgentherapie ausgeführt worden wäre. Dies ist verständlich, wenn man sich vorstellt, daß nur die Milz bestrahlt und dadurch resistent wird, dagegen nicht die metaplastischen Gewebe in der Leber usw., die bei der Ganzkörperbestrahlung frisch der Strahlenwirkung ausgesetzt werden. Manche Autoren haben daher die Ganzbestrahlung nur für solche Fälle vorbehalten (Murphy).

Demgegenüber ist zu betonen, daß bei der Ganzkörperbestrahlung der myeloischen Leukämie auch die Milztumoren zurückgehen. Wird die Leukocytenzahl auf Werte von etwa 20 000 zurückgebracht, so bildet sich auch die Milz zurück, manchmal allerdings erst nach einer Bestrahlungsserie. Erfolgt die Rückbildung der Milz zu langsam, so ist es in keinem Fall kontraindiziert, dies durch eine Milzbestrahlung zu beschleunigen (Ratkóczy). Die ursprüngliche Methode beschränkte sich aber darauf, leukämische Erkrankungen nur durch Ganzkörperbestrahlungen zu behandeln (Teschendorf), und zwar besteht das Hauptziel darin, die Leukocytenzahlen auf ein bestimmtes Maß herabzusetzen und dieses konstant zu halten. Neue Anstiege der Leukocyten sollen durch eine dauernde Überwachung und Wiederholung der Bestrahlungen vermieden werden. Dieser Methode haben sich auch Osgood sowie Benkö und Burger angeschlossen. Der Rhythmus der Bestrahlungswiederholungen richtet sich nach dem Leukocytenstand.

Vergleichsuntersuchungen von Osgood ergaben, daß unter Tiefentherapiebedingungen von 250 kV und Focus-Hautabstand von 80—100 cm bei einer Strahlung von 1—2 m Kupfer-Halbwertschicht bei mittlerer Dosierung von 4—11 R/min applizierte Röntgenstrahlendosen von 10 R bei lymphatischen und 20 R bei myeloischen Leukämieformen ähnliche Wirkungen wie 32 Dosen (intravenös) für 1 mCi = 15 R erzielten. Wegen der sehr verschiedenen Strahlensensibilität der Leukämien sind diese Vergleiche aber nur unter Vorbehalt gültig.

Auch die lymphatische Leukämie kann durch Körperganzbestrahlungen erfolgreich behandelt werden. Auch hierbei muß man sich bei der Dosierung und dem Rhythmus der Bestrahlungswiederholungen von dem Leukocytenstand leiten lassen. Wir werden bei Besprechung der Bestrahlungstechnik hierauf zurückkommen.

Für die lymphatische Leukämie ergibt sich aber eine weitere Behandlungsmethode, wie wir sie auch beim Lymphogranulom anwenden: *Die Bestrahlung einzelner Körperabschnitte.* Hierdurch wird ebenfalls eine Einwirkung auf den ganzen Körper erzielt, wenn dabei in der Regel auch nur der Körperstamm und nicht die Extremitäten der Bestrahlung unterzogen werden. Auch hier ist das Ziel, eine gleichmäßige Rückbildung der vergrößerten Lymphknoten und Reduktion des Blutbildes in die Nähe der Norm herbeizuführen und zu erhalten.

Schließlich sei erwähnt, daß man bei Bestrahlung von leukämischer Erkrankung darauf achten muß, daß kein zu plötzlicher Gewebszerfall auftritt. Greenbaum und Stone zeigten, daß nach forcierten Bestrahlungen eine sehr starke Harnsäureausscheidung auftrat, wobei es zu Gelenkschwellungen kam. Die Dosierung muß daher so erfolgen, daß derartige Nebenwirkungen nicht vorkommen.

b) Polycythämie

Dieselben Grundsätze wie bei den Leukämien sind bei der Totalbestrahlung der Polycythämie einzuhalten. Die Ganzkörperbestrahlung geschieht in fraktionierten Dosen, wie wir sie bei der Schilderung der Bestrahlungstechnik angeben werden. Sie führt zu einer gleichmäßigen Reduktion der Erythrocytenzahlen und hat den Vorteil, unterbrochen werden zu können, ohne daß Nachwirkungen etwa noch nicht abgebauter radioaktiver Elemente bestehen bleiben. Außerdem hat sie den Vorteil, einen Gonadenschutz anwenden zu können (J. Löbe u. H. G. Schneider). Aus diesen Gründen erscheint die Totalbestrahlung der Polycythämie mit Röntgenstrahlen leichter und besser dosierbar, abgesehen von der Möglichkeit, sie in jedem Röntgeninstitut ausführen zu können. Auch Schmitzer und Friedemann haben die Ganzkörperbestrahlung deshalb vorgeschlagen, weil sie das ganze medulläre System erfaßt und eine individuelle Einzel- und Gesamtdosierung auf Grund des Verlaufes gestattet. Wir haben durch Kriegseinwirkungen unsere älteren Bestrahlungsfälle großenteils aus den Augen verloren. Die Zahl der behandelten Kranken war nach dem Krieg geringer, weil die meisten Polycythämiefälle der Radiophosphorbehandlung zugeführt wurden (vgl. LAWRENCE, BERLIN und HUFF, Resultate bei 260 Patienten).

Auf jeden Fall waren unsere Ergebnisse günstiger als eine Auswertung der Bestrahlungsresultate von CHODOS und ROSS, die die Lebenserwartung mit ^{32}P, auch in Kombination mit Röntgenbestrahlungen, nur mit 69 Monaten von Beginn der Behandlung angenommen haben. Rechnet man die Zeit von dem ungefähren Beginn der Erkrankung ab, so erstreckten sich die Beobachtungen bei uns über erheblich längere Zeiträume bis zu 15 Jahren.

Auch OSGOOD, SEAMAN und KOLER haben Behandlungen über 15 Jahre bei Polycythämie beschrieben, wobei Ganzkörperbestrahlungen zusammen mit Radiophosphor angewandt wurden.

Aus unserem Material ist ein Fall erwähnenswert, der mit einem großen Milztumor und 29 000 Leukocyten im Jahre 1952 zur Beobachtung kam. Myelocyten waren nicht vorhanden. Dennoch war man nach der klinischen Beobachtung, besonders nach der Größe des Milztumors, geneigt, einen myeloischen Tumor anzunehmen. Später ergab die Beobachtung in der Medizinischen Klinik von SCHULTEN, daß es sich wahrscheinlich um eine Osteomyelosklerose handelte, die vom zweiten Beobachtungsjahr ab mit einer Polycythämie einherging, wobei zwischen 6 und 7 Millionen rote Blutkörperchen nachgewiesen wurden. Im vorliegenden Fall wurden zeitweilig die Ganzkörperbestrahlungen mit Milzbestrahlungen abgewechselt, weil ein großer hartnäckiger Milztumor bestand. Der Kranke erholte sich nach den Bestrahlungen jedes Mal und wurde 7 Jahre am Leben gehalten.

Einen Parallelfall gibt im gewissen Sinne eine Mitteilung von CALABRESI wieder, der eine Leukose beschrieben hat, neben der eine Polycythämie vorhanden war. Dieser Kranke konnte über 10 Jahre am Leben gehalten werden.

Man rechnet in unbehandelten Fällen von Polycythämie, daß mit der Zeit eine Leukämie eintritt (1% der Fälle nach MODAN und LILIENFELD). Ein Umschlag von Polycythämie in Leukämie ist daher eine bekannte Beobachtung, wogegen ein Umschlag einer myeloischen Leukämie oder ein Vorstadium einer solchen mit nachfolgender Polycythämie nicht bekannt geworden ist. Es handelt sich in diesen Fällen offenbar um Osteomyelosklerosen. Es ist auch die Frage diskutiert worden, ob Ganzkörperbestrahlungen bei Polycythämie die Gefahr des Umschlagens in eine Leukämie steigern können, was auch für ^{32}P gelten würde. MODAN und LILIENFELD sind dieser Ansicht und glauben, daß die Gefahr bei allen Bestrahlungsarten 10% beträgt. Es fragt sich aber, ob nicht bei dieser Berechnung die verlängerte Lebensdauer den Ausschlag gibt.

c) Generalisierte Metastasierungen

Ganzkörperbestrahlungen bei generalisierten Metastasierungen sind nur aus Mitteilungen von HEILIG bekannt geworden. Wir selbst haben nur in einzelnen Fällen die von HEILIG (s. S. 379) angegebene Methodik zur Erzielung von Schmerzlosigkeit bei Metastasen des Skelets und innerer Organe angewandt. HEILIG hat auf dem Kongreß der Deutschen Röntgengesellschaft 1962 in Köln darüber berichtet und wir werden auf S. 379 auf die Technik seiner Methode eingehen. Aus den Ausführungen HEILIGs seien wörtlich folgende Abschnitte zitiert:

„Die Patienten zeigten nach anfänglichem Absinken der Leukocyten manchmal schon nach der zweiten Serie Zeichen von subjektiver Besserung des Allgemeinbefindens, Schmerzfreiheit, Besserung des Appetits und Zunahme ihrer Kräfte. Diese Besserung trat nur bei Patienten auf, bei welchen nicht unmittelbar lebenswichtige Organe (Lunge, Knochen und Lymphdrüsen) von Metastasen ergriffen waren. Bei Patienten mit Metastasen in unmittelbar lebenswichtigen Organen (Leber, Nebennieren und Gehirn) war der Ablauf der Erkrankung nicht aufzuhalten. Sie kamen sämtlich innerhalb von 6—12 Monaten nach Einsetzen der Behandlung ad exitum.

Bei beiden Methoden der Ganzkörperbestrahlung (sowohl 10mal 24 R als auch 10mal 12 R) werden das weiße und rote Blutbild nur wenig beeinträchtigt; es kommt wohl anfangs zu einem leichten Absinken der Leukocyten, jedoch erholen sich die Patienten rasch wieder in der Serienpause. Einzelne Patienten zeigen wohl eine individuell geringere Resistenz des Blutbildes, jedoch ist nach meiner Erfahrung erst bei einem Absinken auf 2500 Leukocyten besondere Vorsicht geboten".

Unter 1981 Bestrahlungsfällen ist mehrere Monate nach der letzten Ganzkörperbestrahlung (zweite Zeitperiode mit 10·12 R) bei zwei Patienten (eine Frau und ein Mann) eine Panmyelophthise beobachtet worden. Hierzu ist zu den Ganzbestrahlungen zu sagen, daß nach dem angewandten Focus-Hautabstand die Hauptwirkung sicherlich nur auf den Körperstamm ausgeübt worden ist. Man muß bei der Einwirkung dieser Bestrahlungen eine starke humorale Wirkung annehmen, denn nach unseren Beobachtungen, bei denen allerdings bei Metastasen nur einzelne Körperabschnitte bestrahlt wurden, war die Summe der Einfallsdosen während der gesamten Behandlungen ungleich höher als bei Heilig.

d) Gutartige Erkrankungen

Auch bei gutartigen Erkrankungen sind Ganzkörperbestrahlungen angewandt worden. Beispielsweise hat Denier Ganzbestrahlungen bei allergischen Erkrankungen ausgeführt, um eine Desensibilisierung zu erreichen. Bekannt war schon lange, daß bei Asthma bronchiale ein großes Feld, das die Milz einbezog, bessere Wirkungen hervorbrachte als die Bestrahlung der Lunge allein. Ganzbestrahlungen bei anderen allergischen Krankheiten sind nicht bekannt geworden, müssen aber auf Grund der zum Zwecke von Transplantationen erzielten immunologischen Vorgänge (s. S. 394) aussichtsreich sein.

Innersekretorische Störungen sind heute kaum mehr Gegenstand einer Totalbestrahlung mit Röntgenstrahlen, da bei Isotopenbehandlung eine Speicherung und Kumulierung der Wirkung an den hauptsächlich erkrankten Organen erreicht wird.

Bei chronischer Lungentuberkulose haben Ghione und Saggioro den ganzen Körper in wöchentlichen Abständen mit je 3 R bestrahlt bis in 20 Wochen eine Gesamtdosis von 60 R erreicht wurde. Es wird hierdurch eine starke Anregung der Bindegewebsbildung erzielt, zeitweilig werden auch Leukocytosen herabgesetzt. Anscheinend kommt dabei eine stimulierende Wirkung auf das retikulo-endotheliale System zustande. Dieser Indikation kann aber die Gefahr der Erzeugung einer Leukämie entgegengehalten werden, die schon wegen der großen Zahl der Röntgenaufnahmen und Durchleuchtungen diskutiert wird.

Sonstige Versuche mit Ganzkörperbestrahlungen, wie sie zur Beeinflussung von Entzündungszuständen oder des vegetativen Nervensystems beschrieben wurden, können übergangen werden, da man hierbei wohl kaum von besonderen Indikationen für die Teleröntgentherapie sprechen kann.

Hautkrankheiten

Die Indikation der Teleröntgentherapie bei Hautkrankheiten wird S. 379 besonders behandelt.

7. Teilkörperbestrahlung
(Abschnittsweise Bestrahlung des ganzen Körpers oder von Teilen des Körperstammes)

a) Experimentelle Unterlagen

Durch Bestrahlung einzelner Körperabschnitte läßt sich ebenfalls eine Ganzkörperbestrahlung durchführen. Stodtmeister und Thom haben durch tierexperimentelle Studien die Unterschiede erörtert, die zwischen einer Bestrahlung des ganzen Körpers auf einmal und einer solchen bestehen, bei der der Körper in Abschnitte aufgeteilt wird. Jedoch wurden dabei so hohe Dosen angewandt, daß ein Vergleich mit unserer Bestrahlungsmethode nicht möglich ist. Dunjic, J. Maisin, Maldague und H. Maisin untersuchten die tödliche Wirkung von Körperteilbestrahlungen an männlichen Ratten. Ein

4 Monate altes Versuchstier von 145—155 g erhielt einzeitig unter Tiefentherapiebedingungen (bei einer Dosisleistung von 90 R pro Minute) eine Teilkörperbestrahlung von Kopf und Hals bis zur Clavicula von 600—2000 R Einfallsdosis. Andere Tiere wurden mit Einfallsdosen von 600—4000 R vom Hals bis zum Rippenbogen oder mit Einfallsdosen von 650—1300 R vom Rippenbogen über das Abdomen bis zu beiden Trochanteren bestrahlt. Nach Kopfbestrahlung trat nach 600 R bis zum 30. Tag kein Todesfall auf. Bis zum 168. Tag starben 5 von 40 Tieren. Nach 1400 R starben bis zum 30. Tag 5 von 40 Tieren, bis zum 168. Tag 31 von 40 Tieren. Nach 1600 R starben bis zum 30. Tag 16 von 20 Tieren und nach 2000 R bis zum 30. Tag alle Tiere (20 Versuche). Nach Thoraxbestrahlung lag die Todesrate niedriger (!), so daß bei 2000 R nach 30 Tagen nur 3 von 40 Tieren starben und erst bei 4000 R in 30 Tagen eine Todesziffer von 31—32 Versuchstieren zu verzeichnen war. Gegenüber Abdominalbestrahlungen sind die Tiere erwartungsgemäß am empfindlichsten. Nach 30 Tagen starben bei 850 R 2 von 20 Tieren, nach 900 R 9 von 20 Tieren, nach 1000 R 28 von 40 Tieren und nach 1300 R alle Tiere (10 Versuche). Alle diese Dosen sind viel zu hoch, als daß sie in direkte Beziehung zu den hier zu schildernden Methoden gebracht werden könnten.

b) Lymphatische Leukämie und Lymphogranulom

Bei dem Aneinanderlegen von Feldern kommt es wesentlich auf die zeitlichen Intervalle an, in denen die einzelnen Felder bestrahlt werden. Je größer dieselben sind, umso mehr weicht die Körperteilbestrahlung von der Körperganzbestrahlung ab.

Bei der Abschnittsbestrahlung werden gewöhnlich Arme und Beine nicht oder nur in den rumpfnahen Gegenden mitbestrahlt. Der Körper wird vom Schädel unterhalb der Augengegend bis zum oberen Drittel der Oberschenkel den Strahlen ausgesetzt. Dabei erweist es sich als zweckmäßig, zwei Abschnitte etwa in Höhe des Zwerchfells abzuteilen und den Ober- und Unterkörper abwechselnd von vorne und hinten zu bestrahlen. Die Dosierung kann dabei höher gewählt werden als bei einer einzeitigen Ganzkörperbestrahlung. Diese Form hat sich, wie schon erwähnt, bei lymphatischen Leukämien bewährt, bei denen ja manchmal im oberen Gebiet des Schädels und in den Extremitäten keine Lymphknotenvergrößerungen vorliegen.

Die größte Bedeutung messen wir der Abschnittsbestrahlung des Körpers für die Behandlung des Lymphogranuloms zu. Das Ziel dieser Methode besteht darin, nicht nur die lymphogranulomatösen Gewebe zur Rückbildung zu bringen, sondern durch weitere in bestimmtem Rhythmus erfolgende Abschnittsbestrahlungen des ganzen Körpers die Ausbildung neuer Herde zu verhindern. Daher kann man beim Lymphogranulom in der Weise vorgehen, daß man zuerst die tastbaren Tumorbildungen bestrahlt. Wie wir noch im nächsten Abschnitt zeigen werden, bestrahlen wir in solchen Fällen bei größeren Tumorbildungen vorher beide Halsseiten, Achselhöhlen und Leistengegenden, das sind sechs Felder, einmal mit 400 R Einfallsdosis. Dadurch wird eine Rückbildung der Tumoren erzielt und die abschnittsweise Ganzbestrahlung hat dann nur den Zweck, nicht sichtbare und nicht tastbare Herde zu beeinflussen und durch regelmäßige Durchführung das Entstehen neuer Herde zu verhindern.

Viele Strahlentherapeuten haben die Erfahrung gemacht, daß in Körpergegenden, die mit einer hohen Einfallsdosis von 2000 R (TRÜBESTEIN) fraktioniert bestrahlt worden sind, Rezidive länger ausbleiben als bei kleineren Dosen, die auch schon genügen, um sichtbare oder tastbare Tumorbildungen zum Rückgang zu bringen. Diese Erfahrung ist auch bei der Hochvolttherapie allgemein bestätigt worden. Die hohe lokale Dosierung ist nicht notwendig, wenn der Herdbestrahlung eine Abschnittsbestrahlung folgt, da diese außer der Rückbildung verborgener Herde den Zweck hat, das Auftreten neuer Tumorbildungen aufzuhalten. Sie wird daher in den Intervallen, welche bei der Herdbestrahlung eingeschaltet werden, fortgesetzt, so daß eine Art von abschnittsweiser Dauerbehandlung auf möglichst lange Zeit erstrebt wird. Berücksichtigt wird dabei, daß nach NICE und STENSTROM auch in Anfangsstadien mit Lymphknotentumoren an der

Peripherie des Körpers bereits Thoraxbeteiligungen angenommen werden müssen. Diese sind den Abschnittsbestrahlungen zugänglich (Bestrahlungen in großem Volumen oder Großraumbestrahlungen) (Rertujo, Weber u. Fournier; Scherer, zum Winkel).

Die Wirkung der Bestrahlung ist beim Lymphogranulom schwer zu beurteilen, weil es wahrscheinlich — zumindest dem Verlauf nach — verschiedene Formen des Lymphogranuloms gibt, deren Prognose verschieden ist. Jackson und Parker haben auf Grund ihrer pathologischen und klinischen Forschungen drei Formen unterschieden:

1. das Paragranulom,
2. das klassische Granulom und
3. das Hodgkinsarkom.

Die anatomische Einteilung der Malignen Granulome nach Sennert ist in diesem Abschnitt nicht berücksichtigt. Jedenfalls kamen Trübestein, Lennert, Lennert und Hippchen sowie Lennert und Loew zu der Überzeugung, daß die strahlentherapeutischen Resultate bei gleicher Behandlung und gleichem klinischen Stadium der einzelnen von ihnen differenzierten Formen nicht einheitlich beurteilt werden können. Aus diesem Grunde ist es schwierig, ein Urteil über den Wert einer Behandlungsmethode abzugeben, zumal eine histologische Klassifizierung nicht immer möglich ist. Gilbert und Rutishauser haben bei Männern bei der Bestrahlung des Lymphogranuloms Überlebenszeiten von mehr als 30 Jahren beobachten können und die Frage aufgeworfen, ob eine lymphogranulomatöse Erkrankung 20 Jahre latent im Körper bestehen könne. Reimer glaubt, daß beim Lymphogranulom hormonelle Einflüsse eine Rolle spielen und daher auch Hormonbehandlungen den Krankheitsverlauf beeinflussen. Wir haben in Übereinstimmung mit Loew sowie Shimkin, Opperman, Bostick und Lowbeer sowie Meigham und J. D. Ramsay die günstigsten Resultate bei Frauen erzielt und in Anbetracht dessen angestrebt, bei Männern eine Gegenhormonbehandlung durchzuführen, ohne jedoch bisher sichtbare Erfolge erzielt zu haben. Dabei sei erwähnt, daß beim Lymphogranulom Heilungserfolge mit cytostatischen Mitteln bisher nicht erzielt wurden und daß der alte Ausspruch von Béclère, daß beim Lymphogranulom die Röntgentherapie das Mittel der Wahl sei, noch zu Recht besteht (Toniolo).

c) Andere Maligne Lymphome

Vom Lymphogranulom ist eine generalisierte Lymphfollikelhyperplasie abgegrenzt worden (Brill, Baehr, Rosenthal), die kurze Zeit später unter der Bezeichnung großfollikuläre Lymphadenopathie (Symmer) beschrieben wurde und heute meist unter dem Namen Brill-Symmersche Erkrankung bekannt ist oder auch lymphoid-follikuläre Retikulosis, häufig auch nur malignes Lymphadenom genannt wird. Resultate mit Ganzkörperbestrahlungen sind hierbei noch nicht bekannt geworden. Trotz der starken Radiosensibilität sind von den meisten Autoren hohe lokale Strahlendosen angewandt worden, um eine Ausbreitung und Umwandlung in echtes Sarkomgewebe zu verhindern. Palliativerfolge wurden unter anderem von Heeren und Johnson mitgeteilt.

d) Lymphosarkom

Bei Lymphosarkomen kommt es darauf an, ob die Krankheit lokal ist bzw. sich auf einen Herd beschränkt (Stadium I) oder bereits die Lymphbahnen miterkrankt sind (Stadium II) oder eine generalisierte Erkrankung (Stadium III) vorliegt (Diamond). Die Teleröntgentherapie, in erster Linie die Bestrahlung von Körperabschnitten, kommt nur für das zweite und dritte Stadium in Betracht.

e) Plasmocytom

Beim Plasmocytom (multiples Myelom) wird dann eine Körperabschnittsbestrahlung oder geteilte Totalbestrahlung in Betracht kommen, wenn ein generalisierter Befund vorliegt, beispielsweise an den Rippen und Wirbeln Herde vorhanden sind. Die Herde können im Skelet so stark ausgebreitet sein, daß man mit abschnittsweisen Bestrahlungen sie nicht erfassen kann. Danach wird es sich richten, ob Großfeld-, Abschnitts- oder Ganzkörperbestrahlungen versucht werden müssen. Bei Großfeldbestrahlung hat WILLIAMS in einem Fall eine Überlebenszeit von 16 Jahren erreicht. Erfolge bei Abschnitts- und Totalbestrahlungen sind nicht bekannt geworden.

Versuche mit Ganzbestrahlungen wurden von HOLDER vorgenommen. Am ersten Bestrahlungstag wurde eine Einfallsdosis von 150 R, darauf 75 R pro Tag bis zum Leukocytenabfall gegeben. Ein Drittel der Fälle wurde schmerzfrei, in einem Drittel der Fälle ergab sich ein Teilerfolg. Das letzte Drittel blieb unbeeinflußt. Die Behandlung wurde als Palliativ-Methode gewertet.

Wir werden bei Besprechung der Bestrahlungstechnik (S. 384) hierauf noch eingehen. Die Methodik entspricht im übrigen der Anwendung von Teilbestrahlungen bei generalisierten Metastasen.

f) Geschwulstmetastasen

Geschwulstmetastasen haben dann Aussicht auf eine Beeinflussung, wenn sie sich auf einen Körperabschnitt beschränken. Auf kleinere Ausbreitungen von Geschwulstmetastasen, beispielsweise in der Umgebung eines Uterustumors, soll hier nicht eingegangen werden. Vielmehr ist nur die Behandlung solcher Metastasen zu besprechen, die ein größeres Ausbreitungsgebiet erreicht haben. Erstreckt sich dieses auf mehrere Körperabschnitte, beispielsweise die ganze Wirbelsäule und die Bauchorgane, so müßte eine Totalbestrahlung des ganzen Körpers erfolgen. Dies ist aber, wie auch MALLET sagt, der zuerst die Bestrahlung ganzer Körperabschnitte bei Geschwulstmetastasen anwandte und die Bezeichnung „Teleröntgentherapie" geprägt hat, als aussichtslos anzusehen. Nachdem aber MARCHAL in Paris die Erfahrung gemacht hatte, daß beim Lymphogranulom ein Rückgang der Tumoren und Drüsenschwellungen schon nach schwachen Einfallsdosen von 50—100 R eintrat, entschloß sich MALLET, auch bei größeren Körperabschnitten mit metastatischen carcinomatösen Tumoren eine derartige Behandlung zu versuchen. Die erste auffällige Beobachtung, die gemacht wurde, war, daß Schmerzen bei Knochenmetastasen verschwanden und auch bei anderen Metastasen eine Besserung und eine gewisse Erholung des Patienten eintrat, so daß man von Palliativerfolgen sprechen konnte. Die von HEILIG mitgeteilten Besserungen wurden bereits S. 369 erwähnt.

Insbesondere sind folgende Gebiete ins Auge zu fassen:

α) *Lungenmetastasen* bei Carcinomen und bei Sarkomen.

Es konnte von uns schon 1947 die Beobachtung eines 17jährigen Mädchens wiedergegeben werden, deren Lunge von zahlreichen Sarkommetastasen durchsetzt war, die nach 40 Bestrahlungen mit je 50 R Einfallsdosis völlig verschwanden (TESCHENDORF). VIETEN sah schon nach 10—15 Bestrahlungen mit einer Dosierung von 25 R auf den Thoraxabschnitt, also bei einer Gesamtdosis von 300 R Sarkom-Metastasen verschwinden. Die Beobachtungen lehren, daß manche Sarkommetastasen eine besonders gute Radiosensibilität haben. Man muß bei täglicher Bestrahlung etwa 30—50 Sitzungen ausführen.

Carcinom-Metastasen der Lunge zeigen weder in Form einzeln liegender metastatischer Herde noch in Form der Lymphangitis carcinomatosa eine günstige Radiosensibilität. Die Bestrahlungsserien müssen daher länger ausgedehnt werden. Serien von 50 Bestrahlungen mit je 50 R Einfallsdosis sind *in der Regel* als Minimum zu bezeichnen. Man kann, sofern die Bestrahlungen keine unverträgliche Allgemeinreaktion auslösen, auch täglich 100 R einstrahlen. In einer Reihe von Krankheitsfällen haben wir im Laufe der Zeit bis zu 150 Sitzungen ausgeführt.

In der Praxis hat sich ein Unterschied zwischen der Körperabschnittsbestrahlung mit der Teleröntgentherapie und der Telekobalttherapie gezeigt. Soweit wir in einer zweijährigen Behandlungsperiode ermitteln konnten, reagierten die Lymphangitis carcinomatosa, Lungenmetastasen und Pleuritis carcinomatosa nach Mammacarcinomen besser auf die Teleröntgentherapie, während Lungenmetastasen von anderen Carcinomen besser auf die Telekobalttherapie ansprachen. Ein Grund dafür kann nicht angegeben werden. Es handelt sich um subjektive Beobachtungen an unserem Institut.

Sind Lungenmetastasen nur einseitig entwickelt, so soll man nicht die Bestrahlung auf eine Thoraxseite beschränken, auch wenn man das Mediastinum im ganzen mitbestrahlt. Man wird regelmäßig erleben, daß sich auf der unbestrahlten Seite sehr bald eine Metastasierung bemerkbar macht. Deshalb empfehlen wir bei Lungenmetastasen stets die Bestrahlung der ganzen oberen Körperhälfte, am besten unter Einbeziehung der Halsgegend bis zur Schädelbasis, gleichgültig, ob man bei Mammacarcinom-Metastasen Röntgenstrahlen oder bei Metastasen anderer Carcinomarten Kobaltstrahlen anwendet.

An dieser Stelle soll erwähnt werden, daß es nicht möglich ist, eine prophylaktische Röntgentherapie durchzuführen oder sich davon einen Erfolg zu versprechen. Als Beispiel führen wir einen Fall von Seminom an. Der Hodentumor war operiert. Der Patient sollte lokal nachbestrahlt werden. Er erschien mit außerordentlich starken Beschwerden in der Pankreasgegend und einer Stauung im unteren Duodenalabschnitt, so daß wir eine Metastasierung im Pankreas oder in seiner Umgebung retroperitoneal annehmen mußten. Der Magen war auch nach vorne verdrängt, der Duodenalbogen vergrößert. Lokale (Stehfeld-)Bestrahlungen dieser Stelle führten rasch zum Verschwinden der Erscheinungen. Hier lag die Annahme nahe, daß in mehr oder weniger kurzer Zeit auch Lungenmetastasen auftreten könnten, und wir haben nach Durchführung der Bestrahlungen im Bauchgebiet die Lunge 50mal abwechselnd von vorn und hinten mit je 60 R Einfallsdosis bestrahlt, so daß im ganzen eine Einfallsdosis von 3000 R gegeben wurde. Diese Bestrahlungen waren am 23. 11. 52 beendet. Dennoch beobachteten wir nach 3 Wochen eine Metastase in der Lunge (re. Hilus) von Mandarinengröße, die sich also trotz der Vorbestrahlung gebildet hatte. Eine lokale Bestrahlung brachte auch diese Metastase zum Verschwinden, und der Patient ist bis heute (1968) von weiteren Metastasen frei geblieben (vgl. auch Beschreibung des Falles bei Paul).

Offenbar können die Strahlen nur Geschwülste beeinflussen, die sich bilden oder in Bildung begriffen sind, aber keinen Zustand herbeiführen, der in Zukunft die Bildung neuer Tumoren verhindert. Dem widerspricht auch nicht die Nachbestrahlung des Mamma-Carcinoms, bei dem nach unserer Auffassung wahrscheinlich auch keine reine prophylaktische Wirkung besteht, sondern es sich immer um Beeinflussung von bereits bestehenden sehr kleinen Geschwulstbildungen handelt, die noch in keiner Weise erkennbar sind.

α) Pleurametastasen

Bei Pleurametastasen besteht dieselbe Indikationsstellung wie bei Lungenmetastasen. Die Beeinflussung des Ergusses ist recht auffällig. Man kann in zahlreichen Fällen eine völlige Rückbildung erzielen. Die Bestrahlungsserien müssen ebenso angelegt werden wie bei Lungenmetastasen. Es empfiehlt sich auch hier, nicht unter 50 Sitzungen die Behandlung abzubrechen, auch wenn schon vorher der Pleuraerguß völlig zurückgegangen ist (vgl. Nadolny, Fortschr. Röntgenstr. 84, 336 (1956): Abb. 1—3). Dalicho hat bei derselben Indikation auch schon bei Dosen von 25 R Besserungen gesehen, während wir bei guter Verträglichkeit in manchen Fällen auch auf täglich 100 R heraufgegangen sind, dann allerdings die Serie bei 30 Sitzungen beendeten.

Larioschtschenko bestätigt die auch von uns gemachte Beobachtung, daß eine Amenorrhoe auftreten kann, auch wenn die Einstrahlungen nur auf die Thoraxgegend beschränkt waren. Daraus ist zu schließen, daß auch bei Körperabschnittsbestrahlungen eine allgemeine Wirkung mitspricht, die sich auf das endokrine System, aber auch auf das zentrale Nervensystem auswirkt, zumal auch Abfall des Blutdruckes, Beeinflussung klimakterischer Beschwerden usw. als Nebenwirkungen vorkamen.

β) Peritonealmetastasen

Peritonealmetastasen mit Ascites haben besonders bei Ovarialcarcinomen relativ günstige Aussichten, und zwar sowohl mit Röntgenstrahlen als auch mit Radiokobaltstrahlen. Unsere Resultate nach Röntgenbestrahlungen sind von Eva Gaebel zusammengestellt.

Durchschnittlich wurden 30 Einzelbestrahlungen pro Serie in 6 Wochen durchgeführt (vgl. auch S. 389).

γ) Seminommetastasen

Seminome reagieren günstig auf Röntgenstrahlen (Paul). Unser Material ist bezüglich der Behandlung mit Gammastrahlen der Radiokobaltquelle nicht so groß, daß bereits eine exakte Vergleichsbeurteilung möglich ist. Die Ansprechbarkeit der Metastasen von Seminomen ist auch hier günstig. Teratome sind schwer oder gar nicht beeinflußbar (Paul). Diese Einschaltung sei gestattet, obgleich bei einzeln auftretenden Seminommetastasen nicht die Teleröntgentherapie sondern die Felderbestrahlung in Betracht kommt. Einzeln liegende Metastasen indizieren keine Teilkörperbestrahlung, sondern sind wie genuine Tumoren zu behandeln.

δ) Knochenmetastasen

Dies gilt auch für Knochenmetastasen. Die Teleröntgentherapie verspricht hier im wesentlichen nur dann einen Erfolg, wenn die Metastasen ziemlich frühzeitig erkannt werden und sich auf einen Körperabschnitt beschränken. Es ist nicht möglich, zwei Körperabschnitte gleichzeitig mit einer Dosis zu bestrahlen, die eine Beeinflussung der Metastasen verspricht. In solchen Fällen wird das Blutbild zu stark geschädigt.

Wir führen ein Beispiel an, bei dem die Zahl der Bestrahlungen besonders hoch ist, um zu zeigen, daß erstens diese vertragen wurden und zweitens ein sehr guter Palliativerfolg erzielt werden kann. Bei Frau K. Sch. (46 Jahre alt) bestanden Metastasen im oberen Gebiet der Beckenknochen, im Os pubis und Os ischii einer Seite. Abwechselnd von vorne und hinten wurden folgende Bestrahlungen gegeben:

1. Serie Juli bis September 1953:   48mal 60 R,
2. Serie Januar bis Anfang März 1954:   39mal 60 R,
3. Serie Januar bis Ende März 1955:   50mal 60 R,
4. Serie November 1955:   20mal 60 R.

Die Patientin ist im Dezember 1956 an weiteren Metastasen verstorben. Der Palliativerfolg war aber in den Jahren 1953—1955 außerordentlich günstig. Die Patientin wurde ambulant behandelt und war schmerzfrei. Es wurden von Juli 1953 bis November 1955 157mal 60 R nach der Teleröntgentherapietechnik eingestrahlt.

Knochenmetastasen reagieren auf Gammastrahlen des Kobalt^{60} großenteils besser als auf Röntgenstrahlen. Die tägliche Einfallsdosis soll 100 R betragen (s. Ergänzungsabschnitt).

ε) Hautmetastasen

Bei Hautmetastasen empfiehlt es sich, solange diese einzeln auftreten, sie mit dem Nahbestrahlungsgerät unter Abdeckung des Gesunden anzugehen oder schnelle Elektronen bei 5—7 MeV anzuwenden. Bei Anwendung von Röntgenstrahlen besteht unsere Technik darin, jede einzelne Metastase im Abstand von 4 Tagen fünfmal mit dem Chaoulschen Gerät mit 2000 R Oberflächendosis zu bestrahlen. Kleinere Dosierungen sind hier nicht angebracht, weil zu viele Einstellungen erfolgen müssen, wenn es sich um eine gewisse Anzahl von Metastasen handelt.

Die Anwendung schneller Elektronen ist der geringen Hautreaktion wegen der Röntgentherapie vorzuziehen, allerdings sind sie mehr für Metastasengebiete, die sich zusammen mit einem Ausbreitungsbezirk erfassen lassen, als für allein liegende Einzelmetastasen der Haut geeignet. Da man heute allgemein zu gröberen Fraktionierungen übergeht, schlagen wir Einzeldosen von 2 × wöchentlich 500 R bis zur Erreichung von 4000—5000 R bei Elektronen von 5 MeV vor.

Bei Häufung von Metastasen tritt die Teleröntgentherapie des Körperabschnittes an die Stelle der Nahbestrahlung. Die Dosierung beträgt 25—60 R bei täglichen Bestrahlungen, die das ganze Metastasenfeld umfassen, wobei wir eine Strahlenhärte von

1,1 mm Cu. Halbwertschicht und eine Apparatur zugrunde legen, die mit 200 kV betrieben wird. Die Wölbung des Thorax spielt gewöhnlich wegen des großen Focus-Hautabstandes keine Rolle. Es besteht aber kein Hindernis, in das Bestrahlungsgebiet von vorne und schräg von der Seite einzustrahlen oder auch weichere Strahlungen, von 120 kV Spannung erzeugt, anzuwenden.

Bekanntlich hat Mallet während der Bestrahlungsserie Hautmetastasen excidiert und gezeigt, daß in allen Präparaten frische Ca.-Zellen nachweisbar waren. Degenerationserscheinungen und Verhornungen fehlten. Dennoch gingen die Metastasen zurück. Gerade diese Beobachtung veranlaßt uns zu der Annahme, daß es sich bei der Teleröntgentherapie und der Metastasenbehandlung nicht um direkte Vernichtung von Tumorzellen handelt, sondern im wesentlichen eine indirekte Wirkung eine Rolle spielt, die als Milieuwirkung zu bezeichnen ist (s. auch Pape).

8. Bestrahlungstechnik
(Ganzkörperbestrahlung mit feststehender Röhre)

Die Bestrahlung des ganzen menschlichen Körpers bedarf einer Einrichtung, die große Focus-Hautabstände einzustellen gestattet. Theoretisch müßte man den Kranken auf eine konkave Fläche legen, wollte man Kopf und Füße aus gleichem Abstand wie die Körpermitte bestrahlen. Am geeignetsten ist ein Abstand, der das Doppelte von der Körperlänge des Patienten beträgt (Cottenot, Cabesas und Massiot). Auch wenn man den Patienten auf den Boden lagert, wird sich nicht in allen Bestrahlungsabteilungen ein idealer Abstand von 3—3,50 m erreichen lassen. Im allgemeinen wird man daher zwei Fehler in Kauf nehmen müssen:

1. daß der Abstand für Kopf und Füße größer ist als für die Gegend des Zwerchfells,

2. daß man einen Strahlenkegel wählen muß, mit dem die obere Schädelhälfte, insbesondere die Augengegend und die Füße nicht mitbestrahlt werden. Für die neuesten Indikationen ergibt sich bezüglich des Bestrahlungseffektes daraus kein deutlicher Nachteil, insbesondere dann nicht, wenn Metastasen im Hirnschädelgebiet nicht anzunehmen sind.

Bei der uns zur Verfügung stehenden Einrichtung wird ein Strahlenkegel angewandt, dessen Durchmesser auf dem Fußboden 150 cm beträgt. Zu diesem Zweck wird die Röntgenröhre in den höchstmöglichen Abstand gebracht und die ausgestrahlte Fläche des Fußbodens markiert. Es ist notwendig, Messungen in der Mitte des Strahlenkegels und an seinem Rand vorzunehmen, um sich über die Verteilung der Strahlenintensität genaue Vorstellungen machen zu können.

α) Technik und Dosierung bei Polycythämie

Die Technik und Dosierung bei Polycythämie sei an folgendem Beispiel geschildert. *Patient R., geb. 7. 3. 01:* 18,5 g-% Hgb., 6 160 000 Erythrocyten, 13 450 Leukocyten.

1. Ganzkörperbestrahlungsserie vom 8. 6. bis 29. 6. 59.

In 3 Wochen elf Sitzungen mit einer Gesamteinfallsdosis von 55 R. In jeder Sitzung wurden 2,5 R von vorne und 2,5 R vom Rücken her gegeben.

Bei Abschluß der 1. Serie betrugen die Erythrocyten 5 790 000, die Leukocyten 14 500.

2. Bestrahlungsserie vom 5. 2. 60 bis 19. 2. 60. Hgb 16,8 g-%, Erythrocyten 6 180 000, Leukocyten 13 500.

In 2 Wochen acht Sitzungen mit einer Gesamteinfallsdosis von 40 R. In jeder Sitzung wurden wiederum 2,5 R von vorne und 2,5 R vom Rücken her gegeben.

Bei Abschluß der 2. Serie betrugen die Erythrocyten 4 620 000, die Leukocyten 14 400.

3. Bestrahlungsserie vom 10. 10. 61 bis 3. 11. 61. Hgb 17,6 g-%, Erythrocyten 5 400 000, Leukocyten 11 500, BKS 1/3. In 3 Wochen zwölf Sitzungen mit einer Gesamteinfallsdosis von 60 R. In jeder Sitzung wurden 2,5 R von vorn und 2,5 R vom Rücken her gegeben.

Bei Abschluß der Behandlung betrugen die Erythrocyten 5 200 000, Leukocyten 9350 und Hgb 15,5 g-%.

Zu erwähnen ist noch, daß der Blutdruck zu Beginn der Behandlung 190/120 und bei Abschluß der Behandlung 150/100 betrug.

Seit November 1961 wurde nicht mehr bestrahlt.

April 1963: Patient ist arbeitsfähig und gesund.

Aus dem Beispiel ist ersichtlich, daß drei Bestrahlungsserien durchgeführt wurden, und die Bestrahlungspausen etwa 8 Monate betrugen.

Diese Angaben können nur allgemeine Richtsätze sein. In der Praxis werden Variationen in der Dosierung und den Intervallen zwischen den einzelnen Bestrahlungsserien den individuellen Verhältnissen angepaßt werden müssen.

β) Technik und Dosierung bei Leukämie

αα) *Myeloische Leukämie.* Die Bestrahlung des ganzen menschlichen Körpers bei Leukämie setzt sich die Aufgabe, eine gleichmäßige Reduktion der Leukocytenzahlen zu bewirken. Erstrebenswert ist, eine nicht zu schnell abfallende Leukocytenkurve zu erhalten, und nach Erreichung einer Zahl von 15000—20000, diese möglichst auf lange Dauer konstant zu halten. Im allgemeinen genügt eine Ganzkörperbestrahlung pro Woche von etwa 5 R Einfallsdosis.

Anfänglich können zur Reduktion der Leukocytenzahlen 2—3 Bestrahlungen mit je 5 R Einfallsdosis pro Woche gegeben werden. Auch kann man die Methode dahin variieren, daß die Anfangsdosis auf 10 R Einfallsdosis gesteigert wird. Man beobachtet dabei aber schon einen stärkeren Gewebszerfall und eine damit verbundene Allgemeinreaktion, so daß wir nur bei besonderer Indikation über eine Einfallsdosis von 5 R heraufgehen. Fällt die Kurve sehr schnell ab, wird man die folgenden Dosen auf eine Einfallsdosis von 3 R erniedrigen, jedoch wieder etwas erhöhen, wenn die Leukocytenkurve unter der Bestrahlung ansteigt. Blutbildkontrollen sind ein- bis zweimal wöchentlich notwendig. Sobald die Leukocytenzahlen einen Stand von 20000 erreicht haben, wird man nicht mehr als einmal in der Woche bestrahlen müssen, wobei sich je nach der Reaktionslage des Körpers die Dosierung zwischen 3 und 5 R bewegen wird. Die Hauptschwierigkeit dieser Methode besteht darin, den Patienten zu veranlassen, immer wieder zur Blutbildkontrolle und zur Bestrahlung zurückzukehren. Die allmähliche Reduktion der Leukocyten und die Konstanthaltung des Blutbildes bringt es mit sich, daß der Kranke sich arbeitsfähig fühlt und nicht einsieht, daß er in fortgesetzter Behandlung bleiben muß.

Es kommen Leukämieformen vor, bei denen es nicht gelingt, bei der angegebenen Dosierung die Leukocyten auf dem von uns erwünschten niedrigen Stand zwischen 15000 und 20000 zu halten. Dann ergibt sich die Frage, ob man bei Erlangung einer subjektiven Besserung eine weitere Herabsetzung der Leukocyten erzwingen soll oder ob man beispielsweise eine Leukocytenkurve in Kauf nehmen kann, bei der sich die Zahlen zwischen 30000 und 60000 bewegen.

Es kommen auch Leukämiefälle vor, bei denen man bei zwischenzeitlichen Leukocytenanstiegen geneigt sein wird, eine stärkere Reduktion durch zwischenzeitliche Milzbestrahlungen herbeizuführen.

Wir beobachteten z.B. einen Krankheitsfall (A. R., 62 Jahre), der im Juli 1958 mit 383 000 Leukocyten in unsere Behandlung kam. Es wurden bis zum 25. 8. 58 vier Milzbestrahlungen ausgeführt, die erste mit 300 R, die nächsten mit je 200 R Einfallsdosis. Die Leukocyten sanken daraufhin bis 13 500 ab. Von November 1958 bis Mai 1959 wurden 13 Körperganzbestrahlungen mit einer Einfallsdosis von je 5 R ausgeführt. Die Leukocyten stiegen langsam auf 87 000 an, so daß später Ganzbestrahlungen mit 10 R Einfallsdosis ausgeführt wurden, dazwischen aber auch Milzbestrahlungen von 200 R stattfanden. Dabei war die Kranke während des ganzen Jahres 1959 in einem guten arbeitsfähigen Zustand gehalten. Im Jahre 1960 kam es zu einer Verschlimmerung. Die Leukocyten

stiegen wieder über 100000 an. In diesem Falle wurden wegen der schlechten Beeinfluß-
barkeit der Krankheit Milzbestrahlungen ausgeführt, die aber im September 1960 das
Krankheitsende nicht abwenden konnten. Das Beispiel zeigt, daß die Ganzkörperbestrahlung eine Behandlung durch Milzbestrahlungen nicht ausschließt. Jedoch beobachtete man, daß während der zweijährigen Krankheitsdauer das subjektive Befinden
der Patientin am besten war, solange die Ganzbestrahlungen durchgeführt wurden.
Dabei ist hinzuweisen auf die Parallele zwischen Ganzbestrahlungen und der Anwendung
von Isotopen, die offenbar sowohl wegen der Strahlenverteilung als auch wegen der
Wirkungsweise außerordentliche Ähnlichkeiten aufweist (Cook und Romano) (vgl. auch
S. 369).

Sowohl Milzbestrahlungen als auch Ganzbestrahlungen können in ein Stadium der
Krankheit fallen, in dem eine deutliche Wirksamkeit nicht mehr zu erzielen ist. Nach
unserer Erfahrung werden Kranke zuerst gegen lokale Bestrahlungen (d.h. Milzbestrahlungen) refraktär. In diesen Fällen erweist sich die Totalbestrahlung gewöhnlich als
wirksam. Die Krankheit reagiert, als ob überhaupt noch keine Röntgenbestrahlungen
angewandt worden wären. Wird eine Erkrankung gegen die Totalbestrahlung refraktär,
so kann, wie in dem genannten Beispiel, versucht werden, durch Milzbestrahlungen mit
steigenden Dosen eine Wirkung zu erzielen. Dies hat aber nach unserer Erfahrung keinen
erheblichen Einfluß mehr auf den Krankheitsverlauf, da es sich hier gewöhnlich um ein
Finalstadium handelt.

Zusammenfassend sei betont, daß die Dosierung der Ganzbestrahlungen stets möglichst
niedrig in den Grenzen von nur einigen R gehalten werden muß. Hochdosierte Ganzbestrahlungen sind bei Leukämien nicht angebracht, weil die Gefahr der Vernichtung
der Leukopoese besteht. Bei Einhaltung der von uns benutzten Dosierung ist eine derartige Gefahr nie aufgetreten. Ebenso wird das rote Blutbild nicht gefährdet, da im
Laufe eines Jahres kaum eine Einfallsdosis von 200 R erreicht wird, wenn nur Totalbestrahlungen ausgeführt werden.

ββ) Lymphatische Leukämie. Die sichtbaren oder tastbaren Tumoren bei der lymphatischen Leukämie geben den meisten Strahlentherapeuten Anlaß, die Körpergegenden, in
denen diese Tumoren nachweisbar sind, lokal mit der Stehfeldbestrahlungsmethode
anzugreifen. In diesen Fällen eignet sich die Körperganzbestrahlung, wöchentlich in der
vorstehend beschriebenen Weise durchgeführt, für die Aufrechterhaltung des Besserungs-
zustandes und zur Verhinderung des Auftretens neuer Lymphknotenvergrößerungen.
Nachweisbare leukämische Tumoren finden sich im wesentlichen am Hals, in den Achselhöhlen, Inguinalgegenden und im Hilusgebiet. Von anderen oder besonderen Lokali-
sationen sei hier abgesehen. Es ist durchaus kein Fehler, diese Tumoren durch lokale
Therapie zu beseitigen, aber auch nicht unbedingt notwendig.

Führt man bei einer lymphatischen Leukämie vom Beginn der Behandlung an Körperganzbestrahlungen aus, so wird man einen gleichmäßigen Rückgang der leukämischen
Tumoren beobachten, jedoch nicht so schnell wie bei Lokalbestrahlungen.

Die Frage, ob dies für den Verlauf der Krankheit günstiger ist, läßt sich nicht entscheiden, da derartig große Vergleichszahlen zwischen beiden Methoden nicht zur Verfügung stehen. Es soll daher auch dahingestellt bleiben, ob man mit langsamer Rückbildung der Geschwülste einen langsamen Krankheitsverlauf erzielen kann. Will man nach
dieser Methode vorgehen, so sollen ebenfalls die Einzeldosen nicht mehr als 5 bis höchstens 10 R (Einfallsdosis) betragen. Von der Reaktion des Patienten muß es abhängig
gemacht werden, ob die Bestrahlungen mehrmals wöchentlich, gegebenenfalls unter
weiterer Herabsetzung der Einzeldosen täglich gegeben werden sollen. Je kleiner die
einzelnen Dosen bei der Körperganzbestrahlung sind, um so geringer werden die subjektiven Reaktionen sein.

Auch zur Aufrechterhaltung eines durch lokale Bestrahlung der leukämischen Tumorbildungen erreichten arbeitsfähigen Zustandes wird man in der Regel eine wöchentliche

Sitzung anberaumen, aber nicht unter eine Einzeldosis von 5 R heruntergehen. Die Dosierung richtet sich nach dem Blutbild, insbesondere nach dem Leukocytenstand. Es ist zweckmäßig, auch hier einen Leukocytenstand von 15000—20000 nicht zu unterschreiten, weil manchmal in der Folgezeit spontan weitere Leukocytenabfälle auftreten. Ebenso ist eine Kontrolle des roten Blutbildes notwendig. Ein Abfall des Hämoglobins und der Erythrocyten macht u.U. die Durchführung der Totalbestrahlung unmöglich. Man muß sich dann darauf beschränken, neu auftretende Tumoren lokal zu bestrahlen. Die Durchführung der Totalbestrahlungen mit einem möglichst gleichmäßigen Leukocytenstand wirkt sich erfahrungsgemäß auf das subjektive Befinden des Kranken und die Arbeitsfähigkeit am günstigsten aus. Was die Lebensaussichten bei Leukämie anbetrifft, so haben schon KLEWITZ und SCHUSTER im Jahre 1916 darauf hingewiesen, daß die Röntgenstrahlenbehandlung keine wesentliche Lebensverlängerung mit sich bringt.

Zum gleichen Resultat sind auch OBERHOFFER, SCHMITZ/DRAEGER und THURN gekommen. Nach SCOTT lebten die bestrahlten Patienten durchschnittlich 2 Monate länger. Ob die Ganzkörperbestrahlung einen besseren Effekt ausübt als die isolierte Milzbestrahlung ist schwer zu beurteilen, weil Beobachtungen über eine längere Lebensdauer bei einzelnen Leukämiekranken nicht zahlreich genug vorliegen, um sie statistisch vergleichen zu können. Hinzu kommt, daß neuerdings viele Kranke einer alleinigen oder auch kombinierten Behandlung mit einem Cytostaticum unterzogen werden. Im wesentlichen decken sich die Resultate der Körperganzbestrahlung mit der Behandlung durch Isotopen, weil auch hier eine Strahleneinwirkung auf den ganzen Körper erfolgt. Es muß dabei betont werden, daß langsam verlaufende Fälle vorkommen und man im Einzelfall nicht weiß, ob eine längere Lebensdauer, wie z.B. in einem unserer Fälle von 11 Jahren, der Bestrahlungsmethode zuzuschreiben ist oder ob auch hier die Bestrahlungsmethode nur als eine Unterstützung eines langsamen Verlaufs anzusehen ist.

γ) Ganzkörperbestrahlungen bei generalisierten Metastasen

sind uns nur aus dem Bericht von W. HEILIG aus dem Zentralröntgeninstitut des Krankenhauses Lainz der Stadt Wien bekannt geworden. Es wurden in manchen Fällen Einfallsdosen von 24 R pro Sitzung und später 12 R pro Sitzung gegeben. Die Zahl der Bestrahlungen, die täglich durchgeführt wurden, war auf zehn Behandlungen beschränkt. Die Serienpause betrug bei 24 R Einzelsitzung anfangs 3, später 2 Monate, noch später nur noch 4—6 Wochen, bei 12 R Einzelsitzung 4 Wochen. Gearbeitet wurde mit Spannungen von 175 kV, 4 mA, Filter 0,5 mm Cu + 1,0 mm Al, FHD 150—180 cm (je nach Körperlänge des Patienten), Zentralstrahl auf die Körpermitte und einer Dosisleistung von 2 R/min, gemessen durch ein mitlaufendes Mecapion mit Rückstreuung am Patienten. Es wird darauf hingewiesen, daß bei den Patienten immer nur die Ganzkörperbestrahlung ohne Abdeckung einzelner Organe oder Regionen angewendet wurde.

9. Ganzkörperbestrahlung bei Hautkrankheiten

Die Röntgentherapie der Dermatosen ist im letzten Jahrzehnt mehr und mehr außer Anwendung gekommen. Dennoch verdient die Methodik dieses Gebietes der Strahlentherapie festgehalten zu werden und nicht der Vergessenheit anheimzufallen.

In der älteren Zeit der Strahlentherapie bestrahlte man einzelne Krankheitsherde oder Hautgebiete, die sich mit Strahlenkegeln aus 30—40 cm Focus-Hautabstand erfassen ließen bzw. die Hautstellen, an denen sich Manifestationen des Krankheitsgeschehens zeigten (Feldbestrahlung). Auf diesem Wege kann naturgemäß auch eine Bestrahlung des ganzen Körpers erfolgen. Eine solche Methode hat SCHREUS (1929) angegeben. Sie ist durch zahlreiche gegeneinander abgedeckte Felder möglich. Das Verfahren gilt heute als zu zeitraubend und hat sich in der Praxis nicht durchsetzen können, ähnlich wie die Bestrahlung mit sich überschneidenden Feldern aus 30 cm FHA nach HOLZKNECHT und RITTER.

Dieser Methode gegenüberzustellen sind indirekte Bestrahlungsmethoden, z.B. Einwirkungen auf einzelne Drüsen mit innerer Sekretion, auf die hier nicht eingegangen werden soll.

Zu den indirekten Bestrahlungsmethoden ist auch die Körperganzbestrahlung zu rechnen, sofern man sie mit Strahlen ausführt, die in die tieferen Schichten des Körpers eindringen oder ihn ganz durchdringen.

Die hierbei zu erzielenden Erfolge müssen als eine indirekte Einwirkung durch eine Umstimmung des Organismus auf humoralem Wege angesehen werden (TESCHENDORF, SCHIRREN u.a.). Eine Reihe von Autoren ist der Ansicht, daß dabei die Beeinflussung des vegetativen Nervensystems eine erhebliche Rolle spielt.

α) Ganzkörperbestrahlungen bei Hauterkrankungen zur Beeinflussung des gesamten Organismus

Die von ARZT und FUHS angegebene Methodik, die auch wir zusammen mit unserem Mitarbeiter WEBER durchgeführt haben, beruht auf der Anschauung, daß eine Gesamtwirkung erzielt werden muß. Hier wird der Körper unter Abdeckung der Keimdrüsengegend den Strahlen ausgesetzt. In der Praxis wird sie in Deutschland kaum noch ausgeführt.

Die Indikation für eine solche Therapie ist nur bei wenigen Hauterkrankungen gegeben, in erster Linie bei Psoriasis, Ekzemen, Neurodermatitis und Lichen ruber planus, wenn man gleichzeitig eine Allgemeinwirkung herbeiführen will. Der Gonadenschutz ist nach den bereits gemachten Ausführungen zu bemessen (s. auch die Angaben im nächsten Abschnitt).

Für die Technik dieser Bestrahlungsmethode gelten folgende Angaben:

Mit Einstellung des Zentralstrahls auf den Mittelpunkt des sagittalen Körperdurchmessers wurden aus einem Focus-Hautabstand von 130 cm und bei einer Spannung von nur 130 kV maximal, gefiltert durch 4 mm Al., entsprechend einer Halbwertschicht von etwa 0,22 mm Cu jeweils 15 R gegeben, und zwar nach folgendem Schema:

1. Tag Vorderseite			9. Tag Vorderseite		
3. Tag Rückenseite	}	Serie I	11. Tag Rückenseite	}	Serie II
5. Tag Vorderseite			13. Tag Vorderseite		
7. Tag Rückenseite			15. Tag Rückenseite		

16.—21. Tag 1 Woche Pause

22. Tag Vorderseite		
24. Tag Rückenseite	}	Serie III
26. Tag Vorderseite		
28. Tag Rückenseite		

β) Röntgenfernbestrahlung der Haut

Von der geschilderten Methode sind die Bestrebungen zu unterscheiden, eine weiche Strahlung anzuwenden, die in der Haut absorbiert wird und nicht in die Tiefe des Körpers eindringt, gleichzeitig aber große Hautflächen oder den ganzen Körper erfaßt. Eine solche Therapie ist natürlich nur mit einer besonderen Weichstrahltechnik möglich. Diese besteht, seit man Röhren mit Berylliumfenster, jedoch genügend großer Leistung herstellen kann. PROPPE und SCHIRREN haben das Prinzip dieser Methode, die Röntgenstrahlen nicht über die untersten Schichten des Corium oder die obersten Schichten des subcutanen Fettgewebes eindringen zu lassen, weiterentwickelt.

Erinnert sei daran, daß mit Hilfe von Röntgenröhren, selbst wenn deren Austrittsfenster aus ganz dünnem Glas besteht, die Strahlen nicht unter 10 kV zu erzeugen sind. Der Vorzug der modernen Berylliumfensterröhre liegt in der Möglichkeit, noch langwelligere Strahlen zur Anwendung zu bringen, deren prozentualer Dosisabfall im Gewebe für die Hauttherapie erheblich stärker ist als mit Glasröhren. PROPPE verwendete

Berylliumfensterröhren mit Kupferanoden, die für diesen speziellen Zweck von der Firma Nagel & Goller in Kiel hergestellt waren. Bei diesen Röhren wird die Eigenstrahlung ausgenutzt. Verwendet man Röhren mit Wolframanoden, so kommt die L-Serie der Eigenstrahlung zur Wirkung. Sie liegt bei 12,3 keV, was einer Wellenlänge von 1 Å entspricht. Die Röhren mit Kupferanode gestatten eine Ausnutzung der K-Serie, deren Anregungsspannung schon bei 9 keV liegt. Dadurch wird die Lösung des Problems, eine Totalbestrahlung mit solchen Strahlen vorzunehmen, die keine unerwünschte Belastung der tieferen Gewebsschichten erzeugen, nahegerückt, wenn sich auch naturgemäß bei Belastung der Berylliumfensterröhren ein gewisser Anteil der Röntgenstrahlung nicht ausschalten läßt.

PROPPE konnte bei Pruritis senilis, Mycosis fungoides und erythematösen Retikulosen ermutigende Erfolge erzielen. Der Focus-Hautabstand betrug bei dieser Technik 90 cm, die Feldgröße 60 cm. An der Röhre lagen 50 kV und 10 mA. Das Berylliumfenster blieb ohne Filter. Die Halbwerttiefe der charakteristischen Strahlung wurde mit nur 1 mm gemessen. Dabei wurde im Abstand von 90 cm eine Dosisleistung von 90 R pro Minute erzielt. Beim Pruritis senilis wurden einzeitig 400 R verabfolgt, bei Mycosis fungoides entweder einzeitig 1000 R oder in fraktionierter Weise 300 und 400 R bis zur Gesamtdosis von 1500—2000 R. Die Bestrahlungen wurden ohne Allgemeinerscheinungen vertragen.

SCHIRREN hat die Methode der Röntgenfernbestrahlung der Haut mit Hilfe der Berylliumröhren weiter ausgebaut und im Handbuch der Haut- und Geschlechtskrankheiten ausführlich dargestellt. Es gelingt, eine die gesamte Haut erfassende und ausschließlich auf diese abgestimmte Röntgentherapie zu betreiben, ohne daß es gleichzeitig zum Auftreten von Allgemeinerscheinungen kommt. SCHIRREN ist dabei der Ansicht, daß gleichzeitig indirekte Bestrahlungseffekte praktisch nicht in Betracht kommen.

Es wird eine mit 50 kV erzeugte Strahlung benutzt. Als Normalstrahlung wäre sie mit 1 mm Al zu filtern (WACHSMANN). Bei einem Abstand von 2 m von der Körperoberfläche würden auf die Haut nur 2 R/min auffallen. Entfernt man jedoch das Filter, so erhöht sich die Dosis auf den zehnfachen Wert = 20 R/min. Bei einem Focus-Hautabstand von 1 m erhält man eine Auffallsdosis auf die Haut von 146 R/min, in 2 m FHA 20 R/min.

Eine solche Strahlenqualität ermöglicht praktisch eine ausschließlich auf die Haut bezogene Röntgentherapie, die als sehr ökonomisch zu bezeichnen ist. Die Gewebs-Halbwerttiefe (GHWT) beträgt 2 mm.

Der kleine Bruchteil von Strahlen, der dabei in die Körpertiefe gelangt, kann für die Beeinflussung der Krankheitszustände außer Betracht gelassen werden.

Im generationsfähigen Alter soll diesem kleinen Anteil des Strahlenspektrums durchaus Beachtung geschenkt und für einen weitgehenden Gonadenschutz gesorgt werden. SCHIRREN empfiehlt für Männer einen 1 mm starken allseitig das Genitale umschließenden Bleibeutel, der durch ein Band in der Gürtellinie befestigt wird und auch getragen werden muß, wenn die Bestrahlungen vom Rücken her erfolgen. Bei einer Bestrahlungsserie von 1000 R auf eine Körperseite beträgt die Belastung der Gonaden nur 0,075 R, während bei Verwendung eines Bleischildes 4,5 R errechnet wurden.

Bei Frauen wird die Anlegung eines Schildes von 20×15 cm sowohl an der Vorder- als auch an der Rückseite verlangt (BÜCHNER und WENDRICH). Noch sicherer bewährte sich eine um den Körper gelegte Bleimanschette, wobei nur noch 0,27—0,3 R bei Dosen von 1000 R auftraten (s. Tabellen bei SCHIRREN, vgl. auch die Arbeiten von EKERT, STIMPFL und BEIER sowie BÜCHNER und WENDRICH).

Um die Gefahr von Verwechslungen bei Gebrauch verschiedener Spannungen und Filterungen auszuschließen, empfiehlt SCHIRREN, für die Röntgenfernbestrahlung der Haut ein eigenes nicht für andere Zwecke benutztes Gerät zur Verfügung zu stellen, bei dem die Möglichkeit zur ungefilterten Berylliumfensterbestrahlung nur bei 50 kV besteht und eine Sicherung gegen falsche Schaltung vorhanden ist.

Die Aufstellung des Gerätes und die Bestrahlung des Patienten sind aus Abb. 2 zu ersehen.

Bei Kranken, die nicht stehen können, muß man sich durch Seiten- oder Schräglagerungen behelfen, wobei der Abstand von 2 m gewahrt werden kann. Auch Seitenbestrahlungen können zur Ergänzung herangezogen werden.

Der Versuch, den Kranken auf eine Drehscheibe zu stellen und bei Hautveränderungen am ganzen Körper in der beschriebenen Weise zu bestrahlen, d.h. eine Rotationstherapie der Haut durchzuführen, ist anscheinend noch nicht unternommen worden.

Wenn nur eine Körperhälfte Krankheitserscheinungen aufweist, so ist es leicht, durch einen Bleigummivorhang die andere (untere oder obere) Körperhälfte abzudecken.

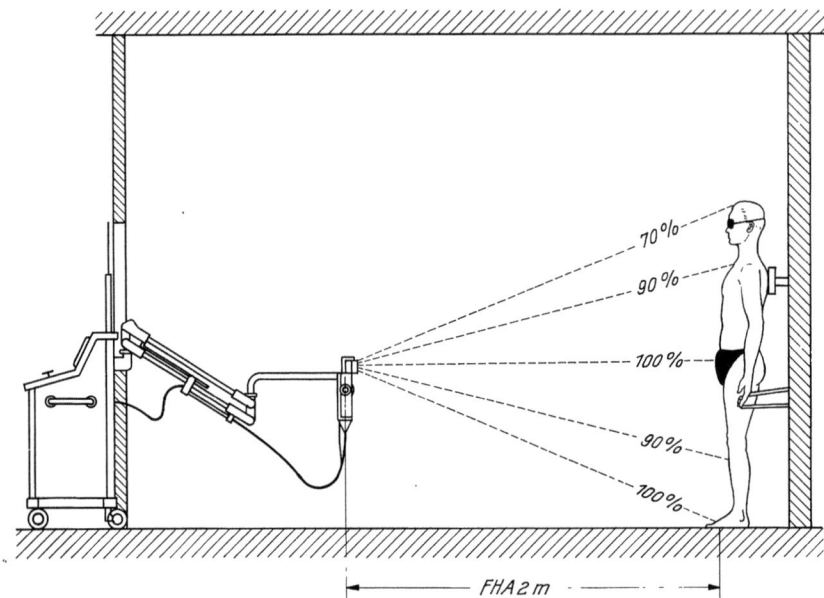

Abb. 2. Aufstellung des Patienten zur Durchführung von Röntgen-Fernbestrahlung der Haut mit ungefilterter Berylliumröhrenstrahlung bei einem FHA von 2 m. (Technische Bedingungen: 50 kV, 25 mA, ∅ Filter, FHA 2 m, GHWT 2 mm.) Bleischutz für Augen und Genitalregion (bei Männern durch Bleibeutel, bei Frauen durch Bleischilde), Handgriffe und Rückenstütze zur sicheren Aufstellung des Patienten. Die Prozentangaben beziehen sich auf die Verteilung der Dosisleistung. (Nach Schirren)

Die Dosierung beträgt bei den noch anzuführenden Indikationen in der Regel 50 bis 100 R pro Bestrahlung auf jede Körperseite, die an aufeinanderfolgenden Tagen 10 bis 15mal wiederholt werden, im ganzen also 20—30 Sitzungen.

In einem Beispiel zeigte Schirren bei einer Strahlenbehandlung, bei der von der Vorderseite im Verlauf von etwa 3 Wochen 14mal 100 R und anschließend in einem Zeitraum von 15 Tagen vom Rücken ebenfalls 14mal 100 R auf die Haut fielen (bei Mykosis fungoides), daß nur geringfügige Schwankungen der Leukocytenwerte auftraten. Blutbildkontrollen muß man sich ebenso wie bei der übrigen Strahlentherapie in jedem Fall zur Pflicht machen.

Bei der hier geschilderten Röntgenfernbestrahlung der Haut kommt praktisch die ganze eingestrahlte Dosis in der Haut zur Absorption, so daß man von einem reinen Lokaleffekt sprechen kann.

Dadurch unterscheidet sich die Methode von der Teleröntgentherapie nach Teschendorf, Arzt und Fuss. Gleichzeitig steht aber nichts im Wege, bei ungenügendem Erfolg der Röntgenfernbestrahlung der Haut von einer auf die andere Methode überzugehen, falls eine Allgemeinwirkung, z.B. eine Desensibilisierung, gewünscht wird.

Indikationen für Fernbestrahlungen der Haut sind nach Schirren:

Pruritis, wobei die Einzeldosis 50 R nicht zu überschreiten braucht und die Gesamtdosis in der Regel zwischen 300—600 R liegen soll;

Lichen ruber (auch Lichen ruber pemphigoides), wobei 400—600 R gegeben werden. Gegebenenfalls wird jeden 2. Tag eine Körperseite mit 50 R bestrahlt;

Psoriasis vulgaris: Einzeldosen von 30—50 R, 2—3mal wöchentlich bis 300—600 R erreicht sind, wenn mit anderen Behandlungsmethoden keine Beeinflussung zu erzielen ist;

Erythrodermie, bei der auch schwere Formen durch die Röntgenfernbestrahlung der Haut günstig beeinflußt werden. Technik: jeden 2. Tag eine oder beide Körperseiten mit 50 R bis zur Erreichung von 500—600 R bestrahlen.

Durch vorausgegangene unzweckmäßige Behandlung irritierte Hautpartien lassen sich schon nach wenigen Bestrahlungen bessern und gegebenenfalls auch einer lokalen Hautbehandlung wieder zugänglich machen.

Generalisierte Ekzeme eignen sich ebenfalls für die Röntgenfernbestrahlung der Haut. Sobald es allerdings auf eine Desensibilisierung allergischer Vorgänge ankommt, ist nach unserer Auffassung die den Körper stärker beeinflussende Teleröntgentherapie, wie sie im vorigen Abschnitt geschildert ist, in Betracht zu ziehen.

Bei der Mykosis fungoides sind sowohl mit der Teleröntgentherapie als auch mit der Fernbestrahlung der Haut gute Erfolge zu erzielen. Die Technik soll in der Weise gehandhabt werden, daß man zuerst mit täglichen Einzelfraktionen von 80—100 R eine Körperseite so lange bestrahlt bis ein deutlicher Effekt auftritt. Diesen macht man sich bei der Bestrahlung der anderen Körperseite zunutze. Im nicht ausreichenden Fall kann man in kurzer Zeit zu einer anderen Therapie, z. B. auch der Teleröntgentherapie, übergehen. Blutbildkontrollen sind erforderlich.

Retikulosarkomatosen reagieren auf beide Methoden. Mit der Röntgenfernbestrahlung der Haut sind nach SCHIRREN tägliche Dosen von 80—100 R bis zu einer Gesamtdosis von 1000—1500 R auf beide Körperseiten vorzunehmen. Bei nicht genügender Rückbildung wurden von SCHIRREN in 2 Jahren über 4000 R appliziert.

Diese offenbar aussichtsreiche Therapie ist unseres Wissens aber noch nicht weiter in die Praxis eingeführt worden, und es wird abzuwarten bleiben, ob ihr ein Zukunftsgebiet offen steht.

10. Ganzkörperbestrahlung mit fahrender Röhre oder Bewegung des Bestrahlungstisches

Eine andere Methode, den ganzen Körper mit Röntgenstrahlen zu behandeln, besteht darin, die Kranken unter dem Strahlenkegel in der Körperlängsrichtung zu bewegen. Sie ist deshalb in Gebrauch gekommen, weil Hochvolttherapiegeräte wie z. B. für ^{60}CO Bestrahlungen ebenso wie ein Betatron ein verhältnismäßig kleines Austrittsfenster für Strahlen aufweisen und die Strahlenkegel erst bei sehr großem Abstand eine Totalbestrahlung zulassen. Bestrahlungen bei bewegten Kranken können sowohl mit Röntgen- als auch mit Kobaltstrahlen geschehen. Diese Methode möchten wir als „Fahrtechnik" bezeichnen. Sie ist von uns persönlich nicht ausgeübt worden. Man kann entweder den Tisch oder auch das Stativ mit der Röntgenröhre bewegen, was allerdings bei Radiokobaltanlagen nicht ausführbar ist. Für die Verschiebung eines Tisches oder einer Krankentrage lassen sich Motoren verwenden, wie sie bei kleinen Schichtaufnahmegeräten gebraucht werden, die durch ein Rad am Fußboden angreifen und das Gerät vor sich herschieben. Zur Erreichung einer gleichmäßig verteilte Dosis im Bestrahlungsbereich ist eine genau zu berechnende Geschwindigkeit erforderlich. Bei einem fixierten Gerät läßt sich die Verschiebung des Körpers auf einer bewegten Trage herstellen, am besten unter Einschaltung einer Leuchtvorrichtung, die es gestattet, das Feld während der Bewegung des Körpers zu beobachten.

Jedenfalls ist dafür Sorge zu tragen, daß das ausgeleuchtete Bestrahlungsfeld sich bis über den Scheitel und die Fußspitzen hinweg bewegt, damit eine gleichmäßige Bestrahlung vom Scheitel bis zu den Fußsohlen erfolgt.

Die Bestrahlung kann entweder einzeitig durchgeführt werden, indem das Gerät nur einmal über den Körper gleitet, oder man kann das Gerät hin- und zurücklaufen lassen, bis die notwendige Dosis auf der ganzen Körperoberfläche erreicht wird, die sich aus der Feldgröße und Körperlänge ohne weiteres errechnen läßt. Einschlägige Arbeiten und Resultate sind nicht bekannt geworden.

11. Teilkörperbestrahlung (Abschnittsbestrahlung, Großraumbestrahlung)

a) Mit Stehfeld

Bei leukämischen Drüsentumoren, die nur den Körperstamm betreffen, kann man von der Bestrahlung der unteren Extremitäten absehen. Man kommt dann zu der Methode der Teilkörperbestrahlung. Auch hier wäre es möglich, den Körper zwischen Rachenraum und proximalem Oberschenkeldrittel mit einem Strahlenkegel zu erfassen. Eine solche Methode ist aber bisher kaum zur Anwendung gekommen.

Man geht besser dazu über, eine Abschnittsbestrahlung des Körperstammes durchzuführen, indem man den Ober- und Unterkörper in die durch das Zwerchfell gegebenen natürlichen Abschnitte einteilt und diese abwechselnd von vorne und vom Rücken her den Bestrahlungen unterzieht.

Die Bestrahlungstechnik gestaltet sich in der Weise, daß man ein Feld auf die Halsregion und den Thorax von vorne, ein Feld zwischen Zwerchfell und oberem Oberschenkeldrittel (unter Abdeckung der Keimdrüsen) sowie ein oberes und unteres Rückenfeld abwechselnd bestrahlt. Die Einfallsdosen müssen dabei höher gewählt werden als bei einer Ganzkörperbestrahlung.

Nach der von uns angegebenen Technik betragen die Einfallsdosen auf diese beschriebenen vier Felder 25—50 R. Derartige Bestrahlungen kann man ohne Schwierigkeiten bis zu 50mal ausführen. Soll das Abdomen bestrahlt werden, so ist naturgemäß eine dauernde Blutbildkontrolle noch notwendiger als bei Abschnittsbestrahlungen der oberen Körperhälfte.

Wie wir noch bei der Abschnittsbestrahlung des Carcinoms zeigen werden, sind wir in geeigneten Fällen auf 100 R heraufgegangen.

Es wird praktisch nicht möglich sein, noch höhere Einzeldosen bei Abschnittsbestrahlungen des ganzen Körpers oder des Körperstammes anzuwenden. Newton hat dies für Großraumbestrahlungen versucht und auf den Thorax mit Spannungen von 2 MeV in 2 Wochen 3000 R einwirken lassen. Er war sich dabei bewußt, daß dies zu einer Schädigung des Knochenmarks führen konnte. Daher wurde vor der Behandlung Knochenmark aspiriert, bei —79° aufgehoben und nach Abschluß der Strahlentherapie wieder auf den bestrahlten Kranken übertragen. Man hat angenommen, daß in 5 von 7 Fällen eine Repopulation des bestrahlten Markes stattfände und die Erholung der Blutzellzahlen in ursächlichem Zusammenhang mit der Marktransfusion zu bringen wäre. Hiergegen läßt sich einwenden, daß nach strahlenbiologischen Erfahrungen die Strahlenwirkung auf das Knochenmark lokaler Natur ist und es bei Teilkörperbestrahlung auch ohne Knochenmarksübertragung zu einer Regeneration des bestrahlten Marks kommen kann.

Viel wichtiger ist, daß bei hohen Durchstrahlungen des Thorax eine ausgedehnte Strahlenpneumonitis auftritt, die das Krankheitsbild ungünstig beeinflußt, so daß vor höher dosierten Körperabschnittsbestrahlungen gewarnt werden muß, es sei denn, es handelt sich um die noch gesondert zu besprechende Behandlung von Carcinommetastasen.

Man muß in diesem Zusammenhang auf Tierversuche von Carsten und Noonan hinweisen, daß Bestrahlungen der unteren Körperhälfte schon bei 700 R tödlich wirken können und die Schlußfolgerung gezogen werden kann, daß eine Letaldosis bei Bestrahlung einer Hälfte des Körpers gleich hoch sein kann wie bei der Bestrahlung beider Körperabschnitte.

Aus diesen Überlegungen ergibt sich folgender Behandlungsvorschlag für das *Lymphogranulom*.

Tastbare Tumoren werden zunächst durch auf den Tumor beschränkte Stehfelder zum Verschwinden gebracht. Die Teilkörperbestrahlung dient in erster Linie dazu, das Neuauftreten von Tumoren zu verhindern oder aufzuhalten. Beim voll ausgebildeten Krankheitsbild werden daher zunächst beide Halsseiten, beide Achselhöhlen und beide Inguinalbeugen nach der Feldermethode einmal mit je 400 R bei einer Feldgröße von 10mal 15 cm behandelt.

Diese Dosierung genügt in der Regel, um die Tumoren ganz oder fast vollständig zum Rückgang zu bringen. Ist diese Rückbildung erfolgt, so beginnt man wenige Tage später mit der Abschnittsbestrahlung des Körperstammes. Unter Einsetzung der gegebenen Feldgröße wird pro Woche ein Feld aus möglichst großem Abstand mit einer Einfallsdosis von 25 R bestrahlt. Bei unseren Behandlungen erwiesen sich ein Focus-Hautabstand von 160 cm und Spannungen von 200—250 kV unter Tiefentherapiebedingungen als günstig.

Wird die Dosis von 25 R gut vertragen, so kann eventuell auch eine Dosis von 50 R Einfallsdosis gegeben werden. Meistens treten danach aber bereits Erscheinungen, wie Röntgenkater sowie eine Beeinflussung des Blutbildes, auf. Es wird jede Woche ein Feld gegeben, so daß in 4 Wochen der Körperstamm von den vier beschriebenen Feldern durchbehandelt ist. Gewöhnlich ist es aus äußeren Gründen nicht möglich, die Kranken ein ganzes Jahr wöchentlich durchzubehandeln (die Kranken wollen in Erholung fahren etc.). Diese Unterbrechungen führen häufig zu Rückfällen, die später schwer auszugleichen sind.

Die Technik läßt sich am besten an einem Beispiel zeigen, und zwar wurde bei einer 31jährigen Frau mit histologisch durch Probeexcision eines Lymphknotens nachgewiesener Lymphogranulomatose in folgender Weise bestrahlt (s. Tabelle).

Die Patientin stand vom 19. 9. 50 bis 20. 1. 55 in unserer Behandlung.

Im November 1950 betrugen BSG 47/75, Hgb 64%, Leukocyten 13700.

Die Blutsenkung betrug im Februar 1951 64/107, im Oktober 50/83.

Die Werte für Hgb bewegten sich zwischen 67 und 74%, die Leukocyten zwischen 13600 und 10200.

Die Blutsenkung betrug im August 1952 21/38, im Dezember 13/20.

Die Werte für Hgb bewegten sich zwischen 66 und 75%, die Leukocyten zwischen 10000 und 6600.

Die Behandlungen in den Jahren 1953, 1954 und im Januar 1955 sind in diese Statistik nicht aufgenommen.

Es traten Tumorerscheinungen in den Hilusgegenden auf, die lokal bestrahlt wurden. Es wurden 1953 aus äußeren Gründen nur zehn Abschnittsbestrahlungen durchgeführt, der Körper also im ganzen nur 5mal mit einer Einfallsdosis von 60 R durchstrahlt. Erst in der zweiten Hälfte des Jahres 1954 ist die Teleröntgentherapie wieder aufgenommen worden, mußte dann aber schon auf 60 R pro Sitzung erhöht werden, weil nicht nur in der Lunge sondern auch an der Körperoberfläche lymphogranulomatöse Tumoren auftraten.

Das Krankheitsbild wurde im Januar 1955 refraktär, Exitus im Februar 1955.

Während der Jahre 1951 und 1952 konnte aber ein befriedigender Allgemeinzustand herbeigeführt werden, bei dem die Patientin frei von einem subjektiven Krankheitsgefühl war.

In ähnlicher Weise wird man bei anderen *malignen Lymphomen* vorgehen können, auch beim *Plasmocytom*.

Datum, 1950	Abschnitts-bestrahlung	Lokal-bestrahlung	Datum, 1950	Abschnitts-bestrahlung	Lokal-bestrahlung
19. 9.		li. Hals 300 R	24. 1.	Thorax dorsal 30 R	
20. 9.	Thorax ventral 30 R		31. 1.	Becken dorsal 30 R	
27. 9.	Becken ventral 30 R		7. 2.	Thorax ventral 30 R	
4. 10.	Thorax dorsal 30 R		14. 2.	Becken ventral 30 R	
11. 10.	Becken dorsal 30 R		21. 2.	Thorax dorsal 30 R	
25. 10.	Thorax ventral 30 R		28. 2.	Becken dorsal 30 R	
8. 11.	Becken ventral 30 R		7. 3.	Thorax ventral 30 R	
15. 11.	Thorax dorsal 30 R		14. 3.	Becken ventral 30 R	
23. 11.	Becken dorsal 30 R		21. 3.	Thorax dorsal 30 R	
29. 11.	Thorax ventral 30 R		4. 4.	Becken dorsal 30 R	
6. 12.	Becken ventral 30 R		18. 4.	Thorax ventral 30 R	
13. 12.	Thorax dorsal 30 R		13. 5.	Becken ventral 30 R	
20. 12.	Becken dorsal 30 R		20. 6.	Thorax dorsal 30 R	
10. 1.	Becken ventral 30 R	li. Hals 200 R	27. 6.	Becken dorsal 30 R	
17. 1.	Thorax ventral 30 R		4. 7.	Thorax ventral 30 R	
18. 7.	Becken ventral 30 R		8. 4.	Thorax dorsal 30 R	
25. 7.	Thorax dorsal 30 R		9. 4.	Becken dorsal 30 R	
1. 8.	Becken dorsal 30 R		14. 4.	Thorax ventral 30 R	
8. 8.	Thorax ventral 30 R		23. 4.	Becken ventral 30 R	
22. 8.	Becken ventral 30 R		30. 4.	Thorax dorsal 30 R	
29. 8.	Thorax dorsal 30 R		7. 5.		li. Hilus 250 R
5. 9.	Becken dorsal 30 R		12. 5.		li. Hilus 180 R
13. 9.	Thorax ventral 30 R		14. 5.		li. Hilus 180 R
17. 10.	Becken ventral 30 R		5. 6.		li. Hals 180 R
24. 10.	Thorax dorsal 30 R		10. 6.	Thorax dorsal 30 R	
31. 10.	Becken dorsal 30 R		19. 6.	Becken dorsal 30 R	
6. 11.		li. Hilus 120 R	2. 7.	Thorax ventral 30 R	
9. 11.		li. Hilus 180 R	8. 7.	Becken ventral 30 R	
12. 11.		li. Hilus 180 R	4. 8.	Thorax dorsal 30 R	
14. 11.		li. Hilus 180 R	12. 8.	Becken dorsal 30 R	
16. 11.		li. Hilus 180 R	20. 8.	Thorax ventral 30 R	
20. 11.		li. Hilus 200 R	27. 8.	Becken ventral 30 R	
23. 11.		li. Hilus 200 R	8. 9.	Thorax ventral 30 R	
26. 11.		li. Hilus 200 R	10. 9.	Becken dorsal 30 R	
28. 11.		li. Hilus 120 R	19. 9.	Becken dorsal 30 R	
30. 11.		li. Hilus 120 R	24. 9.		li. Hilus 180 R
10. 12.	Thorax ventral 30 R		1. 10.	Thorax ventral 30 R	
19. 12.	Becken ventral 30 R		8. 10.	Becken ventral 30 R	
14. 1.	Thorax dorsal 30 R		30. 10.	Thorax dorsal 30 R	
23. 1.	Becken dorsal 30 R		6. 11.	Becken dorsal 30 R	
30. 1.	Thorax ventral 30 R		12. 11.	Thorax ventral 30 R	
6. 2.	Becken ventral 30 R		20. 11.	Becken ventral 30 R	
13. 2.	Thorax dorsal 30 R		27. 11.	Thorax dorsal 30 R	
27. 2.	Becken dorsal 30 R		3. 12.	Becken dorsal 30 R	
4. 3.	Thorax ventral 30 R	li. Hals 180 R	16. 12.	Thorax ventral 30 R	
27. 3.	Becken ventral 30 R		22. 12.	Becken ventral 30 R	

Bei *Lymphosarkomen* wird es sich gewöhnlich nur um Krankheitserscheinungen in einer Körperhälfte, in erster Linie in der Lunge, handeln. Bei Frau W. bestand ein kindskopfgroßer Tumor in der rechten Lunge. Es wurde folgendermaßen bestrahlt:

Oktober bis Dezember 1947:	16mal 300 R lokal,
Dezember 1947:	7mal Abschnittsbestrahlungen von vorne und vom Rücken her abwechselnd je 30 R,
Januar bis Dezember 1948:	22mal 30 R Abschnittsbestrahlung abwechselnd von vorne und vom Rücken her,
Januar bis Mitte Mai 1949:	11mal 30 R Abschnittsbestrahlung abwechselnd von vorne und vom Rücken her.

Bei dieser Kranken ist erwähnenswert, daß der Tumor während der ersten Schwangerschaft entstanden war und die Patientin nach 3 Jahren bei Eintreten einer erneuten

Schwangerschaft den Wunsch nach Unterbrechung äußerte. Dies wurde mit der Begründung abgelehnt, daß die Patientin an einer Erkrankung leide, die doch keine Erfolgschance hätte. Daher ist die Schwangerschaft ausgetragen worden. Die Patientin ist heute 20 Jahre nach Beendigung der Strahlentherapie gesund und hat zwei gesunde, inzwischen erwachsene Kinder.

Ein Vorteil der Abschnittsbestrahlungen in der hier beschriebenen Dosierung liegt darin, daß auch bei Hochvoltbestrahlungen Schädigungen wie bei Abdominalbestrahlungen in Form von Durchfällen oder Steatorrhoe nicht auftreten, weil Herddosen von 2000—5000 R, die bei langer Fraktionierung Schädigungen dieser Art hervorrufen, gewöhnlich nicht erreicht werden, da die Strahlentoleranz des Darmes auf 4000—6000 R geschätzt wird (SICKINGER, MUSHOFF, STEPHAN und ARPELS).

b) „Wanderstreifentechnik" bei Abdominalbestrahlungen

Um hohe Dosen anzuwenden, jedoch keine intensiven Allgemeinwirkungen hervorzurufen, arbeiteten DELCLOS, BRAUN, HERRERA, SAMPIERE und ROOSENBEECK für Ganzbestrahlungen des Bauchraumes mit ^{60}Co eine „Wanderstreifentechnik" aus. Dies kann durch Unterteilung des Bauchraumes in quer verlaufende Einzelstreifen geschehen, die abwechselnd von ventral und dorsal bestrahlt und zugweise von caudal nach cranial verlegt werden. Dazu wird der Strahlenkegel durch Einblendung in vier Streifenbreiten von je 2,5 cm Differenz (von 2,5—10 cm × Rumpfbreite) eingeteilt. Die entsprechenden Feldstreifen werden auf der Haut markiert. Beginnend mit einem 2,5 cm breiten Streifen am unteren Rand ventral am 1. Tag, dorsal am 2. Tag, wird die Feldgröße jeden 2. Tag stufenweise um 2,5 cm verbreitert, bis zu 4 × 2,5 cm = 10 cm. Dann wandert das 10 cm breite Feld jeden 2. Tag 2,5 cm aufwärts bis zur oberen Feldgrenze, wo wieder die Reduzierung um jeweils 2,5 cm beginnt. Die relative Tiefendosis in der Mittelebene des Patienten hängt von der Körperdicke ab und verläuft bei Telekobaltbestrahlung ca. 800% bei 14 cm ⌀ bis 520% bei 30 cm ⌀ (tägliche Einzeldosis = 100 R). Jeder Feldstreifen wird im ganzen 8mal vom direkten Strahlenkegel und 4mal vom Halbschatten getroffen. Die Nierengegend wird beiderseits jeweils bei Bestrahlung von dorsal durch entsprechend konfigurierte Absorberplatten aus Blei abgedeckt, was die Dosis auf 50% herabsetzt. Als Gesamtdosis werden mindestens 2000—3000 rad angestrebt. Allgemeinreaktionen (Appetitlosigkeit, Nausea, Durchfallneigung und Abfall der Leukocyten und Blutplättchen auf die Hälfte des Ausgangswertes) traten jedoch auch bei diesem Vorgehen auf und müssen sorgfältig beobachtet und notfalls durch mehrtägige Pausen abgefangen werden. Ernstliche Komplikationen, die zum Abbruch der Behandlung zwingen, wurden jedoch nicht beobachtet. Von 43 Patientinnen mit Ovarialcarcinom, die nach dieser Methode bestrahlt wurden, lebten nach mindestens $1^1/_2$ Jahren 14, 5 mehr als 3 Jahre, 8 blieben symptomfrei. Die Methode wurde auch bei 5 Seminomfällen angewandt, die 1—4 Jahre symptomfrei beobachtet wurden. Auch 17 maligne Lymphome (Hodgkin, Brill-Symmers, Lymphosarkom) wurden erfolgreich behandelt, 8 lebten noch nach mehr als 2 Jahren, 5 mehr als 3 Jahre.

12. Körperabschnittsbestrahlung bei Carcinommetastasen
a) Mit Röntgenstrahlen

Nach den gleichen Gesichtspunkten wie beim Lymphogranulom gestaltet sich die Technik der Teleröntgentherapie bei Carcinom- und Sarkommetastasen, solange sie sich auf einen Körperabschnitt beschränken. Diese Patienten wird man selbstverständlich nur einer Teleröntgentherapie eines Körperabschnittes (oder Großraumbestrahlung mit Hochvolttherapie) aussetzen. Die Zahl der Bestrahlungen richtet sich nach der Wirksamkeit bzw. nach der Rückbildung der Geschwülste. Für eine Teilkörperbestrahlung wurde bereits S. 371 ein Beispiel zitiert.

Wir empfehlen, auf den betreffenden Körperabschnitt aus einem möglichst großen Abstand, wenigstens 120—160 cm, tägliche Einfallsdosen von 30—60 R zu verabfolgen. Die meisten Kranken vertragen eine Bestrahlung mit 60 R pro Tag gut. Jedoch neigen wir heute bei Lungenmetastasen des Mammacarcinoms dazu, die täglichen Einfallsdosen (5mal wöchentlich) auf 100 R zu steigern, wenn sich eine gute Verträglichkeit zeigt.

Bei Ca.-Metastasen ist bei einer Dosierung von täglich mehr als 60 R eine deutlichere Einwirkung wahrzunehmen als bei kleineren Dosen. Dies schließt nicht aus, daß manche Tumoren schon bei kleinen Strahlenmengen ansprechen, wie es Vieten in einem Fall von Sarkommetastasen beschrieben hat. Cottenot und Cherigie haben aus 2 m Abstand viermal wöchentlich 25 R gegeben, bis 1000—1200 R erreicht wurden. Bei dieser Dosierung kommt es noch nicht zu einer Hautrötung. Bei den von uns angegebenen höheren Dosen tritt im Laufe der Behandlung gewöhnlich eine deutliche Pigmentation der Haut auf (Großraum- oder Abschnittsbestrahlungen durch Hochvolttherapie erfordern eine Dosierung von 3000—4000 R).

Die Zahl der Sitzungen soll auch bei 100 R Einfallsdosis in 6 Wochen 30 erreichen. Bei Dosen von 60 R und darunter soll die erste Serie sofort auf 50 Einzelsitzungen ausgedehnt werden, sofern die Kräfteverhältnisse des Kranken es gestatten. Nach 4 bis 6 Wochen Pause kann eine zweite Serie von 30 Bestrahlungen erfolgen.

Bei Frau M. K. wurde 1956 eine Mamma-Amputation durchgeführt sowie eine Nachbestrahlung in zwei Serien. Im Juni 1957 trat eine Lymphangitis carcinomatosa auf. Unter gleichzeitiger Hormonbehandlung wurden 50mal 60 R auf die Lunge verabfolgt. Bei einer Nachuntersuchung 1963 war die Patientin symptomfrei.

Die 61jährige Patientin M. Sch. war wegen Uteruscarcinom operiert und kam im Januar 1959 mit Lungenmetastasen in unsere Behandlung. Es wurden drei Serien verabfolgt:

1. Serie Januar 1959:   20mal 100 R abwechselnd von Brust- und Rückenseite,
2. Serie April 1959:   22mal 100 R abwechselnd von Brust- und Rückenseite,
3. Serie Oktober 1959:   20mal 100 R abwechselnd von Brust- und Rückenseite.

Die Patientin ist an Lebermetastasen und Ascites am 5. 12. 59 verstorben.

Die Wiederholung der Bestrahlungsserien kann bei der Behandlung von Metastasengebieten ohne Gefahr, eine Panmyelophthise zu erzeugen, unter selbstverständlich dauernder Kontrolle des Blutbildes recht erhebliche Zahlen erreichen. In dem S. 375 wiedergegebenen Beispiel zeigten wir bereits eine Dosierung von mehr als 150 Einzelbestrahlungen innerhalb von $3^{1}/_{2}$ Jahren. Dabei ist zu berücksichtigen, daß immer nur ein Teil der an der Erythropoese beteiligten Knochen bzw. des Knochenmarks von Strahlen getroffen werden.

b) Gonadenschutz

Bei Kranken im fortpflanzungsfähigen Alter ist es sowohl bei Ganzkörperbestrahlungen als auch bei Teilkörperbestrahlungen indiziert, die Keimdrüsen in geeigneter Weise vor dem Strahleneinfall zu schützen, möglichst mit 5 mm starkem Blei. Bei Erhöhung der Spannung auf 250 kV wird man sogar 9—11 mm Blei vorsehen müssen. Der Einwand, daß dadurch an Beckenknochen und Kreuzbein Stellen unbestrahlt bleiben, ist richtig, braucht aber nicht berücksichtigt zu werden. Natürlich wird man entgegnen können, daß bei einem älteren Mann oder einer älteren Frau mit Leukämie es nicht notwendig ist, einen Gonadenschutz anzuwenden, da eine Vererbung nicht mehr in Frage kommt. Es ist aber besser, prinzipiell derartige Maßnahmen durchzuführen, damit sie bei jüngeren Personen nicht vergessen werden. Viele Erkrankungen, insbesondere die Polycythämie sowie Remissionen anderer Erkrankungen bedeuten keineswegs Zustände, die eine Fortpflanzung verhindern. Auf die Vorrichtungen und Literaturangaben von Ekert, Stimpfl und Beier sowie Büchner und Wendrick wurde schon S. 369 hingewiesen.

c) Abschnittsbestrahlung oder Großraumbestrahlung mit Kobalt[60]

Abschnittsbestrahlungen mit Hilfe der Hochvolttherapie oder speziell mit Radiokobaltquellen sind in erster Linie bei malignen Lymphomen, am meisten bei der Lymphogranulomatose ausgeführt worden. Von SCHERER wurde diese als „Großraumbestrahlung" allgemein bezeichnete Therapie in der Weise ausgeführt, daß bei Thoraxbestrahlungen der Hals und beim Lymphogranulom auch die Milz mitgetroffen wird (s. a. ZUM WINKEL).

Die Frage, ob die Gamma-Strahlung des radioaktiven Kobalts wesentliche Unterschiede gegenüber Röntgenstrahlen ergibt, ist nach OSCHINSKAYA dahin zu beantworten, daß unter einigermaßen gleichen Versuchsbedingungen die Letaldosis bei der Kobaltbestrahlung um etwa 30% höher liegt als bei Röntgenstrahlen. Dies ist verständlich, weil die Raumdosis, bezogen auf gleiche Einfallsdosen bei Gammastrahlen kleiner werden muß als bei Röntgenstrahlen. Das entspricht den allgemein in der ^{60}Co-Therapie gemachten Erfahrungen.

Mittels der Gamma-Strahlung einer Kobalt[60]-Quelle sind bisher noch keine Erfahrungen auf dem Gebiet der Ganzkörperbestrahlung am Menschen gesammelt worden. Durch Fernabstand mit Hilfe eines Strahlenkegels den ganzen Körper eines Menschen auszustrahlen, stößt auf technische Schwierigkeiten. Selbst wenn ein Gerät in 1 m Abstand ein Feld von 29×29 cm zu bestrahlen gestattet, müßte man aus noch größerem Abstand als 5,50 m bestrahlen, um einen Menschen von 1,70—1,80 m Größe mit den Strahlen vollständig zu decken. Ein Kegel von 1,50 m Durchmesser wird am Gammatron II etwa in 5,30 m erreicht. Man müßte die Bestrahlungen bei horizontalem Strahlengang vornehmen.

Einfacher ist es, die S. 383 angegebene Bewegungsvorrichtung des Lagerungstisches anzuwenden und den Kranken gewissermaßen durch den Strahlenkegel zu fahren, eine Methode, bei der der Strahlenschutz u.U. leichter zu beherrschen ist als bei großen Abständen feststehender Strahlungsquellen.

Aus diesen technischen Gründen wurde in unserem Institut die Fernbestrahlung mit der Radiokobaltquelle bisher nur für Abschnittsbestrahlungen angewandt, weil Leukämien und Polycythämien, die in erster Linie für Körperganzbestrahlungen in Betracht kommen, in ausreichender Weise mit der beschriebenen Teleröntgentherapie behandelt werden konnten und kein Bedarf bestand, bei dieser Therapie die Röntgenstrahlen durch Gamma-Strahlen des Kobalts oder anderer Megavolteinrichtungen zu ersetzen.

Sie wurde hauptsächlich für die Bestrahlung abdominaler Metastasen beim Ovarialcarcinom angewandt. Hier wurde ein Abstand von 100 cm gewählt, wobei ein Feld von 29×29 cm ausgeleuchtet werden konnte. Dieses wurde rhombenartig eingestellt, d.h. die Diagonale der viereckigen Strahlungspyramide so eingestellt, daß sie sich mit dem Längsdurchmesser des Abdomens deckte (Abb. 3a). Die Vulva wurde dabei durch einen Wolframklotz abgedeckt, wie es aus Abb. 3b zu ersehen ist. Man kann solche Felder in einer Serie in täglicher Aufeinanderfolge 30mal mit 100 R bestrahlen. Eine Dosierung mit Einfallsdosen von 3000—4000 R wurde auch für die als Großraumbestrahlungen bezeichnete Hochvolttherapie des Thorax bei malignen Lymphomen als erforderlich angesehen.

In gleicher Weise können auch Thoraxmetastasen von Tumoren bestrahlt werden. In dem in Abb. 4 und 5 wiedergegebenen Beispiel handelt es sich um Seminommetastasen, die als strahlensensibel (im Gegensatz zu Teratommetastasen) zu bezeichnen sind. Hierbei wurde der Thorax abwechselnd von der Ventral- und Dorsalseite mit der Kobalt[60]-Quelle bestrahlt, und zwar 29mal 100 R von ventral und 29mal 100 R von dorsal. Dabei sind mindestens 60% dieser Strahlenmenge als homogene Durchstrahlungsdosis anzusetzen.

An dieser Stelle sind Unterschiede zu erwähnen, die bei verschiedenen Tumormetastasierungen mit der einen und der anderen Strahlenart beobachtet wurden.

Knochenmetastasen scheinen in unserem Krankengut besser auf Kobalt-Abschnittsbestrahlungen anzusprechen. Im Gegensatz dazu machten wir die Erfahrung, daß Lungen-

metastasen und die Pleuritis carcinomatosa günstiger auf die konventionelle Teleröntgentherapie reagieren. Dies mag mit der stärkeren Absorption der Röntgenstrahlen zusammenhängen, deren gleichmäßige Thoraxdurchstrahlung durch den Fernabstand und
abwechselnde Anwendung von der Ventral- und Dorsalseite her gewährleistet wird.

Das Hauptanwendungsgebiet der 1 m-Abstandsbestrahlung mit Kobalt[60] ist daher
den Metastasen des Beckens und der Lendenwirbelsäule oder Knochenmetastasen im
Oberkörperbereich vorbehalten. Dosen von 30—50mal 100 R ^{60}Co-Strahlung erreichen
wirksame Ergebnisse.

Höhere Dosen bedingen naturgemäß auch bei Gamma-Strahlungen Gefahren. McFarland und Pearson berichten über 18 Malignom-Patienten, die aus therapeutischen
Gründen einer Gamma-Ganzkörperbestrahlung zwischen 225—1500 R ausgesetzt waren.

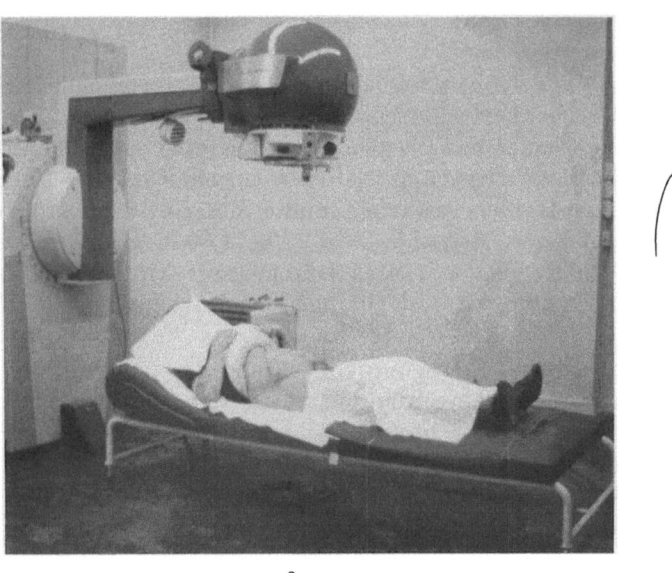 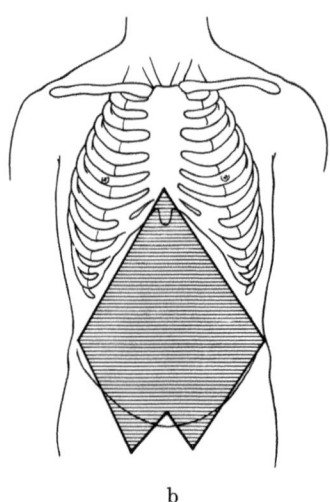

a   b

Abb. 3a u. b. Abschnittsbestrahlung mit Gammatron II bei peritonealer Metastasenaussaat eines Ovarial
Carcinoms. a Gerät. b Bestrahlungsfeld. Aussparung der Vulva

Von diesen konnten sechs Fälle hämatologisch untersucht und bezüglich ihres Regenera-
tionsvermögens erfaßt werden. Es kam zum Teil zu schweren hämatologischen Rückwirkungen, die in linearer Abhängigkeit zu der verabfolgten Strahlendosis standen.
Kennzeichnend ist das Verhalten der Reticulocyten, die gewissermaßen einen Indikator
für den peripheren Funktionszustand der Erythropoese bilden, worauf schon S. 368
hingewiesen wurde. Vermindern sie sich bis zum Verschwinden, so ist mit keiner Knochen-
markregeneration mehr zu rechnen und dadurch die letale Prognose gegeben. Daher
wurden zur Überbrückung von sich abzeichnenden Knochenmarkkrisen in drei Fällen
eine autologe und in einem Fall eine homologe Knochenmarkübertragung durchgeführt,
die aber nur bei markeigenen Zellen Erfolg hatte.

Eine Anordnung besonderer Art wurde von E. R. King beschrieben. Hier wurde eine
gleichmäßige Ganzbestrahlung dadurch vorgenommen, daß 60 Kobaltquellen, die zusammen eine Strahlenmenge von 1500 Curie lieferten (7,5—30 R pro Minute in entspre-
chendem Abstand), an einem Metallgehäuse in der Weise angebracht wurden, daß gleichmäßige Ganzkörperbestrahlungen erfolgen konnten. Anscheinend sind einzelne hochdosierte Bestrahlungen von über 200 R vorgenommen worden, die Fieber, Hypotension
und Schockzustände zur Folge hatten. Der Patient war von einem Zylinder aus $^1/_8''$
starkem Aluminium umgeben, der 6 Fuß lang war und 32 " Durchmesser hatte. Diese
Methode ist offenbar von anderer Seite nicht durchgeführt worden und sollte nach
unseren Erfahrungen nicht wiederholt werden, jedenfalls nicht mit so hohen Einzeldosen.

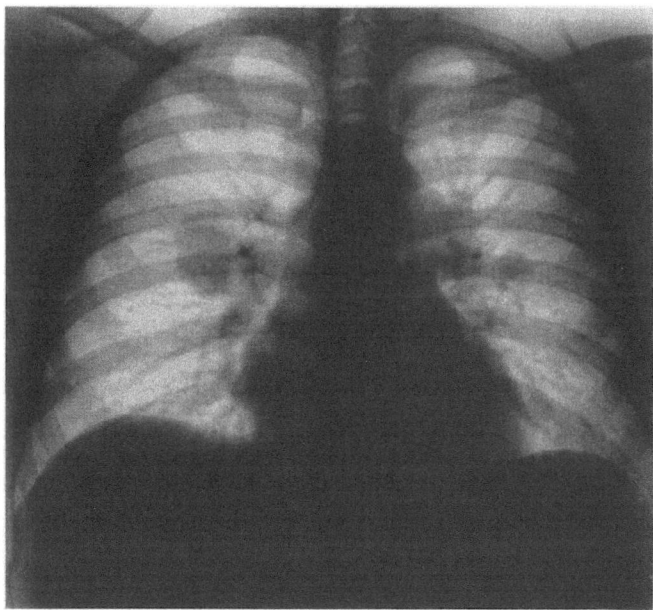

Abb. 4. Seminommetastasen

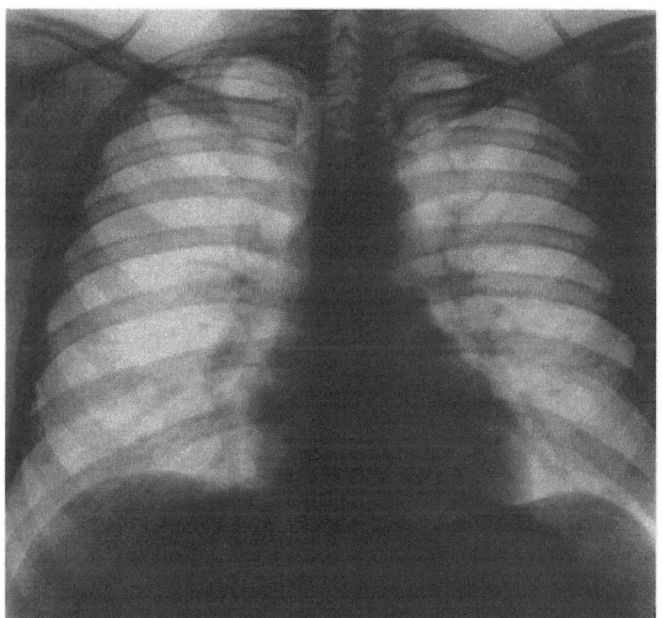

Abb. 5. Derselbe Fall wie Abb. 4. Nach 29 Bestrahlungen mit Einfallsdosen von je 100 R ^{60}Co-Strahlung

13. Ganzkörperbestrahlung zur Vernichtung des leukopoetischen Systems mit letalen Dosen und Ersatz desselben durch Knochenmarkübertragungen

a) Theoretische Grundlagen

Einen konsequenten Schritt vorwärts bedeuten die Untersuchungen von BRUCER, KRETCHMAR, OVERMAN und ihren Mitarbeitern, die den Gedanken der Ganzkörperbestrahlung aufgegriffen und auf Grund von zwei Gesichtspunkten neue Forschungen vorgenommen haben:

1. Die Teleröntgentherapie der Leukämien führt nur zu Palliativerfolgen. Die Fragestellung, die experimentell an Mäuseleukämie untersucht wurde, lautete, ob Dauererfolge

zu erzielen sind, wenn man das gesamte leukopoetische System vernichtet, also eine letale Dosis (die, wie wir schon ausführten, bei einmaliger Einstrahlung bei 700 R liegt) anwendet und den Tod der Versuchstiere dadurch verhindert, daß man neues Knochenmark überträgt und im Körper ansiedelt.

2. Die Abwehrreaktionen des Körpers sind wesentlich an das Blut, insbesondere an das leukopoetische System gebunden. Kann eine Ausschaltung dieses Systems durch Ganzkörperbestrahlungen die Unverträglichkeit gegen überpflanzte Organe aufheben? Ist dies möglich durch Ganzkörperbestrahlungen mit letalen Dosen, die später ihrerseits durch Knochenmarkübertragung (gegebenenfalls von eigenem konserviertem) aufgehoben werden?

Für beide Fragestellungen war die Untersuchung grundlegend, ob die Letalität nach entsprechend großen Einfallsdosen von Röntgen- oder Gammastrahlen durch Knochenmarkansiedlung aufgehoben werden konnte (Andrews, Sitterson, Kretschmar u. Tanida). Zunächst wurde experimentell nachgewiesen, daß die Ganzbestrahlung keine Zerstörungen der im peripheren Blut kreisenden Blutzellen hervorruft, sondern der Leukocytenschwund und auch die Ausbildung von Anämien durch Zerstörung der Blutbildungsstätten zustande kommt. Dies ließ sich dadurch zeigen, daß transfundierte Erythrocyten im Tierversuch (Kaninchen) nicht angegriffen wurden. Zerstört man das Knochenmark, so ergibt sich die Frage, ob dieses durch neu infundiertes Knochenmark ersetzt werden kann (Sauerbier).

In der Tat gelingt dies im Tierversuch, und zwar sowohl bei der normalen als auch bei der leukämischen Maus (Fliedner). Man kann eine sonst tägliche Strahlenmenge von etwa 600—700 R Einfallsdosis geben und den Tod des Tieres dadurch verhindern, daß im Anschluß an die Bestrahlung Knochenmark intravenös transfundiert wird, das sich dann im Körper ansiedelt. Auch das leukämische Gewebe kann durch normal funktionierendes Knochenmark ersetzt werden.

Man bemüht sich ferner, die Strahlenwirkung und das Angehen des transfundierten Knochenmarks durch weitere Maßnahmen zu unterstützen. Beispielsweise impfte E. E. Schwartz Mäuse mit Material von Mäuselymphomen, die spontan entstanden waren. Unbehandelt starben die so geimpften Tiere nach 3—4 Wochen. In der Versuchsreihe wurden diese Mäuse einen Tag nach der Impfung mit einer letalen Strahlendosis von 700 R bestrahlt und erhielten innerhalb weniger Stunden eine intravenöse Injektion von ca. 12,5 Mill. kernhaltigen Knochenmarkzellen. Eine zweite Versuchsgruppe erhielt vor der Bestrahlung AET als Strahlenschutzsubstanz intraperitoneal. Die Ergebnisse zeigen, daß nach Markzellbehandlung oder AET-Vorbehandlung eine höhere Strahlendosis toleriert und die Lebenszeit verlängert wird. Diese Versuchsreihe läuft allerdings darauf hinaus, daß AET normale Zellen mehr schützt als die Lymphomzellen. Fraktionierte Bestrahlung zeigte keine größere Einwirkung auf die Lymphomentwicklung als eine Einzelbestrahlung.

Bei Rhesusaffen erwiesen sich gleichfalls Einfallsdosen von 700 R immer als tödlich. Von sechs Tieren, die autologes Knochenmark von 4 Wochen vor der Implantation der Leukämie entnommenen konservierten Rippen- oder Röhrenknochen erhielten, überlebten zwei 6 Monate (J. L. Ambrus, Ambrus, Clara und Feltz).

b) Anwendung bei Leukämien

Bei der Frage, ob die Leukämiebehandlung bei Mäusen mit letalen Strahlendosen und nachfolgender Knochenmarkinfusion auf den Menschen übertragbar ist, muß berücksichtigt werden, daß die Mäuseleukämie durch ein Virus erzeugt wird, die Leukämie beim Menschen jedoch nicht (Latarjet, Rebuck, Bethell, Monto und Schwartz). Es handelt sich daher um ganz verschiedene Krankheitsbilder, wenn auch andere Autoren eine komplexe Zahl von Faktoren bei der Entstehung der Mäuseleukämie annehmen (Barnes, Ford, Ilberg, Jones und Loutit).

Der menschliche Körper verhält sich bezüglich der Ansiedlung des Knochenmarks nicht wie der des Tieres. Bei der Maus gelingt es nicht nur, Mäuseknochenmark anzusiedeln, sondern auch solches von Ratten, weil die Totalbestrahlung die Abwehrvorgänge gegen artfremde Zellen hemmt, was zur Beantwortung der beschriebenen zweiten Fragestellung beiträgt, auf die noch eingegangen werden wird. Leider fielen Versuche mit Knochenmarkübertragungen nicht einheitlich aus. Zum Beispiel war das Ergebnis an Schweinen negativ, während es gelang, Affen zu 60% über 30 Tage nach einer tödlichen Röntgendosis durch übertragenes Knochenmark am Leben zu halten (NEWSOME, OVERMAN). Auf Mitwirkung von Corticosteroiden und Gegenwirkung der Milz (MELCHING) sowie bestimmter chemischer Verbindungen soll hier nicht eingegangen werden (CONGDON u. a.).

Hier sind die Schwierigkeiten dargestellt, die sich bei der Übertragung solcher Tierversuche auf den Menschen ergeben. Die Herausgeber des American Journal Med. berichten über eine Monocytenleukämie beim Menschen, bei der im Terminalstadium eine Ganzkörperbestrahlung mit 400 R durch schnelle Elektronen und einen Tag später eine gruppengleiche Knochenmarkübertragung mit 2,7 Milliarden Zellen vorgenommen wurden. Es trat eine vorübergehende Besserung auf. Nach 2 Wochen erfolgte eine rapide Verschlechterung des Krankheitsbildes mit Hautinfektion und Hämorrhagien und 3 Wochen später der Exitus. Bei kritischer Beurteilung des Falles muß gesagt werden, daß hier sicherlich der Effekt kaum über den einer Bluttransfusion hinausgegangen ist.

Auf Versuche mit Transplantation von Knochenmark polycythämischer Spender an Ratten (ZOGRAPHOV und BAEV) soll nicht eingegangen werden.

Es ist auch versucht worden, massive Einfallsdosen von 400 R anzuwenden und die Kranken mit Frischblut- und Plättchentransfusionen zu beeinflussen. In einem Fall wurde eine Remission von 4 Wochen Dauer beobachtet, wonach aber die „üblichen immunologischen Gegenregulationen zum Durchbruch kamen, die einen schnellen Verfall und Exitus des Patienten zur Folge hatten", so daß eine solche Therapie nur als ein ultimum refugium zu bezeichnen ist (ARIENT, SKALA, POTMESIL, PALA, DUFEK).

In neuerer Zeit scheinen aber auf diesem Gebiet Fortschritte gemacht zu werden. Bei Kindern soll es möglich sein, übertragenes Knochenmark zur Funktion zu bringen, so daß die Methodik der Ganzkörperbestrahlung mit hohen Dosen für diese speziellen Zwecke doch noch an Bedeutung gewinnen wird. McGOVERN jr., RUSSELL, ATKINS, WEBSTER, DUANE, ESTES und KELLEHER wandten die Ganzbestrahlung mit Einfallsdosen von 570—600 r bei drei Kindern mit akuter lymphatischer Leukämie an, die sich bereits im Terminalstadium der Erkrankung befanden. Hier wurde aber nicht fremdes, sondern eigenes Knochenmark überpflanzt, das vorher im Remissionsstadium mit Zusatz von 15%igem Glycerin bei —70° C aufbewahrt worden war. Zwei Kinder starben nach der Bestrahlung mit der angegebenen Dosis. Beim dritten Kind regenerierte sich nach 17 Tagen normales Knochenmark, und es entwickelte sich eine komplette Remission, die zur Zeit des Berichtes 3 Monate anhielt und auf die Markübertragung zurückgeführt wurde. ATKINSON, MAHONEY, SCHWARTZ und HESCH wandten bei einem Patienten mit akuter Leukämie 255 rad Gewebsdosis an. Danach wurde eine Transplantation mit isologem Knochenmark von dem Zwilling vorgenommen. Durch die Strahlendosis wurden Myeloblasten im Blut und im Knochenmark zerstört. 7 Wochen nach der Ganzkörperbestrahlung und Knochenmarktransplantation kam eine erneute Myeloblastenkrise; nach $1/4$ Jahr kam es wiederum zu einer Krise und der Patient starb mit den Manifestationen einer akuten Leukämie, die für alle Therapie refraktär war.

Die Autoren glauben, daß die Strahlendosis zu gering gewesen sei und daß man diese auf 400—600 r steigern müßte, wenn man hinterher eine Knochenmarktransplantation mit isologem Knochenmark durchführt. Bezüglich der letalen Strahlendosis beim Menschen kamen HENSCHKE und MORTON zu folgenden Ergebnissen: bei 800 r keine Überlebenden nach 30 Tagen, bei 500 r 60%, bei 300 r 96% Überlebende. Die letzte dieser Zahlen ist aller Wahrscheinlichkeit nach zu günstig angesetzt. Wir haben eingangs ausgeführt, daß bei Atombombenexplosionen schon bei 200 r 30% Todesfälle errechnet wurden und auch bei noch kleineren Strahlenmengen tödliche Wirkungen vorkommen (Levin, Schneider, Gerstner).

Schließlich ist die Frage zu erörtern, ob die Kobaltstrahlung günstigere Erfolge verspricht. Es bedarf dazu zunächst eines geeigneten Raumes, weil der Strahlenaustritt der Kobaltstrahlung gewöhnlich nur Felder zuläßt, die nicht den ganzen Körper decken. Man muß bei der Einrichtung des Raumes, der die Kobaltanlage aufnimmt, von vornherein hierauf Rücksicht nehmen. Mathé u. Mitarb. unterzogen drei Patienten mit akuter lymphoblastischer Leukämie im Remissionsstadium einer Kobalt⁶⁰-Totalbestrahlung bei hoher Dosis (ca. 850 rad), an die sich eine homologe Knochenmarkstransfusion anschloß. Die beobachteten klinischen und biologischen Vorgänge wurden in folgende Phasen eingegliedert: Die ersten 3 Wochen waren gekennzeichnet durch Verdauungsstörungen und den Zustand der lymphatischen und myeloischen Pancytopenie. Zunächst wurde sie klinisch vertragen, später wurde sie kompliziert durch Fieber, Nekrosen, Neigung zu Hämorrhagien. Einer der Patienten starb an einer Lungenaffektion ohne Zeichen einer Knochenmarksaktivität. Bei den beiden anderen Patienten ging die Cytopenie zwischen dem 18. und 28. Tag nach der Bestrahlung fortschreitend zurück und die klinischen Symptome schwanden, nachdem Granulocyten im Blut wieder aufgetreten waren. Zwischen dem 28. und 40. Tag waren der klinische Befund und der Blutstatus durchaus zufriedenstellend. Um den 45. Tag setzten Verdauungsstörungen, Zeichen einer Infektion, Gewichtsverlust, abnormer γ-Globulinbefund und eine Aplasie der Lymphocyten ein. Dieses Syndrom verschwand nach einem Monat zu der Zeit, als die Lymphocytenwerte anstiegen und die roten Blutzellen vom Typ des Spenders des transfundierten Knochenmarks schwanden. Die Spenderblutzellen hatten sich während der letzten 3 Monate auf dem gleichen Niveau gehalten. Die beiden Kranken zeigten einen Rückfall der Leukämie nach 5—6 Monaten einer völligen Remission. Hierzu muß gesagt werden, daß man ebenso lange Remissionen auch mit der niedrigen Dosierung erhält, wie sie mit der beschriebenen Teleröntgentherapie möglich sind.

Jedenfalls ließen sich bisher nur kurzfristige Remissionen der Leukämie erzielen. Thomas, Lochte, Cannon, Sahler und Ferrebee sind der Ansicht, daß selbst eine supraletale Strahlendosis von 1000 r die Leukämie nicht völlig vernichten kann, daß aber isologes Knochenmark auch bei Menschen anwächst. Daher glauben manche Autoren (Levin, Schneider und Gerstner), daß bei Atomkatastrophen Knochenmarkbehandlungen von entscheidender Bedeutung sein können, da nach ihren Forschungen nach Ganzkörperbestrahlungen in sieben Fällen nach 150 r und in vier Fällen nach 200 r eine tödliche Wirkung beobachtet wurden. Die Behandlungen müssen schnell erfolgen, da der Höhepunkt der Reaktion bei Atomkatastrophen bereits nach 5—8 Std eintreten kann.

Für weitere Untersuchungen sei erwähnt, daß nach Melching unter Umständen eine vorausgehende Milzexstirpation der Aplasie der Blutbildungsstätten entgegenwirken kann.

14. Extracorporale Blutbestrahlung

Schließlich sei erwähnt, daß versucht wurde, Blut extracorporal zu bestrahlen und das bestrahlte Blut Leukämiekranken wieder zu infundieren. Die Dosis für das extracorporal bestrahlte Blut betrug bei Thomas, Epstein, Eschbach, Prager, Bruckner und Masaglia 2100—5000 R in 2—4 Wochen. Bei vier chronischen lymphatischen Leukämien wurden Therapieerfolge bis zu 9 Monaten verzeichnet.

15. Totalbestrahlung für Organüberpflanzungen

Nach den letzten Forschungsergebnissen scheint auch die Totalbestrahlung des menschlichen Körpers mit hohen Gesamtdosen für die Überpflanzung von Körperorganen an Bedeutung zu gewinnen, da die Ganzbestrahlung die immunologische Reaktionslage soweit verändert (BAGDASAROW), daß ein überpflanztes Organ einheilt. Man geht auch hierbei von der Beobachtung aus, daß hierzu letale oder subletale Strahlendosen notwendig sind. Erst dann werden die immunologischen Komplikationen aufgehoben. Auch hier muß das vernichtete Knochenmark durch Übertragung von neuem oder vor der Operation entnommenem und konserviertem Knochenmark ersetzt werden. Wir folgen hier einer Mitteilung von KÜSS, LEGRAIN, MATHÉ, NEDEY, TUBIANA, LALANNE, CAMEY, LARRIEU, SCHWARZENBERG, VOURCH', DESARMENIEN, MAISONNET und ATALLAH: Versuche einer Nierenübertragung bei ungleichen Partnern sind bislang sowohl beim Tier als auch beim Menschen mißlungen. Nur vereinzelte Erfolge liegen in den letzten Jahren bei eineiigen Zwillingen mit einer Überlebenszeit von mehreren Jahren vor, ferner zwei Fälle mit einer Überlebenszeit von 9 bzw. 14 Monaten bei mehreiigen Zwillingen nach Ganzbestrahlung mit erheblichen Röntgendosen.

Berichtet wurde über einen 41 Jahre alten Mann, bei dem 1956 die linke Niere wegen eines Hypernephroms entfernt wurde. Ein Jahr später fand sich ein cystischer, inoperabler Tumor der rechten Niere. Unter symptomatischer Therapie konnte die Nierenfunktion bis Dezember 1959 leidlich aufrechterhalten werden. Die in das Becken reichende Nierengeschwulst hatte zu diesem Zeitpunkt eine völlige Niereninsuffizienz herbeigeführt. Es wurde von der 47 Jahre alten gesunden Schwester eine Transplantation einer Niere vorgenommen, nachdem man festgestellt hatte, daß der Phänotypus der Erythrocyten bei Empfänger und Spender bis auf ein einziges Antigen (cc Dee bzw. Cc Dee), die Leukocytenagglutinine vollkommen übereinstimmten. Der Operationsplan wurde in einzelnen wohl vorbereiteten Abschnitten durchgeführt:

1. Nachweis eines funktionell und morphologisch intakten Nierensystems bei der Spenderin.

2. Ausschluß faßbarer Metastasen sowie einer Thrombophlebitis beim Empfänger.

3. Nach der operativen Entfernung des rechtsseitigen Nierentumors sowie eines kaum mehr funktionstüchtigen Anteiles der Restniere des Empfängers wurde zunächst 6 Tage abgewartet, um sich zu überzeugen, daß keine postoperativen Komplikationen den Erfolg der vorgesehenen Nierenübertragung in Frage stellten. Vom 4. Tag an wurde eine Hämodialyse mit der künstlichen Niere durchgeführt, um den vorübergehend nierenlosen Patienten in möglichst gutem Zustand zu erhalten.

4. Am 6. Tage nach der Nephrektomie wurde eine *subletale Ganzbestrahlung* von 400 rad gegeben, wobei 1,5 r pro Minute eingestrahlt wurden, so daß der Patient etwa 8 Std den Strahlen ausgesetzt war. Zur Erholung des Kranken wurden Pausen eingeschaltet.

5. Am 7. Tag nach der Entfernung des Tumors wurde eine Niere der Schwester dem Patienten an Stelle der vor 4 Jahren entfernten linken Niere überpflanzt (17. 1. 60). Bereits am folgenden Tage setzte eine Diurese von etwa 3 Litern ein. 2 Tage später traten Schmerzen im linksseitigen Operationsgebiet auf. Der Kranke fieberte und wurde anurisch. Es mußte eine Decapsulation vorgenommen werden, worauf die Nierenfunktion wieder in Gang kam.

Der weitere Verlauf ließ sich in drei Etappen unterscheiden. Vom 19. 1. bis 2. 2. fielen vor allem wechselnde Temperaturen und kurze Schüttelfröste bei allgemeiner Müdigkeit auf. Der Urin blieb steril. Vom 2.—12. 2. beherrschte als Folge der Ganzbestrahlung eine Agranulocytose (500 Leukocyten) mit Continua und sehr schlechtem, teilweise bedrohlichem Allgemeinzustand das Krankheitsbild. Am 4. 2. trat ein flüchtiges morbiliformes Exanthem auf. Die dritte Periode vom 12.—29. 2. brachte eine langsame Besserung des Allgemeinbefindens, vom 20. 2. ab waren die Temperaturen normal, die bis zu diesem Zeitpunkt streng durchgeführten aseptischen Maßnahmen wurden gelockert. Am 5. 4. 60 verließ der Kranke in gutem Allgemeinzustand die Klinik, nachdem noch wegen einer Anämie einige Bluttransfusionen vorgenommen worden waren. Die transplantierte Niere leistete eine tägliche Diurese zwischen 1500 und 2000 cm³ bei einem spezifischen Harngewicht um 1010. Der Serumharnstoff lag bei 50 mg-%. Röntgenologisch wurde ein gut tonisierter Ureter dargestellt, während die überrasche Ausscheidung des Kontrastmittels kein Urteil über das Hohlraumsystem erlaubte. Die Untersuchungen ließen eine Retentionspyelitis ausschließen. Die noch bestehende Funktionseinschränkung war wohl zum Teil auf den Eingriff als solchen zurückzuführen, zum Teil vielleicht immunologisch bedingt.

Die Niere funktionierte 129 Tage. Zu diesem Zeitpunkt war der Blutstatus normal. Die Nierenfunktion war nicht verschlechtert. Die Unterfunktion der Niere war also offenbar nicht Folge der immunologischen Beeinträchtigung durch die Bestrahlung sondern Folge der operativ verursachten Ischämie der Niere.

Der Tod erfolgte durch Lebermetastasen, die bioptisch nachgewiesen worden waren.

Der Fall berechtigt zu der Annahme, daß Organtransplantationen nicht nur bei Zwillingen möglich sind.

Dementsprechend wurde auch über einen weiteren Erfolg an einem, wenn auch unter erschwerten Umständen durchgeführten Versuch berichtet (KUSS, LEGREIN, MATHÉ,

Nedey und Camey). Es handelte sich um eine Kranke, bei der im Alter von 30 Jahren die linke Niere wegen Tuberkulose entfernt worden war. 8 Jahre später trat eine Insuffizienz der rechten Niere auf. Es wurde eine Totalbestrahlung mit 250 r ausgeführt. Danach wurde die Niere einer anderen Kranken, die bei einer Hydrocephalus-Operation nach Watson anfiel, in die rechte Fossa iliaca der Empfängerin eingepflanzt und decapsuliert. Zufällig glichen sich die Blutgruppen des Spenders und der Empfängerin in fast allen Antigenen. 30 min nach der Operation setzte Urinsekretion ein. Es wurde eine Kortisonbehandlung eingeleitet. Am 1. und 3. sowie am 8. Tag nach der Operation wurde das Transplantat mit entzündungshemmenden Dosen von je 100 r bestrahlt. Jedoch kam es zwischen dem 4. und 12. Tag nach der Operation zu einer Niereninsuffizienz mit Blutdruckanstieg, Erscheinungen, die sich im Verlauf von 6 Monaten so gut besserten, daß die Funktion der transplantierten Niere als normal zu bezeichnen war. Die Leukocyten waren im Anschluß an die Totalbestrahlung auf 1000 pro mm³ abgefallen.

Es kam zu interkurrenten Krankheitserscheinungen. So war am 23. Tag eine Septicämie aufgetreten, die durch Antibiotica beherrscht wurde. Nach Abklingen der aplastischen Blutbildveränderungen und der Septicämie fand eine Behandlung mit 6 Merkaptopurin statt. 44 Tage nach der Operation konnte die Kranke nach Hause entlassen werden, wonach noch eine Kortisonbehandlung stattfand. Danach kam es zu septischen Attacken mit Fieber und es trat eine nekrotisierende Ulceration am Nasenflügel auf. Diese Erscheinungen verschwanden mit Anstieg der Leukocyten.

Nach 7 Monaten normalisierte sich auch der Allgemeinzustand. Die Nierenfunktion blieb normal. 14 Monate nach der Operation waren Sternalpunktat und Nierenfunktion normal und die Patientin konnte ihren Haushalt versehen.

Adelstein und Dealy nahmen zur Vorbereitung für eine homologe Nierentransplantation bei sechs Patienten Ganzkörperbestrahlungen mit insgesamt 450 R in zwei Fraktionen von 200—250 R mit einem 250 kV Röntgentherapiegerät unter Einschaltung eines Intervalls von 7 Tagen vor. Nach einem Referat von Choné fanden unmittelbar nach der ersten Strahlenexposition fortlaufend über insgesamt 2—4 Wochen Blutkontrollen statt, wobei die einzelnen Zellelemente selektiv und in ihrer Relationsverschiebung erfaßt wurden. Dabei ergab sich ein strahlenabhängiger exponentieller Zellabfall in der Reihenfolge Lymphocyten, Reticulocyten, Granulocyten und Blutplättchen. Die Zeitdauer der zugehörigen 50%-Reduktion betrug 4, 6, 10 bzw. 16 Tage. Die Registrierung der Frühveränderungen erwies sich im Vergleich zu den Spätreaktionen als vorteilhafter, weil zu diesem Zeitpunkt die Blutwerte noch keine sekundäre Beeinflussung durch Blutungen oder Infektionen erfahren haben. Bemerkenswert erscheint, daß die peripheren Blutveränderungen nach der zweiten Strahlenexposition mit einer Verzögerung von etwa 8 Tagen anlaufen, ein Effekt, der wohl als regeneratives Überlagerungsphänomen vielleicht mit renaler Beeinflussung zu deuten ist.

Diese Versuche befinden sich auch heute noch im Erprobungsstadium. Es ist auch dafür bisher noch keine optimale und endgültige Technik ausgearbeitet worden. Hier zeigen sich aber Wege, die der Ganzkörperbestrahlung offen stehen und vielleicht in Zukunft größere Bedeutung gewinnen werden.

Jedenfalls zeigten Lélek und Németh, daß die Bestrahlung die primäre Reaktion gegen das Homotransplantat unterdrückt und bei den Empfängern eine hochgradige Toleranz hervorgerufen werden kann (Pichlmaier, Hamburger). Die anfängliche Ausstoßung des Transplantats wird mit der in der postoperativen Phase gegebenen Ganzkörperbestrahlung zum Stillstand gebracht, was Merill, Unray, Harrison, Friedmann, Dealy und Dammin gelungen ist. Die durch die Strahlenanwendung erfolgende Antikörperbildung gegenüber dem Antigen der implantierten Niere wird gelähmt, jedoch setzt die hämatopoetische Funktion allmählich spontan wieder ein (Lélek und Németh, Küss, Legrain, Matthé, Nedey u. Carney). Es ist hier nur auf die Ganzkörperbestrahlungsprobleme bei Immunsuppressionen, nicht auf extrakorporale Blutbestrahlungen und medikamentöse Beeinflussungen (PICHLMAIER, JABOUR, EDEL, ALTMEYER, DOBBELSTEIN, GURLAND und MÜLLER) Bezug genommen. Die Mitteilungen betreffen in erster Linie Nierentransplantationen.

Auf die Probleme bei Herzüberpflanzungen kann noch nicht eingegangen werden.

Bekannt geworden sind auch Organtransplantationen, bei denen nicht der Körper des Empfängers, sondern das Transplantat bestrahlt wurde. Anscheinend sind auch auf diesem Wege immunologische Abschirmvorgänge zu beeinflussen (vgl. KAUFFMANN, CLEVELAND, DWYER, LEE und HUME). Einzelne Autoren (VAHLENSIECK, KOCH und GÖDDE) haben sowohl den Körper des Empfängers als auch das Transplantat bestrahlt. Diese Möglichkeiten überschreiten aber das hier zu besprechende Anwendungsgebiet der Ganzkörperbestrahlungen beim Menschen, so daß auf die einschlägige Literatur verwiesen werden muß.

Unsere Darstellung zeigt, daß die Ganzkörperbestrahlung beim Menschen durch bestimmte biologische und klinische Gesichtspunkte begründet ist und einer weiteren Forschung bedarf.

Literatur

ABBATT u. LEA: Siehe bei STERLING, SAENGER and PHAIR.

ADELSTEIN, S. J., and J. B. DEALY: Hematologic responses to human whole-body irradiation. Amer. J. Roentgenol. 93, 927 (1965).

AMBRUS, J. L., CL. M. AMBRUS, and E. T. FELTZ: Attempts at extending the therapeutic index of radiation therapy of the leukemias. Acta. Un. int. Cancr. 16, 1163 (1960).

ANDREWS, G. A., B. W. SITTERSON, A. L. KRETSCHMAR, and R. TANIDA (Oak Ridge): Studies of total body irradiation and attempted marrow transplantation in acute leukemia. Acta haemat. (Basel) 26, 129 (1961).

ANNENKOV, G. A., and K. P. KASHKIN: The effect of whole body gamma irradiation. Med. Radiol. (Moskau) 12, 54 (1967).

ARIENT, M., E. SKALA, M. POTMESIL, F. PALA, and V. DUFEK: On the treatment of acute leukemia by massive whole-body irradiation combined with subsequent bone marrow transfusion. A case report. Neoplasma (Bratisl.) 7, 295 (1960).

ARZT, L.: Siehe bei H. FUHS.

ATKINSON, J. B., F. J. MAHONEY, I. R. SCHWARTZ, and J. A. HESCH: Therapy of an acute leukemia by whole-body irradiation and bone marrow transplantation from an identical normal twin. Blood 14, 228 (1959).

AUBERTIN, CH.: Les anemies consecutives à la téléroentgenthérapie totale. Presse méd. 1936, 1321.

AZZI, E., e G. LASCHI: Di alcune modificazioni ematologiche postradiatore da piccole dosi totalitarie di raggi X. Bull. Sci. med. 103, 277 (1931).

— — Irradiazini Röntgen a distanza con piccole dosi e crasi sanguigna. Riv. Radiol. e Fisica med. 3, 539 (1931).

BAGDASAROW, A. A.: Probleme der Transplantation blutbildender Gewebe. Klin. Med. (Mosk.) 38, 3, 9 (1960).

BANKS jr., D. E., R. P. AUBURN, CH. A. HUBAY, and L. PERSKY: Effects of intermittent irradiation in situ on renal homotransplantation. J. Urol. (Baltimore) 86, 181 (1961).

BARANOW, V. J., and T. A. CHERNYAKOVA: The duration of remissions in chronic myeloleukaemia. Ter. Arkh. 29, 38 (1957).

BARNES, D. W. H.: Immunological studies of mouse radiation chimaeras. Large volume irradiation, immunity response and bone marrow replacement, a symposium. Brit. J. Radiol. 33, 577 (1960).

— M. J. CORP, J. F. LOUTIT, and F. E. NEAL: Treatment of murine leukaemia with X-rays and homologous bone marrow. Preliminary communication. Brit. med. J. 1956, No 4993, 626.

— C. E. FORD et J. F. LOUTIT: Greffes en série de moelle osseuse homologue chez des souris irradiées. Sang 30, 762 (1959).

— J. F. LOUTIT, and D. R. WESTGARTH: Longevity of radiation-chimaeras. Gerontologia (Basel) 3, 137 (1959).

BARTH, G.: Experimentelle Grundlagen für die Knochenmarktransplantation nach Ganzkörperbestrahlung. Dtsch. med. Wschr. 86, 1331 (1961).

BAUER, R.: Die Strahlentherapie der Retikulosen unter besonderer Berücksichtigung der Lymphogranulomatose. 34. Tagg der Dtsch. Röntgenges., Wiesbaden 1952. Fortschr. Röntgenstr. 77, Kongr.-H. 28 (1952).

— Die Strahlenhämatologie in Vergangenheit und Gegenwart. Rieder-Gedächtnis-Vorlesung. Dtsch. Röntgenkongr. Hamburg 1968.

—, u. H. HARTWEG: Über die wechselseitigen Beziehungen von Milz und Knochenmark bei Strahlenreaktionen. III. Der Einfluß der Milz auf den Reaktionsablauf des Knochenmarks nach Ganzkörperbestrahlung. Fortschr. Röntgenstr. 92, 572 (1960).

BEGEMANN, H.: Zur Pathogenese der Leukämien und der Lymphogranulomatose. Die Bedeutung verschiedener exogener Einflüsse unter besonderer Berücksichtigung der ärztlichen Begutachtung. Dtsch. med. Wschr. 1957, 1755.

BELOT, J.: La téléroentgenthérapie totale. Sa valeur thérapeutique. J. Radiol. Électrol. 20, 167 (1936).

Benkö, G., u. T. Burger: Die Ganzkörperbestrahlungsbehandlung der chronischen Leukämie mit Osgood's Methode. Orv. Hetil. **102**, 697 (1961) [Ungarisch].

— — Erfahrungen mit der Osgoodschen Ganzkörperbestrahlung bei chronischer Leukämie, mit besonderem Hinweis auf die Gefahren bei Myelose. Strahlentherapie **118**, 300 (1962).

Berenbom, M.: Nucleic acid changes in rat spleen after localized x-irradiation. Radiat. Res. **5**, 650 (1956).

Bertojo, H., A. Weber et H. Fournier: La part de la radiothérapie régionale „à grand volume". J. Radiol. Électrol. **45**, 356 (1964).

Bethell, H., G. H. Andrews, R. B. Neligh, and M. C. Meyers: Disease with roentgen irradiation and nitrogen mustards. Amer. J. Roentgenol. **64**, 61 (1950).

Betz, E. H.: Contribution à l'étude du syndrome endocrinien provoqué par l'irradiation totale de l'organisme. Paris: Masson & Cie. 1956.

Blondeau, A., et Y. Benejam: Radiotherapie splenoviscérale à minima leucémies myéloides chroniques. J. Radiol. Électrol. **37**, 819 (1956).

Bode, H. G.: Über Röntgentotalbestrahlungen bei Leukämie und Mycosis fungoides. Derm. Wschr. **1936**, 1335.

Boden, G.: Ergebnisse der Röntgenbestrahlung von Retikulosen. Brit. J. Radiol. **24**, 494 (1951), und Dtsch. med. Wschr. **1952**, 349.

Bohlig, H.: Strahleninduzierte Leukämie bei einem Praxishelfer. Strahlentherapie **104**, 600 (1957).

Boiti, D.: Le teleroentgenterapia in campo dermatologico. Nota II Osservazioni personali sull' impiego in dermatologia di microdosi teleroentgenterapiche. Rass. Derm. Sif. **9**, 40 (1956).

Born, A. L.: Die objektive Zentrierung als Voraussetzung für Fernbestrahlungen mit dem Dermopan. Fortschr. Röntgenstr. **87**, 347 (1957).

Bracci, G.: La nostra esperienza in teleroentgentherapia. Radiol. med. (Torino) **24**, 970 (1937).

Braestrup, C. B.: Amer. J. Roentgenol. **78**, 988 (1957). Siehe auch bei H. Hobitz u. B. Rajewsky.

Breuer, H., R. Knuppen u. H. K. Parchwitz: Über die Dosisabhängigkeit der Wirkung einer Ganzkörperbestrahlung auf den Elektrolyt- und Wassergehalt der Milz. Z. Naturforsch. **13b**, 741 (1958).

Breur, K.: Some aspects of problems arising in the diagnosis and treatment of metastases. Ned. T. Geneesk. **103**, 1649 (1959).

Brien, F. W.: Endresults in irradiated Hodgkin's disease. Amer. J. Roentgenol. **46**, 80 (1941).

Brill, N. E., G. Baehr, and N. Rosenthal: J. Amer. med. Ass. **84**, 668 (1925). Zit. bei J. G. Heeren.

Brucer, M.: A total body irradiator. Int. J. appl. Radiat. **10**, 99 (1961).

Buchtala, V., u. G. Viehweyer: Die Vorteile der Entzündungsbestrahlung unter Berücksichtigung der Chemotherapie. Strahlentherapie **88**, 53 (1952).

Büchner, H., u. G. Wendrich: Über einen neuen variablen Ovarienschutz bei Röntgenaufnahmen des Beckens. Röntgen-Bl. **16**, 385 (1963).

Busygin, V. E., u. Yu. G. Grigoriev: Eine Methode zum Studium der Beschaffenheit des peripheren Blutes während der Bestrahlung. Med. Radiol. (Mosk.) **3**, 22 (1958) [Russisch].

Calabresi, P.: Myeloproliferative syndrome with leukemia preceding polycythemia vera. Blood **13**, 642 (1958).

Capua, A.: Importanza del satuna nervoso vegetativo nelle azioni a distanza dopo irradiazione. Accecche sull'irradiazione dell'arto enervato. Scritti ital. Radiol. **7**, 346 (1940).

Carsten, A. L., and T. R. Noonan: Recovery from partial-body X-irradiation as measured by the lethality of two exposures. Radiat. Res. **11**, 165 (1959).

Catsch, A., R. Koch u. H. Langendorff: Statistische Untersuchungen zur Absterbeordnung röntgentotalbestrahlter Ratten und Mäuse. Fortschr. Röntgenstr. **84**, 462 (1956).

Chodos, R. R., and J. F. Ross: The use of radioactive phosphorus in the therapy of leukemia, polycythemia vera and lymphomas. Ann. intern. Med. **48**, 956 (1958).

Choné, Br.: Ein Beitrag zur Radiosensibilität des menschlichen Knochenmarkes. Strahlentherapie **114**, 355 (1961).

Congdon, C. C.: Experimental treatment of total-body irradiation injury: a brief review. Blood **12**, 746 (1957).

Cook, J. C., and W. Romano: Chronic lymphocytic leukemia and radiation therapy. Amer. J. Roentgenol. **88**, 892 (1962).

Corp, M. J., and F. E. Neal: The modification of acute mortality in mice by variation of the dose-rate and the overall time of irradiation. Int. J. Radiat. Biol. **1**, 256 (1959).

Cottenot, P., Cabesas et Massiot: De l'influence des différents facteurs physiques en téléroentgenthérapie. Arch. Élect. méd. **43**, 336 (1935), und J. Radiol. Électrol. **20**, 173 (1936).

—, et E. Chérigié: La téléroentgenthérapie des cancers. Paris méd. **1937**, 262.

—, et F. Sluys: La téléroentgenthérapie totale. J. belge Radiol. **24**, 485 (1935).

Cottier, H.: Über das Auftreten seltener Mäusetumoren im Spätstadium nach akuter ionisierender Ganzkörperbestrahlung. Path. et Microbiol. (Basel) **23**, 238 (1960).

Court-Brown, W. M.: Radiation-induced leukemia in man, with particular reference to the dose-response relationship. J. chron. Dis. **8**, 113 (1958).

—, and Doll: Siehe bei Sterling, Saenger and Phair.

Dacquisto, M. P., and E. W. Blackburn: The influence of delivery rate of whole body 250 kV Roentgen irradiation (30 or 3 roentgens per minute) on mice, rats and guinea pigs. Amer. J. Roentgenol. **84**, 699 (1960).

Dale, T.: Eine neue Methode der Röntgenbestrahlung von Leukämie. Acta radiol. (Stockh.) **12**, 263 (1931).

— Total roentgen irradiation of chronic leukemia. Acta radiol. (Stockh.) **19**, 539 (1938).

Dalicho, A. W.: Aussichten der Röntgen-Abschnittsbestrahlungen bei generalisierten Metastasen. Strahlentherapie **105**, 592 (1958).

DALL'ACQUA, V., e T. ZOPELLARI: Nuove ricerche sperimentali sull' azione biologica delle radiazioni nel sangue circolante. Radiol. med. (Torino) 17, 57 (1930).

DAUER, M., and J. M. COON: Failure of rutin and related flavonoids to influence mortality following acute whole body X-irradiation. Proc. Soc. exp. Biol. (N.Y.) 79, 702 (1952).

DEALY jr., J. B.: The theory and practice of total-body irradiation in the dawn of the homograft era. Radiology 75, 11 (1960).

DECOURT, J.: Maladie de Vaquez traitée par le téléroentgenthérapie totale. Guérison complète se maintenant cinq an et demi après le traitement. Bull. Soc. méd. hôp. Paris Ser. III, 58, 217 (1942).

DELCLOS, L., E. J. BRAUN, J. R. HERRERA, jr., V. A. SAMPIERE, and EARL VAN ROOSENBEECK: Whole abdominal irradiation by cobalt⁶⁰-moving-strip technic. Radiology 81, 632 (1963).

DELHERM et STUHL: Sur les accidents et quelques indications de la téléroentgenthérapie totale. J. Radiol. Électrol. 20, 170 (1936).

DENIER, A.: Quelques indications de la téléroentgenthérapie totale. J. belge Radiol. 24, 528 (1935), und Arch. Élect. méd. 43, 347 (1935).

DESPLATS, R.: Faut-il considérer la téléroentgenthérapie comme une radiothérapie functionelle humorale? Bull. Soc. Radiol. méd. France 24, 640 (1936).

DESSAUER, F., u. B. WIESNER: Leitfaden des Röntgenverfahrens. Leipzig: Otto Nemnich 1912.

DEVOIS, A.: La téléroentgenthérapie totale du corps humain. J. belge Radiol. 20, 269 (1931).

DIAMOND, H. D.: The natural history and management of lymphosarcoma. Clin. N. Amer. 40, 721 (1956).

DIEKER, W.: Zur Strahlentherapie der Lymphogranulomatose. Strahlentherapie 76, 86 (1946).

DIENSTBIER, Z., V. SLOUKA, A. SMID, and F. VITEK: Hematological changes in irradiation disease. III. Reticulocyte changes after exogenous whole-body irradiation and after incorporation of some radioisotopes in rats. Atompraxis 8, 295 (1962).

DOBROLVOLSKAJA-ZAVADSKAJA, N., S. VÉRÉTENNIKOW et RODZÉVITCH: La survie de souris, de lignée d'âge differents, après une seule irradiation totale par les rayons, X. C. R. Acad. Sci. (Paris) 213, 704 (1941).

DOMAGK, G.: Welche Erkenntnisse über den Krebs vermittelt uns die experimentelle Krebsforschung? Münch. med. Wschr. 1952, 1841.

DONNER, M.: Das Verhalten des Prothrombinspiegels im Blut bei verschiedenen Bestrahlungsmethoden und die Möglichkeit therapeutischer Konsequenzen. Dtsch. Röntgenkongr. 1952. Fortschr. Röntgenstr. 77, Kongreßheft 42 (1952).

— Strahlungsbedingte Hyperprothrombinämie und ihre therapeutischen Konsequenzen. Dtsch. med. Wschr. 1952, 1326.

DUCUING, G., u. O. MILETZKY: Ganzbestrahlungen, Wirkungen auf das hämatopoetische System. J. Radiol. Électrol. 31, 666 (1951).

DUHIG, J. T., and S. WARREN: Intermittent radiation and the life span of mice. Arch. Path. 70, 486 (1960).

DUHIG, J. T., and S. WARREN: Leukemia and reticular neoplasms in the mouse after intermittent irradiation. Radiat. Res. 14, 404 (1961).

DUNJIC, A., J. MAISIN, P. MALDAGUE, and H. MAISIN: Incidence of mortality and doseresponse relationship following partial-body X-irradiation of the rat. Radiat. Res. 12, 155 (1960).

DUPLAN, J. F.: Influences de la dose de rayons X et de la compatibilité des cellules restauratrices sur l'incidence des radioleucoses chez la souris. Sang 29, 789 (1958).

DURMISCHIAN, M. G.: Über die biologische Wirkung geringer Dosen bei innerer Bestrahlung. Radiol. austriaca 13, 29 (1962).

DUTREY: Reflexions sur le sang des radiologistes. Bull. mens. Soc. Méd. mil. franç. 31, 448 (1937).

EASSON, E. C., and M. H. RUSSELL: The cure of Hodgkin's disease. Brit. med. J. 1963 I, 1704.

EDMONDSON, P. W., and A. L. BATCHELOR: The clinical and pathological response of goats to whole-body irradiation by gamma-rays and fission neutrons. Int. J. Radiat. Biol. 10, 451 (1966).

EKERT, F., S. STIMPFL u. G. BEIER: Ein neues Hodenschutzgerät, die Hodenschutz-Scheibengelenksklappe. Röntgen-Bl. 16, 369 (1963).

ELLINGER, F., and B. F. LINDSLEY: Lethal effect of ⁶⁰Co gamma radiation in mice. Atompraxis 5, 293 (1959).

FABER, M.: Ionizing irradiation as a pathogenetic factor in leukemia. Nord. Med. 59, 839 (1958).

FELDMAN, M., and D. YAFFE: Immunogenetic studies on X-irradiated mice treated with hematopoietic cells and grafted with tumor tissues. J. nat. Cancer Inst. 23, 109 (1959).

FLEISCHHACKER, H., u. A. STACHER: Therapie der medikamentös- und strahlenbedingten Granulozytopenien. Tägl. Prax. 3, 219 (1962).

FLIEDNER, T. M.: Markzell-Suspensionen bei strahlenbedingter Knochenmarkschädigung. Strahlentherapie 106, 212 (1958).

— G. A. ANDREWS, E. P. CRONKITE, and V. P. BOND: Early and late cytologic effects of whole body irradiation on human marrow. Blood 23, 471 (1964).

FORD, D. D., J. C. S. PATERSON, and W. L. TREUTING: Fetal exposure to diagnostic X-rays, and leukemia and other malignant diseases in childhood. J. nat. Cancer Inst. 22, 1093 (1959).

FRANCISCIS, P. DE, and E. SCANZIANI: Total-body X-irradiation and splenectomy in guinea-pigs. Radiology 73, 424 (1959).

FRENCH, A. B., C. J. MIGEON, L. T. SAMUELS, and J. Z. BOWERS: Effects of whole-body X-irradiation on 17-hydroxycorticosteroid levels, leucocytes and volume of packed red cells in the rhesus monkey. Amer. J. Physiol. 182, 469 (1955).

FRITZ-NIGGLI, H.: Strahlenbiologie, Grundlagen und Ergebnisse. Stuttgart: Georg Thieme 1959.

— Int. Radiobiologisches Symposion, Montreux 28. 5.—3. 6. 61. Strahlenwirkung und Milieu. München u. Berlin: Urban & Schwarzenberg 1962.

— Strahleninduzierte Rückmutationen in Abhängigkeit von Chromosomenaktivität und Milieu. 43. Tagg Dtsch. Röntgenges. 1962, Strahlenforschung und Strahlenbehandlung, Bd. 4, S. 197. München u. Berlin: Urban & Schwarzenberg 1963.

Fürst, W.: Untersuchungen über die Dosierung harter Röntgenstrahlung aus Fernfeldern bei der Behandlung des Kollumkarzinoms. Strahlentherapie **34**, 340 (1929).

Fuhs, H.: Zur Röntgen-Allgemeinbestrahlung mit kleinsten Strahlendosen bei Hautkrankheiten. Strahlentherapie **34**, 862 (1929).

Gadermann, E.: Zur Frage toxischer Schädigungen bei Stickstoff-Lost-Behandlung. Klin. Wschr. **1950**, 394.

— Über das Verhalten des Kreislaufs bei der Polycythaemia rubra vera. Klin. Wschr. **1952**, 884.

Gaebel, E.: Über maligne Ovarialtumoren. Strahlentherapie **114**, 225 (1961).

Gänsslen, M.: Eine erfolgreiche Behandlung der Lymphogranulomatose. Verh. dtsch. Ges. inn. Med. **55**, 398 (1949).

— Fortschritte in der Behandlung von Leukämien und 35 Lymphogranulomen. Neue med. Welt **1950**, 1194.

— 34. Tagg Dtsch. Röntgenges. Wiesbaden 1952. Fortschr. Röntgenstr. **77**, Kongr.-Heft (1952).

Gawalowski, K.: Röntgenbestrahlungen der Hautkrankheiten. Karlsbad. ärztl. Vortr. **15**, 51 (1936). Ref. Zbl. ges. Radiol. **24**, 694 (1937).

Gawellek, Fr.: Durch Röntgenbestrahlung ausgelöste Leukämieerkrankungen. Z. ges. inn. Med. **14**, 649 (1959).

Gefferth, K.: Über die Röntgenuntersuchung in der Schwangerschaft und die kindliche Leukämie. Strahlentherapie **108**, 107 (1959).

Ghione, M., e C. Saggiore: La variazioni della crasi ematica per azione della telepanroentgenterapia nel soggetto tuberculosa. Arch. E. Maragliano Pat. Clin. **6**, 355 (1951).

Gilbert, R., et E. Rutishauser: Lymphogranulomes (Hodgkin): deux cas de survies de trente ans après roentgenthérapie. Existe-t-il des formes abortives ou des états latents de la maladie? Oncologica (Basel) **9**, 57 (1956).

—, et F. Sluys: La Radiothérapie de la granulomatose maligne, C. R. Congr. franç. Méd. **1933**, 82, und J. Radiol. Électrol. **17**, 129 (1933).

Gingold, N.: Les effets de la téléroentgenthérapie partielle sur la moelle osseuse. Bull. Acad. Méd. Roum. **8**, 274 (1939).

Giordano, G.: Teleirradiazione 1. Generalità e tecnica. Radioter. Radiobiol. Fis. med. III, N. S. **7**, 201 (1941).

— Applicazioni cliniche. Radiobiol. Fis. med. III, N. S. **7**, 253 (1941).

— Comportamento del tasso glicesirico in cancerosi sotto posti a „superteleroentgenterapie". Radiol. med. (Torino) **26**, 1116 (1939).

Glauner, R.: Vegetatives Nervensystem und Röntgenstrahlen. Strahlentherapie **62**, 1 (1938).

Goodwin, W. E., M. M. Mims, and J. J. Kaufman: Human renal transplantation. III. Technical problems encountered in six cases of kidney homotransplantation. J. Urol. (Baltimore) **89**, 349 (1963).

Grahn, D., and G. A. Sacher: Cronic radiation mortality in mice after single whole-body exposure to 250, 135 and 80 kV X-rays. Radiat. Res. **8**, 187 (1958).

Greenbaum, D., and H. F. H. Stone: Dangers of uric-acid excretion during treatment of leukemia and lymphosarkoma. Lancet **1959**I, 73.

Grynkraut, B.: De la dose thérapeutique dans le traitement des tumors malignes. J. Radiol. Électrol. **23**, 203 (1939).

Guyot, J.: A propos d'un cas de leucémie aigue traité par la pantéléroentgenthérapie, Bull. Soc. franç. Electrothér. et Radiol. **45**, 348 (1937).

Hager, E. B., J. A. Mannick, and J. W. Ferrebee: Dogs that survive "lethal" exposures to radiation. Radiat. Res. **14**, 192 (1961).

Hamburger, J.: Résumé succinct de nos recherches récentes sur la transplantation rénale. Helv. med. Acta **31**, 329 (1964).

Hansen, P. B., u. C. B. Madsen: Toleranzdosisproblem bei radiologischer Tätigkeit. Acta radiol. (Stockh.) **34**, 519 (1950).

Harrington, H., P. S. Lavik, and E. Seidman: A study of direct and indirect effects of irradiation on P 32 incorporation by Ehrlich ascites tumor cells in vivo and in vitro. Cancer Res. **17**, 38 (1957).

Harriss, E. B.: The effect of whole body irradiation on bone marrow as studied by radioactive iron incorporation. Sonderband zur Strahlentherapie **38**, 6 (1958).

Harris, W.: Recent clinical experience with the grid in the X-ray treatment of advanced cancer. Radiology **58**, 343 (1952).

Haubrich, R.: Zur Strahlentherapie und Prognose der Lymphogranulomatose. Strahlentherapie **88**, 102 (1952).

Hauptmann, E., and M. Premužič: Hodgkins disease, a review. Acta med. jugosl. **4**, 139 (1950).

Haurani, F. I., E. Repplinger, and L. M. Tocantins: Attempts at transplantation of human bone marrow in patients with acute leukaemia and other marrow depletion disorders (Symposium). Amer. J. Med. **28**, 794 (1960).

Hayashi, M., and N. Miyao: Studies on the effect of ^{60}Co gamma irradiation on the goat. I. Changes on blood constituents following 1,000 r total body gamma irradiation. Nat. Inst. anim. Hlth. Quart. (Tokyo) **1**, 215 (1961).

Heeren, J. G.: Röntgenologische Beobachtungen bei dem Großfolliculären Lymphoblastom (Brill-Symmersche Erkrankung). Strahlentherapie **88**, 117 (1952).

Heilig, W.: Behandlung der Krebsmetastasen mit kleinen Dosen. 43. Tagg Dtsch. Röntgenges. 1962 in Köln, Strahlenforschung und Strahlenbehandlung, Bd. 4, S. 93. München u. Berlin: Urban & Schwarzenberg 1963.

Heilmeyer, L.: Radioisotopenbehandlung bei Blutkrankheiten. 34. Tagg Dtsch. Röntgenges. Wiesbaden 1952. Fortschr. Röntgenstr. **77**, Kongr.-Heft 26 (1952).

Henschke, U. K., and J. L. Morton: Mortality of rhesus monkeys after single total body irradiation. Amer. J. Roentgenol. **77**, 539 (1957).

Herausgeberaufsatz: Total body irradiation in acute monocytic leukemia. Amer. J. Med. **25**, 430 (1958).

Herausgeberaufsatz: Erythremia (polycythemia vera), radiation therapy and leukemia. J. Amer. med. Ass. **169**, 136 (1959).

HEUSS, K.: Zur Frage der Erholungsvorgänge bei Dauerbestrahlung an Versuchstieren mit Röntgenstrahlen. Biophysik **4**, 146 (1967).

— Der Einfluß einer Dauerbestrahlung mit Röntgenstrahlen auf die Tumorhäufigkeit bei Mäusen. Dtsch. Röntgenkongr. 1967. Sonderband Strahlentherapie **66**, 403 (1967).

HOBITZ, H., u. B. RAJEWSKY: Strahleninduzierte Tumoren. Ärztl. Sammelblätter **49**, 303 (1960).

HOCHMANN, A., Y. FEIGE, and A. NEHARIN: The variation of peripheral blood counts in rats repeatedly exposed on recovery to total body low level radation (50 R). Radiol. clin. (Basel) **36**, 15 (1967).

HOED, D. DEN, B. LEVIE, and M. STRAUB: Serious injury of the blood in consequence teleroentgentherapy of the whole body. Acta radiol. (Stockh.) **19**, 151 (1938).

HOLDER, D. L.: Total body irradation in multiple myeloma. Radiology **84**, 83 (1965).

HOLFELDER, H.: Naturforscher-Kongreß Düsseldorf 1926.

HOLTHUSEN, H.: Radiologie in der Gynäkologie unter dem Gesichtspunkt von Schädigungen und Strahlenschutzmaßnahmen bei Patienten. Geburtsh. u. Frauenheilk. **20**, 417 (1960).

HOLZKNECHT, G., u. H. RITTER: Zit. nach C. G. SCHIRREN, Totalbestrahlung, Röntgen-Fernbestrahlung der Haut und indirekte Bestrahlungsmethoden zur Beeinflussung von Dermatosen. In: Handbuch der Haut- und Geschlechtskrankheiten, S. 611. Berlin-Göttingen-Heidelberg: Springer 1959.

HORNYKIEWYTSCH, TH.: Physikalisch-chemische und histochemische Untersuchungen über die Wirkung der Röntgenstrahlen. Strahlentherapie **86**, 176 (1952).

—, u. H.-ST. STENDER: Reaktive Vorgänge nach allgemeiner und lokaler Bestrahlung. Strahlentherapie **100**, 113 (1956).

HRUBAN, Z., M. I. PIERCE, S. NAIR, and N. E. WARNER: Desoxyribonucleoprotein thromboembolism following total body irradiations: case report. Blood **16**, 1629 (1960).

HUG, O.: Die karzinogenen Wirkungen ionisierender Strahlen. Strahlentherapie **102**, 546 (1957).

HULTBERG, S., HJ. KOCH, G. MOBERGER, and G. MARTENSSON: Malignant granuloma. Acta radiol. (Stockh.) **47**, 229 (1957).

HUNSTEIN, W., E. STUTZ u. U. REINCKE: Strahleninduzierte Leukämien bei Wistar-Ratten nach fraktionierter Ganzkörperbestrahlung. Blut **9**, 389 (1963).

IRIE, H.: Effects of the atomic bomb blast on the peripheral blood of exposed persons in Nagasaki City, Japan. VIII. Int. Kongreß für Radiologie Mexico City 1956.

JACKSON, H., and FR. PARKER: Hodgkin's disease and allied disorders. New York 1947. Zit. bei H. TRÜBESTEIN.

JACOB, P.: Essais d'une nouvelle technique de téléroentgenthérapie (cinéroentgenthérapie). Bull. Soc. Electro-Radiol. méd. France **27**, 218 (1939).

JOHNSON, R. E.: Evaluation of fractionated totalbody irradiation in patients with leukemia and disseminated lymphomas. Radiology **86**, 1085 (1966).

JORGSHOLM, B.: Roentgentherapy in Hand-Schüller-Christian and related diseases. Acta radiol. (Stockh.) **50**, 468 (1958).

JOVIN, J.: Resultats du traitement des ceussers trés avancés par la téléroentgenthérapie. Bull. Acad. méd. Roum. **8**, 279 (1939).

—, et N. GINGOLD: Les effets de la téléroentgenthérapie partielle sur le tableau hématologique. Bull. Acad. méd. Roum. **8**, 283 (1939).

KAY, H. E. M.: Large volume irradiation, immunity response and bone marrow replacement, a symposium. Brit. J. Radiol. **33**, 577 (1960).

KAUFFMANN jr., H. M., R. J. CLEVELAND, J. J. DWYER, H. M. LEE, and D. M. HUME: Prolongation or renal homograft function by local graft radiation. Surg. Gynec. Obstet. **120**, 49 (1965).

KAZANGAPOVA, T. K.: Zur Röntgentherapie der chronischen Leukosen. Ter. Arkh. **28**, 61 (1956) [Russisch].

KELLER, H. L.: Die Ermittlung der Raumdosis bei der Röntgenbestrahlung. Fortschr. Roentgenstr. **84**, 73 (1956) u. persönliche Mitteilung vom 27. 2. 1956.

KELLNER, E.: Beziehungen zwischen Morbus Hodgkin und Sarkom. Arch. Geschwulstforsch. **12**, 179 (1958).

KING, E. R.: Use of total-body radiation in the treatment of far-advanced malignancies. J. Amer. med. Ass. **177**, 610 (1961).

KLEWITZ, F., u. E. SCHUSTER: Zur Prognose der Leukämie. Dtsch. med. Wschr. **1922**, 1003.

KOCH, E., u. TH. HORNYKIEWYTSCH: Strahlendosis und Leukozytenabbau. Strahlentherapie **106**, 223 (1958).

KOUT, M., u. M. SVOBODA: Der Einfluß der Röntgenstrahlen auf die Aktivität der Leukozyten im Leukoagglutinationstest. Klin. Wschr. **1960**, 722.

KRAUTZUN, K.: Beiträge zur funktionellen und allgemeinen Röntgentherapie. Erläutert am Beispiel der Grenzstrangtherapie. Strahlentherapie **90**, 599 (1953).

KRESBACH, E., u. U. WINKLER: Beitrag zur Klinik und pathologischen Anatomie der atypischen Lymphogranulomatose. Klin. Med. **5**, 337 (1950).

KUSS, R., M. LEGRAIN, C. MATHÉ, R. NEDEY et M. CAMEY: Nouvel essai de transplantation rénale hors de tout lien de parenté. Presse méd. **71**, 445 (1963).

— — G. MATHÉ, R. NEDEY, M. TUBIANA, C.-M. LALANNE, M. CAMEY, M.-J. LARRIEU, L. SCHWARZENBERG, C. VOURC'H, J. DESARMENIEN, M. MAISONNET et F. ATALLAH: Prémices d'une homotransplantation rénale de soeur a frère non jumeaux après néphrectomie bilatérale et irradiation du receveur. Presse méd. **68**, 755 (1960).

LACASSAGNE, A.: Sur les méchanismes de la mort par l'irradiation corporelle totale. J. Radiol. Électrol. **38**, 183 (1957).

— La leucémogénèse par radiations. J. Radiol. Électrol. **43**, 803 (1962).

—, et G. GRICOUROFF: De l'action des radiations sur les leucocytes du sang étudiée au moyen de la méthode des cultures. J. Radiol. Électrol. **11**, 573 (1927).

Lacassagne, A.: Action des radiations sur les tissus. Paris: Masson & Cie. 1941.

—, et J. Lavedan: Les modifications histologiques du sang consécutives aux irradiations experimentales. Paris méd. **1924**, 97.

Lahm, W.: Erfahrungen bei der Behandlung lymphatischer und myeloischer Leukämien. 34. Tagg Dtsch. Röntgenges. Wiesbaden 1952. Fortschr. Röntgenstr. **77**, Kongr.-Heft 29 (1952).

Lajtha, L. G.: Large volume irradiation, immunity response and bone marrow replacement, a symposium. Consideration of the theory of bone marrow grafting as treatment of radiation damage. Brit. J. Radiol. **33**, 577 (1960).

Lamarque, P.: La restauration après irradiations par les rayons roentgen. Acta radiol. (Stockh.), Suppl. **116**, 448 (1954).

Lamson, B. G., M. S. Billings, J. J. Gambino, and L. R. Bennet: Effect of single and divided doses of X-irradiation on longevity in rats. Radiat. Res. **18**, 255 (1963).

— — R. A. Meek, and L. R. Bennett: Late effects of total-body roentgen irradiation. III. Early appearance of neoplasms and life-shortening in female Wistar rats surviving 1000 r hypoxic total-body irradiation. Arch. Path. **66**, 311 (1958).

Langendorff, H. u. M.: Zum Problem der chronischen Strahlenbelastung. Weitere Ergebnisse nach Bestrahlung von Mäusen mit fraktionierten Strahlendosen. Strahlentherapie **118**, 10 (1962).

Langer, H.: Roentgen treatment over vegetative nerve centers or ganglia in diseases presenting symptoms of disturbances of the vegetative nervus system. Based on a study extending over a period of five years. Amer. J. Roentgenol. **28**, 747 (1932).

Lapteva-Popova, M. S.: The effect of minimum doses of ionizing radiation on the development of experimental leukemias in dogs. Probl. Gemat. **3**, 8 (1958) [Russisch]. Ref. Zbl. ges. Radiol. **59**, 18 (1958).

Lariotschtschenko, T. G.: Die Rolle der Allgemeinbestrahlung bei der Behandlung der Metastasen des Mammakarzinoms. Vestn. Rentgenol. Radiol. **4**, 43 (1954).

Latarjet, R.: Biological considerations on the rival theory of leukemia. Proc. 6. int. Congr. int. Soc. Hemat. 1958, p. 11.

Lawrence, J. H., N. J. Berlin, and R. L. Huff: The nature and treatment of Polycythemia. Medicine (Baltimore) **32**, 323 (1953).

Lehmann, P., et R. Hickel: La téléroentgenthérapie totale dans le traitement des affections rhumatismales. Bull. Soc. Electro-Radiol. méd. France **27**, 353 (1939).

Lélek, J., u. A. Németh: Über die radiologischen Probleme der Nierentransplantation. Fortschr. Röntgenstr. **100**, 600 (1964).

Lennert, K.: Pathologisch-anatomische Klassifizierung der malignen Lymphome. Dtsch. Röntgenkongr., Hamburg 1968. Frankfurt. Z. Path. **64**, 209, 343 (1943).

— Histologische Studien zur Lymphogranulomatose. I. Die Cytologie der Lymphogranulomzellen. Frankfurt. Z. Path. **64**, 209—234 (1953).

Lennert, K.: Histologische Studien zur Lymphogranulomatose. II. Die diagnostische Bedeutung der einzelnen Zellelemente in lymphogranulomatösen Lymphknoten. Frankfurt. Z. Path. **64**, 343—356 (1953).

— Über die Berechtigung der Unterscheidung von drei Lymphogranulomformen nach Jackson und Parker. Verh. dtsch. Ges. Path. **35**, 154—179 (1953).

—, u. A. M. Hippchen: Frankfurt. Z. Path. **65**, 378 (1954). Zit. nach Lennert und Loew.

Levin, J., J. R. Andrews, and J. Berlin: The effects of total body irradation on some aspects of human iron metabolisme. J. clin. Invest. **40**, 649 (1961).

Levin, W. C., M. Schneider, and H. B. Gerstner: Initial clinical reaction to therapeutic whole-body roentgen radiation. Some civil defense considerations. J. Amer. med. Ass. **172**, 921 (1960).

Löbe, J., u. H. G. Schneider: Zur Strahlenbehandlung der Polycythaemia vera. Radiobiol. Radiother. (Berl.) **4**, 267 (1963).

Loew, M.: Über die Prognose der Lymphogranulomatose. Dtsch. Arch. klin. Med. **202**, 700 (1956).

Lorenz, W.: Hat die Anwendung energiereicher Strahlen in der Medizin die Leukämiemorbidität erhöht? Dtsch. med. Wschr. **85**, 1409 (1960).

Lüscher, E. F.: Thrombozytenfaktoren. Ergebn. Physiol. **50**, 2 (1959).

Magnin, P.: L'avenir des enfants irradiés «in utero». Étude d'une enquête portant sur 5353 observations. Presse méd. **70**, 1199 (1962).

Mallet, L.: Traité de Curiethérapie 1930 Baillière. Téléroentgenthérapie. Soc. Radiol. franç. 8. Januar 1935.

— Die allgemeine Röntgenfernbestrahlung der generalisierten Karzinome mit schwachen und langzeitigen Dosen. Strahlentherapie **56**, 278 (1936).

— Téléroentgenthérapie à doses faibles et prolongées des cancers généralisés. Arch. Élect. méd. **44**, 24 (1936).

—, et J. Lefebvre: Les recalcifications des ortéoses métastasiques des cancers du sein par la téléroentgenthérapie, leurs rariétés et leur évolution suivant la forme des métastases. Interêt de la planigraphie. Bull. et Soc. Elektroradiol. méd. France **27**, 335 (1939).

— G. Marchal, P. Cottenot ct J. M. Lemoine: La téléroentgenthérapie totale dans le traitement des leucémies et de la maladie de Hodgkin. Presse méd. **2**, 1763 (1934).

Mannick, J. A., H. L. Lochte jr., Ch. A. Ashley, E. D. Thomas, and J. W. Ferrebee: Autografts of bone marrow in dogs after lethal total-body radiation. Blood **15**, 255 (1960).

Marchal, G., et L. Mallet: La téléroentgenthérapie totale dans les maladies du sang et des organs hématopoiétiques. Ass. franç. trancement Sci. **59**, 442 (1935).

Marchionini, A., u. C. G. Schirren: Strahlentherapie von Hautkrankheiten. In: Handbuch der Haut- und Geschlechtskrankheiten. Berlin-Göttingen-Heidelberg: Springer 1959.

Martin, I., R. Pape u. A. Piringer-Kuchinka: Zur Frage der Wirkung kleinster Röntgendosen auf das Knochenmark. Strahlentherapie **96**, 569 (1955).

MARTIN, J. H.: An estimate of the potential leukaemogenic factor in the diagnostic use of x-rays. Med. J. Aust. 2, 157 (1958).

MATHÉ, G.: Transfusion et greffe de cellules hématopoiétiques normales. Sang 30, 747 (1959).

— Totalbestrahlung und die Behandlung ihrer Folgeerscheinungen beim Menschen; Strahlenschutz in Forschung und Praxis, Bd. 3, S. 147. Freiburg i.B.: Rombach & Co. 1963.

—, et J. BERNARD: Essai de traitement de le leucémies expérimentales par la greffe de cellules hématopoiétiques normales. Sang 30, 789 (1959).

— — L. SCHWARZENBERG, M.-L. LARRIEU, CL. M. LALANNE, A. DUTREIX, P.-F. DENOIX, J. SURMONT, V. SCHWARZMANN et B. CÉOARA: Essai de traitement de sujets atteints de leucémie aigue en rémission par irratiation totale suivie de transfusion de moelle osseuse homologue. Rev. Franç. Et. clin. biol. 4, 675 (1959).

— H. JAMMET, B. PENDIC, L. SCHWARZENBERG, F. F. DUPLAN, B. MAUPIN, R. LATERJET, M.-J. LARRIEU, D. KALIC etc.: Transfusions et greffes de moelle osseuse homologue chez des humains irradiés à haute dose accidentellement. Rev. franç. Étud. clin. biol. 4, 226 (1959).

MAURER, H. J., u. W. MINDER: Untersuchungen über die Bedeutung des Zeitfaktors bei Ganzkörperbestrahlungen. Int. J. Radiat. Biol. 2, 171 (1960).

McCANDLESS, J. B.: Accidentale acute whole-body gamma irradation of seven clinically well persons. Amer. J. med. Ass. 192, 185 (1963).

McFARLAND, W., and H. A. PEARSON: Hematologic events as dosimeters in human total-body irradiation. Radiology 80, 850 (1963).

McGOVERN jr., J. J., P. S. RUSSELL, L. ATKINS, E. W. WEBSTER, M. DUANE, J. W. ESTES, and D. KELLEHER: Treatment of terminal leukemie relapse by total-body irradiation and intravenous infusion of stored autologous bone marrow obtained during remission. New Engl. J. Med. 260, 675 (1959).

MEIGHAN, S. S., and J. D. RAMSAY: Survival in Hodgkin's disease. Brit. J. Cancer 17, 24 (1963).

MELCHING, H.-J.: Die Bedeutung der Milz bei Strahlenschaden. Vortrag Dtsch. Röntgenkongreß 7.—10. Mai 1962 und Acta hepatosplen. (Stuttg.) 11, 281 (1964).

— Untersuchungen über die Bedeutung und den Anteil der Milz beim Strahlenschaden des Säugetiers. Acta hepatosplen. (Stuttg.) 11, 218 (1964).

—, u. O. MESSERSCHMIDT: Der Einfluß der Splenektomie auf den Strahlenschaden bei Mäusen. Naturwissenschaften 47, 307 (1960).

— — Der Einfluß der Milz auf den Strahlenschaden nach Ganzkörperbestrahlung. Med. Klin. 55, 1831 (1960).

— — u. K. SHIBATA: Der therapeutische Einfluß der Splenektomie auf den Strahlenschaden bei Ratten. Naturwissenschaften 48, 576 (1961).

— — u. CH. STREFFER: Untersuchungen über einen biologischen Strahlenschutz. XXXIX. Über die Bedeutung der Milz beim Strahlenschaden. Strahlentherapie 114, 179 (1961).

— — — u. K. SHIBATA: Untersuchungen über einen biologischen Strahlenschutz. XLIV. Der therapeutische Einfluß der Splenektomie auf den Strahlenschaden. Strahlentherapie 116, 395 (1961).

MERIL, J. P., J. E. MURRAY, J. HARTWELL HARRISON u. E. A. FRIEDMANN: Zit. nach LÉLEK u. NÉMETH.

MILLER, L. S., G. H. FLETCHER u. H. B. GERSTNER: Strahlenbiologische Beobachtungen bei Krebspatienten nach Ganzkörperbestrahlung. Radiat. Res. 8, 150 (1958).

MIZUNO, N. S., V. PERMAN, D. D. JOEL, F. W. BATES, J. H. SAUTTER, and M. O. SCHULTZE: Survival of calves treated with autologous bone marrow after exposure to lethal dose of whole-body irradiation. Proc. Soc. exp. Biol. (N.Y.) 105, 317 (1960).

MODAN, B., and A. M. LILIENFELD: Leukaemogenic effect of ionising-irradiation treatment in polycythaemia. Lancet 1964 II, 439.

MOESCHLIN, S., E. SCHWART u. H. WANG: Die Hodgkinzellen als Tumorzellen. Schweiz. med. Wschr. 1950, 1103.

MOLE, R. H.: Effects of dose-rate and protraction: Symposion. I. Patterns of response to whole-body irradiation: The effect of dose intensity and exposure time on duration of life and tumour production. Brit. J. Radiol. 32, 497 (1959).

MOLONEY, W. C.: Leukemia and exposure to x-ray: A report of 6 cases. Blood 14, 1137 (1959).

MÜLLER, C., and E. POPPE: Roentgen therapy in chronic leukemia. Acta radiol. (Stockh.) 36, 417 (1951).

MÜLLER, H.: Zur Röntgenbestrahlung der Lymphogranulomatose. Strahlentherapie 80, 225 (1949).

MURPHY, W. P.: Results of conservative application of x-ray treatment in chronic leukemia. J. Amer. Med. Ass. 115, 1156 (1940).

NADOLNY, G.: Die Teleröntgentherapie bei der Behandlung von Geschwulstmetastasen. Fortschr. Roentgenstr. 84, 336 (1956).

NATHER, K., u. H. R. SCHINZ: Tierexperimentelle Studien zum Krebsproblem. Mitt. Grenzgeb. Med. Chir. 36, 620 (1923).

NEUMANN, CH.: Cytostase durch Triäthylenmelamin (TEM) bei Lymphogranulomatose und chronischen Leukämien. Klin. Wschr. 1952, 1105.

NEWSOME, F. E., and R. R. OVERMAN: The effect of homologous marrow transplantation on the survival of monkeys following sublethal whole-body radiation. Blood 16, 1762 (1960).

NEWTON, K. A.: Total thoracic irradiation combined with intravenous injection of autogenous marrow. Clin. Radiol. (Edinb.) 11, 14 (1960).

— The application of stored autologous bone marrow in the treatment of advanced malignant disease. Clinical aspects. Symposion. Brit. J. Radiol. 33, 577 (1960).

—, and J. G. HUMBLE: Large volume irradiation, immunity response and bone marrow replacement, a symposium: The application of stored autologous bone marrow in the treatment of advanced malignant disease, clinical aspects and haematological aspects. British J. Radiol. 33, 577 (1960).

NICE jr., CH. M., and W. K. STENSTROM: Irradiation therapy in Hodgkin's disease of the thorax. Dis. Chest 28, 529 (1955).

Nossal, G. J. V., and L. Larkin: Failure to induce immunological tolerance during recovery from irradiation. Nature (Lond.) 182, 1447 (1958).

Oberhoffer, G., H.-G. Schmitz-Dräger u. P. Thurn: Die Strahlenbehandlung der chronischen Leukämie. Strahlentherapie 108, 325 (1959).

Oschinskaya, G. K.: The difference in the biological effect of x-rays and radiocobalt radiation on animals. Med. Radiol. (Mosk.) 4, 29 (1959).

Osgood, E. D.: Treatment of chronic leukemias. J. Nuclear Med. 5, 139 (1964).

Osgood, E. E.: The relative dosage required of total body X-ray Vs intravenous ^{32}P for equal effectiveness against leukemic cells of the lymphocytic series or granulocytic series in chronic leukemia. Nuclear Med. 6, 421 (1965).

—, and M. L. Krippaehne: Comparison of the life span of leukemie and nonleukemie neutrophils. Acta haemat. (Basel) 13, 153 (1955).

—, and A. J. Seaman: Treatment of chronic leukemias. Results of therapy by titrated, regularly spaced total body radioactive phosphorus, or roentgen irradiation. J. Amer. med. Ass. 150, 1372 (1952).

— —, and R. D. Koler: Results of 15-year program of treatment of chronic leukemias with titrated regulary spaced total body irradiation with phosphorus 32 or x-ray. Proc. 6. int. Congr. int. Soc. Hemat. 1958, p. 44.

— — H. Tivey, Ch. A. Moffat, and M. E. Hughes: Comparative survival times of X-ray treated versus P^{32} treated patients with chronic leukemias under the program of titrated, regularly spaced total-body irradiation. Radiology 64, 373 (1955).

Otto, F. M. G.: Retothelsarkomatose und Retotheliose im Kindesalter. Kinderärztl. Prax., Sonderheft 246 (1953).

Overman, R. R.: Transplantation of bone marrow. Symposion in Atlantic City, New Jersey 5. Mai 1957 (I. Blood Club Meeting). Blood 13, 266 (1958). Siehe auch L. M. Tocantins.

Paiva, Raposo y Idalio de Oliviera: Teleroentgenterapie. Arqu. Pat. 9, 215 (1937).

Panasewicz, J.: On the pathologenic mechanisms of the influence of high doses of ionizing (Roentgen) radiation on the course of experimental heterogenous posttransfusion shock. 1. Congr. Radiol., Budapest 9.—11. 6. 1961. Radiolbiol. Radiother. (Berl.) 3, 309 (1962).

Pape, R.: Biologische Effekte von 1 Jahr lang täglich verabreichten kleinsten Röntgendosen. Strahlentherapie 84, 254 (1951).

— K. Eckelberg, H. Kuttelwascher u. R. Seysh: Über leukoregulatorische Wirkstoffe des Blutes nach Röntgenbestrahlung. Wien. med. Wschr. 101, 265 (1951).

—, u. H. Franz: Zur Frage der Wirkungsvorgänge bei der Teleröntgentherapie. Wien. klin. Wschr. 67, 719 (1955).

—, u. D. Gölles: Zur Röntgenbehandlung der Neuralgien. Wien. med. Wschr. 102, 459 (1952).

—, u. G. Kollert: Stundenreaktion der Leukozyten. Strahlentherapie 87, 399 (1952).

—, u. O. Pendl: Über zelluläre Resistenzsteigerung durch schwache Röntgenbestrahlung und ihre Wirkungsdauer. Wien. med. Wschr. 100, 696 (1950).

Papillon, J.: Le pronostic de la maladie de Hodgkin. Maroc méd. 38, 1575 (1959).

Paul, O.: Zur Strahlentherapie der Hodentumoren und ihrer Metastasen. Strahlentherapie 114, 426 (1961).

— Zur Bestrahlung von Seminomen und ihren Metastasen. Zbl. Chir. 86, 166 (1961).

Petersen, D. F., F. W. Fitch, and K. P. DuBois: Biochemical changes in spleens of rats after localized x-irradiation. Proc. Soc. exp. Biol. (N.Y.) 88, 394 (1955).

Pichlmaier, H.: Der heutige Stand der Nierenverpflanzung beim Menschen. Internist 6, 180 (1965).

— A. Jabour, H. H. Edel, B. Altmeyer, H. Dobbelstein, H. J. Gurland u. R. Müller: Die Verpflanzung von Leichennieren beim Menschen. Bericht über 20 Fälle. Münch. med. Wschr. 110, 491 (1968).

Piney, A.: Present position in treatment of chronic myeloid leukemia. Blood 3, 885 (1948).

Pohle, E. A., u. C. H. Bunting: Histologische Untersuchungen an der Rattenmilz nach abgestuften Röntgenstrahlendosen. Strahlentherapie 57, 121 (1936).

Porter, K. A.: Marrow transplantation after radiation: an experimental approach to the immunological complications. Clin. Radiol. (Edinb.) 11, 22 (1960).

Portret, Claudet et Bugiel: Téléroentgenthérapie et formule sanguine. Bull. Soc. franç. Electrothér. et Radiol. 44, 322 (1935).

Poulain, A.: Métastase vertébrale d'un cancer du sein traité par la téléroentgenthérapie. Bull. Soc. Electroradiol. méd. France 26, 100 (1938).

Proppe, A.: Holzknechtsche Faustregel zur mehrstelligen Totalbestrahlung. Strahlentherapie 77, 599 (1948).

— Die Technik der Behandlung von Hautkrankheiten mit weichen Röntgenstrahlen. Strahlentherapie 98, 30 (1955).

Quack, G.: Teleröntgen- und Telekobalttherapie bei Metastasen. Strahlenforschung und Strahlenbehandlung. Strahlentherapie 4, 81 (1963). Sonderbd. 52.

Rajewsky, B.: Probleme der Ganz- und Teilkörperbestrahlung. Strahlentherapie 100, 5 (1956).

—, u. H. Pauly: Neue Wege in der biophysikalischen Strahlenbiologie. Strahlentherapie 112, 489 (1960).

Ratkóczy, N.: Zit. bei G. Benkö u. T. Burger. Erfahrungen mit der Osgoodschen Ganzkörperbestrahlung bei chronischer Leukämie mit besonderem Hinweis auf die Gefahr bei Myelose. Strahlentherapie 118, 300 (1962).

Rebuck, J. W., F. H. Bethell, and R. W. Monto: The leukemias: Etiology, pathophysiology and treatment. New York: Academic Press 1957.

Reimer, E. E.: Die Therapie des Lymphogranuloms. Wien. klin. Wschr. 1957, 57.

Reviglio, G. M.: Primi esperimenti di teleroentgenterapia a vasti campi. Arch. ital. Chir. 54, 154 (1938). Donati-Festschr. 5.

ROBB-SMITH, A. H. T., and D. SYMMERS: Arch. Path. **3**, 816 (1927); **26**, 603 (1939); **34**, 385 (1942). Zit. J. G. HEEREN. Strahlentherapie 88, 117 (1952).

RØJEL, J., and V. LUND: Cortisone and x-ray treatment of Hand-Schüller-Christian's syndrome. Acta med. scand. **161**, 459 (1958).

ROSSI, E., A. THORNGATE, and F. LARSON: Acute radiation syndrome caused by accidental exposure to cobalt[60]. J. Lab. clin. Med. **59**, 655 (1962).

SAGGIORO, C.: Contributo casistico al trattamento dell'asma bronchiale con la panroentgenterapia. Acta med. patav. **11**, 141 (1950).

SAHYOUN, F., and ST. J. EISENBERGER: Hodgkin's disease. A histopathological and clinical classification with radiotherapeutic response. Amer. J. Roentgenol. **61**, 369 (1949).

SALOTTI, A., e A. DOMINI: Il comportamento del sistema reticolo-istiocitario nella telepanirradiazione. Roentgen. Atti Accad. Fisiocr. Siena XI, **7**, 25 (1939).

SANDSTRÖM, O.: A diaphragm. construction as contribution to the screening-off technic in the teleroentgentherapie. Acta radiol. (Stockh.) **20**, 406 (1939).

DELLA SANTA, A.: Sulla teleroentgenterapia: Fattore campo e tasso leucocitario. Scr. ital. Radiobiol. med. **4**, 347 (1937).

SAUERBIER, W.: Über die Ausbildung einer Anämie nach einmaliger kurzzeitiger Ganzkörperbestrahlung mit Röntgenstrahlen beim Kaninchen. Strahlentherapie **108**, 468 (1959).

SAVKOVIČ, N. V., D. V. RADIVOJEVIČ et S. J. HAJDUKOVIČ: Effet protecteur de la cystéamine administrée localement sur la réaction d'épilation de jeunes rats provoquée par l'irradiation x totale. Rev. franç. Étud. clin. biol. **5**, 478 (1960).

SCHERER, E.: Strahlentherapie, eine Einführung. Stuttgart: Georg Thieme 1967.

— Indikationen und Behandlungsergebnisse der Radiotherapie maligner Systemerkrankungen. Dtsch. Röntgenkongr. Hamburg 1968.

SCHIRREN, C. G.: Totalbestrahlung, Röntgen-Fernbestrahlung der Haut und indirekte Bestrahlungsmethoden zur Beeinflussung von Dermatosen. In: Handbuch der Haut- und Geschlechtskrankheiten, S. 599. Berlin-Göttingen-Heidelberg: Springer 1959.

— Die Röntgenfernbestrahlung der Haut, eine neue Ganzbestrahlungsmethode zur Behandlung generalisierter Dermatosen. Abh. IX. Int. Congr. Radiol., Bd. 1, S. 797. Stuttgart: Georg Thieme und München u. Berlin: Urban & Schwarzenberg 1961.

SCHLUMBERGER, H. G., and J. J. VASQUEZ: Pathology of total body irradiation in the monkey. Amer. J. Path. **30**, 1013 (1954).

SCHMITZER, GH., u. M. FRIEDEMANN: Die Röntgentherapie der Erythrämien. Radiobiol. Radiother. (Berl.) **1**, 152 (1960).

SCHNEIDER, W.: Indirekte Röntgenbestrahlung und vegetatives System. Strahlentherapie **77**, 395 (1948).

SCHOEN, D.: Über die Wirkung der Siebbestrahlung auf Hautmetastasen; 41. Dtsch. Röntgenkongreß. Fortschr. Röntgenstr. **90**, Beih. 51 (1959).

SCHULTE, G.: Erfahrungen mit neuen zytostatischen Mitteln bei Hämoblastosen und Karzinomen und die Abgrenzung ihrer Wirkung gegen Röntgentherapie. 34. Tagg Dtsch. Röntgenges. Wiesbaden 1952. Fortschr. Röntgenstr. **77**, Kongr.-Heft 31 (1952).

SCHUMANN, E.: Zur Strahlenbehandlung des solitären Plasmozytoms. Arch. Geschwulstforsch. **9**, 305 (1956).

SCHWARTZ, E. E.: Bone marrow transplantation and chemical protection in the radiotherapy of mouse leukemia (Preliminary communication). Acta radiol. (Stockh.) **52**, 235 (1959).

SCHWARTZ, R., D. K. MISRA, and W. DAMESHEK: A technic of bone marrow transplantation in men. Blood **15**, 137 (1960).

SCOTT, R. B.: Leukaemia III. Lancet **1957I**, 1162.

SGALITZER, M.: Über Röntgenbestrahlungen des ganzen Körpers bei verschiedenen Erkrankungen (90. Verslg Ges. Dtsch. Naturforsch. u. Ärzte, Hamburg, Sitzg v. 18. bis 21. IX. 1928). Fortschr. Röntgenstr. **38**, Kongreßheft 13 (1928).

SHIMKIM, M. B., R. METIER, and R. BIERMANN: Myelocytic leukemia: an analysis of incidence, distribution and fatality, 1910—48. Am. intern. Med. **35**, 194 (1951).

SHIMKIN, M. B., K. C. OPPERMANN, W. L. BOSTICK, and B. V. A. LOW-BEER: Hodgkin's disease: an analysis of frequency, distribution and mortality at the University of California Hospital, 1914—1951. Ann. intern. Med. **42**, 136 (1955).

SHIVELY, J. N., S. M. MICHAELSON, and J. W. HOWLAND: The response of dogs to bilateral whole-body Co[60] irradiation. II. Pathophysiological manifestations. Radiat. Res. **15**, 319 (1961).

SICKINGER, K., K. MUSSHOFF, F. STEPHAN u. A. APPELS: Resorptionsstudien nach Röntgenbestrahlung des Abdomens bei maligner Lymphogranulomatose unter Verwendung des D-Xylose-Resorptionstests und des J[131]-Trioleintests. Strahlentherapie **128**, 340 (1965).

SICILIANO, L.: Ein Beitrag zur totalen Teleröntgentherapie. Strahlentherapie **56**, 351 (1936).

SIMON, O.: Zur Polyzythämiebehandlung mit Körperganzbestrahlungen. Strahlentherapie **65**, 424 (1939).

SLUYS, F.: La téléroentgenthérapie totale dans le traitement des tumeurs malignes, Libro de oro por Prof. Dr. ANGEL H. BOTTO 1936, 1346.

— État actual de la téléroentgenthérapie. J. belge Radiol. **28**, 421 (1939).

— La téléroentgenthérapie et la gammathérapie. J. belge Radiol. **39**, 572 (1956).

SOMMER, F.: Zur Behandlung der Lymphogranulomatose. Ann. Univ. sarav. Med. **3**, 55 (1955).

STARZL, TH. E., TH. L. MARCHIORO, and W. R. WADDELL: Human renal homotransplantation in the presence of blood group incompatibilities. Proc. Soc. exp. Biol. (N.Y.) **113**, 471 (1963).

STASEK, V., J. JAKOUBKOVÁ, K. BRACHFELD, J. KOLÁR u. S. TICHY: Spätfolgen bei mit kleinen Röntgendosen bestrahlten Kindern. Strahlentherapie **117**, 293 (1962).

Stech, H.: Zur Frage der Röntgen-Ganzkörper-Abschnittsbestrahlung (RöGKAB) bei gutartigen Erkrankungen (chronische Ekzeme, Heuschnupfen, Akne vulgaris, Psoriasis, endogen bedingte Arthrosen und Depressionen). Wien. klin. Wschr. 1954, 829.

— Die Röntgenganzkörperbehandlung der operierten und inoperablen bösartigen Geschwülste. Strahlentherapie 122, 358 (1963).

Stefanov, E.: Zur Frage der Wirkung einer tödlichen Röntgendosis auf den tierischen Organismus. Strahlentherapie 77, 113 (1947/48).

Stender, H. St., O. Elbert u. W. Sohre: Über die Beeinflussung der Blutgerinnung durch Röntgenstrahlen. Klin. Wschr. 1952, 1021.

—, u. Th. Hornykiewytsch: Der Einfluß der O$_2$-Spannung auf die Strahlenempfindlichkeit bei Ganzkörperbestrahlung. Strahlentherapie 96, 445 (1955).

— — Über die Beeinflussung der Strahlenempfindlichkeit bei Ganzkörperbestrahlung durch Megaphen. Strahlentherapie 96, 453 (1955).

Sterling, Th. D., E. L. Saenger, and J. J. Phair: Radiation epidemiology. Cancer (Philad.) 15, 489 (1962).

Stewart, A.: Radiation hazards of diagnostic X-rays. Med. J. Aust. 46, II, 265 (1959).

Stodtmeister, R., T. M. Fliedner u. H.-J. Thom: Experimentelle Therapie strahleninduzierter Hämatopoesestörungen durch Transfusion von Milz- und Knochenmarkzellen. Schweiz. med. Wschr. 90, 1186 (1960).

—, u. H.-J. Thom: Unterschiedliche Blutbildveränderungen nach Ganzkörperbestrahlung und regionalen Teilkörperbestrahlungen. Strahlentherapie 109, 573 (1959).

Stoloff, J. L., F. J. Haurani, E. F. Repplinger, and P. W. Havens jr.: Effects of total-body irradiation on the production of antibody in man. New. Engl. J. Med. 260, 1258 (1959).

Sturgis, C. C.: Recent advances in treatment of hematologic disorders. J. Amer. med. Ass. 141, 969 (1949).

Stutz, E., u. U. Blüthgen: Krebsentstehung durch indirekte Strahlenwirkung. Strahlentherapie 105, 503 (1958).

Surmont, J., M. Turbiana et C.-M. Lalanne: Les irradiations totales pour greffes du tissu ou transplantation d'organe chez l'homme. II. Considération radiobiologiques. J. Radiol. Électrol. 41, 799 (1960).

Teschendorf, W.: Über Bestrahlung des ganzen menschlichen Körpers bei Blutkrankheiten. Strahlentherapie 26, 720 (1927).

— Über Röntgentotalbestrahlungen. Dtsch. med. Wschr. 1931, 1445.

— Die Indikationen zur Bestrahlung des ganzen menschlichen Körpers mit Röntgenstrahlen (Leukämie, Aleukämie, Polyzythämie, Lymphogranulom und Tumormetastasen). Fortschr. Ther. 13, 481 (1939).

— Die Teleröntgentherapie, ihre Wirksamkeit und Verträglichkeit bei längerer Durchführung. Chirurg 17/18, 596 (1947).

Teschendorf, W.: Zur Strahlenbehandlung des Lymphogranuloms. Dtsch. med. Wschr. 1948, 164.

— Die Teleröntgentherapie. Stuttgart: Georg Thieme 1953.

—, u. H. J. Teschendorf: Über Indikationen zur Totalbestrahlung. IV. Int. Radiologenkongreß Zürich 1934.

Thomas, E. D., R. B. Epstein, J. W. Eschbach jr., D. Prager, C. D. Buckner, and G. Marsaglia: Treatment of leukemia by extracorporeal irradiation. New Engl. J. Med. 273, 6 (1965).

— H. L. Lochte jr., J. H. Cannon, O. D. Sahler, and J. W. Ferrebee: Supralethal whole body irradiation and isologous marrow transplantation in man. J. clin. Invest. 38, 1709 (1959).

— , and J. W. Ferrebee: Irradiation of the entire body and marrow transplantation: Some observations and comments. Blood 14, 1 (1959).

Tocantins, L. M., C. C. Congdon, E. P. Cronkite, J. W. Ferrebee, L. O. Jacobson, R. R. Overman, E. D. Thomas, D. van Bekkum, and J. K. Weston: Transplantation of bone marrow. Symposion in Atlantic City, New Jersey 5. Mai 1957 (I. Blood Club Meeting). Blood 13, 266 (1958).

Toniolo, G.: Limiti e possibilità attuali nella terapia del morbo di Hodgkin. Minerva fisioter. 2, 85 (1957).

Trübestein, H.: Beitrag zur Behandlung der Lymphogranulomatose. Strahlentherapie 99, 526 (1956).

— Der differenzierte histologische Befund der Lymphogranulomatose als Grundlage des Behandlungserfolges. Strahlentherapie 100, 62 (1956).

Tubiana, M., et C. M. Lalanne: Evolution hématologique des malades soumis à une irradiation totale pour transplantation d'organes. Ann. Radiol. 6, 561 (1963).

Unsgaard, B.: Optimal time for marrow injection in mice after total body irradiation. Acta radiol. (Stockh.) 56, 296 (1961).

Vacek, A.: Whole-body oxygen consumption during irradiation for the survival of rats after exposure to x-rays. Nature (Lond.) 194, 781 (1962).

Vahlensieck, W., W. Koch u. St. Gödde: Nierentransplantation. Münch. med. Wschr. 106, 1089 (1964).

Várterész, V., I. Fráter, E. Kálmán u. B. Wald: Verhalten des Plasma- und Blutvolumens bei Hunden nach Röntgen-Ganzkörperbestrahlungen mit Dosen über LD$_{50}$ I. Strahlentherapie 105, 467 (1958).

Verloop, M. C.: Einige Fälle von Panhämatopenie und ihre Differentialdiagnose. Ned. T. Geneesk. 1950, 661.

Videboek, A.: The course and prognosis of Hodgkin's disease. Acta med. scand. 136, 203 (1950).

Vieten, H.: Die Röntgenschwachbestrahlung (Teleröntgentherapie) bei malignen Geschwülsten. Tägl. Prax. 1, 613 (1960).

Vogt, A.: Behandlung der Leukämie mit Röntgenstrahlen. Strahlentherapie 77, 537 (1948).

Vries, M. J. de, and O. Vos: Treatment of mouse lymphosarcoma by total-body x-irradiation and by injection of bone marrow and lymph-node cells. J. nat. Cancer Inst. 21, 1117 (1958).

WACHSMANN, F.: Zit. nach C. G. SCHIRREN, Totalbestrahlung, Röntgenfernbestrahlung der Haut und indirekte Bestrahlungsmethoden zur Beeinflussung von Dermatosen. In: Handbuch der Haut- und Geschlechtskrankheiten, S. 599. Berlin-Göttingen-Heidelberg: Springer 1959.

WAITZ, R., et S. MAYER: Observation d'hyperplasie médullaire par irradiation. Sang 30, 154 (1959).

WARREN, S.: Die Wirkung von Strahlen auf die Lebensdauer. Klin. Wschr. 1958, 597.

WEBER, K.: Über Totalbestrahlungen bei Hautkrankheiten. Strahlentherapie 41, 286 (1931).

WERFF, J. TH. VAN DER: Long remissions in Hodgkins' disease. Acta radiol. (Stockh.) 33, 31 (1950).

WETTERER, J.: Handbuch der Röntgen- und Radiumtherapie, Bd. I. Leipzig u. München: Keim & Nemnich 1922.

WIESER, W.: Zur Methodik der Schwachbestrahlung. Strahlentherapie 58, 646 (1937).

WILLIAMS, R. E.: Multiple myeloma. J. Fac. Radiol. (Lond.) 9, 2 (1958).

WINDHOLZ, F.: Über die Strahlentherapie und Strahlenbiologie der Tumoren und tumorartigen Hyperplasien des retikulo-endothelialen Systems. Strahlentherapie 58, 406 (1937).

WITTE, S.: Klinische Erfahrungen mit der Knochenmarktransfusion. Dtsch. med. Wschr. 86, 1334 (1961).

WOLFF, K.: Über quantitative Beeinflussung des Blutbildes bei Totalbestrahlung bei wechselndem Rhythmus und verschiedener Dosis. Strahlentherapie 54, 68 (1935).

ZIMMERMANN, W. E., u. H. A. LADNER: Veränderungen des Säure-Basen-Haushaltes nach Ganzkörperbestrahlung. Strahlenschutz in Forschung und Praxis, Bd. IV, S. 315. Freiburg 1964.

ZOGRAPHOV, D. G., u. I. A. BAEV: Über die Wirksamkeit der Transplantation von Knochenmark von polyzythämischen Spendern. Radiobiol. Radiother. (Berl.) 5, 339 (1964).

ZUM WINKEL, K.: Aussprache über Großraumbestrahlungen. Dtsch. Röntgenkongr., Hamburg 1968.

ZUPPINGER, A.: Bestrahlung und vegetatives Nervensystem. Strahlentherapie 92, 364 (1953).

VII. Therapy with ultrahard roentgenrays

By

Gilbert H. Fletcher

With 40 figures

The term "supervoltage" was coined in the early 1930's to describe the original 800 kV units. Shortly afterwards 1 MeV, and later on roentgenray generators up to 70 MeV, were built for clinical use; units of 1 MeV to 35 MeV are now commercially available. Cobalt-60 kilocurie units are considered supervoltage equipment.

Supervoltage units in any quantity have been in actual clinical use only since 1950. There is considerable information available on the physics and dosimetry of supervoltage roentgentherapy for both stationary and rotational techniques. The theoretical advantages and the potential superiority of ultrahard roentgenrays have also been elaborated at great length. However, practical experience concerning dose levels for tumor sterilization and organ tolerance is still being accumulated in an effort to determine the precise role of supervoltage therapy in the practice of radiotherapy and its influence on the basic policies of tumor management. Only recently, widely divergent data as to the radiobiological effectiveness have been reconciled (MEREDITH, PATERSON et al., KOHN); the transfer to clinical situations is not uniform.

This section will be concerned primarily with the adaptation of ultrahard roentgenrays to the treatment planning of the various types of cancers on the basis of clinical biology. Priority will be given to patterns with accurate and easily duplicable daily positioning. Different opinions will be discussed in the general introduction but the practice of the author will be given in the specific anatomical areas.

Compared with conventional beams of 1 to 3 mm. Cu HVL, ultrahard radiation has four characteristics:

1. Skin-sparing effect.
2. Increased depth dose.
3. Enhancement of systemic and organ tolerance.
4. Decrease in differential bone absorption.

The variation of these characteristics within the range of 1 to 70 MeV will first be reviewed with emphasis on the clinical significance. Energy levels above 15 MeV will be referred to as "megavoltage".

Skin-sparing effect. The skin sparing is due to maximum ionization build-up below the surface of the skin (TRUMP) at a distance equal to the mean range of the electrons (Fig. 1). In practice, the build-up

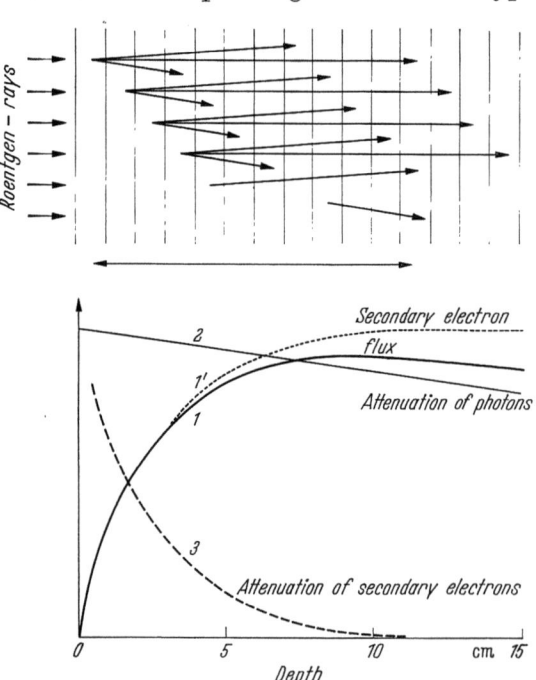

Fig. 1. Build-up to equilibrium of total flux of electrons, although the number of secondary electrons decreases with photon attenuation. (Courtesy: M. TUBIANA, Roentgens, Rads and Riddles, USAEC 1959)

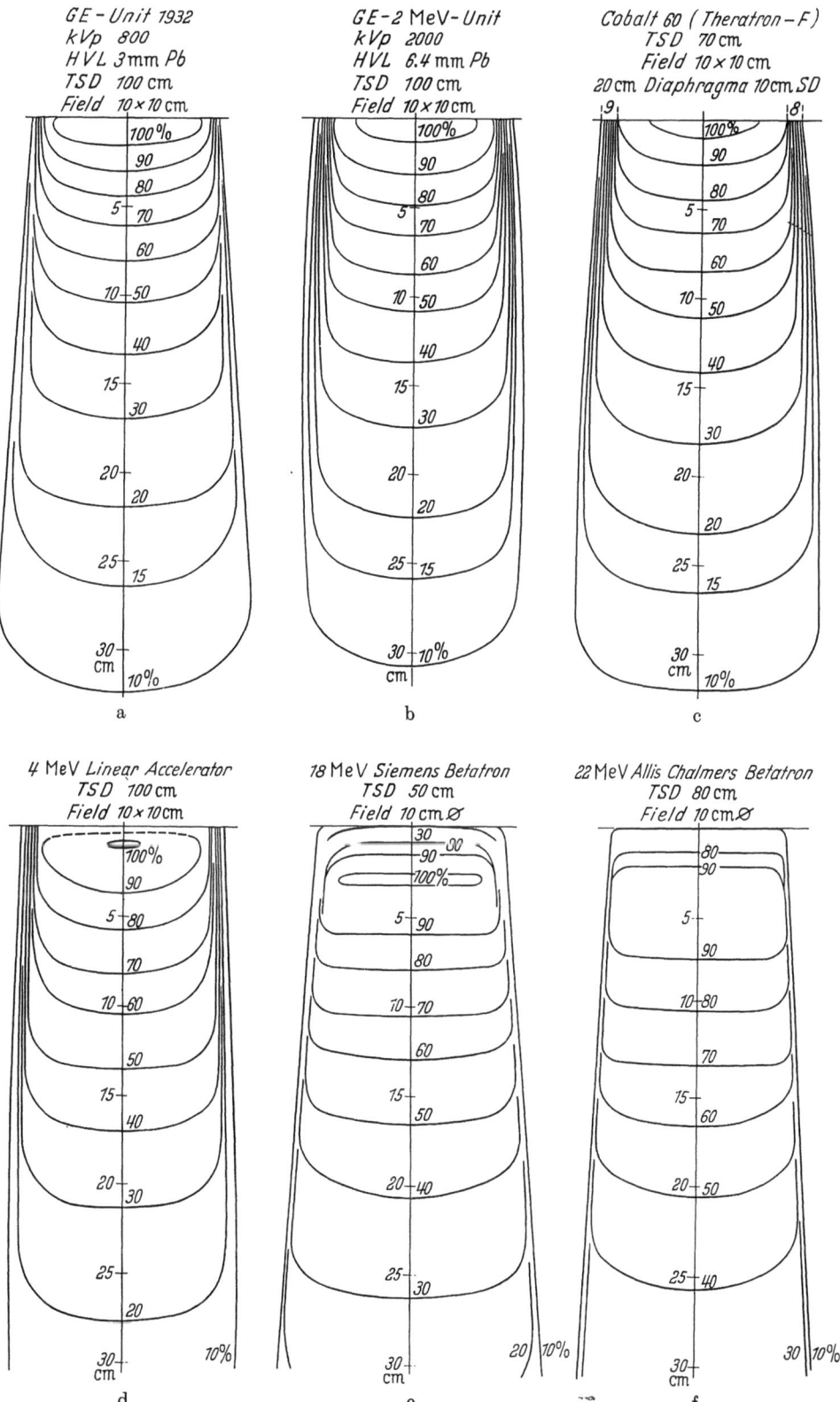

Fig. 2a—g. Isodose curves of different machines to produce ultrahard rays. (Fig. 2c shows the influence of a 3 HVL lead block secondary diaphragm fixed at different distances from the skin)

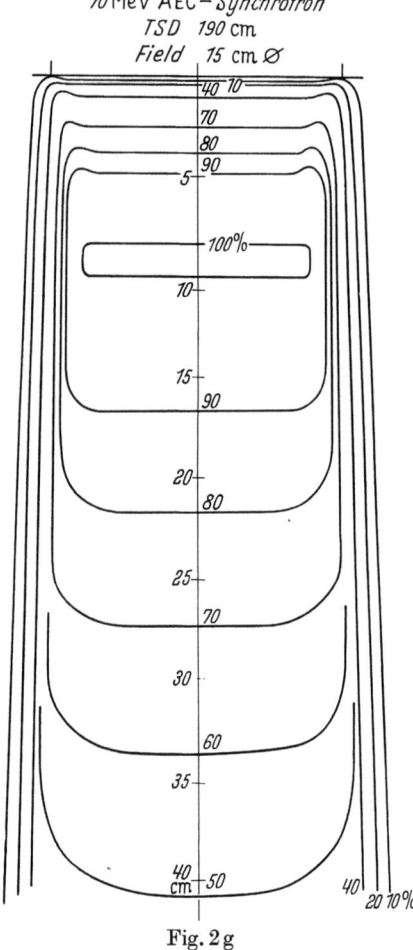

Fig. 2 g

is closer to the surface of the skin because the beam defining system adds to surface ionization (HOWARTH et al.). At 1 MeV, the depth of maximum build-up is less than 2 mm. below the surface of the skin, which is adequate enough to avoid acute skin reactions. It is increased to 4 mm. with the cobalt-60 and 2 MeV units; to 2.5 cm. at 22 MeV (Fig. 2).

The increase in depth dose from 800 kVp to 2 MeV is not very significant. The isodose curve of a well collimated kilocurie cobalt beam and 2 MeV are very similar.

There is no advantage to a build-up depth of more than 3 to 4 mm. unless it reaches 2 to 3 cm. There is then a reversal of the ratio of central versus subcutaneous doses with parallel opposed portals planning (Fig. 3).

With the cobalt-60 unit, irrespective of the thickness of the part, there is always a high subcutaneous dose with the minimum at mid-distance; with the 22 MeV betatron, the subcutaneous dose is much less than the dose through the mid-portion. Patients treated with one single or two parallel opposed portals with the betatron are not exposed to the risk of late subcutaneous fibrosis which has been observed with 1 and 2 MeV beams.

The increasing depth of maximum build-up is not without disadvantage in many clinical situations. For instance, in the treatment of large metastatic neck nodes close to the skin, it is necessary to use bolus (usually wax) which involves unwieldiness, the danger

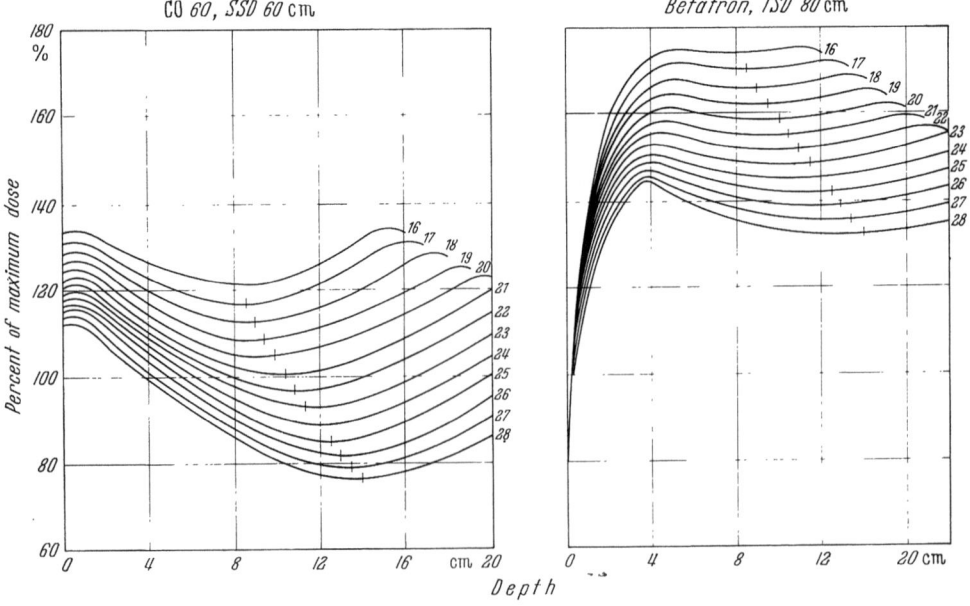

Fig. 3. Dose distributions for parallel opposed portals. (Only one-half of the graph has been completely reproduced as the other half is symmetrical.) [Courtesy: FLETCHER, Amer. J. Roentgenol. **76**, 2 (1959)]

of inaccuracy, and marked skin reaction. In addition, remolding of the wax jigs may be necessary as tumor masses shrink.

Increase in depth dose. The central axis depth doses are not significantly different between 1 and 4 MeV (Fig. 4) (TSIEN and ROBBINS). There is a considerable increase in depth doses at 22 MeV allowing radical change in treatment planning (FLETCHER 1956b, WATSON and BURKELL 1951, 1952, WALTER, BECKER).

The increase in depth dose is of great advantage in deep-seated tumors, but many are relatively superficial such as parotid tumors, and cervical, inguinal and internal mammary chain nodes. For instance, with a 2 MeV or cobalt-60 unit, the maximum

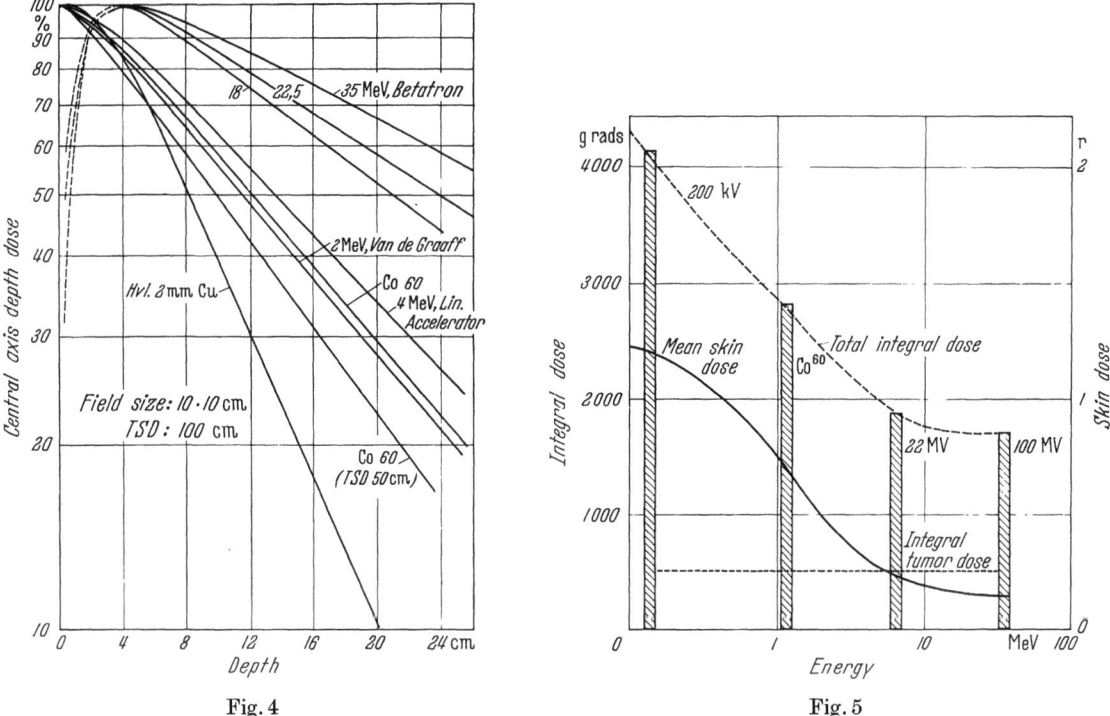

Fig. 4　　　　　　　　　　　Fig. 5

Fig. 4. Comparison of central axis depth doses of different qualities of roentgen and γ-rays. (Courtesy: TSIEN and ROBBINS 1958, Radiology **70**. WACHSMANN and DIMOTSIS, Stuttgart: S. Hirzel, 1957)

Fig. 5. The relations of integral dose to skin dose and tumor dose (doses are for 1 rad at the tumor center). (Courtesy: M. TUBIANA, Roentgen, Rads and Riddles, USAEC 1959)

tolerable dose to the internal mammary chain nodes cannot significantly be increased over the conventional 250 kV because of the risk of pneumonitis and mediastinitis; with megavoltage deep structure doses are prohibitively high. For these clinical situations short source-skin distance (SSD) teletherapy units provide a useful rapid dose fall-off.

Enhancement of systemic and organ tolerance. The systemic tolerance is enhanced because of reduced integral dose (WATSON et al. 1954, JOHNS 1951, WIDERÖE). The integral dose diminishes rapidly from 250 kV to 2 MeV (or cobalt-60), and again from 2 MeV to 22 MeV. Thereafter the reduction is insignificant (Fig. 5). The relative gain in lesser integral dose becomes significant for lesions located at least 6 cm. deep and is maximum at 12 cm. depth (BEWLEY et al.). However, the choice with supervoltage of distant heterolateral portals may partially nullify the gain in diminished integral dose.

The improved organ tolerance is not fully understood, but can be very striking (as for the urinary bladder). It probably is because less energy is absorbed by the surrounding structures, from which recovery stems. The increase in tolerance is reached at approximately the 2 MeV energy level. In a group of urinary bladder tumors irradiated either with a cobalt-60 kilocurie unit or a 22 MeV betatron, there was little if any difference in bladder tolerance for the same geometry and tumor doses.

Decrease in differential bone absorption. The absence of differential bone absorption (SPIERS, WACHSMANN) is achieved at 0.6 MeV and changes little up to 20 MeV, never becoming significant, even at higher voltages (Fig. 6). Damage to bone and to the small vessels within bone is less. The original hope that supervoltage therapy would result in a disappearance of osteitis of the mandible has not been fulfilled (FRIEDMAN et al. 1959, SCHULTZ and TRUMP, FLETCHER 1959). However, primary osteitis of the femoral head occurs seldom following irradiation of pelvic cancers, even using lateral portals. There is also a clinical impression, not substantiated by experimental data, that supervoltage is more efficient than conventional roentgenray therapy in eradicating tumor in bone.

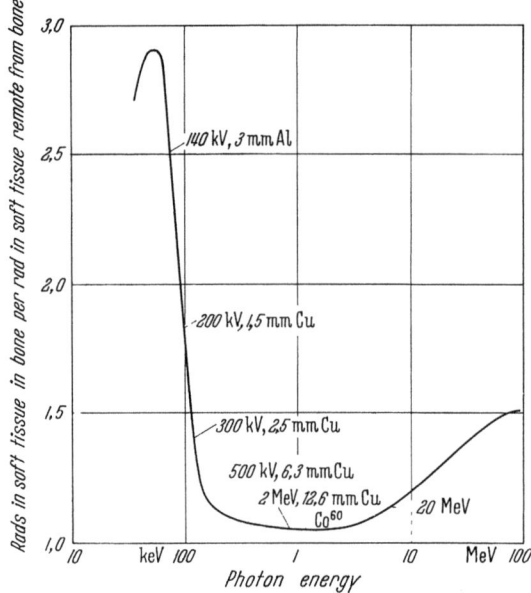

Fig. 6. Variation of dosage in soft tissue elements in bone with photon energy. [Courtesy: MEREDITH, Amer. J. Roentgenol., **79** (1958)]

a) Optimum supervoltage equipment

From 1 MeV upward there are only slight differences in bone absorption (SPIERS, WACHSMANN, SCHINZ, ZUPPINGER, MEREDITH) (Fig. 6), correction for heterogeneous media (JOHNS 1959), absence of acute skin reaction and organ and body tolerance. However, from 15 MeV up, there is opportunity for a radical departure in treatment planning because of the considerable increase in depth of maximum ionization build-up and depth doses.

The width of the beam of useful intensity decreases with voltage and for 15 MeV up the maximum field size is 15 cm. This precludes the use of megavoltage for large volume therapy such as the segmental therapy for abdominal or mediastinal lymphomas, ovarian cancers, extensive metastases from testicular tumors, et cetera, in which portals of 30 cm. or even 35 cm. are required. Field shaping is more unwieldy as voltage increases.

Therefore, there are two ultrahard radiation levels, both of which have characteristics of specific usefulness from the clinical aspect.

1. The 1 to 4 MeV range, including the kilocurie cobalt-60 units properly collimated with a high activity source.

2. The betatrons or linear accelerators from 15 to 35 MeV (megavoltage).

Of the two energy levels, the 1 to 4 MeV has the widest range of usefulness. If only a single unit can be obtained, one in this range should be chosen. An optimally equipped ultrahard radiation installation should have a unit of 1 to 4 MeV primarily for treatment of tumors of the head and neck, breast, lymphomas and ovaries; and another unit of 15 to 35 MeV for irradiation of cancers of the uterine cervix, urinary bladder, and thorax, and tumors of moderate sensitivity located in the torso, such as periaortic nodes from embryonal carcinoma of the testis.

b) Fundamental dosimetry

The International Commission of Radiological Units has adopted the more general concept of absorbed dose for which the unit is the "rad". The definition of the roentgen was not changed, but its use was restricted to roentgenrays below 3 MeV energy and the new term "exposure dose" was coined to identify the concept expressed by the roentgen. The concept of exposure dose and absorbed dose upon which the two units are respectively based are fundamentally different. The exposure dose, the roentgen, is a measure of the radiation field to which an object is exposed, while the absorbed dose, the rad, is a measure of the amount of energy actually dissipated in the object (SINCLAIR 1958).

The output is expressed as exposure dose rate in air at electronic equilibrium in roentgens per minute. In the United States a Victoreen r-meter with a lucite cap of appropriate thickness is used. For cobalt-60 measurement it is calibrated at regular intervals at the National Bureau of Standards with the use of a so-called cobalt-60 correction factor. These readings are converted to rads in muscle by methods outlined in the National Bureau of Standards Handbook 62 (1957). The output varies with field size, primarily for small fields. It is customary with ultrahard radiation to express tissue doses and tumor doses in percentage of the maximum dose. This maximum dose varies with the field size and collimating devices. For the 22 MeV betatrons, Victoreen r-meter measurements are converted directly to rads in muscle, utilizing a correction factor obtained by comparison with an absolute ionization chamber at Memorial Hospital, New York (SINCLAIR et al. 1958).

Dose estimates at the supervoltage level vary considerably between institutions. Differences of 10 per cent can result from additive errors. Possible errors include initial calibration, the effect of radiation on the stem of the measuring chamber, differences between the time exposed and the time setting (for cobalt-60 kilocurie units), extrapolation of dose rate to zero wall thickness or to the point of maximum dose, and the conversion from roentgens to rads.

Clinically, these differences are significant. In this institution, a change in the method of dosage estimation from roentgens to rads resulted in a difference of approximately 7 per cent for both the cobalt-60 unit and the 22 MeV betatron. Noticeably stronger reactions were observed in delivering the same number of rads instead of roentgens. This had to be compensated for by decreasing the dose in rads by 5 to 10 per cent or lengthening treatment times.

A review of the literature on ultrahard radiation shows wide variations of dose levels and treatment times. These differences are probably due partly to different volumes of tissues irradiated but also to true dose differences. Therefore, before adopting techniques of treatment and dose levels from another center, testing for identical reactions should be performed. The mucositis of the palatine arch and small bowel irritation are two reliable clinical tests.

Dosimetric problems specific to ultrahard rays

Given dose. It is conventional to use the dose at depth of maximum build-up as the "given dose" for treatment time calculations. It varies with field size (Fig. 7).

Skin sparing. Great care must be given to the collimating devices and in particular to auxillary diaphragms because of their contribution to the ionization build-up. A minimum distance of 15 cm. in air will absorb most of the electrons. For glancing fields at the 2 MeV level, 80 per cent of the maximum ionization is reached from 0.15 to 1.1 mm. depth (HUGHES).

In the range of 15 to 35 MeV the skin reaction is often more marked on the exit side at the 2 MeV level, the dose is 25 per cent less than the equivalent depth dose (BAILY and BEYER).

To take full advantage of skin sparing, gauze or tape must be avoided. Bolus nullifies most of the skin sparing and its use must be balanced against unhomogeneity of dose distribution.

Shape of beam. The penumbra of the cobalt-60 units is well recognized. However, enough attention is not given to the fact that the isodose curves of the resonance transformers or Van de Graaff 2 MeV units, of the 4 MeV linear accelerators and of 15 to 22 MeV betatrons, are not flat close to the geometrical edge but that there is a zone of fast fall-off dose approximately 1 cm. wide (Fig. 2).

In using very small fields, for instance in the treatment of head and neck tumors, this zone must be kept in mind; otherwise the peripheral parts of the tumor may not be adequately irradiated.

The dose rate in the marginal area is usually sufficient to show all structures on verification films (Fig. 28). This is most important with small portals, and allowance must be made in field sizes for safe anatomical coverage.

Field shaping and shielding. Field shaping by auxillary diaphragms and shielding of vital structures is more easily achieved with ultrahard radiation than with conventional voltage because of the lack of side scatter (Fig. 8) (FLETCHER 1956a). For instance, with 3 HVL thickness of shielding material (lead or tungsten), the dose

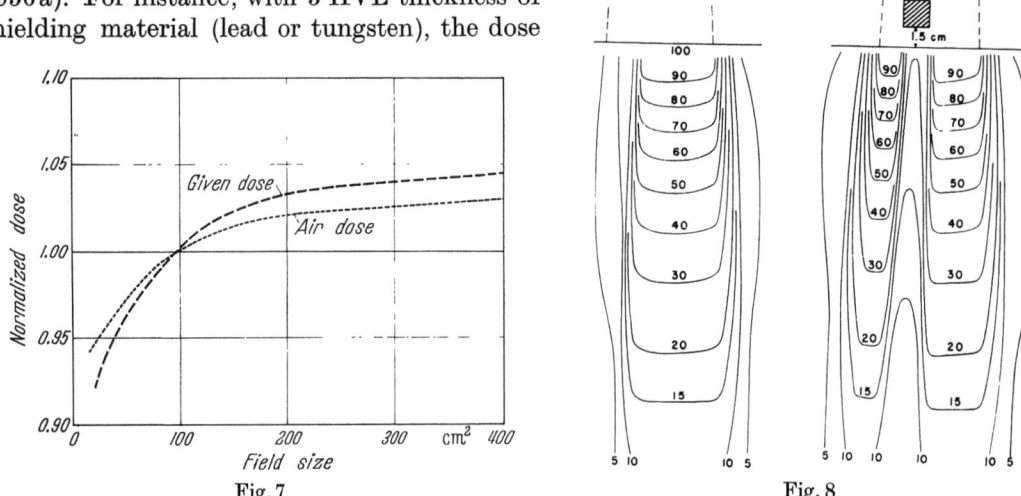

Fig. 7   Fig. 8

Fig. 7. Comparison of air dose and given dose, curves normalized to 100 sq.cm. field. The given dose is air dose plus scatter. The air dose change is larger than the change due to scatter alone. [Courtesy: G. H. FLETCHER, E. J. BRAUN et al., The design of a second cobalt-60 unit, based on the experience acquired with 1,000 patients treated with the first unit. Amer. J. Roentgenol. **84**, 761—770 (1960)]

Fig. 8. Influence of partial shielding upon the dose distribution in cobalt-60 therapy. Left: 2,5 cm thick tungsten block shield; right: 2,0 cm thick, 2,0 cm diameter tungsten eye shield. (Courtesy: FLETCHER, Amer. J. Roentgenol. 1956)

received by the tissues under the shield is approximately 10 to 15 per cent; at conventional voltages approximately 40 per cent will reach the shielded structures even if 99 per cent of the primary beam is absorbed by the shielding material. The thickness of 2.5 tungsten absorbs about 90 per cent of the beam. The screening is more efficient than in the 200 kV range where the side-scatter reaches the covered area.

At the 2 MeV or cobalt-60 level, the HVL is 1.1 cm. of lead and 0.9 of tungsten alloy (90 per cent tungsten, 5 per cent copper and 5 per cent nickel). The HVL does not increase appreciably with higher voltages because of the increasing importance of pair formation (Fig. 9). At the 22 MeV level, the HVL is 1.25 cm. of lead and 0.9 cm. tungsten

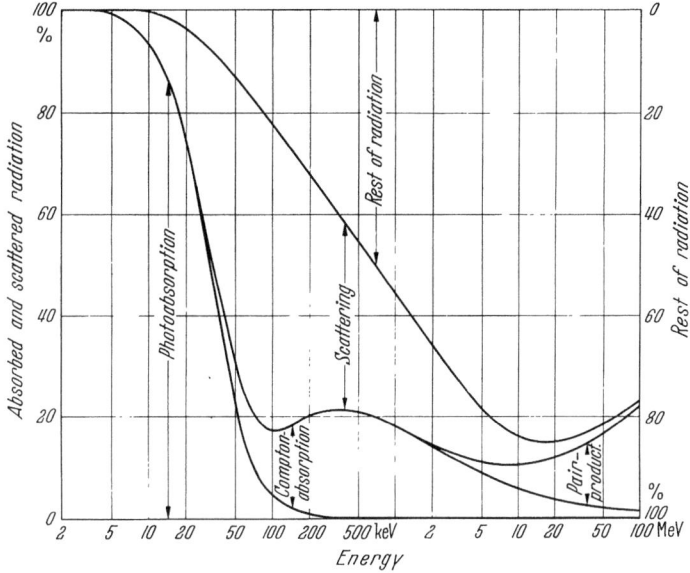

Fig. 9. Contribution of photo- and comptonabsorption as well as pair production and scattering in a layer of 10 cm thickness of water and uninfluenced rest of radiation. (Courtesy: WACHSMANN and DIMOTSIS, Stuttgart: S. Hirzel 1957)

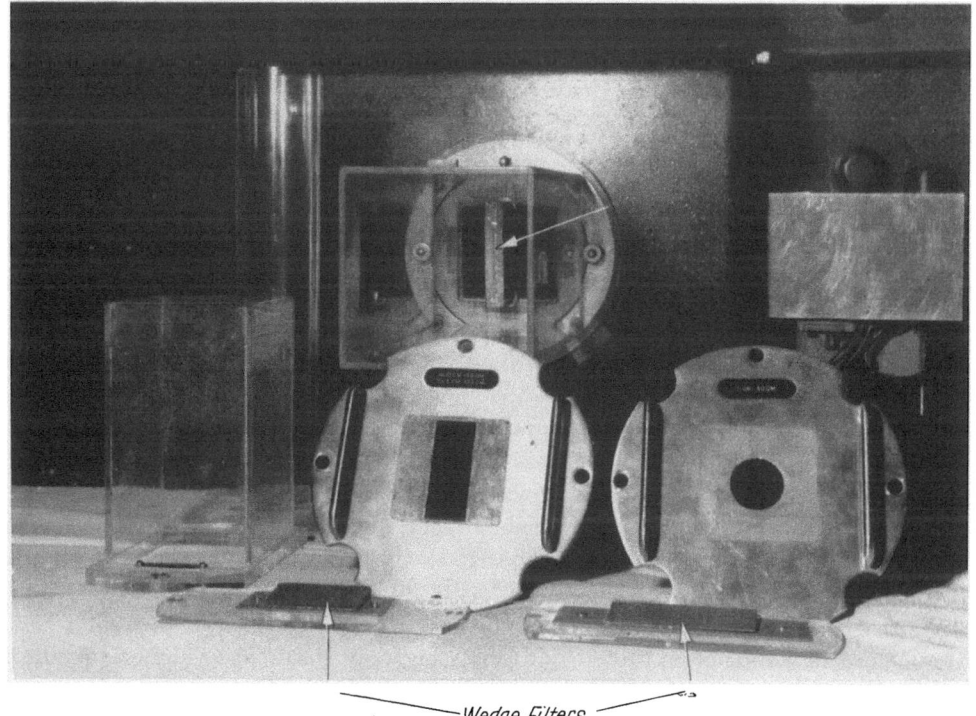

Fig. 10. Field shaping with the 22 MeV betatron using split fields or wedge filters

for a 20 sq. cm. field, and 1.3 cm. and 1 cm. respectively for 100 sq. cm. field. The difficulty of beam shaping with megavoltage is due to the fact that the primary beam defining device is made with lead plugs and not with movable leaf diaphragms.

However, split fields or wedge filters (lower arrows) can be used. The central block (Fig. 10, upper arrow) for a split field is seen in position within the cone.

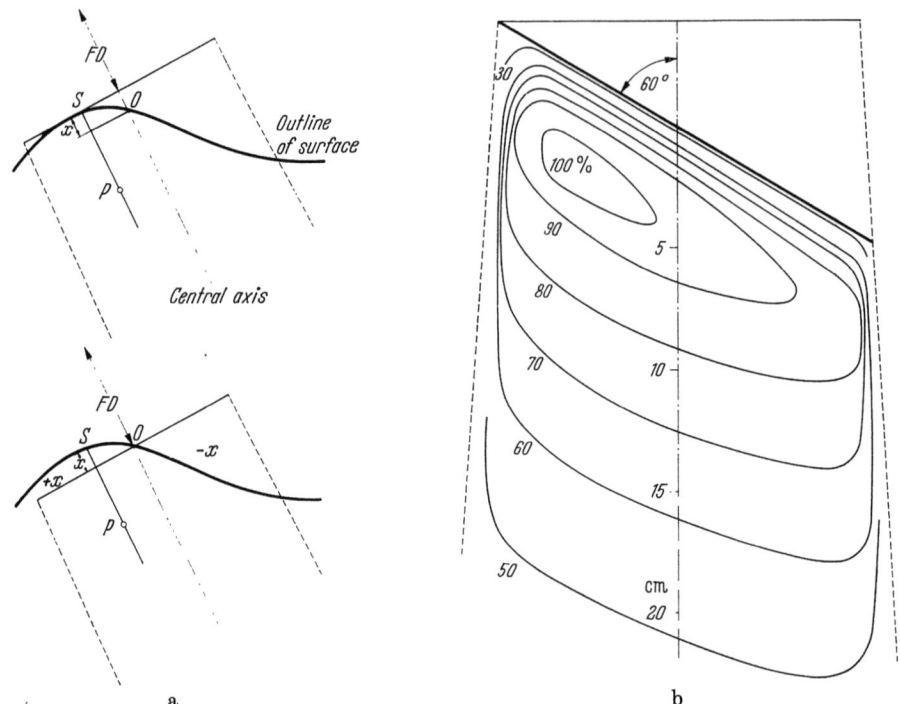

a   b

Fig. 11a and b. a Methods of determining depth doses in cases of oblique incidence, using normal isodose curves. Left: depth dose at P = depth dose read from curves X $(F + x)^2/F^2$; right: depth dose at P = depth dose read from curve X_E-μx. [Courtesy: MURISON and HUGHES, Radiology 68 (1957).] b Isodose distribution for a 15 cm. circular field, using 22 MeV radiation at focal skin distance 105 cm. with a copper compensating filter for a beam forming an angle of 60 degrees with the skin surface. (Courtesy: JOHNS and KORNELSON, Brit. J. Radiol. 1951)

Elongation factor and correction for curved surfaces. With ultrahard radiation, the contribution of the primary beam to depth doses is considerably greater than the scatter.

This has several consequences:

1. Compared with orthovoltage, depth doses are greater for small fields than large fields.

2. The elongation factor for narrow portals is negligible (WILSON and PERRY; MURISON and HUGHES).

3. As a first approximation, depth doses can be calculated for oblique curved surfaces along any given ray by multiplying with the inverse square law factor (DAY and FARMER; MURISON and HUGHES; GREENE and TRANTER) (Fig 11a). Isodose curves for oblique surfaces run almost parallel to the surface (Fig. 11b and Fig. 32).

4. With a wedge shaped organ, such as the neck, there is not nearly as great a variation in depth dose as would be expected and bolus material may cause higher subcutaneous and skin doses (JOHNS et al. 1951).

Tissue heterogeneity. A difference of 10 per cent in surface ionization may exist for lesions located in air cavities (EPP et al.). This ionization build-up effect must be accounted for only if allowance for beam penetration has been made, and for practical purposes small air cavities in the upper respiratory passages can be neglected.

Correction factor must be applied for irradiation of tumors in the thorax, except for mediastinal tumors irradiated by two parallel opposed portals. For oblique portals the correction factor is on the order of 1.15 to 1.2, irrespective of whether the lesion is in the mediastinum or the lung (JACOBSON and KNAUER). Tables based on experimental data are available for the cobalt-60 level. Based on calculation using a theoretical density of 1.0 for soft tissues, and 0.5 for lung, the correction factor for megavoltage is on the same order (TUBIANA, JOHNS 1959). (For more details see Watson's Cobalt-60 Section, B, III, 6.)

Differences between calculated tumor doses and actual tumor doses result because of bone thickness in the irradiated area. For instance, for the oropharynx or nasopharynx tumors, the differences are from 20 to 10 per cent for HVL of 1 and 3 mm. Cu respectively (FOLICHON et al.). With ultrahard rays, with the exception of lung, the ratio of in vivo to phantom measurement is close to one (WOOTON and CANTRIL). With 1 to 3 mm. Cu HVL beams, the recording of dosages in rads (energy absorbed) requires the use of appropriate coefficients for various tissues (Table 1); above 1 MeV there is a single coefficient (0.97 for cobalt-60).

Table 1

Radiation	Water ergs/g/r	Muscle ergs/g/r	Bone	
			ergs/g/r	rads/rads in water
Ra, Ta, Co, Au	97.5	96.5	93	0.95
300 kV 2.5 mm Cu HVL	96	95.5	105	1.7
250 kV 2.0 mm Cu HVL	94	95.0	195	2.05
200 kV 1.0 mm Cu HVL	91.5	94.0	270	2.95
140 kV 0.4 mm Cu HVL	90	93.5	350	3.9
110 kV 0.06 mm Cu HVL	88	92.0	440	5.0
0.5 mm Al HVL	89	92.5	320	4.55

Courtesy: ELLIS, F.: Brit. J. Radiol. **32**, 588—595 (1959).

Wedge filters. Because of the predominant contribution of the primary beam to depth doses, isodose curves with wedge filter can be obtained by first approximation by reducing the primary dose by the wedge factor along any given ray (Fig. 12a) (DAY and FARMER).

Detailed calculations show that to a first approximation the whole depth-dose curve along any given ray is reduced by the wedge filter in proportion to the primary dose across the wedge (in air). A chart made of the wedge factors enables a reasonable estimate of the modified dose distribution to be given. The errors involved in this method never exceed a few per cent of the surface dose. This makes it possible to apply the wedge filters to any given treatment for which suitable isodose curves are not immediately available. One wedge filter made of slabs of plate glass can be used for various widths if the unit is equipped with a light localizer and a secondary auxillary diaphragm. Light is then projected on the skin and can be fitted to the desired portal. An additional check can be made by the intensity of the beam of light.

The slope of the curves is constant over most of the width of the field at the 2 MeV level (Fig. 12b) but more variable at the megavoltage level (Fig. 12c).

Wedge filter arrangements offer treatment planning solutions in many clinical situations, examples of which will be given.

Verification films. Above 1 MeV, bone is seen only faintly and the contrast is between air and solid structures (Fig. 28).

The choice of film depends upon the desired amount of definition but fine grain and high contrast characteristic films are desirable (RICHARDSON).

Treatment planning with ultrahard radiation. The high energy of the radiation and the small amount of side scatter tend to make the dose variation near the tumor independent of the size and shape of the patient. In the majority of cases of rotation therapy the contour of the patient alters the shape of the isodose distribution very little (GREGORY, KORNELSEN). Without serious loss of accuracy, a family of rotation patterns

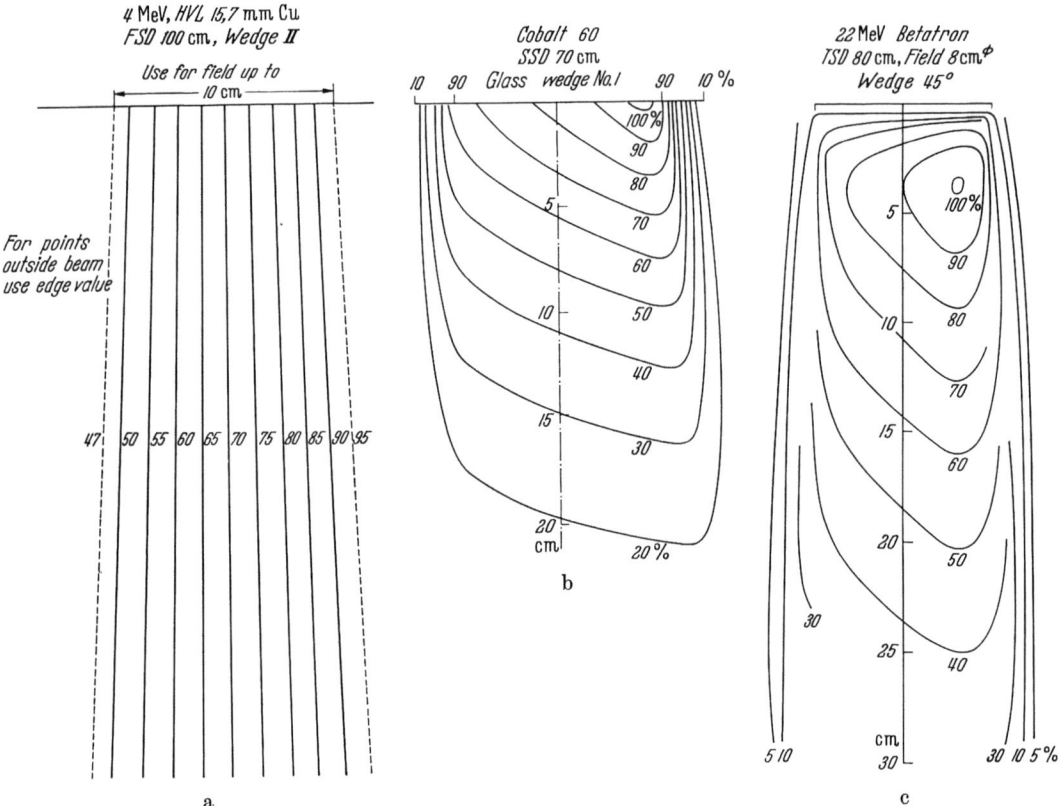

Fig. 12a—c. a Calculations of the dose distribution using wedge filters. (Courtesy: DAY and FARMER, Brit. J. Radiol. 1958.) b Isodose measured with a wedge filter made of slabs of plate glass. (Courtesy: FLETCHER, BRAUN et al., Amer. J. Roentgenol. 1960.) c Isodose curves of the 22 MeV betatron measured with a wedge filter

can be utilized (DAHL and VIKTERLÖF) and all that is needed is the calculation of the dose at the axis of rotation in percentage of air dose at the axis. Similarly, it is valid to use predetermined dose distribution stationary patterns (Fig. 13) (DU SAULT).

The gantry type or rotation suspension mechanism can be used to great advantage even in stationary portal therapy. The use of a fixed source-tumor distance (Fig. 14) allows simplified treatment planning (DU SAULT) and more rapid and accurate positioning. The patient is always in the same position. The surface projection of the tumor and the depth of the center of the tumor are the only necessary data.

The center of the tumor is kept at a fixed distance from the target (SAD—source axis distance). Tumor-air ratios are used in tumor dose calculation.

Accessories (Back Pointer, pin and arc, et cetera). See T. A. Watson's Cobalt-60 Section, B, III, 6.

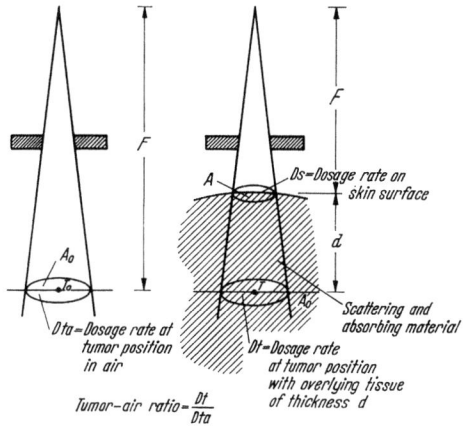

a

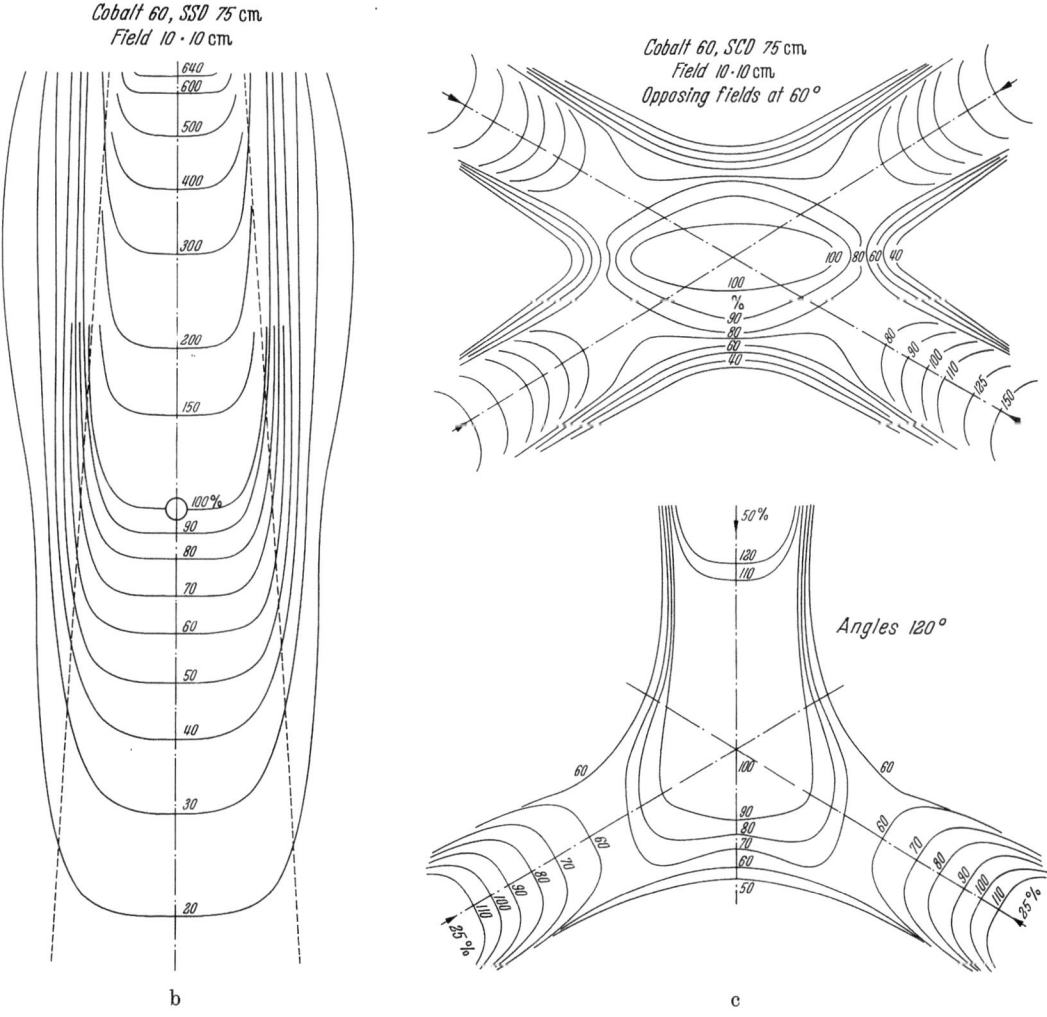

b   c

Fig. 13 a—c. a Diagram illustrating the meaning of "tumor-air ratio". (Courtesy: JOHNS, MORRISON and WHIT-
MORE, Amer. J. Roentgenol. 1956.) b Isodose curve based on 100 per cent at a depth in tissue. [Courtesy:
DU SAULT, Radiology **73** (1959).] c Examples of isodose curves from various combinations of fields. (Courtesy:
DU SAULT, Radiology **73** (1959)]

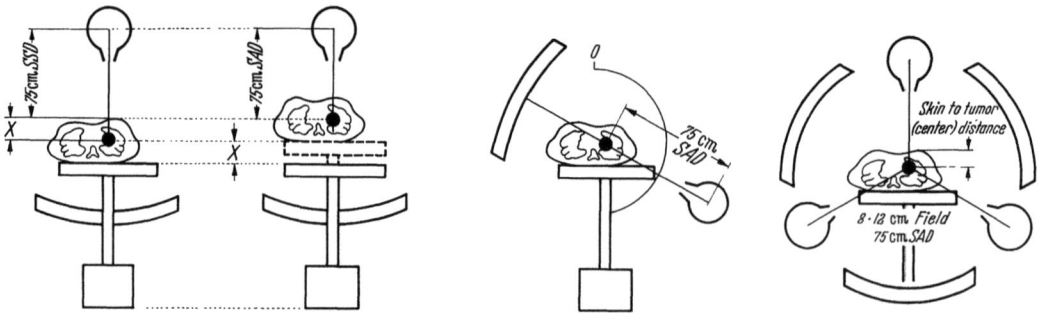

Fig. 14. The successive steps for multiple angulated portal therapy or rotation therapy. (Courtesy: FLETCHER, BRAUN et al., Amer. J. Roentgenol. 1960)

c) Reactions with ultrahard rays

The skin-sparing effect is well documented (MURPHY, BECKER et al. 1955, BECKER) but there are few quantitative correlations between dose-time relationships and reactions of various organs or mucous membranes.

Some therapists are of the opinion that mucous membrane reactions to ultrahard rays are milder and exhibit, with individual patients, a greater variation in severity and time of appearance than with conventional voltage (BUSCHKE 1953, 1956). Others (BLOM-FIELD 1952, 1956, WILLIAMS 1948) state that reactions of the mucosa in the mouth, pharynx and larynx differ only slightly from reactions obtained with radiation at 200 kV and appear at a slightly higher dose level (6,000 roentgens instead of 5,000 roentgens; BLOMFIELD 1952, 1956).

In our experience (FLETCHER 1959b). 1. There is a narrow range of individual reactions (Fig. 15): 6,000 roentgens (5,500 rads[1]) in four to four and one half weeks (see Fig. 15a), i. e., 1,500 roentgens (1,375 rads) per week, to the mucous membrane of the soft palate produce a confluent mucositis which starts at the end of the second week, reaches its peak in the middle of the third and on the average begins to regress at the fifth week. It is healed by the eighth to the ninth week. The graphs which show no down slope are those of patients who were unable to return weekly after the completion of treatment. The mucositis was healed at their first return appointment, six weeks later. 6,000 roentgens (5,500 rads) in five to five and one half weeks (see Fig. 15b) produce a studded mucositis. 6,000 roentgens (5,500 rads) in six to six and one half weeks (see Fig. 15c) produce a reaction between studded mucositis and marked redness. The usual healing time has been eight to ten weeks from the beginning of treatment. The tumor regression (in per cent of the original size) was slower in the longer treatments, but the lesions were the largest in the six week treatment series. Therefore, the slopes of tumor regression cannot be taken as a study of time versus effectiveness because the cases are not comparable.

In many cases the tumor regression was very rapid, often complete by the third or fourth week. In the cases in which the tumor regression was not complete, additional therapy either with reduced portals or interstitial gamma-ray implant has been given.

A change from roentgens to rads, for both the cobalt-60 unit and the 22 MeV betatron, resulted in a seven per cent difference and produced a noticeable increase in the reactions in the head and neck area and abdominal organs. This narrow grouping of reactions is probably not specific of the wave length; the variations observed in the past with 1 to 3 mm. Cu HVL beams were probably due to poorly controlled dosimetry.

---

[1] A change in the method of dosage estimation has resulted in approximately 7 per cent difference with the former roentgen.

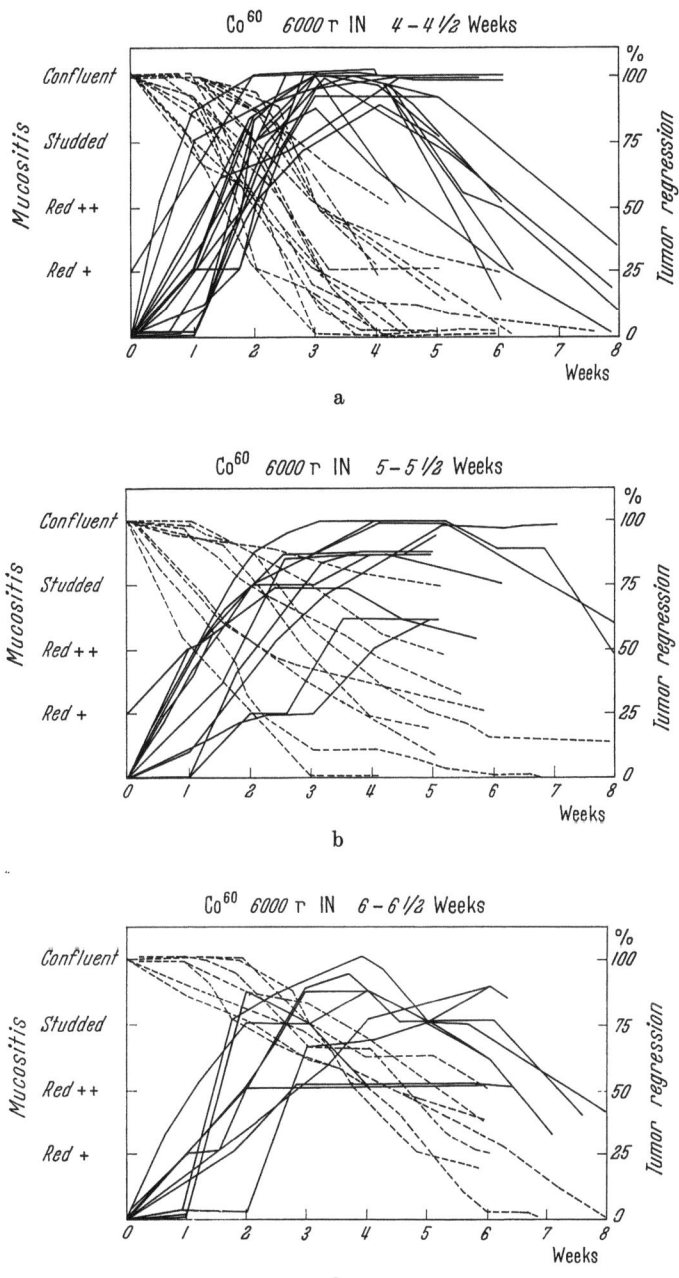

Fig. 15a—c. Tumor regression and mucositis. (Courtesy: FLETCHER, MACCOMB, CHAU and FARNSLEY, Amer. J. Roentgenol. 1959)

2. Difference in dosage from 10 to 15 per cent produces a gradient from confluent exudate to only marked redness (Fig. 16). Similarly an increase of 10 to 15 per cent will result from practically no bowel reaction to very severe diarrhea.

3. A tissue dose of 6,000 roentgens in four weeks produces a confluent mucositis; 6,000 roentgens in five to five and one half weeks produce reactions that vary from confluent to studded exudate; and for 6,000 roentgens in six weeks, reactions range from studded exudate to marked redness (Fig. 16). The reactions were identical for the cobalt-60 and 22 MeV levels.

Case A. B., male, aged 58 years, was seen on April 4, 1955, with a lesion, approximately 3 cm. in diameter, of the right tonsillar pillar invading the adjacent base of the tongue. There were no palpable nodes. Histology: squamous cell carcinoma, grade III.

A tumor dose of 6,100 roentgens (taking the 95 per cent curve, see Fig. 13 b) in four weeks was given on the 22 MeV betatron.

The right retromolar trigone-anterior faucial pillar which was treated with a 95 per cent curve presented a confluent mucositis. The area of the soft palate on each side of the midline was treated at approximately the 90 per cent level and exhibited a studded mucositis. Only marked redness developed on the opposite faucial pillar and mucous membrane over the ascending ramus which were within 80 to 85 per cent curve.

Therefore, in this case, a difference in dose of 10 to 15 per cent from one side of palatine arch to the other resulted in a gradient of reaction ranging from a confluent mucositis to only mild studded and angry red membrane. Many similar cases have been obtained using one single portal on the 22 MeV betatron or differential loading 2 to 1 with the cobalt-60 unit which produces a similar gradient of dosage. The patient was without evidence of disease in April, 1964.

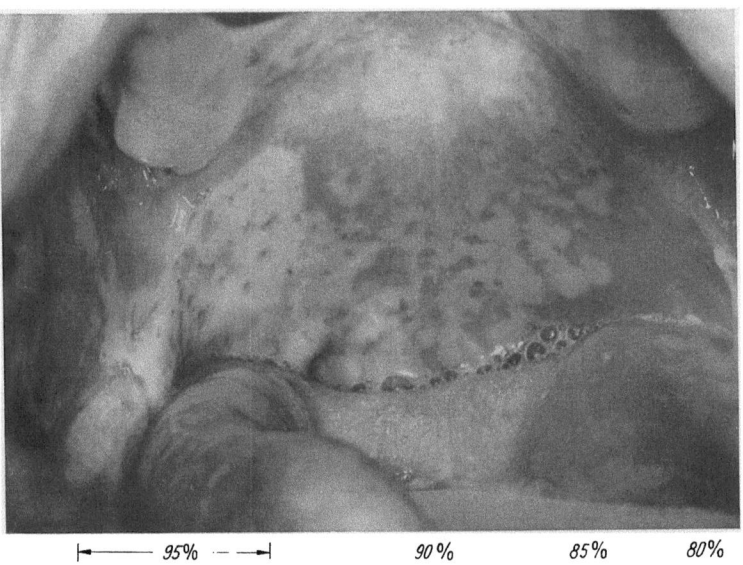

|←——— 95% --——→| 90%   85%   80%

Fig. 16. 22 MeV betatron therapy of a squamous cell carcinoma of the right tonsillar pillar invading the adjacent base of the tongue. (Courtesy: Fletcher, Amer. J. Roentgenol. 1956)

d) Clinical relative biological effectiveness

The relative biological effectiveness (RBE) is the specific response of biological material to different wave lengths, other factors being eliminated. The RBE between 1 to 3 mm. Cu HVL and roentgenrays of 1 to 25 MeV is approximately 0.85 to 0.9 (Kohn). However, transference of the radiotherapeutic techniques of conventional voltages to supervoltage cannot be made by merely increasing the tumor doses by 10 to 15 per cent. The geometry with ultrahard rays is not necessarily the same, since the physical characteristics can be utilized to assure anatomical coverage by the use of simple, reproducible patterns. The tolerance and recovery of the supporting organs depends upon the amount of radiation of surrounding structures, and also upon the metabolic state of the irradiated tissues which itself is a function of the integral dose.

The degrees of severity of mucositis of the soft palate during and after irradiation of tumors of the palatine arch and oropharynx were charted in order to study the RBE and the dose-time factor. The geometrical patterns of ultrahard rays consist of one single or two parallel opposed portals, with resultant accurate and simple dosimetry. The calculated doses from isodose curves are correct because of the lack of differential bone absorption. In contradistinction, there is a difference between calculated and measured doses of approximately 8 to 10 per cent for 3 mm. Cu HVL beams.

With the 3 mm. Cu HVL beam, 5,250 rads (measured) in *six* weeks produce a scatter-gram comparable to 5,700 rads in five weeks with ultrahard rays (Fletcher 1956 b).

Correlation of these data leads to the conclusion that the RBE, between 3 mm. Cu HVL and 2—22 MeV roentgenray beams, using the mucositis of the palate as the biological index, is 10 to 15 per cent. This conclusion is at variance with the opinion of other therapists. For instance FRIEDMAN finds that to produce the same mucous membrane reactions and tumor shrinkage 33 per cent more is necessary with stationary portals and 50 per cent more with rotational patterns (FRIEDMAN 1959).

Whenever adequate tumor doses have been delivered by conventional voltage, a working hypothesis can be adopted that they should be increased by 10 to 15 per cent. For example, in irradiation of vocal cord tumors, using the same small portals at both energy levels, 5,000 rads in four weeks with conventional voltage is increased to 5,500 rads in the same length of time. At other sites, such as the oropharynx, external irradiation alone with conventional voltage does not permit adequate tumor doses, and therefore the optimal dose-time-volume relationships with ultrahard radiation must be determined by plotting successes, failures, and complications. The problem is similarly complex in irradiation of pelvic cancers because of the multiplicity of organs involved. With 1 to 3 mm. Cu HVL beams, 650 to 700 rads per week can be delivered to the whole pelvis without causing excessive discomfort, whereas 1,000 rads per week are well tolerated with ultrahard roentgenrays.

e) Complications of ultrahard radiation

Some therapists have expressed the opinion that there appears to be a physically unexplained increase in tolerance of the vasculo-connective tissues to ultrahard radiation in comparison with equal doses of conventional voltage radiation (BUSCHKE 1953, 1956).

Because of the heterogeneity of the tissues, the complications of ultrahard radiation cannot be quantitatively compared with those of the 250 kV range as the absorbed tissue doses are not comparable.

Acute skin reactions are negligible, but there are various degrees of subcutaneous fibrosis which appear at a later date. There are differences of opinion as to the doses tolerated. In FRIEDMAN's experience (FRIEDMAN 1955a and b, 1959b), cardboard induration has been quite common, but BUSCHKE (BUSCHKE 1953, BLOMFIELD 1952, 1956) feels that given doses of 6,000 or 6,500 roentgens are not followed in years later by any significant skin changes.

The size of areas irradiated is very important and doses of 6,500 to 7,000 roentgens, including the contribution from the opposite side must not be exceeded for areas larger than approximately 100 sq. cm.

There are complications, uncommonly seen with conventional voltages, which result from delivering higher doses to larger volumes. For instance, ulcerations of the stomach or colon described (FRIEDMAN 1959b) in the high dose irradiation of periaortic nodes are due to the fact that for the first time the therapist has been able to deliver tumor doses of 5,000 roentgens to the periaortic region. Indurated sigmoiditis is not uncommon in the high dose whole pelvis irradiation of pelvic cancers. Although transverse myelitis was not an unknown complication with conventional voltage (LAMPE), it has been observed more commonly with supervoltage (DYNES and SMEDAL) because, in the treatment of head and neck and thoracic tumors, longer segments of the spinal cord can be given significantly higher doses with two parallel opposed portals.

Similarly, lung fibrosis and mediastinitis, known complications in irradiation of esophageal, bronchogenic and breast cancers, occur more consistently and more severely with ultrahard radiation unless great care is exercised (LEUCUTIA).

In our experience, transverse myelitis of the cervical spinal cord did not appear when less than 6,000 rads tissue dose had been given in five to six weeks. This experience corresponds with other data (LAMPE, FRIEDMAN 1959b). Presently it is the practice to exclude the spinal cord from the direct beam at 5,000 rads.

Bone necroses have been frequently discussed. The avascular osteitis seen in the treatment of uterine cervix cancers using portals covering the femoral heads seldom occurs. With ultrahard rays, one instance of femoral head osteitis has appeared in approximately 500 cases of cervical cancer treated with a minimum tissue dose of 4,000 rads to the pelvis using a four-portal technique with the 22 MeV betatron (Fig. 37).

The incidence of secondary osteitis following the breakdown of mucous membrane over bone, on the inner aspect of the jaw, has not been diminished at all. It occurs in tumors of the floor of the mouth, lower alveolus and oropharynx. Endarteritis of the small vessels diminishes the defense mechanism against infection and limited sequestration followed by epithelization will not develop as successfully.

Table 2 shows tolerance doses for various organs (Friedman 1959b).

Table 2. *Tolerance doses of normal tissues*

Organ	Tissue dose (rads)	Over-all time (weeks)
Stomach	3,500	5—9
Transverse Colon	4,500	5—9
Central Nervous System	5,000	5—9
Small Intestine	4,200	5—9
Rectum	8,000	5—9
Kidneys (part of each)	5,000	5—9
Kidneys (all of both)	2,500	3—6

Courtesy: Friedman, M.: Washington, D. C., U. S. Atomic Energy Commission (1959) (5).

f) Stationary versus rotation therapy

In many circumstances adequate tumor doses cannot be given with conventional voltage without excessive skin reaction. Either the small field beam directed technique of Manchester or rotation therapy allow the delivery of adequate doses.

The skin reaction is no longer a problem with ultrahard radiation; however, with simple stationary patterns of one or two parallel opposed portals there is the risk of late subcutaneous and deep tissue fibrosis. A considerable difference of opinion exists as to the incidence and severity of that complication. Friedman (1955b, 1959b) contends that a single homolateral portal or parallel opposed portals should never be used because of the risk of late fibrosis, whereas Buschke and Cantril (Buschke 1950, 1953) have not had the same experience.

Some therapists state that the combination of ultrahard roentgenrays with rotation achieves maximum irradiation of the tumor and surrounding potentially invaded area with minimum irradiation of surrounding healthy structures and is therefore the optimum way to avoid late crippling complications (Becker, Blöch and Wachsmann; Wideröe; Friedman 1955a, 1959b; Trump et al. 1951, 1954).

Other therapists state that ultrahard radiation, with its skin sparing and increased depth dose, allows the use of simple and accurate planning (Buschke 1953, Fowler and Farmer).

Although the relative central axis depth dose is greater with higher energy (Tubiana, Dresner, Kligerman), a distinction must be made between the 1 to 4 MeV level and voltages above 15 MeV for practical clinical applications.

With megavoltage, either two parallel opposed portals or "Y" shaped arrangements or four portals (two pairs of opposing portals) can produce accurate coverage of tumor bearing area with minimum irradiation of surrounding structures (Schinz). The integral dose and the irradiation around the cross fired area are less than with rotation patterns (Schinz) (Fig. 17). Above 15 MeV it is possible to produce satisfactory volume distributions anywhere in the body (Smithers).

From the standpoint of integral dose, rotation therapy is not advantageous (BRAES-TRUP and MOONEY). The volume which receives 50 per cent or more of the minimal tumor dose is at least three times the volume of the high dose area (Fig. 18). It can easily be illustrated that even with a 2 MeV sharply defined beam, the fall-off of dose is continuous and the choice of the minimal tumor dose area less accurate (Fig. 19). There is a smooth fall-off of dose similar to the one of the rotation patterns with the kilocurie cobalt-60 unit. The area covered by the 80 per cent curve (minimal tumor

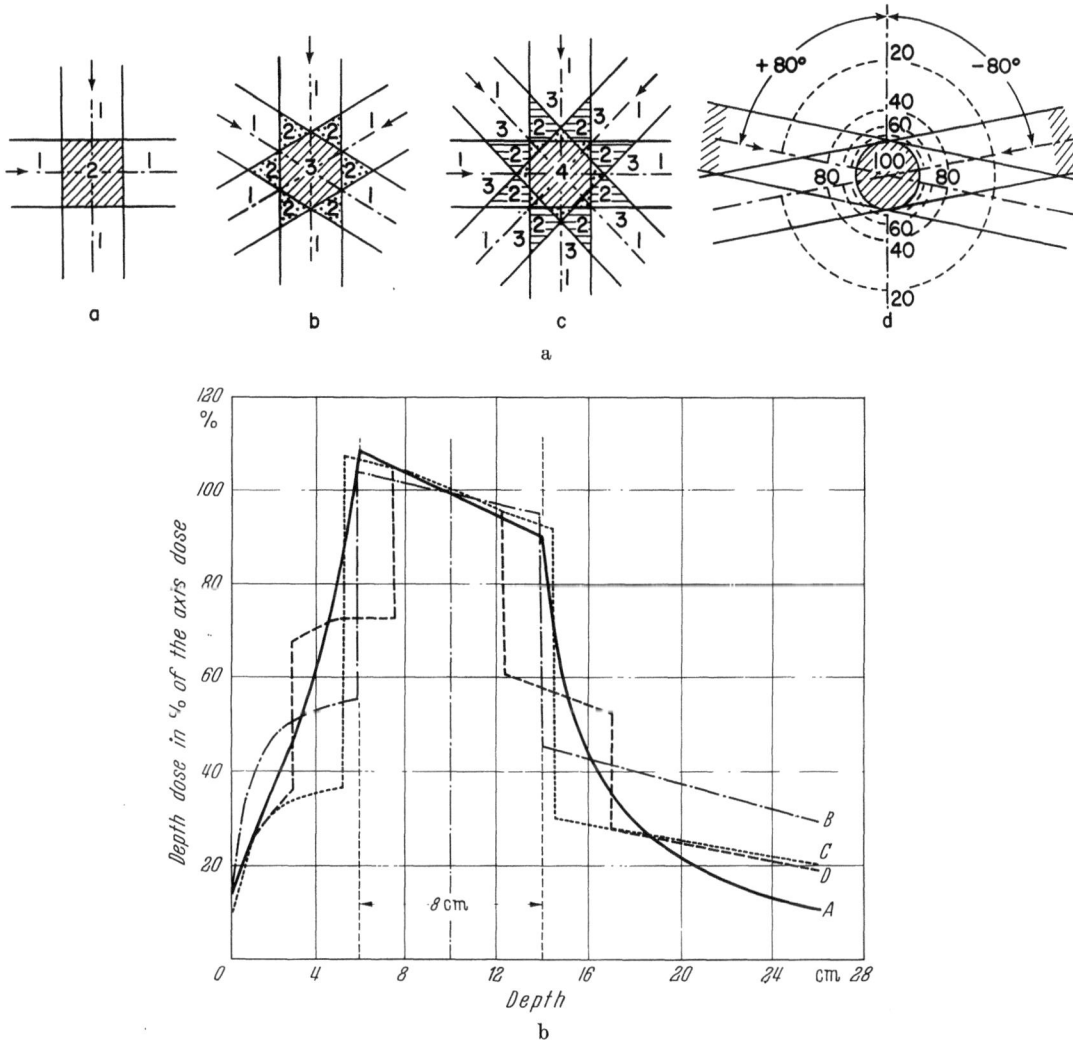

Fig. 17a and b. a (*a*) Volume distribution of the radiation intensity for two fields; (*b* and *c*) multiple converging fields; and (*d*) 160° pendulum therapy. b Depth dose courves in water for 31 MeV betatron roentgenrays; field 8 cm. *A* 160° pendulum therapy. *B* two field irradiation. *C* three field arrangement (*b* of Figure a). The dose is measured along one of the axes of one of the roentgen beams. *D* three field irradiation. The intensity is measured on the border of one irradiation field. (Courtesy: SCHINZ and WIDEROE, Strahlentherapie 1954)

dose) is 32 sq. cm. compared with 83 sq. cm. for the 40 per cent curve. This emphasizes the fact that, even with the sharp beam or a 2 MeV roentgenray generator, there is no significant difference from the cobalt-60 unit rotational isodose curve patterns.

If large portals are used in order to assure coverage of the tumor bearing area, the whole purpose of rotation therapy is defeated by the very extensive volumes receiving high doses (Fig. 20).

In the treatment of pelvic cavity to include the pelvic wall nodes, the 90 per cent curve would have to be taken for a minimal tumor dose. The pelvic walls are on the 90 % isodose curve. The respective areas covered by the 90 per cent and 45 per cent curves are 61 sq. cm. and 200 sq. cm. The whole trunk is included in the 45 per cent curves. This illustrates that in using large fields, with rotation therapy, the part of the body con-

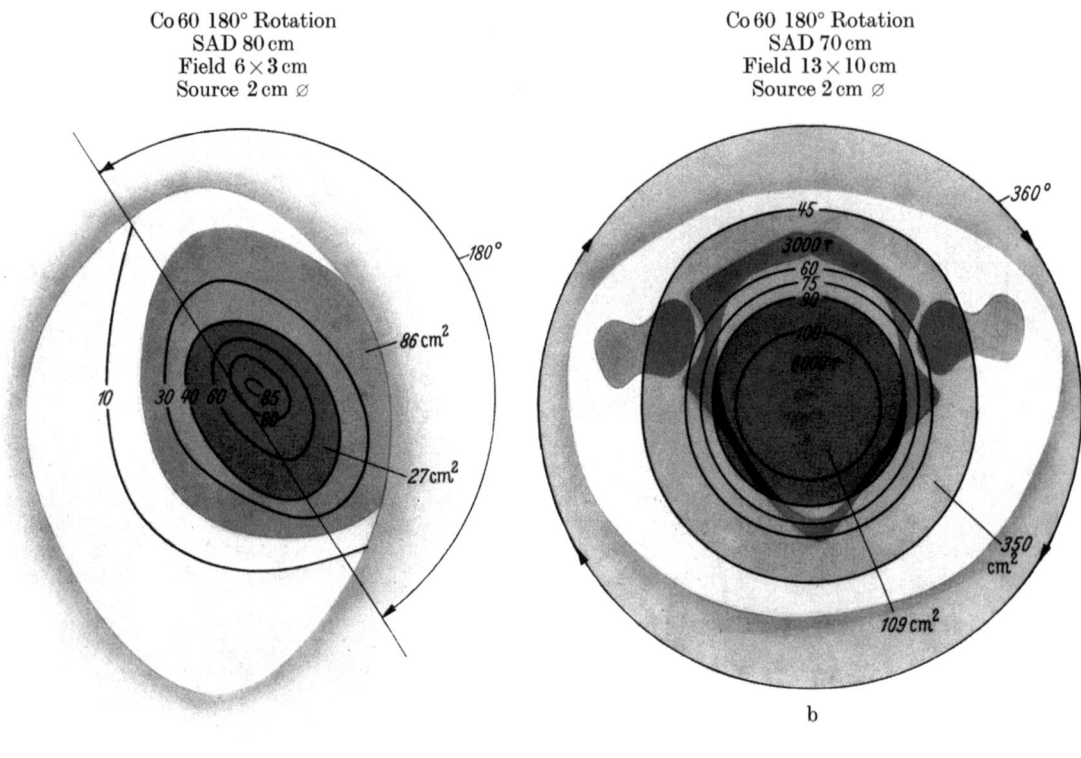

Fig. 18 a and b. Cobalt-60 dose distribution in rotation therapy for a tumor of the anterior Faucial Pillar and carcinoma of the Uterine Cervix

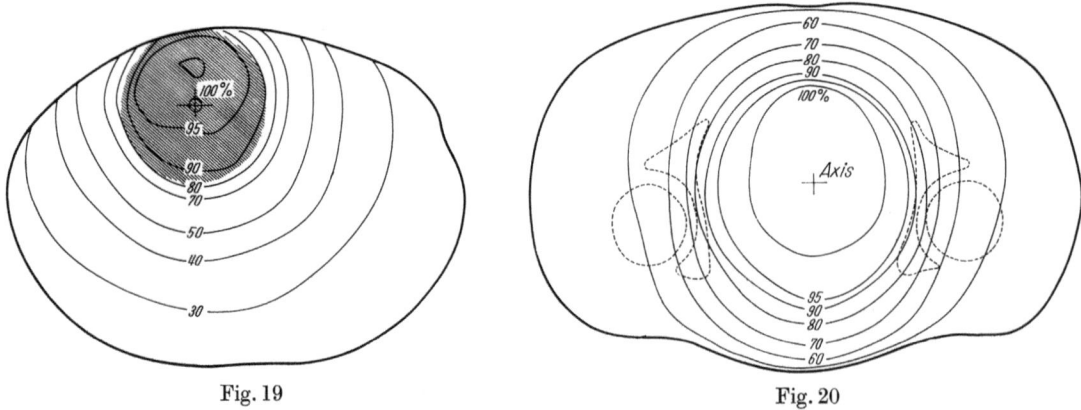

Fig. 19. Dose distribution at the tonsil-level for 2 MeV 360° rotation therapy, field 6 cm. (Courtesy: Friedman, Southard, Ellett, Amer. J. Roentgenol. 1959)

Fig. 20. Dose distribution of rotational treatment of pelvic cavity using 2 Million Volt Van de Graaf unit, 15 cm. diameter field, 108 cm. target-to-axis distance (phantom: major axis 36 cm., minor axis 23 cm). (Courtesy: Trump et al., Amer. J. Roentgenol 1951)

taining the tumor, but outside of the tumor bearing area, receives a tremendous amount of radiation. This is to be compared with the 22 MeV betatron four portal pattern of figure 38.

The discussion of the merits of rotation therapy versus stationary therapy should be based not only on theoretical advantages derived from volume distributions on treatment planning sheets but also on the adaptation to the anatomical spread of cancers and organ tolerance. For instance, in the squamous cell carcinomas of the oropharynx (tonsils, base of tongue) there is tumor spread through the cross lymphatics of the tongue and pharyngeal walls. This necessitates a through and through irradiation which only can be accurately accomplished by parallel opposed portals or single homolateral portal with megavoltage. The spread of the disease in the neck is, conversely, anteroposterior from the spinal accessory chain located below the mastoid tip to the submandibular region. No single geometric pattern can cover both the primary lesion and the neck lymphatics.

Attempts to use 360 degrees rotation patterns in cancers of the cervix produced prohibitive diarrheas. More elaborate arc therapy patterns with axes of rotation in each parametrium result in geometrically more satisfactory volume distribution and might, perhaps, be better tolerated.

Rotation patterns are useful in urinary bladder tumors (FRIEDMAN 1959a). Rotation therapy for carcinomas of the esophagus must be associated with fluoroscopic control which becomes very complex with ultrahard rays (MATHIEU).

g) Clinical usefulness of ultrahard radiation

There is no evidence that there is a differential response to high voltage irradiation of tumor cells versus normal tissues. Although larger volumes can be irradiated, organ tolerance and late tissue fibrosis are limitations in widespread tumors, the course of which is therefore not significantly influenced.

The treatment of recurrences following previous irradiation is almost always precluded by the tolerance of the inner structures. Very painful necroses can be produced by retreatment.

The application of the physical and biologic characteristics to clinical problems can be summarized in a table (Table 3).

Table 3. *Supervoltage roentgentherapy versus conventional voltages*

Advantages	Similarities	Disadvantages
1. Skin-sparing effect	1. No specific action on tumor cells (radiosensitivity unchanged)	1. Need slightly higher tumor dose (10—15%)
2. Greater depth dose	2. No difference in differential sensitivity between tumor cells and normal cells	2. Late fibrosis
3. Less side scatter and radiant energy in surrounding tissue, resulting in a) better organ tolerance b) better systemic tolerance (radiation sickness, blood count, etc.)	3. Still limitation of deep organ tolerance	
4. Decrease in differential bone absorption		

α) Clinical material for evaluation

The hypothetical superiority of ultrahard radiation must be evaluated separately for the various purposes of radiation therapy. Five-year survival rates are important criteria of effectiveness of any modality of cancer treatment, but palliative therapy, equally important, cannot be assessed statistically, usually not even in terms of median life span (Fletcher 1956b).

The analysis must include:

1. Curative therapy, as in the squamous cell carcinomas of the head and neck and cervix.

2. Lasting control, or long-range palliation, as in the lymphomas, the late breast cancers, and, occasionally lung cancers and squamous cell carcinomas of the esophagus.

3. Short-range palliation, as relief of distressing symptoms such as superior vena cava obstruction from mediastinal nodes, and pain relief.

4. Possibility of combination with surgery in clinically borderline operable cases. Radical neck dissections and radical mastectomies with preoperative radiation can be cited as examples.

β) Curative therapy

The early squamous cell carcinomas of the oral cavity and of the uterine cervix are successfully irradiated by conventional techniques of interstitial or intracavitary radium therapy. Similarly, early vocal cord tumors are easily controlled with conventional voltage therapy. In contrast, massive lesions, even though still apparently localized to the primary site and regional lymphatics may be temporarily controlled, but the long-range yield will be very low, due to local reactivation and distant metastases.

The clinical material for the evaluation of the curative superiority of supervoltage roentgentherapy is limited to the segment of moderately advanced lesions which yield poor results from conventional techniques because of inability to deliver adequate tumor doses. Some examples are in the head and neck area, the advanced lesions of the oral cavity, most lesions of the palatine arch, and all lesions of the oropharynx; among the gynecologic tumors, the late squamous cell carcinomas of the uterine cervix; in the genito-urinary tract, tumors of the urinary bladder no longer suitable for local forms of treatment. There are, in addition, a number of uncommon tumors such as the extensive squamous cell carcinoma of the female urethra, vagina, et cetera, which are suitable for inclusion in this material.

Long-range palliation. The material suitable for the study of the long-range palliative value of supervoltage roentgentherapy is composed essentially of the lymphomas, ovarian cancers, and some lung and squamous cell carcinomas of the esophagus.

γ) Distribution of the clinical material

The cases treated with the kilocurie cobalt-60 unit or the 22 MeV betatron, or both, have been tabulated by anatomical sites or types of diseases (Table 4).

The majority of the cases treated by both types of equipment were those in which the sharpness and penetration of the 22 MeV betatron beam were advantageous for localized additional treatment. For instance, in ovarian carcinomas with known pelvic disease after surgical treatment, 3,000 roentgens are given to the whole abdomen with the cobalt-60 unit, and an additional 1,500 to 2,000 roentgens to the pelvis with the 22 MeV betatron. A similar approach has been used for lesions in the head and neck area. In other cases, due to a re-evaluation of the clinical situation during treatment, the treatment plan was altered and the patient transferred from one unit to the other in order to utilize fully the characteristics of each beam.

Basic anatomical planning, dose levels and clinical policies of treatment will be reviewed in the main areas of radiotherapy: head and neck squamous cell carcinomas, squamous cell carcinomas of the lung and esophagus, breast carcinomas, gynecological cancers, tumors of the urinary bladder and testes, and lymphomas.

This does not imply that supervoltage roentgentherapy has no use in miscellaneous circumstances or in tumors such as those of the central nervous system, rectal adeno-carcinomas (Williams 1956).

Table 4. *Supervoltage roentgentherapy*
(February, 1954 to February, 1960)

	Co-60	22 MeV betatron	Combi-nation	Total
Cervix	53	881	19	953
Miscellaneous gynecology (ovary, body of uterus, vagina, other gyn.)	68	80	23	171
Urinary bladder	54	212	11	277
Testes	32	8	10	50
Miscellaneous genito-urinary (urethra, penis, ureter, prostate, kidney)	20	24	3	47
Head and neck	826	91	90	1,007
Breast	329	1	0	330
Lymphoma	171	21	5	197
Thorax (lung, esophagus)	43	47	7	97
Miscellaneous (distant metastases, gastro-intestinal, pancreas, other miscellaneous)	110	72	10	192
Total				3,321

The cases treated by combination are:

1. Those transferred from one unit to the other due to change in planning because of new clinical findings or evaluation.

2. Those transferred to the 22 MeV betatron for localized additional treatment.

h) Biometrical design and randomization of clinical material

The superiority of 1 to 3 MeV range versus conventional voltage and within the ultra-hard roentgenrays range (for instance, 1 to 3 MeV versus 22 MeV) cannot be answered, beyond question, without randomization. Regardless of its desirability, however, considerable difficulties are encountered in using a randomized scheme in actual practice (FLETCHER 1956b).

Although there is no statistical proof of the superiority of supervoltage roentgen-therapy, the universal impression is that it is a more effective therapeutic tool for control of several groups of cancers, such as tumors of the oropharynx and the urinary bladder. It is impossible, therefore, without doing an injustice, to randomize the treatment of patients with lesions of the urinary bladder and oropharynx. The high dose whole pelvis technique in the late stage II and stage III squamous cell carcinomas of the cervix is to be evaluated against the sharp gradient intracavitary radium therapy.

In several categories, such as the squamous cell carcinomas of the head and neck, cases are not numerous enough for statistical analysis. If all the squamous cell carcinomas of the head and neck were pooled for the sake of large series, much valuable information would be forfeited because the tumors of the various anatomical sites form separate clinical entities.

Finally, in those countries where radiotherapy is not centralized and consequently all cases are not referred to centers, an increased referral of late cases is the usual consequence immediately after supervoltage roentgentherapy becomes available.

If only those clinical investigations were undertaken which could be submitted to a rigid randomization scheme, much progress would be precluded. However, the results of such investigations must be given with proper statistical reservations.

α) Head and neck

The dose-time relationship for ultrahard radiation in several centers are:

1. Tumor Institute of the Swedish Hospital (Seattle, Washington): 6,000 roentgens skin dose through one single portal in four to five weeks (BUSCHKE, CANTRIL and PARKER).

2. Royal Victoria Infirmary (Newcastle, England): 6,000 rads in five to six weeks (Thurgar).

3. Hammersmith Hospital (London, England): 5,750 rads in six weeks (6,200 roentgens), for very small fields 7,000 rads in six weeks (Wood).

4. Sheffield National Center for Radiotherapy (Sheffield, England): 6,000 roentgens in five to six weeks (Blomfield 1952, 1956).

5. Mount Vernon Hospital and Radium Institute (Middlesex, England): Base of tongue—8,000 rads in six weeks; oropharynx—7,000 to 7,500 rads in six weeks (Strickland).

6. Radiotherapy Department Winnipeg General Hospital (Winnipeg, Manitoba): 6,000 roentgens in four weeks (Bennet).

7. The Ontario Cancer Foundation, London Clinic (London, Ontario): 7,000 to 7,500 rads in six weeks (Thompson and Smith).

8. Saskatoon Cancer Clinic, University Hospital (Saskatoon, Saskatchewan): For oral cavity, with parallel opposed portals, 6,500 roentgens are given in five weeks, providing very large fields are not used to cover secondary nodes in the neck. With multiple beam directed small fields the doses are 6,000 to 7,000 roentgens in five weeks. For oropharynx, using parallel opposed fields or, in cases of small lesions in the tonsil or pharyngeal wall, multiple beam directed small fields, the tumor doses vary from 5,000 to 6,500 roentgens in five weeks, depending on the size of fields used (Watson 1957).

9. Hospital for Joint Diseases (New York): Using two parallel opposed fields 5,500 to 9,000 roentgens are given in three to ten weeks. The median dose is 6,500 roentgens in 40 days. When rotation is employed, larger doses seem to be required, the median dose being 11,000 roentgens in 62 days. For some intraoral carcinomas, especially the lateral margin of the tongue, even these large doses have been sublethal. The lower doses are employed for carcinoma of the tonsil (not including the pillars), posterior third of the tongue and occasionally the floor of the mouth (Friedman, Southard and Ellett).

Palliative tumor doses. With supervoltage roentgentherapy, 6,000 roentgens in six to seven weeks are well tolerated even by elderly people. Permanent controls have been obtained, but there has been a seemingly higher incidence of local recurrences in a group of patients who, although treated with palliation in mind, survived longer than expected.

β) Oral cavity

The possibility of delivering cancerocidal doses for squamous cell carcinomas of the oral cavity with ultrahard radiation should not replace interstitial radium therapy, which is still the optimal way to deliver high local doses with minimal irradiation of surrounding structures. In cancers of the floor of the mouth, bone necrosis after external irradiation with ultrahard rays has resulted in mandibulectomies because of lack of local sequestration. The tendency, since the availability of ultrahard rays, to use external irradiation more often in these tumors has now been reversed and radium implants are used alone except in the very advanced lesions.

In the extensive tumors of the anterior two thirds of the tongue or of the buccal mucosa, when part external irradiation and part interstitial radium implant is used (3,000 to 4,000 rads from one method and 4,000 to 3,000 rads from the other, totaling 7,000 rads in four weeks), ultrahard rays are convenient, but not essential.

Ultrahard roentgenrays are superior in the treatment of patients with those very extensive lesions of the oral cavity—tongue, floor of the mouth, gums, or buccal mucosa in which interstitial gamma-ray therapy cannot be used at all.

In tumors of the lower gum, gingivobuccal sulcus, buccal mucosa and parotid, volume distributions with wedge filters offer most convenient and very adequate coverage (Figs. 21, 22).

Case C. S., female, aged 74, was seen on January 6, 1959, with an extensive lesion of the left lower gum and a mass on the lateral aspect of the gum protruding into the cheek (Fig. 21a). Histology: squamous cell carcinoma, grade II. Roentgenfilms of the mandible showed motheaten bone destruction.

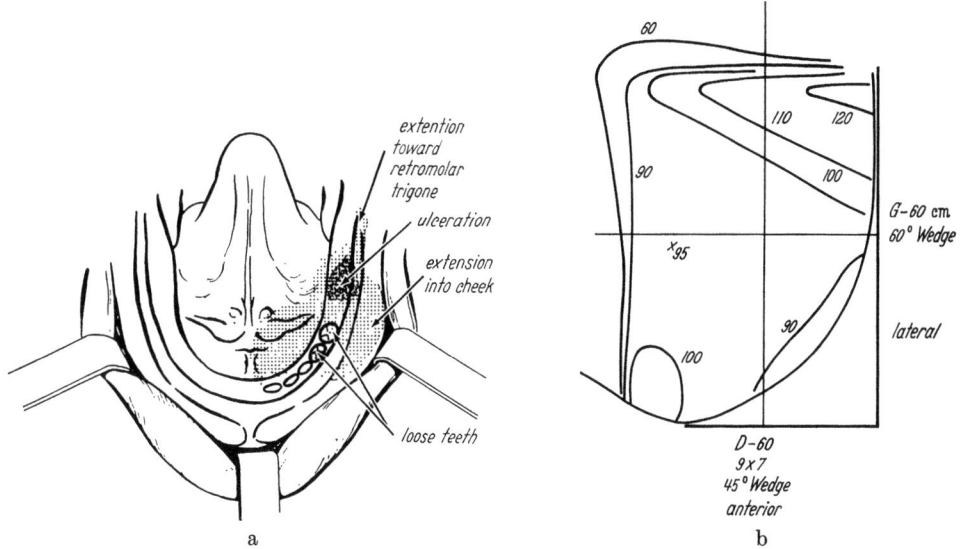

Fig. 21 a and b. Cobalt-60 therapy of a squamous cell carcinoma of the gum using wedge filters

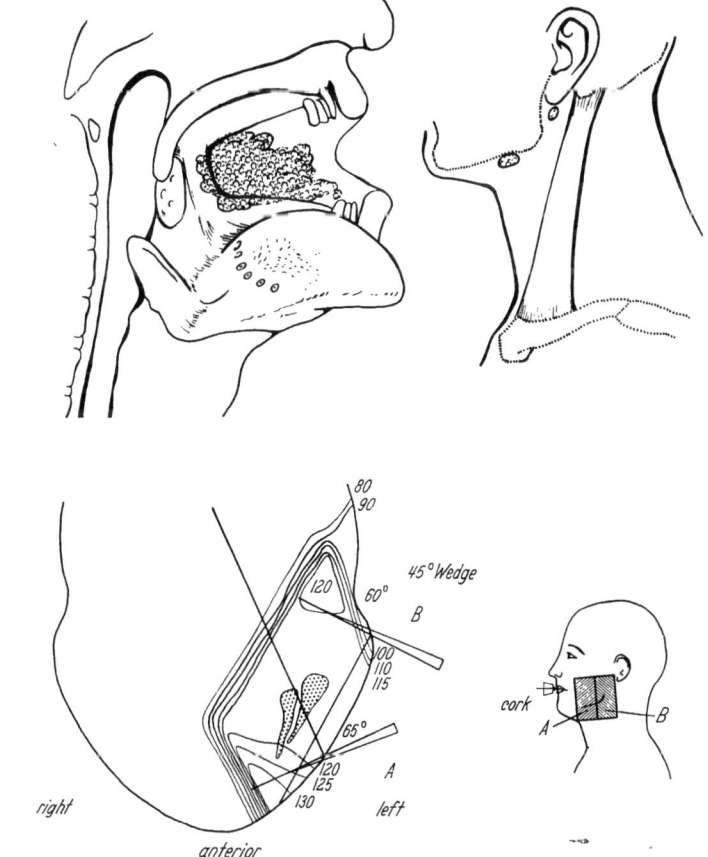

Fig. 22. Cobalt-60 wedge filter therapy of the buccal mucosa and of a metastatic node below the angle of the mandible

5,000 roentgens in 30 days, using wedge filters (tumor dose taken at 90 per cent), were given preoperatively with the cobalt-60 unit (Fig. 21b). At the end of treatment there was good regression of the lesion. The planned commando was performed four weeks after the completion of therapy and the pathological report read as follows:

"Much of the tumor is completely necrotic and represented only by keratinizing masses, surrounded by foreign body giant cells. A small focus of carcinoma lies adjacent to the mandible upon the proliferative fibrotic reaction containing numerous large multinucleated giantcells. There is no recognizable viable tumor in bone, but changes are compatible with previous involvement of the mandible by invading tumor with regression produced by radiation. All surgical planes were free of tumor." Patient expired in July, 1961, from intercurrent disease.

Case J. S., male, 78 years of age, was seen on July 19, 1956, with an extensive lesion in the left buccal mucosa about 6 cm. in diameter, which extended into the retromolar trigone posteriorly and forward to within 2 cm. of the commissure. Palpation of the neck revealed a firm node in the left submaxillary area and another discrete node just below the angle of the mandible. The lesion, for the most part, was not deeply infiltrative, except in the sulcus and in the retromolar trigone area. Histology: squamous cell carcinoma, grade I (verrucal type).

A wedge filter arrangement was used and the treatment is summarized as follows:

Field	Energy	Size	Given dose	% Tumor dose
A	Cobalt-60	9×11 cm.	5,275 r	115 min.
B	Cobalt-60	9×11 cm.	5,275 r	125 max.

Tumor dose to the primary in 25 days: 6,070 r min., 6,600 r max.

The lesion disappeared but on January 16, 1957, there was an area of ulceration 0.5 cm. diameter on the posterior border of the lower gingiva due to the use of a dental plate. It healed spontaneously following removal of this irritant.

On May 20, 1959, patient developed a new lesion on the left lower gum. The patient, age 80, was offered surgery but refused. The patient was still alive in April, 1960 with only a small increase in the size of the new lesion. He died in January, 1961, from pneumonia with metastatic disease to the lung.

γ) Palatine arch and oropharynx

Early lesions of the soft palate and of the anterior faucial pillars may occasionally be treated by intraoral cone therapy, but most lesions of the palatine arch and all those of the oropharynx, including the base of the tongue, are treated essentially by external irradiation. In the anaplastic tumors which are in majority, irradiation of the whole neck is in order (FLETCHER et al. 1959).

With conventional voltage, even with 3 mm. Cu HVL, tumor doses (corrected for bone absorption) of 5,000 to 5,500 rads in six weeks are as much as can be given without excessive reactions except with the small volume multiple beam directed technique used in Manchester, which is only suitable for early lesions of the fauces. When neck lymphatics are irradiated in addition to the primary, systemic reactions with 250 kV become excessive. With ultrahard rays tissue doses are 20 to 30 per cent higher than with 3 mm. Cu HVL and are better tolerated for similar volumes of pharyngeal and laryngeal structures.

Geometrical patterns with supervoltage are essentially single homolateral portal or parallel opposed portals with, or without, differential loading. The skin reactions are mild even with doses of 6,000 to 7,000 rads in four to six weeks.

When optimum conditions are present, the 22 MeV betatron is superior because there is less subcutaneous ionization and therefore less danger of subcutaneous fibrosis. However, the shaping of the portals and the irradiation of all the lymphatics areas of the neck is very difficult with the 22 MeV betatron. It is now used only for irradiation of those keratinizing tumors in which the available rectangular, square or round portals are a correct anatomical fit (cf. page 422 and Fig. 16). If nodes are close to the skin, wax build-up must be used (Fig. 23) and a 2 MeV or cobalt-60 unit is preferable.

Case E. L., male, aged 51, was seen on June 13, 1955 with a massive lesion involving the tonsillar pillar, the retromolar trigone and the base of the tongue on the left. The tonsillar fossa and the pharyngeal wall, as well as the soft palate, were also involved. Histology: squamous cell carcinoma, grade III. There was a fixed node at the angle of the jaw. An aspiration biopsy specimen was diagnosed metastatic squamous cell carcinoma.

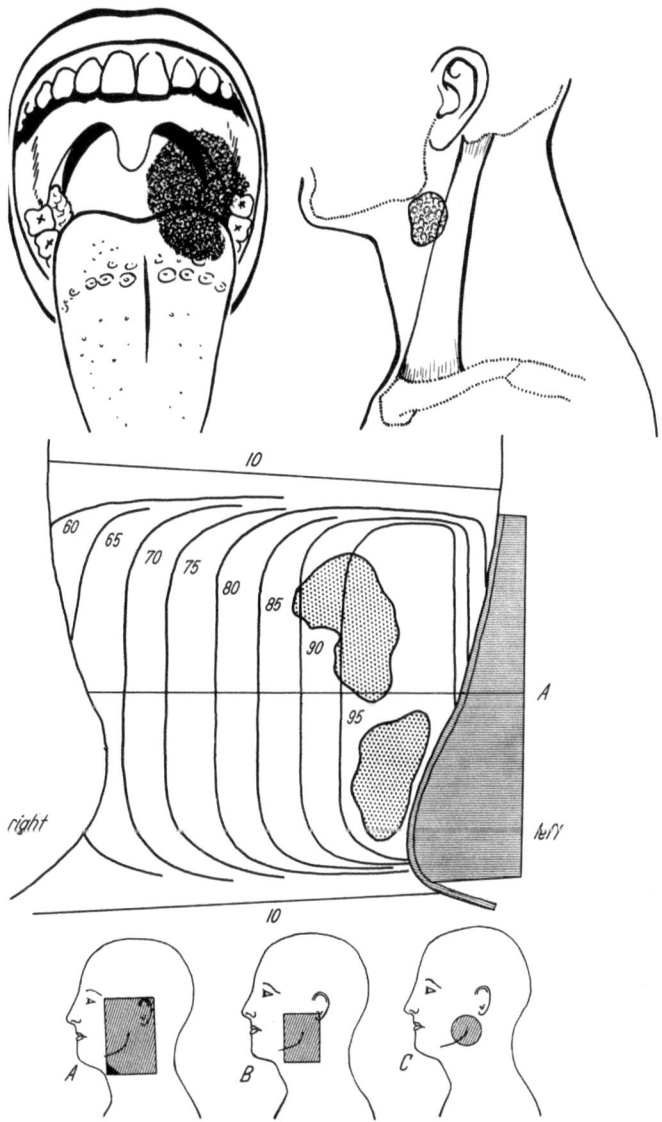

Fig. 23. 22 MeV betatron therapy of a squamous cell carcinoma involving the Tonsillar Pillar with infiltration into the surrounding tissues

The patient treated on the 22 MeV betatron with a wax build-up because of the location of the node right under the skin. The treatment was given as follows:

Field	Energy	Size	Given dose	% Tumor dose
A	22 MeV	12.5 × 10 cm.	7,150 r	85% min. 95% max. 95% node
B	22 MeV	10 × 6 cm.	900 r	80%
C	22 MeV	8 cm. diam.	600 r	80%

Total tumor dose to the primary in 40 days: 7,250 r min., 7,975 r max. Dose delivered to the node: 7,975 r.

The tumor dose was unusually high because of the extensiveness of the disease. There was an area of residual infiltration which diminished in the months following therapy and finally regressed completely. The node in the neck also disappeared. On February 22, 1956, an area of ulceration, 1 cm. in diameter and approximately 1 cm. deep, developed on the retromolar trigone and despite irrigation and active conservative care, pain persisted. However, epithelization eventually occurred 1 year later following the use of zinc peroxide packing. On September 30, 1959, there was no evidence of disease but marked radiation changes in the form of fibrosis in the neck and moderate trismus were present. The patient died of a heart attack, free from disease, on January 19, 1960.

The techniques are schematized as follows:

Geometry. One single homolateral portal (see Fig. 24 and case 13858) or two parallel opposed portals with weighted loading in favor of the side of origin for asymetrical lesions (see Fig. 25 and case W. C.) or paired wedge filter arrangement; two parallel opposed portals with equal loading for lesions closer to the midline (see Fig. 27 and case M. C.; Fig. 28 and case F. W.).

Doses. *Small or moderate size lesions* (faucial arch lesions and keratinizing carcinomas of the tonsillar bed): 50 sq. cm. surface coverage, 6,000 rads in four to four and one half weeks. If the tumor has regressed entirely before the end of treatment, no additional treatment is necessary. If regression is slow residual induration is present, 500 to 1,000 rads are given in a week or less through reduced fields or an interstitial gamma ray implant ($\pm 2,000$ rads) may be used.

In large lesions (base of tongue lesions, anaplastic tumors of tonsillar bed) the node areas are covered routinely by delivering 6,000 rads in five or six weeks (depending on volume) followed by 1,000 to 1,500 rads in one week to 10 days through reduced fields or interstitial gamma ray implant ($\pm 3,000$ rads). The tolerance to 6,000 rads in six weeks is excellent and has been found to be the treatment of choice for elderly patients and for palliation.

Case D. M., male, aged 51 years, was seen on December 13, 1954 with an ulcerated lesion of the left tonsillar area, approximately 2.5 cm. in its greatest diameter. There was slight invasion of the base of the tongue (Fig. 24). Histology: squamous cell carcinoma, grade II.

A given dose of 8,100 roentgens was delivered in 30 days with the cobalt-60 unit through a 10 by 10 cm. portal at 70 SSD. The maximum tumor dose (90 per cent) was 7,300 roentgens and the minimum tumor dose (72 per cent) 5,800 roentgens.

The patient was well on February 25, 1960 with some definite but not excessive skin fibrosis over the angle of the left jaw. There was very mild residual dryness of the mouth, although severe dryness had been present for about one year. In March 1963 there was no evidence of disease; with condition unchanged.

Case W. C., male, aged 60, was seen on December 8, 1955, with a superficially infiltrating tumor of the left soft palate and anterior faucial pillar, measuring about 3.5 cm. in diameter. There were no palpable nodes (Fig. 25). Histology: squamous cell carcinoma, grade III.

A minimum tumor dose of 6,025 roentgens and a maximum tumor dose of 6,625 roentgens was delivered in 28 days with the cobalt-60 unit through two 7 by 7 cm. parallel opposed portals at 70 cm. SSD. The calculations are detailed as follows:

Field	Energy	Size	Given dose	% Tumor dose
A	Co-60	7 × 7 cm.	3,025 r	100% min. 110% max. (of heavy loading)
B	Co-60	7.5 × 7 cm.	6,025 r	

Tumor dose to the primary in 28 days: 6,025 r min., 6,625 r max.

Four months after the completion of treatment an ulceration one centimeter in diameter developed but healed in a matter of a few months.

In September, 1958, the patient developed a small ulceration in the mid-posterior portion of the tongue which was excised and followed by good healing. It was diagnosed as chronic inflammation.

There was no evidence of disease in December, 1959, and no significant dryness or atrophy of the mucous membrane. Skin fibrosis was very moderate. No evidence of disease in August 1963.

Case M. C., female, aged 60, was seen on April 2, 1955, with a moderately infiltrative tumor on the posterior pharyngeal wall extending from the level of the uvula down to the retrocricoid region, encroaching on the left pharyngeal wall. There was a node in the left neck behind the angle of the jaw measuring approximately 2 cm.

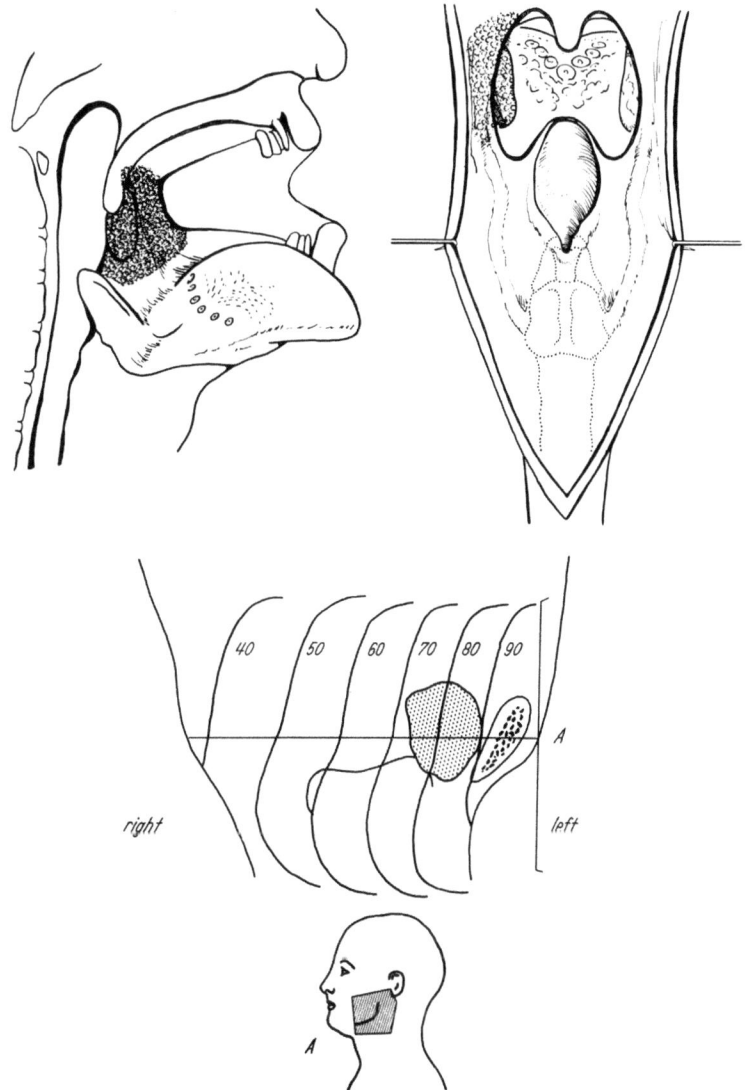

Fig. 24. Cobalt-60 therapy of the squamous cell carcinoma of the Tonsillar area

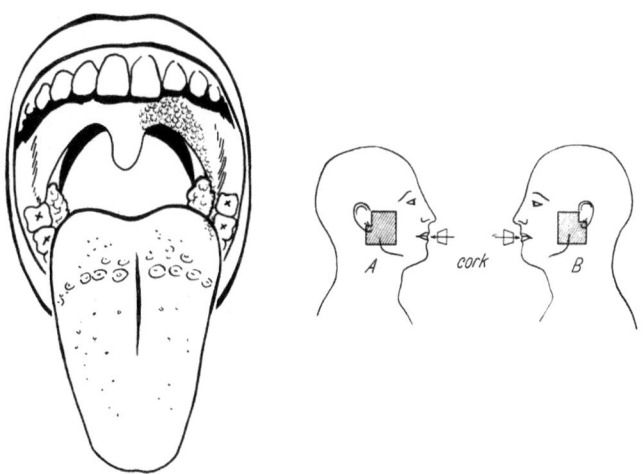

Fig. 25. Cobalt-60 therapy of a squamous cell carcinoma of the left soft palate and anterior Faucial Pillar

28*

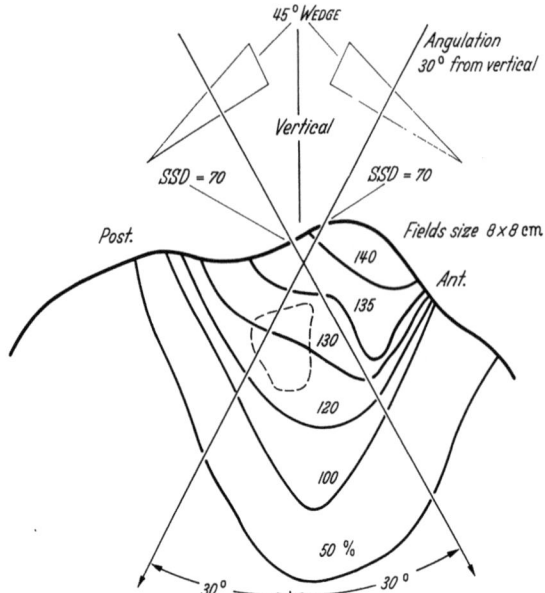

Fig. 26. Cobalt-60 wedge filter therapy of a squamous cell carcinoma of the tonsillar area

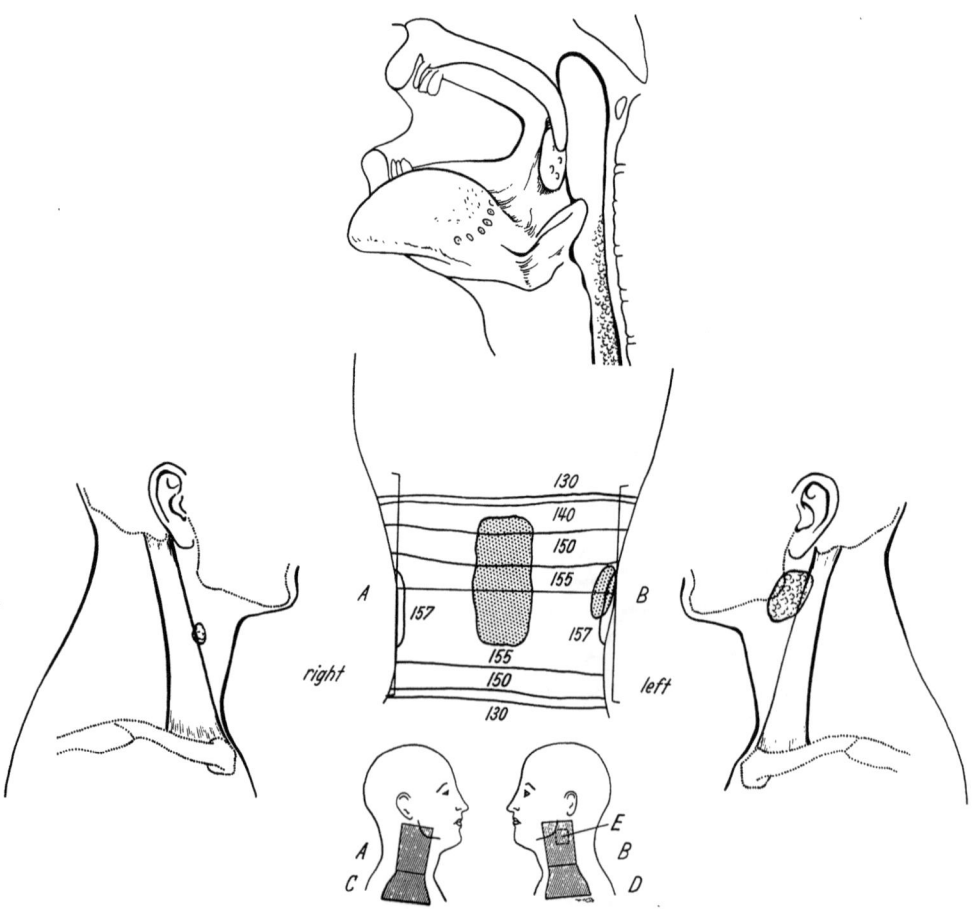

Fig. 27. Cobalt-60 of a squamous cell carcinoma on the posterior pharyngeal wall extending from the level of the uvula down to the retrocricoid region, encroaching on the left pharyngeal wall. (Courtesy: G.H.FLETCHER, W.S.MacCOMB et al., Amer. J. Roentgenol. 1959)

in diameter and another node on the right in the midjugular region (Fig. 27). Histology: squamous cell carcinoma, grade II. The patient was treated through two parallel opposed portals which also included the palpable nodes. The treatment is schematized as follows:

Field	Energy	Size	Given dose	% Tumor dose
A	Co-60	9 × 8 cm.	4,625 r ⎫	Primary 150%
B	Co-60	9 × 7.5 cm.	4,625 r ⎭	Node 155%
C	Co-60	7.5 × 13.5 cm.	4,750 r	
D	Co-60	8 × 13 cm.	4,700 r	
E	250 kV	4 × 4 cm.	1,400 r	Node 80%

Tumor dose to the primary: 6,950 r in 45 days. Dose to the node: 8,280 r in 58 days.

There was complete regression of the primary. Three months after the treatment, a left lateral neck dissection was performed. The specimen contained no tumor.

Patient expired October, 1963, from a second primary in the esophagus.

Case F. W., male, aged 67, was seen on March 25, 1956, with a very extensive lesion of the posterior pharyngeal wall extending from the level of the uvula to the level of the interarytenoid margin. It occupied the whole area of the posterior pharyngeal wall from side to side and was very infiltrative. Fig. 28a is a verification film taken with the 22 MeV betatron and shows structures equally well up to

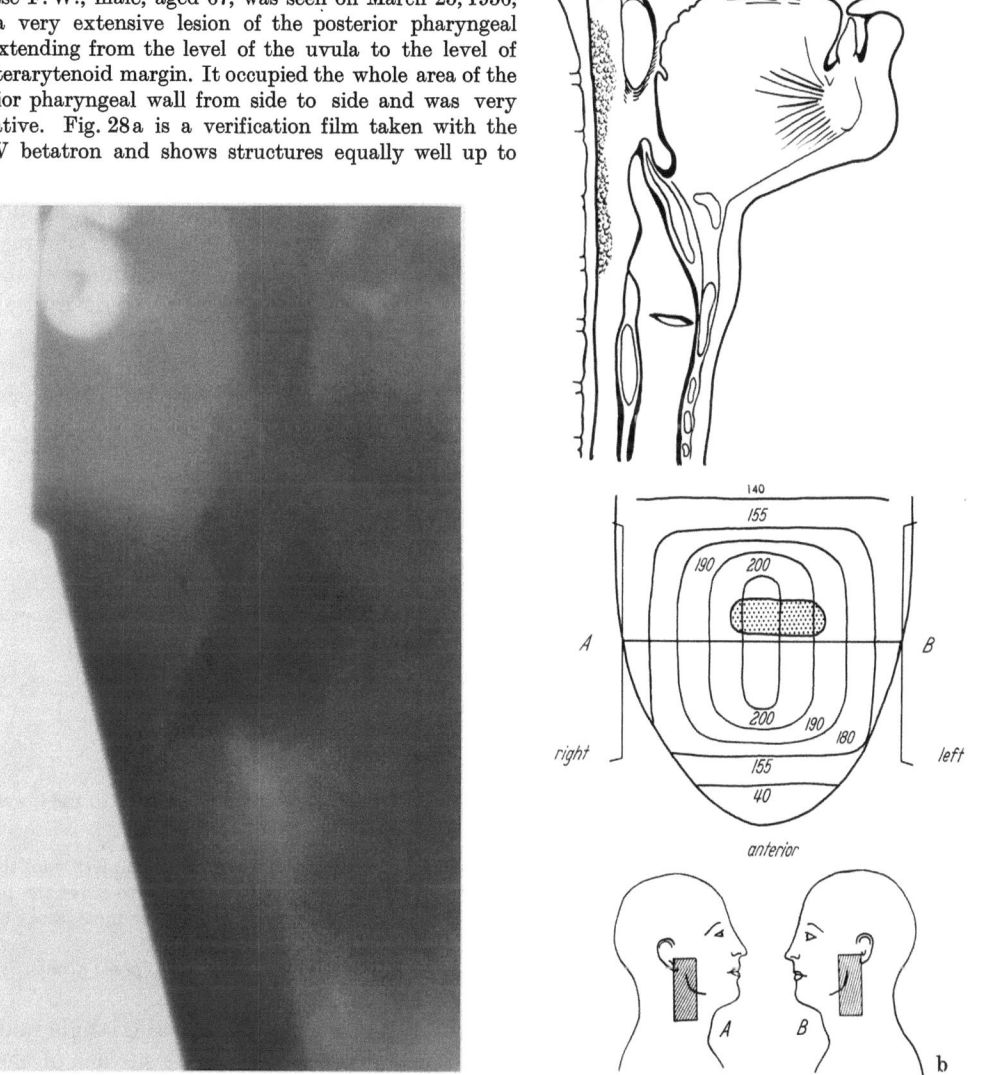

a   b

Fig. 28a and b. 22 MeV betatron therapy of a squamous cell carcinoma involving the posterior pharyngeal wall extending from the level of the uvula to the level of the interarytenoid region

the geometrical edge of the beam, despite the fall-off (approximately 0.5 to 1 cm. of the geometrical edge of the beam is in the fall-off zone). Histology: squamous cell carcinoma, grade II.

Fig. 28b. A given dose of 3,250 roentgens was delivered in 26 days with the betatron through two 12.5 by 7.5 cm. parallel opposed portals. The minimum tumor dose was 6,000 roentgens and the maximum tumor dose was 6,500 roentgens.

On July 18, 1956 there was still a linear superficial ulceration which seemed to be a residual lack of epithelization. On October 24, 1956, because of lack of healing, biopsy was taken and the specimen diagnosed squamous cell carcinoma grade II. Because of the localized area of residual disease and previous experience in similar cases, the patient was scheduled to have a resection of the ulceration through a lateral pharyngeal approach and skin grafting, but he died suddenly from a perforated ulcer.

Case P. J., male, aged 66 years, was seen April 28, 1961, with a superficial lesion of the left faucial pillar, extending onto the soft palate and posteriorly into the tonsillar fossa. There were no palpable nodes. Histology: Squamous cell carcinoma, grade II.

The treatment consisted of 6,000 rads in four weeks, taking as a minimum the 125 isodose line (Fig. 26).

A very sharp mucositis developed on the left tonsillar region and left side of the soft palate, with minimal reddening on the right side. No difficulty in swallowing developed at any time. The tumor had clinically disappeared by the end of the third week of treatment.

δ) Upper neck

Node areas included in the parallel opposed portals covering the primary receive 5,000 rads in four to five weeks; then the posterior margins are moved anteriorly to avoid further irradiation of the spinal cord. If nodes are palpable, 1,000 to 3,000 additional rads are delivered with glancing fields if a radical neck dissection is not contemplated.

ε) Lower neck

If parallel opposed portals are used to irradiate the whole neck, a long segment of the spinal cord is included. With that geometric pattern, four cases of transverse myelitis developed. An anterior portal with a midline shield produces a useful volume distribution for irradiation of the midjugular, lower jugular, posterior cervical triangle and supra-clavicular neck nodes (Figs. 29, 30 and case W. B.).

Case W. B., male, aged 68, was seen on December 26, 1956, with a massive lesion of the left tonsil and a node 3 cm. in diameter in the opposite right subdigastric region. Histology: poorly differentiated squamous cell carcinoma with lymphoid stroma (lymphoepithelioma).

The primary lesion and the entire neck were treated as seen in Figs. 29a and b, using the cobalt-60 unit and a distance of 70 cm. SSD. Treatment was schematized as follows:

Field	Energy	Size	Given dose	% Tumor dose
A	Co-60	12 ×13 cm.	2,450 r	150% (A+B)
B	Co-60	13.5×11 cm.	2,450 r + 3,300 r	85% (B)
C	Co-60	8.5×23 cm.	4,500 r	
D	Co-60	9× 6.5 cm.	600 r	84%
E	Co-60	17 ×23 cm.	1,500 r	
F	Co-60	6× 4 cm.	1,000 r	

Tumor dose to the primary and palpable node: 6,900 r in 40 days approximately 5,000 r to the lower neck.

When the right upper portal was doscontinued (2 to 1 weighted loading in favor of the left side) the split field was moved up on the right side and labeled "E". Portals D and F are reduced in size to cover the primary and the right subdigastric node. The patient died one and one half years later from liver metastases without any evidence of disease at the primary site or in the neck.

Posterior split field can be used to supplement the dose to the upper jugular and spinal accessory chain nodes.

The midjugular, lower jugular, supraclavicular and posterior cervical triangle nodes, as well as the nodes at the level of the sternal notch, are very close to the surface of the skin and were in the 90 to 80 per cent dose area. Usually 80 per cent of the given dose at the entrance of the central beam (arrows) is taken as the tumor dose to the nodes (Fig. 30).

If nodes are palpable, 6,000 rads (given dose) are delivered in five weeks followed by an additional 1,000 to 2,000 rads through glancing fields in one to two weeks if a radical neck dissection is not contemplated. If there are no palpable nodes, 5,000 to 5,500 rads are given in four to four and one half weeks.

Failures and complications. Failures and complications (including minor breakdowns with spontaneous healing) were plotted separately for the palatine arch and the oropharynx.

The recurrences were almost exclusively in the advanced cases, usually treated in six to seven weeks. Patients with very large tumors were treated with 6,000 rads tumor dose in six to seven weeks without any additional local therapy. In this latter group more local recurrences have developed and although no conclusions can be drawn from such a limited number of cases, it is the impression that 6,000 rads in six weeks is in the lower range of control.

With exceptions, moderate and severe necroses occurred in the advanced cases as shown in Table 5.

The incidence of tumor activity or necrosis is low in tumors of less than 5 cm. in diameter. It is to be expected that with larger tumors, persistent disease and recurrences are more common, and lack of epithelization or breakdown of the mucous membrane at a later date will occur more frequently.

In the last column all necroses are recorded with the exception of those which healed spontaneously within a short time without any special care. In the advanced cases, primary on the pharyngeal walls or with invasion of the pharyngeal walls the necroses were probably associated with activity and produced death by intractable pain and inanition. Eleven cases of necroses were managed by resection of the jaw.

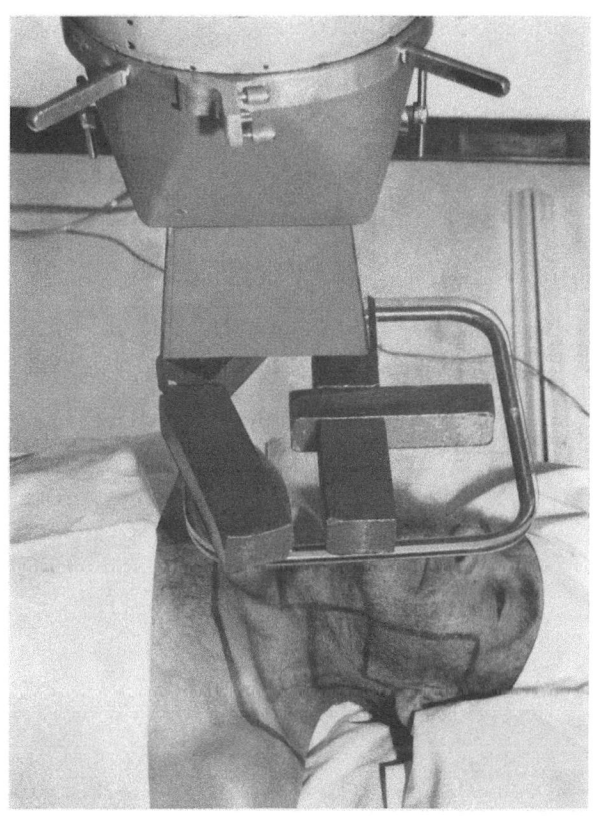

Fig. 29 a

Fig. 29 a u. b. Cobalt-60 therapy of a poorly differentiated squamous cell carcinoma with lymphoid stroma involving the left tonsil with a metastatic node in the right subdigastric region. (Courtesy: FLETCHER, MACCOMB et., 1959)

This procedure is usually followed by immediate healing of the mucous membrane suture line and complete relief of pain. It is a very effective method of management.

Table 5. *Tabulation of persistent or recurrent disease at primary site and necroses at primary site in 100 cases of squamous cell carcinoma of the oropharynx treated between 1954 and 1956 (3 years follow-up)*

Primary tumor size		Persistent or recurrent primary	Surgery for		Total number of necroses at primary site[a]
			carcinoma	necrosis	
Less than 5 cm	37	1	0	2	5
More than 5 cm	63	17	6	9	17
	100	18	6	11	22

a The necroses for which surgery was preformed are included.

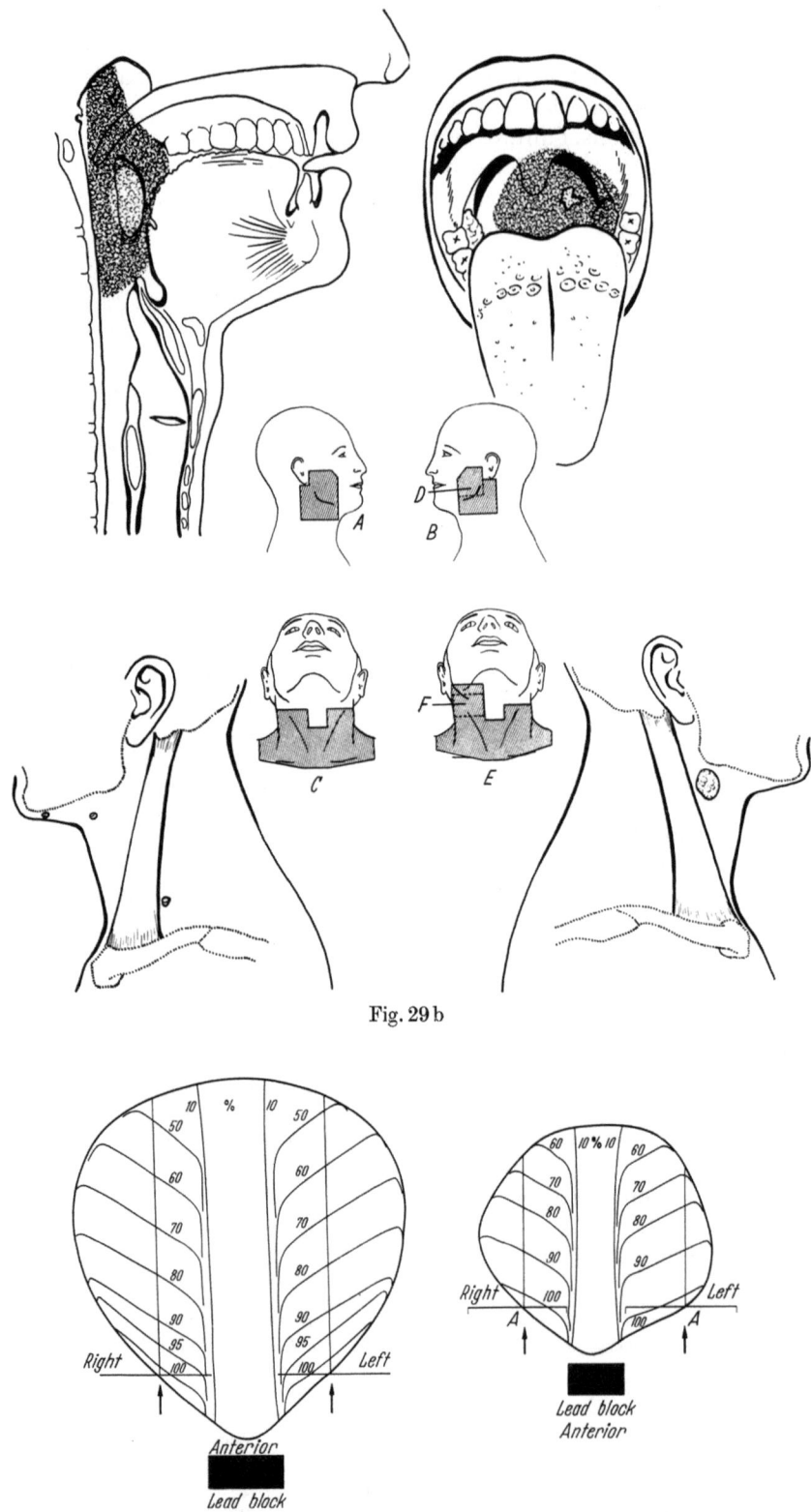

Fig. 29 b

Fig. 30. Dose distributions for anterior split field portal with the kilocurie cobalt-60 unit (70 cm. source-skin-distance), for a thick (left) and thin (right) neck. (The given dose is expressed at midportal [arrows] where the source-skin-distance is taken)

Of the 6 cases which have had a surgical procedure for residual or recurrent disease, 2 are alive and well at five years; 1 at three years; and 1 died after three years from a new primary in the lung. In summary, 4 out of 6 cases had successful excision.

The incidence of breakdowns of the mucous membrane of the inner aspect of the mandible increases with the length of horizontal ramus within the irradiated volume. The distribution of the necroses could not be correlated with a definite dose-time relationship. It can, however, be stated that the dose-time formulae given above are effective in controlling the primary lesions but are close to the maximum tolerance of the tissues.

A review of the literature shows that approximately 20 per cent of the primary lesions of the palatine arch and oropharynx were controlled in the past. With supervoltage from 70 to 80 per cent of the primary lesions can be controlled and there is also definite improvement in the control of neck disease. The percentage of survivors is not commensurately increased because of distant metastases and intercurrent diseases common in old age (average age 62).

Because of skin sparing, provided doses to the subcutaneous neck tissues are not in excess of 6,000 rads, radical neck dissections can be performed without major difficulty of wound healing.

The late complications have been dryness of the mouth and throat and breakdowns of the mucous membrane over the inner aspect of the jaw, necessitating partial mandibulectomy in 10 per cent of the cases treated. A program of radical radiation cannot be carried out without a specialized surgeon-therapist team.

ζ) Nasal cavity, paranasal sinuses and nasopharynx

Wedge filters produce the best volume distribution for treatment of the paranasal sinuses (Fig. 31a and b).

In Fig. 31a the full width 45 degree wedge arrangement gives an ideal volume distribution for delivery of an homogeneous dose to the whole of the maxillary antrum and sphenoid sinuses. This pattern is also best for postoperative irradiation if there is not clearance on the anterior aspect of the surgical defect. The half width wedge pattern (Fig. 31b) is best when the area of residual disease is limited to the pterygoid fossa and ethmoid sinuses.

For tumors of the nasopharynx, parallel opposed portals, either with the cobalt-60 or 2 MeV, result in a central dose which is less than the dose on the mandibular joints and subcutaneous tissues, anterior portals are necessary unless megavoltage is available (Fig. 32).

In the treatment by two parallel opposed portals with a 2 MeV unit the dose to the temporomandibular joint is somewhat higher than the tumor dose to the nasopharynx (Fig. 32a).

The treatment by two parallel opposed portals with the 22 MeV betatron gives an ideal volume distribution for the primary lesion in the nasopharynx, but is difficult to correlate with the treatment of the neck lymphatics (Fig. 32b).

Using a four-field arrangement with a cobalt-60 unit with a weighted loading of the lateral and anterior portals first, a tumor dose of 4,000 rads in four weeks is given through the lateral portals to provide a very accurate and homogeneous dose to the nasopharynx and retropharyngeal lymphatics. (The portals are tilted slightly posteriorly because the posterior pharyngeal wall is parallel to the line which joins the tragi.) Then a tumor dose of 2,000 rads is delivered in one and one half weeks through the anterior portals (Fig. 32c).

Figure 32d shows the portals drawn on the patient. The fields of the primary are drawn as well as the neck lymphatic portals. The lower neck is irradiated by an anterior split field similar to the one used in oropharynx lesions.

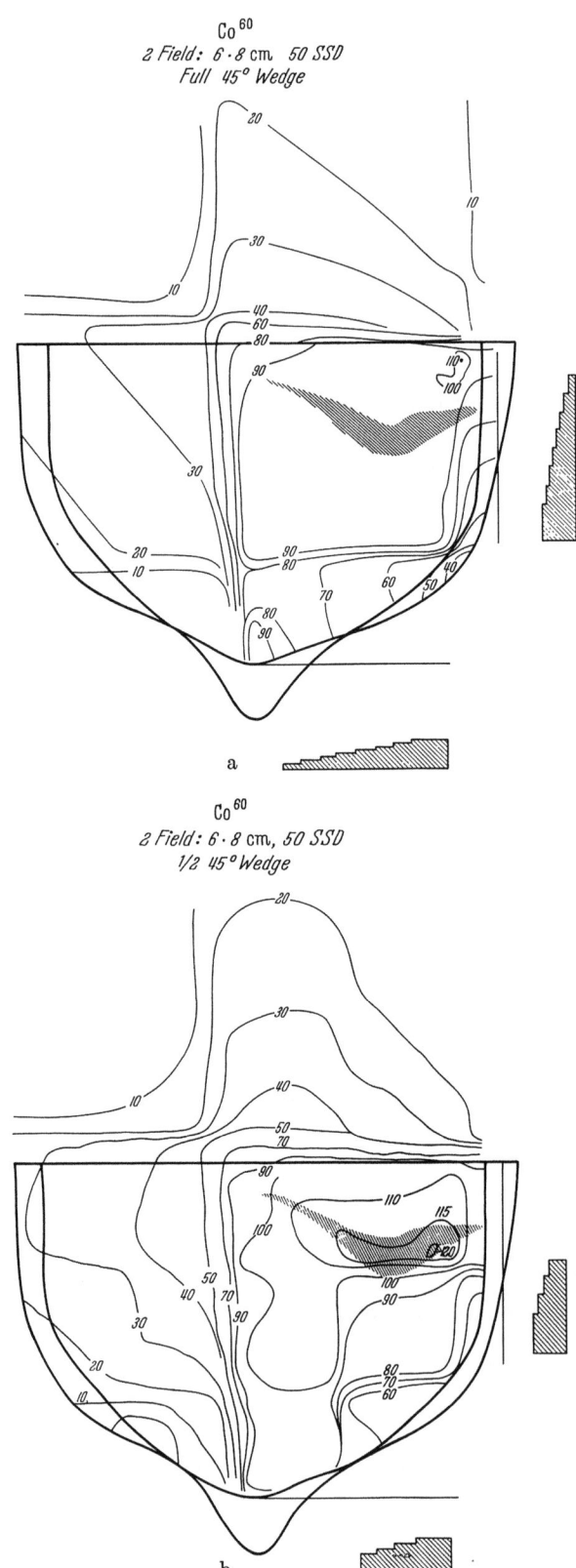

Fig. 31 a and b. Dose distribution of cobalt-60 wedge filter therapy to the maxillary antrum and sphenoid sinuses
(Courtesy: Fletcher, Amer. J. Roentgenol. 1956)

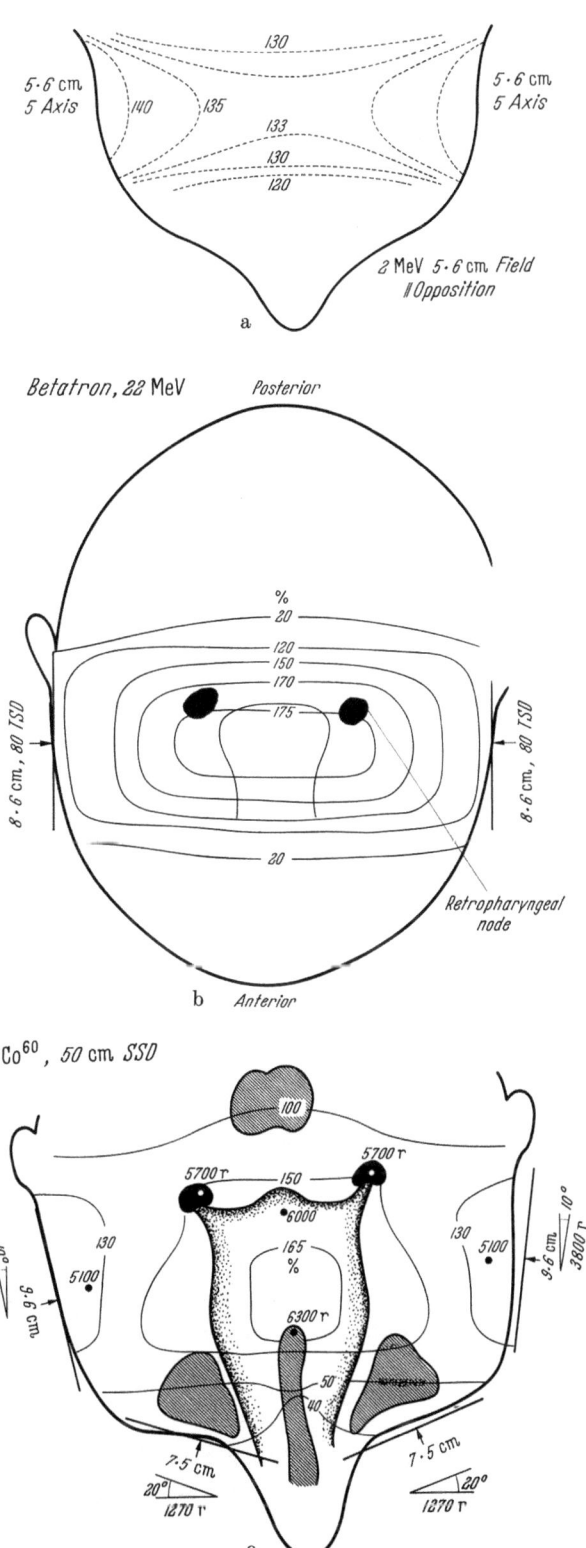

Fig. 32a—d. a and b Treatment planning two parallel opposed portals with a 2 MeV unit respective 22 MeV betatron. (Courtesy: Mr. PETER WOOTON, Physicist, Tumor Institute of the Swedish Hospital, Seattle, Wash.) c Four-field arrangement with a cobalt-60 unit with a weighted loading of the lateral and anterior portals. d Portals drawn on the patient

When the lateral portals are discontinued, the lower neck anterior split field is moved up to include the upper neck nodes. The dose to the neck nodes is within 5,500 to 6,000 rads. 1,000 to 2,000 rads to residual palpable masses are given through small glancing fields.

Varying the angle of the anterior portals and differentially weighing the doses through these portals, this arrangement can be adapted for lesions of the nasal cavity and ethmoid sinuses.

The neck lymphatics are irradiated in the same manner as for the anaplastic tumors of the oropharynx.

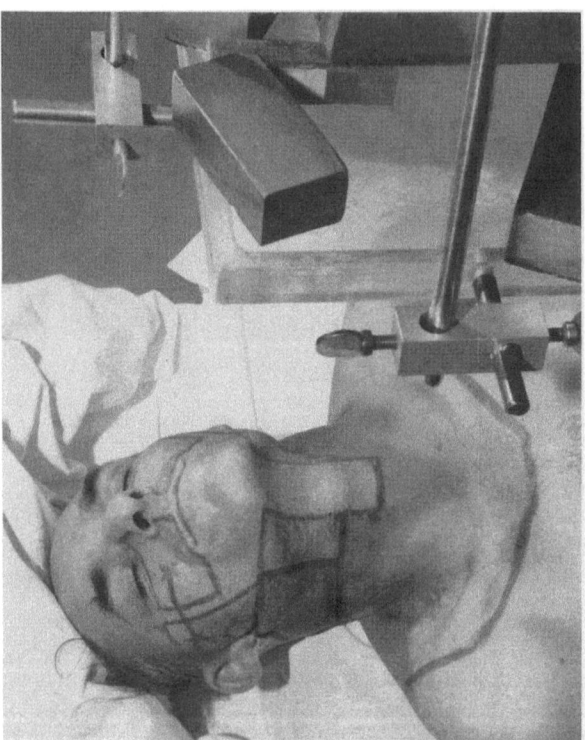

Fig. 32 d

With the four-field technique, 6,000 rads in five and one half weeks to the primary and 5,500 rad to the neck are tolerated without excessive reactions. In the more infiltrative tumors an extra 500 to 1,000 rads are given, usually through somewhat narrowed anterior portals. Tangential portals are used for additional irradiation of neck nodes (1,000 to 2,000 rads).

η) Larynx

Radiation therapy of vocal cord tumors with conventional voltage is very successful. The only advantage of ultrahard radiation is the elimination of late skin changes. The results are cosmetically better, and in the few instances in which a laryngectomy has to be performed later because of local recurrence, there is more satisfactory wound healing.

With 3 mm. Cu HVL the treatment consisted of 5,000 rads in four weeks with an additional 500 to 1,000 rads for the more extensive lesions and for those which regressed slowly. The dose for ultrahard rays is now 6,000 rads in five and one half weeks with an extra 500 to 1,000 rads with smaller portals over a selected area of the larynx.

The technique is simple, usually consisting of one unilateral portal even if the anterior commissure is involved because the isodose curves run almost parallel to the vocal cords (Fig. 33). Wedge filters are sometimes used for the horse-shoe tumors of the anterior commissure.

In Fig. 33 the upper left shows the isodose curves from one single homolateral portal. The curves run almost parallel to the homolateral cord. In that instance, the tumor dose would be 85 per cent.

The upper right distribution shows the use of a wedge filter to increase the dose on the posterior aspect of the cord.

The lower central volume distribution is a combination of the first half of the treatment without wedge filter and the second half with wedge filter. This planning produces an homogeneous distribution through the entire larynx and is used for lesions on the commissure or bilateral cord lesions.

The fields cover only the thyroid cartilage; the upper margin is at the thyroid notch, the lower margin at the thyrocricoid groove and the posterior margin at the thyroid horn.

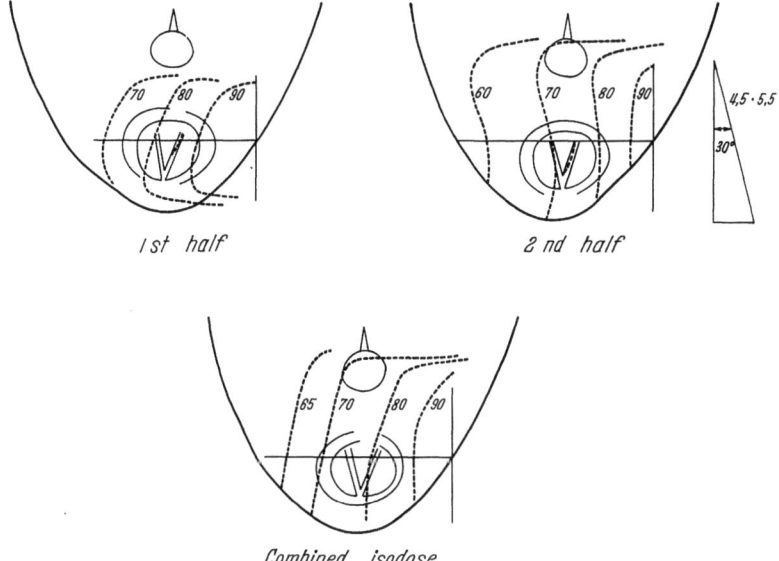

1 st half   *2 nd half*

Combined isodose

Fig. 33. Cobalt-60 therapy of vocal cord tumors with and without wedge filter

Five thousand, five hundred rads are given in four weeks and an additional 500 or 1,000 rads in the next two to five days, depending upon original site, clinical variety, and regression of the lesion.

For supraglottic and pyriform sinus tumors, parallel opposed portals, large enough to include nodes in the precarotid and upper jugular chain, are used. A minimum dose of 6,000 rads in six weeks is given followed by 500 to 1,000 rads through small portals covering only the primary lesion.

ϑ) Miscellaneous (parotid gland, thyroid, recurrent neck nodes)

For thyroid tumors a "given" dose of 6,000 to 7,000 rads can be delivered without any difficulty to a single anterior portal shaped to fit individual cases.

A wedge filter volume distribution allows delivery of 6,000 rads in four weeks to the parotid fossa.

Two oblique fields with wedge filters produce an ideal volume distribution for homogeneous irradiation of the parotid fossa and the deeper parts of the upper neck (Fig. 34). By changing the obliquity of the beams, the separation of the portals, and the skewness of the filters, the depth and the area covered by the 100 per cent isodose curve can be varied at will. The dose falls rapidly so that excessive doses to the brain stem are avoided.

For localized neck nodes, avoiding laryngeal structures, 6,000 rads (given dose) in 10 to 12 treatments is effective.

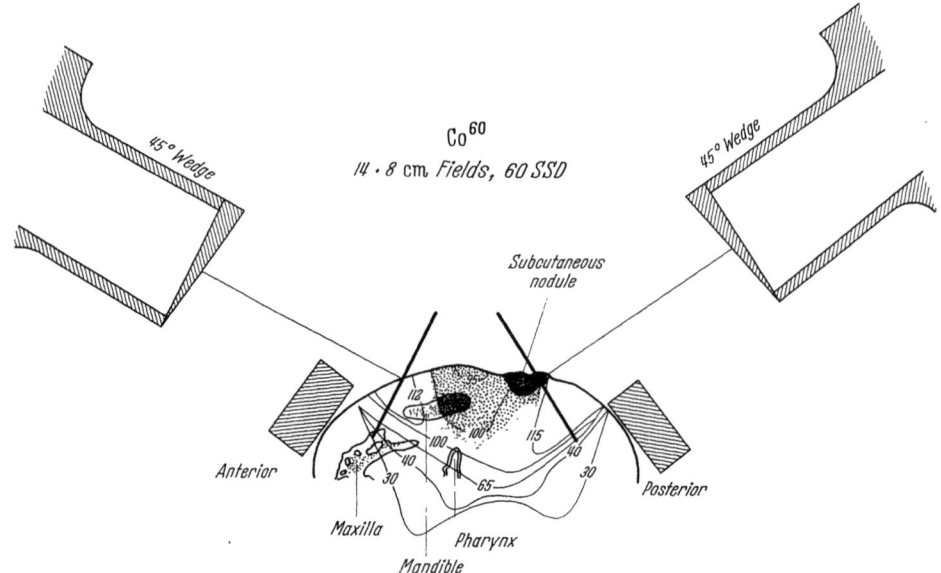

Fig. 34. Cobalt-60 wedge filter therapy of tumors of the parotid fossa and deeper parts of the upper neck. (Courtesy: FLETCHER, Amer. J. Roentgenol. 1956)

ι) Thorax

If megavoltage is available, use of two parallel opposed portals is the most accurate plan for squamous cell carcinomas of the esophagus. With 2 MeV or cobalt-60 units, the dose to the spinal cord would be higher than the central dose, and three-field arrangements or rotation patterns are advisable (Fig. 35). Even with the 22 MeV betatron the spinal cord dose is still high (Fig. 35a). For tumor doses higher than 5,000 roentgens

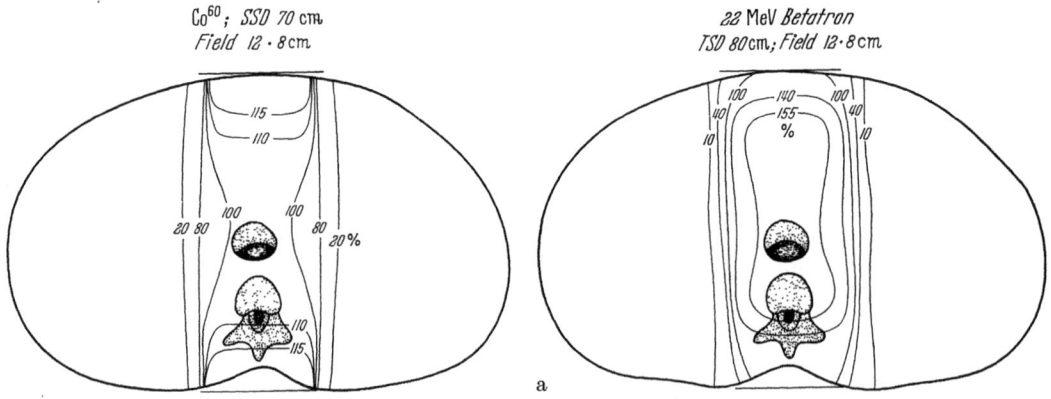

Fig. 35a—c. Dose distribution with the cobalt-60 unit and 22 MeV betatron for tumors of the thorax. a With two parallel opposed fields, b three field-arrangements, or c rotation technique. (Courtesy: FLETCHER, Amer. J. Roentgenol. 1956)

it is preferable to use three-field arrangements (Fig. 35b). Whenever oblique portals or rotation therapy is used, lung correction must be applied (JACOBSON and KNAUER; BURLIN) to avoid the danger of mediastinitis with ensuing perforation or pneumonitis (SMITH and LOTT). A tumor dose of 6,000 rads in six weeks is the most which can be given safely (BUSCHKE 1953).

The tumors of the bronchus often have to be irradiated through two large parallel portals to cover both the primary and the mediastinal nodes. Tumor doses of 5,000 rads in five to six weeks are well tolerated.

The tumors of the mediastinum, usually lymphomas, are most adequately irradiated through parallel opposed portals, as tumor doses are less than the tolerance to the spinal cord. The trunk bridge technique can be of advantage to give higher dose to the center.

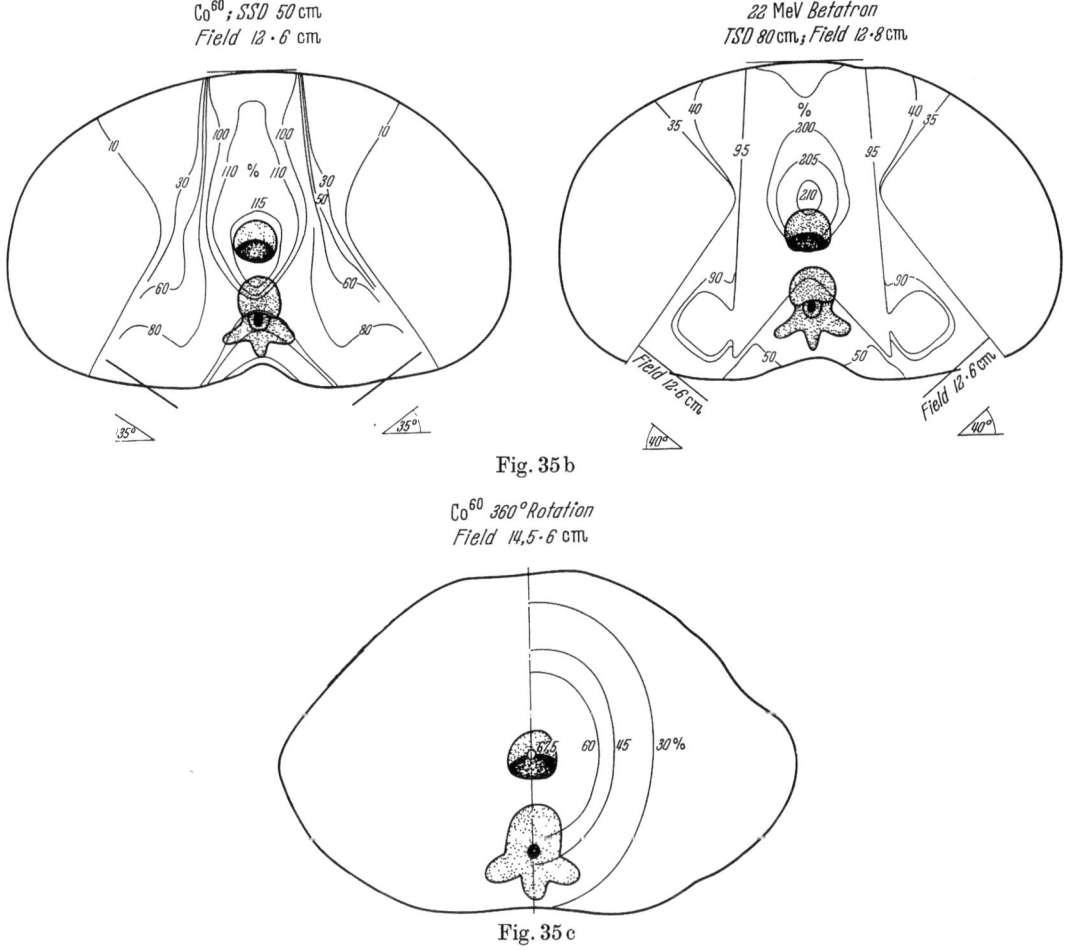

Fig. 35 b

Fig. 35 c

ϰ) Carcinoma of the breast

There are two main patterns of irradiation in breast carcinomas.

The first one is the postoperative irradiation of supraclavicular region, apex of the axilla, and internal mammary chain nodes, following a radical mastectomy with positive axillary nodes or the tumor located in the inner quadrants or in the subareolar region. With conventional voltage, skin doses of 4,000 roentgens to the supraclavicular field and 4,500 roentgens to the internal mammary chain fields in three weeks is the maximum tolerated.

A given dose of 4,850 roentgens in three weeks to the parasternal area with a kilocurie cobalt-60 unit resulted in excessive mediastinal and lung fibroses, and had to be reduced to 4,200 roentgens (BURKELL and WATSON). A very short source-skin distance unit (10 to 20 cm.) or an electron beam is required to give higher tumor doses to the internal mammary chain nodes.

The second pattern of irradiation in breast carcinoma may be used for (1) pre-operative irradiation; (2) cases of post-radical mastectomy with a high risk of chest wall involvement; (3) post simple mastectomy; or (4) irradiation alone. It covers the supraclavicular region and the axilla with two parallel opposed portals (Fig. 36) and the chest wall by tangential portals.

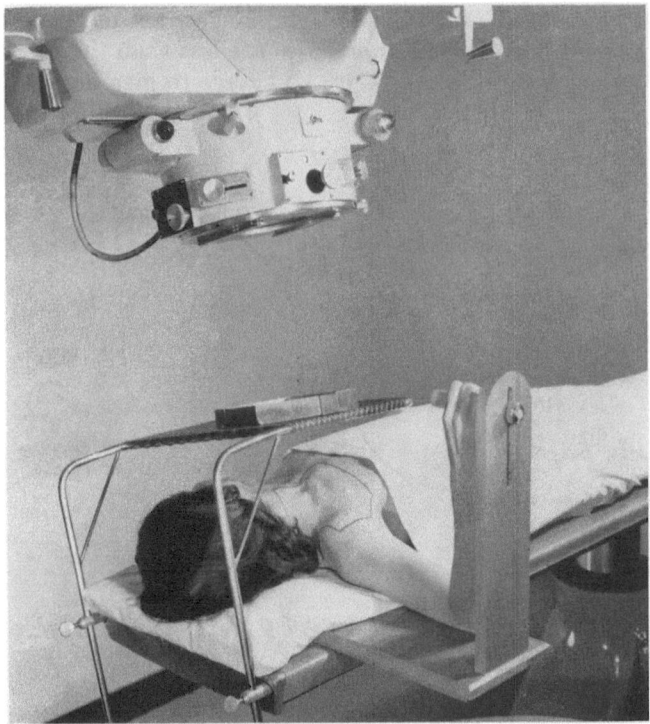

a

b

Fig. 36 a—f. Cobalt-60 treatment of the axilla using auxilliary diaphragm. a) a.p. and b) p.a. field, c) medial
tangential field using bolus. (Courtesy: FLETCHER, et al. Amer. J. Roentgenol 1960.) d) Setting of beam for
medial and lateral tangential ports. e) Isodose distribution without bolus. f) Isodose distribution with bolus.
(Figures A, B, C: Courtesy, FLETCHER et al., 1960)

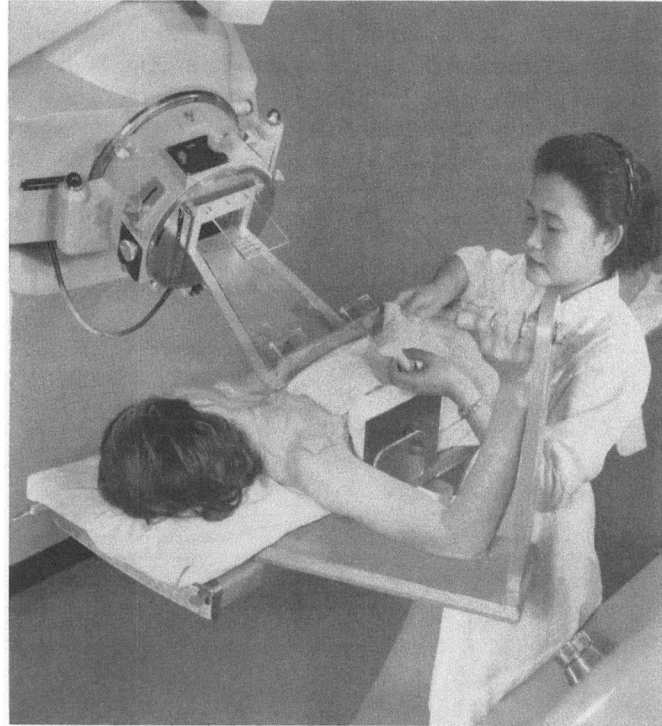

Fig. 36c

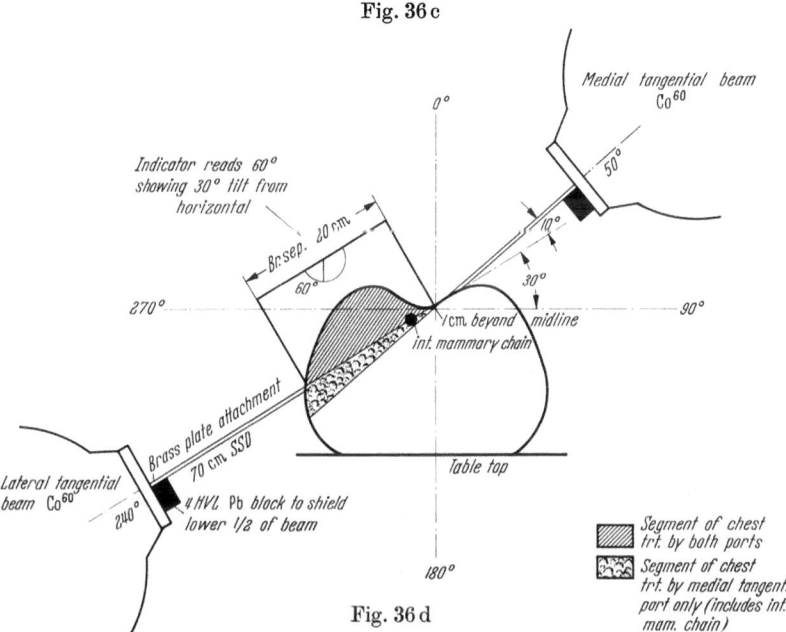

Fig. 36d

The supraclavicular area, first intercostal space and the axilla are covered with one portal which is shaped by the use of an auxillary diaphragm (Fig. 36a). The shoulder joint is partially spared. The given dose (1,000 rads a week) is 4,000 rads for preoperative radiation and 4,500 rads in simple mastectomy and radiation alone.

Posterior axillary portal, also shaped by auxillary diaphragm (Fig. 36b). This portal is used to supplement the contribution from the anterior portal and the given dose is determined by the desired tumor dose at mid axilla. The posterior portal does not contribute to the supraclavicular region.

Diagram of patient with breast bridge in position and corresponding settings of beam for medial and lateral tangential ports is shown in Fig. 36d.

Because involvement of the dermal lymphatics is so common in breast cancer, bolus has to be used with the tangential portals for part of the treatment in order to give a sufficient dose to the skin (Fig. 36). Half of the treatment is given with bolus for preoperative irradiation; wound healing has been normal. Bolus is used in two thirds of the

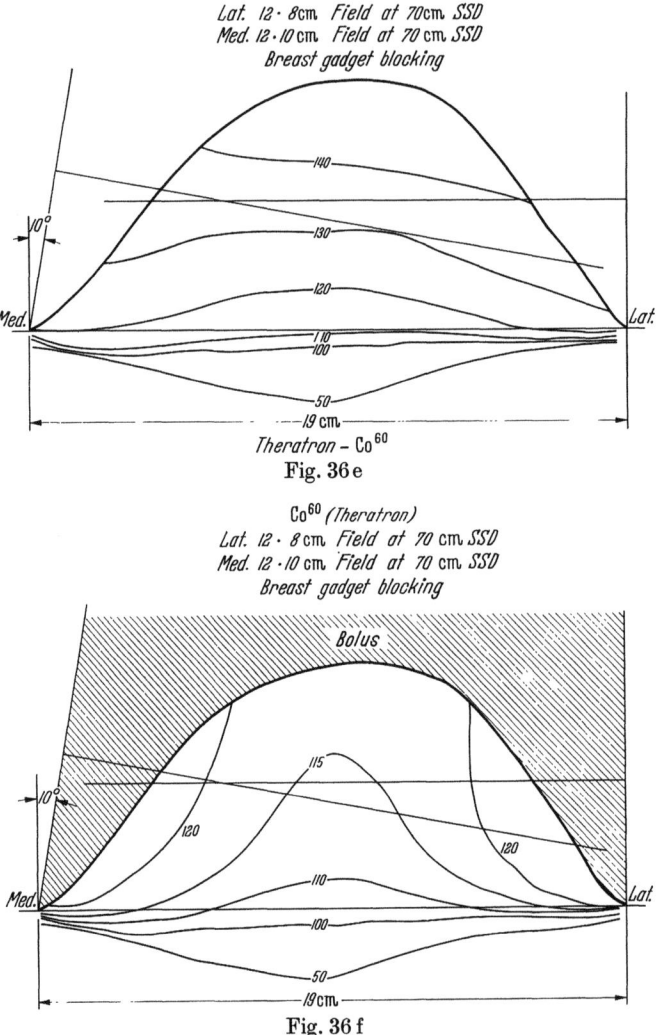

Lat. 12·8 cm Field at 70 cm SSD
Med. 12·10 cm Field at 70 cm SSD
Breast gadget blocking

Theratron – Co⁶⁰
Fig. 36 e

Co⁶⁰ (Theratron)
Lat. 12·8 cm Field at 70 cm SSD
Med. 12·10 cm Field at 70 cm SSD
Breast gadget blocking

Fig. 36 f

treatment (alternating two weeks with bolus and one week without bolus) for irradiation alone or cases of post-radical or post-simple mastectomy (in advanced cases). A very brisk erythema develops and occasionally a small area of moist desquamation appears in the submammary fold.

For preoperative irradiation, the tumor dose at the center of the breast is approximately 3,500 to 4,000 rads in four weeks. It is 4,500 rads in four and one half weeks at the center of the axilla, in the supraclavicular region, and in the internal mammary chain nodes.

For irradiation alone, a tumor dose of 6,000 rads is given to the corpus mammae in eight weeks, supplemented by 1,500 to 2,000 rads through much reduced portals. The tumor dose to the axilla is 5,000 rads in five weeks supplemented, if nodes are still palpable, by 1,000 to 1,500 rads through a portal covering only the palpable mass.

Great care must be exercised to avoid irradiating more than a bare minimum of lung tissue, otherwise severe mediastinitis, pneumonitis, and pleuritis develop (BACHMAN and MACKEN; BATE and GUTTMANN; CHU et al.).

λ) Uterine cervix

Intracavitary radium therapy with additional irradiation to the parametria yields very satisfactory results in a stage I and early stage II (those cases technically suitable for a Wertheim type operation). Because the underlying midline structures can be shielded more efficiently at the supervoltage level than at the orthovoltage level, the treatment of the parametria can be accomplished simply with two parallel opposed portals and a midline lead shield. Compression cones should be used even with ultrahard irradiation to improve the depth dose and push the small bowels out of the pelvis (Fig. 37).

Fig. 37 illustrates the dovetailing, by the use of a central lead slab and half wedge filters, of the symmetrical volume distribution from radium sources with external radiation using two opposed portals. The anteroposterior diameter (APO) of the patient (measured after compression) is 18 cm.

Fig. 37b shows a patient in treatment position. In this instance, 5 to 6 cm. were gained by compression of the abdomen. Some of the compression cones and wedge filters for different size of portals are shown: (A) compression attachment with lead block to produce a 4 cm. split width at 10 cm. under the surface; (B) adaptor for 5.5 cm. split width at 10 cm. depth; (C) adaptor for 7 cm. split width at 10 cm. depth; (D) adaptor for 7 cm. split width with 45 degree wedge filters covering 2 cm. of each field; (E) compression attachment showing the displaced lead block for asymmetrical radium systems; (F) compression attachment with cone for 15 by 15 cm. field at 60 cm. SSD.

The central lead slab producing split fields is on a movable carriage to fit the location of the volume distribution from the radium sources. Various thickness of this central lead slab can be simply supplied by saddling over the block (A) which provides a thickness of 4 cm. at 10 cm. depth (B, C, D). Half-wedge filters are also fitted to the lead slabs (D).

The intracavitary therapy technique is a modified Manchester technique. Depending upon the size of the vault and the uterine cavity, 8,000 to 12,000 milligram hours are given in two applications, two weeks apart. Calculated doses at point A and point B have not been found to be useful clinical guides.

In the late stage II, stage III and stage IV cases, the cancer has spread, demonstrated by palpation or probability (40 per cent involved pelvic wall nodes in late stage II), throughout the whole pelvis. Therefore a high dose whole pelvis technique followed by diminished intracavitary radium therapy warrants investigation. With a 22 MeV betatron, a four-field pattern consisting of anterior and posterior portals (15 by 15 cm.) and lateral portals (15 by 9 cm.) is used (Fig. 38).

It produces a very good volume distribution for irradiation of the entire pelvis to a homogeneous dose with minimal irradiation of surrounding structures.

One thousand rads per week are well tolerated but close to the maximum. In the late stage II cases, 3,500 rads in four weeks are followed by two radium insertions a week apart with a total amount of radium ranging from 5,500 to 5,000 milligram hours depending upon the residual amount of disease at the end of the external irradiation.

In early stage III cases (involvement of one pelvic wall) 5,000 rads are given followed by one radium insertion of 4,500 to 5,000 milligram hours depending upon the regression of the tumor and its status at the end of the irradiation. In the late stage III cases, that is cases of frozen or near frozen pelvis, and the stage IV cases, external irradiation only, up to tumor doses of 7,000 or 7,500 rads, is often given. At the end of 5,000 rads the posterior and anterior portals are reduced to 12.5 by 12.5 cm. and the lateral portals discontinued.

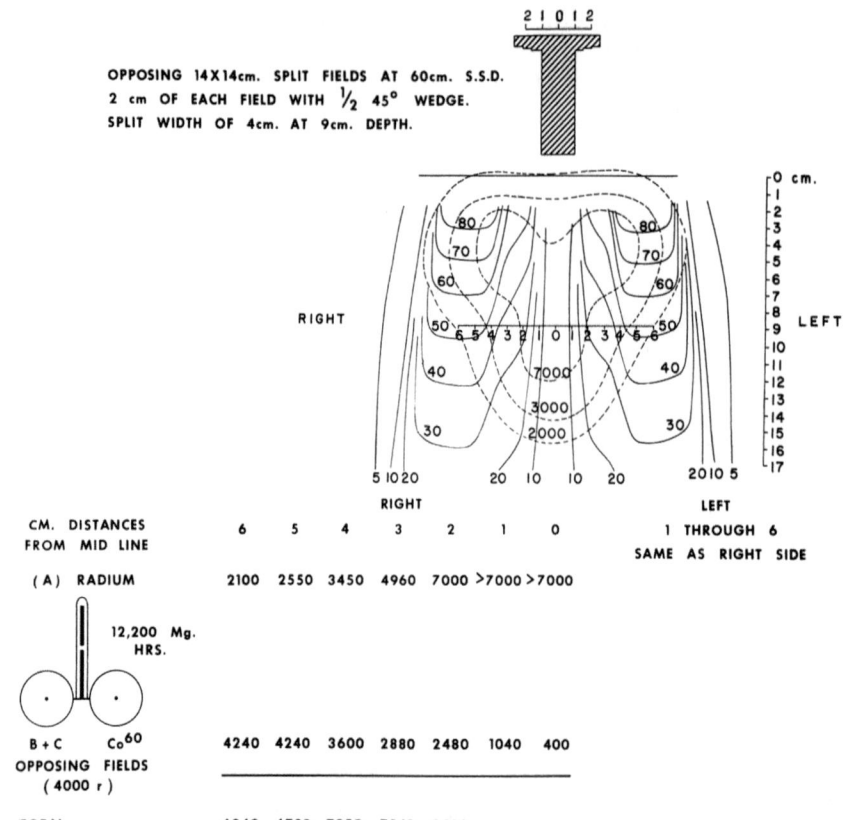

OPPOSING 14×14cm. SPLIT FIELDS AT 60cm. S.S.D.
2 cm OF EACH FIELD WITH $\frac{1}{2}$ 45° WEDGE.
SPLIT WIDTH OF 4cm. AT 9cm. DEPTH.

CM. DISTANCES FROM MID LINE	6	5	4	3	2	1	0	1 THROUGH 6 SAME AS RIGHT SIDE
(A) RADIUM 12,200 Mg. HRS.	2100	2550	3450	4960	7000	>7000	>7000	
B + C Co⁶⁰ OPPOSING FIELDS (4000 r)	4240	4240	3600	2880	2480	1040	400	
TOTAL	6340	6790	7050	7840	9480	–	–	

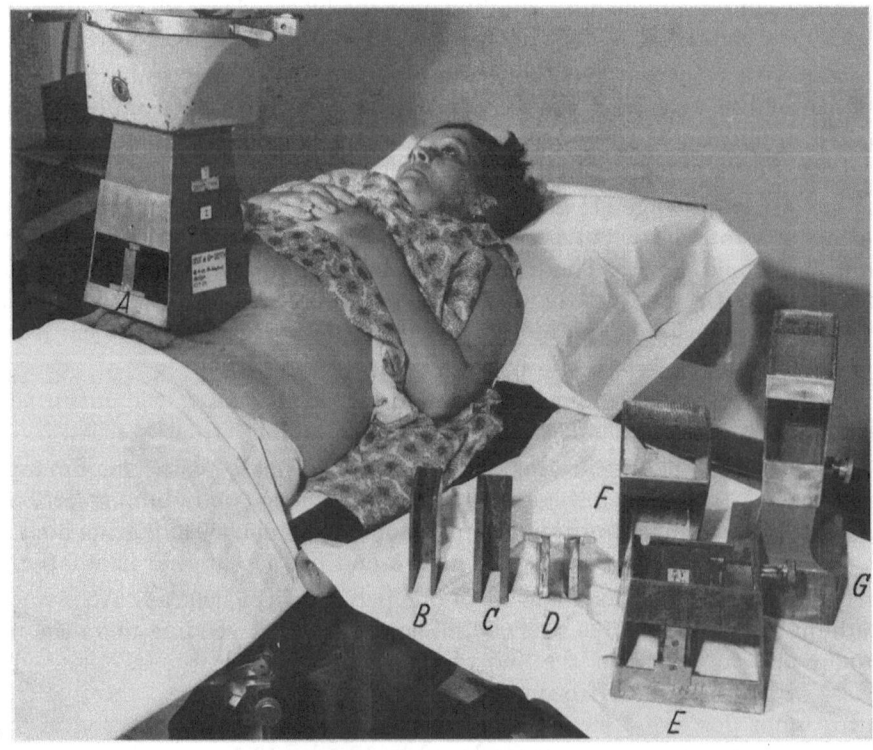

Fig. 37a and b. Cobalt-60 therapy with central lead slab and half wedge filters for carcinoma of the cervix.
(Courtesy: FLETCHER, Amer. J. Roentgenol. 1956)

The radium dosage is maintained in number of milligram hours because, with total pelvis irradiation, doses at point A and point B are of no significance. The contribution of the total bulk of radium to the sigmoid and small bowels is the important factor in complications.

Transperitoneal lymphadenectomies have been carried out in 175 unselected stage III cases. An incidence of 15 per cent positive nodes was found in the irradiated areas, i. e., the obturator, hypogastric and external iliac and low common iliac nodes. A comparison of survival rates at three years and five years (actuarial method) with a series of cases treated prior to the availability of ultrahard rays shows a significant increase in survival rates in the stage III group.

Rotation therapy with the cobalt-60 unit was attempted to duplicate the methods of other centers (TRUMP et al. 1954). Severe diarrheas were produced in delivering 1,000

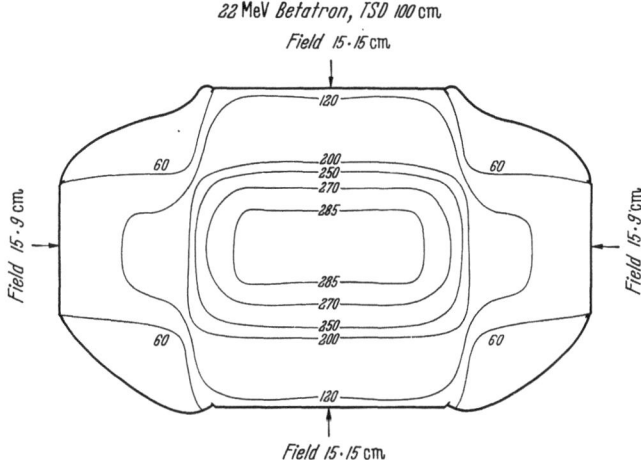

Fig. 38. Dose distribution with the 22 MeV betatron, one anterior, one posterior, and two lateral portals for whole pelvis irradiation

rads per week to the pelvic walls, probably because of the large volume of small intestines which are within the area of high dose irradiation (Fig. 18). However, more elaborate patterns may be better tolerated (MATHIEU).

WATSON has treated a small series of stage III and stage IV cases on the 22 MeV betatron with 6,000 rads in three weeks or 7,500 rads in five weeks with no additional radium. The second technique was better tolerated (WATSON and BURKELL 1959). The difference in dose tolerance with our own series is probably due to the fact that WATSON's portals were smaller, 10 cm. high instead of 15 cm. (WATSON and BURKELL 1959).

The rarity of complications of the small intestines is most probably due to its mobility within the abdominal cavity so that on different days different loops of intestines are irradiated. Compression cones help displace the small bowels from the pelvis. When there has been previous surgical treatment or extensive inflammatory disease loops of bowels are fixed by adhesions in the true pelvis and therefore irradiated every day. Five thousand rads must not be exceeded in postsurgical or inflammatory cases.

With stationary supervoltage roentgentherapy 1,000 rads per week can be delivered with a tolerance as good as with the 22 MeV betatron. However, the maximum tissue doses, no matter what the arrangement of the pelvic portals, are higher than the pelvic doses. Five thousand rads in five to six weeks should not be exceeded if the risk of late fibrosis is to be avoided.

The incidence of rectal and bladder ulcers, vesico- and recto-vaginal fistulae, has not been increased in the ultrahard roentgenray series, but new complications such as indurated sigmoiditis and small bowel necrosis have occurred. The resection of the indurated segment of sigmoid is curative. Small bowel necroses is the most serious of all complications and is usually fatal.

The policies of treatment (Table 6) described above are still in the experimental phase.

Table 6. *Policy of treatment for carcinomas of the uterine cervix*

Stage I	Stage II$_A$	Stage II$_B$	Stage III$_A$	Stage III$_B$, Stage IV
8,000—12,000 mg/h in 2—4 insertions in 2—4 weeks and 3,000—4,000 rads to parametria and pelvic walls	Same	3,500 rads total pelvis in 4 weeks (betatron) followed by 5,500—6,500 mg/h in 2 insertions in 2 weeks	5,000 rads total pelvis in 5 weeks (betatron) followed by 4,000—5,000 mg/h in one insertion	7,000 rads total pelvis in 7 weeks (betatron) ? 3,000 mg/h radium
Exceptions[a]	Exceptions[a]	2 weeks Exceptions[b]	Exceptions[b]	

The stage II cases are subdivided into two groups: early stage II (stage II$_A$), in which the disease involves the upper third of the vagina and/or the medial aspects of the parametria, or the uterine cavity is moderately involved. The stage II$_B$ are those in which the middle third of the vagina is involved and/or the lateral aspects of the parametria, and/or there is considerable enlargement of the uterine cavity.

The stage III cases are subdivided into stage III$_A$, in which there is involvement of one pelvic wall or of the lower third of the vagina only; and stage III$_B$ in which involvement of both pelvic walls or one pelvic wall and the lower third of the vagina is present. The stage III$_B$ cases are frozen or near frozen pelves.

[a] If the lesion on the cervix is very large, 2,000 to 4,000 rads are first given to the whole pelvis in order to secure optimal geometry for the intracavitary radium therapy. In the case of associated pregnancy, or up to one year post partum, 4,000 rads are given to the whole pelvis because of the increased probability of metastatic disease in the pelvic wall nodes.

[b] For the adenocarcinomas and some selected cases of particularly infiltrative stony hard squamous cell carcinomas in the stage II$_B$ or stage III$_A$, less total pelvis radiation may be given in order to give more local radium therapy.

μ) Adenocarcinomas of the corpus, squamous cell carcinomas of the vagina and epithelial tumors of the urethra

Ultrahard roentgentherapy does not play a major role in any of these cancers unless the disease is extensive.

If radiation is utilized prior to surgery in the adenocarcinomas of the corpus, Heyman's uterine packing technique, and radium therapy to the vault of the vagina, is the treatment of choice. It is only when there is extensive parametrial or pelvic wall involvement that supervoltage roentgentherapy may offer somewhat more effective palliation.

In the early or moderately early tumors of the vagina, interstitial or intracavitary radium therapy is the most effective method of treatment. Ultrahard roentgen therapy combined with radium therapy may be useful in moderately advanced tumors, and becomes the main component of the treatment in the advanced cases with perhaps some additional local radium therapy. Cases must be individualized.

Interstitial radium implants are most effective for early tumors of the female urethra. For more advanced tumors, external irradiation with ultrahard roentgenrays is given in varying doses to produce tumor shrinkage prior to interstitial radium therapy.

ν) Ovarian cancers

The possibility of large volume therapy (35 cm. portals) with 2 Mev or cobalt-60 kilocurie unit is advantageous in the irradiation of the whole abdomen. Tumor doses of 3,000 rads can be delivered in six weeks, and 1,500 to 2,000 rads can be added to residual or palpable disease in the pelvis.

Tolerance of this large volume therapy is good. Cases with palpable masses have been clinically free from disease for extended periods of time, but more cases and longer follow-up are necessary for final evaluation.

ξ) Tumors of the urinary bladder

The tolerance of the urinary bladder to conventional voltage irradiation is very poor and past attempts to treat them have been most unsatisfactory, due to both extremely poor tolerance and lack of control.

The behavior and management of tumors of the urinary bladder depends upon the degree of anaplasticity and infiltration throughout the various layers of the bladder wall. Correlation of results of treatment with invasion of the muscle has shown that surgical treatment, including radical cystectomies, in the high grade deep infiltrative lesions, regardless of the technique, yields a five year survival rate around 10 per cent.

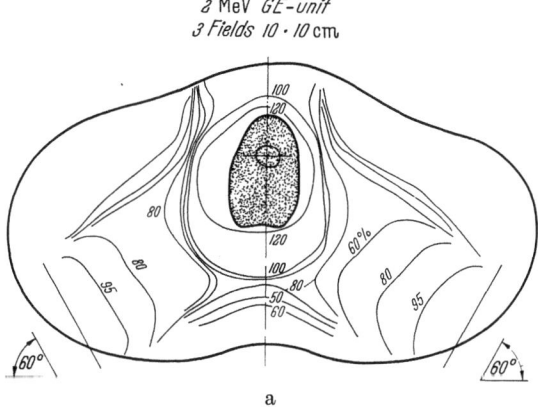

Fig. 39 a—d. Various treatment plannings for bladder tumor. (Fig. 38 a, Courtesy: Wooton, Tumor Institute of the Swedish Hospital, Seattle, Wash.)

It is therefore in that group that supervoltage roentgentherapy is of major benefit.

Depending upon the extent, perivesicular invasion, or fixation to the pelvic wall, various patterns can be used. With megavoltage, parallel opposed fields, "Y" shape arrangements, or wedge filter techniques are used to fit the case (Fig. 39).

The positioning of the posterior oblique portals in the Y-shaped arrangements is critical. The three-field arrangement with the 22 MeV betatron gives a satisfactory volume distribution and allows easy daily positioning. The rotational therapy is used when there is extensive perivesicular extension, in particular, fixation to the pelvic wall.

With 2 MeV or cobalt-60, parallel opposed portals, rotation patterns, and also "Y" shape field arrangements can be used. Air contrast is used for verification films.

Six thousand rads minimum tumor dose in five weeks has been the basis. It is reduced to 5,500 rads if there has been previous incisional surgery, significant urinary infection, diminished bladder capacity or poor general condition. An additional 1,000 rads in the following week through reduced anterior and posterior fields may be given.

Watson delivers 6,500 roentgens in three weeks with a 22 MeV betatron, using anteroposterior 10 by 10 cm., or 10 by 15 cm. portals with lateral pairs of 10 by 10 cm., or 8 by 10 cm. portals (Watson and Burkell 1959). Because of complications, using the same geometrical arrangement, this technique was changed to 7,500 roentgens in five weeks. This latter treatment has been found more satisfactory.

Friedman, using rotation patterns with a 2 MeV resonance transformer, gives from 6,000 rads in 40 days to 11,000 rads in 55 days, the modal doses ranging from 8,500 to 10,000 rads. These doses are at the 100 per cent isodose line (Friedman 1959a).

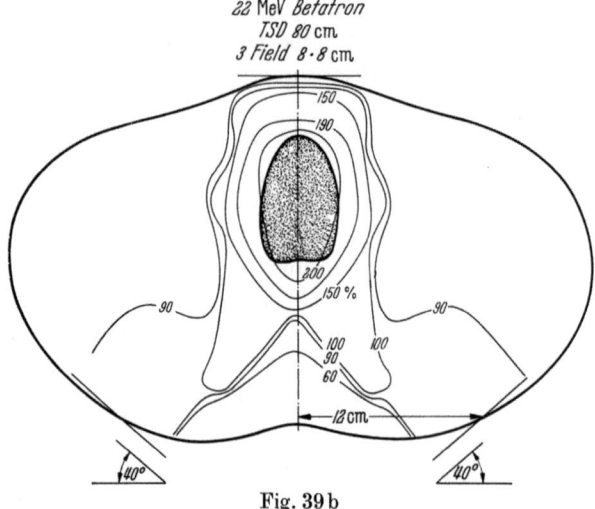

Fig. 39 b

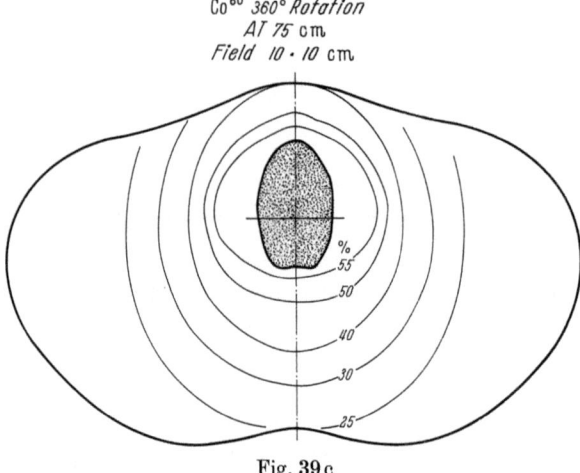

Fig. 39 c

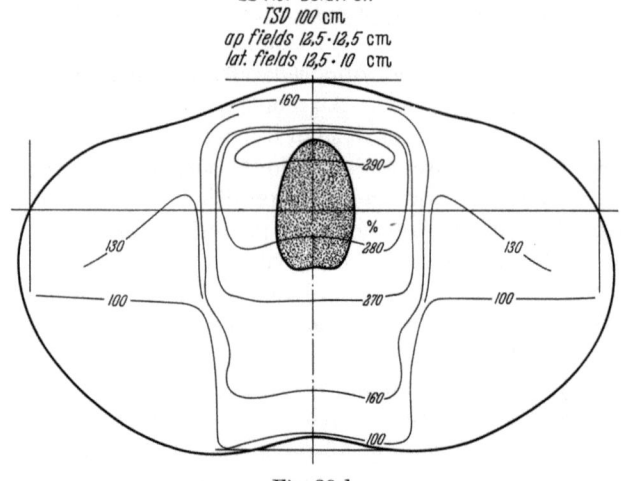

Fig. 39 d

o) Testicular tumors

The periaortic nodes for the seminomas can be irradiated with conventional voltage, but the tolerance is better with ultrahard rays. There is less irradiation to the remaining testicle with ultrahard rays (MARTIN and EVANS). When large periaortic nodes are

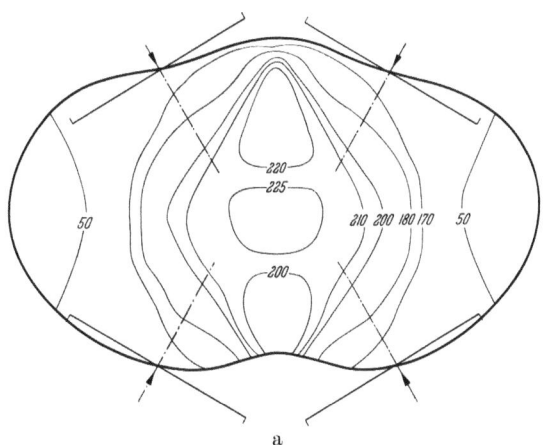

Co^{60} ; SSD 100 cm, 4 Fields 14·35 cm

a

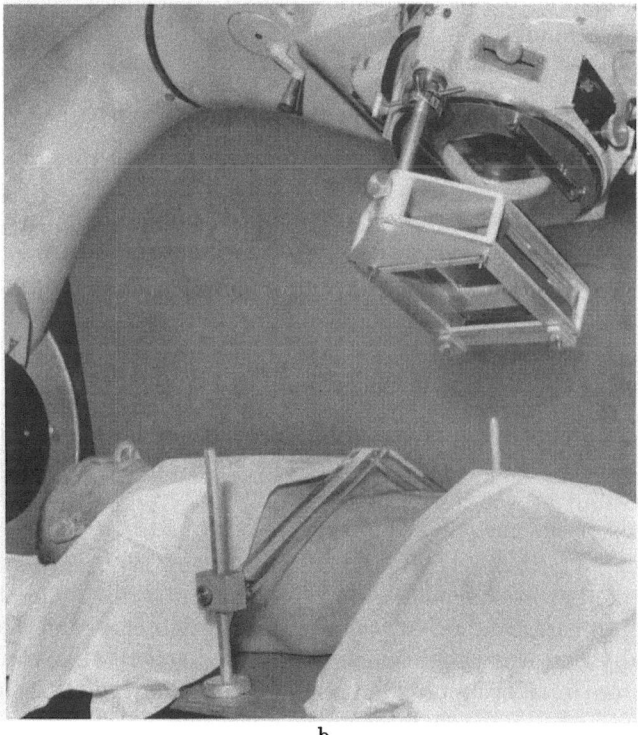

b

Fig. 40a and b. Cobalt-60 dose distributions of the trunk bridge technique

demonstrated by displacement of the kidneys and ureters, a whole abdomen technique is in order because of the side spread of the disease to all the lymphatics of the abdomen. Two thousand to 2,500 roentgens are easily given with the cobalt-60 unit, using parallel opposed portals or trunk bridge (Fig. 40). Volume distribution of the so-called trunk bridge technique without bolus does not need correction for inverse square which is minimal (Fig. 40a).

The arrangements are very useful for treatment of periaortic nodes either from testicular tumor or from lymphoma where most of the masses are around the midline (Fig. 40b). Tables are readily made, in function of anteroposterior diameter and portal width, to give the maximum midline dose and minimum dose (keeping the tilting angle constant).

In the embryonal carcinomas and teratocarcinomas, doses on the order of 4,500 to 5,000 rads can be given to limited areas of known or suspected disease in the periaortic region, either alone or in combination with transperitoneal lymphadenectomies.

π) Lymphomas

Shielding the larynx and the lung, 4,000 rads with ultrahard rays in four weeks can be given to the whole neck, the axilla and the upper mediastinum, in neck manifestations of Hodgkin's disease or lymphosarcoma.

For the mediastinal manifestations ultrahard roentgen therapy is more comfortable for the patient. Parallel opposed portals, trunk bridge technique or "Y" shape arrangements can be used. Tumor doses of 4,000 rads in four weeks are given depending upon regression rate.

In the treatment of abdominal lymphomas, the trunk bridge technique is often preferred to large parallel opposed portals for covering the whole abdomen, because the main tumor masses are usually in the periaortic nodes, which is the area of maximum dose (Fig. 40). Four thousand rads (maximum dose) in six weeks may be given if it is the first manifestation of a lymphoma, but only 2,000 rads are given as a palliative treatment.

ϱ) Tumors of the central nervous system

No attempt has been made in our institution to irradiate the gliomatous tumors of the central nervous system.

The more radiosensitive tumors, such as the meduloblastomas and some of the ependymoblastomas, do not require high tumor doses and it is easier to use conventional voltage because of the special casts necessary to irradiate the whole cerebro-spinal system with one portal.

i) Summary

Supervoltage roentgentherapy is essential to make the best treatment possible available for a percentage of patients. At the present time in this institution, two thirds of the patients are treated by supervoltage techniques for reasons of increased cure rates, better local control, or lessened discomfort.

The curative value of supervoltage roentgentherapy is best demonstrated in the control of tumors of the oropharynx, urinary bladder and the stage III carcinomas of the uterine cervix. In cases of ovarian cancers, of lymphomas, and of testicular tumors, it has an occasionally better curative value but its palliative value is real. Supervoltage roentgentherapy offers interesting possibilities for a combination of preoperative radiation in breast carcinomas and in large metastatic neck nodes.

The management of cancers by radiotherapy is too complex to be submitted to randomization schemes. An over-simplification of the problems would render the methods of treatment artificial with consequent loss of contact with clinical realities.

A program of investigation of the clinical value of energy levels higher than the 1—3 MeV has led to the conclusion that higher voltage therapy is not a substitute for the 1—3 MeV supervoltage range because many clinical situations cannot be adequately managed. If more than one supervoltage unit is warranted by the volume of clinical material, a unit in the range of 15 to 35 MeV is a most worthwhile complement.

References

BACHMAN, A. L., and K. MACKEN: Pleural effusions following supervoltage radiation for breast carcinoma. Radiology 72, 699—709 (1959).

BAILY, N. A., and N. S. BEYER: Exit dosage for 2-MeV x-rays. Radiology 70, 395—397 (1958).

BATE, D., and R. J. GUTTMAN: Changes in lungs and pleura following 2,000,000-volt therapy for carcinoma of breast. Radiology 69, 372—383 (1957).

BECKER, J.: Klinische Erfahrungen mit dem 15 MeV-Siemens-Betatron in Heidelberg. Strahlentherapie 102, 419—421 (1957).

— Klinische Erfahrungen mit ultraharten Röntgenstrahlen und schnellen Elektronen. Strahlentherapie 106, 85—95 (1958).

— R. BLÖCH u. F. WACHSMANN: Dosisverteilung bei Kreuzfeuer und Bewegungsbestrahlung beim Betatron. Strahlentherapie 98, 292—307 (1955).

BELLION, B.: Prime osservazioni sul trattamento dei tumori profondi col Betatrone di 31 MeV. Minerva nucleare (Torino) 1, 165—177 (1957).

BENNET, J. E., and R. J. WALTON: Interim results of cobalt-60 therapy. J. Canad. A. Radiol. 8, 27—29 (1957).

BEWLEY, B. A., A. L. BATCHELOR, J. LOWE, E. NATAADIDJAJA, G. R. NEWBERY, and R. OPIE: Integral doses at 200 kV and 8 MeV. Brit. J. Radiol. 32, 36—46 (1959).

BLOMFIELD, G. W.: Experience with two million volt x-ray therapy and a preliminary assessment of clinical results. Proc. roy. Soc. Med. 46, 219—224 (1952).

— Clinical evaluation of results in supervoltage x-rays therapy. J. Fac. Radiol. (Lond.) 7, 260—277 (1956).

BONOMINI, B.: Un anno di tele-cobalto-terapia a Borgo Valsugana con particolare riguardo alle forme toraciche. Friuli med. 10, 3—14 (1955).

BRAESTRUP, C. B., and R. T. MOONEY: Physical aspects of rotating telecobalt equipment. Radiology 64, 17—28 (1955).

BURKELL, C. C., and T. A. WATSON: Some observations on clinical effects of cobalt-60 telecurie therapy. Amer. J. Roentgenol. 76, 895—904 (1956).

BURLIN, T. E.: The evaluation of the dose to the thorax in rotational cobalt 60 therapy. Brit. J. Radiol. 30, 543—549 (1957).

BUSCHKE, F.: Einige Überlegungen und Zürcher Frühbeobachtungen. Oncologia (Basel) 6, 225—260 (1953).

— Clinical application of supervoltage radiation. Cancer Bull. (Tex.) 8, 12—18 (1956).

— S. T. CANTRIL, and H. M. PARKER: Supervoltage Roentgentherapy. Springfield, Ill.: Ch. C. Thomas 1950.

CHU, F. C. H., D. W. SVED, G. C. ESCHER, J. J. NICKSON, and R. PHILLIPS: Management of advanced breast carcinoma. Amer. J. Roentgenol. 77, 438—447 (1957).

CONGIU, S., e S. PIRASTU: Nozioni sul Betatrone in medicina. Collana di Monografie di Rassegna medica Sarda, 1958, Nr 4.

DAHL, O., and K. J. VIKTERLÖF: Attainment and value of precision in deep radiotherapy. Acta radiol. (Stockh.) Suppl. 189, 1—223 (1960).

DAY, M. J., and F. T. FARMER: The 4 MeV linear accelerator at Newcastle Upon Tyne. Brit. J. Radiol. 31, 669—682 (1958).

DRESNER, J.: Optimum physical factors for rotation x-ray therapy. Brit. J. Radiol. 27, 340—343 (1954).

DU SAULT, L. A.: A simplified method of treatment planning. Radiology 73, 85—94 (1959).

DYNES, J. B., and M. I. SMEDAL: Radiation myelitis. Amer. J. Roentgenol. 83, 78—87 (1960).

ELLIS, F.: The use of the rad in clinical practice. Brit. J. Radiol. 32, 588—595 (1959).

EPP, E. R., M. N. LOUGHEED, and J. W. McKAY: Ionization build-up in upper respiratory air passages during teletherapy with cobalt 60 radiation. Brit. J. Radiol. 31, 361—368 (1958).

FLETCHER, G. H.: Clinical stationary field therapy with a cobalt-60 unit. Amer. J. Roentgenol. 75, 91—116 (1956a).

— A clinical program to evaluate the practical significance of higher energy levels than the 1—3 MeV. Amer. J. Roentgenol. 76, 866—894 (1956b).

— E. J. BRAUN, E. B. MOORE, and E. VAN ROOSENBECK: The design of a second cobalt-60 unit, based on the experience acquired with 1,000 patients treated with the first unit. Amer. J. Roentgenol. 84, 761—770 (1960).

— W. S. MacCOMB, P. M. CHAU, and W. G. FARNSLEY: Comparison of medium voltage and supervoltage roentgentherapy in the treatment of oropharynx cancers. Amer. J. Roentgenol. 81, 375—401 (1959).

— —, and R. J. SHALEK: Radiation therapy in the management of cancers of the oral cavity and oropharynx. Springfield, Ill.: Ch. C. Thomas, Publ. 1962.

FOLICHON, A., A. ENNUYER, M. BERTOLUZZI et R. CALLE: Etude sur le cadavre de microchambers de Sievert, du taux de transmission de rayons x en diverse regions de la cavité buccale. J. Radiol. Electrol. 31, 556—564 (1950).

FOWLER, J. F., and F. T. FARMER: Measured dose distributions in arch and rotation therapy; a critical comparison of moving and fixed techniques. Brit. J. Radiol. 30, 653—659 (1957).

FRIEDMAN, M.: Supervoltage (2 MeV) rotation irradiation of cancer of the bladder. Radiology 73, 191—208 (1959a).

— Normal tissue tolerance, Roentgens, Rads and Riddles, chap. 31, Washington, D. C., U. S. Atomic Energy Commission, p. 217—238, 1959b.

— J. DRESNER, and G. J. HINE: Supervoltage (2,000 kilovolt roentgen rays) irradiation with a resonant transformer generator. Amer. J. Roentgenol. 73, 410—424 (1955b).

— G. J. HINE, and J. DRESNER: Principles of supervoltage (2 million volts) rotation therapy. Radiology 64, 1—15 (1955a).

— M. E. SOUTHARD, and W. ELLETT: Supervoltage (2 mev) rotation irradiation of carcinoma of the head and neck. Amer. J. Roentgenol. 81, 402—419 (1959).

FRITZ-NIGGLI, H.: Biologische Versuche mit dem 31-MeV-Betatron. Fortschr. Röntgenstr. **80**, 28—38 (1954).

GÄRTNER, H.: Strahlenbiologische Grundlagen für die Anwendung energiereicher Strahlen. Strahlentherapie **107**, 619—634 (1958).

GREENE, D., and F. W. TRANTER: Dosage for 4,000,000 volt x-rays. Brit. J. Radiol. **29**, 193—204 (1956).

GREGORY, C.: Dosage distribution in rotational cobalt 60 therapy, a simplified method of computation. Brit. J. Radiol. **30**, 538—542 (1957).

HOWARTH, J. L., J. C. JONES, and H. MILLER: Physical measurements on a 2 mev x-ray generator. Brit. J. Radiol. **24**, 665—675 (1951).

HUGHES, H. A.: Measurements of superficial absorbed dose with 2 mv x-rays used at glancing angles. Brit. J. Radiol. **32**, 255—258 (1959).

IMPIOMBATO, G. A., M. CHELAZZIE e R. MILANESI: Il trattamento del cancero del collo dell'utero con radium e telecobaltoterapia. Radiol. med. (Torino) **44**, 1095—1113 (1959).

JACOBSON, L. E., and I. S. KNAUER: Correction factors for tumor dose in the chest cavity due to diminished absorption and scatter in lung tissue. Radiology **67**, 863—876 (1956).

JOHNS, H. E.: Personal communication 1959.

— E. K. DARBY, and R. O. KORNELSEN: The physical aspects of treatment of cancer by 22 MeV x-rays. Brit. J. Radiol. **24**, 355—364 (1951).

— M. T. MORRISON, and G. F. WHITMORE: Dosage for rotation therapy with special reference to cobalt-60. Amer. J. Roentgenol. **75**, 1105—1116 (1956).

KLIGERMAN, M., N. DU V. TAPLEY, and G. JACOB: Consideration of rotation therapy with the 22.5 MeV betatron. Amer. J. Roentgenol. **79**, 387—393 (1958).

KOHN, H. I.: The relative biological effectiveness of external beams of ionizing radiation. Progress in Radiation Therapy, Chapter 3, p. 62—99. New York: Grune & Stratton 1958.

KORNELSEN, R. O.: Predetermined dose distributions for cobalt 60 circumaxial rotation. J. Canad. A. Radiol. **8**, 42—44 (1957).

LAMPE, I.: Radiation tolerance of the central nervous system. Progress in Radiation Therapy, Chapter 10, p. 224—236. New York: Grune & Stratton 1958.

LANYE, D. A., V. LOGUE, W. V. MAYNEORD, W. MCKISSOCK, and D. W. SMITHERS: The treatment of cerebral gliomas with 24-Million-Volt x-rays. Lancet **1**, 516—519 (1953).

LAUGHLIN, J. S.: Physical aspects of betatron therapy. Springfield, Ill.: Ch. C. Thomas 1954.

LEUCUTIA, T.: Late reactions following supervoltage radiation therapy. Editorial. Amer. J. Roentgenol. **82**, 721—725 (1959).

MARTIN, J. H., and A. EVANS: Radiation outside the defined field. Brit. J. Radiol. **32**, 7—12 (1959).

MATHIEU, R.: On the use of bi-axial rotation therapy with cobalt 60, physical basis and application in the treatment of carcinoma of the cervix. J. Canad. A. Radiol. **10**, 47—50 (1959).

MEREDITH, W. J.: Some aspects of supervoltage radiation therapy. Amer. J. Roentgenol. **79**, 57—62 (1958).

— E. PATERSON, J. BOLAND, R. PATERSON: The relative biological efficiency of 4 MeV and 300 kV radiation. Brit. J. Radiol. **30**, 337—355 (1957).

MORRISON, R., G. R. NEWBERY, and T. J. DEELEY: Preliminary report on the clinical use of the Medical Research Council 8 MeV linear accelerator. Brit. J. Radiol. **29**, 177—186 (1956).

MURISON, C. A., and H. A. HUGHES: Physical measurements on a 4 MeV linear acclerator. Radiology **68**, 367—379 (1957).

MURPHY, W., and M. C. REINHARD: Some observations with 1,000-kV., 400-kV., and 200-kV., x-ray therapy. Radiology **55**, 477—493 (1950).

RAVNIKAR, B.: Strahlentherapie maligner Tumoren mit dem 31 MeV-Betatron. Josef-Stefan-Inst. Reports (Ljubljana) **3**, 247—254 (1956).

RICHARDSON, J. E., E. VAN ROOSENBEEK, and J. M. MORGAN: Field localization for betatron therapy. Amer. J. Roentgenol. **76**, 934—938 (1956).

SCHINZ, H. R.: 2 Jahre Forschung und Erfahrung mit dem 31 MeV-Betatron am Kantonspital in Zürich. Forsch. Röntgenstr. **80**, 1—28 (1954).

— H. FRITZ-NIGGLI u. K. SCHÄFER: Vier Jahre Zürcher Erfahrungen mit dem Betatron. Radiol. clin. (Basel) **24**, 317—346 (1955).

—, u. R. WIDEROE: Ist die Bewegungsbestrahlung mit dem Betatron bei 15—31 MeV Strahlenenergie von Vorteil. Strahlentherapie **95**, 33—40 (1954).

SCHUBERT, G., H. J. SCHMERMUND u. F. OBERHEUSER: Die Betatrontherapie gynäkologischer Karzinome. Strahlentherapie **112**, 4—16 (1960).

SCHULTZ, M. D., and J. G. TRUMP: Supervoltage radiation, Clinical Therapeutic Radiology, Chapter 35. New York: Thomas Nelson & Sons 1950.

SINCLAIR, W. K.: The specification of radiation dose in publications. Radiology **71**, 575—576 (1958).

— J. S. LAUGHLIN, H. H. ROSSI, M. TERPOGOSSIAN, and W. S. MOOS: Intercomparison of x-ray exposure dose using victoreen dose meters at various energies, particularly 22 mvp. Radiology **70**, 736—744 (1958).

SMITH, I. H., and J. S. LOTT: Some observations on the effect of cobalt 60 beam therapy on epidermoid carcinoma during the first fiveyear study period. Amer. J. Roentgenol. **79**, 406—414 (1958).

SMITHERS, D. W.: Rotation therapy. J. Fac. Radiol. (Lond.) **6**, 73—83 (1954).

SPIERS, F. W.: Dosage in irradiated soft tissue and bone. Brit. J. Radiol. **24**, 365—370 (1951).

STRICKLAND, PAUL: Personal communication 1957.

THOMPSON, D. H., and I. H. SMITH: A cobalt-60 study in oral carcinoma after five years. J. Canad. A. Radiol. **8**, 31—35 (1957).

THURGAR, C. J. L.: Personal communication 1957.

TRUMP, J. G.: Physical basis for the high skin tolerance of supervoltage roentgen rays. Radiology **50**, 649—654 (1948).

— R. C. GRANKE, K. A. WRIGHT, W. W. EVANS, and H. F.-HARE, E. E. EWERT, and W. L. CONLON: Treatment of tumors of the pelvic cavity with supervoltage radiation. Amer. J. Roentgenol. **72**, 284—292 (1954).

TRUMP, J. G., K. A. WRIGHT, W. W. EVANS, H. F. HARE, and S. W. LIPPINCOTT: Two million volt roentgentherapy using rotation. Amer. J. Roentgenol. 66, 613—623 (1951).

TSIEN, K. C., and R. ROBBINS: A comparison of a cobalt-60 teletherapy unit and a 2 mev Van de Graaff x-ray generator on the basis of physical measurements. Radiology 70, 486—502 (1958).

TUBIANA, M.: Betatron therapy, Roentgens, Rads and Riddles, Chapter 40, Washinton, D. C., U. S. Atomic Energy Commission, p. 300—311, 1959.

WACHSMANN, F.: Ausblick auf die Anwendungsmöglichkeiten der Elektronenschleuder in der Medizin und bisherige Versuchsergebnisse mit ultraharten Strahlungen. Acta radiol. (Stockh.) 32, 145—158 (1949).

—, u. A. DIMOTSIS: Kurven und Tabellen für die Strahlentherapie. Stuttgart: Hirzel 1957.

WALTER, E.: Das Betatron in der Krebstherapie. Naturwiss. Rdsch. 7, 269—272 (1955).

WATSON, T. A.: Cobalt-60 telecurietherapy after five years. J. Canad. A. Radiol. 8, 22—25 (1957).

— Personal communication 1958.

—, and C. C. BURKELL: The betatron in cancer therapy, Part I. J. Canad. A. Radiol. 2, 60—64 (1951).

— — The betatron in cancer therapy, Part II. J. Canad. A. Radiol. 3, 25—28 (1952).

— — Five-year results of betatron x-ray therapy. Brit. J. Radiol. 32, 143—151 (1959).

— H. E. JOHNS, and C. C. BURKELL: The Saskatchewan 1,000-curie cobalt-60 unit. Radiology 62, 165—175 (1954).

WIDERÖE, R.: Das „Asklepitron", ein neues 31 MeV-Tiefentherapie-Betatron. Strahlentherapie, Sonderbd. 35, 266—275 (1956).

— Integraldosis für 200 keV-Röntgen- und für Megavoltstrahlen. Strahlentherapie 110, 1—9 (1959).

WILLIAMS, I. G.: Million-volt x-ray therapy. Proc. roy. Soc. Med., Sect. of Radiol. 41, 1—28 (1948).

—, and H. HORWITZ: The primary treatment of adenocarcinoma of the rectum by high voltage roentgen rays (1,000 kV). Amer. J. Roentgenol. 76, 919—928 (1956).

WILSON, C. W., and B. J. PERRY: Physical observations relating to the 2 MeV Van de Graaff electrostatic generators at Westminster Hospital. Brit. J. Radiol. 25, 210—219 (1952).

WOOD, C. A. P.: Techniques and early results of treatment of carcinoma of the larynx and pharynx by supervoltage radiation. Brit. J. Radiol. 32, 661—668 (1959).

WOOTON, P., and S. T. CANTRIL: Comparison of the use of standard depth dose data at 250 kvp and 2 mev by direct measurement of tumor exposure dose in vivo. Radiology 72, 726—734 (1959).

ZUPPINGER, A.: Vergleich der Wirkung zwischen konventioneller Bestrahlung und Betatronbestrahlung. Radiol. clin. (Basel) 23, 360—365 (1954).

— L. FRANK, H. RENFER, A. SCHREIBER u. C. TUTSCH: Früherfahrungen mit dem 31-MeV-Betatron. Strahlentherapie 102, 407—418 (1957).

VIII. Grid-therapy

1. Physical part

By

R. Loevinger

With 26 figures

a) Introduction

Attempts to improve the efficiency of radiation therapy have led to such physical techniques as cross-fire, rotation therapy, and particle beams, and to such chemical techniques as the use of oxygen. Two biological techniques have been developed for radiation therapy. One is time fractionation, a universally-accepted method of radiation therapy, and the other can be called "spatial fractionation", and is the subject of the present review. "Gitterbestrahlung" refers to a technique of radiation therapy, whereby a mechanical device of some kind is interposed between the radiation source and the patient, so as to create a non-uniform dose distribution in the irradiated tissues. Since part of the beam is absorbed, this is inherently an inefficient technique, but it is nevertheless a simple method for changing a large-diameter beam into a number of small-diameter beams. The device to achieve this end has been given a variety of names, some of which are the following:

English—grid, sieve, chess-board, net, perforator.
German—Gitter, Sieb, Schach, Netz, Raster.
Italian—grata, griglia, grille, rejilla.
French—grille.
Spanish—reja.

The generic term *grid* is used in this article, other specific terms being defined below[1].

There are in general two different rationales for performing grid therapy. One says that protection of part of the patient's skin increases the tolerance of the skin to radiation, while the other says that a non-uniform dose distribution in the neoplastic tissue under treatment produces a more favorable response to the radiation.

The present article reviews the dosimetric, biological, and clinical aspects of grid therapy. The physical aspects of grid irradiation are considered in the most detail, partly because this is best understood, but also because this must of necessity be the starting point for any attempt to provide a rational basis for a complex therapy technique. With accurate dosimetry as the starting point, careful clinical observation can define the present role of grids in radiation therapy, but only radiation biology can elucidate the mechanisms and optimize the parameters involved. Grid therapy is above all a biological problem.

The use of a grid for skin protection goes back to the very early days of radiation therapy. In 1909 and again in 1912 Köhler described the use of a wire net on the skin to protect against radiation necrosis. He used steel wires, 1 mm in diameter and 2 to 3 mm apart, later 2 to 3 mm in diameter and 10 to 12 mm apart. He used a large focal spot, and shifted the tube a few times during the treatment, to get a homogeneous dose beneath the skin. Again in 1923 he described this technique, stating at this time that

---

[1] The word "grid" is also applied to a very common device in diagnostic radiology with the quite different purpose of intercepting scattered radiation before it reaches a photographic film. Where there is danger of confusion, the specific terms *treatment grid* and *diagnostic grid* can be used.

a piece of paper should be inserted between the "Metallnetz" and the skin to stop the secondary electrons, in which case it was possible to give up to 20 erythema doses. If over-irradiation did occur, then healing started from the protected areas. He mentioned having used the method routinely for 15 years.

In 1925 ABELES made film measurements (in a water tank) and calculations and concluded that it was not possible to achieve a homogeneous depth dose using KÖHLER's technique, so he discarded the method. He was considering primarily the geometrical conditions, though he was aware of the presence of scattered radiation.

In 1933 LIBERSON, independently of KÖHLER, described physical and biological experiments on grids with various sizes and patterns of openings. He finally settled on a grid of the type described below as a "sieve". He made accurate and correct measurements of average depth doses, noting that a grid 50% open gave an average depth dose 50% of that due to an open portal. Since he was able to give 3 to 4 erythema doses, he noted that the deeper tissues received a dose on the average 1.5 to 2 times larger. He suggested use of a complementary, or reciprocal grid, after allowing a 4-week interval for skin recovery. He pointed out that homogeneity at a depth in tissue is obtained by source angulation and scattering of the roentgen rays. Thus LIBERSON fully anticipated a good part of the modern viewpoint on grid therapy. In a later paper (1936) he discussed grid cross-fire and mentioned some 50 patients.

In 1934 WOENCKHAUS and also HARING published clinical results and depth dose measurements similar in principle to those of LIBERSON, though the grids used were different, of a type described below as a "lattice". WOENCKHAUS stressed preservation of the capillary network of the skin. HARING stressed the similarity of grid irradiation to use of radium needles.

In 1936 GRYNKRAUT and SITKOWSKI described physical, biological, and clinical studies using grids of the "lattice" type. The increased skin tolerance of small fields was stressed.

JOLLES described biological and clinical studies on skin response as a function of field size, in a series of papers starting in 1941, leading finally in 1949 to a paper on "sieve or chess-board" radiotherapy. JOLLES stressed the treatment of accessible lesions with moderate doses using the alternating chess-board method.

MARKS (1950 and 1952) was the first to describe high-dose grid therapy in modern dosage units. He described treatment of patients with doses up to 27,000 R to the skin, using lead-rubber grids. In companion papers, LOEVINGER (1950 and 1952) gave the first successful theoretical and experimental analysis of grid dose distributions. With the extensive clinical papers of BOTSTEIN and HARRIS (1951) and HARRIS (1952), describing 140 patients treated through lead-rubber grids, the modern period of grid therapy may be considered to have begun. Virtually all of the very large number of papers published since that time have more of less followed the viewpoints laid down by one or the other of the authors cited above.

The history of grid therapy has been discussed by KÖHLER and LIBERSON (1934), JOLLES (1953), PALAZZO and MARKS (1953), and HARING (1957, 1958). Recent review articles have been written by SCHOEN (1958a) and BARTH (1959), and a recent symposium on grids has been edited by MEYER and BECKER (1960).

b) Grid patterns, materials, and techniques

α) Patterns

The most commonly-used pattern of grid holes is a square array of circular holes, as illustrated in Fig. 1a. Another frequently-used pattern is the hexagonal, or triangular, array illustrated in Fig. 1b. Grids made according to these patterns are called *sieves* in this article. The essential difference between these two patterns is this: each hole in the square array is equidistant from the 4 nearest holes, while each hole in the hexagonal array is equidistant from the 6 nearest holes. While of course a sieve can be constructed with an arbitrary relationship between the rows and columns, and with holes of any shape whatsoever, these two regular patterns are by far the most common.

If the hexagonal-array sieve of Fig. 1b is imagined to have square holes, and if the line spacing is appropriately adjusted, the pattern becomes the chess-board of Fig. 1d.

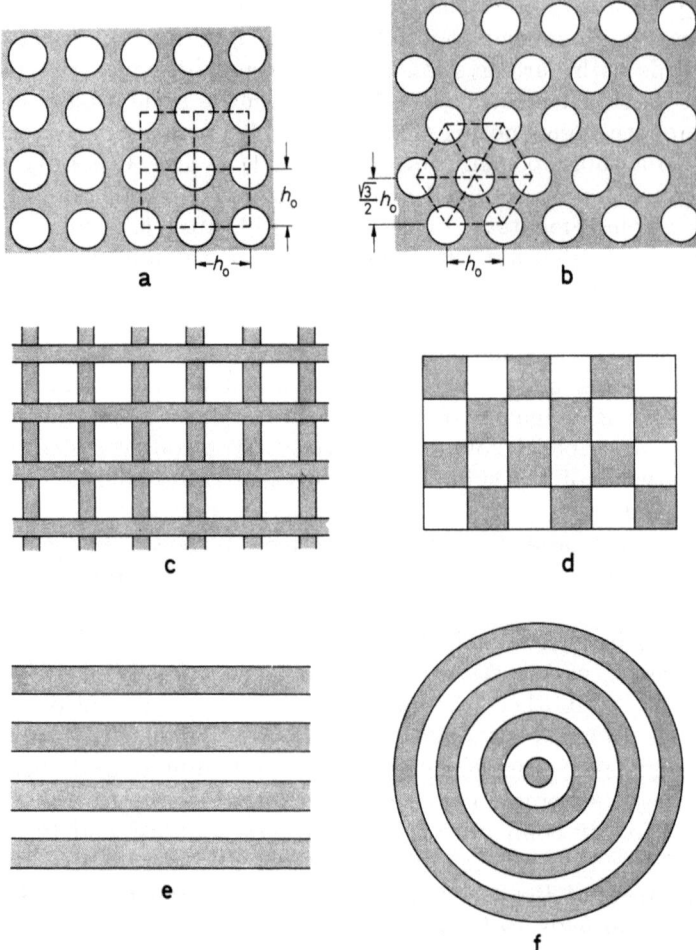

Fig. 1a—f. Grid patterns discussed in the text. (a) Square-array sieve. (b) Hexagonal-array sieve. (c) Lattice. (d) Chess-board. (e) Grill. (f) Circular grill. The figures are drawn to illustrate grids in which the open area equals the closed area, i.e., the grid ratio = 50%

This pattern has the particular advantage that the open and closed areas are equal, so that the chess-board grid can be reversed and thus interchange the irradiated and protected areas.

If the sieve of Fig. 1a is imagined to have rectangular holes, it becomes equivalent to the *lattice* of Fig. 1c. This lattice grid has the characteristic that any ratio of open to closed area is easily obtained. If one set of parallel strips is removed from the lattice of Fig. 1c, the *grill* of Fig. 1e is obtained, composed of alternate open and closed strips. It has the characteristic that it is asymmetrical in its two directions, and thus has special applications in asymmetrical situations due to body curvature, source motion, etc.

If the grill of Fig. 1e is made circular, the pattern of Fig. 1f is obtained.

In summary, the term *grid* is used here as a generic term to describe these and all other patterns, while the terms *sieve, chess-board, lattice, grill,* and *circular grill* are used here to describe the specific patterns of Fig. 1. There is no consistent usage of these terms in the literature, hence this usage is arbitrarily adopted in this review article. From a strictly etymological viewpoint, the term *grid* should have the same meaning as *grill,* but it has been widely used in the more general sense adopted here.

Many authors heve discussed grid patterns in general terms. BÁRÁNY has made an elaborate analysis in terms of many possible hole shapes and arrays, comparing them on the basis of a "regeneration coefficient" defined in terms of the hole periphery, area, and spacing. In the absence of a biological justification, analyses of this type are essentially exercises in geometry.

It has been suggested that the hexagonal-array sieve has the advantage of a uniform area of protected skin around each hole (BÁRÁNY, SCHRÖCK-VIETOR, SOPP and STAUNTON). In addition, SCHOEN (1958b) has suggested using hexagonal holes to make this area even more uniform. There appears to have been no biological or clinical test of these suggestions. Such a test is certainly possible, but would have to be performed with great care. SCHOEN (1958b) has listed some 7 conditions which must be controlled in a clinical test of this type. There is however one clinical report that a hexagonal-array sieve has nearly double the skin tolerance of a chess-board (BISTOLFI and BOLOGNESI). A square-array sieve with the field edges at 45° to the rows should not be mistaken for a hexagonal-array sieve (SCHOLTE and MARCUSE).

In a discussion of the comparative advantages of a rectangular *vs* a hexagonal-array sieve, SCHÄFER and SCHÜRMAN have recommended that grids be standardized in the rectangular array, in multiples of 1 or 2 cm squares. This offers certain minor advantages in terms of depth dose calculations.

The chess-board grid has been used by JOLLES, by PLACHEROVA et al., and by POURQUIER et al. The lattice grid is apparently no longer used, but was actually the first type in use (KÖHLER, WOENCKHAUS, GRYNKRAUT). The square-array sieve was used by LIBERSON, while HARING and more recently, MEYER-LAACK used a sieve in which the holes were not uniformly spaced.

The grill (usually *Raster* in German) has been used by HILTEMAN, by HOHL, and by SCHOEN (1958a and b). The latter two authors report a stronger skin reaction through a grill than through a sieve, but SCHLUNGBAUM and KROKOWSKI report no significant difference.

A circular grill has been used by BECKER and KUTTIG (1960) as a grid for a cobalt-60 teletherapy source. The opaque partitions were made out of metal rods.

The above-described grid patterns probably cover most patterns which have actually been used. DANIEL has reported an unusual grid pattern which is essentially a sieve with circular symmetry. Only the center hole is replaced at the same position for each treatment, other holes being allowed to fall at random.

For reasons of convenience in construction, all grids in practical use have had either circular or rectangular holes.

β) Materials of construction

While the early grids of the lattice type were made of steel wires or strips, since 1949 all grids for use at conventional roentgen ray energies, whether sieves, chess-boards, or grills, have been made of lead or lead-rubber.

Lead has the advantage that it is thinner than lead-rubber for a given degree of primary attenuation. Lead is malleable, so it is customary to protect the thinner lead grids with sheets of plastic (see section c, γ, δδ). This also provides a method of constructing grids which are not stable patterns, such as chess-boards and grills.

Lead-rubber was introduced for this purpose by MARKS (1952). It is more durable than lead, so it needs no protection, but it is also flexible. This is sometimes considered an advantage, as it will adjust to body contours. It may also be considered a disadvantage, as it changes the effective area of the grid holes (see section c, γ, $\gamma\gamma$). A lead-rubber grid can also be inclosed between thin plastic sheets to keep it flat. On the whole, however, lead is to be recommended over lead-rubber, on the grounds of thinness and precision of use.

Both lead and lead-rubber are easy to cut, drill, and punch. A convenient method of construction for a grid of the sieve type, for conventional roentgen ray energies, is the following: a steel pattern is made with small guide holes at the position of the grid hole centers. These are punched or drilled onto the sheet of lead or lead-rubber, after which the holes are punched or drilled to the final size. The pattern may of course be used repeatedly.

Grids for roentgen-ray beams of energies above 1 MeV have been made from lead (MAUDERLI, GOULD, and LANE; BECKER, WEITZEL, and V. D. DECKEN, 1956a), heavy wolfram (tungsten) alloy (WHEATLEY), or wolfram bars (BECKER and KUTTIG, 1960).

Grids for electron beams are best made of lead (see section c, γ, $\delta\delta$). Grids for very low energy roentgen rays have been made of steel (KUTTIG and MEIER, 1956a).

γ) Techniques of use

The most common technique is to place the grid directly on the patient's skin, for stationary-field therapy. Many authors have emphasized the importance of accurately replacing the grid at the same skin position, though in most cases it is not clear whether this conviction is dogmatic or experimental in origin. JOLLES (1953) has advocated placing the grid in a cast fitted to the patient's body, to guarantee precision of replacement. By changing the thickness of the cast, he has to some extent accomodated to the tissue shrinkage which often accompanies radiation therapy, a problem mentioned by many authors but solved by none.

A few authors have used grids on the skin without attempting to replace the grid pattern at the same skin position at each treatment (BEZOLD, DANIEL).

It has been pointed out a number of times that if the roentgen-ray source is shifted, or angulated, during grid therapy, the dose distribution will be more uniform for deep tissues (KÖHLER, FAILLA, RUIZ-RIVES, BIRCHALL). Many authors have also discussed the still further uniformization of the dose to the deep tissues, if the grid is fixed to the skin and the source is continuously moved (FAILLA, SCHOEN and MAGNUS, HILTEMAN, PALMIERI, SWART). Some of these authors show film studies of complex dose distributions. The only reported clinical use of moving-beam grid therapy has been with 15 MeV electrons (BECKER, KARCHER, and WEITZEL; WEITZEL) and 60 kV roentgen rays (KUTTIG and MEIER, 1956a). These latter two beams, somewhat similar in grid depth dose, are used with pendulum motion to give extensive uniform grid therapy to superficial tissues.

Methods of mounting a grid in a cone, so that it is supported a few cm away from the skin, have been reported (JACOBSON, 1953a; ALBERTI and ALBERTI; KUTTIG and MEIER, 1956b; SEIDEL) for use with optical localizer systems. It has been claimed that a space between the grid and the skin protects the latter from the characteristic radiation of the grid material but this is probably incorrect (see section c, γ, $\delta\delta$). The chief advantage of the cone-mounted grid is that it provides a method of supporting the weight of the grid. The very heavy grids for supervoltage therapy are always mounted on the source (WHEATLEY, HODT, and SAVAGE; FRIEDMAN, DRESNER, and HINE; BECKER, GUDDEN, and KUTTIG; MAUDERLI, GOULD, and LANE).

For sub-total or total body radiation, a projection grid has been described which fits into the filter holder of a roentgen-ray machine (RODÉ and BOZÓKY). A similar projection grid has been described which is given a periodic motion during the therapy irradiation, so the grid pattern sweeps back and forth across the skin (LUTZ).

c) Grid dosimetry in a homogeneous phantom

α) Central-axis depth dose formulas for a thin grid and a point source.
Average dose and volume dose. The homogeneity ratio

When a beam of roentgen rays enters a phantom or tissue, scattered radiation is created, and the absorbed dose at any point can be considered as made up of a primary dose and a scatter dose. If that point is on the axis, and if the field is imagined to grow

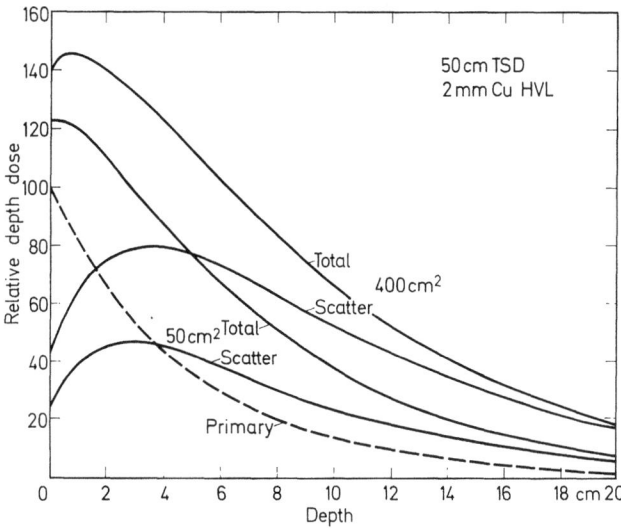

Fig. 2. Analysis of central-axis depth dose into primary and scatter components for fields of area 50 and 400 cm² at 50 cm target-skin distance and 2 mm Cu half-value layer

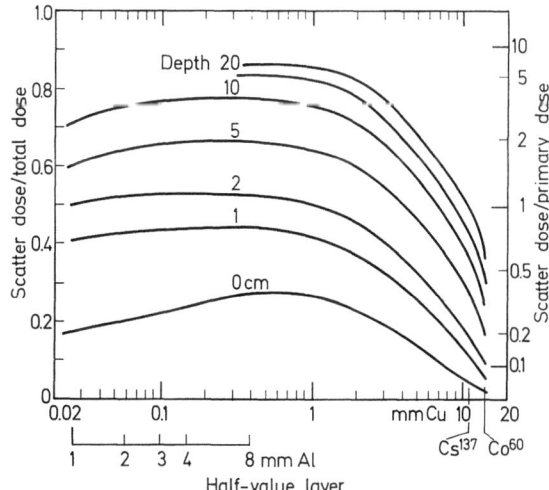

Fig. 3. Scatter dose as a fraction of total dose (left-hand scale of ordinates) and scatter dose as a fraction of primary dose (right-hand scale of ordinates) *vs* half-value layer, for various depths. Calculated from the central-axis depth dose tables of COHEN et al. and JOHNS (1961), for open-portal fields of 100 cm² and 50 cm target-skin distance. The figure is approximately independent of target-skin distance, from 30 to 80 cm

smaller, the scatter contribution will decrease relative to the primary contribution. In the limit, as the field size goes to zero, the remaining dose is just that due to the primary beam alone. Modern depth dose tables include central-axis depth doses for zero field size (i.e., for the primary beam) computed from experimental data by a process of extrapolation. This makes very easy the analysis of any central-axis depth dose into primary and scatter contributions, since the total less the primary depth dose must be just the scatter contribution. Fig. 2 presents this analysis for a roentgen-ray field at 50 cm target-skin-distance and 2 mm Cu half-value layer, for two field sizes.

The distinctive features of Fig. 2 are the monotonic fall of the primary dose, the rise to a maximum and subsequent fall of the scatter dose, and the overwhelming importance of the scatter dose for large fields at depths beyond a few cm. In Fig. 3 the scatter dose is given as a fraction of the total dose, at various depths and half-value layers, for a field area of 100 cm². The scatter dose is seen to be roughly a constant fraction of the total dose, at each depth, over the energy region which is most often used in grid therapy, from a few mm of Al to a few mm of Cu half-value layer.

In order to calculate central-axis grid depth doses, a few simple formulas are needed. It is convenient first to define the following symbols:

open portal quantities

$D(d, \alpha, f) =$ central-axis depth dose at depth d, for open-field area α, and target-skin distance f, in units of R/100 R in air (i.e., as a percent of the air dose).

$B(\alpha) =$ backscatter factor.

$P(d, \alpha, f) = D(d, \alpha, f)/B(\alpha) =$ central-axis percent depth dose, in units of R/100 R to the dose maximum (i.e., as a percent of the maximum dose).

$P(d, 0, f) \equiv D(d, 0, f) =$ central-axis primary percent depth dose.

$S(d, \alpha, f) =$ central-axis scatter dose, in units of R/100 R in air.

grid quantities

$p =$ grid ratio = open fraction of the grid area.

$q =$ fraction of the primary beam transmitted by the grid material = "grid material transmission fraction".

$s =$ total fraction of the primary beam transmitted by the grid field = "total grid transmission fraction".

$G_{\max}(d, \alpha, f) =$ grid dose under a hole   near the central axis at depth d, for a grid
$G_{\min}(d, \alpha, f) =$ grid dose between holes   field of area α and target-skin distance f,
$G_{av}(d, \alpha, f) =$ weighted mean grid dose   in units of R/100 R in air.

grid surface dose $= G_{\max}(0, \alpha, f) \times$ air dose/100.

grid tumor dose $= G_{av}(d, \alpha, f) \times$ air dose/100.

grid homogeneity ratio $H = G_{\min}/G_{\max}$, for fixed values of d, α, and f.

In this list of symbols, as throughout this article, all quantities related to dose are represented by upper-case symbols, while all other quantities (usually geometrical) are represented by lower-case symbols. The dose functions D, P, S, and G have been shown as explicit functions of d, α, and f only. They also depend on half-value layer, and in addition G depends on p and q, but these need not be shown explicitly, since they are fixed parameters for any of the equations used below. Where f is a fixed parameter, it is dropped from the notation, e.g., $D(d, \alpha)$ means that f is held constant. The fraction q can be more precisely defined as the ratio of the exposure doses, on the surface of a phantom, with and without the grid material.

Two relationships follow at once from these definitions:

$$D(d, \alpha) = S(d, \alpha) + D(d, 0) \quad \text{R/100 R in air} \tag{1}$$

$$s = p + q(1 - p). \tag{2}$$

Eq. (1) simply says that, at each depth, the total dose at the central axis is the sum of the scatter dose and the primary dose. Eq. (2) says that the total grid transmission fraction is the sum of the fraction passing through the holes plus the fraction transmitted by the grid material itself.

Many grids are made of material which transmits only a small fraction of the primary, so it is sometimes convenient to ignore grid material transmission by assuming $q = 0$, and $s = p$. This simplifies Eq. (2) and certain equations which follow. Consider, for example, a 40% grid, the material of which transmits 3% of the primary. Then

$$s = 0.40 + 0.03 \, (0.60) = 0.42.$$

For some clinical purposes the difference between 42% and 40% transmission can be ignored. It must not however be assumed that q is always negligible. Values of the grid material transmission q as large as 0.9 have been used, as is discussed below.

For roentgen-ray beams of half-value-layer 1 mm Al and larger, both the backscatter factor B and the central-axis depth dose are functions of field size up to $\alpha = 400$ cm² at least. Thus a part of the scattered radiation must travel at least 10 cm to reach the central axis. Considering a grid with many holes distributed uniformly or at random over the entire field area, it is reasonable to assume that the scattered radiation within the irradiated volume will be reduced in amount by the fraction s (relative to open-portal scatter), but will otherwise be distributed in essentially the same manner over the field. (A justification of this assumption is given in section c, δ.) It follows at once that *near the central axis* the grid doses are given by the equations

$$G_{\max} (d, \alpha) = s \, S \, (d, \alpha) + D (d, 0) \qquad \text{R/100 R in air} \qquad (3\,\text{a})$$
$$= s \, D (d, \alpha) + (1 - s) \, D (d, 0) \qquad \text{R/100 R in air} \qquad (3\,\text{b})$$

$$G_{\min} (d, \alpha) = s \, S \, (d, \alpha) + q \, D (d, 0) \qquad \text{R/100 R in air} \qquad (4\,\text{a})$$
$$= s \, D (d, \alpha) - (s - q) \, D (d, 0) \qquad \text{R/100 R in air}. \qquad (4\,\text{b})$$

These equations simply express the assumption that the dose under a grid hole is the scatter dose plus the unobstructed primary, while between grid holes the dose is the same scatter dose plus the transmitted primary dose. Then at each depth the weighted average dose is

$$G_{\text{av}} (d, \alpha) = p \, G_{\max} + (1 - p) \, G_{\min} \qquad \text{R/100 R in air} \qquad (5\,\text{a})$$
$$= s \, D (d, \alpha) \qquad \text{R/100 R in air}. \qquad (5\,\text{b})$$

The Eqs. (3) to (5) give the grid depth doses in terms of tissue exposure dose as a percent of the air exposure dose (without backscatter) at the surface. This is a convenient and logical way to express grid depth doses in algebraic form, but it is sometimes useful for clinical purposes to express the depth doses relative to a suitable tissue dose. For this purpose it is noted that at the depth of the dose maximum, $d = d_0$, the dose functions for the open-portal and for the primary beam take on the values

$$\left. \begin{array}{l} D (d_0, \alpha) = 100 \, B (\alpha) \\ P (d_0, \alpha) = 100 \\ D (d_0, 0) = P (d_0, 0) = 100 \end{array} \right\} \qquad (6)$$

while the dose functions for the grid field take on the values

$$\left. \begin{array}{l} G_{\max} (d_0, \alpha) = s \, B (\alpha) + (1 - s) \\ G_{\text{av}} \ (d_0, \alpha) = s \, B (\alpha) \end{array} \right\}. \qquad (7)$$

For conventional roentgen-ray beams the dose maximum is on the surface, so $d_0 = 0$. For supervoltage beams the dose maximum is below the surface, e.g., $d_0 = 0.5$ cm for ^{60}Co beams.

The grid depth doses can be expressed in a particularly convenient form relative to the average grid skin dose, by dividing equations Eqs. (3) to (5) by $s \, B (\alpha)$, to give

$$G'_{\max} (d, \alpha) = P (d, \alpha) + \frac{1 - s}{s} \, \frac{P (d, 0)}{B (\alpha)} \qquad \text{R/100 R to the av. grid skin} \qquad (3\,\text{c})$$

$$G'_{\min} (d, \alpha) = P (d, \alpha) - \frac{s - q}{s} \, \frac{P (d, 0)}{B (\alpha)} \qquad \text{R/100 R to the av. grid skin} \qquad (4\,\text{c})$$

$$G'_{\text{av}} (d, \alpha) = P (d, \alpha) \qquad \text{R/100 R to the av. grid skin}. \qquad (5\,\text{c})$$

If it is desired to have the grid depth doses in units of "R/100 R to the grid maximum", it is only necessary to divide the Eqs. (3) to (5) by $[s B(\alpha) + (1 - s)]$.

The simple relationship of Eqs. (5b) and (5c), between average grid dose and open-portal dose, holds at each depth, and also when averaged over all depths. Hence the following important generalization can be stated: *For a given air exposure dose, the average grid dose at each depth (or the grid volume dose) equals the open-portal dose at each depth (or the open-portal volume dose) multiplied by the total grid transmission fraction s.* This is a very general result, holding for all grids except under one special circumstance discussed in section c, γ, $\beta\beta$. Since the grid tumor dose is defined as the average grid dose, this generalization can be stated in another way: *For a given tumor dose, the average grid dose equals the open-portal dose at each depth, and the grid volume dose equals the open-portal volume dose.* Much effort has been wasted in grid therapy dosimetry studies, by failure to make use of these important generalizations.

The Eqs. (3) to (7) give central-axis grid depth doses, taking into account the effect of scatter, on the assumption that the scatter dose distribution does not show the grid pattern. They contain the tacit assumption of an isotropic point source and a very thin flat grid which gives rise to no secondary electrons. Deviations from these assumptions must sometimes be taken into account, as indicated in the following sections. Even under the circumstances of conventional roentgen-ray beams when the equations are usually valid, it is not practical to calculate grid depth dose tables of sufficient generality to meet all needs, though tables of some general interest have been given by Bruce and Johns, and by Schröck-Vietor. However the above equations can readily be used to calculate grid depth doses for any therapy situation, once values of the half-values layer and the target-skin distance, and the grid parameters p and q have been fixed.

If tables of the scatter function are available (Johns, 1961), the Eqs. (3a) and (4a) can be used. More often this is not the case, and use is made of standard tables of $P(d,\alpha,f)$, i.e., percentage depth dose relative to the dose maximum, as well as tables of backscatter. Then Eqs. (3c), (4c), and (5c) are used. If it is desired to use Eqs. (3b), (4b), and (5b), the first step is to convert tables of $P(d,\alpha,f)$ to tables of $D(d,\alpha,f)$, i.e., percent depth dose relative to the air exposure dose, by simply multiplying by $B(\alpha)$. The primary dose $D(d,0) \equiv P(d,0)$ is given by most modern depth dose tables (M. Cohen et al., Jaeger, Johns, 1961; Morgan, 1955; Schröck-Vietor, 1958; Wachsmann and Dimotsis). Thus it is only necessary to measure the grid material transmission q, and to know the grid ratio p, in order to carry out calculations of the grid depth doses. For the common case that a grid is essentially opaque, $q = 0$, and $s = p$ in Eqs. (2) to (7).

As an example of the use of these equations, central-axis grid depth doses have been computed from open-portal depth doses for a 150 cm² field at 50 cm target-skin distance, for a beam with 2 mm Cu half-value layer, assuming a 40% grid of negligible material transmission ($p = s = 0.40$, $q = 0$). The results are presented in a semi-logarithmic graph in Fig. 4. In Fig. 4 it is readily seen that $G_{av}(d,\alpha) = 0.4\, D(d,\alpha)$, and $G_{min}(d,\alpha) = 0.4\, S(d,\alpha)$. The advantage of using a semi-logarithmic graph is clearly shown in Fig. 4. Because the dose functions are exponential distal to a transition region of a few cm, the curves are linear and a relatively few points determine the depth dose curve with satisfactory accuracy.

The *grid homogeneity ratio* $H = G_{min}/G_{max}$ is an important parameter, characterizing the homogeneity of the dose distribution. It can have values from 0 to 1, a distribution being more nearly homogeneous as the value of H approaches unity. For an opaque grid ($q = 0$), the homogeneity ratio H is just the ratio of the grid scatter dose to the grid total dose under a grid hole.

Values of the homogeneity ratio H are plotted in Figs. 4 to 8, for an opaque grid at 50 cm target-skin-distance, for a variety of grid ratios, half-value-layers, and field areas. It is seen in these figures that H is strongly dependent on half-value-layer and field area, but only moderately dependant on grid ratio. Calculation shows that it is very little dependent on target-skin-distance. Fig. 7 gives the depth required to attain a certain homogeneity ratio, as a function of half-value-layer. It shows the impossibility of reaching a high value of H for higher energy beams.

By suitable choice of grid material transmission q, it is possible to obtain any desired homogeneity ratio, between a fixed minimum value and unity, at the surface (or at the

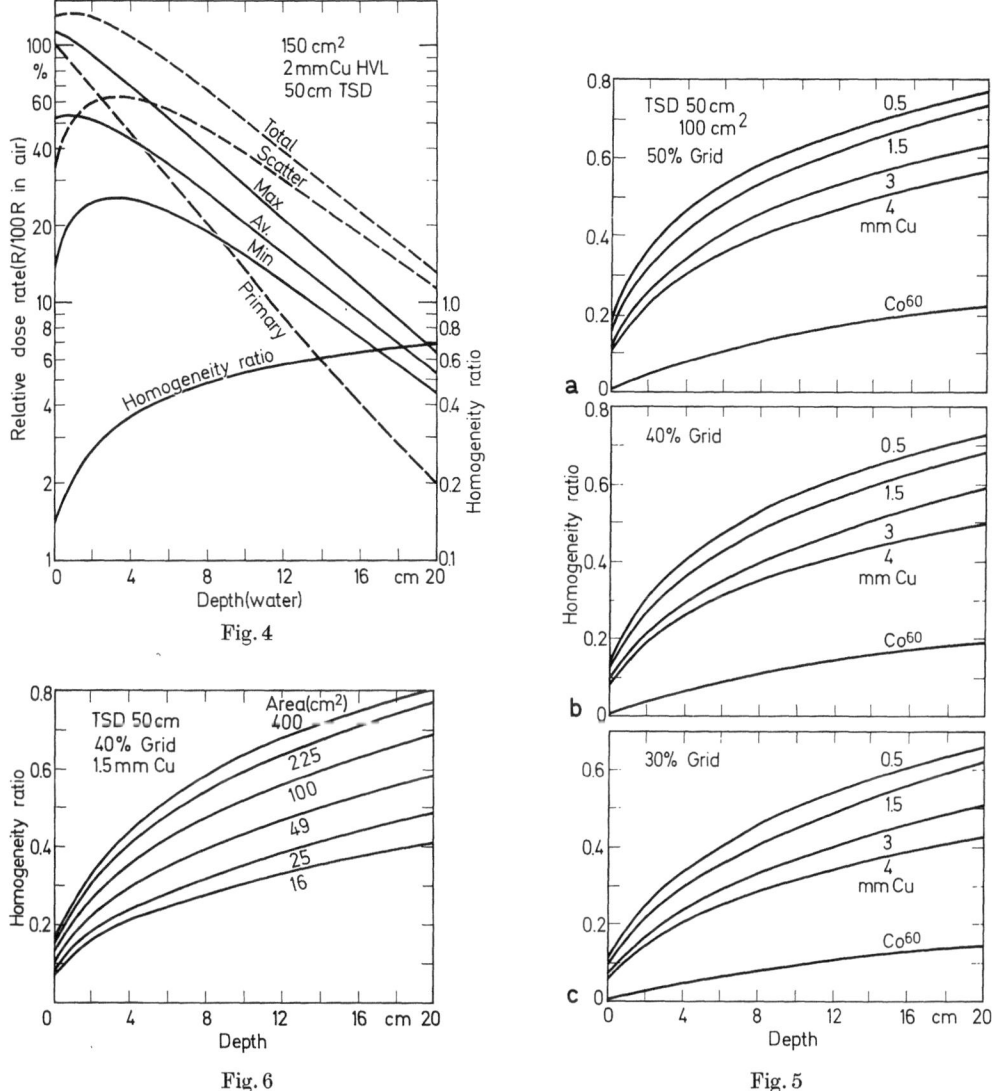

Fig. 4

Fig. 6

Fig. 5

Fig. 4. Central-axis depth dose curves for 150 cm² field, 2 mm Cu half-value layer, and 50 cm target-skin distance. Broken line: open portal and primary. Solid line: 40% grid assuming no transmission through grid material. The lowest curve and the right-hand scale of ordinates give the homogeneity ratio H. Source of data as in Fig. 3

Fig. 5a—c. Central-axis homogeneity ratio H *vs* depth d for thin grids of negligible material transmission ($q = 0$), 100 cm² area, 50 cm target-skin distance, and various beam qualities. (a) 50% grid ratio. (b) 40% grid ratio. (c) 30% grid ratio. Source of data as in Fig. 3. The curves are approximately independent of target-skin distance, from 40 to 80 cm

Fig. 6. Central-axis homogeneity ratio H *vs* depth d for thin grids of negligible material transmission ($q = 0$), 50 cm target-skin distance, 1.5 mm Cu half-value layer, and 40% grid ratio, for field areas from 16 to 400 cm². The curves are approximately independent of target-skin distance from 40 to 80 cm. Source of data as in Fig. 3

dose maximum). From the preceding equations it can be shown that the homogeneity ratio at the dose maximum is given by the formula

$$H_q = 1 - \frac{p(1-q)(1-H_0)}{p+q(1-p)H_0}, \quad d = d_0 \quad \text{where} \quad H_0 = \frac{p[B(\alpha)-1]}{1+p[B(\alpha)-1]}. \quad (8)$$

In this formula the minimum value for H_q is H_0 at $q = 0$, and the maximum value is unity at $q = 1$. A similar formula can be given for H_q at any depth d, but it is somewhat more complicated. The dependence of the homogeneity ratio H on the transmission q is illustrated in Figs 8a and 8b for two different qualities of radiation. The figures demonstrate the possibility of achieving a specified value of H at any depth by a suitable choice of q, but it also shows the difficulty of attaining a high H at a depth with a low H at the surface, by this method alone.

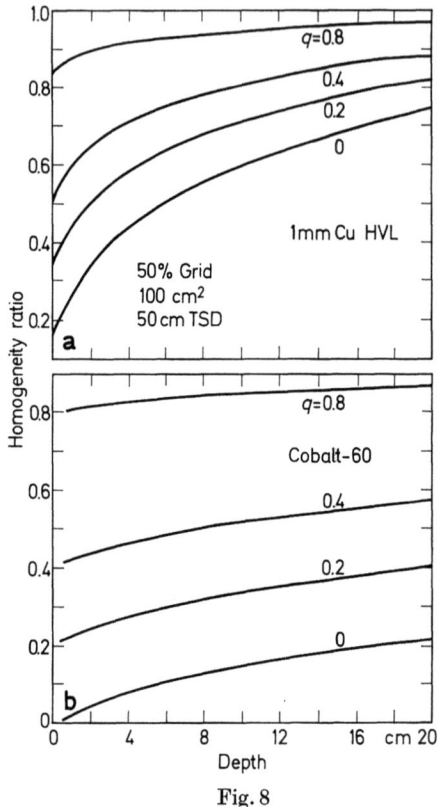

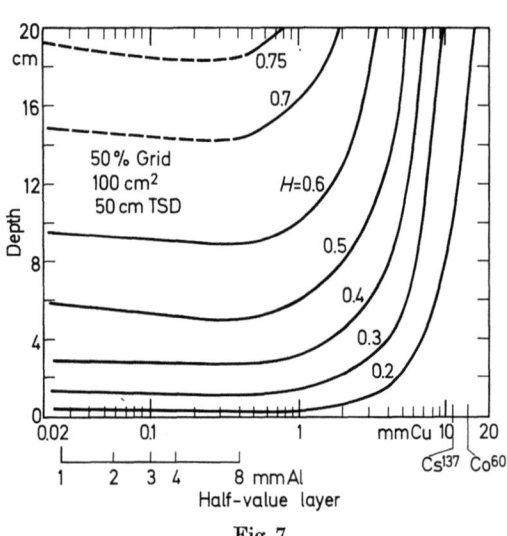

Fig. 7

Fig. 8

Fig. 7. Depth d vs half-value layer for various values of the central-axis homogeneity ratio H, for a thin grid of ratio 50%, 100 cm² area, 50 cm target-skin distance, and negligible material transmission ($q = 0$). Source of data as in Fig. 3. (After BREITLING)

Fig. 8a and b. Central-axis homogeneity ratio H vs depth d for a 50% grid at 50 cm target-skin distance and 100 cm² area, for various values of the grid material transmission from $q = 0$ to $q = 0.8$. (a) Half-value layer 1 mm Cu; (b) Cobalt 60. Source of data as in Fig. 3

It should be noted that Figs. 4 to 8 have been calculated for very thin grids. This is not a realistic assumption for some grids, especially for supervoltage therapy, and is discussed further in section c, γ, $\gamma\gamma$.

As a numerical example of the application of these results to a clinical calculation, consider a patient who has received 12,000 R air exposure dose to a grid field at 50 cm target-skin distance, with a conventional roentgen-ray beam of 1.5 mm Cu half-value layer. Assume the field size is 10×10 cm, the grid ratio is 40%, and the grid material transmission is 3% of the primary beam. Then $p = 0.40$, $q = 0.03$, and

$$s = 0.40 + 0.03 \times 0.6 = 0.42.$$

From suitable tables, $B(100) = 1.32$, so

$$G_{av}(d, 100) = 0.42 \times 1.32 \, P(d, 100) = 0.554 \, P(d, 100).$$

Values of the percent depth dose $P(d, 100)$ for an open portal field can be obtained from any depth dose tables. At the surface

$$G_{max}(0, 100) = 0.55 \times 100 + 0.58 \times 100 = 113 \text{ R/100 R in air}$$
$$G_{min}(0, 100) = 0.55 \times 100 - 0.39 \times 100 = 16 \text{ R/100 R in air}$$
$$G_{av}(0, 100) = 0.55 \times 100 = 55 \qquad \text{R/100 R in air.}$$

So the surface dose to the patient, using the grid has been as follows:

$$\text{maximum}: 113 \times 120 = 13{,}600 \text{ R}$$
$$\text{minimum}: 16 \times 120 = 1{,}920 \text{ R}$$
$$\text{average}: 55 \times 120 = 6{,}600 \text{ R.}$$

From Fig. 5b the homogeneity ratio is 0.12, 0.52, and 0.68 at $d = 0$, 10 and 20 cm, respectively. While these values of H apply to the case $q = 0$, the value $q = 0.03$ would not give greatly different values of H, according to Figs. 8a and 8b.

An analysis of grid depth doses based on separation into primary and scatter doses was first given by LOEVINGER, but has since been used by many authors. The name inhomogeneity ratio has been often used for H. Some authors have used the parameter G_{max}/G_{min} instead, but this has the numerical disadvantage of becoming infinite as $G_{min} \rightarrow 0$. It is sometimes convenient to make the numerical computations of H in terms of the ratio Y, where

$$Y(d, \alpha, f) = D(d, \alpha, f)/D(d, 0, f) = B(\alpha) \, P(d, \alpha, f)/P(d, 0, f) \tag{9}$$

a quantity which is readily tabulated from standard depth dose tables using a desk calculator.

Use of the equations in this section requires valid depth dose tables for the half-value layer, field size, and target-skin distance of interest. While such tables are readily available, sometimes target-skin distances are used for which tabular values are not given. Burns has showed that the conversion to the desired target-skin distance can be made with accuracy for open-portal depth doses as follows:

$$D(d, \alpha, f_2) = k \, D(d, k\alpha, f_1) \quad \text{where} \quad k = \left(\frac{f_2 + d}{f_1 + d} \, \frac{f_1}{f_2} \right)^2. \tag{10}$$

It follows from this equation that

$$Y(d, \alpha, f_2) = Y(d, k\alpha, f_1) \tag{11}$$

where Y is defined in Eq. (9). These equations allow calculation of open-portal and grid depth doses at any target-skin distance, if open-portal values are given at a standard target-skin distance, for a desired beam quality.

β) Source characteristics relevant to grid depth dose calculations

In the preceeding section, grid depth dose formulas have been derived with the assumption that the roentgen rays originate in an isotropic point source. The effect on grid depth doses of deviations from this idealized source is considered in this section.

$\alpha\alpha$) Source size. The effect of finite source size is to distort the pattern of the primary radiation beneath the grid. This results chiefly in a penumbra effect, i.e., the primary pattern beneath the grid does not make a sharp transition from light to shadow. (It is convenient here to use familar optical terminology.) Under some circumstances the full illumination or full shadow may disappear altogether. The effect can be analyzed by means of Fig. 9. Consider a source of diameter a, at a distance f from a hole of diameter b. At a distance d beyond the plane of the hole, the projected hole diameter is given by the following expressions:

$$\text{full illumination width}: c_1 = b + (b - a)(d/f) \tag{12}$$

$$\text{partial illumination width}: c_2 = b + (b + a)(d/f) \tag{13}$$

$$\text{mean width}: c = (c_1 + c_2)/2 = b(f + d)/f. \tag{14}$$

These equations hold for any value of the ratio b/a, on or off axis. If the grid is flat, then c_1 and c_2 are widths in a plane parallel to the grid. If the grid is curved and focussed on the target, then c_1 and c_2 are widths in a plane normal to the beam direction and d is measured parallel to the beam direction. The mean width c is just the projected hole width for a point source, and lies midway between the edges of the full and the partial (penumbra) illuminated regions.

If the source is larger than the hole then there is no region of full illumination for depths

$$d > d^* = \frac{f}{(a/b) - 1}, \quad a/b > 1. \tag{15}$$

Suppose for example that the source diameter is 4 times the hole diameter, then $d^* = f/3$, so the full illumination beneath the hole will disappear at 1/3 the target-skin distance.

In the discussion of this section it has been assumed that the grid is very thin, the holes and sources are round, and the source is of uniform surface brightness. The effect of grid thickness is discussed in section c, γ, $\gamma\gamma$. If the grid holes and the source are not round the Eqs. (12) to (15) must be applied to the cross-sections of the hole and the

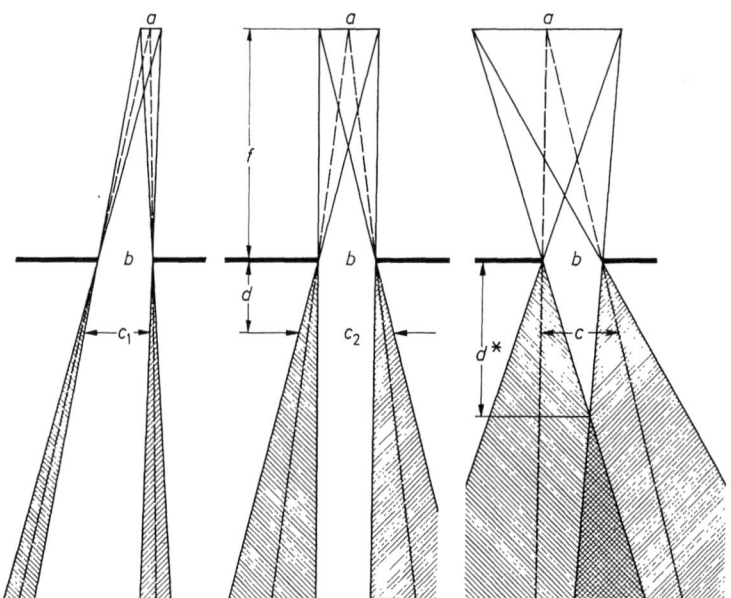

Fig. 9. Diagram illustrating formation of penumbra by source of finite diameter a and grid holes of diameter b. The width of full illumination $= c_1$, the width of partial illumination $= c_2$, and the mean width $= c$, at depth d

source in the planes of interest. For a non-uniform source it would in principle be necessary to integrate these results over the source surface. In fact all roentgen-ray focal spots are non-uniform, and in practice these results are to be applied to some reasonable "effective" source diameter.

The discussion of this section and the derivation of Eqs. (12) to (15) from Fig. 9 have been phrased in terms of a hole diameter and full and partial illumination. The same concepts, equations, and diagrams can be applied to the shadows formed beneath the closed portions of the grid. The regions of full illumination and full shadow are separated by regions of penumbra (partial illumination = partial shadow), as illustrated in Fig. 17. The formulas above for $G_{\max}$ and $G_{\min}$ apply to the regions of full illumination and full shadow (umbra) respectively, but not to the region of penumbra. The formula for G_{av} is however valid at any depth for a thin grid, regardless of source size.

Further application of Eqs. (12) to (15) is given below in section c, γ, $\alpha\alpha$.

$\beta\beta$) *Source anisotropy.* When off-axis depth doses are computed for grid fields, it is ordinarily assumed that the primary beam intensity is constant from center to edge. In practice the fall-off may be as great as 20 % at the edge of large fields (FARR), for roentgen-ray sources. This arises from the heel-effect, asymmetrical absorption in the anode, and a variety of other causes. Since there is considerable variation from one machine to the next, no useful generalization can be made.

For megavoltage roentgen-ray and electron sources, the primary beam will have a narrow forward direction unless it has been flattened or scattered. Scatter from collimating jaws may also effect the intensity distribution of the primary beam, for some sources.

In all cases, source anisotropy must be determined experimentally when it is necessary that it be taken into account. This comment does not apply to the inverse square effect, a purely geometrical attenuation, which is accounted for in section c, γ, $\gamma\gamma$.

γ) Grid characteristics relevant to grid depth dose calculations

In deriving the equations for the central-axis grid depth doses, Eqs. (3) to (8), it is assumed that the grid is thin, flat, and so close to the central axis that the grid holes project a true area. It is also assumed that transmission through the grid material does not harden the primary beam. An actual grid deviates from these idealized conditions. The effect on grid dosimetry of these deviations, as well as certain other grid characteristics, are examined in this section.

$\alpha\alpha$) The grid ratio. Hole size and spacing. The "sieve effect". From the viewpoint of dosimetry, the single most important characteristic of a grid is the fraction of the grid field which is open. This is given the name grid ratio, and is designated here by the symbol p. Considering the sieves of Figs. 1a and 1b, let b be the diameter of a sieve hole, and let h_0 be the shortest distance between hole centers. Suppose the field used with the square-array sieve has the dimensions $n_1 h_0$ and $n_2 h_0$, where n_1 and n_2 are integers. Then there are $n_1 n_2$ holes, each of area $\pi b^2/4$, in a total field of area $n_1 n_2 h_0^2$. Hence the grid ratio is given by the formula

$$p = (\pi/4)(b/h_0)^2 = 0.79\,(b/h_0)^2 \quad \text{square array.} \tag{16}$$

For the hexagonal array the field is assumed to have the dimensions $n_1 h_0$ and $n_2 \sqrt{3}h_0/2$. Hence for this case

$$p = (\pi/2\sqrt{3})(b/h_0)^2 = 0.91\,(b/h_0)^2 \quad \text{hexagonal array.} \tag{17}$$

The upper limit to the value of p is given by setting $b = h_0$, so the theoretical upper limit to p is 79% for a square array of circular holes, and 91% for a hexagonal array of circular holes.

If the field size is such that n_1 and n_2 are not integral, the formulae just developed are not quite accurate. In this case the grid ratio (and hence the grid depth doses) depend on the field area and on the position of the field edges in the grid pattern. This effect is not large if there are many grid holes in the field, but it has led SCHÄFER and SCHÜRMAN to suggest that sieve patterns be standarized on the square array, with $d = 1$ or 2 cm. While this has the virtue of standardizing the dosimetry, in view of the uncertain biological effect of variations in hole size and spacing the suggestion is probably premature. However care should be taken that there are an integral number of holes in the field when making grid depth dose measurements. In clinical applications this is unlikely to be an important consideration.

The grid ratio, hole size, and hole spacing are of course interrelated, so that any two may be arbitrarily specified. For a sieve with circular holes, the relationship is given by Eqs. (16) and (17). If these are solved for h_0 and the result is combined with a formula giving the divergence of the primary beam, there results a formula for the distance between hole centers at any depth d, as follows:

$$h = jb(f+d)/f \tag{18}$$

where $j = (\pi/4p)^{\frac{1}{2}}$ for a square-array sieve, and $j = (\pi/2\sqrt{3}p)^{\frac{1}{2}}$ for a hexagonal-array sieve. This formula is useful in the discussion of section c, δ, $\alpha\alpha$.

In an attempt to formulate a single, dosimetric parameter as a measure of effective homogeneity, or tissue sparing, MARCUSE and MELLINICK, and also SCHOLTE and

Marcuse, defined a parameter which they called the "sieve effect". Referring to Fig. 10, their concept can be expressed by the formula, valid for any depth d,

$$(\text{sieve effect})_1 = \frac{h-c}{c} \frac{G_{\max}}{G_{\min}} . \tag{19}$$

They argued that, if the dose maxima under the holes are wide, and the dose minima are narrow, the effective homogeneity is greater than is indicated by the ratio $G_{\max}/G_{\min} = H^{-1}$. Due to motion of the patient, changes in beam direction, etc., the dose tends to become uniform. This tendency increases with increasing width of the dose maxima (c), but decreases with increasing height of the maxima ($G_{\max}$), hence the above definition. It follows from Eqs. (14) and (18) that Eq. (19) can be written in the approximate form

$$(\text{sieve effect})_1 \approx \frac{0.92 - \sqrt{\bar p}}{\sqrt{\bar p}} \frac{G_{\max}}{G_{\min}} \tag{20}$$

where p is the grid ratio.

A quite different formula for the "sieve effect" has been used by a large number of authors, most recently by Rausch (1958), as follows:

$$(\text{sieve effect})_2 = \frac{p}{1-p} \frac{G_{\max}}{G_{\min}} . \tag{21}$$

Rausch has pointed out that this formula has been repeatedly attributed to the apparently non-existent reference "Marcus and Menting". It should also be noted that it is quite different from the original definition of Eq. (19) and would require a quite different rationale. The two definitions lead to different numerical values, in spite of which the authors using both have used the view that tissue sparing is to be expected at a given depth only if the "sieve effect" is greater than 2.0 or 2.5. Rausch showed experimentally that such a formulation is inevitably inadequate, since tissue-sparing is in any event dose dependent. This illustrates the hazard of using a physical formula to describe a biological phenomenon, on a deductive basis.

$\beta\beta$) Grid transmission. In most grid therapy at the present time, the intensity of the primary beam is reduced to a few percent by attenuation in the grid material. Accurate information on the thickness of lead required for this purpose appears to be not generally available, since information given by various authors is incomplete and conflicting. It can be estimated from the literature that the thickness required to reduce to about 2% is approximately 1.5 mm Pb at 1 mm Cu half-value layer, and approximately 3 mm Pb at 3 mm Cu half-value layer. For ^{60}Co 56 mm Pb is 5 half-value layers, giving about 3% transmission (Mauderli, Gould, and Lane). For 15 MeV roentgen rays, 48 mm Pb transmits about 12% (Becker, Weitzel, and v. d. Decken, 1956a). For electron beams, one maximum range (in g/cm^2) should be used (see section c, γ, $\delta\delta$).

It is not reliable to specify simply lead-rubber thickness in mm, since the density (and hence the lead equivalence) varies. Information on the relationship between lead-rubber density and lead equivalence is quoted by Jaeger.

While ^{60}Co and ^{137}Cs beams will not harden in transmission, all roentgen-ray beams will be significantly hardened by transmission through lead. This raises a question as to the validity of one of the assumptions behind Eqs. (3) to (8), namely the assumption that the attenuated primary is reduced in intensity at all depths by the factor q. Since a roentgen-ray beam is in fact hardened, it must be attenuated less at large than at small depths.

Some relevant information is given in Fig. 11, which shows the primary depth dose for a wide range of half-value layers. Quantitative use of this figure can only be made after an experimental determination of the half-value layer of the transmitted primary. Meanwhile, the experimental verification of theoretical grid depth dose curves (see section c, ε) indicates that the error involved here is not large if the primary is attenuated to a few percent (i.e., $q \approx 0.03$).

It is pointed out above in section c, α and the discussion of Eq. (8) that variation of the grid material transmission q can be used to vary the homogeneity ratio $H = G_{min}/G_{max}$. This technique has in fact been used by SCHOEN (1959) to vary the homogeneity ratio on the skin, to study the mode of action of grid therapy. When the grid material transmission is appreciable ($q \gg 0.03$), the primary dose contribution will be relatively large, and beam hardening may cause a significant deviation from the equations of section c, α. If this is the case, the average dose, and the volume dose, will not be related to the open-portal dose by the simple relationship of Eq. (5b). The magnitude of these errors can be estimated in a given case only if the value of q and the half-value layer of the transmitted primary beam are known.

γγ) Grid thickness and curvature. A thin grid is said to be *focussed* if it is concave toward the source of radiation, with a radius of curvature equal to the distance from the source. If the holes of a focussed thin grid are equal in area, all will transmit the same amount of radiation. If the grid has any other radius of curvature, or if it is flat, the off-axis holes project too small an area perpendicular to the beam direction, and so

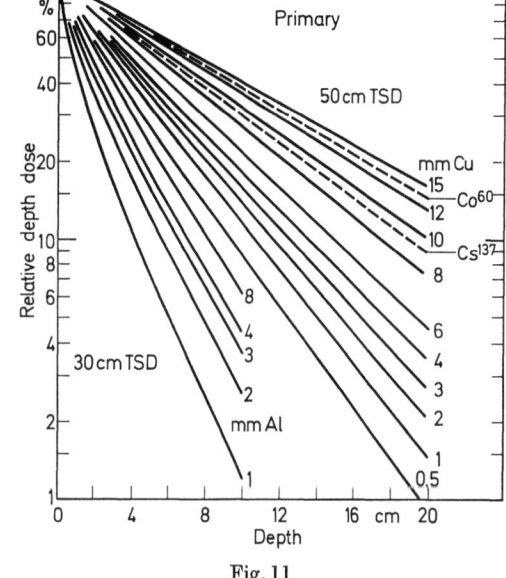

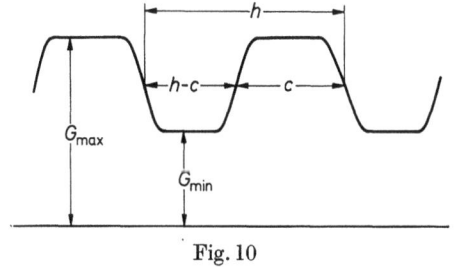

Fig. 10

Fig. 11

Fig. 10. Geometrical relationships for definition of the "sieve-effect". (After MARCUSE and MELLINICK)

Fig. 11. Primary depth dose for a range of half-value layers. The target-skin distance is 50 cm for the half-value layers given in mm Cu, and is 30 cm for the half-value layers given in mm Al. Source of data as in Fig. 3

transmit less radiation than the axial holes. The situation is shown diagramatically in Fig. 12. The over-focussed grid is sometimes the result of distortion of a flexible grid by a compression cone. The de-focussed grid sometimes results from placing a flexible grid directly on a patient's skin (ALBERTI and ALBERTI, BALZ, SEIDEL, SCHOEN, 1958).

The grids used for supervoltage roentgen-ray or ^{60}Co beams are focussed, but in a different way. These grids are usually between 3 and 6 cm thick (BECKER, WEITZEL, and V. D. DECKEN, 1956a; BECKER, GUDDEN, and KUTTIG; FRIEDMAN, DRESNER, and HINE; MAUDERLI, GOULD, and LANE; WHEATLEY, HODT, and SAVAGE), and they are focussed by being so constructed that the holes are radial to the center of the front surface of the source. The grid holes themselves are sometimes tapered to decrease penumbra effects. Because the sources are large and the radiation penetrates the edges of the holes, it is not practical to give an analysis of the grid depth doses such as is given in section c, α, and c, β, αα. The dosimetry of supervoltage grids must be mainly experimental (see section c, ε, γγ).

For the common situation where the grid thickness is not negligible, but is still small compared to the target-skin distance, the effective off-axis hole area can be calculated approximately. It is necessary to take into account the inverse square law, the projection of the grid hole perpendicular to the beam direction, the obscuring of the hole by the grid material, and the penetration of the beam through the edges of the hole. Fig. 13 presents the result of such an analysis for a flat grid. It gives the effective hole area (i.e., average hole transmission relative to a central-axis hole) for various values of grid thickness relative to hole diameter (t/b), various grid material transmission factors (q), and for a range of off-axis distances relative to the target-grid distance (ϱ/f). As an example of the use of this figure, consider a grid with holes 5 mm in diameter in lead rubber 5 mm thick, $t/b = 1$. At the edge of a 20 cm diameter field, with a target-skin distance of 50 cm, $\varrho/f = 0.20$. Then Fig. 13 says that, for soft roentgen rays for which the grid material transmits only 0.1% of the primary, the effective hole area is 81%. For a harder radiation, for which the grid material transmission is 3%, the effective hole area is about 86%. If lead is substituted, so the grid thickness is small compared to the hole diameter ($t/b \approx 0.2$), the effective hole area will be about 92%. Even for a grid of negligible thickness, the effective hole area for this distance off axis cannot go above 94%. Any intensity loss due to a non-isotropic source is superimposed on that calculated from Fig. 13. For large grid fields, this off-axis loss of hole area can be reduced by treating instead with several smaller fields side by side, as suggested by Rao.

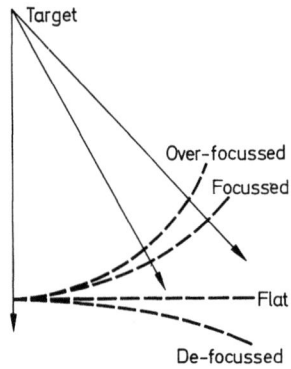

Fig. 12. Diagram to illustrate types of grid curvature

The curves of Fig. 13 have been calculated from an analysis of the projected area of the grid holes, based on the geometry of Fig. 14. A square hole of side b is considered at a distance ϱ from the axis, in a flat grid of thickness t, which is at a distance f from the focal spot. Since for simplicity of analysis the hole is assumed square, the projected hole width in a direction perpendicular to the plane of the figure is just the true hole width. In the plane of the figure the projected width $\overline{AB}$ transmits the full beam intensity, and the width $\overline{BC}$ transmits a partial intensity. If $\overline{DE} = t$, it is reasonable to consider the effective projected width to be

$$\overline{AB} + 2\bar{q}\,\overline{BC}$$

where $\bar{q}$ is the average fraction of the intensity transmitted across the line $\overline{BC}$. In order to compute this average, it is assumed that the grid material transmission is exponential, a thickness t giving a fractional transmission of q. Then a calculation yields the following formula for the effective hole area relative to the true area:

$$\text{relative hole area} = w_1 w_2 w_3 \quad \text{where} \quad w_1 = (1 + x^2)^{-1} \quad w_2 = 1 - \tfrac{1}{2}x^2 + (3/8)\,x^4 - \dots$$
$$w_3 = 1 - x\tau(1 - 2\bar{q}w_2) \quad x = \varrho/f, \ \tau = t/b \quad \bar{q} = (1 - q)(-\ln q)^{-1}. \tag{22}$$

The term w_1 expresses the effect of the inverse square law, the term w_2 expresses the projection effect for a grid of negligible thickness, and the product of these two terms is the top curve of Fig. 13. The term w_3 expresses the effect of grid thickness and transmission. While the assumption of square holes and exponential transmission is sometimes very approximate, it is probable that the curves of Fig. 13 are a reasonable guide for all ordinary flat grids and all hole shapes. For values of $q > 0.03$ the effective hole area increases rapidly. Curves for such unusual cases are readily computed from Eq. (22).

Fig. 13 and Eq. (22) give the *average* transmission through the off-axis grid holes. Between A and B in Fig. 14 the transmission is obtained by setting $\tau = t = 0$. At the edge of the "effective" hole, i.e., through C in Fig. 14, the transmission fraction is just q.

$\delta\delta$) *Grid material. Secondary electrons.* The material of which the grid is constructed influences the dosimetry in two ways. For a given primary attenuation, the grid thickness depends on density, and the influence of thickness on the effective area of the peripheral holes has been discussed in section c, γ, $\gamma\gamma$. Second, the grid material gives rise to secondary electrons, and (in the case of an electron beam) scatters the primary beam.

It has sometimes been suggested that the charcteristic roentgen radiation from a lead grid will add to the skin dose, and for this reason lead-rubber was introduced as a grid material (Marks, 1952) and later a lead grid was supported away from the skin (Jacobson, 1953a). While the characteristic radiation of lead is far too low in intensity to be of clinical significance, there is in fact an appreciable skin dose from the secondary electrons of a lead grid, and both the techniques just mentioned serve to reduce this electron dose at conventional roentgen-ray energies. Absorption experiments have been reported (SCHOLTE, FROST) which clearly show the presence of secondary electrons, chiefly arising on the inner surface of the grid holes, but no characteristic radiation.

The importance of distinguishing between secondary electrons and characteristic radiation lies in their quite different absorption properties. The approximately 75-keV emission line of lead is absorbed at the rate of about 2% per mm in plastics or water. The maximum range of electrons in water is shown in Fig. 15, where it is seen that one mm will absorb all electrons with energies up to 0.3 MeV. With an accuracy adequate

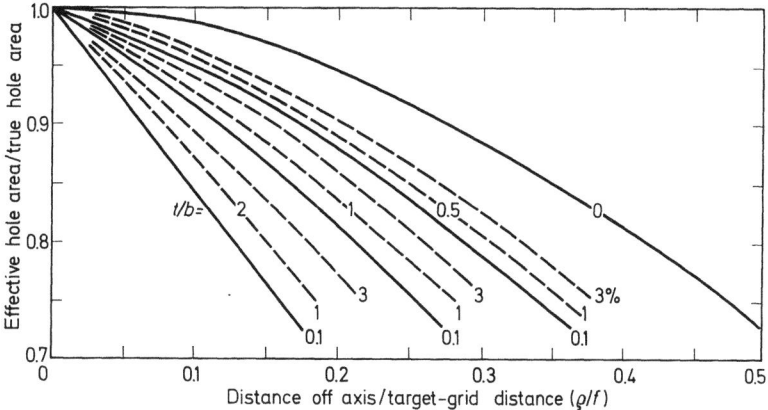

Fig. 13. The influence of grid thickness and distance off axis on projected hole area of a flat grid. The ordinates are effective hole area relative to true hole area, and the abscissae are the distance off axis relative to the target-grid distance. The curves give the average hole transmission for ratios of grid thickness to hole diameter $t/b = 0$, 0.5, 1 and 2, and for grid material transmission $q = 0.1$, 1 and 3%. Calculated from Eq. (22)

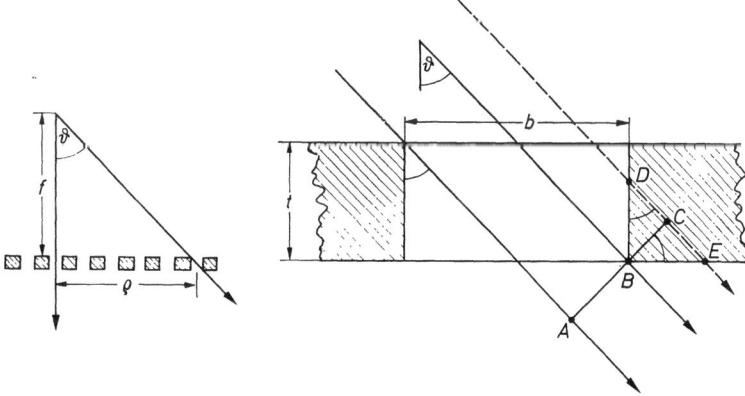

Fig. 14. Geometrical diagram for the derivation of Eq. (22)

for present purposes, the maximum range of electrons can be read from the same graph for all materials (lower scale of abscissae, in g/cm²) and for air (upper scale of abscissae, in cm at standard temperature and pressure).

Fig. 15 can be used to estimate the thickness of material needed to stop the secondary electrons from a lead grid. It is necessary to consider photoelectrons of the same energy as the photon beam, since the photoelectric process is important at all energies in lead. TROUT, KELLEY, and LUCAS have made absorption measurements of the secondary electrons from a copper filter in a 300 kVp roentgen-ray beam, and found a range of about 38 mg/cm² in aluminium and air. This is about half the range of 80 mg/cm² given by Fig. 15 for a 300 keV electron beam. Frost recommended 0.5 mm of polystyrene to absorb the electrons from a lead grid for a 220 kVp beam and this is just the value given by Fig. 15 for a 220 keV electron beam.

Information on the forward scatter of secondary electrons as a function of atomic number is given in Fig. 16 for several photon energies. These curves have been calculated from the experimental results of Hine. For photon energies below 0.4 MeV, which includes all conventional roentgen-ray beams, Fig. 16 shows clearly the very great advantage in using an electron filter with a lead grid, especially in view of the fact that there is no significant skin build-up in this energy range. The filter should optimally be of brass or copper, though plastic or air are probably quite adequate (Hine's data do not show whether the 50 % rise at low atomic number for 0.4 MeV photons disappears at still lower photon energies). It is very likely that lead-rubber, or the more recent lead-plastic materials, have satisfactorily low forward electron scatter for this purpose for conventional roentgen-ray beams.

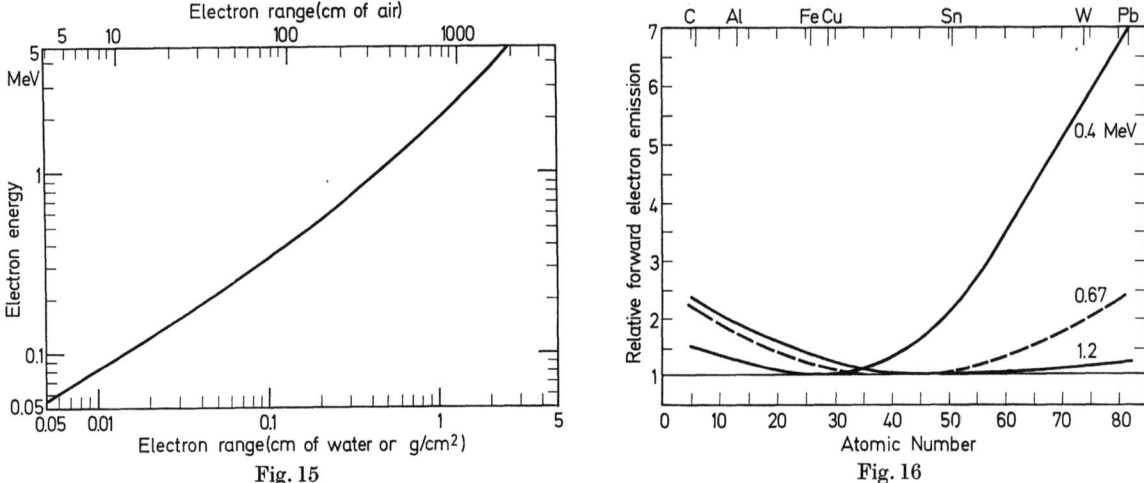

Fig. 15. Electron range in cm of water (lower scale) and cm of air at S.T.P. (upper scale). (From Johns)
Fig. 16. Forward secondary electron emission *vs* atomic number, for photon energies of 0.4, 0.67 and 1.2 MeV. Each curve has been independently normalized to unity at its minimum. (Data from Hine)

For the middle energy region at 0.67 MeV (^{137}Cs) Fig. 16 shows that the only suitable electron filter is a middle-atomic-number material such as tin. For supervoltage radiation, which is shown in Fig. 16 as 1.2 MeV (^{60}Co), the best electron filter is a middle-atomic-number material such as tin, but this offers only a small advantage relative to lead. Moreover an electron filter which covers the grid holes would remove the valuable build-up region in the skin, since the build-up would take place in the electron filter. For this reason most grids for supervoltage beams are mounted 15 to 20 cm from the skin, so that electrons from the grid will in part be absorbed in air, and in part be scattered over a wide area. The air build-up is relatively small in this distance. This problem is quite analogous to the problem of electron contamination of a supervoltage beam by collimating jaws (Johns, 1961, p. 126). An optimum solution for supervoltage grids might be to tin-plate the inner surface of the grid holes.

The conditions influencing the choice of grid material for an electron beam have been examined in detail by Gudden and Ehrly, who showed that lead is the best material, from the viewpoint of minimizing both penumbra and scatter at the inside surface of the holes. They arrived at a choice of lead 7 mm thick, with holes 7 mm in diameter, for a 15 MeV electron beam. Even with this optimized grid, the increase in surface dose due to electron scatter was 10 to 20 % for a grid placed directly on the skin.

δ) Detailed calculation of grid-depth doses

In clinical practice grid depth doses are most often computed using the simplified central-axis equations presented above in section c, α. There are however certain circumstances where a more detailed calculation may be appropriate. For clinical purposes it may be desired to check the applicability and accuracy of the simplified equations. In biological studies a more accurate dosimetry may sometimes be justified. For physical measurements a more elaborate theory of grid dosimetry can be tested. In addition, there are circumstances where the simplified theory does not apply, and more sophisticated calculations must be made.

$\alpha\alpha$) *The primary dose distribution. The grid shadow.* The assumption of a primary beam uniform over the therapy field is often adequate for clinical purposes. For more detailed dose calculations, it may be necessary to account for the influence on the primary

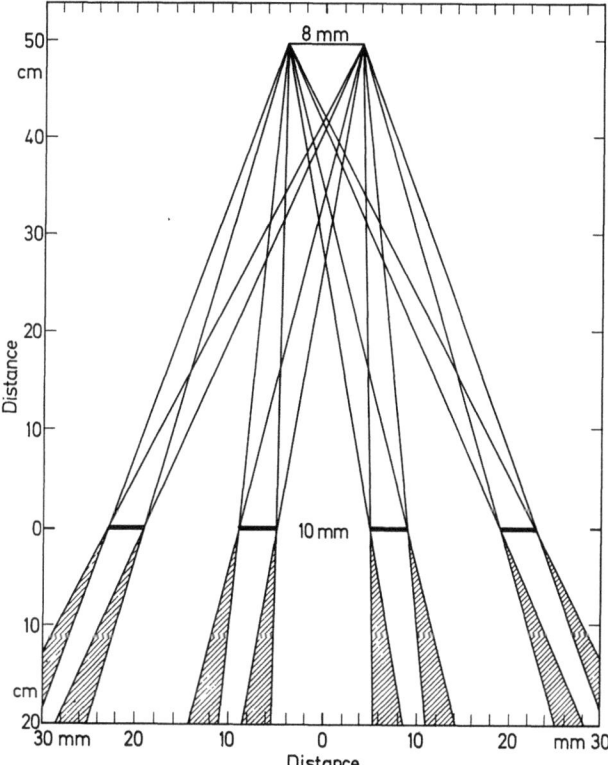

Fig. 17. Grid primary shadow diagram for a 40% square-array sieve with hole diameter $b = 10$ mm, distance between hole centers $h_0 = 14$ mm, target-grid distance $f = 50$ cm, and source diameter $a = 8$ mm. Note that the distance scales are different in the two directions. The figure gives correct distances parallel to the coordinate axes only

beam of source anisotropy (section c, β, $\beta\beta$), grid transmission, thickness, and curvature (sections c, γ, $\beta\beta$, and c, γ, $\gamma\gamma$), and the geometrical relationship of the source and the grid, which is the subject of the present section.

Eqs. (12) to (18) give the formulas necessary to compute the position of the primary beam distribution beneath a grid. Instead however of using these equations, it is often more convenient to use a graphical method. Examination of these equations shows that the depth d occurs only relative to the target-grid distance f, and the widths a, c_1, c_2, c, and h occur only relative to the hole diameter b. As a result it is legitimate and very convenient to choose different linear scales along the two axes when making a graphical analysis of a primary grid shadow, as is done in Fig. 17. That figure illustrates the regions of full illumination, umbra, and penumbra for a 40% square-array grid (sieve), with 10-mm diameter holes, at 50 cm from a source 8 mm in diameter. It is seen there that at a depth of 20 cm the region of full illumination is about 11 mm in diameter, only slightly larger than the 10-mm hole, the umbra has decreased to about 2.5 mm from 4 mm at the surface, and the distance between hole centers is about 20 mm, having started at 14 mm at the surface. If the scale had been chosen the same in both axes, these numbers would not have been legible in the figure.

As an example of the role of the grid holes in producing a homogeneous dose distribution, Fig. 18 presents similar primary grid shadow diagrams (without showing the source, which is not necessary for this discussion) for a 40% hexagonal-array grid at 30, 40, and

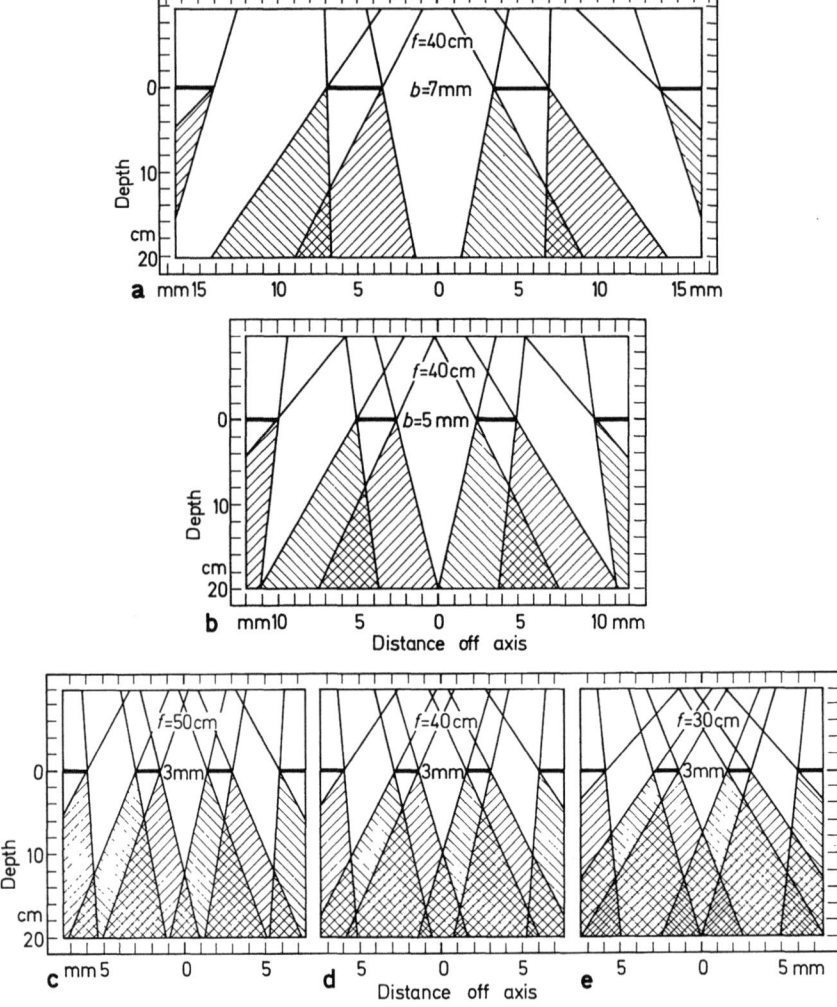

Fig. 18 a—e. Grid primary shadow diagrams for a 40% hexagonal-array sieve 30, 40 and 50 cm from a source of diameter $a = 15$ mm, with grid holes 3, 5, and 7 mm in diameter. The distance scales are different in the two directions, and the source is not shown

50 cm from a 15-mm source, with 3-, 5-, and 7-mm diameter holes. Fig. 19 (from Breitling, 1960) gives the corresponding dose distribution of the primary beam at depths of 0, 5, and 15 cm, relative to 100% beneath a hole. Comparison of these figures shows that smaller gird holes and shorter target-grid distances increase the homogeneity of grid depth doses due to the overlapping of adjacent penumbra regions. When the overlapping is sufficiently great, the maximum is no longer beneath the grid hole, as shown in Breitling's figure for 30 cm distance and hole diameter $b = 3$ mm.

Grid shadow drawings such as Figs. 17 and 18 give only the geometric edges of the primary dose distribution. To calculate relative intensities as in Fig. 19, is a much more elaborate calculation. One method of accomplishing this would start with measurement of the exposure dose distribution in air beyond the grid, using a photographic film. Then this distribution could be corrected for absorption in water to give the complete primary grid shadow in the water phantom.

$\beta\beta$) *The scatter dose distribution. Clarkson's method.* An accurate method of calculating the scatter contribution to any part of a grid field was used by BRUCE and JOHNS. It is essentially a modification for grid fields of a more general method due to CLARKSON. Let $S(d, \varrho)$ be the scatter dose (in units of R/100 R in air) at a depth d, on the central axis of an open-portal circular field of radius ϱ. Then the scatter per unit area at a

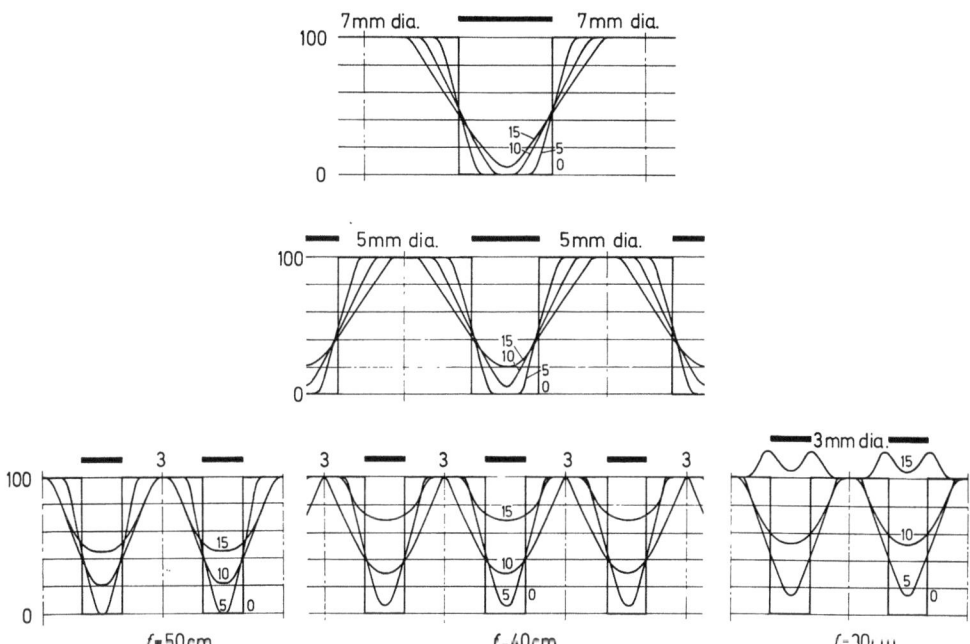

Fig. 19. Primary dose distributions at 0, 5, 10, and 15 cm depth, corresponding to the grid primary shadow diagrams of Fig. 18. (BREITLING, 1960)

distance ϱ from the axis is $\dfrac{\partial S}{\partial \varrho}/2\pi\varrho$. Thus for a point source and a grid of opaque material ($q = 0$) with holes of area β, the scatter contribution to the grid depth doses at a point P and at a depth d is

$$\frac{\beta}{2\pi} \sum_i \frac{1}{\varrho_i} \frac{\partial}{\partial \varrho} S(d, \varrho_i). \tag{23}$$

This expression is valid at any point P inside or outside the grid field, if the summation is taken over all the grid holes, and ϱ_i is the distance from P to each of the grid holes. Then by adding the primary dose to the expression (23) the grid dose under a hole is obtained. By adding the attenuated primary dose, the grid dose at a point between holes is obtained. The primary can be assumed uniform across the field, or corrections can be made for off-axis fall-off in primary intensity, as discussed in section c, β, $\beta\beta$.

Using this method, BRUCE and JOHNS calculated grid depth doses at the center and at the edge of grid fields of various areas and half-value layers, for a distance of 50 cm target-skin distance, assuming a point isotropic source and a thin opaque grid ($q = 0$). Their results (slightly re-arranged) are given in Table 1. By interpolation, these numbers can serve as a guide for the scatter fall-off from center to edge of any grid field for comparable roentgen-ray beams. In general the table shows the expected trends—the edge fall-off is greatest for large fields and smallest half-value layer, and the dose distribution is more homogeneous near the center than near the edge of any grid field.

The detailed calculations by BRUCE and JOHNS also serve to check on the simplified central-axis formulas of Eqs. (3) to (8). Using these equations, values of G_{max} and G_{min} have been calculated for all the fields given by BRUCE and JOHNS, using the same input data. A graphical comparison of the results shows that the agreement is least satisfactory for 1 mm Cu half-value layer and an area of 50 cm², and data for this field calculated by both methods is given in Table 2. Comparison of these results shows that the simplified method is lower for G_{max} and higher for G_{min}. The difference is never more than a few

Table 1. *Detailed calculation of central-axis and edge depth doses*

Half-value layer (mm Cu)	(cm)	50 cm²				100 cm²				225 cm²				440 cm²			
		G_{max}		H		G_{max}		H		G_{max}		H		G_{max}		H	
		cen	edge/cen	cen	edge	cen	edge/cen	cen	edge	cen	edge/cen	cen	edge	cen	edge/cen	cen	edge
1	0	112	0.98	0.08	0.08	114	0.97	0.11	0.09	118	0.95	0.13	0.10	120	0.94	0.15	0.11
	1	101	0.96	0.16	0.15	105	0.94	0.20	0.17	110	0.92	0.24	0.18	113	0.90	0.25	0.19
	2	88	0.94	0.22	0.20	92	0.92	0.25	0.23	97	0.90	0.30	0.24	100	0.88	0.32	0.26
	5	53	0.92	0.32	0.30	58	0.89	0.37	0.35	64	0.86	0.44	0.37	68	0.84	0.47	0.40
	10	23	0.91	0.40	0.39	26	0.86	0.47	0.46	31	0.81	0.55	0.49	35	0.79	0.58	0.52
	15	9.6	0.89	0.47	0.48	11	0.82	0.54	0.54	15	0.77	0.63	0.60	18	0.74	0.67	0.62
2	0	111	0.98	0.07	0.06	113	0.97	0.09	0.08	116	0.96	0.12	0.09	118	0.95	0.14	0.10
	1	99	0.97	0.14	0.12	103	0.95	0.17	0.14	106	0.94	0.20	0.16	110	0.93	0.22	0.17
	2	87	0.96	0.18	0.16	91	0.94	0.22	0.19	96	0.92	0.26	0.21	100	0.91	0.28	0.23
	5	54	0.94	0.26	0.24	58	0.91	0.33	0.28	64	0.89	0.40	0.31	69	0.86	0.43	0.34
	10	24	0.94	0.36	0.33	27	0.89	0.44	0.40	32	0.84	0.54	0.44	36	0.81	0.59	0.47
	15	10	0.94	0.44	0.39	13	0.86	0.55	0.49	16	0.80	0.64	0.52	18	0.76	0.68	0.58
3	0	109	0.97	0.06	0.05	111	0.96	0.08	0.07	114	0.96	0.10	0.07	116	0.96	0.11	0.08
	1	98	0.97	0.12	0.11	100	0.96	0.14	0.13	104	0.94	0.17	0.14	106	0.93	0.19	0.15
	2	86	0.96	0.16	0.14	89	0.95	0.19	0.17	93	0.92	0.22	0.18	96	0.91	0.25	0.20
	5	55	0.95	0.24	0.21	58	0.92	0.29	0.26	63	0.90	0.36	0.28	67	0.87	0.38	0.31
	10	25	0.93	0.31	0.30	28	0.89	0.39	0.36	33	0.84	0.48	0.39	36	0.81	0.53	0.42
	15	11	0.95	0.38	0.36	13	0.86	0.47	0.45	16	0.80	0.57	0.48	19	0.77	0.59	0.54

Adapted from BRUCE and JOHNS. Calculated for 50 cm target-skin distance, and a thin grid with 40% transmission ($s = p = 0.4$, and $q = 0$).

G_{max} cen: central-axis grid depth dose in R/100 R in air.
G_{max} edge/cen: ratio of G_{max} at the edge to G_{max} at the center.
H cen: G_{min}/G_{max} at the central axis.
H edge: G_{min}/G_{max} at the field edge.

Table 2. *Comparison of detailed and approximate central-axis grid depth dose calculations*

Depth (cm)	G_{max}		G_{min}		G_{av}		H	
	BJ	Eq. (3b)	BJ	Eq. (4b)	BJ	Eq. (5b)	BJ	$\frac{G_{min}}{G_{max}}$
0	112	112	9.4	11	50.3	51.5	0.08	0.10
1	101	98	17	19	50.3	50.6	0.17	0.19
2	88	84	19	21	46.6	46.4	0.22	0.25
5	53	51	17	18	31.6	31.5	0.32	0.36
10	23	21	9.2	9.8	14.7	14.3	0.40	0.46
15	9.6	8.6	4.5	4.7	6.5	6.3	0.47	0.55

Columns headed "BJ" give depth doses calculated by BRUCE and JOHNS for 1 mm Cu half-value layer and 50 cm² area, as in Table 1.

percent of the skin dose, but is in some cases as much as 10% of the tissue dose. In view of the many other errors in dose calculation, it is probable that the simplified method of Eqs. (3) to (8) is adequate for clinical purposes.

The small difference between the two calculations on the central axis is due to the assumption of the simplified method that the scattered radiation is distributed smoothly over the field, being reduced only in magnitude. The detailed calculation of BRUCE and JOHNS showed a small increase in scatter directly under a grid hole, and a small decrease between the grid holes, thus they concluded that the scattered radiation shows the grid pattern to a small extent. On the other hand, WHEATLEY and WORTHLEY examined the distribution of the scattered radiation for grid fields in beams of 1 mm Cu half-value layer using an optical integrator, and they concluded that the scattered radiation varies smoothly across the field without showing the grid pattern.

CLARKSON'S method of computing scatter dose distributions for irregular fields (and a point source) has been adapted to analytical methods, and to mechanical and optical analogue computers. Reference to these methods is given by WORTHLEY, TOOZE, BROWN, and FRY, who give a detailed discussion of the use of the optical integrator for this purpose. Recently digital computers have been used for computing depth dose distributions. Any one of these modern methods could readily be used for detailed computation of grid scatter doses, on and off axis.

A relatively simple method of calculating off-axis grid depth doses would start by obtaining the scatter dose distribution for an open portal either by a straightforward application of CLARKSON'S method or by subtracting the primary from a standard isodose distribution. The grid depth doses could then be constructed off axis using the same assumptions which led to Eqs. (3) to (8). An even simpler method would be to start with the central-axis computations of Eqs. (3) to (8), and then simply to sketch in the off-axis isodose lines using as a guide the isodose curves for the open portal, and the information of Table 1.

Calculated grid isodoses, both on and off axis, were given by JOLLES and MITCHELL (1952), who did not give details of their method of calculation.

ε) Measurement of grid depth doses

αα) Phantom materials. As regards choice of phantom material, grid measurements are not different from other depth dose measurements. Water is the universal standard material, and measurements made in any other material should be corrected as nearly as possible to water-equivalent depths. Such a correction is very uncertain for materials with either electron density or atomic number greatly different from water. Paraffin ($CH_{2.07}$) for example is not a reliable substitute for water, though various water-equivalent waxes are available. Measurements made directly in a water phantom are highly to be recommended.

ββ) Conventional roentgen-ray beams. In this section are considered measurements on roentgen-ray beams of energy below 400 kVp, that is, beams with half-value layers less than about 3 or 4 mm Cu. An important problem here is the change in effective energy with depth and position (see section d).

The average grid depth dose is readily measured as a function of depth, either by the use of an ionization chamber large enough to average over the dose maxima and minima, or by moving an ionization chamber across the field at a given depth and taking a numerical average. It is necessary that the chamber be air equivalent and not so large that the dose distribution is seriously disturbed by its presence. Measurements of this type were first made around 1935 by LIBERSON, by HARING, and by WOENCKHAUS, and more recently by KRÖKER (1956), and by SEIDEL (1957a). All these measurements agreed with Eq. (5b), i.e., the mean grid depth dose is the open-portal depth dose times the grid ratio p (or more accurately, times the total grid transmission s).

A much more difficult problem is the measurement of detailed grid dose distributions. The detector must be air-equivalent or phantom-equivalent in its response to roentgen rays, it must be small compared to the region in which the dose changes greatly, it must not distort the dose field by the introduction of high atomic number materials, and its position in the dose field must be precisely known. An ionization chamber is a satisfactory detector for these measurements, but if it is made sufficiently small the ionization current is so low that there is usually a severe measurement problem. An organic scintillator is more sensitive, but special skill in construction and operation is necessary to make this a trustworthy, air-equivalent detector. A cadmium sulfide crystal is not sufficiently air-equivalent to be satisfactory.

The air equivalence of a probe is determined by a comparison (in air) with an ionization chamber of known response. The position of the detector can be determined with good precision by photographic or fluoroscopic means. For water-phantom measurements, this precise alignment is most easily accomplished before the phantom is entirely filled with water.

Photographic film is quite unsuitable for these dose measurements in a phantom, due to its strong energy dependence. It can however quite properly be used for detailed studies of primary dose distributions, which can then be combined with computed scatter dose distributions to get total doses, as in section c, δ, $\gamma\gamma$. Information on fine-hole grids, such as that in Fig. 19 or those used by SEIDEL (1959), could readily be obtained in this manner. Still another important use for photographic film is the graphic illustration of the geometry of the dose distribution, as has been done by many authors, especially for moving-beam applications by SCHOEN and MAGNUS, by SAVART, by HILTEMAN (1956), and by BECKER, KÄRCHER, and WEITZEL.

A careful and detailed experimental study of grid depth doses at 1.5 mm Cu half-value layer was reported by BRUCE and JOHNS. By use of exceptionally small ionization chambers (1.5 mm diameter by 6 mm deep, and 3 mm diameter by 1 mm deep) and an unusually coarse grid (15 by 15 mm holes spaced on 32 and 42 mm centers) they made measurements with a high degree of reliability at all depths over the entire field. The results showed close agreement with a detailed point-by-point calculation as described in section c, δ, $\beta\beta$. Their experimental results, shown in Fig. 20, are qualitatively representative of grid isodose distributions in general.

In their calculated dose distribution, BRUCE and JOHNS assumed a uniform primary dose. But their illustrated experimental points are about 2% below the calculated at the hole center, and about 4% below at the hole edge, 8 cm off axis, for a depth where the homogeneity ratio is 0.47. This indicates a primary about 4% low at the hole center and 8% low at the hole edge, which checks well with Fig. 13 for $\varrho = 0.16$, and a relatively thin grid ($t/b \approx 1/4$).

Many authors have reported less extensive grid depth dose measurements on conventional roentgen-ray beams. The first accurate measurements were reported by LOEVINGER, using an ionization chamber 4 mm in diameter and 9 mm long. These measurements were confined to the central axis, and served only to confirm the essential validity of Eqs. (3) to (5), at 50 cm target-skin distance and 1 mm Cu half-value layer. Subsequently measurements with small ionization chambers were reported by SOPP and STANTON, BOZÓKY and RODÉ, SCHOLTE and MARCUSE [who found in some cases a 30% disagreement with the simplified calculations of Eqs. (3) to (5)], and EICHHORN and MATSCHKE. Measurements of grid depth doses by ionization chambres too large to be entirely reliable were reported by JACOBSON (1953b); STREIL; GROS, BURG, and SIGRIST; and EBERT, FINK, and SIGMUND. Depth dose studies with air-equivalent scintillation crystals have been reported by BREITLING (who studied the penumbra width), by KROKOWSKI (1957, 1958), and by OESER and KROKOWSKI. Grid depth dose measurements made with photographic film on conventional roentgen-ray beams have been reported by COHEN and PALAZZO, SCHOEN and MAGNUS, HILTEMAN (1955b), SCHRÖCK-VIETOR, SWART, HERVE and GHYS, and by EBERT et al., but these are to be considered as approximate only, due to the nature of the film response.

Measurement of grid depth doses is a difficult and time-consuming technique. Consideration of all the published measurements leads to the conclusion that for conventional roentgen ray beams, *calculation is more convenient and usually more reliable than measurement*. Calculation can be reliably carried out, by the methods of sections c, α, or c, δ, if the following conditions are satisfied: 1. open-portal depth doses must be available for the same beam conditions; 2. there must be a sufficient number of grid holes in the field to give an average scatter (say, at least 10); 3. the primary distribution must be known, either because penumbra effects are known to be negligible, or because it has been separately determined; and 4. either the grid material must transmit no more than a few percent of the primary, or else the depth dose of the transmitted primary must be known. Only when these conditions are *not* satisfied is measurement of grid depth doses likely to be justified for roentgen-ray beams of energy up to 400 kVp.

An exception to this statement is perhaps to be found when the geometrical situation is too complex for calculation, as for example with moving-beam grid therapy. KUTTIG and MEIER have done dosimetric studies with a 60 kVp roentgen-ray beam at 5 cm target-skin distance, where the source is moved continuously over the grid field. By this

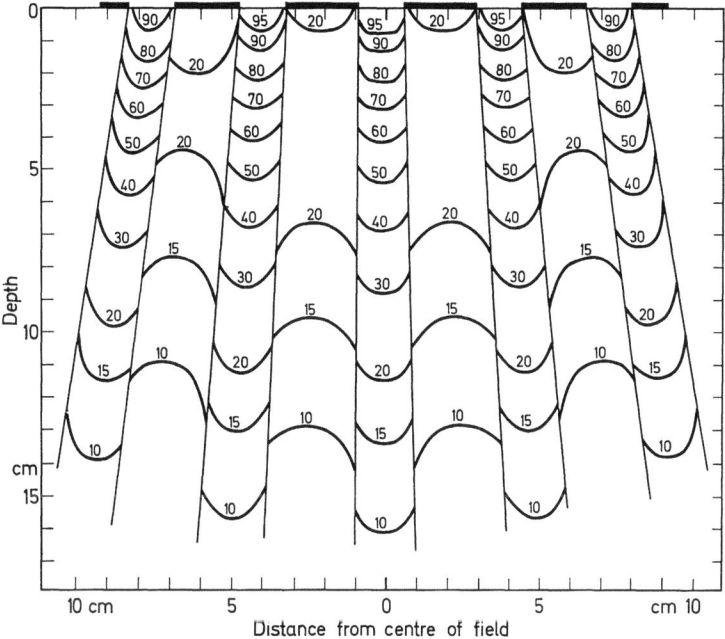

Fig. 20. Experimental isodose curves in a water phantom for a 40% grid 50 cm from the target, field area 400 cm², grid holes 15 × 15 mm, and 1.5 mm Cu half-value layer. (BRUCE and JOHNS)

means they obtain a dose distribution with a protected region of tissue to a depth of about 1 cm, beyond which the dose is completely homogenous. The dose distribution is very similar to the electron depth dose of Fig. 23, except for the depth at which the dose becomes homogenous. Their doses were determined experimentally, using film in a plastic phantom, as a result of which the numerical values must be considered approximate.

γγ) Supervoltage beams. In this section are considered measurements on roentgen-ray and electron beams of energy above a few MeV, and also photon beams of ¹³⁷Cs (0.67 MeV) and ⁶⁰Co (1.2 MeV). For these beams the situation is the reverse of that stated in section c, ε, ββ, for conventional roentgen-ray beams: for supervoltage beams it is easier to make experimental determinations of grid depth dose distributions than to make reliable calculations. The difficulty in calculation arises from the unknown primary distribution, due to the very great thickness of the grid relative to the hole diameter, the appreciable penetration of the grid material by the primary beam, and often the large source size relative to the grid holes. For electron beams, there is in addition scattering at the grid surfaces which seriously distorts the primary distribution.

With suitable care photographic film is capable of valid depth dose measurements for supervoltage beams. Since it is convenient to use and offers excellent spatial resolution, it has been used for most reported supervoltage grid dosimetry. All reported measurements have been made in phantom material.

Measurements on ^{60}Co grid depth doses reported by Becker et al. and by Kuttig (1960) are given in Fig. 21. Their first grid had a 50% ratio and about 20% material transmission, giving the solid lines of Fig. 21. Since the homogeneity ratio turned out to be lower than seemed desirable for deep therapy, they designed a second grid with a 50% ratio in which the beam was stopped by rods of tungsten (wolfram) arranged in the pattern of the circular grill of Fig. 5. Because the opaque regions are circular areas, they refer to this as a "negative" grid. Their depth dose measurements give the broken lines in Fig. 21. The increased homogeneity ratio with depth appears to be a result of the very special geometry of the focussed rods.

A detailed photographic study of a group of 12 ^{60}Co grids, of various hole sizes and grid ratios, has been reported by Mauderli, Gould, and Lane. While their grids are 14.4 cm from the skin surface, the depth doses are not unlike those of the solid curves of Fig. 21. These authors made an experimental determination of the volume dose as a function of depth, and noted that the ratio of the grid volume dose to the open-portal volume dose is independent of depth (beyond the first few cm). This ratio, when properly normalized, equals the grid transmission fraction s, as is expected from Eq. (5b). For this calculation, it is necessary to use the grid ratio calculated for the mid-plane of the grid (the grid ratio varies with position in the grid, since the holes are focussed). They also report on techniques of photographic dosimetry.

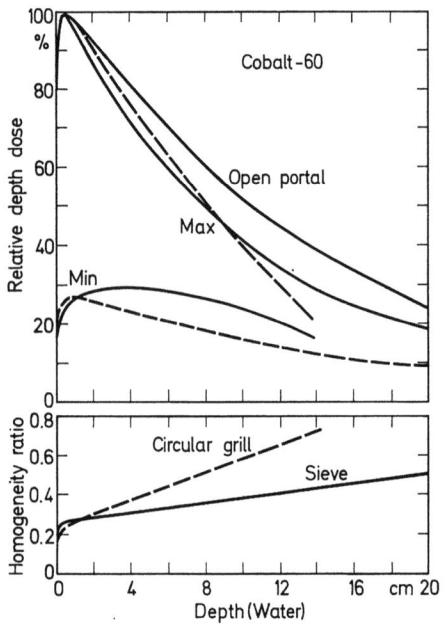

Fig. 21. Central-axis cobalt 60 grid depth doses and homogeneity ratios for a 50% grid, 50 cm target-skin distance, and approximately 200 cm² field area. Solid line: lead sieve and open portal. Broken line: circular grill made up of wolfram rods. (Redrawn from Becker, Gudden, and Kuttig, and Becker and Kuttig, 1960)

Grid depth dose measurements for a 15-MeV roentgen-ray beam have been reported by Becker, Weitzel, and v. D. Decken (1956), and discussed by Breitling (1960). Fig. 22 gives the central-axis depth doses and homogeneity ratio. The high value of the homogeneity ratio at the surface arises from electrons leaving the treatment cone. These electrons are absorbed at a depth of about 1 cm, and the homogeneity ratio H then falls to approximately 0.3, rising to a constant value of about 0.45 distal to 2.5 cm. The dose in the shadow region arises from the long range of the secondary electrons (not from scattered photons), so there is an equilibrium value to H beyond the surface build-up region. Measurement of the volume dose again gives a result in agreement with Eq. (5b).

Electron depth doses have been reported by Becker, Kärcher, and Weitzel; and Becker and Kärcher (15 MeV), Gudden and Ehrley (6, 9, 12, and 15 MeV), Dutreix (24 MeV), Uhlmann, Ovadia, and Maffi (25 and 35 MeV), Ovadia and McAllister (15, 25, and 33 MeV), and Sempert and Wideröe (30 MeV). All report depth dose distribution which resemble those of Fig. 23. The maximum curve falls and the minimum rises, until they meet and the dose distribution is completely homogeneous. All the electron grid depth doses mentioned above can be described as follows: If E is the energy of the electron beam in MeV, the maximum depth of penetration of the beam is approximately $E/2$ g/cm² , and the dose distribution becomes homogeneous at a depth of around $E/4$ g/cm² (1 cm water = 1 g/cm²). From the published data these depths seem to be roughly independent of hole size or grid ratio, though Ovadia and McAllister report that the depth of the non-uniform distribution increases with hole size. The value of the depth dose (relative to the maximum) at which the dose distribution becomes homogeneous (e.g., 53% for $p = 55\%$ in Fig. 23), seems to vary from 20 to 60%, depending on factors not apparent from an examination of available data. UHLMANN et al. report that the weighted mean depth dose agrees with the open-portal depth dose, after appropriate normalization, again in agreement with Eq. (5b). From this they conclude that the scattering at the grid holes changes the direction but not the energy of the scattered electrons. It is evident that electron depth doses, like roentgen-ray depth doses, can be analyzed in "primary" and "scattered" components (DOLPHIN, GALE, and BRADSHAW), with the important difference that the electron "primary" appears to disappear at a

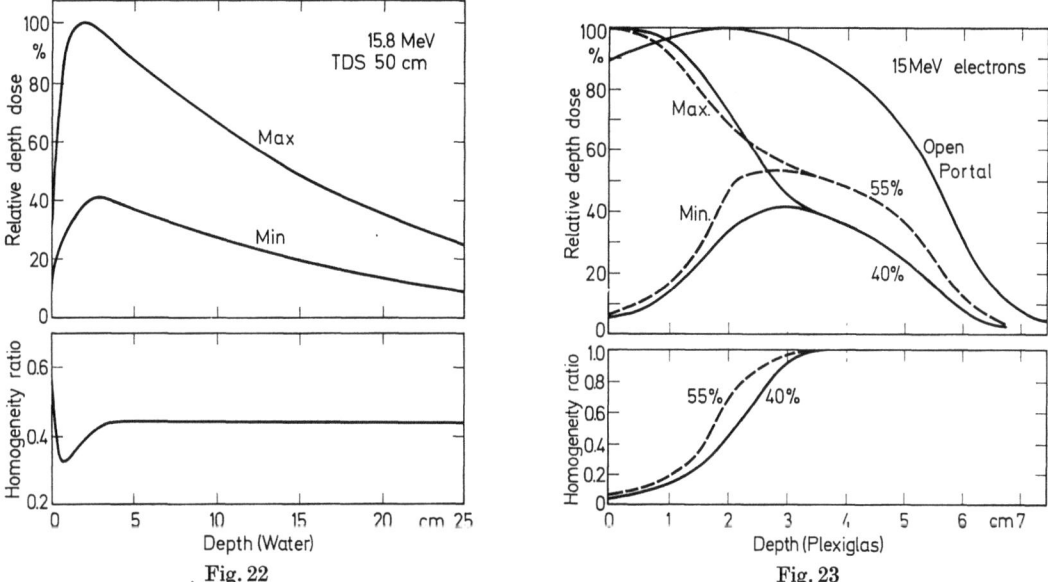

Fig. 22   Fig. 23

Fig. 22. Central-axis grid depth doses and homogeneity ratio for a 15 MeV roentgen-ray beam with a 40% grid at 50 cm target-skin distance. The curves are independent of field area. (BREITLING)

Fig. 23. Central-axis grid depth doses and homogeneity ratios for a 15 MeV electron beam with a lead grid 7 mm thick, 7 mm diameter holes, and a field area 4.5×7 cm². Solid line: 40% grid and open portal. Broken line: 55% grid. (Redrawn from GUDDEN and EHRLY)

depth of about $E/4$ g/cm². It is in any event clear that electron grid depth doses must be determined experimentally in each case. Photographic dosimetry in plastic phantoms has been a convenient method of doing this for several authors.

d) Grid dosimetry in inhomogeneous phantoms and tissues

Dose distributions measured in homogeneous phantoms are always more or less unrealistic, due to the variations in tissue density and composition of the human body. Attention has been given to this problem in recent years, and some of the methods of taking the inhomogeneities into account are reviewed by JOHNS (1961). While this problem always makes more difficult attempts to formulate generalizations about the response to radiation of tissue *in vivo*, it is probably no more serious for grid than for open-portal therapy. The effect of high atomic number tissue (bone) is considered first, and then the effect of low-density tissue (lung).

Detailed information on the quality of roentgen-ray beams in a water phantom has been given, in a form useful here, by SKARSGARD and JOHNS. They give the half-value layer as a function of depth, for a number of field areas and beam qualities. Their data on a representative field has been combined with values of the conversion factor for rads to roentgens (JOHNS, 1961), for presentation in Fig. 24. For a grid field, the dose between holes (G_{min}) would coincide with the curve marked "scatter", and the dose beneath a hole ($G_{\max}$) would lie between the curves marked "total" and "primary". From an examination of their results, it appears that the following generalizations are illustrated by Fig. 24 and are valid for all conventional roentgen-ray beams of half-value layer up to about 4 mm Cu: 1. for bone the homogeneity ratio $H = G_{\min}/G_{\max}$ is very much larger if given in units of absorbed dose (rad) than if given in units of exposure

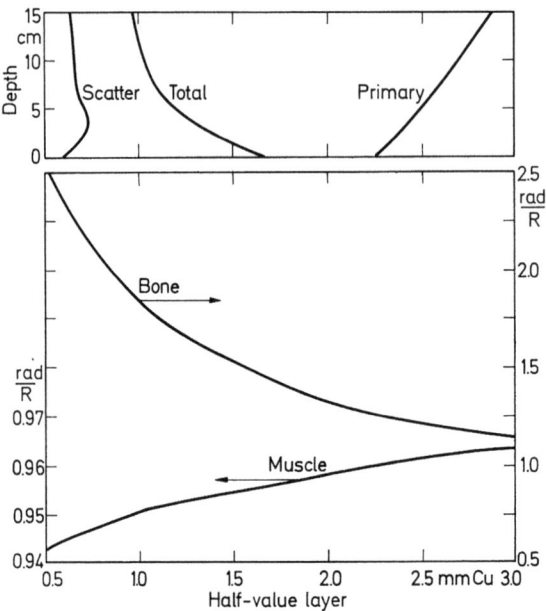

Fig. 24. Beam quality change in a water phantom. Upper figure: half-value layer as a function of depth for a field of 100 cm² area, 50 cm target-skin distance, and an initial primary half-value layer of 2.2 mm Cu. (Data from Skarsgard and Johns.) Lower figure: conversion factor rad/R for the same range of half-value layers. (Data from Johns, 1961)

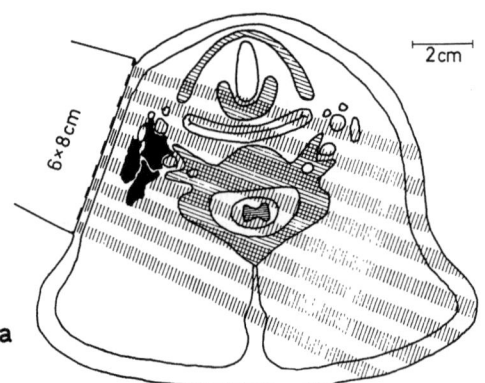

Fig. 25a—c. Calculated grid dose distribution for a 6 × 8 cm neck field, 39% grid with 5 mm diameter holes. (a) Schematic cross section. (b) Estimated dose distribution at various depths for 110 kV roentgen-ray beam. (c) Estimated dose distribution at various depths for a 200 kV roentgen ray beam. (Krokowski, 1958)

dose (roentgens), and moreover the ratio (in rad) varies with depth; 2. for soft tissue the homogeneity ratio is not significantly different if given in rad or in roentgens, and as a result ionization dosimetry is valid throughout a water phantom; 3. any in-phantom dosimetry based on a non-air-equivalent detector is untrustworthy unless it measures absorbed dose directly.

The calculations of Skarsgard and Johns apply to the central axis only, but Cormack and Mak have shown that the spectrum of the scattered radiation is nearly constant in shape across the beam and outside the beam edge. Many experimental methods have been described for maesuring the quality of a beam inside a phantom, but most such detectors are too large in size for use with grid fields. However DEGNER has described such measurements for grid fields, using energy-dependent detectors of small size.

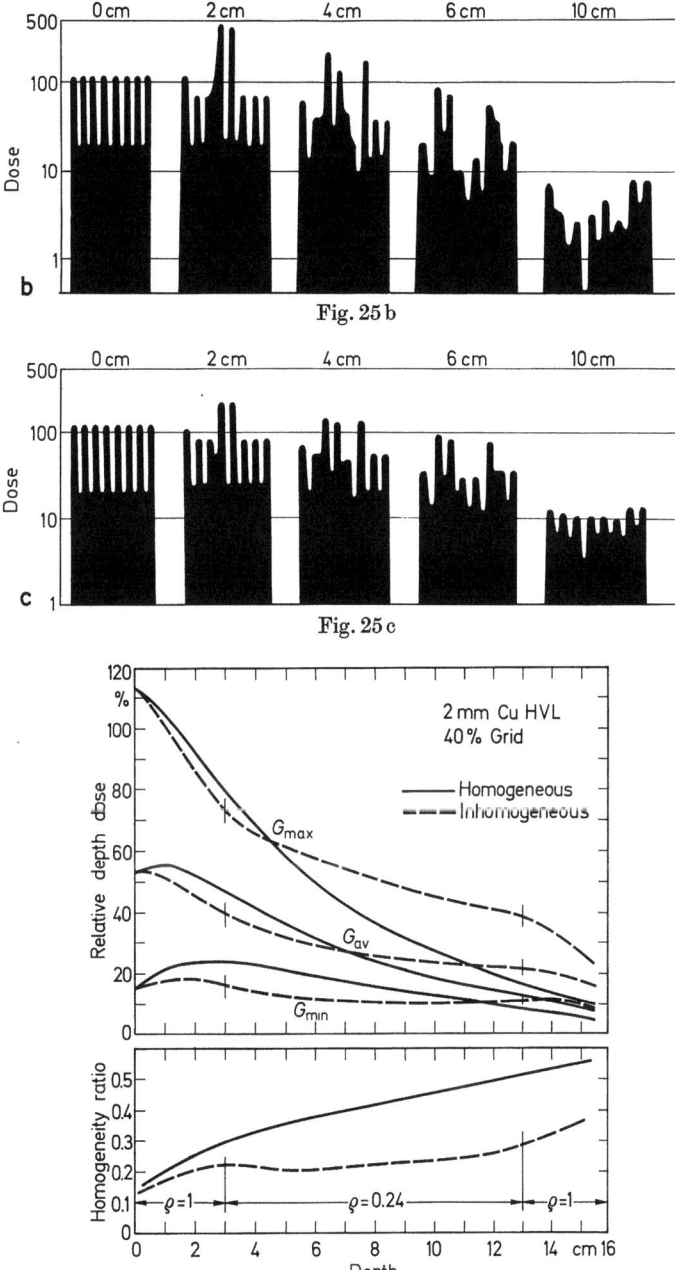

Fig. 25 b

Fig. 25 c

Fig. 26. Grid depth doses and homogeneity ratios in a "lung" phantom and in a homogeneous phantom, for a 40% grid with 10 mm diameter holes at 50 cm target-skin distance, 10 × 15 cm² field area, and 2 mm Cu half-value layer. Solid line: homogeneous phantom of unit density. Broken line: inhomogeneous phantom, unit density 0 to 3 and 13 to 16 cm, density 0.24 g/cm³ 3 to 13 cm depth. (Redrawn from EBERT, FINKE, and SIGMUND)

Measurements have been made by KROKOWSKI of absorption coefficients in various tissues, and he has discussed methods of correcting depth dose curves for tissue composition. His application of these results to a grid field to the neck is shown in Fig. 25, where it is seen that the dose distribution is greatly disturbed by the presence of bone. The advantage of 200 kV over 110 kV for this field is also shown.

The effect of density variation on grid depth doses is somewhat different, as illustrated in Fig. 26, which shows the experimental results of EBERT, FINKE, and SIGMUND for a phantom thorax made up of 3 cm of unit density material on both sides of 10 cm of material of density 0.24 g/cm³. It is seen that the primary is attenuated less rapidly in the low density material, giving rise to larger grid doses at large depths, and a smaller homogeneity ratio compared to a homogeneous phantom. Evidently the use of standard tables will lead to large errors in the estimation of grid lung doses.

The increased absorption in bone relative to soft tissue which characterizes conventional roentgen-ray beams essentially disappears for supervoltage beams. While this offers a very satisfactory solution to the problem for open-portal therapy, it is often not easily applicable to grid therapy, where the goal is frequently a high degree of homogeneity in the deep tissues. The use of supervoltage moving-beam techniques appears to offer at least in principle a solution to this problem for grid therapy. Moreover, the dose uniformity which is produced in grid fields by moving-beam techniques is independent of variations in tissue density, for all beam energies. This effect can be further improved by the use of special grids, for example grills, as pointed out by HILTEMAN in a series of papers.

The dosimetry of tissue and inhomogeneous phantoms, as well as curved and non-infinite phantoms, is a subject in need of further investigation, both for grid and for open-portal therapy.

References

ABELES, F.: Die Schattenverteilung bei der Anwendung des Alban Köhlerschen Drahtnetzes. Fortschr. Röntgenstr. 33, 763—769 (1925).

ALBERTI, W., and K. ALBERTI: Accessory compression tubes for the irradiation through a sieve. Čs. Onkol. 2, 156—160 (1955).

BALZ, G., u. A. JAKOB: Die physikalischen Verhältnisse bei der Strahlenbehandlung mittels der Siebmethode im Strahlenbereich der konventionellen Tiefentherapie. Strahlentherapie 107, 271—277 (1958).

BÁRÁNY, J.: Zur Frage der Gitterbestrahlung. Magy. Radiol. 9, 26—34 (1957).

BARTH, G.: Methodik, Vergleiche und Ergebnisse der Bewegungs- und Siebbestrahlung, S. 512—579. In: Strahlenbiologie, Strahlentherapie, Nuklearmedizin und Krebsforschung. Ergebnisse 1952—1958 (Hrsg. H. R. SCHINZ et al.). Stuttgart: Georg Thieme 1959.

BECKER, J., F. GUDDEN u. H. KUTTIG: Siebbestrahlung mit Co⁶⁰-Gammastrahlen. Strahlentherapie 105, 623—629 (1958).

—, u. K. H. KÄRCHER: Therapeutische Erfahrung mit schnellen Elektronen. Acta radiol. (Stockh.) Suppl. 188, 32—40 (1959).

— — u. G. WEITZEL: Elektronentherapie mit Supervoltgeräten. In: Strahlenbiologie, Strahlentherapie, Nuklearmedizin und Krebsforschung. Ergebnisse 1952—1958. Stuttgart: Georg Thieme 1959.

—, u. H. KUTTIG: Die Telekobalt-Siebbestrahlung mit „negativem" Sieb. Strahlentherapie 111, 532—536 (1960).

— G. WEITZEL u. C. B. VAN DER DECKEN: Die Gittermethode bei der Strahlenbehandlung mit ultraharten Röntgenstrahlen von 15 MeV. Strahlentherapie 101, 191—196 (1956a).

BECKER, J., G. WEITZEL u. C. B. VAN DER DECKEN: Die Gittermethode bei der Strahlenbehandlung mit schnellen Elektronen. Strahlentherapie 99, 213—220 (1956b).

BEZOLD, K.: Ekzembestrahlung mit der Siebmethode. Strahlentherapie 93, 434—439 (1954).

BIRCHALL, I.: A new technique in the use of grid fields. Brit. J. Radiol. 26, 55—56 (1953).

BISTOLFI, F., et M. BOLOGNESI: Considérations sur la roentgenthérapie avec grille des cancers utérins, aux stades III et IV, aprés trois ans de recul. J. Radiol. Électrol. 39, 494—497 (1958)*.

BOTSTEIN, C., u. W. HARRIS: Intensive Röntgenbestrahlung des fortgeschrittenen Krebses durch ein Bleigummi-Sieb. (Ein Jahr Erfahrung an 140 Fällen.) Fortschr. Röntgenstr. 75, 26—39 (1951).

BOZÓKY, L., u. I. RODÉ: Physikalische und klinische Untersuchungen mit Rasterbehandlung. Radiol. clin. (Basel) 24, 240—254 (1955).

BREITLING, G.: Bestimmung der Dosisverteilung bei Siebbestrahlung mit dem Leuchtstoffdosimeter. Fortschr. Röntgenstr. 86, 254—256 (1957).

— Physikalische Grundlagen der Siebbestrahlung. In: Strahlenforschung und Strahlenbehandlung, Sonderbände zur Strahlentherapie, Bd. 46. (Hrsg. H. MEYER u. J. BECKER). München: Urban & Schwarzenberg 1960.

BRUCE, W. R., and H. E. JOHNS: Investigation of grid fields with a miniature ionization chamber. J. Canad. Ass. Radiol. 5, 29—32 (1954).

BURNS, J. E.: Conversion of percentage depth doses from one F. S. D. to another. In: Depth dose tables for use in radiotherapy (M. COHEN et al., eds.). London: Brit. Inst. Radiol. 1961.

CLARKSON, J. R.: A note on depth doses in fields of irregular shape. Brit. J. Radiol. 14, 265—268 (1941).

COHEN, M. (ed.): Depth dose tables for use in radiotherapy. Brit. J. Radiol. Suppl. No. 10 (1961).

COHEN, O. H., and W. L. PALAZZO: The grid technique of radiotherapy with depth dose measurements. Amer. J. Roentgenol. 67, 470—476 (1952).

CORMACK, D. V., and S. MAK: Spectra of scattered radiation at points off the beam axis. Radiology 72, 107 (1959).

DANIEL, G.: Techniques, procesus et indications de la gridtherapie dans les tumeurs du sein. J. Radiol. Électrol. 36, 613—617 (1955).

DEGNER, W.: Neue Meßergebnisse zur Strahlentherapie. Strahlentherapie 105, 119—125 (1958).

DOLPHIN, G. W., N. H. GALE, and A. L. BRADSHAW: Investigations of high energy electron beams for use in therapy. Brit. J. Radiol. 32, 13—17 (1959).

DUTREIX, J.: Measure par films de la distribution en profondeur de la dose pour les électrons de haute énergie. In: Betatron und Telekobalttherapie (J. BECKER u. K. E. SCHEER, Hrsg.), S. 160—168. Berlin-Göttingen-Heidelberg: Springer 1958.

EBERT, H. G., H. FINK u. R. SIGMUND: Dosisverhältnisse bei der Siebbestrahlung homogener und inhomogener Medien. Fortschr. Röntgenstr. 88, 109—112 (1958)*.

EICHORN, H. J., u. S. MATSCHKE: Untersuchungen über die Dosisverteilung bei der Siebbestrahlung in Hinblick auf die Entstehung des Bestrahlungssyndroms und die Hauttoleranz in der Röntgen-Tiefentherapie. II. Mitt. Strahlentherapie 109, 305—315 (1959).

FAILLA, G.: Irradiation through grids. Radiology 58, 424—426 (1952).

FARR, R. F.: The distribution of dose-rate across the field of an X-ray therapy tube. Brit. J. Radiol. 28, 364—373 (1955).

FRIEDMAN, M., J. DRESNER, and G. J. HINE: Supervoltage (2000 kilovolt roentgen rays) irradiation with a resonant transformer generator. Amer. J. Roentgenol. 73, 410—425 (1955).

FROST, D.: Über die Hautbelastung bei Siebbestrahlung. Strahlentherapie 104, 302—305 (1957).

GROS, C. M., S. BURG et R. SIGRIST: Contribution à la radiothérapie par les grilles. J. Radiol. Électrol. 35, 242—245 (1954).

GRYNKROUT, B., u. W. SITKOWSKI: Zur Radiotherapie durch ein Gitter mit vierkantigen Löchern und über die Wichtigkeit des Faktors „nichtbestrahlter Behandlungszwischenraum". Strahlentherapie 56, 413—421 (1936).

GUDDEN, F., u. A. EHRLY: Dosisverteilungen bei der Elektronen-Gittertherapie. In: Betatron und Telekobalttherapie (J. BECKER u. K. E. SCHEER, Hrsg.), S. 196—198. Berlin-Göttingen-Heidelberg: Springer 1958.

HARING, W.: Siebstrahlung. Strahlentherapie 51, 154—163 (1934).

— Die Entwicklung der Siebbestrahlung. Strahlentherapie 102, 479—482 (1957).

— 25 Jahre Siebbestrahlung. Z. ges. inn. Med. 13, 752—755 (1958).

HARRIS, W.: Recent clinical experience with the grid in the x-ray treatment of advanced cancer. Radiology 58, 343—350 (1952).

HERVE, A., et R. GHYS: Etude dosimetrique et clinique de la radiothérapie a travers grille. Acta radiol. (Stockh.) 49, 72—85 (1958).

HILTEMANN, H.: Gitterbewegungsbestrahlung. II. Mitt. Strahlentherapie 97, 426—429 (1955a)*.

— Raumdosisverteilung beim Rastergitter. Strahlentherapie 98, 494—496 (1955b)*.

— Gitterbewegungsbestrahlung für Halbtiefentherapie. Strahlentherapie 100, 613—615 (1956)*.

HINE, G. J.: Scattering of secondary electrons produced by γ-rays in materials of various atomic numbers. Phys. Rev. 82, 755—756 (1951).

HOHL, K.: Die Siebbestrahlung. Radiol. clin. (Basel) 22, 486—491 (1953)*.

JACOBSON, L. E.: Description of a cone with a movable grid for gridtherapy. Amer. J. Roentgenol. 69, 849—850 (1953a).

— Grid depth dose investigation for 200 and 400 kilovolts at the center and edge of the field. Amer. J. Roentgenol. 69, 991—1000 (1953b)*.

JAEGER, R. G.: Dosimetrie und Strahlenschutz. Stuttgart: Georg Thieme 1959.

JOHNS, H. E.: The physics of radiology. Springfield (Ill.): C. C. Thomas 1961.

JOLLES, B.: X-ray sieve therapy in cancer. A connective tissue problem. London: H. K. Lewis 1953*.

—, and R. G. MITCHELL: I. The sieve in radiotherapy. II. Physical aspects of the sieve method. Brit. J. Radiol 25, 395—405 (1952)*.

KÖHLER, A.: Röntgentiefentherapie mit Metallnetzschutz. III. Mitt. (Praktische Erfolge.) Strahlentherapie 1, 121—131 (1912)*.

— Der Metallnetzschutz zur Vermeidung von Röntgenverbrennungen bei Tiefenbestrahlungen. Fortschr. Röntgenstr. 30, 56—58 (1923)*.

—, and F. LIBERSON: An exchange of letters on the history of grid therapy. Radiology 22, 110—111 (1934).

KRÖKER, P.: Über die Siebbestrahlung. Fortschr. Röntgenstr. 85, 523—533 (1956).

KROKOWSKI, E.: Herddosen bei Siebbestrahlung. Fortschr. Röntgenstr. 86, 256—262 (1957).

— Bedeutung der spezifischen Gewebsabsorption für den strahlenbiologischen Effekt. Strahlentherapie 109, 300—304 (1959a)*.

— Absorptionskurven für die Strahlentherapie des Bronchialkarzinoms. Fortschr. Röntgenstr. 91, 382—388 (1959b)*.

KUTTIG, H.: Die Siebbestrahlung bei der Supervolttherapie. In: Strahlenforschung und Strahlenbehandlung. Sonderbände zur Strahlentherapie, Bd. 46 (Hrsg. H. MEYER u. J. BECKER). München: Urban & Schwarzenberg 1960.

—, u. I. MEIER: Gittermethode mit dem Chaoulschen Nahbestrahlgerät. Ein Vorschlag zur Behandlung oberflächennaher Tumorrezidive. Strahlentherapie 101, 260—265 (1956a).

— — Beobachtungen zur Hautreaktion bei Röntgengitterbestrahlung. Strahlentherapie 101, 266—271 (1956b).

LIBERSON, F.: The value of a multi-perforated screen in deep X-ray therapy. Radiology 20, 186—195 (1933).

— A critical study of the use of the lead perforator and reciprocal radiation therapy. Amer. J. Roentgenol. 36, 245—250 (1936).

LOEVINGER, R.: Depth dose curves for grids in X-ray therapy. Radiology 58, 351—359 (1952)*.

LUTZ, P.: Über Versuche mit stetig versetzter Siebbestrahlung. Strahlentherapie 112, 467—468 (1960).

MARCUSE, H. R., and H. J. MELLINK: Einige physikalische Aspekte der Siebbestrahlung (7th Int. Congr. of Radiology). Sonderband zur Strahlentherapie 32, 85 (1955).

MARKS, H.: Clinical experience with irradiation through a grid. Radiology 58, 338—342 (1952)*.

MAUDERLI, W., D. M. GOULD, and J. W. LANE: Focused grid telecobalt film dosimetry. Amer. J. Roentgenol. 83, 514—519 (1960).

MEYER, H., and J. BECKER: Die Siebbestrahlung. In: Sonderbände zur Strahlentherapie, Bd. 46. München: Urban & Schwarzenberg 1960.

MEYER-LAACK, H.: Strahlentherapie der Lungentumoren und der Wert der Siebbestrahlung. Strahlentherapie 104, 366—383 (1957).

MORGAN, R. H.: Handbook of radiology. Chicago: Yearbook Publ. 1955.

OESER, H., and E. KROKOWSKI: Zur Frage der Siebbestrahlung. Röntgen-Bl. 11, 385—391 (1958).

OVADIA, J., and J. MCALLISTER: Dose distribution in grid therapy with 15 to 33 MeV electrons. Radiology 76, 118—119 (1961).

PALAZZO, W. L., and H. MARKS: Exchange of letters on the history of grid therapy. Radiology 61, 109—111 (1953).

PALMIERI, G. G.: Röntgen-Schicht-Therapie oder Tomotherapie und andere neue Varianten der Kinetherapie. Radiol. clin. (Basel) 24, 1—17 (1955).

PLACHEROVÁ, A., V. KUBEC u. J. ZÁMECNÍK: Unsere Erfahrungen mit der Anwendung von inversen Sieben in der Röntgentherapie. Strahlentherapie 110, 101—109 (1959).

POURQUIER, H., P. LEONHARDT, J. GARY-BABO, B. ROVIRA et N. BARTHÉLEMY: Les grilles en radiothérapie. J. Radiol. Électrol. 37, 975—978 (1956).

RAO, T. R. S.: Radiation therapy for malignant tumors using a grid. Indian J. Radiol. 10, 103—115 (1956).

RAUSCH, L.: Strahlenbiologische Untersuchungen zur Sieb- und Rasterbestrahlung. I. Mitt.: Tierexperimentelle Studien über die Bedeutung des Homogenitätsquotienten für den hautschonenden Effekt der Siebbestrahlung. Strahlentherapie 115, 283—302 (1961).

RODÉ, I., u. L. BOZÓKY: Über die subtotale und totale Rasterbestrahlung. Strahlentherapie 102, 277—287 (1957).

RUIZ-RIVAS, M.: Tratamiento radioterápico de los tumores profundos (nota previa). Medicamenta (Madr.) 10, 308—311 (1952).

SCHÄFER, H., u. K. SCHÜRMAN: Vorschlag zur Standardisierung der Siebfeldmuster. Strahlentherapie 102, 270—276 (1957).

SCHLUNGBAUM, W., u. E. KROKOWSKI: Die Siebbestrahlung. Röntgen- u. Lab.-Prax. 10, 204—209 (1957).

SCHOEN, D.: Theorie und Praxis der Gitterbestrahlung. Röntgen-Bl. 11, 169—176 (1958a).

— Sieb- oder Rasterbestrahlung? Strahlentherapie 106, 130—138 (1958b).

SCHOEN, D.: Über die Wirkung der Siebbestrahlung auf Hautmetastasen. Sonderband zur Strahlentherapie 43, 164—173 (1959).

—, u. H. E. MAGNUS: Bewegungsbestrahlung durch Bleisieb. Fortschr. Roentgenstr. 81, 670—679 (1954).

SCHOLTE, P. J. L., and H. R. MARCUSE: Sieve therapy. Medica mundi 2, 102—110 (1956)*.

SCHRÖCK-VIETOR, W.: Tiefendosistabellen für die Röntgen-Siebbestrahlung. Strahlentherapie 99, 452—458 (1956)*; 101, 158—160 (1956).

SEIDEL, K.: Mitteilung über Siebbestrahlungstubus. Strahlentherapie 105, 318—321 (1958)*.

— Feinsiebbestrahlung. Sonderband zur Strahlentherapie 43, 174—178 (1959)*.

SEMPERT, M., u. R. WIDERÖE: Untersuchungen über Dosimetrie und Ausblendung von 30 MeV-Elektronenstrahlen. In: Betatron und Telekobalttherapie (J. BECKER u. K. E. SCHEER, Hrsg.), S. 182—190. Berlin-Göttingen-Heidelberg: Springer 1958.

SKARSGARD, L. D., and H. E. JOHNS: Spectral flux density of scattered and primary radiation generated at 250 keV. Radiat. Res. 14, 231—260 (1961).

SOPP, T. E., and L. STANTON: Physical measurements of radiation through a grid. Amer. J. Roentgenol. 71, 835—845 (1954).

STREIL, W.: Über die Strahlenbehandlung maligner Tumoren mit der Siebmethode. Zentr.-Org. ges. Chir. 79, 1651—1659 (1954)*.

SWART, B.: Die Intensivbehandlung großer oberflächennaher Tumoren mittels Sieb-Schichtbestrahlung. Strahlentherapie 102, 468—478 (1957).

TROUT, E. D., J. P. KELLEY, and A. C. LUCAS: Evaluation of Thoraeus filters. Amer. J. Roentgenol. 85, 933—939 (1961).

UHLMANN, E. M., J. OVADIA u. A. MAFFI: Gitterbestrahlung mit schnellen Elektronen. Strahlentherapie 108, 52—56 (1959).

WACHSMANN, F., u. A. DIMOTSIS: Kurven und Tabellen für die Strahlentherapie. Stuttgart: S. Hirzel 1957.

WEITZEL, G.: Erfahrungen mit der Elektrontherapie oberflächiger Tumoren. In: Betatron und Telekobalttherapie (J. BECKER u. K. E. SCHEER, Hrsg.), S. 63—71. Berlin-Göttingen-Heidelberg: Springer 1958.

WHEATLEY, B. M., H. J. HODT, and E. W. SAVAGE: The 2-million volt van de Graaff generator. II. Beam definition, beam direction, and protection problems. Brit. J. Radiol. 26, 58—62 (1953).

—, and B. W. WORTHLEY: A note on the dosimetry of grid fields. Brit. J. Radiol. 24, 692 (1951).

WOENCKHOUS, E.: Ein Hautschutzgerät bei der Röntgentiefentherapie. Röntgenpraxis 6, 36—39 (1934).

WORTHLEY, B., J. TOOZE, J. BROWN, and R. M. FRY: Dosage estimation in radiotherapy and the Wheatly integrator. Acta radiol. (Stockh.) Suppl. 128, 36—37 (1955)*.

The asterisk * after the year of publication indicates that some of the earlier articles by the same author have been omitted from this list, and will be found in the list of references of the starred publication.

2. Strahlenbiologie und Klinik der Siebbestrahlung

Von

G. Barth und W. Kern

Mit 13 Abbildungen

a) Vorbemerkungen, historischer Überblick

Im Abschnitt über die Physik der Siebbestrahlung sind wesentliche Gesichtspunkte über die Entwicklung der Siebbestrahlung und die Begriffsbestimmungen bereits besprochen. Physikalische Überlegungen sowie strahlenbiologische und medizinische Erkenntnisse haben, eng miteinander verwoben, die Siebbestrahlung begründet. ALBAN KÖHLERs Vorschlag, die Strahlenverträglichkeit der Haut durch Vorschaltung eines Stahlnetzes zu steigern, ging von einer biologisch-medizinischen Überlegung aus. In seiner ersten Arbeit (1909) beruft er sich auf die damals übliche punktförmige Kauterisation, z.B. eines Angioms mit dem Paquelin, bei der es ebenfalls von der erhaltenen Haut aus zu einer Heilung von Nekrosen komme. KÖHLER eilte jedoch seiner Zeit voraus und fand zunächst mit seinem Vorschlag keinen Widerhall, wurde doch die Entwicklung der Tiefentherapie zunächst von ganz anderen Gesichtspunkten geleitet. Man war strahlenbiologisch der Auffassung, daß die Röntgenstrahlen stark elektiv nur das Tumorgewebe schädigen. Diese Vorstellungen führten zur Einführung der sog. Ferngroßfeldermethode, bei der große Teile des Körpers möglichst homogen mit Röntgenstrahlen behandelt wurden, um mit Sicherheit den ganzen Tumor und seine Lymphabflußsysteme nebst vorhandenen Metastasen wirksam zu erfassen. Sie waren der Entwicklung der Siebbestrahlung nicht förderlich. Erst die Kenntnis der Strahlenschädigung des mitbestrahlten gesunden Gewebes führte dazu, andere Methoden zu versuchen, mit welchen die Dosis am Herd unter größtmöglicher Schonung des nicht erkrankten Gewebes erhöht werden konnte. So ist es zu verstehen, wenn die Köhlerschen Arbeiten über 20 Jahre unbeachtet blieben. Auch die Messungen von ABELES (1925) aus der Holfelderschen Schule waren der weiteren Entwicklung eher im Wege, da das für die Siebbestrahlung grundlegende Prinzip der Inhomogenität der Dosisverteilung aus zunächst logisch erscheinenden Gründen als unerwünscht betrachtet wurde. Erst die Arbeiten von LIBERSON, WOENCKHAUS, HARING, GRYNKRAUT und SITKOWSKY bewiesen die klinische Verwendbarkeit der Methode und brachten erste strahlenbiologische Deutungsversuche. Nach 1945 waren es vor allem JOLLES, MARKS, BOTSTEIN und HARRIS, GROSS, WOLF und BURG sowie HOHL aus der Schinzschen Schule, die der Siebbestrahlung als Routinemethode Eingang in die Strahlentherapie verschafften.

α) Grundgedanken der Siebbestrahlung

Wie schon aus dem Namen hervorgeht, handelt es sich bei der Siebbestrahlung um eine inhomogene Strahleneinwirkung dergestalt, daß die unter den Sieböffnungen liegende Haut eine wesentlich höhere Dosis als die unter den Siebstegen liegende Haut erhält. Dadurch ist es möglich, die bestrahlten Felder erheblich höher als ein großes zusammenhängendes Hautfeld zu belasten. Die Inhomogenität der Dosisverteilung wird nach der Tiefe zu mehr und mehr ausgeglichen. Die Siebbestrahlung hat nur einen Sinn, wenn es mit ihrer Hilfe gelingt, eine größere Tiefendosis als mit offenen Feldern zu erreichen beziehungsweise bei großen bestrahlten Volumina die Verträglichkeit zu erhöhen. In den Abschnitten über die Siebbestrahlung mit ultraharten Röntgenstrahlen wird auf Abweichungen von diesen ursprünglichen Grundgedanken der Siebbestrahlung noch eingegangen werden.

β) Nomenklatur

1. Von *Siebbestrahlung* ist dann zu sprechen, wenn das für die Strahlenverteilung vorgeschaltete Medium, die Strahlenschutzschablone, regelmäßig angeordnet, runde, quadratische, rechteckige oder anders geformte (fokussierte) Öffnungen besitzt (Hohl).

2. Von einem Raster bzw. einer *Rasterbestrahlung* sollte man sprechen, wenn die Strahlenschutzschablone streifenförmig ausgeschnitten ist, wobei die offenen Streifen quer zur Längsachse des zu bestrahlenden Objektes (Tumors) verlaufen sollen (Hiltemann).

3. Nach einem Vorschlag von Hohl sollte von einer *Gitterbestrahlung* nur die Rede sein, wenn ein weitmaschiges Netz mit schmalen Stegen aus Metall oder Bleigummi zur Anwendung kommt, wie es die ersten Autoren, die sich mit der Methode befaßten, benutzt haben (Köhler, Woenckhaus, Grynkraut und Sitkowsky).

Bei der Gitterbestrahlung reichen die erhaltenen Hautstege nicht aus, um den gewünschten, im Absatz *aa)* bzw. *bbα)* beschriebenen Effekt zu erzielen. Die Methode ist praktisch aufgegeben.

b) Strahlenbiologie der Siebbestrahlung. Versuche mit verschiedenen Siebarten

α) Lokale Anwendung, Hautschonung

Seit den ersten Mitteilungen von Köhler ist die erhöhte Belastbarkeit der bestrahlten Hautfelder unter den Sieb- bzw. Gitterlöchern von zahlreichen Autoren immer wieder bestätigt gefunden worden (Liberson; Harris; Haring, 1934; Woenckhaus; Grynkraut und Sitkowsky; Wieland; Bistolfi). Dabei wurden bei fraktionierter Bestrahlung Oberflächendosen bis etwa 24 000 R als erreichbar beschrieben (Tenzel; Marks; Freid u. Mitarb.; Frischkorn; Botstein und Harris; Kaneda, 1955).

Der Ablauf der Hautreaktion ist grundsätzlich der gleiche, wie er auf Grund der klassischen Beobachtungen von Holzknecht, Miescher, Liechti, Holthusen, Schintz und Slotopolsky, v. Reisner, Wachsmann (1947) und Kepp beschrieben wurde. Die einzelnen Phasen des Hauterythems gehen bei Fraktionierung natürlich ineinander über. Ein Früherythem läßt sich bei Einzeldosen über 400 R stets beobachten. Das Hauterythem geht in der Regel nach einer Einfalldosis von 3000—4000 R über den Sieblöchern in eine „Epidermitis sicca" (vgl. Kepp, 1952) über. Bei einer Lochdosis von insgesamt 6000 R muß man bei den meist üblichen Siebbestrahlungsbedingungen (Öffnungsverhältnis 50%, Orthovoltröntgenstrahlung) mit einer exsudativen Reaktion rechnen, die 4 bis 6 Wochen nach der Bestrahlung abheilt (Kuttig und Meyer, Barth). Nach einer Bestrahlung mit 10 000 R Lochdosis braucht die Haut etwa 2 Monate zur Abheilung, und bei höheren Dosen kommt es in der Gegend der Sieböffnungen zu Nekrosen, die in 3—4 Monaten ausheilen, wobei depigmentierte Hautindurationen mit pigmentierter Umgebung zurückbleiben (Barth, Schuba und Wachsmann). Nach den Angaben von Wieland und Schröter sagen der Zeitpunkt des Auftretens sowie die Intensität des Früherythems nichts aus über die Empfindlichkeit der Haut gegenüber Röntgenstrahlen. Desgleichen bedingt eine bestimmte Haar-, Augen- und Hautfarbe keine besondere Strahlenempfindlichkeit. Die Epitheliolyse tritt meist im Wirkungsbereich der 2. Erythemwelle auf. Die applizierbare Gesamtdosis ist nach den letztgenannten Autoren von der in der Zeit zwischen dem 20.—31. bzw. 34.—45. Tag gegebenen Strahlenmenge abhängig und um so größer, je größer die Einzeldosen sind und je kleiner das bestrahlungsfreie Intervall ist.

Nach den Beobachtungen von Köhler und Kröker tritt bei genauer Feldeinstellung eine Konfluenz der exsudativ reagierenden Hautareale mit nachfolgender Epidermisabstoßung praktisch nur bei einer Superinfektion des bestrahlten Feldes auf. Wird die Bestrahlung bei exsudativer Reaktion fortgesetzt, so kommt es zu „Eintrocknung der Bläschen, zur Dermatitis crustosa, die in der Regel in die zuvor beschriebenen Nekrosen übergeht" (Kröker). Die Krustenbildung kommt wohl dadurch zustande, daß durch das Platzen der intraepidermalen und subepidermalen Blasen bzw. die Abstoßung der gesamten Epidermis im Rahmen einer bullösen Reaktion das Rete Malpighi freiliegt und das daraus austretende Exsudat eintrocknet. Die Maximalbelastbarkeit der Haut folgt mathematisch dem Gesetz von JOYET und HOHL, wonach der Logarithmus der gesamten Oberflächendosis der Oberfläche des Feldes umgekehrt proportional ist. Hierbei ist einschränkend darauf hinzuweisen, daß durch sekundäre und primäre Strahlung die Haut unter den Stegen mit etwa 20—25 % der verabreichten Einfallsdosis belastet ist, das heißt also, daß die Belastbarkeit der Haut nicht nur diesem Gesetz folgend von der Lochgröße abhängig ist, sondern auch von der Belastbarkeit der Hautstege. Die maximale Strahlentoleranz der offenen Felder (übliche Feldgrößen, konventionelle Tiefentherapie) bei fraktionierter Bestrahlung liegt bei etwa 5000 R. Bei der Siebbestrahlung werden 5000 R unter den Hautstegen etwa bei einer Lochdosis von 25000 R OD erreicht. Diese Zahlen

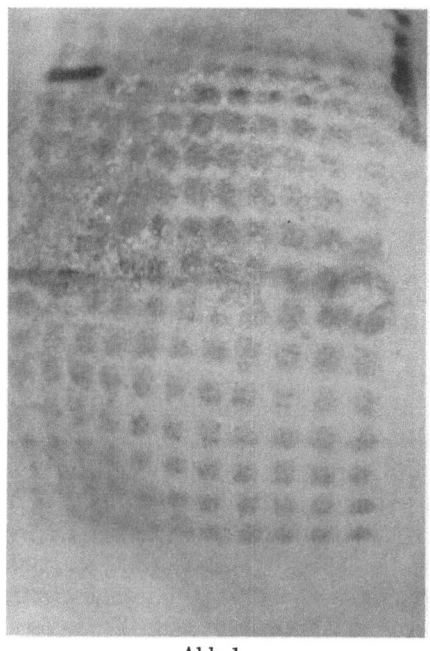 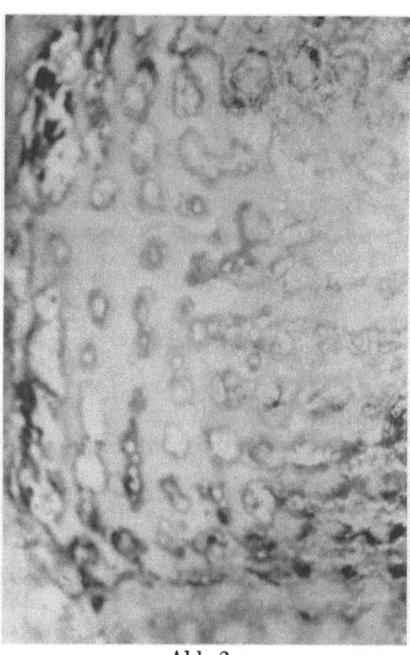

Abb. 1   Abb. 2

Abb. 1. Röntgensieberythem nach Abschluß einer ausgedehnten Bestrahlung des Abdomens wegen eines Ovarialcarcinoms. In Teilen des Bestrahlungsfeldes ist bereits die exsudative Reaktion im Gange. (Bestrahlungsdaten 9800 R OD bei 250 kV, 15 mA, 1 mm Cu, Feldgröße 15×20 cm)[1]

Abb. 2. Abheilungsstadium nach feuchter Epidermolyse mit beginnender Reepithelisierung. (Behandlung mit 2%iger Gentiana-Violett-Lösung und Borwasserumschlägen. Zustand 14 Tage nach Bestrahlungsabschluß)

decken sich mit den Angaben zahlreicher Autoren, wonach durch Siebfeldbestrahlung eine 5fach größere Belastung der Haut als bei Vollfeldbestrahlung möglich ist. RAUSCH (1961) hat sich mit diesen Sachverhalten ausführlich auseinandergesetzt. Er sieht die Erklärung für die zunächst überraschende Tatsache, daß die Hauttoleranz unter den Stegen der Hauttoleranz beim Vollfeld entspricht, nicht als eine Besonderheit der Siebbestrahlung an. Vielmehr hält er sie für eine Folge der bei den hohen Dosissummen langen Bestrahlungszeit, demnach des Zeitfaktors.

Nach erfolgter Abheilung der Hautnekrosen bzw. Reepithelisierung nach exsudativer Reaktion bleiben die Haut und das Unterhautgewebe meist weich, Ödeme werden nur nach sehr hohen Dosen und dies in geringem Umfange beobachtet. Eine Ausnahme bildet die Haut im Bereich des Halsdreieckes. Hier sind Schrumpfungsprozesse und Indurationen im subcutanen Gewebe häufiger beschrieben worden (Abb. 1—5).

Die histologische Untersuchung siebbestrahlter Haut zeigt grundsätzlich gleiche Veränderungen wie bei Stehfeldbestrahlung: Die Epidermis ist verdünnt, die Zahl der Epithelschichten dabei vermindert.

---

[1] Die Abb. 1, 2, 4 und 5 wurden uns freundlicherweise von Herrn Professor KÄRCHER, Heidelberg, zur Verfügung gestellt.

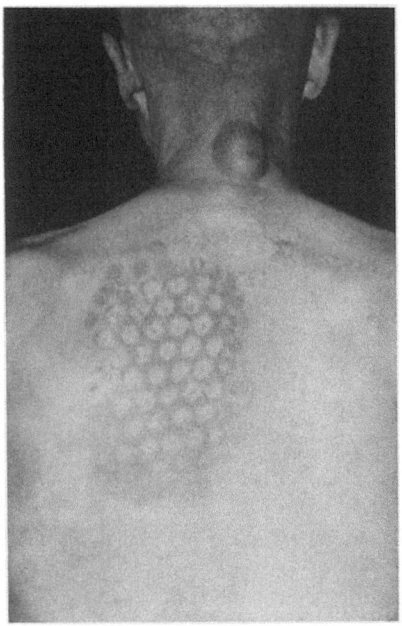

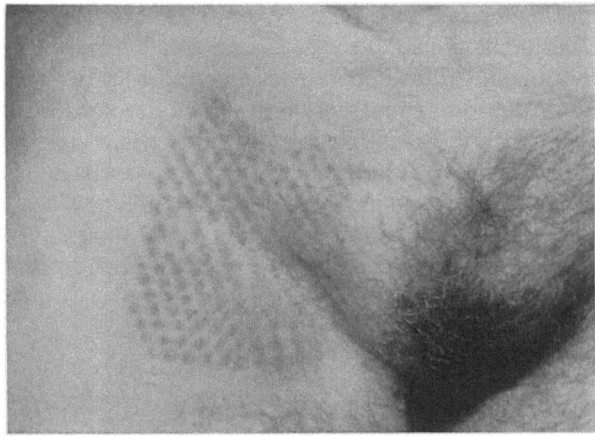

Abb. 4. Elektronensieberythem bei inguinalen Lymphknotenmetastasen. (8775 R OD, Zustand bei Ende der Bestrahlung)

Abb. 3. Typischer Aspekt 3 Monate nach Abschluß der Strahlenbehandlung eines Bronchial-Ca. unter Orthovolttiefentherapie-
bedingungen. Schlecht fokussiertes Bleisieb (Öffnungsverhältnis
50%) 10000 R über den Sieblöchern

Abb. 3

Die Züge der Cutis sind besonders kernarm und auffallend hyalin, die Hautanhangdrüsen,
vor allem die Schweißdrüsen zeigen vergleichsweise kleinere Zellen und Gangsysteme.

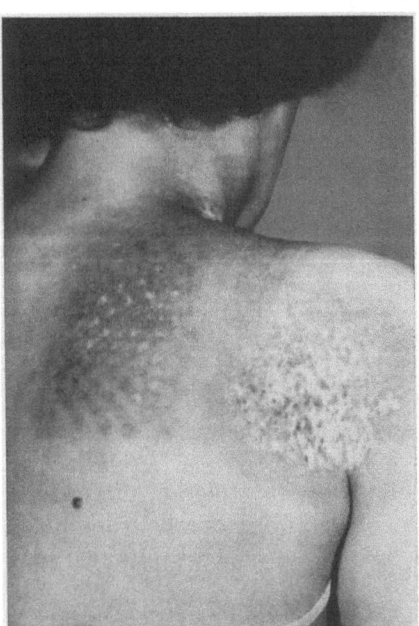

Abb. 5. Spätveränderungen 1 Jahr nach
Elektronensiebtherapie (8775 R OD) neben
Elektronenstehfeld (4800 R OD) ohne Sieb
bei Lymphogranulomatose. Radiogene Peu-
kilodermie (Atrophie, Pigmentverschiebung,
Teleangiektasien), wesentlich ausgeprägter
im Vollfeld

Die für die Hautschonung maßgeblichen Faktoren
lassen sich nach RAUSCH im wesentlichen bei der
Betrachtung von vier Parametern der Siebbestrahlung ermitteln (Abb. 6): Werden alle sonstigen Versuchsbedingungen konstant gehalten, ergibt sich für
jeden dieser Faktoren, daß seine Veränderung die
Schonung der Haut beeinflußt:

1. Öffnungsverhältnis (prozentuale Öffnung);

2. Verhältnis $\dfrac{\text{Loch-Umfang}}{\text{Fläche}}$ (in funktionaler Abhängigkeit vom Einzeldurchmesser);

3. räumlicher Homogenitätsquotient (Homogenitätsgrad der Dosisverteilung und der Löcher und
Stege);

4. Zeitfaktor (Protrahierung, Fraktionierung).

Bezüglich des Öffnungsverhältnisses wurde von
BARTH und WACHSMANN (1958) sowie RAUSCH (1962)
übereinstimmend gefunden, daß mit fallender prozentualer Öffnung die Hautschonung steigt (Abb. 7).
KANEDA (1955, 1956), KANEDA und KONDO (1956)
sowie TANEI konnten schon früh eine Steigerung der
Hauttoleranz mit fallendem Einzellochdurchmesser
morphologisch nachweisen. Ihre Befunde wurden
von ARIGA (1957a) an einem funktionellen Modell
untermauert und von BARTH, SCHUBA und WACHS-
MANN bestätigt. Erwähnenswert sind hier die Untersuchungen von KANEDA u. Mitarb. (1963) an
siebbestrahlter Haut 7—168 Tage nach Bestrahlung mit maximal 24000 R, wobei differenzierte Angaben über die Veränderungen in den offenen und bedeckten Arealen gemacht

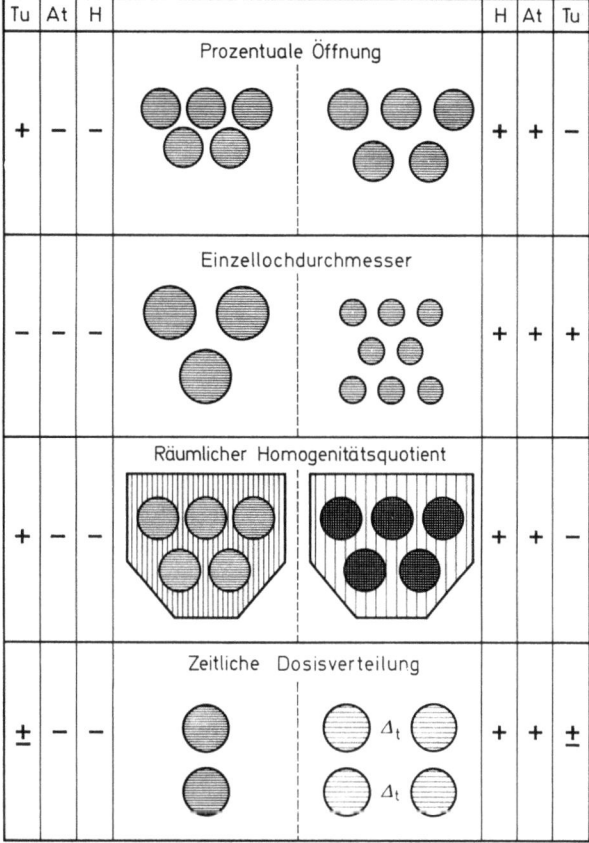

Abb. 6. Darstellung der vier die Strahlenwirkung nach Siebbestrahlung prägenden Parameter (Mittelfelder) von oben nach unten; prozentuale Öffnung, Einzellochdurchmesser, räumlicher Homogenitätsquotient und zeitliche Dosisverteilung und in den seitlichen Spalten deren Auswirkung auf Hautschonung (*H*), Anhebung der Allgemeintoleranz (*At*) und Tumoren (*Tu*). (Aus RAUSCH, 1965)

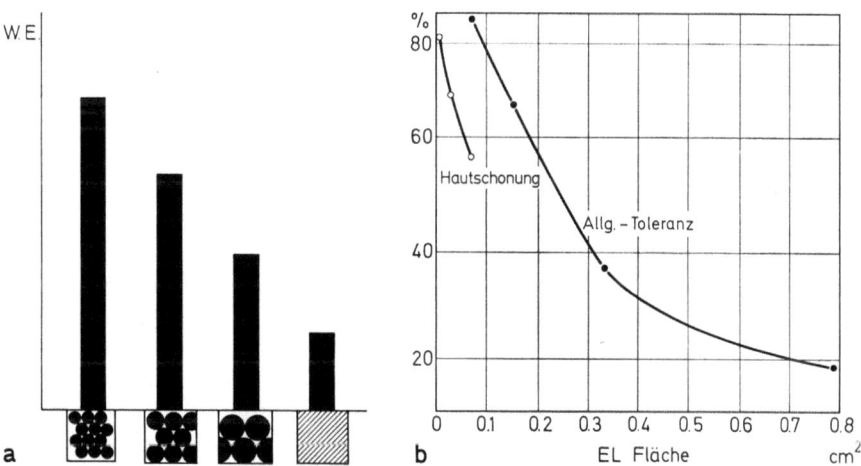

Abb. 7a u. b. Abhängigkeit der histologisch faßbaren Reparation der Haut nach Siebbestrahlung mit unterschiedlichem Einzellochdurchmesser. a Ordinate willkürliche Einheiten; Abszisse: Einzellochdurchmesser bei gleicher prozentualer Öffnung; schraffiertes Feld = Vollfeld. b Prozentuale Hautschonung (RAUSCH, 1962) bzw. Überlebende in Prozent (KEREIKAES, 1954 bzw. 1958) bei Siebbestrahlung mit gleicher Volumendosis und verschiedenen Einzellochdurchmessern. (Aus RAUSCH, 1965)

werden. Neben den schweren Veränderungen in den offenen Feldern (Aufhebung der Zell-struktur, hyaline und vakuole Degeneration, Pyknosen) blieben die kleinen Gefäße der Umgebung der Schweiß- und Talgdrüsen intakt, und in den abgedeckten Stegen waren neben nur diskreten histologischen Veränderungen eine deutliche Hyperämie und Erwei-terung der Capillaren festzustellen. In den Monaten nach der Bestrahlung glichen sich die Differenzen zwischen stark bestrahlten und relativ geschonten Hautstellen aus, die Defekte wurden durch Binde- und Epithelgewebe ersetzt.

RAUSCH konnte durch Anwendung („negativer") reziproker Siebe zeigen, daß der Einfluß des Verhältnisses Umfang/Fläche auf die Hautschonung einer allgemeinen Gesetzmäßigkeit unterliegt. Sinngemäß gleiche Ergebnisse erzielte SEIDEL (1957) bei der syste-matischen Bearbeitung dieser Fragestellungen im klinischen Experiment. SEIDEL (1957) war in seinen Studien zur Frage der Verwendung von Feinsieben in der Therapie zu dem Ergebnis ge-langt, daß die Hautverträglichkeit von Sieben bei gleicher prozentualer Öffnung (Loch—Steg-Verhältnis von 40:60) bis zu Einzellochdurch-messern von 3 mm ansteigt, um dann wieder ab-zufallen.

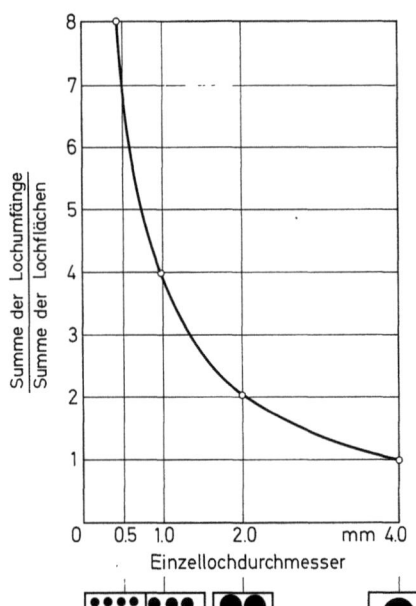

Abb. 8. Gang des Verhältnisses der Summe der Lochumfänge zur Summe der Lochflächen (Ordinate) in Abhängigkeit vom Einzelloch-durchmesser (Abszisse). (Aus RAUSCH, 1965)

Auf Grund der Betrachtung der Frühreaktion und unter Berücksichtigung der Spätresultate, welche die nochmalige Bestrahlbarkeit des gleichen Feldes einschließt, hält SEIDEL (1959) Feinsiebe von 1 mm Kantenlänge für optimal. Mit KRÖKER und KANEDA (1956) übereinstimmend, kommt er zu dem Ergebnis, daß der Gesamtumfang der Sieböffnungen als Ausdruck für die zur Verfügung stehende Diffusionsfläche die Hauttoleranz mit-bestimmt, die somit abhängig ist von 1. dem Öffnungsverhältnis des Siebes auf der Haut, 2. der Einzellochgröße und damit dem Gesamtumfang der Öffnungen, 3. der Form der zeitlichen Frak-tionierung, 4. der Einzel- und Gesamtdosis, 5. der Größe des ganzen Bestrahlungsfeldes und 6. der Strahlenqualität.

Die starke Abhängigkeit der Hauttoleranz von der Feldgröße, die nicht zuletzt aufbauend auf die Chaoulschen Erfahrungen mit der Nahbestrahlung in systematischen Untersuchungen von JOLLES sowie JOYET und HOHL als „Gesetz der Strahlenthera-pie" genauer definiert wurde, läßt sich wie erwähnt nicht ohne weiteres auf die Siebbestrahlung übertragen, da mit Verkleinerung der Sieblöcher bei konstantem Öffnungsverhältnis auch die geschonten, für die Erholung wesentlichen Stege immer schmaler werden und zu der Stegdosis die Einflüsse indirekter Strahlenwirkung der Nachbarfelder wirksam sind (Abb. 8). Da bei der Verwendung von Feinsieben eine reproduzierte Siebauflage um so weniger zu gewährleisten ist, je feiner das Siebmuster wird, erhob sich die Frage, ob die dadurch bedingte Einbuße an Hautschonung von der Steigerung der Hautschonung durch den kleineren Einzellochdurchmesser (Verhältnis Umfang/Fläche) kompensiert wird, was KANEDA und TANEI bezweifelten. RAUSCH und ORTHUBER (1967) verglichen deshalb im Stanzlochversuch am Kaninchenohr verschiedene zeitliche Fraktionierungsmuster bei exakt reproduzierbarem Grob- und willkürlich versetztem Feinsieb. Sie fanden eine erhebliche Minderung der Hautschonung bei Ver-wischung des Feinsiebmusters bis zur Größenordnung des ortsfesten Großsiebes. War die Lage des Feinsiebs im Rahmen des Möglichen räumlich reproduziert worden, ergab sich keine wesentlich bessere Hautschonung.

Die von Lutz angestellten Versuche mit „stetig versetzter Siebbestrahlung" — ständig hin- und herbewegtem Raster — gehören strenggenommen nicht in dieses Kapitel. Eigene Nachmessungen (zusammen mit Wachsmann) zeigten, daß bei Rasterbewegung ein Siebeffekt entfällt und eine auch theoretisch zu erwartende Filterung der Strahlung erfolgt.

Der Einfluß der räumlichen Homogenitätsquotienten auf die Hautschonung wurde von Rausch (1961/62) als die die Siebbestrahlung prinzipiell charakterisierende Größe besonders eingehend untersucht. Er fand dabei erwartungsgemäß, daß die Hautschonung mit steigender räumlicher Homogenität fällt, nicht aber der Formel für den Siebeffekt (vgl. Loevinger, Formel 21, S. 480) folgt.

Der Einfluß des Zeitfaktors, die Kombination der zeitlichen Fraktionierung also mit der „räumlichen Fraktionierung", wurde ebenfalls von Rausch (1961/1963) tierexperimentell bewiesen. Die Untersuchungen erfolgten in verschiedenen Fraktionierungsmustern am Kaninchenohr-Stanzloch-Abheilungstest unter Verwendung von Sieben verschiedener Strahlendurchlässigkeit. Seine Ergebnisse decken sich im wesentlichen mit klinischen Beobachtungen, so von Kuttig und Meyer (1956b) und den zuvor zitierten von Wieland und Schröter.

αα) Siebbestrahlung von Organen

Kaneda und Tanei untersuchten oberflächliche Siebwirkungen am Kaninchenhoden nach Feinsiebbestrahlung mit Öffnungen von 2 mm Durchmesser und einem 40%igen Öffnungsverhältnis. Sie fanden den Grad der Schädigung an verschiedenen Keimzellen nach Siebbestrahlung stets geringer als nach Vollfeldbestrahlung. Außerdem stellten sie fest, daß die Schädigungen bei beiden Methoden 10 Wochen nach einer Einschlagbestrahlung von 600 R am ausgeprägtesten waren. Unger hat auf Anregung von Rausch verschiedene Tierorgane, so besonders Kaninchenhoden, durch Schlitze und Raster bestrahlt und die darauf folgenden Veränderungen histologisch untersucht. Er fand unter Ausschluß zahlreicher Täuschungsmöglichkeiten, daß die Strahlenschädigung in der Regel dem organoiden Aufbau und nicht den Dosisgrenzlinien folgt, d.h. z.B. im Kaninchenhoden in der Regel intakte oder schwer geschädigte Tubuli nebeneinander im Bereich gleicher Dosis. Kärcher (1960) hingegen fand die patho-histochemischen Veränderungen nach Elektronenbestrahlung streng an die Orte der Energieabsorption gebunden.

Nach Untersuchungen von Feine läßt die Rattenleber nach Siebbestrahlung keine Narbenbildung erkennen, die Niere zeigt unter gleichen Bestrahlungsbedingungen scharf begrenzte infarktähnliche Narben. Schoen (1958) führt die höhere Toleranz der Leber auf die unterschiedliche Gefäßarchitektur zurück, die in der Leber zu einer vergleichsweise doppelten Blutversorgung führt.

Dihlmann, Liebaldt und Undeutsch konnten an bestrahlten Kaninchenohren zeigen, daß dem sog. Capillaraussprossungsvermögen eine hervorragende Bedeutung der Reparation örtlicher Strahlenfolgenzustände zukommt. Beim Kaninchen beträgt seine Reichweite 6—8 mm. Sie kommen zu dem Ergebnis, daß die Strahlenbelastbarkeit von Feldern in diesen Dimensionen von der Streustrahlenbelastung der Umgebung abhängt, d.h., solange das Sprossungsvermögen der Capillaren der Feldumgebung durch Streustrahlenabsorption nicht beeinträchtigt wird, können auch auf solche Felder sehr hohe Dosen ionisierender Strahlen verabfolgt werden. Für die Praxis käme die Telekobaltsiebbestrahlung diesen optimalen Bedingungen nahe, da bei dieser nur wenig Streustrahlung auftritt.

β) Ganzkörperbestrahlung

Grynkraut und Sitkowsky beobachteten schon 1936, daß gitterbestrahlte Kaninchen etwas mehr Strahlung tolerierten, als einer Umrechnung auf die Volumendosis im Offenfeld entspricht. Diese Beobachtung wurde von Jolles (1952) bestätigt. Kereiakes u. Mitarb. (1954) konnten feststellen, daß die Überlebensrate röntgensiebbestrahlter Ratten mit abnehmender Lochgröße deutlich ansteigt (Abb. 7b). Dabei wurden die Volumendosis und das Öffnungsverhältnis des Siebes konstant gehalten und nur die Fläche des Einzelloches zwischen 0,97 und 0,08 cm² variiert. Die Überlebensrate stieg bei einer eingestrahlten Dosis von 2000 R von 16% auf 84%. Seidel (1956) konnte hierzu in Phantommessungen zeigen, daß bei gleichem Öffnungsverhältnis des Siebes die Lochgröße ohne jeden Einfluß auf die Höhe der Dosisschwankungen in der Tiefe ist. Er schließt daraus, daß bei kleinporigen Sieben unerwünschte biologische Reaktion, bei voller Strahlenwirkung am Herd, geringer würde, als dies bei der üblichen Siebbestrahlung schon der Fall ist. Sakka und Kamata, Bauer, Becker u. Mitarb. sowie Dietz und Ense, ebenso Lane, Mauderli und Gould kamen bei ähnlichen Versuchen zu übereinstimmenden Ergebnissen und fanden, daß die Schädigung des Knochenmarkes und der Eiweißbildungsstätten bei Siebbestrahlung geringer sind, außerdem, daß die Absterbeordnung nur von der Volumendosis abhängig ist. Gauwerky und Heinzel gelangten zu der Überzeugung, daß man unter Siebganzkörperbestrahlung höhere Volumendosen verabfolgen muß, um die gleiche Absterbeordnung wie bei offenen Ganzkörperbestrahlungen zu erzielen. Als Zahlenwert des *strahlenbiologischen Kompensationsfaktors*, mit dem eine Volumendosis multipliziert werden muß, um bei räumlich inhomogener Bestrahlung die gleiche Wirkung zu erzielen, werden 1,5—2,5, von Sakka und Kamata sogar bis zu 3 eingeschätzt. Sinngemäß ist die von zahlreichen klinischen Beobachtern bestätigte gesteigerte Verträglichkeit der Siebbestrahlung gegenüber der Vollfeldbestrahlung hier anzuführen (Rode und Bozoki; Kahr; Fochem, 1957; Becker und Kuttig, 1956; Jolles, 1954; Cohen; Harris; Bistolfi; Bolognesi; Fervers; Marks, 1952; Pisani; Pourquier und Mitarb.; Gross und Mitarb. 1953; v. Keiser; Kröker; Kaneda, 1955; Glauner). Fochem und Eichhorn vermuten, daß die Minderung der Allgemeinsymptome bei der Siebbestrahlung in nicht geringem Umfange Folge der inhomogenen Belastung der Haut sei. Nach den Versuchen von Alpen und Jones ergibt sich hierfür keine Bestätigung. Von Kaneda wurden überzeugende klinische Angaben über das Zurücktreten von Strahlenkater und Beeinflussung des Blutbildes 1955 bekannt gegeben. Er fand dabei nur einen geringen Abfall der Erythrocyten- und Leukocytenwerte sowie des Hämoglobingehaltes. Becker, Stodtmeister, Fliedner und Kuttig konnten dies tierexperimentell bestätigen. Morozumi fand bei ganzkörper-siebbestrahlten Kaninchen einen ganz geringen Abfall der Thrombocyten- und Reticulocytenzahlen.

Die Letalität nach Ganzkörperbestrahlung ist, wie durch zahlreiche Experimente bewiesen werden konnte, unabhängig von der Volumendosis durch Teilabdeckung reduzierbar. Rausch (1965) sieht eine funktionelle Ähnlichkeit, wenn nicht Analogie zu den Verhältnissen bei Siebbestrahlung darin, daß auch eine Siebbestrahlung mit großer Integraldosis niemals eine echte Ganzkörperbestrahlung darstellt. Sie schont zahlreiche vitale Zentren, von welchen ein cellulärer Ersatz ausgehen kann. So lassen die Blutbildbefunde von Bauer u. Mitarb., Becker u. Mitarb. sowie Dietz und Ense eine schnelle Erholung erkennen, die im Sinne einer Pseudoerholung (pseudo recovery, Ellinger) gedeutet werden können. Dabei ist keineswegs gesagt, daß nach Siebbestrahlung nur eine Erholung durch Zellersatz möglich ist. Rausch vertritt die Ansicht, daß im Gegenteil die Voraussetzungen für eine „intracelluläre Erholung" (true recovery im Sinne Ellingers) besonders groß seien, auch wenn bei der Siebganzkörperbestrahlung mit hoher Volumendosis die Dosis in den bestrahlten Schächten relativ niedrig liegt und damit die Möglichkeit einer erheblichen anteilsmäßigen Strahlenschädigung als indirekte Fernwirkung auftritt. Erst wenn die Dosis in den Bestrahlungsschächten zur Devitalisierung eines großen Teiles der getroffenen Zellpopulation führt, dürfte pseudo recovery überwiegen. RAUSCH (1966), ausführlicher noch RAUSCH und ORTHUBER, stellten Überlegungen zur Zellpopulationskinetik in den Vordergrund bei der Interpretation ihrer Versuchsergebnisse über die Änderung der Hautschonung durch die Verwischung des Siebmusters.

Beachtung verdient bei der Beurteilung von Siebganzbestrahlungen eine Überlegung von HEUSS und WOLF bezüglich der Lage strahlenempfindlicher Organe im Körper. Bei kleinen Versuchstieren liegen diese mehr in den peripheren Körperabschnitten, was besonders bei der Auswertung von Versuchen mit weicher Strahlung zu berücksichtigen ist. In einer Studie zur quantitativen Wirkung subletaler und letaler Ganzkörperbestrahlung der weißen Maus hat GAUWERKY seine zusammen mit HEINZEL 1961 publizierten Versuche mit Röntgenbestrahlung und Röntgen-Siebganzbestrahlung 1964 erneut analysiert, dabei zusätzliche Reihenversuche mit positiven und negativen 50%-Bleisieben vorgenommen. Er fand dabei keinen eindeutigen Unterschied zwischen der Wirkung eines positiven und eines negativen Siebes, beobachtete jedoch eine erhebliche Differenz zwischen dem Effekt einer Kobalt 60-Siebbestrahlung und einer 200 kV-Röntgenstrahlung. Die Überlebensrate der mit Kobalt 60 ganzsiebbestrahlten Tiere betrug beispielsweise bei 750 Rad 76% gegenüber 10% nach 200 kV Röntgenstrahlung. Die Unterschiede sind zweifelsohne nicht mehr durch den RBW-Faktor (üblicherweise wird 0,8 für Kobalt 60 zugrundegelegt) erklärlich. Die Vermutung liegt nahe, daß der unterschiedliche Knochenabsorptionsfaktor bei Bestrahlung mit Dosen im Bereich des „hämatologischen Strahlensyndroms" eine Rolle spielt. GAUWERKY weist in diesem Zusammenhang darauf hin, daß es falsch wäre, aus der Größe der integralen Überlebensquotienten (Verhältnis der integralen Überlebensziffern bei gleicher Volumendosis) in Abhängigkeit von der Dosis auf die Stärke der Reparationsvorgänge zu schließen. KANEDA hat bei der Bestrahlung von 300 g schweren Meerschweinchen unter Vorschaltung von 5 und 10 cm dicken Paraffinblocks zeigen können, daß für die Telekobaltsiebbestrahlung biologische Siebeffekte, d.h. nicht durch physikalische Wirkungen näher erklärbare Vorgänge erst ab einer Tiefe von 10 cm zu erwarten sind. Dies ergibt sich schon aus dem Inhomogenitätsquotienten, der für Kobalt 60 in einer Tiefe von 10 cm 3,5 beträgt. Er konnte mit diesen Versuchen die bisher als zutreffend betrachtete Theorie, daß mit höherer Inhomogenität ein größerer biologischer Siebeffekt resultiert, bestätigen.

γ) Siebbestrahlung von Tumoren

Über tierexperimentelle Untersuchungen zur Wirkung der inhomogenen Dosisverteilung in Tumoren ist im Schrifttum nichts zu finden. Alle mitgeteilten Beobachtungen stützen sich auf klinische Versuche an zugänglichen Geschwülsten. JÜNGLING publizierte 1923 eine Beobachtung, die er nach der räumlich-inhomogenen Bestrahlung eines Panzerkrebses der Mamma gemacht hatte. In der vor Primärstrahlung geschützten 3—4 mm breiten Zone war Carcinom erhalten geblieben, während die Tumoranteile in der bestrahlten Umgebung vernichtet wurden. Er folgerte daraus, daß die als notwendig erkannte Mindestdosis im ganzen Gefahrenbereich verabreicht werden muß, andernfalls sei die Bestrahlung wertlos. KRÖKER führte zur Prüfung des indirekten Strahlendefektes eine Umgebungsbestrahlung bei einer Hautmetastase durch und beobachtete dabei eine deutliche Tumorregression. SCHOEN bestrahlte Patientinnen mit disseminierten Hautmetastasen von Mammacarcinomen mit einem Bleigummisieb (Öffnungsverhältnis 40%, Einzellochgröße 0,786 cm²), wobei die Oberflächendosis einer Strahlung von 4,4 mm Al HWD unter den Perforationen 111%, unter den abgedeckten Arealen 11,2% der Primärstrahlung betrug. In verschiedenen Versuchsreihen wurden dabei 6000 R frei Luft in Einzelfraktionen von 500, 1000 und 1500 R verabfolgt. Die Hautmetastasen waren im Bereich der Sieblöcher danach ausnahmslos verschwunden, während sie im Bereich der abgedeckten, an den engsten Stellen nur 3,7 mm breiten Areale weiterwuchsen und

6 Wochen nach Bestrahlungsende streng auf die abgedeckten Bezirke lokalisiert konfluierten. Dieses Verhalten der Hautmetastasen war besonders ausgeprägt im Bereich der Felder, die Einzelfraktionen von 1500 R erhalten hatten, d.h. die nur 4 × adaptiert werden mußten. Die Schoenschen Versuche können als der einzige Beitrag gelten, der bisher zu der naheliegenden Frage, ob die inhomogene Dosisverteilung auch im malignen Tumor erwünscht sei, mit objektiven Tatsachen aufwartet. Unter Zugrundelegung einer kurativen Dosis von 5000 R ist danach bis zu einem (räumlichen) Homogenitätsquotienten (H Q) von 0,6 mit rezidivfreiem Erfolg, bei einem H Q von 0,4—0,11 jedoch mit weiterem Geschwulstwachstum zu rechnen. Schoen schließt daraus, daß für eine cancericide Wirkung am malignen Tumor eine Mindestenergieabsorption im Tumor selbst notwendig sei, und unterstreicht damit nicht nur die klassischen Vorstellungen, von denen die Strahlentherapie maligner Geschwülste von jeher ausgegangen ist, sondern ebenso die Notwendigkeit einer differenzierten Betrachtung der verschiedenen Aspekte der Siebbestrahlung. Die meisten Autoren, die sich auf klinische Beobachtungen an siebbestrahlten Tumoren stützen, streben eine Homogenisierung der Dosisverteilung im Tumor an. Jolles und Mitchell sowie Haring, die früher die Ansicht vertreten hatten, daß eine inhomogene Bestrahlung zu einer besseren Tumorrückbildung führt, haben in späteren Arbeiten eingeräumt, daß alle Teile des Tumors eine gewisse Mindestdosis erhalten müssen. Kärcher hat histologische bzw. histochemische Untersuchungen nach Siebbestrahlung mit schnellen Elektronen durchgeführt. Er kam dabei zu dem Ergebnis, daß eine indirekte Beeinflussung von Tumoren nicht erfolgt, daß Veränderungen vielmehr nur im Bereich der Energieabsorption zu finden sind. Der Grundsatz, daß Tumoren so homogen wie möglich, gesundes Gewebe dagegen so inhomogen wie möglich zu durchstrahlen sei, wird jetzt in den Arbeiten fast aller klinischer Untersucher vertreten (Birchall, Botstein, Streil, Hiltemann, Köhler, Liberson, Loevinger, Schoen, Sopp und Stanton). Vor der durch inhomogene Dosisverteilung drohenden nur partiellen Vernichtung maligner Tumoren warnt Schoen (1958) auf Grund pathologisch-anatomischer Befunde von Büchner und Rössle eindringlich.

αα) Versuche zur strahlenbiologischen Deutung der Siebwirkung

Rausch hat 1965 eine umfassende kritische Besprechung der strahlenbiologischen Literatur über die verschiedenen Aspekte der Siebbestrahlung publiziert und die Siebbestrahlung als besonderen Fall der Kleinraumbestrahlung, der inhomogenen Dosisverteilung und der Wechselwirkung zwischen bestrahlten und unbestrahlten Gewebeanteilen besprochen. Die darin erarbeiteten Gedankengänge und zusammengefaßt dargestellten Hypothesen haben für das Verständnis der biologischen Siebwirkung Allgemeingültigkeit. Sie seien deshalb in den Mittelpunkt dieser Betrachtung gestellt. Vor allem hat er dabei klarzustellen versucht, welche allgemeinen strahlenbiologischen Begriffe die Siebbestrahlung als besonderer Fall enthalte. Besonders übersichtlich ist in dieser Arbeit die Darstellung der Hypothesen, die bisher zur Klärung der bei der Siebbestrahlung beobachteten strahlenbiologischen und strahlenklinischen Besonderheiten entwickelt wurden, und aus denen sich für die Deutung der Siebwirkung wesentliche Anhaltspunkte entnehmen lassen. Für das Verständnis wichtig scheint in diesem Zusammenhang die Einführung einer systematischen Terminologie der Wechselbeziehungen zwischen den bestrahlten und unbestrahlten Gewebsanteilen. Es ist unserer Ansicht nach in geringer Abweichung von Rausch (1965) zu unterscheiden zwischen

a) *örtlichen Prozessen*

1. Direktwirkung: Wirkung ausschließlich im bestrahlten Volumen,
2. indirekte lokale Wirkung:
α) Übergreifen der Direktwirkung auf die Nachbarschaft des bestrahlten Volumens,
β) Einwirkung der unbestrahlten Nachbarschaft auf das bestrahlte Volumen;

b) *den gesamten Organismus betreffenden Prozessen*

1. Wirkung des bestrahlten Volumens auf den Organismus (Fernwirkung),

2. Einwirkung des unbestrahlten Körpers auf das bestrahlte Volumen (reverse Fernwirkung).

Die bisher aufgestellten Hypothesen zur Wirkung der Siebbestrahlung lassen sich aus der Literatur wie folgt angeben.

α) *Capillareinsprossungshypothese bzw. Kontinuitätshypothese*

GRYNKRAUT und SITKOWSKY, die sich vorwiegend für die Ursachen der Hautschonung interessiert haben, sehen die Erhaltung der räumlichen Kontinuität der ernährenden Umgebung als den wesentlichsten Faktor für die Siebwirkung an. Sie sprechen von der Bedeutung der gegenüber Vollfeldern größeren Saumflächen. Ähnliche Gedankengänge wurden von KANEDA u. Mitarb. (1963) bei der Interpretation von Siebbestrahlung mit großer Volumendosis an Tieren mit verschiedenen Siebmustern wieder aufgegriffen. Die Untersuchungen von DIELMANN u. Mitarb. über die Capillarsprossungsreichweite beim Kaninchen und deren räumliche Konstanz als entscheidendem Parameter der Anhebung der Hauttoleranz gehören wohl ebenfalls hierher. Sie bestätigten damit die schon von EICHHORN und MATSCHKE sowie FOCHEM, BARTH und SCHOEN (1960) geäußerten theoretischen Vorstellungen. Auch die Forderung von STRELIN nach einer exakt kongruenten Einstellung der Sieböffnung zur Erhaltung der biologischen Regenerationsfähigkeit der Hautstege, die vor allem im Einsprießen von Capillaren aus den Stegen in die Hautnekrosen bestehe, ist hier einzuordnen. Die Vorschläge zur Standardisierung von Siebfeldmustern von SCHÄFER und SCHÜRMANN, ebenso die Empfehlungen einer Dreiecksanordnung der Sieblöcher durch SCHRÖCK-VIETOR berücksichtigen diese Gesichtspunkte.

β) *Diffusionshypothese*

JOLLES sah als maßgeblich für die Erfolge der Siebbestrahlung diffusible Substanzen an. In seiner 1953 erschienenen Monographie weist er auf die Rolle des Tumorbettes hin und betont, daß er auf eine gleichmäßige Dosisverteilung im Tumor nur wenig Wert lege. Er beschreibt eine proliferative Entzündung des Stromas gitterbestrahlter Tumoren. UNGER führt die den Grenzen des organoiden Aufbaues folgende Strahlenschädigung bei rasterbestrahlten Kaninchenhoden darauf zurück, daß ein diffusibles Radiotoxin die monotone Reaktion jenseits einer gewissen Konzentrationsschwelle auslösen könnte. Auch STREIL nimmt einen diffusiblen Stoff im bestrahlten Volumen an, der in das bindegewebige Stroma der Tumoren hineindiffundiere und dort die Tumorabwehr anrege (,,Mesenchym-Aktivierung"). JOLLES (London, 1953), JOYET und HOHL (1955) und HOHL und JOYET nehmen an, daß die im Siebfeld erleichterte Abdiffusion toxischer radiogener Substanzen die gesteigerte Hauttoleranz erklären könne. Letztere hatten die Deutung ihrer Versuchsergebnisse mit einem Diffusionsmodell versucht. KANEDA u. Mitarb. sind bei der Deutung der Ergebnisse von Untersuchungen über verschiedene Siebmuster und von Untersuchungen an Haarwurzeln von Kaninchenohren zwischen zwei hochbestrahlten Feldern ebenfalls wieder weitgehend zum Diffusionsmodell zurückgekehrt (1963), wobei sie versuchen, ihre früher (1956) vorgetragenen Ansichten über den Einfluß von Gefäß- und Durchblutungsfaktoren damit in Einklang zu bringen. Auch BERG kommt in seinem Handbuchbeitrag über histologische und biologische Reaktionen bestrahlten Gewebes zur Annahme diffusibler Substanzen, die in den angrenzenden unbestrahlten Geweben neutralisiert werden. Er stützt sich dabei auf eigene Beobachtungen an bestrahltem Kaninchenhirn, auf die Angaben von JOLLES (1950, 1953) und nicht zuletzt auf die Versuchsreihen von DEVIK (1955, 1957) und DEVIK und OSNES (1958), die an der Mäusehaut oberflächliche Abdeckungen mit dünnen

Metalldrähten vornahmen und einen starken Schutzeffekt auf die bestrahlten umgebenden Epithelien beobachteten, obwohl das geschützte Areal nur 0,05 mm breit war. Dieser Effekt kann natürlich nur bei weicher Strahlung eintreten. Sicherlich lassen sich fließende Übergänge zu den unter d) und e) beschriebenen Hypothesen herleiten, wobei lediglich unterschiedliche Definitionen zu verschiedenartiger Auffassung verleiten.

γ) Gradientenhypothese („Siebeffekt")

Zahlreiche Autoren, Jolles (1948, 1949, 1953), Jolles und Mitchell (1955), Jolles und Koller, Haring, Grynkraut, Bistolfi, Streil, Bozóky und Rodé, Becker u. Mitarb. (1956, 1958), Kröker (1956), Ebert u. Mitarb., Frischkorn, Oeser und Krokowsky (1958) und Krokowsky (1958), sahen das wesentliche Wirkungsprinzip für die Hautschonung oder für die Wirkung auf Tumoren oder für beides naheliegenderweise in der Inhomogenität der Dosisverteilung, besonders im steilen Dosisgradienten zwischen bestrahlten und unbestrahlten Volumina (Abb. 9). Durch die Übernahme des

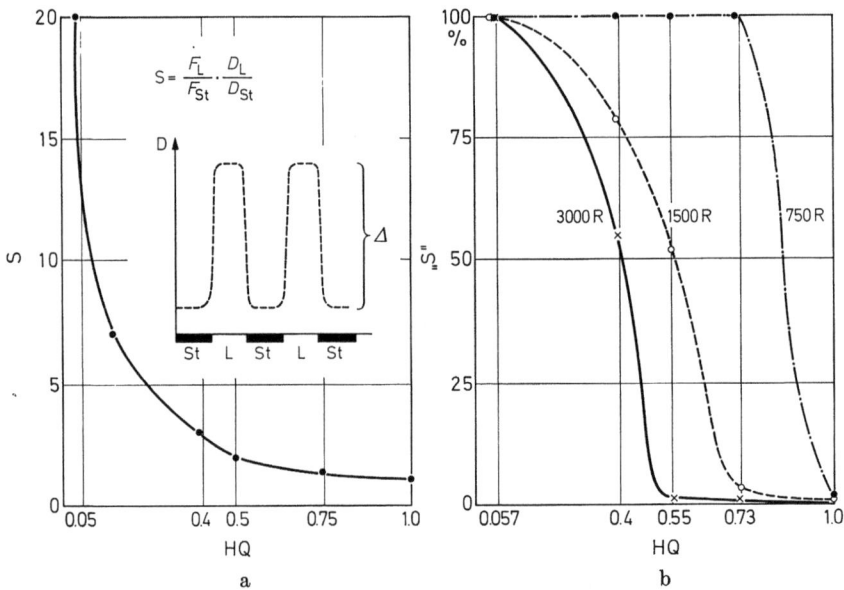

Abb. 9a u. b. Gradientenhypothese (zahlreiche Autoren; vgl. Text): Maßgeblicher Faktor in Differenzen (△) zwischen Dosis unter Stegen und Dosis unter Löchern zu sehen: Mathematisch dosimetrische Annäherung (a) und ihre Wiederlegung (Rausch, 1961) durch Messung des Schoneffektes in Abhängigkeit von räumlichen Homogenitätsquotienten bei verschiedenen Dosen (b). (Aus Rausch, 1965)

Ausdruckes „Siebeffekt" (Marcuse und Mellinck), einer rein physikalisch gedachten Größe, haben Becker u. Mitarb., Ebert u. Mitarb. sowie Kröker, letzterer als „Schoneffekt", eine mathematische Formulierung angestrebt. Eine ausführliche Besprechung dieses Begriffes findes sich bei Rausch (1961/62). Die Formulierung lautet:

$$\text{Siebeffekt (Schoneffekt)} = \frac{F_L}{F_{St}} \cdot \frac{D_L}{D_{St}}.$$

Darin bedeuten: F_L = Prozentfläche der Löcher,
$\quad\quad\quad\quad F_{St}$ = Prozentfläche der Stege,
$\quad\quad\quad\quad D_L$ = Dosis unter den Löchern,
$\quad\quad\quad\quad D_{St}$ = Dosis unter den Stegen.

Demnach sollte die Schonwirkung direkt abhängig sein vom Verhältnis der Fläche der Löcher zur Fläche der Stege, also der prozentualen Öffnung, und vom Verhältnis der Dosis unter den Löchern zum Verhältnis der Dosis unter den Stegen, also dem *räumlichen* Homogenitätsquotienten. SCHOEN hat schon 1958 den räumlichen Homogenitätsquotienten als ein Maß für den biologischen Schoneffekt herausgestellt und den „Wirkungsgrad" der Gitterbestrahlung als Faktor definiert, um den die Dosis gegenüber der Bestrahlung eines gleichgroßen homogen ausgeleuchteten Vollfeldes erhöht werden kann. Er fand in Bestätigung von LIBERSON 1936, gleiches Öffnungsverhältnis und gleicher Quotient Lochumfang/Fläche der Einzelöffnung vorausgesetzt, eine geringere Belastbarkeit von Rasterfeldern gegenüber Siebfeldern. JOLLES hat 1953 diese Erfahrung durch sog. Elongationsfaktoren mathematisch zu fixieren versucht. KRÖKER (1956) sieht in der Siebeffekt-Formel ein heuristisches Prinzip, das nicht beanspruchen könne, eine gültige Erklärung für die sich bei der Siebbestrahlung abspielenden biologischen Vorgänge abzugeben.

δ) Grenzflächenhypothese

Das Verhältnis Feldumfänge zu Feldflächen — „area of interface" (KEREIAKES u. Mitarb.) — oder dreidimensional „marginal surface factor" (KANEDA, 1956) wird von anderen Autoren als weitere, bei der Siebbestrahlung eindrucksvoll gesteigerte Größe herausgestellt. SEIDEL hat, aufbauend auf den Vorstellungen von KANEDA (1956) über die Anhebung der Hauttoleranz infolge der Schonung der terminalen Strombahn, bei seinen klinischen Studien über Feinsiebe diese Ansicht bestätigt gefunden. BÁRÁNI kam zu ähnlichen, wenn auch schematischen und experimentell wenig fundierten Vorstellungen über die Bedeutung der „Regenerationsfläche". Auch in den Arbeiten von SAKKA und KAMATA sowie KEREIAKES u. Mitarb. erscheint der Faktor Lochumfang/Fläche bei gleicher prozentualer Öffnung gegeben durch den Einzellochdurchmesser unter dem Aspekt der Anhebung der Toleranz bei Siebbestrahlung mit großer Integraldosis.

ε) Nachbarschaftswirkung und Erholungshypothesen

RAUSCH entwickelte die Vorstellungen, daß im wesentlichen Nachbarschaftswirkungen für die Anhebung der Hauttoleranz maßgebend sind, also eine Wirkung der unbestrahlten Nachbarschaft auf das bestrahlte Volumen. Er fand diese Ansicht in zahlreichen Kleinvolumenstudien mit verschiedenen Modellen sowie bei der Untersuchung der Parameter der Siebbestrahlung bestätigt. Seine Deutung als Stimulation von Erholungsprozessen, die nur teilweise im Sinne einer pseudo recovery (ELLINGER), also als Ersatz untergegangener Zellen aus der unbestrahlten Nachbarschaft erklärbar waren, entspricht der von BARTH (1958) geäußerten Ansicht, daß die höhere Hautbelastbarkeit erst durch Regenerationsprozesse ermöglicht werde, die von den Stegen her einsetzen und eine Dauerschädigung der Haut wenn nicht ganz verhindern, so doch wenigstens auf ein tragbares Maß herabsetzen. Nach unseren Vorstellungen spielen die von den unterbelasteten Arealen in das geschädigte Gewebe einsprossenden Kapillaren eine wesentliche Rolle. Strenggenommen haben die Nachbarschaftswirkungs- und Erholungshypothesen engen Zusammenhang mit den im Kapitel a) genannten Kapillareinsprossungshypothesen und Kontinuitätshypothese. Auch GAUWERKY und HEINZEL gelangten auf Grund ihrer Versuchsergebnisse bei der Gitterganzkörperbestrahlung bezüglich der Anhebung der Allgemeintoleranz zu ähnlichen Vorstellungen, zogen jedoch zentrifugale Diffusionsprozesse mit in Betracht. Ihre Vorstellungen über Kompensationsfaktoren als dem Ausdruck des die Schädigung partiell ausgleichenden oder sogar überkompensierenden Reparationsvermögens des Körpers sind denen vom „wechselseitigen Kompensationsmechanismus" von SCHOEN und MAGNUS angenähert. Bei einer Ganzkörperbestrahlung kann allerdings keine Organunabhängigkeit festgestellt, sondern nur eine Gesamtschonung ermittelt werden, die eine zunehmende Abhängigkeit dieses Effektes von einzelnen Organen nicht zu erkennen gestattet (RAUSCH, 1965).

ββ) Stellungnahme zu den Hypothesen

Die Kontinuitätshypothese ist schon wegen der rein zufälligen Zuordnung der räumlichen Dosisverteilungsmuster zu den ernährenden Gefäßstrukturen auf Widerspruch gestoßen. Daß der innere Zusammenhang der geschonten Volumina keine wesentliche Bedeutung für die Hautschonung besitzt, wurde zudem experimentell nachgewiesen. Schon die ersten klinischen Ergebnisse von Köhler sowie die späteren experimentellen von Devik und Rausch, die reparationsstimulierende Wirkung kleinster geschützter Gewebeelemente darstellen konnten, ließen an der Stichhaltigkeit dieser Hypothese zweifeln. Auch die erfolgreiche Benutzung des Reziproksiebes im Experiment und in der Strahlentherapie (Becker und Kuttig, Placherova, Kubec u. Zámecnik) spricht im gleichen Sinne. Bringt man sie jedoch in Zusammenhang mit der Capillareinsprossungshypothese, so ergibt sich eine gewisse Berechtigung insofern, als jetzt die erhaltenen ernährenden Gefäßstrukturen für die Blutversorgung der einsprossenden Capillaren in Betracht gezogen werden können.

Die Diffusionshypothesen kann man wohl übereinstimmend mit Rausch (1965) für die Wirkung auf Tumoren und für die Hautschonung gesondert betrachten. Sie sind für die Wirkung auf Tumoren nur durch klinische Einzelbeobachtungen gestützt worden. Sie können jedoch durch die angeführten Ergebnisse von Schoen als stark erschüttert, wenn nicht als widerlegt angesehen werden.

Für die Hautschonung ist eine besondere Bedeutung dieser Faktoren nicht nachgewiesen worden, selbst wenn man die Existenz radiogener diffusibler toxischer mitosehemmender Substanzen nicht in Frage stellt. Hier ist der Einwand von Bacq und Alexander anzuführen, warum nämlich diffusible Stoffe nicht in den Kreislauf gelangen und somit vom Wirkungsort abtransportiert werden sollten. Schließlich gehört hierher die bekannte Beobachtung, daß das Röntgenerythem scharf mit der Feldgrenze abschneidet und man sich fragen muß, wieso eine bestimmte Radiotoxinkonzentration für die Hautreaktion verantwortlich sein soll. Als weiterer Einwand tritt die von Rausch gefundene Abhängigkeit der Wirkung von der räumlichen Homogenität der Strahlenabsorption hinzu, die sich bei wesentlicher Bedeutung diffusibler Substanzen kaum in der gefundenen Staffelung hätte ergeben dürfen. Ein Einfluß des räumlichen Homogenitätsgrades ist nämlich nur in den mittleren Bereichen der Homogenität, dort aber sehr deutlich, nachweisbar. Er fehlt aber oder ist sehr wenig ausgeprägt in den Grenzbereichen, also bei hochgradiger oder geringgradiger räumlicher Homogenität. Vielmehr scheint es darauf anzukommen, daß die geschonten Gewebe so wenig strahlengeschädigt werden, daß ihre reparatorischen Funktionen ausreichen, um Nachbarschaftswirkungen in den bestrahlten Volumina auszuüben oder durch reverse Fernwirkungen stimulierbar zu sein. Im gleichen Sinne spricht die Tatsache der ausgeprägten Abhängigkeit des Schoneffektes von der Dosishöhe.

Die Gradientenhypothese hat nach Rausch (1965) keinen biologisch-funktionellen, sondern nur einen formalen Inhalt. Ihre mathematische Formulierung auf Grund der Übernahme eines dosimetrischen Ausdrucks für ein biologisches Verhalten ergibt Resultate, die zu den experimentell ermittelten Tatsachen in Widerspruch stehen.

Die Grenzflächenhypothese stützt sich auf zahlreiche Experimente und klinische Beobachtungen. Die Wirkung des Verhältnisses Lochumfang/Fläche auf die Hautschonung ist nicht zu bezweifeln und auch in Bestrahlungen mit großer Integraldosis nachweisbar. Ihr biologischer Inhalt (größere Reparationsleistung bei größerer dafür zur Verfügung stehender Fläche) wird durch die Hypothesen über die Nachbarschaftswirkungen (Rausch, 1965) beziehungsweise Kompensation (Gauwerky und Heinzel) untermauert. Sie stehen mit zahlreichen vergleichenden Experimenten, in denen die Siebbestrahlung lediglich als besonderer Fall allgemeiner strahlenbiologischer Regeln erscheint, in Einklang und dürfen daher weitgehend als gesichert gelten. Ihnen liegen die Vorstellungen von einer vom unbestrahlten Gewebe ausgehenden Erholung oder

Stimulation der Erholung als maßgeblichem Faktor für die Hautschonung und von einer Kompensation der Schädigung durch unterbestrahlte (Siebstege) Gewebe als maßgebliches Moment für die Anhebung der allgemeinen Strahlentoleranz zugrunde. Es muß hier jedoch davor gewarnt werden, aus Beobachtungen über die Abheilungen von Strahlennekrosen Aussagen über ein spezifisch strahlenbiologisches Verhalten zu machen. Parallelen aus der Pathologie der Heilung entzündlicher Vorgänge oder der Wundheilung schlechthin sind durchaus gegeben. In diesem Sinne sind auch die Ergebnisse einer Untersuchung von RENNER über die Relation zwischen Abheilungsgeschwindigkeit und Feldgröße bei Wärmeverbrennungsversuchen an der Schweinehaut im Vergleich zur Abheilungszeit von entsprechenden Strahlennekrosen zu deuten.

Auch für die Beurteilung der Siebwirkung auf Tumoren müssen diese Vorstellungen beachtet werden. Eine optimale Siebtherapie maligner Geschwülste erscheint nur sinnvoll bei großer räumlicher Inhomogenität außerhalb des Tumors und großer Homogenität der Dosisverteilung im Tumor selbst. Unter den meisten der hier zitierten Autoren besteht Einigkeit, daß trotz einer Vielzahl von überschaubaren Fakten eine endgültige Antwort über den Wirkungsmechanismus der Siebtherapie in befriedigender Weise noch nicht möglich ist. Die von SCHOEN geäußerte Ansicht, das Wesen der Siebbestrahlung bestehe in der Ausnutzung der reparativen Fähigkeit des gesunden Gewebes durch die flächenhaft bzw. räumlich inhomogene Verteilung der Strahlenmenge oder auch die vereinfachende Formulierung von PARR und KREBS, das Wesen der Siebwirkung bestehe in einer Stimulation der Reparation durch die ungeschädigte Umgebung, wird in groben Zügen als zutreffend anerkannt werden müssen. Die strahlenbiologische Untersuchung der inhomogenen räumlichen Dosisverteilung läßt jedoch noch zahlreiche ungelöste Fragen zurück, und es scheint nicht ausgeschlossen, daß bei ihrer Bearbeitung noch vielfältige Einsichten in allgemeingültige strahlenbiologische Gesetzmäßigkeiten zu erlangen sind.

c) Klinische Grundlagen der Siebbestrahlung

α) Technik der Siebbestrahlung mit Orthovoltgeräten

Im Prinzip besteht die Technik der Siebbestrahlung darin, zwischen Strahlenquelle und Haut eine perforierte Schablone aus stark strahlenabsorbierendem Material zu bringen, die den Strahlenkegel in zahlreiche kleine Strahlenbündel zerlegt. Man kann das Sieb entweder zwischen den Boden des Bestrahlungstubus und die Haut des Patienten eingeklemmt oder aber im Boden des Tubus selbst angebracht — als Siebtubus — verwenden. Vom Fachnormenausschuß Radiologie im Deutschen Normenausschuß in Arbeitsgemeinschaft mit der Deutschen Röntgengesellschaft sind Regeln für die Herstellung von medizinischen Röntgenbestrahlungssieben unter der Nummer DIN 6840 vom Juni 1965 aufgestellt worden. Sie gelten für die Herstellung von metallischen Bestrahlungssieben für Röntgenbestrahlung mit Röhrenspannung bis 300 kV, die in die Bestrahlungstubusse eingebaut sind oder an diesen befestigt werden können. Bei höheren Röhrenspannungen bis 400 kV sind diese Regeln sinngemäß anzuwenden (Abb. 10).

Bezüglich der Lochgröße wird unterschieden zwischen Grobsieben mit runden Löchern (Durchmessern von 7—10 mm) und Feinsieben mit quadratischen Löchern von 4,5 mm Kantenlänge und einer Stegbreite von 1 mm.

Die Lochanordnung soll bei Grobsieben vorzugsweise so sein, daß die Mittelpunkte der Löcher in den Ecken gleichseitiger Dreiecke liegen. Bei dieser Anordnung ergibt sich eine gleiche Breite der Stege zwischen allen benachbarten Löchern. Bei Feinsieben müssen die quadratischen Löcher in Reihen parallel zu den Feldrändern angeordnet werden.

Nach den deutschen Normen versteht man unter Öffnungsverhältnis das Verhältnis der Fläche aller Löcher zu der des abschirmenden Materials. Der Nennwert der Öffnung, mit dem die Siebe bezeichnet werden, ist in Prozent der Gesamtfläche auszudrücken. Bei ebenen Grobsieben muß das Verhältnis 40:60, Nennwert 40 = (40 ± 2)% oder 50:50,

Nennwert 50 = (50 ± 2,5)% betragen. Für ebene Feinsiebe ist ein Verhältnis von 50:50, Nennwert demnach 50 = (50 ± 2,5)% vorgesehen.

Auch andere Anordnungen der Sieblöcher oder Öffnungsverhältnisse wurden verwendet. Grynkraut berichtete 1945 über Versuche mit einem Sieb mit 3 × 3 cm großen Löchern und nur 0,5 cm breiten Abdeckstreifen; Jolles arbeitete mit 1 × 1 cm großen Löchern in schachbrettartiger Anordnung. Marks (1952) erprobte Öffnungen von 0,25—4 cm² Größe, die jeweils 40% der Gesamtfläche freigaben. Von du Mesnil de Rochemont wurden Löcher von 1,6 cm Durchmesser mit einem Loch—Steg-Verhältnis von 45:55 benutzt.

Auch der Begriff „Öffnungsverhältnis" blieb nicht unangegriffen. Nach Schröck-Vietor sollte man genauer von einem Öffnungs- oder Lochanteil sprechen, der dann durch die Prozentzahl genau gekennzeichnet wäre. Die Wahl von Lochgröße, Öffnungsanteil und Lochanordnung wird weniger durch physikalische als vielmehr durch biologische Gesichtspunkte bestimmt, wobei bei der Normung davon ausgegangen wurde,

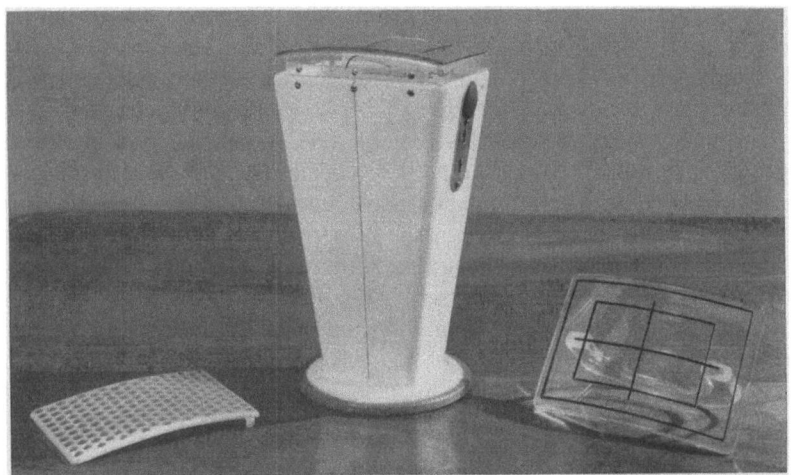

Abb. 10. Siebtubus mit Normalsieb 50% Öffnungsverhältnis, Lochdurchmesser 7,5 mm. Daneben Feldmarkierungsstempel zum Aufstempeln der Einstellhilfsfigur

daß nur starre Siebe, die in konstanter und mechanisch fester räumlicher Beziehung zum Röhrenfocus am Bestrahlungstubus angebracht werden können, die Forderung nach einem kontrollierbaren Strahlendurchgang erfüllen. Eine unterschiedliche therapeutische Wirkung des Grobsiebes ist im Bereich der Lochdurchmesser von 7—10 mm nicht nachzuweisen. Bei den Abmessungen des Feinsiebes wird berücksichtigt, daß nur eine konstante Stegbreite über das gesamte Netzwerk des Siebmaterials eine gleichmäßige Tiefe der Kern- und Halbschatteneffekte hinter dem Sieb gewährleistet, so daß die strahlengeometrisch bedingte Glättung der Dosisdifferenz zwischen Loch und Steg über das gesamte Bestrahlungsfeld in gleichmäßiger Tiefe erfolgt. Hieraus ergibt sich zwangsläufig die Notwendigkeit, Löcher von quadratischer Form zu wählen.

Die Bestrahlungssiebe müssen dem Tubusboden gut anliegen, damit eine Kontaktbildung des Siebmusters auf der Haut gewährleistet ist. Der Tubus kann entweder eben oder mit einem Krümmungsradius von nicht weniger als 40 cm gewölbt sein. Ein wesentlicher Abstand des Siebes von der Haut würde zu einer Unschärfe des Siebmusters auf der Haut durch Halbschattenbildung führen. Bei der Bestimmung über die Krümmung des Tubusbodens wird auf die Fokusierung der Siebe Rücksicht genommen. Diese erfolgt in der Regel durch Krümmung des gefertigten Siebes mit dem Radius des Brennfleck—Haut-Abstandes. Bei eingebauten oder angebauten Sieben darf das effektive Öffnungsverhältnis vom Nennwert nach DIN um nicht mehr als ± 10% abweichen. Eine stärkere Krümmung des Tubusbodens als 40 cm wird deshalb nicht zugelassen, weil kleinere Brennfleck—Haut-Bestrahlungsabstände als 40 cm in der Tiefentherapie nicht angewendet werden sollen *(Nennabstandsbereich)*. Sie erscheint auch deshalb nicht zweckmäßig, weil bei stark gewölbtem Tubusboden im Bestrahlungsfalle der Dosisleistungsabfall vom Zentralstrahl zum Feldrand besonders in der Tiefe noch größer wird. In der Norm wird auf die Möglichkeit, bei einem vom Focus—Haut-Bestrahlungsabstand abweichenden Krümmungsradius des Tubusbodens und des anliegenden Siebes dessen Fokussierung durch Schrägbohrung zu erzielen, verzichtet.

Für das abschirmende Material der Siebe ist vorgeschrieben, daß es die Strahlung auf höchstens 5 % der auffallenden Strahlung zu schwächen vermag. Erforderlich sind dazu folgende Bleigleichwerte:

Röhrenspannung kV	Cu HWD mm	Bleigleichwert mm
bis 250	bis 3	bis 2
bis 300	bis 4	bis 3

Die tragbaren Grenzen für Ungenauigkeiten in der Fokussierung des Siebes werden unabhängig vom geometrischen Öffnungsverhältnis der Siebfläche festgelegt. Dabei soll unter effektiver Öffnung der prozentuale Strahlendurchgang durch das Sieb im Nennabstandsbereich bei praktisch vollständiger Absorption der das Siebmaterial treffenden Strahlung verstanden werden.

Vorgesehen ist eine Kennzeichnung der Bestrahlungssiebe, wobei anzugeben ist die Lochgröße in Millimeter, die Öffnung in Prozent, der Bleigleichwert in Millimeter sowie der Nennabstandsbereich Brennfleck—Sieb (Haut) in Zentimeter.

Des weiteren wird empfohlen, zum Schutz gegen die von den Sieben ausgehende Elektronenbestrahlung ein Cellonfilter von mindestens 0,2 mm Dicke anzubringen. Dieser Schutz ist in der Regel durch den Tubusboden gegeben, der sich zwischen dem Sieb und der Haut befindet.

Die früher viel gebrauchten Siebe aus Bleigummi, deren Vorteil darin gesehen wurde, daß sie sich den Körperformen besser anpassen lassen, weisen klare Nachteile auf und können deshalb nur eine Notlösung für die Siebbestrahlung darstellen. Diese Nachteile bestehen insbesondere in der Unmöglichkeit einer exakten Fokussierung infolge Neigung des Siebes gegenüber dem Tubusboden oder Wölbung des Siebes entgegen den Erfordernissen der Strahlengeometrie zu den Feldrändern hin (s. Abb. 3), wodurch bei konvex gekrümmten Körperoberflächen die Strahlenbündel verschmälert und dadurch der Öffnungsanteil des Siebes verringert wird (SCHOEN und MAGNUS). Weiter ergibt sich eine Behinderung der Kreuzfeuertechnik und schließlich eine Beschränkung im Anwendungsbereich höherer Spannungen durch zu geringen Bleigleichwert. Eine weitere Verdickung der Bleigummisiebe würde bei zunehmendem Schachtverhältnis (s. Beitrag LOEVINGER) zu noch schlechterer Fokussierung führen.

αα) Wahl der Strahlenqualität

Hinsichtlich der Wahl der Strahlenqualität besteht zwischen den verschiedenen Autoren entsprechend ihrer Anschauung über den Wirkungsmodus der Siebbestrahlung keine Einigkeit. Entscheidend hierfür ist, ob eine möglichst homogene oder inhomogene Strahlung im Tumor angestrebt wird. Autoren wie JOLLES (1960) und LIBERSON — ersterer in Änderung seiner früher geäußerten Ansichten —, die eine möglichst homogene Dosis am Herd erreichen wollen, bevorzugen eine stark streuende Strahlung. Im allgemeinen benutzt man hierfür die klassischen Spannungen von 200—250 kV. Bei einer Strahlung von 400 kV (JAKOBSEN) ist weniger Streustrahlung vorhanden, so daß die Strahlung im Herdgebiet inhomogener wird.

Bezüglich der Dosimetrie und Dosisverteilung sei auf das Kapitel über die physikalischen Grundlagen der Siebbestrahlung von LOEVINGER verwiesen.

Da entsprechend dem Öffnungsverhältnis des verwendeten Siebes immer ein erheblicher Teil der eingestrahlten Strahlenenergie verlorengehen wird und die mittlere Dosisleistung mit kleiner werdendem Öffnungsanteil sinkt, ist für die Siebbestrahlung ein Apparat mit hoher Dosisleistung erstrebenswert. Dies nicht nur aus wirtschaftlichen Gründen, sondern auch mit Rücksicht auf den Patienten, der sonst lange Bestrahlungszeiten in Kauf nehmen muß. Bei den üblichen Röntgenwerten von 70—80 R ergeben sich für Dosen über den Sieblöchern von 500—600 R Bestrahlungszeiten von etwa 5 min/Feld. Dosisangaben sollen bei der Siebbestrahlung grundsätzlich als Oberflächendosis bezogen auf die offenen Felder (Einfalldosis + Streuzusatz) erfolgen. Die Herddosis ist im allgemeinen als Mittelwert von offenen und abgedeckten Feldteilen zu berechnen.

Von den meisten Autoren wird die ortsgleiche Bestrahlung empfohlen. Dabei ist das Sieb bei fraktionierter Bestrahlung jedesmal so aufzusetzen, daß dieselben Felder unter den Einstrahlungslöchern bestrahlt werden. Eine andere Methode wäre die versetzte Einstrahlung oder Komplementärbestrahlung, bei welcher wiederum zu unterscheiden ist zwischen Komplementärbestrahlung in gleicher Serie alternierend und Bestrahlung der in der 1. Serie nicht bestrahlten Areale als 2. sogenannte komplementäre Serie (Liberson, Jolles, 1949; Pourquier). Beide Methoden haben sich in der Praxis nicht durchgesetzt. Nach eigenen Erfahrungen wäre bei einer 2. Bestrahlungsserie nach Ablauf der Strahlenreaktion der 1. Serie der versetzten Einstrahlung der Vorzug zu geben. Die Überlegenheit der ortsgleichen Bestrahlung sowohl in der 1. als auch in der 2. Serie konnten wir (Barth, Schuba und Wachsmann) im Experiment erhärten. Weiterhin scheint es besser zu sein, bei Kreuzfeuertherapie nicht alle Felder zugleich wechselnd von Tag zu Tag, sondern nacheinander jedes Feld fertig zu bestrahlen, um bei jedem Feld vor Beginn der 2. Erythemwelle abzuschließen (Kuttig und Meier). Wegen der Inhomogenität der hierbei erzielbaren Herddosis ist die Diskussion hierüber sicher noch nicht abgeschlossen.

Die Einstellung der Felder birgt gewisse Schwierigkeiten. Auch wenn eine Markierung der Öffnung mit einer gut verträglichen Hautfarbe erfolgt und bei jeder Einzelsitzung auf eine Kongruenz der jeweils eingestellten Löcher geachtet wird, sind Abweichungen der Einstellung des Winkels um wenige Grade, die zu einer erheblichen Verwischung der Siebstruktur in der Tiefe führen, nicht zu vermeiden (Schröck-Vietor). Sie kann im übrigen nur von denjenigen Strahlentherapeuten als unliebsam angesehen werden, die — ohne daß Beweise für Vorzüge eines solchen Vorgehens hinsichtlich der Tumorreaktion vorliegen — den Vorteil der Siebbestrahlung vorzüglich in der Inhomogenität in der Tiefe erblicken.

Für die Siebtubusse finden Feldmarkierungsstempel in der jeweiligen Tubusgröße Verwendung. Hierbei wird innerhalb der Feldrandmarkierung ein Zielkreuz mit einer hautverträglichen Farbe aufgetragen, das mit einer gleichen, auf dem Tubusboden befindlichen Markierung zur Deckung gebracht wird. Moderne Siebtubusse sind mit einem schräggestellten Spiegel versehen, welcher bei seitlichem Einblick eine exakte Einstellung der Tubusmarkierung auf die Markierung der Hautoberfläche gestattet.

Bei mehr oder weniger schrägem Strahleneinfall zur Oberfläche stößt die exakte Durchführung der Siebbestrahlung aus strahlengeometrischen Gründen auf zusätzliche Schwierigkeiten. Ein von Künlen beschriebener Tubus mit einer Abschrägung des Bodens auf 20° und auswechselbarem fokussiertem Sieb soll keine Verschattung der Randpartien ergeben. Vom gleichen Verfasser wurde auch ein Schrägaufsatz für normale Tubusse beschrieben, bei dem eine zusätzliche, auswechselbare Bleiausblendung dafür sorgt, daß das schräg aufgestrahlte Hautfeld rechteckig ist und in seiner Größe variiert werden kann. Die Verwendung eines solchen schrägen Siebtubusses erfordert entsprechend dem Dosisabfall in Abhängigkeit vom Focus—Haut-Abstand zum focusfernen Feldrand hin den Einsatz eines keilförmigen Ausgleichsfilters zur Nivellierung der Hautbelastung bzw. Dosisverteilung. Der Schrägtubus bietet dafür den Vorteil exakter Reproduzierbarkeit der Einstellung auch an schrägen Einfallsflächen.

Die Wahl der Sieblochgröße ist heute keine Frage persönlicher Erfahrungen oder Ansichten mehr. Für die Siebtherapie mit Orthovoltröntgenstrahlung ist die Belastbarkeit der Haut die maßgebende Größe. Der hinsichtlich der Verträglichkeit der Haut optimale Öffnungsanteil — gemessen am Erythem der Haut — liegt bei etwa 33 % (BARTH, SCHUBA und WACHSMANN). Mit Rücksicht auf eine bessere Wirtschaftlichkeit und auf die Erzielung einer möglichst hohen Tiefendosis wird JOLLES und MITCHEL folgend der optimale Öffnungsanteil mit 40—50 % angesetzt. Durch sekundäre und primäre Strahlung wird, wie erwähnt, die Haut unter dem Steg mit etwa 20—25 % der verabreichten Einzeldosis belastet. Da der Schutzeffekt des Steges von seiner Flächengröße abhängt, ergibt sich,

daß eine Verkleinerung der Sieblöcher nicht beliebig weit nach unten getrieben werden kann. SEIDEL konnte hierzu zeigen, daß eine genügende räumliche Fraktionierung bei Lochgröße von 3—5 mm Durchmesser, Röhrenfoci von 6—8 mm und einem Sieböffnungsverhältnis von 40 % eben noch vorhanden ist. Beim großporigen Sieb spielen darüber hinaus die Projektionsverhältnisse und die Halbschattenbildung des räumlich ausgedehnten Focus in der Tiefe praktisch nur eine geringe Rolle.

Da man eine inhomogene Absorption im gesunden Gewebe, jedoch eine homogene Absorption des Tumors anstrebt, wird man feinporige Siebe bei oberflächennäheren Tumoren anwenden, grobporige bzw. normalporige Siebe in allen übrigen Fällen. Eine Verkleinerung der Sieböffnungen bis zu einer Grenze, die noch exakte Einstellung des Siebmusters zuläßt, wird von SEIDEL in jedem Falle als zweckmäßig erachtet, die Verwendung eines kleinporigen Siebes (Abb. 11) da besonders befürwortet, wo eine Verwischung des Siebmusters sich voraussichtlich nicht vermeiden lassen wird. Die nach der DIN-Vorschrift angegebenen Maße berücksichtigen neben den physikalischen Grundlagen klinische und strahlenbiologische Erfahrungen beispielsweise auch die über die

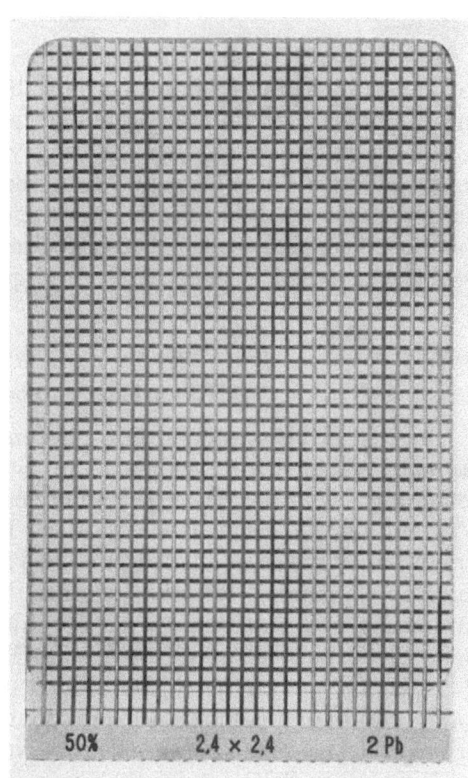

Abb. 11. Feinsieb nach SEIDEL, quadratische Sieböffnungen von 2,4 × 2,4 mm, Bleistege von 1 mm Breite, Öffnungsverhältnis 50% (entsprechend DIN 6840)

Reichweite der Capillarsprossung von den geschützt gebliebenen Stegen aus. Auch bei der Siebbestrahlung kann man zur Erhöhung der Hauttoleranz wie bei der Vollfeldmethode von der zusätzlichen Hautschonung durch Kompression Gebrauch machen.

Einen Sonderfall stellt die von SWART beschriebene Sieb-Schichtbestrahlung dar. Sie eignet sich zur Halbtiefentherapie großer flächenhafter Tumoren. Die Röhre wird dabei diskontinuierlich in zwei Ebenen bewegt, um die Dosis in der Tiefe zu homogenisieren und in den Randbezirken einen relativ steilen Dosisabfall zu erreichen. Unter diskontinuierlicher Röhrenbewegung wird dabei die Einstellung mehrerer Stehfelder unter verschiedenen Winkelgraden verstanden. Ähnliche Untersuchungen über die Verteilung der Dosis bei Winkeleinstellungen von 10° liegen auch von BIRCHALL vor. Der Verlust an Dosis und Zeit, der mit der Bestrahlung durch ein Sieb und der mehrmaligen Einstellung verbunden ist, läßt sich bei diesem Verfahren einer Halbtiefentherapie durch Verkürzung des Focus—Haut-Abstandes auf 30 cm oder 20 cm wettmachen, wobei erwünschtermaßen die relative Tiefendosis abnimmt.

Der Gedanke der Siebbewegungsbestrahlung wurde bereits bei der Einführung der Siebbestrahlung angedeutet: Köhler empfahl die Stellung des Röntgenfocus während der Behandlung beim damals erforderlichen Wechsel der Röhren zu ändern, um die Strahlung in der Tiefe zu homogenisieren. Erst nach der Einführung der Bewegungs- und der Siebbestrahlung wurde die Möglichkeit, beide Verfahren zu kombinieren, unter wesentlich günstigeren Voraussetzungen wieder aufgegriffen (Schoen und Magnus, Hiltemann). Die Methode hat jedoch bisher noch keinen Eingang in die allgemeinen therapeutischen Verfahren gefunden.

Ein Versuch, auch Oberflächentherapie gutartiger Erkrankungen mit einem Sieb von 20—28% Öffnungsanteil zu betreiben, wurde von Bezold; Dogliotti und Lovera unternommen. Der Vorteil gegenüber der Oberflächentherapie mit offenen Feldern wurde in der „radiotherapeutischen Bildung von Schwerpunkten" gesehen. Diese sollen funktionsregulierende Einflüsse auf die unbestrahlten Partien auslösen. Zugleich hofft man, Hautstege zu erhalten, die für die ursprüngliche Reaktionsweise und Trophik der Haut von Bedeutung sein sollen. Diese Gedanken haben sich bisher nicht durchsetzen können, wohl auch, weil sich keine besseren Ergebnisse erzielen ließen.

β) Technik der Siebbestrahlung mit Megavoltgeräten

Bei der Siebbestrahlung mit Photonen von Teilchenbeschleunigern und in der Telegammatherapie wird weniger eine Strahlenentlastung der Haut, als vielmehr die Schonung des in der Tiefe liegenden gesunden Gewebes zu erreichen versucht. Becker, Weitzel und von der Decken sowie Becker, Gudden und Kuttig, Friedmann und Dresner; Wheatley, Hodt und Savage, letztere am 2 MeV-van-de-Graaf-Generator im Royal Cancer Hospital London, haben die Bedingungen dieser Bestrahlungsart untersucht und sind von ihren Vorteilen überzeugt. Benötigt werden in jedem Falle dicke Siebe, beispielsweise für eine 15 MeV-Strahlung ein solches von 48 mm Bleidicke (= 4 HWD), so daß die Reststrahlung etwa 6% beträgt (Abb. 12). Die Löcher sind hier konisch und auf den Focus des Betatrons ausgerichtet. Die Öffnungen haben an der focusfernen Seite bei einem Focusabstand von 33 cm einen Durchmesser von 7 oder 4 mm. An der focusfernen Seite ist das Sieb mit einer Messingschutzplatte versehen, um die in den Lochrändern entstehenden sekundären Elektronen abzufangen. Für die Telekobalttherapie wurde von Becker u. Mitarb. ein Sieb aus einer 3 cm dicken Bleiplatte entsprechend 2,5 HWD abgegeben (Abb. 13). Die Bohrungen weisen dabei einen Durchmesser von 11 mm bei einem Abstand von Lochmitte zu Lochmitte von 15 mm auf und sind quadratisch angeordnet. Das Öffnungsverhältnis beträgt 50%. Die Gesamtfläche von 14 × 14 cm ist durch Verschieben der Blende des Therapiegerätes beliebig zu verkleinern. Wegen der Größe der Strahlenquelle — beispielsweise bei einer absoluten Aktivität von 2000 Curie, Durchmesser 2 cm — ist ein beträchtlicher Halbschatteneffekt zu erwarten. Aus diesem Grund verbietet sich die Anbringung des Siebes am Blendensystem wie beim Betatron. Der Siebtubus wird fest an den Strahlerkopf angesetzt und gewährleistet einen Abstand von 50 cm. Auch hier sind die Siebbohrungen fokussiert auf die Strahlenquelle angeordnet. Direkt durch die Bleiabdeckung dringen etwa 25% der Primärstrahlung hindurch.

Mauderli, Gould und Lane haben eine andere Siebanordnung angegeben. Ihr Sieb ist 56 mm dick (5 HWD) und 14,4 cm von der Hautoberfläche angebracht. Der Abstand der Quelle von der Siebunterkante beträgt 35,6 cm. Durch den Sieb—Haut-Abstand kommt es zu einem stärkeren Dosisangleich zwischen Öffnungen und Abdeckung als bei dem von Becker, Weitzel und van der Decken angegebenen Sieb. Eine weitere Siebvariante wurde von Lupo (zit. nach Kuttig, 1961) beschrieben, der eine Anzahl von in Plexiglas eingegossenen Bleistäben verwendete.

Auch bei der Hochvolt- und Telekobaltsiebbestrahlung sowie der Bestrahlung mit „negativem
Sieb" (s. auch S. 516) ist eine stets gleiche Auflage
des Siebes an der Oberfläche zu fordern. Da eine
Markierung der Öffnungen an der Haut bei auf-
gelegtem Sieb wegen der Schachttiefe der Sieblöcher
nicht möglich ist, wird bei der Einstellung am günstigsten das Siebmuster bei einem Quellen—Haut-
Abstand von 60 cm durch das im Blendensystem eingebaute Lichtvisier auf die Haut projiziert und seine
Lage durch einen Farbstoff markiert. Anschließend
wird das Sieb um die Strecke von 10 cm bis zum
Kontakt mit der Haut gesenkt. In analoger Weise ist
eine Einstellung von Siebfeldern bei allen mit Lichtvisier ausgestatteten Bestrahlungsgeräten möglich.

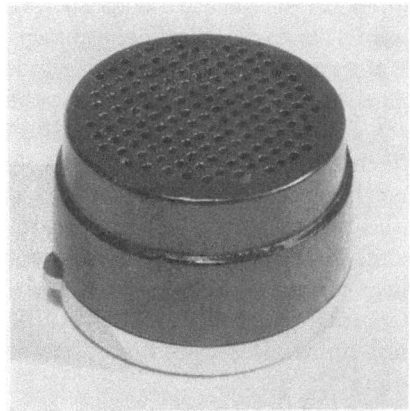

Abb. 12. Betatron-Siebtubus (BECKER u.
Mitarb.), Feldgröße in 65 cm FA 17 cm
Durchmesser, Lochfeld in 65 cm FA 8,4 mm
Durchmesser, Öffnungsverhältnis ca. 35%

Je nach der Art des Siebmaterials kommt es
im Siebmaterial und an den Öffnungswänden zu
einer starken Auslösung von sekundären Elektronen
(Photo- und Compton-Elektronen), durch welche die Haut nicht unwesentlich belastet wird.
Die bereits erwähnte Messingschutzplatte (in der Regel von 0,2 mm Dicke) vermag die Ober-

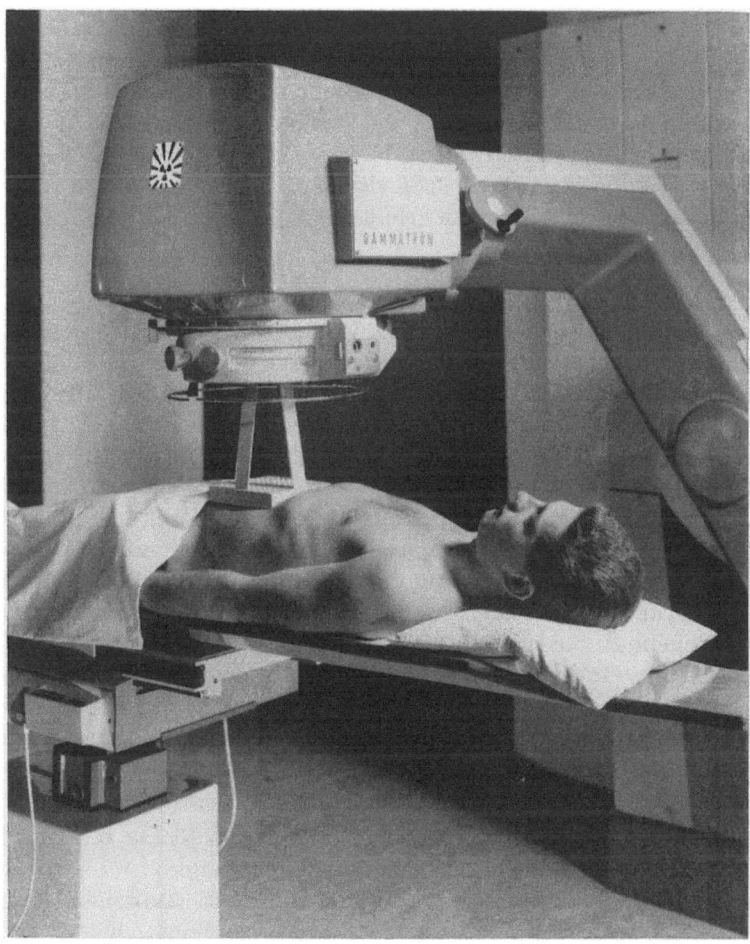

Abb. 13. Gammatron-Siebtubus, typische Einstellung zur Bestrahlung am Oberbauch. Feldgröße in 50 cm
Quellen—Haut-Abstand 14 × 12,5 cm, Lochfeld in 50 cm FA 10 mm Durchmesser, Öffnungsverhältnis ca 50%

flächendosis um etwa 20 % zu vermindern, wobei nachteilig eine Anhebung des Dosismaximums bis an die Oberfläche zu registrieren ist, da der Aufbaueffekt bereits im Messing erfolgt. Becker u. Mitarb. konnten trotzdem auch bei hohen Dosen von etwa 8000 R OD keine nennenswerte, über ein leichtes Erythem hinausreichende Hautreaktion beobachten. Wir selbst sahen nach 15 000 R nur feuchte Epitheliolysen mit guter Abheilungstendenz. Die Oberflächenbelastbarkeit bei Hochvolt- und Telekobaltsiebbestrahlung ist demnach höher als bei Bestrahlung mit einem homogenen Feld und *setzt somit einen anderen Akzent* gegenüber dem Prinzip der Siebbestrahlung mit konventionellen Röntgenstrahlen, da keine Entlastung der Haut, sondern der tiefer gelegenen Organe angestrebt wird. Ihre Vorteile liegen darin, daß bei ihrer Anwendung bisher niemals eine Schädigung von inneren Organen beobachtet wurde. Außerdem trat die als Spätreaktion in der Telekobalttherapie mit hohen Dosen häufig auftretende Induration des Unterhautgewebes nicht in Erscheinung.

Von einer „vergeudeten Dosis" (Schoen, zit. nach Kuttig, 1961) kann nach den Messungen von Kuttig ebensowenig wie nach unseren eigenen Erfahrungen gesprochen werden. Unter Berücksichtigung der Tiefendosisverhältnisse und der zur Erzielung des gleichen therapeutischen Effektes erforderlichen Dosis, ermittelt bei 109 siebbestrahlten Bronchuscarcinomen, erzielte Kuttig bei Einstrahlung über nur ein Feld mit 6000 R über den Sieblöchern mit Kobalt 60 in 10 cm Tiefe 3000 R im Maximum, 1500 R im Minimum und eine Durchschnittsdosis von 2250 R verglichen mit 1500 R, 900 R und 1165 R bei 200 kV-Strahlung. Als weiterer Vorteil kann eine „natürliche Homogenisierung", wie sie von Kuttig (1961) genannt wird, gelten, welche auch bei exakt reproduzierter Lage des Siebes an der Oberfläche durch kleine Veränderungen des Einfallswinkels, Verschiebungen innerer Organe und Verwendung mehrerer Einfallsfelder in Form der Kreuzfeuerbestrahlung zustande kommt und bei ausgedehnten tief gelegenen Tumoren eine annähernd gleichmäßige Ausstrahlung bewirkt. Hierdurch erscheint es nicht erforderlich, die mittlere Herddosis, ausgedrückt durch die Durchschnittsdosis, über den bei Homogenbestrahlung üblichen Wert zu erhöhen.

αα) Siebbestrahlung mit „negativem" Sieb

Bei der Bestrahlung oberflächennaher Herde, z.B. bei Blasentumoren, ist die genannte Möglichkeit der Homogenisierung nicht gegeben. Von Becker und Kuttig (1960) wurde speziell für diese Indikation eine andere Form des Siebes, das „negative" Sieb, entwickelt. Hierbei sind anstelle der Öffnungen auf die Quelle fokussierte 2,5 cm lange, 7 mm dicke Wolframbolzen angeordnet. Damit wird das Bestrahlungsfeld durch eine Vielzahl abgedeckter Partien unterbrochen. Die Sekundärelektronenkontamination kann hier praktisch vernachlässigt werden, da so der Aufbaueffekt voll zur Wirkung kommt. Der Dosisangleich zwischen freiem Intervall und Abdeckung ist ausgeprägter als beim positiven Sieb. In 10 cm Tiefe findet sich ein räumlicher Homogenitätsquotient von 0,6. Da eine genaue Reproduzierung der Sieblage bei fraktionierter Bestrahlung möglich ist, kommt es relativ oberflächennah zu einer Dosisverwischung. Nach Angaben von Becker und Kuttig lassen sich ohne Induration und Verschwielung des Unterhautgewebes mit diesem Sieb Oberflächendosen von 8000—10000 R verabfolgen. Die bisherigen Erfahrungen mit ausgedehnten Blasencarcinomen sind ermutigend, Nebenerscheinungen wie Cystitiden, Schrumpfblasenbildung und Striktur der Pars prostatica der Urethra bei Tumorsitz im Trigonum noch seltener als bei der Vollfeldsupervolttherapie.

Das wegen seiner Wirtschaftlichkeit für mittlere und kleine strahlentherapeutische Abteilungen zunehmend an Bedeutung gewinnende Radionuklid ^{137}Cs wurde von Kuttig und Bräutigam ebenfalls zur Siebbestrahlung verwendet. Ausgehend von den bei der Telekobalttherapie gewonnenen Erfahrungen führten sie densitometrische Untersuchungen von Filmen am Phantom durch. Gewählt wurde dazu eine 3 cm dicke Siebplatte aus Blei mit auf die Strahlenquelle fokussierten Bohrungen von 11 mm Durchmesser bei einem

Lochmittenabstand von 15 mm sowie quadratischer Anordnung, was einem Öffnungsverhältnis von 50 % entspricht. Ebenso wie bei der ^{60}Co-Strahlung mußte zur Vermeidung
beträchtlicher Halbschatteneffekte der Siebtubus mit einem Zwischenstück versehen in
direkten Hautkontakt gebracht werden. Die Dosismessungen am Plexiglasphantom
ergaben Werte unter den Sieböffnungen und unter der Abdeckung, die etwa zwischen
den Dosisverhältnissen bei konventioneller Röntgen- und Telekobaltsiebbestrahlung
lagen. Aus dem Sieb austretende kontaminierende Sekundärelektronen wurden durch
ein 2 mm dickes Plexiglasfilter eliminiert, wodurch sich die Maximaldosis an die Oberfläche
verlagerte. Letztere blieb aber geringer als die Oberflächendosis ohne Filter.

Bezüglich der Dosierung gelten auch bei der Siebbestrahlung mit sehr harten und
ultraharten Röntgenstrahlen die allgemeinen Grundregeln der Strahlentherapie, wonach
Einzelherddosen von 200 R bei 5—6 Sitzungen pro Woche nicht überschritten werden
sollen. Als anzustrebende Gesamtherddosis gelten 6000—7000 R in etwa 6 Wochen. Nach
BECKER u. Mitarb. (1956b) kann unter Berücksichtigung vieler individueller Unterschiede
gelten, daß die Erfahrungen der Strahlentherapie mit konventionellen Röntgenstrahlen
weitgehend auch auf die Telekobalttherapie übertragen werden können, und, bezogen
auf den Tumor, keine abweichende relative biologische Wirksamkeit besteht.

γ) Technik der Siebbestrahlung mit schnellen geladenen Teilchen

Im Gegensatz zur Siebbestrahlung mit ultraharter Strahlung kommt es bei der
Siebbestrahlung mit schnellen geladenen Teilchen ähnlich wie bei der Bestrahlung mit
Orthovoltröntgenstrahlen auf eine optimale Schonung der oberflächennahen Partien an.
Beschrieben ist bisher lediglich die strahlentherapeutische Verwendung von schnellen
Elektronen mit der Siebmethode. Besonders die Heidelberger Schule hat sich hier verdient
gemacht und eine entsprechende Bestrahlungstechnik ausgearbeitet (BECKER; WEITZEL;
V. D. DECKEN, 1956b; GUDDEN und EHRLY). Nach Versuchen mit Eisensieben, die
wegen der großen Oberflächenstreuung bald aufgegeben wurden, ergab sich schließlich
als geeignetster Siebtyp eine 6—7 mm starke Bleiplatte mit 5 mm großen zylindrischen
Öffnungen, die flächenmäßig 55 % des Feldes ausmachen, während 45 % bedeckt bleiben
(Öffnungsverhältnis 55:45). Durch Randstreuung der Elektronen an den Sieböffnungen
kommt es dabei zu einer Erhöhung der Oberflächendosis, die je nach Elektronenenergie,
Materialdicke und Lochgröße zwischen etwa 20 und 30 % liegt (Oberflächenstreuzusatz).
Die Reichweite des therapeutischen Strahlenkegels erfährt hierbei eine Verkürzung,
die beispielsweise bei einer Energie von 15 MeV etwa 2 cm ausmacht. Oberflächenwärts
zeigt der Strahlenkegel selbst eine Inhomogenität, die mehr oder weniger nach der Tiefe
zu abnimmt. Ab 4 cm Tiefe wird durch die Aufstreuung der Elektronenbündelchen jedoch
völlige Homogenität erreicht. Nach den Messungen von SEMPERT und WIDERÖE beginnt
bei Verwendung von 30 MeV-Elektronen (Sieblochdurchmesser 20 mm, gegenseitiger
Abstand der Lochzentren 24 mm) die Homogenisierung in 4 cm Tiefe bei einer Reichweite
bis 10 cm Tiefe. UHLMANN, OWADIA und MAFFI verwandten bei Elektronenenergien
zwischen 25 und 35 MeV ein 18 mm dickes Bleisieb. Sie fanden die 50 %-Isodose in etwa
5 cm Tiefe; hier begann auch die Zone der Homogenisierung. Wegen der geringen Oberflächenstreuung und der geringeren Dicke gegenüber Eisen oder Messing hat die Verwendung von Blei als Siebmaterial praktische Vorteile, die den Nachteil einer geringeren
mechanischen Festigkeit und damit leichteren Verletzbarkeit ausgleichen.

Der für die Berechnung der Oberflächendosis wichtige Streuzusatz ist definiert als das
Verhältnis $D_L - D_0/D_0 = 100 \%$. Dabei ist D_L die Dosis hinter einem Gitterloch und D_0 die
Dosis an derselben Stelle ohne Gitter, gleicher Elektronenfluß vorausgesetzt. Der Streu-
zusatz hängt ab

1. vom Material, aus dem das Gitter hergestellt wurde;
2. von der Lochlänge;
3. vom Lochdurchmesser und
4. von der Elektronenenergie.

Er wird bei gegebener Lochlänge und gleichbleibendem Lochdurchmesser um so kleiner sein, je höher die Ordnungszahl des Gittermaterials ist, da der mittlere Streuwinkel in erster Näherung proportional der Ordnungszahl des streuenden Mediums ist (v. d. Decken). Ein hoher Prozentsatz der an den Lochrändern gestreuten Elektronen wird dabei um so große Winkel abgelenkt, daß er in die gegenüberliegende Wand eindringt und dort absorbiert wird. Aus dem gleichen Grunde wird bei gegebenem Material und Lochdurchmesser der Streuzusatz um so kleiner sein, je länger die Löcher sind. Wegen des starken Halbschatteneffektes und der schwierigen Reproduzierbarkeit der Einstellung am Patienten sind Lochgrößen unter 5 mm für die Elektronensiebbestrahlung unbrauchbar.

Für die Messung der Dosisverteilung hinter dem Gitter eignet sich am besten die Filmdosimetrie. Dabei ist zu beachten, wie Markus und Paul zeigten, daß der Film ein größeres Streuvermögen für Elektronen besitzt als Wasser bzw. Plexiglas. Der Film darf daher bei der Messung nicht parallel zur Elektronenrichtung in das Phantom eingebettet werden, vielmehr müssen mehrere Filme senkrecht zur Elektroneneinrichtung in verschiedenen Tiefen belichtet und ausphotometriert werden.

Bezüglich der Einstelltechnik legen Becker u. Mitarb. großen Wert auf eine exakte Einhaltung des Siebmusters bei der Einzelbestrahlung. Dabei wird so verfahren, daß zuerst das Gitter exakt reproduziert, der Tubus sodann anhand von Hautmarken eingestellt wird.

Zur Elektronenpendelbestrahlung von ausgedehnten Hautmetastasen wurde von Becker ebenfalls ein Verfahren angegeben, wobei die Bestrahlung unter Verwendung eines 2 mm-Bleigitters mit 6 MeV-Elektronen erfolgt. Das Verfahren hat Ähnlichkeit mit der von Swart angegebenen Sieb-Schichtbestrahlung, bei welcher die Orthovoltpendelbestrahlung mit der Siebbestrahlung kombiniert wird.

Die Vorteile der Siebbestrahlung mit schnellen Elektronen werden in der Verbindung der von der Elektronenbestrahlung her bekannten milden Gewebsreaktion mit der zusätzlichen Siebschonwirkung gesehen. Die Anwendung erfolgt besonders da, wo eine massive Vorbelastung mit anderer Methodik vorausgegangen oder die Entwicklung derber Narbenplatten zu erwarten ist, die durch Einmauerung von Gefäßen und Nerven unangenehme Spätkomplikationen ergeben können.

δ) Klinische Indikationen für die Siebbestrahlung

Die Vorzüge der Siebbestrahlung mit Orthovoltbestrahlung sind gekennzeichnet

1. durch eine Verminderung der allgemeinen Strahlenreaktion, d.h. durch bessere Verträglichkeit trotz relativ hoher Raumdosis;

2. durch Erhöhung der verabreichbaren Tiefendosis infolge höherer Hauttoleranz;

3. durch die Möglichkeit, bei unsicherer Tumorlokalisation oder beim Vorliegen von bzw. Verdacht auf Metastasen in der Umgebung des Primärtumors größere Felder verwenden zu können.

Die Siebbestrahlung dient also vor allem zur Behandlung räumlich ausgedehnter oder nicht exakt lokalisierbarer Tumoren, für die eine gezielte Kleinraumbestrahlung nicht mehr in Frage kommt (Pfeiffer und Seidel, du Mesnil de Rochemont, u.v.a.). Die Bezeichnung „Hochvolttherapie des kleinen Mannes", die zum Ausdruck bringen soll, daß es sich um eine Art Ersatz für Behandlung mit ultraharter Strahlung handelt, geht dabei sicherlich am strahlenbiologischen Kern vorbei, kennzeichnet jedoch einen Teil der Vorzüge der Siebbestrahlung.

Bevorzugte klinische Indikationen stellen dar:

α) Bronchialcarcinom, falls seine Ausdehnung eine gezielte Therapie mit Bewegungsbestrahlung verhindert. In Frage kommt auch eine Kombination mit einer solchen auf den Primärtumor gerichteten Bestrahlung nach Rückbildung peribronchialer und mediastinaler Lymphmetastasen (Barth, Brichzy, Frik und Pitas). Ein besonderer Vorteil scheint sich auch bei etwa notwendiger Mitbestrahlung des Herzens zu ergeben.

HARTWEG fand bei 73 Siebbestrahlten nur in 30 Fällen EKG-Veränderungen oder Beschwerden, bei 14 Vollfeldbestrahlten jedoch 12mal. Einige Autoren haben sich für eine alleinige Siebbestrahlung des Bronchialcarcinoms ausgesprochen (HAUBRICH und THURN). Ein Vergleich der Ergebnisse bei Verwendung der Bewegungsbestrahlung mit ultraharter Strahlung bzw. der vorgenannten kombinierten Behandlungsmethoden scheint jedoch zugunsten letzterer auszufallen (eigene Beobachtungen). Infolge besserer Verträglichkeit gelingt es, eine größere Zahl von Patienten noch mit einer kurativen Dosis zu bestrahlen. KAHR und HERVE konnten mit der Siebbestrahlung keine besseren Ergebnisse als mit der konventionellen Kreuzfeuertherapie erzielen. Die Ergebnisse von KANEDA u. Mitarb. aus der Zeit vor 1960, von BOTSTEIN und HARRIS, HOHL, BOZÓKI und RODÉ, BECKER, GUDDEN und KUTTIG, SCHOLTE und MARCUSE, DEVOIS, TRAVERNIER und DESANTI, SCHLUNGBAUM und KROKOWSKI und besonders aber von SCHMITZ-DRÄGER, OBERHOFFER u. P. THURN sprechen für die Siebbestrahlung, was die Verträglichkeit, die Gesamtkrankheitsdauer und die Überlebenszeit anbetrifft. Die Ergebnisse der Strahlentherapie sind um so besser, je höhere Gesamtherddosen erzielt werden können. Dabei ist für die Höhe der erreichbaren Gesamtdosis neben dem Allgemeinzustand des Patienten bei Beginn der Strahlenbehandlung vor allem die Verträglichkeit der Bestrahlungsmethode wesentlich (BARTH, BRICHZY, FRIK und PITAS).

Die angewandten Einzelherddosen werden unterschiedlich beurteilt. KANEDA gab Einzeldosen von 800—1000 R Einfallsdosis bei 5000—8000 R Gesamtdosis/Feld in 6—8 Wochen an. BAUM warnt vor zu hohen Einzelherddosen wegen des rapiden Tumorzerfalls. Nach PFEIFFER und SEIDEL sollten 800 R als Einzeloberflächendosis nicht überschritten werden. Sie halten pro Feld und Sitzung 500 R für die günstigste Oberflächendosis und 10000—12000 R als optimale Gesamtdosis/Feld. Dies deckt sich auch mit unseren eigenen Erfahrungen. Als Einzelherddosis sollte in kurativer wie palliativer Absicht 200 R nicht überschritten werden.

Beim Pancoastcarcinom als Sonderfall des Bronchialcarcinoms wird man ein ventrales Siebfeld zur Schonung des Lungengewebes mit einem dorsalen Vollfeld kombinieren.

Für die präoperative Bestrahlung des Bronchialcarcinoms kann die Siebbestrahlung herangezogen werden. Wir sehen hierin immer noch eine Möglichkeit, in Zusammenarbeit mit dem Chirurgen die Ergebnisse zu verbessern. Anzustreben ist eine hilomediastinale Herddosis von ca. 4000 R. Die hierzu erforderliche Oberflächenbelastung unter den Sieblöchern von weniger als 6000 R bei 2 Feldern verursacht keine Störung des Heilungsverlaufes nach dem operativen Eingriff.

β) Ausgedehnte Oesophagus- und Cardiatumoren können in palliativer Absicht mit der Siebmethode angegangen werden. Hierbei gilt analog zu den Überlegungen bei der Kleinraumbestrahlung an Organen mit wenig ,,Gegengewebe", daß die Einzelherddosis 180, besser noch 150 R nicht überschreiten sollte. Wir selbst haben die besten Erfahrungen mit einer 3fachen Unterteilung der Bestrahlung gemacht, wobei nach Serien von jeweils 2000—4000 R Gesamtherddosis 4wöchige Bestrahlungspausen eingeschaltet wurden. In der Regel wird man aber beim Oesophaguscarcinom der Bewegungsbestrahlung den Vorzug geben. Im Einzelfall, insbesondere bei gesicherter mediastinaler Metastasierung kann man die Kleinraumbestrahlung durch Siebfelder ergänzen.

γ) Blasentumoren. Durch die Röntgensiebbestrahlung wird die strahlenempfindliche Blasenschleimhaut wesentlich weniger gereizt und das Auftreten der radiogenen Cystitis verzögert. PFEIFFER und WÜRDINGER, RUIZ-RIVAS, BISTOLFI und ALBERTI sowie RINGLEB empfahlen die Siebbestrahlung des Blasencarcinoms jeweils in enger Zusammenarbeit mit dem Urologen. PFEIFFER und WÜRDINGER (1962) haben einem Vorschlag SEIDELS folgend ihre Bestrahlung über ein suprapubisches Feld unter Verwendung eines Feinsiebtubus mit 4000—6000 R Herddosis an der Blasenvorderwand in 20—30 Einzelsitzungen ausgeführt. Die erforderliche Oberflächenbelastung betrug dabei 10000—15000 R. Wegen der inhomogenen Ausstrahlung des kleinen Beckens bei dieser Methode ist Vorsicht am Platze.

Die Anwendung von ultraharten Röntgenstrahlen oder der Telekobalttherapie wurde bei der Blasenbestrahlung zunächst unterschiedlich beurteilt. Die von Becker und Kuttig bevorzugte Methode der Telekobaltbestrahlung mit negativem Sieb führt nur selten zu einer dann *milden Darmreaktion* bei guter Homogenisierung im Herdgebiet und weitgehender Schonung des gesunden Gewebes, auch wenn die Einstrahlung nur über ein Feld erfolgt. Nach den bisher veröffentlichten Ergebnissen, die zum großen Teil auch mit anderen Methoden der Hochvolttherapie erreicht wurden, stellt diese die Methode der Wahl in der Behandlung des Blasencarcinoms dar. Besonders hinsichtlich der Verträglichkeit ist sie der konventionellen Röntgentherapie weit überlegen.

δ) Ausgedehnte retroperitoneale Tumoren z.B. Seminommetastasen oder paraaortale Lymphknotentumoren bei der Lymphogranulomatose können durch Siebbestrahlung unter größtmöglicher Schonung der empfindlichen parenchymatösen Organe wie Leber, Milz, Nieren und Nebennieren mit der erforderlichen Herddosis von 3500—4000 R bestrahlt werden.

ε) Gynäkologische Tumoren. In der gynäkologischen Strahlentherapie stehen verschiedene Verfahren hinsichtlich ihrer Leistungsfähigkeit praktisch gleichwertig nebeneinander. Bei beträchtlicher Herdtiefe und besonders bei ausgedehntem Primärtumor oder ausgedehnten Rezidiven kann die Siebbestrahlung auch bei gynäkologischen Tumoren als wertvolle Ergänzung des strahlentherapeutischen Rüstzeugs angesehen werden (Frischkorn). Besonders für das Ovarial-Ca. wird die Siebmethode von mehreren Autoren bevorzugt (s. Ergebnisse S. 521).

ζ) Bei Rezidiven bereits intensiv vorbestrahlter Geschwülste stellt die Siebbestrahlung oft die einzige Möglichkeit dar, nochmals einige 1000 R an den Herd zu bringen. Oberflächlich gelegene Rezidivtumoren sollten dabei stets mit dem Fein-, niemals mit dem Grobsieb angegangen werden (Pfeiffer und Seidel). Hier liegt auch die Indikation für die Siebbestrahlung mit schnellen Elektronen. Nach Becker, Weitzel und van der Decken sowie Kärcher (1961) ist es möglich, dadurch selbst bei extrem hoher Vorbelastung des Gewebes oberflächennahe Rezidive noch einer wirksamen Strahlenbehandlung zuzuführen.

η) Als weitere Indikation wird von Rodé die massive Siebbestrahlung bei *Knochenmetastasen* des Mammacarcinoms angegeben. Hierbei wird übliche Orthovoltröntgenstrahlung an dem metastatisch veränderten Knochenherd in einer Sitzung verabreicht, wobei die subjektive Besserung, namentlich die Stillung der bestehenden Schmerzen, innerhalb von Stunden eintreten soll. Die Methode — berichtet wird über 50 an Mammacarcinom leidenden Kranken, von denen bei 43 das erwünschte Resultat eintrat — bietet neben den klinischen Vorteilen den Vorzug großer Wirtschaftlichkeit. Wegen der geringen Schonung der Osteoplasten dürfte aber eine erhöhte Spontanfrakturgefahr resultieren.

ϑ) Der gleiche Verfasser zusammen mit Bozoky hat ein Verfahren zur Teilkörperbestrahlung, kombiniert mit einer Ganzkörperrasterbestrahlung zur *Behandlung von generalisierenden Tumoren* vorgeschlagen, bei welchem 2000—3000 R ohne schwere Nachwirkungen eingestrahlt werden. Klinische Berichte hierüber fehlen.

ε) Ergebnisse der Siebbestrahlung

Die Beurteilung einer Behandlungsmethode nach ihrem Erfolg macht wohl nirgends soviel Schwierigkeiten wie in der Strahlentherapie maligner Geschwülste. Dies liegt zunächst in der trotz vielfältiger Bemühungen noch immer nicht hinreichend exakt praktizierbaren Stadieneinteilung, aber auch in den zahlreichen voneinander abweichenden Behandlungsmethoden begründet. Dazu kommen die verschiedenen, vom Patienten herrührenden Faktoren, die einfach nicht mit erfaßbar sind, will man verschiedene kleinere Statistiken miteinander vergleichen oder gar zusammenfassen. Als Beispiel sei hier nur das Ergebnis einer systematischen Untersuchung über die Durchschnittskörpermaße von über 900 Patientinnen der Gießener Frauenklinik angeführt. Es fanden sich statistisch sicherbare Gewichtsunterschiede zwischen Collum- und Corpus-Ca.-Trägerinnen, wobei letztere ein durchschnittliches Übergewicht von 20% aufwiesen (VAHRSON).

Für die Beurteilung der Siebbestrahlung erschwerend hinzugekommen ist der Umstand des praktisch weltweiten Ersatzes der Orthovoltröntgentherapiegeräte durch die Hochvolttherapie bzw. die Therapie mit der sehr harten γ-Strahlung radioaktiver Isotope.

Alle Autoren sind sich jedoch einig, daß durch die Siebmethode zumindest bessere palliative Ergebnisse zu erzielen sind, und daß in vielen Fällen durch sie überhaupt erst eine Bestrahlung mit einer erfolgversprechenden Dosis möglich wird (z.B. BARTH u. Mitarb., KAHR, BOTSTEIN, COCCHI, PFEIFFER und WÜRDINGER).

Für das *Bronchialcarcinom* gilt dies besonders, da hier „Heilungsziffern" im Sinne von Dauerheilungen kaum zu erwarten sind. Im eigenen Krankengut (BARTH u. RINGLEB) (203 primär inoperable Patienten mit Lungentumoren verschiedener Histologie, bestrahlt in den Jahren 1962—1965), gelang es, bei 57% Herddosen zwischen 4000 und 5000 R zu applizieren und prozentuale einjährige Überlebenszahlen von 27% zu erreichen. KANEDA u. Mitarb. konnten durch Telekobaltsiebbestrahlung ihre Ergebnisse noch günstiger gestalten und noch im Stadium III eine prozentuale mittlere Überlebenszeit von einem Jahr zwischen 35 und 40% (je nach Ausbreitungsform) erreichen. Bei 48 Patienten, bei denen die Diagnose Bronchial-Ca. histologisch gesichert werden konnte, betrug die einjährige prozentuale Überlebenszahl (ohne Stadieneinteilung) 36,9%, die zweijährige 16,7%. Eine Trennung der Ergebnisse nach Röntgensiebbestrahlung (33) und Kobaltsiebbestrahlung (53 Patienten) zeigt für letztere noch bessere Aussichten: hier überlebten 46% das erste Jahr.

JOLLES hat 1960 zusammenfassend über 769 ausschließlich mit der konventionellen Siebmethode bestrahlte Bronchialcarcinomträger berichtet und sie mit 483 mit der Vollfeldkreuzfeuermethode bestrahlten verglichen. 158 der Siebbestrahlten hatten das erste Jahr überlebt (21%) und nur 46 (9,5%) der ohne Sieb bestrahlten. Kombiniert chirurgisch-strahlentherapeutische Behandlung brachte bei 84 mit Sieb nachbestrahlten eine einjährige Überlebenszeit für 41,5%, verglichen mit 27% von 29 mit Vollfeld behandelten Patienten. KUTTIG sah bei 165 unter Telekobaltsiebbedingungen bestrahlten Bronchialcarcinomträgern im Vergleich zu 460 Homogenbestrahlten keine sicheren Unterschiede.

Besonders günstige Ergebnisse liegen bei der konventionellen und ultraharten Siebbestrahlung des *Harnblasencarcinoms* vor. JOLLES berichtet über 83 Fälle, die allerdings nicht alle über den üblichen Zeitraum von 5 Jahren beobachtet wurden, 54% überlebten das erste Jahr ohne wesentliche Beschwerden, 6 von 34 vier Jahre. PFEIFFER und WÜRDINGER berichten 1962 über 45 mit dem Feinsieb bestrahlte Kranke vorwiegend des III. und IV. Stadiums, von denen nach kombiniert radiologisch-chirurgischer Behandlung 26 zum Berichtszeitpunkt nach mehr als einem Jahr noch am Leben waren, davon 23 rezidivfrei. KUTTIG und BECKER konnten bei einem zum großen Teil erst im Rahmen einer Rezidivbehandlung nach chirurgischem Eingriff zur Bestrahlung gelangten Kollektiv von 188 Kranken mit ihrer Telekobaltsiebmethode (negatives Sieb von ventral, zwei konvergierende positive Siebfelder von hinten) 136 noch 6 Monate verfolgen. Von einer Untergruppe von 145 überlebten 79 ein Jahr und mehr. Bei 123 radikal bestrahlten *Harnblasencarcinomen* betrug die Fünfjahresüberlebensziffer (1966) 33%.

Über die Behandlung der *Eierstockgeschwülste* berichtete JOLLES 1960 ebenfalls, und zwar über 75 fortgeschrittene Fälle, die nach Operation über große 30 cm-Felder bestrahlt wurden, welche Abdomen und Becken einschlossen. Bei Hautdosen zwischen 6500 R und 10000 R wurden Herddosen von 3000 R in 5 Wochen verabreicht. 25 von 46 Patientinnen lebten noch nach 3 Jahren. FRISCHKORN berichtet über 128 mit Sieb bestrahlte Frauen, die an gynäkologischen Geschwülsten verschiedener Art litten und wegen der Tumorausbreitung für andere Methoden nicht in Frage kamen. Von ihnen konnte er 68 nachbeobachten und dabei bei 46 eine über 6 Monate andauernde Rezidivfreiheit registrieren. KUTTIG, der beim Ovarialcarcinom das kleine Becken und das gesamte Abdomen über

4 schräge ventrale und 2 dorsale Siebfelder unter Telekobaltbedingungen mit Herddosen zwischen 3000 und 4500 R bestrahlt, berichtet für die Heidelberger Klinik von einer Dreijahresüberlebensziffer von 22,5% und einer Fünfjahresüberlebensziffer von 19,4% (ohne Angabe absoluter Zahlen).

SCHERER schließlich berichtet über 30 von 120 in den Jahren 1948—1958 einer Siebbestrahlung unter Röntgentiefentherapiebedingungen unterzogenen *Rektumcarcinompatienten*. Hierbei handelte es sich offenbar um eine zusätzliche Großraumbestrahlung der weiter entfernt liegenden Lymphknotenstationen. Von 13 Patienten des Stadiums I und II überlebten 6 fünf und mehr Jahre. Bei weiter fortgeschrittenen Fällen sank die Fünfjahresheilungsziffer trotz guter anfänglicher Erfolge auf unter 10%.

d) Zusammenfassung

Die klinischen Vorteile der Siebbestrahlung, das sind die Erhöhung der Strahlentoleranz der Haut bis um das Fünffache, die Steigerung der Verträglichkeit trotz großer relativer Herdraumdosis und der geringere technische Aufwand gegenüber Bewegungsbestrahlung und Hochvolttherapie, sind offensichtlich und haben dazu geführt, daß die Siebbestrahlung ihren Platz in der Strahlentherapie gefunden hat. Die strahlenbiologischen Faktoren der Siebbestrahlung wurden in den letzten Jahren eingehender untersucht, ohne daß ein in jeder Hinsicht endgültiges Urteil über alle Mechanismen, die das klinisch bessere Ergebnis erklären, gefällt werden könnte. Bezüglich der Wirkung auf Tumoren sind sich fast alle Autoren einig, daß das strahlentherapeutische Prinzip der möglichst homogenen Tumorbestrahlung auch bei der Siebbestrahlung gewahrt werden muß, oder daß, wie JOLLES (1960) es ausdrückt, „alle Teile einer Geschwulst eine empirisch angemessene Bestrahlungsmenge erhalten müssen". Die großen Vorteile einer gesteigerten Hauttoleranz und die Erniedrigung der Allgemeinwirkung überwiegen bei der Siebbestrahlung in ausgesprochener Weise die vermuteten Nachteile einer Inhomogenität und die Gefahr, daß man sich zu viel auf die indirekten Wirkungen, nämlich die „diffusiblen Substanzen und Stromaeffekte verläßt". Die Indikation zur Siebbestrahlung ist also stets da zu suchen, wo es gilt, bestimmte Gewebsabschnitte in der Tumorumgebung zu schonen und dennoch eine volle Tumordosis zu applizieren.

Herrn Professor Dr. L. RAUSCH haben wir für viele wertvolle Anregungen und kritische Durchsicht insbesondere des strahlenbiologischen Teiles zu danken. Desgleichen gilt unser Dank Herrn Doz. Dr. D. RINGLEB.

Literatur

ABELESS, F.: Die Schattenverteilung bei der Anwendung des Alban Köhlerschen Drahtnetzes. Fortschr. Röntgenstr. **33**, 763—769 (1925).

ADACHI, T., M. SAKKA, and R. KAMATA: Lethal dose of X-rays by sieve irradiation of mice. Jap. J. Cancer Clinic **1**, 418—421 (1955).

ALBERTI, W.: Die Oberflächendosis und die mittlere Tiefendosis bei der Siebbestrahlung. Neoplasma (Bratisl.) **4**, 357—365 (1957).

—, u. K. ALBERTI: Zusatzkompressionstubus für Siebbestrahlung. C. Onkol. (Prag) **2**, 156—160 (1955).

ALPEN, E. L., and D. M. JONES: Effects of concomitant superficial X-radiation upon the lethal effectiveness of 250 kvp X-rays. Jap. J. Cancer Clinic **1**, 418 (1955).

— — Effects of concomitant superficial X-radiation upon the lethal effectiveness of 250 kvp X-rays. Radiology **72**, 81—85 (1959).

ARIGA, K.: Studies on the sieve irradiation upon the oxygen consumption of the skin irradiated with X-ray sieve method. Med. J. Shinshu Univ. **2**, No 1, 101—110 (1957).

ARIGA, K.: Studies on the sieve irradiation upon the oxygen consumption of the skin irradiated with X-ray sieve method (2). Med. J. Shinshu Univ. **2**, No 4, 309—315 (1957).

BACQ, Z. M., u. P. ALEXANDER: Grundlagen der Strahlenbiologie, S. 337. Stuttgart: Georg Thieme 1958.

BALZ, G., u. A. JAKOB: Die physikalischen Verhältnisse bei der Strahlenbehandlung mittels der Siebmethode im Strahlenbereich der konventionellen Tiefentherapie. Strahlentherapie **107**, 271—277 (1958).

BÁRÁNY, J.: Zur Frage der Gitterbestrahlung. Magy. Radiol. **9**, 26—34 (1957).

— Die Bedeutung der Gewebsregeneration bei der Rasterbestrahlung. Strahlentherapie **108**, 460—465 (1959).

BARTH, G.: Methodik, Vergleiche und Ergebnisse der Bewegungs- und Siebbestrahlung, S. 512—579. In: Strahlenbiologie, Strahlentherapie, Nuklearmedizin und Krebsforschung, Ergebnisse 1952—1958 (Hrsg. H. R. SCHINZ et al.) Stuttgart: Georg Thieme 1959.

BARTH, G., W. BRICHZY, W. FRIK u. V. PITAS: Ergebnisse der Strahlenbehandlung des Bronchialcarcinoms an der Medizinischen Universitätsklinik Erlangen. Strahlentherapie 104, 355—365 (1957).

—, u. D. RINGLEB: Wertigkeit der Strahlentherapie des Bronchuskarzinoms. Hess. Ärzteblatt 28, Dez. 1967.

— K. SCHUBA u. F. WACHSMANN: Experimentelle Untersuchungen über die Gitterbestrahlung. Strahlentherapie 103, 467—471 (1957).

BAUER, R.: Tierexperimentelle Serumeiweißuntersuchungen bei Körperganzbestrahlungen mit und ohne Sieb. Strahlentherapie 100, 16—29 (1956).

BAUM, G.: Die verschiedenen Methoden der praktischen Durchführung der Siebbestrahlung. Strahlentherapie 107, 397—403 (1958).

BECKER, J., F. GUDDEN u. H. KUTTIG: Siebbestrahlung mit Co60-Gammastrahlen. Strahlentherapie 105, 623—629 (1958).

—, u. K. H. KÄRCHER: Therapeutische Erfahrungen mit schnellen Elektronen. Acta radiol. (Stockh.) 188, 32—40 (1959).

— — u. G. WEITZEL: Elektronentherapie mit Supervoltgeräten. In: Strahlenbiologie, Strahlentherapie, Nuklearmedizin und Krebsforschung, Ergebnisse 1952—1958. Stuttgart: Georg Thieme 1959.

—, u. H. KUTTIG: Klinische Betrachtungen zur Gitterbestrahlung. Strahlentherapie 101, 253—259 (1956).

— — Die Telekobalt-Siebbestrahlung mit „negativem" Sieb. Strahlentherapie 111, 532—536 (1960).

— R. STODTMEISTER, TH. FLIEDNER u. H. KUTTIG: Experimentelle Untersuchungen zur Frage der Gitterbestrahlung. Strahlentherapie 101, 272—277 (1956).

— G. WEITZEL u. C. B. VAN DER DECKEN: Die Gittermethode bei der Strahlenbehandlung mit ultraharten Röntgenstrahlen von 15 MeV. Strahlentherapie 101, 191—196 (1956a).

— — — Die Gittermethode bei der Strahlenbehandlung mit schnellen Elektronen. Strahlentherapie 99, 213—220 (1956b).

BERG, N. O.: Histologic and biologic response of tumours to irradiation. I. Morphologic changes in irradiated tumours. In: Handbuch der medizinischen Radiologie, Bd. XVIII, S. 361. Berlin-Heidelberg-New York: Springer 1967.

BEZOLD, K.: Ekzembestrahlung mit der Siebmethode. Strahlentherapie 93, 434—439 (1954).

BIRCHALL, L.: A new technique in the use of grid fields. Brit. J. Radiol. 26, 55—56 (1953).

BISTOLFI, F.: Considerazioni sulle curve di dose profonda nella terapia con griglia. Radiol. med. (Torino) 11, 805—807 (1954).

— Prime experienze cliniche sulla roentgenterapia dei tumori attraverso griglia. Estratto da „Scritti in onore di RUGGERO BALLI". Modena, Cooperativa Tipografi 1954.

— Possibilita della roentgenterapia con griglia nel trattamento della metastasi da carcinoma. III. Congr. degli Elektro-Radiologi di Cultura at ia, XVIII Congr. della Società Italiana a Radiologia Medica Roma 1954, p. 237—239.

BISTOLFI, F.: Las reacciones cutáneas después de irradiación a través de rejilla. Acta ibér. radiol.-cancer. 13, 369—374 (1957).

— Le reazioni cutanee dopo irradiazione attraverso grata. Radiol. med. (Torino) 14, 343—352 (1958).

—, e C. ALBERTI: Considerazione comparativa su roentgenterapia a fuochi crociati e roentgenterapia con grata nel trattamento dei tumorie vescicali. Radiol. med. (Torino) 42, 490—499 (1956).

—, et M. BOLOGNESI: Considérations sur la roentgenthérapie avec grille des cancers utérins, aux stades III et IV, après trois ans de recul. J. Radiol. Électrol. 39, 494—497 (1958).

BOLOGNESI, M., e F. BISTOLFI: Primi risultati clinici della roentgenterapia con griglia nel trattamento del cancro dell'utero in stadio avanzato. Ann. Ostet. Ginec. 76, 427—483 (1954).

—, e F. CRAVAVEZZA: Il compartamento della funzionalità piastruica in pazienti sottoposte a roentgenterapia con griglia. Medicina (Parma) 7, 61—78 (1957).

BOTSTEIN, C., u. W. HARRIS: Intensive Röntgenbestrahlung des fortgeschrittenen Krebses durch ein Bleigummi-Sieb. (Ein Jahr Erfahrung an 140 Fällen.) Fortschr. Röntgenstr. 75, 26—39 (1951).

BOZÓKY, L.: Vergleich der Strahlendosen in der Umgebung der durchstrahlten Gewebe bei Röntgen- und Gammastrahlen. In: Probleme und Ergebnisse aus Biophysik und Strahlenbiologie, II, S. 68. Berlin: Akademieverlag 1960.

—, u. I. RODÉ: Physikalische und klinische Untersuchungen mit Rasterbehandlung. Radiol. clin. (Basel) 24, 240—254 (1955).

BREITLING, G.: Bestimmung der Dosisverteilung bei Siebbestrahlung mit dem Leuchtstoffdosimeter. Fortschr. Röntgenstr. 86, 254—262 (1957).

— Physikalische Grundlagen der Siebbestrahlung. In: Strahlenforschung und Strahlenbehandlung, Sonderbände zur Strahlentherapie, Bd. 46 (Hrsg. H. MEYER u. J. BECKER). München: Urban & Schwarzenberg 1960.

BROS, C., et S. BURG: La griltherapie dans les épithéliomas de l'oesophage. J. Radiol. Électrol. 36, 739—740 (1955).

BRUCE, W. R., and H. E. JOHNS: Investigation of grid fields with a miniature ionization chamber. J. Canad. Ass. Radiol. 5, 29—32 (1954).

BÜCHNER, F.: Allgemeine Pathologie. Berlin 1956.

BUTTENBERG, H.: Einstellungskontrolle von Siebfeldern durch Aufnahmen mit der Therapieröhre. Strahlenforschung und Strahlenbehandlung, Sonderband Strahlentherapie 46, 134—142 (1960).

CHAOUL, H., F. WACHSMANN u. H. ROSENBERGER: Über den Einfluß der Protrahierung in der Strahlentherapie. Strahlentherapie 76, 224—259 (1947).

COCCHI, U.: Zürcher Erfahrungen und Behandlungsresultate der Rasterbestrahlung (200 kV) im Vergleich zur Behandlung ohne Raster (200 kV und 31 MeV). Strahlenforschung und Strahlenbehandlung, Bd. II. Sonderbände zur Strahlentherapie 46, 95—100 (1960).

— Zürcher Erfahrungen und Behandlungsresultate der Rasterbestrahlung (200 kV) im Vergleich zur Behandlung ohne Raster (200 kV und 31 MeV). Fortschr. Röntgenstr., Beiheft zu 93, 43—44 (1960).

Cohen, L., and A. Cohen: Experimental radiotherapy of abdominal cancer. III. Increased systemic tolerance with fild-fractionation (Sieves). Brit. J. Radiol. 26, 551—552 (1953).

Cohen, O. H., and W. L. Palazzo: The grid technique of radiotherapy with depth dose measurements. Amer. J. Roentgenol. 67, 470—476 (1952).

Daniel, G.: Techniques, processus et indications de la gridtherapie dans les tumeurs du sein. J. Radiol. Électrol. 36, 613—617 (1955).

— Étude radiobiologique schématique de la grilthérapie. J. Radiol. Électrol. 37, 978—979 (1956).

Degner, W.: Betrachtungen über die Strahlenqualität bei der Tiefentherapie. Kongr.-Ber. DDR 1955, S. 300.

— Neue Meßergebnisse zur Strahlentherapie. Strahlentherapie 105, 119—125 (1958).

Del Regato, J. A.: Diskussionsbemerkung, Annual Meeting, Amer. Roentgen-Ray Soc. 1951. Amer. J. Roentgenol. 70, 474—475 (1953).

Denier, A.: Les indications respectives de la cyclothérapie et de la gridthérapie. J. Radiol. Électrol. 36, 427—428 (1955).

Devik, F.: A study of the local roentgen reaction on the skin of mice, with special reference to the vascular effects. Acta radiol. (Stockh.), Suppl. 119, 1—72 (1955).

— Modification of the X-ray reaction in the skin of mice by shilding of minute areas of the skin. Advances in radiobiology (G. de Hevesy, A. Forssberg and J. D. Abbatt), p. 226—229. Edinburgh and London: Oliver & Boyd 1957.

—, and S. Osnes: Induction of hyperplasia in the epidermis after roentgen irradiation. Acta path. microbiol. scand. 43, 113—117 (1958).

Devois, A., C. Tavernier et A. Desanti: Considérations physiques et biologiques sur l'emploi des grilles en roentgentherapie profonde. J. Radiol. Électrol. 35, 50—54 (1954).

— — — Physikalische und biologische Betrachtungen über die Anwendung von Sieben in der Röntgentiefentherapie. Ergebnisse des VII. Int. Kongr. Radiol. Kopenhagen 1953. Sonderband Strahlentherapie 32, 83—84 (1955).

Dietz, W., u. H. Ense: Vergleichende Tierversuche mit dem Leukozytenresistenzwert (LRW) bei Siebbestrahlung. Sonderbände zur Strahlentherapie 43, 408—416 (1959).

—, u. A. Poeschel: Biologische Untersuchungen über die Siebwirkung. Aus: Strahlenforschung und Strahlenbehandlung, Bd. 2, S. 101—107. München u. Berlin: Urban & Schwarzenberg 1960.

—, u. J. Starckjohann: Über die Bedeutung der Lochgröße bei der Siebbestrahlung für die Allgemeinreaktion. Strahlentherapie 119, 620—637 (1962).

Dihlmann, W., G. Liebaldt u. W. Undeutsch: Die Kapillaraussprossung als Reparationsprinzip bei örtlichen Strahlenschäden. Strahlentherapie 114, 552—564 (1961).

DIN-Normen: Medizinische Röntgenbestrahlungssiebe. Regeln für die Herstellung, DIN 6840 Juni 1965.

Dogliotti, M., e G. Lovera: Sull'impiego della Röntgenterapia attraverso griglia radioopaca in dermatologia. Nota I. Applicazione in un caso di Sarcoide di Darier-Roussy. Minerva derm. 31, 280—282 (1956).

Du Mesnil de Rochemont, R.: Die Siebbestrahlung im Rahmen der modernen, gegen den Krebs eingesetzten Bestrahlungsmethoden. Dtsch. med. J. 7, 656—659 (1956).

Dúrkovský, J.: Die Anwendung des Gitters in der Röntgentherapie bösartiger Geschwülste. Bratisl. lek. Listy 37, 153 (1957).

Ebert, H. G., H. Finke u. R. Sigmund: Experimentelle Untersuchungen zur Siebbestrahlung homogener und inhomogener Medien. Fortschr. Röntgenstr. 87, 76—79 (1957).

— — — Dosisverhältnisse bei der Siebbestrahlung homogener und inhomogener Medien. Fortschr. Röntgenstr. 88, 109—112 (1958).

Eichhorn, H. J.: Über die besondere biologische Wirkungsweise der Siebbestrahlung. Strahlenforschung und Strahlenbehandlung II. Sonderband Strahlentherapie 46, 143—144 (1960).

—, u. B. Mateev: Über die Häufigkeit von Strahlenfibrosen im gesunden Lungengewebe nach intensiver Strahlentherapie beim Bronchialkarzinom. Strahlenforschung und Strahlenbehandlung 4. Sonderband Strahlentherapie 52, 149—155 (1963).

—, u. S. Matschke: Untersuchungen über die Dosisverteilung bei der Siebbestrahlung am Phantom und Patienten. Strahlentherapie 99, 536—548 (1956).

— — Untersuchungen über die Dosisverteilung bei der Siebbestrahlung in Hinblick auf die Entstehung des Bestrahlungssyndroms und die Hauttoleranz in der Röntgen-Tiefentherapie. II. Mitt. Strahlentherapie 109, 305—315 (1959).

Ellinger, F.: Medical radiation biology. Springfield (Ill.): Ch. C. Thomas 1957.

Failla, G.: Irradiation through grids. Radiology 58, 424—426 (1952).

Feine, U.: Experimentelle Untersuchungen zur Entstehung des akuten und des späten Strahlenschadens an der Niere. Strahlentherapie 108, 408—420 (1959).

Ferrari, B.: Le modificazioni funzionali del conticosurrene durante la roentgenterapia con griglia del cancero del callo uterius. Quad. Clin. ostet. ginec. 12, 557—576 (1957).

Fervers, J.: Erfahrungen mit der Siebbestrahlung. Strahlentherapie 97, 421—425 (1955).

Flaks, J., et B. Grynkraut: Expériences sur l'accroissement des tumeurs et le développement des métastases chez des rats préalablement et totalement irradiés par les rayons X. C. R. Soc. Biol. (Paris) 115, 1138—1140 (1934).

Fochem, K.: Strahlenbiologische Untersuchung der Rasterbestrahlung und ihr Wert für die gynäkologischen Karzinome. Strahlentherapie 102, 451—455 (1957).

— Das Problem der Siebbestrahlung. Magy Radiol. 10, 170—174 (1958).

Freid, J. R., A. Lipmann, and E. Jacobson: Roentgen therapy through a grid for advanced carcinoms. Amer. J. Roentgenol. 70, 460—476 (1953).

FRIEDMAN, M., J. DRESNER, and G. J. HINE: Supervoltage (2000 kilovolt roentgen rays) irradiation with a resonant transformer generator. Amer. J. Roentgenol. **73**, 410—425 (1955).

—, and A. W. PEARLMAN: Irradiation of advanced cancer of the head and neck through a grid. Radiology **68**, 852—859 (1957).

FRISCHKORN, R.: Die Siebbestrahlung im Rahmen der gynäkologischen Strahlentherapie. Strahlentherapie **111**, 537—545 (1960).

— Unsere Erfahrungen mit der Siebbestrahlung gynäkologischer Karzinome. In: Strahlenforschung und Strahlenbehandlung, Bd. 2, S. 128—133. München u. Berlin: Urban & Schwarzenberg 1960.

— Unsere Erfahrungen mit der Siebbestrahlung gynäkologischer Karzinome. Fortschr. Röntgenstr., Beih. zu **93**, 49 (1960).

FRITZ-NIGGLI, H.: Strahlenchimären und Parabiose. Strahlentherapie **106**, 378—390 (1958).

FROST, D.: Über die Hautbelastung bei Siebbestrahlung. Strahlentherapie **104**, 302—305 (1957).

FUGAZZOLA, F., and R. MOTTA: Our experience with grid radiotherapy. Minerva fisioter. **5**, 166—171 (1960).

GAUWERKY, F.: Kompensationsfaktoren bei Siebbestrahlungen. Fortschr. Röntgenstr., Beih. zu **93**, 44—46 (1960).

— Magnitude of the compensation effect in spatially inhomogeneous total irradiations. 2. Int. Congr. Rad. Res. Abstracts of Papers 1962, p. 230.

— Studie zur quantitativen Wirkung subletaler und letaler Ganzkörperbestrahlungen der weißen Maus. Strahlentherapie **128**, 119—135 (1965).

—, u. F. HEINZEL: Die Kompensationsgröße bei räumlich inhomogenen Ganzbestrahlungen. Fortschr. Röntgenstr. **95**, 299—313 (1961).

GLAUNER, R.: Ein Beitrag zur Siebbestrahlung. Strahlentherapie **116**, 557—565 (1961).

GOLDBERG, H. C.: Area factor in roentgen irradiation. Arch. Derm. and Syph. (Chic.) **49**, 346 (1944).

GROS, C. M., S. BURG et R. SIGRIST: Contribution à la radiothérapie par les grilles. J. Radiol. Électrol. **35**, 242—245 (1954).

GROS, M. C., R. WOLF et S. BURG: Des grilles en radiothérapie. J. Radiol. Électrol. **34**, 771—774 (1953).

GRUMBT, S.: Bewegungsbestrahlung oder Siebbestrahlung? Strahlentherapie **100**, 616—620 (1956).

GRYNKRAUT, B.: Description d'un appareil nouveau de radiothérapie qui permet de doubler la dose incidente mesurée à la peau, par l'effet de division du champ principal en champs secondaires. Bull. Soc. Radiol. Méd. Fr. **23**, 50—54 (1935).

— Direct and indirect radiotherapy. Amer. J. Roentgenol. **53**, 491—499 (1945).

—, u. J. SITKOWSKI: Zur Radiotherapie durch ein Gitter mit vierkantigen Löchern und über die Wichtigkeit des Faktors „nicht bestrahlter Behandlungszwischenraum". Strahlentherapie **56**, 413—421 (1936).

GUDDEN, F., u. A. EHRLY: Dosisverteilungen bei der Elektronen-Gittertherapie. In: Betatron und Telekobalttherapie (J. BECKER u. K. E. SCHEER, Hrsg.), S. 196—198. Berlin-Göttingen-Heidelberg: Springer 1958.

HARING, W.: Siebstrahlung. Strahlentherapie **51**, 154—163 (1934).

— Die Entwicklung der Siebbestrahlung. Strahlentherapie **102**, 479—482 (1957).

— 25 Jahre Siebbestrahlung. Z. ges. inn. Med. **13**, 752—755 (1958).

—, u. W. NICHELMANN: Die Belastbarkeit der Haut bei Siebbestrahlung. Kongr.-Ber. DDR II, S. 398 (1956).

HARRIS, W.: Recent clinical experience with the grid in the x-ray treatment of advanced cancer. Radiology **58**, 343—350 (1952).

HARTWEG, H.: Über Komplikationen von seiten des Herzens und des Kreislaufes bei Bestrahlung des Thorax. Strahlenforschung und Strahlenbehandlung, Bd. 2. Sonderband Strahlentherapie **46**, 108—115 (1960).

— Komplikationen von seiten des Herzens und des Kreislaufs bei hochdosierter Thoraxbestrahlung unter besonderer Berücksichtigung der Siebmethode. Fortschr. Röntgenstr., Beih. zu **95**, 46 (1960).

HAUBRICH, R., u. E. REICHELT: Beitrag zur Siebbestrahlung des Bronchialcarcinoms. Radiologe **3**, 193—194 (1963).

—, u. P. THURN: Zur Siebbestrahlung des Bronchialkarzinoms. Strahlentherapie **102**, 180—193 (1957).

HERVE, A., et R. GHYS: Etude dosimetrique et clinique de la radiothérapie a travers grille. Acta radiol. (Stockh.) **49**, 72—85 (1958).

HEUSS, K., u. I. WOLF: Untersuchungen über den Einfluß einer räumlichen Dosisverteilung auf die Überlebenszeit weißer Mäuse nach Ganzkörperbestrahlung (1200 R). Strahlentherapie **102**, 539—542 (1957).

HILTEMANN, H.: Gitter-Bewegungsbestrahlung. Strahlentherapie **95**, 76—78 (1954).

— Tiefendosistabellen für Röntgenstrahlung durch ein Rastergitter. Strahlentherapie **97**, 317—319 (1955).

— Gitterbewegungsbestrahlung. II. Mitt. Strahlentherapie **97**, 426—429 (1955a).

— Raumdosisverteilung beim Rastergitter. Strahlentherapie **98**, 494—496 (1955b).

— Gitterbewegungsbestrahlung für Halbtiefentherapie. Strahlentherapie **100**, 613—615 (1956).

HOHL, K.: Die Siebbestrahlung. Radiol. clin. (Basel) **22**, 486—491 (1953).

—, et G. JOYET: La charge maximum de la peau en thérapie profonde en fonction de la surface du champ. Radiol. clin. (Basel) **24**, 310—316 (1955).

HOLTHUSEN, H.: In: P. LAZARUS, Handbuch der gesamten Strahlenheilkunde, S. 692—695. München 1928.

— Praktische Erfahrungen in der Dosierung in Röntgeneinheiten und Nomenklaturfragen. Röntgenpraxis H. 8, 338 (1930).

HOLZKNECHT, G.: Röntgentherapie. Berlin u. Wien: Urban & Schwarzenberg 1924.

JACOBSON, L. E.: Description of a core with a movable grid for gridtherapy. Amer. J. Roentgenol. **69**, 849—850 (1953).

— Grid depth dose investigation for 200 and 400 kilovolts at the center and egde of the field. Amer. J. Roentgenol. **69**, 991—1000 (1953).

Jacobsen, L. E., and A. Lipman: Depth dose investigation for perforated grid therapy at 200 kilovolts. Amer. J. Roentgenol. 67, 458—469 (1952).

Jaeger, R. G.: Dosimetrie und Strahlenschutz. Stuttgart: Georg Thieme 1959.

Jolles, B.: Area factor in skin radiation reaction. A. R. Brit. Emp. Cancer Campgn 17, 52 (1939).

— X-ray skin reactions and the protective role of normal tissues. Brit. J. Radiol. 16, 110 (1941).

— The study of connective tissue reaction to radiation the sieve or chess method. Brit. J. Cancer 3, 27 (1949).

— Radiotherapy of accessible malignant tumours by alternating chess-board method. Lancet 1949 II, 603—606.

— A diffusible substance in irradiated tissues? Nature (Lond.) 164, 63 (1949).

— On a diffusible substance in irradiated tissues. Radiotherapy with alternating chess-beard method. A. R. Brit. Emp. Cancer Campgn 27, 274—276 (1949).

— The reciprocal vicinity effect of irradiated tissues; on a 'diffusible substance' in irradiated tissues. Brit. J. Radiol. 23 (265), 18 (1950).

— On a diffusible substance in irradiated tissues: "chess-board" or "sieve" technique in radiotherapy of malignant tumours. A. R. Brit. Emp. Cancer Campgn 28, 284—288 (1950).

— Biological factors in radiation techniques. A. R. Brit. Emp. Cancer Campgn 29, 270—273 (1951).

— Biological factors in radiation techniques. A. R. Brit. Emp. Cancer Campgn 30, 324—326 (1952).

— X-ray sieve therapy in cancer. A connective tissue problem. London: H. K. Lewis 1953.

— Total and partial body irradiation and its bearing on the integral dose concept and on indirect radiation effects. A. R. Brit. Emp. Cancer Campgn 31, 354—358 (1953).

— Indirect radiation effects, connective tissue studies; grid or sieve method. A. R. Brit. Emp. Cancer Campgn 34, 420—423 (1956).

— Indirect radiation effects, grafting experiments. A. R. Brit. Emp. Cancer Campgn 35, 432—435 (1957).

— Indirect radiation effects, sieve or grid method. A. R. Brit. Emp. Cancer Campgn 36, 563—565 (1958).

— Indirect radiation effects, sieve protection factor, sieve/grid method in bronchial carcinoma. A. R. Brit. Emp. Cancer Campgn 37, 610—612 (1959).

— Klinische Erfahrungen und Ergebnisse der Siebbestrahlung. Strahlenforschung und Strahlenbehandlung, Bd. 2. Sonderband Strahlentherapie 46, 68—77 (1960).

—, and S. G. Greening: Studies on diffusible factors in irradiated skin with grafting experiments. In: Progress in radiobiology, p. 410 (Oliver and Boyd, eds.). Edinburgh and London 1956.

— — Studies of indirect radiation effects with skin grafting experiments and colorimetric estimations of erythema. Brit. J. Radiol. 31, 136—145 (1958).

—, and R. G. Harrison: Radiation skin reaction and depletion and restoration of body immune response. Nature (Lond.) 198, 1216—1217 (1963).

Jolles, B., and R. G. Harrison: Notes de radiobiologie. Perte et rétablissement de la sensibilité tissulaire aux radiations. J. Radiol. Électrol. 47, 547—554 (1966).

—, and P. C. Koller: The role of connective tissue in the radiation reaction of tumours. Brit. J. Cancer 4, 77—89 (1950).

—, and R. G. Mitchell: I. The sieve in radiotherapy. II. Physical aspects of the sieve method. Brit. J. Radiol. 25, 395—405 (1952).

— — Weitere Überlegungen zur Sieb-Therapie. Brit. J. Radiol. 27 (319), 407—409 (1954).

Joyet, G., u. K. Hohl: Die biologische Hautreaktion in der Tiefentherapie als Funktion der Feldgröße. Ein Gesetz der Strahlentherapie. Fortschr. Röntgenstr. 82, 387—400 (1955).

Jüngling, O.: Die Röntgenstrahlendosis bei Behandlung chirurgischer Erkrankungen. Strahlentherapie 14, 634—641 (1923).

Kärcher, K.-H.: Histologische Untersuchung zur Siebbestrahlung mit schnellen Elektronen. Strahlentherapie 111, 249—255 (1960).

— Methoden der Elektronenbestrahlung. In: J. Becker u. G. Schubert, Die Supervolttherapie, S. 227—236. Stuttgart: Georg Thieme 1961.

Kahr, E.: Zur Siebbestrahlung der Bronchialkarzinome. Strahlentherapie 100, 378—384 (1956).

Kaneda, H.: Some experiences about irradiation treatment through a sieve. Med. J. Shinshu Univ. 1, 51—63 (1955).

— Some studies about sieve therapy upon field size and marginal surface factor. Med. J. Shinshu Univ. 1, 243—248 (1956).

—, and R. Kondo: Some studies about sieve therapy. 2. Upon the histological studies of vessels. Med. J. Shinshu Univ. 1, 249—255 (1956).

—, u. M. Maeda: Klinische Betrachtungen zur Siebbestrahlung. Strahlentherapie 124 (3), 366—371 (1964).

— — T. Hishida, and J. Nakatsuka: Studies of biological sieve effects. Nippon Acta radiol. 23 (8), 1013—1020 (1963).

— — P. Nitta, and K. Yamamura: Further considerations on the sieve. Nippon Acta radiol. 23 (2), 168—174 (1963).

— — T. Oku, T. Kobayashi u. J. Nakatsuka: Die Heilungsresultate beim Bronchialkarzinom mittels Siebbestrahlung. Strahlentherapie 126, 27—41 (1965).

—, and S. Tanei: On the mean recovery rate of human skin irradiated through a sieve. Med. J. Shinshu Univ. 2, 209—214 (1957).

Keiser, W.-D. v.: Die Siebbestrahlung des Bronchialkarzinoms. Abstracts of 8. Int. Congr. of Radiology, Mexico 1956, p. 204.

— Vier Jahre Siebbestrahlung bei Bronchuskarzinom. Kongr.-Ber. DDR 2, 227 (1956).

Kepp, R. K.: Grundlagen der Strahlentherapie, S. 197—227. Stuttgart: Georg Thieme 1952.

—, u. D. Hofmann: Über die gegenseitige Beeinflussung zweier Bestrahlungsfelder durch die indirekte Strahlenwirkung. I. Mitt.: Variation des Feldabstandes, gleicher Zeitabstand. Sonderband Strahlentherapie 35, 183—188 (1956).

KEREIAKES, J. G., and A. T. KREBS: Further studies of the effect of partial shielding by grids on survival of irradiated rats. Brit. J. Radiol. **32**, 339 (1959).

— W. H. PARR, and A. T. KREBS: Organ weight changes in grid shielded X-irradiated rats. US Army Medical Research Lab., Ft. Knox, Ky. Report No 348 (1958).

— — J. B. STORER, and A. T. KREBS: Effect of partial shielding by grids on survival of X-irradiated rats. Proc. Soc. exp. Biol. (N. Y.) **86**, 153 (1954).

KLUMPAR, J.: Ozařování roentgenem pomocí síta (Roentgenologic grid irradiation). Čs. Onkol. **2**, 143—149 (1955).

KÖHLER, A.: Theorie einer Methode, bisher unmöglich anwendbar hohe Dosen Röntgenstrahlen in der Tiefe des Gewebes zur therapeutischen Wirksamkeit zu bringen ohne schwere Schädigung des Pat., zugleich eine Methode des Schutzes gegen Röntgenverbrennungen. Fortschr. Röntgenstr. **14**, 27—29 (1909).

— Théorie d'une nouvelle méthode d'irradiation profonde. J. belge Radiol. **3**, No 3, 185—187 (1909).

— A method of deep roentgen irradiation without injury to the skin. Arch. Roentg. Ray **14**, No 111, 141—143 (1909).

— Röntgentiefentherapie mit Metallnetzschutz. III. Mitt. Praktische Erfolge. Strahlentherapie **1**, 121—131 (1912).

— Der Metallnetzschutz zur Vermeidung von Röntgenverbrennungen bei Tiefenbestrahlungen. Fortschr. Röntgenstr. **30**, 56—58 (1923).

— An exchange of letters on the history of grid therapy. Radiology **22**, 110—111 (1934).

KRÖKER, P.: Über die Siebbestrahlung. Fortschr. Röntgenstr. **85**, 523—533 (1956).

— Klinische Erfahrungen und Probleme der Siebbestrahlung. In: Strahlenforschung und Strahlenbehandlung, Bd. 2, Sonderband Strahlentherapie **46**, 78—84 (1960).

— Klinische Erfahrungen und Ergebnisse der Siebbestrahlung. Fortschr. Röntgenstr., Beiheft zu **93**, 43 (1960).

KROKOWSKI, E.: Herddosen bei Siebbestrahlung. Fortschr. Röntgenstr. **86**, 256—262 (1957).

— Siebbestrahlung subcutan gelegener Lymphome. Fortschr. Röntgenstr. **89**, 591—596 (1958).

— Bedeutung der spezifischen Gewebabsorption für den strahlenbiologischen Effekt. Strahlentherapie **109**, 300—304 (1959a).

— Absorptionskurven für die Strahlentherapie des Bronchialkarzinoms. Fortschr. Röntgenstr. **9I**, 382—388 (1959b).

KÜNLEN, H.: Siebbestrahlung mit einem neuen Schrägtubus. Strahlentherapie **117**, 274—278 (1962).

KUTTIG, H.: Die Siebbestrahlung bei der Supervolttherapie. In: Strahlenforschung und Strahlenbehandlung. Sonderbände zur Strahlentherapie, Bd. 46 (Hrsg. H. MEYER u. J. BECKER). München: Urban & Schwarzenberg 1960.

— Die Siebbestrahlung bei der Supervolttherapie. Fortschr. Röntgenstr., Beiheft zu **93**, 43 (1960).

KUTTIG, H.: Methoden der Telegammatherapie. In: J. BECKER u. G. SCHUBERT, Die Supervolttherapie, S. 287—303. Stuttgart: Georg Thieme 1961.

— Fraktionierung in Zeit und Raum. Klinische Untersuchungen zur Wirkung der Siebbestrahlungsmethode. Dtsch. Röntgenkongreß 1966, Sonderband B. Strahlentherapie **64**, 69—73 (1967).

—, u. J. BECKER: Die Isotopen- und Telegammatherapie des Blasencarcinoms. Radiolge **2**, 206—215 (1962).

—, u. H. BRÄUTIGRAM: Die Siebbestrahlung in der Telecaesiumtherapie. Strahlentherapie **122**, 166—173 (1963).

—, u. I. MEIER: Gittermethode mit dem Chaoulschen Nahbestrahlungsgerät. Ein Vorschlag zur Behandlung oberflächennaher Tumorrezidive. Strahlentherapie **101**, 260—271 (1956).

— — Beobachtungen zur Hautreaktion bei Röntgengitterbestrahlung. Strahlentherapie **101**, 266—271 (1956 b).

LANE, J. W., W. MAUDERLI, and D. M. GOULD: Biologic effect of grid cobalt 60 radiation. Amer. J. Roentgenol. **84**, 681—686 (1960).

LARIOŠČENKO, T. G.: Die Anwendung eines Bleisiebes bei der Röntgentherapie radioresistenter Geschwülste. Vop. Onkol. **2**, 457—463 (1956).

LEBORGNE, F. E.: Radioterapia del cáncer de esófago. Tórax **3**, 33—52 (1954).

LIBERSON, F.: The value of a multi-perforated screen in deep X-ray therapy. Radiology **20**, 186—195 (1933).

— A critical study of the use of the lead perforator and reciprocal radiation therapy. Amer. J. Roentgenol. **36**, 245—250 (1936).

LIECHTI, A.: Über den Zeitfaktor der biologischen Strahlenwirkung. Strahlentherapie **33**, 1—53 (1929).

LOEVINGER, R.: Depth dose curves for grids in X-ray therapy. Radiology **58**, 351—359 (1952).

LONGO, J.: Contributo allo studio dosimetrico nella roentgenterapia con griglia. Radiologia (Roma) **15**, 223—238 (1959).

LUPO, M., G. PISANI e U. COLOMBO: Nuovi concetti sulla radiosensibilità tessutale a diverse modalità di Traionamento della dose di radiazoni ionizzanti da 200 kV a 1,25 MeV. Studio istologica e istochimico. Minerva fisioter. **5**, 5—17 (1960).

LUTZ, P.: Über Versuche mit stetig versetzter Siebbestrahlung. Strahlentherapie **112**, 467—468 (1960).

MARCUSE, H. R., and H. J. MELLINK: Einige physikalische Aspekte der Siebbestrahlung (7th Int. Congr. of Radiation). Sonderband Strahlentherapie **32**, 85—86 (1955).

MARKS, H.: A new approach to the roentgen therapy of cancer with the use of a grid. J. Mt Sinai Hosp. **17**, 46—48 (1950).

— Clinical experience with irradiation through a grid. Radiology **58**, 338—342 (1952).

— Roentgentherapy of advanced cancer with high doses through a grid. Acta Un. int. Cancr. **9**, 54 (1953).

— Ein neuer Weg der Strahlenapplikation mittels vielfeldriger Kreuzfeuerbestrahlung durch ein Bleigummiraster und die Wirkung auf strahlenresistenten Krebs. (Vorläufige Mitt.) Ergebnisse des VII. Int. Kongr. Radiol. Kopenhagen 1953. Sonderband Strahlentherapie 32, 84 (1955).

Marks, H.: New approach to irradiation by positional rotation through a lead-rubber grid and its enhanced effect on incurable cancer. Mississippi V. med. J. 77, 209—212 (1955).

— Rotational X-ray therapy with the use of a grid as a clinical method. Harlem Hosp. Bull. 9, 37—38 (1956).

— New grid concept in roentgentherapy of advanced inoperable cancer of large volume. Indian J. Radiol., Souvenier-No 355—360 (1956).

— Nutritional rehabilitation and protracted low intensity radium and roentgen-grid therapy in advanced cancer. Mississippi V. med. J. 81, 285—287 (1959).

Markus, B., u. W. Paul: Photographische Dosimetrie im elektronenbestrahlten Körpern. Strahlentherapie 92, 612—620 (1953).

Mauderli, W., D. M. Gould, and J. W. Lane: Focused grid telecobalt film dosimetry. Amer. J. Roentgenol. 83, 514—519 (1960).

Meyer, H., u. J. Becker: Die Siebbestrahlung. In: Sonderbände zur Strahlentherapie, Bd. 46. München: Urban & Schwarzenberg 1960.

Meyer-Laack, H.: Strahlentherapie der Lungentumoren und der Wert der Siebbestrahlung. Strahlentherapie 104, 366—383 (1957).

Miescher, G.: Das Röntgenerythem. Strahlentherapie 16, 333—371 (1924).

— Die Histologie der akuten Röntgendermatitis mit besonderer Berücksichtigung der Teilungsvorgänge. Arch. Derm. Syph. (Berl.) 148 (3), 540—551 (1925).

— Carcinomtherapie mit superponierten (verzettelten) Röntgenbestrahlungen. Strahlentherapie 36, 437—476 (1930).

Mitchell, R. G.: Physical aspects of the sieve method. Brit. J. Radiol. 25, 403—405 (1952).

Morozumi, S.: Nippon Acta radiol. 18, 70 (1958) [Japanisch]. Zit. nach Kaneda u. Mitarb. 1963.

Nitta, T.: Nippon Acta radiol. 20, 1537 (1960). Zit. nach Rausch 1965.

Oeser, H., u. E. Krokowski: Zur Frage der Siebbestrahlung. Röntgen-Bl. 11, 385—391 (1958).

— — u. V. Tänzer: Bedeutung der Haut bei Ganzkörperbestrahlung von Ratten. Fortschr. Röntgenstr. 92, 568—572 (1960).

Ovodia, J., and J. McAllister: Dose distribution in grid therapy with 15 to 33 MeV electrons. Radiology 76, 118—119 (1961).

Palazzo, W. L., and H. Marks: Exchange of letters on the history of grid therapy. Radiology 61, 109—111 (1953).

Palmieri, G. G.: Röntgen-Schicht-Therapie oder Tomotherapie und andere neue Varianten der Kinetherapie. Radiol. clin. (Basel) 24, 1—17 (1955).

Parr, W. H., A. T. Krebs: Microgrid irradiation studies with C-57 black mice, using greying of hair as effect indicator. Radiat. Res. 12, 461 (1960).

Paz, O.: Tratamiento de tumores profundos con radioterapia por campo multidividido con la rejilla de Hirsch. Marks. Gac. méd. Caracas 63, 425—443 (1955).

Pfeifer, W., u. K. Seidel: Über 4jährige Erfahrungen mit der Röntgensiebbestrahlung des Bronchialkarzinoms. Strahlentherapie 101, 325—342 (1956).

— Die Röntgensiebbestrahlung. Med. Klin. 54, 1342—1346 (1959).

—, u. H. Würdinger: Die Siebbestrahlung des Blasenkarzinoms. In: Strahlenforschung und Strahlenbehandlung, Bd. II. Sonderbände zur Strahlentherapie 46, 116—123 (1960).

— — Über sechsjährige Erfahrungen in der Feinsiebbestrahlung des Blasencarcinoms. Radiologe 2, 215—221 (1962).

Pineles, S., u. V. Iragon: Gittertherapie der bösartigen Geschwülste in fortgeschrittenen Stadien. Viata med. 5 (10), 899—904 (1958).

Pipino, G., and B. Ferrari: Contribution to the histochemical study of cancer of the uterine cervix during roentgentherapy with grid [Italian]. Pathologica 51, 401—408 (1959).

Pisani, G., e A. Malaspina: Nostre prime esperienze con la roentgenterapia attraverso griglie di piombo. Radiol. med. (Torino) 40, 776—790 (1954).

Placherova, A.: Our experience with irradiation of bronchogenic carcinoma by the sieve method. Neoplasma (Bratisl.) 5, 256—261 (1958).

— V. Kubec u. J. Zámecnik: Unsere Erfahrungen mit der Anwendung von inversen Sieben in der Röntgentherapie. Strahlentherapie 110, 101—109 (1959).

Pourquier, H., P. Leenhardt, J. Gary-Bobo, B. Rovira et N. Barthélemy: Les grilles en radiothérapie. J. Radiol. Électrol. 37, 975—978 (1956).

Raboni, F., e A. Bossi: Sulla roentgenterapia a griglia mobile. Radiobiol. Radioter. Fis. med., Ser. III, 15, 395—402 (1960).

— — Erste kritische Versuche und Betrachtungen über die Röntgentherapie mit beweglichem Sieb. Ann. Radiol. diagn. (Bologna) 34, 257—264 (1961).

Rao, T. R. S.: Radiation therapy for malignant tumors using a grid. Indian J. Radiol. 10, 103—115 (1956).

Rausch, L.: Strahlenbiologische Untersuchungen zur Sieb- und Rasterbestrahlung. I. Mitt.: Tierexperimentelle Studien über die Bedeutung des Homogenitätsquotienten für den hautschonenden Effekt der Siebbestrahlung. Strahlentherapie 115, 283—302 (1961).

— Tierexperimentelle, histologische und dosimetrische Untersuchungen über einfache strahlenbiologische Modelle und ihre praktische Anwendung. III. Mitt.: Die Phosphor-32-Abtransportgeschwindigkeit aus der Haut von Meerschweinchen. Strahlentherapie 115, 593—598 (1961).

— Strahlenbiologische Untersuchungen zur Sieb- und Rasterbestrahlung. II. Mitt.: Tierexperimentelle Studien über die Bedeutung des Zeitfaktors für den hautschonenden Effekt der Siebbestrahlung. Strahlentherapie 116, 593—609 (1961).

— Über den Vorgang der Erholung im bestrahlten Gewebe, zugleich ein Beitrag zur Frage der Kombinationsnoxe. Strahlentherapie 118, 276—287 (1962).

RAUSCH, L.: Strahlenbiologische Untersuchungen zur Sieb- und Rasterbestrahlung. III. Mitt.: Tierexperimentelle Studien über die Bedeutung verschiedener Formen räumlicher Fraktionierung für den hautschonenden Effekt der Siebbestrahlung. Strahlentherapie 119, 209—225 (1962).

— Strahlenbiologische Untersuchungen zur Sieb- und Rasterbestrahlung. IV. Mitt.: Tierexperimentelle Studien über die Bedeutung der prozentualen Öffnung für den hautschonenden Effekt der Siebbestrahlung. Strahlentherapie 119, 371—377 (1962).

— Zur strahlenbiologischen Deutung der Siebwirkung. Sonderbände Strahlentherapie 61, 294—320 (1965).

— Strahlenbehandlung und Strahlenbiologie. Dtsch. Röntgenkongr. 1966, Teil B. Sonderband Strahlentherapie 64, 24—62 (1967).

—, u. B. ORTHUBER: Wechselbeziehung zwischen Lochgröße und räumlicher Reproduzierbarkeit bei fraktionierter Feinsiebbestrahlung. Vortrag Dtsch. Röntgenkongr. 1967. Sonderbände zur Strahlentherapie, Teil B. Berlin: Urban & Schwarzenberg (im Druck).

REISNER, A.: Die Bedeutung der Röntgen- und Radiumbehandlung für die Krankheiten der Haut. Strahlentherapie 67, 584—597 (1940).

RENNER, K.: Der Einfluß der Defektgröße auf die Heilung unter dem Schorf. Verbrennungsexperimente an der Schweinehaut. Strahlentherapie 132, 33—39 (1967).

RINGLEB, D.: Zur radiologischen Klinik der Blasengeschwülste. Strahlentherapie 105, 530—550 (1958).

RODÉ, I.: Klinische Versuche mit massiver Rasterbestrahlung. Strahlentherapie 108, 466—474 (1959).

— Theoretische und praktische Probleme der Siebbestrahlung bei Telekobalttherapie. Radiobiol. Radiother. (Berl.) 2, 237—242 (1961).

— Präoperative massive Siebbestrahlung des Mammacarcinoms. V. Ung. Krebsstagg Budapest, 1961. Akademie-Verlag 1962.

— Massive Siebbestrahlung bei Knochenmetastasen des Mammakarzinoms. Radiobiol. Radiother. (Berl.) 5, 655—663 (1964).

—, u. L. BOZÓKY: Über die subtotale und totale Rasterbestrahlung. Strahlentherapie 102, 277—287 (1957).

RÖSSLE, R.: Bemerkungen zur örtlichen Ausbreitung des Krebses. Verh. dtsch. Ges. Path. 35, 96—101 (1951).

RUIZ-RIVES, M.: Tratamiento radioterápico de los tumores profundos (nota privia). Medicamenta (Madr.) 10, 308—311 (1952).

SAKKA, M., and R. KAMATA: An increase in tolerance in mice by field-fractionated (sieve) X-irradiation. Radiat. Res. 9, 341—345 (1958).

SANGSTER, M.: Experiments with intracavernous roentgen irradiation and so-called collimator grids. Acta radiol. (Stockh.) 39, 57—63 (1953).

SARROUY, R., et J. PHILIPPON: Amélioration de la technique d'irradiation a travers grille? J. Radiol. Electrol. 36, 271—272 (1955).

SCHÄFER, H., u. K. SCHÜRMAN: Vorschlag zur Standardisierung der Siebfeldmuster. Strahlentherapie 102, 270—276 (1957).

SCHERER, E.: Erfahrungen mit der Siebbestrahlung beim Rektumkarzinom. In: Strahlenforschung und Strahlenbehandlung, Bd. 2, S. 124—133. München u. Berlin: Urban & Schwarzenberg 1960.

— Erfahrungen mit der Siebbestrahlung beim Rektumkarzinom. Fortschr. Röntgenstr., Beiheft zu 93, 47—48 (1960).

SCHINZ, H. R., u. B. SLOTOPOLSKY: Strahlenbiologie der gesunden Haut. Ergebn. med. Strahlenforsch. 3, 583 (1928).

SCHLUNGBAUM, W., u. E. KROKOWSKI: Die Siebbestrahlung. Röntgen- u. Lab.-Prax. 10, 204—209 (1957).

SCHMITZ, R.: Röntgen-Hauttherapie durch Bleigummisiebe. Derm. Wschr. 144, 1089—1095 (1961).

SCHMITZ-DRÄGER, H. G., G. OBERHOFFER u. P. THURN: Zur Siebbestrahlung des Bronchialkarzinoms. Strahlentherapie 114, 481—500 (1961).

SCHOEN, D.: Sieb- oder Rasterbestrahlung. Strahlentherapie 106, 130—138 (1958).

— Theorie und Praxis der Gitterbestrahlung. Röntgen-Bl. 11, 169—176 (1958 a).

— Sieb- oder Rasterbestrahlung. Fortschr. Röntgenstr., Beiheft zu 88, 22—30 (1958 b).

— Über die Wirkung der Siebbestrahlung auf Hautmetastasen. Sonderband zur Strahlentherapie 43, 164—173 (1959).

— Über die biologische Wirkung der Siebbestrahlung. In: Strahlenforschung und Strahlenbehandlung, Bd. 2, S. 60—67. München u. Berlin: Urban & Schwarzenberg 1960.

—, u. H. E. MAGNUS: Bewegungsbestrahlung durch Bleisieb. Fortschr. Röntgenstr. 81, 670—679 (1954).

SCHÖNREICH, R.: Siebbestrahlung einer Magenmetastase eines Kollumkarzinoms, zugleich ein Beitrag über erfolgreiche Röntgenstrahlenbehandlung von sechs weiteren Metastasen bei der gleichen Patientin. Strahlentherapie 110, 110—115 (1959).

SCHOLTE, P. J. L., and H. R. MARCUSE: Sieve therapy. Medicamundi 2, 102—110 (1956).

SCHRÖCK-VIETOR, W.: Die Siebbestrahlung. — Eine neue Behandlungsmethode in der Röntgentherapie. Umschau 56, 260—261 (1956).

— Tiefendosistabellen für die Röntgen-Siebbestrahlung. Strahlentherapie 99, 452—458 (1956).

— Tiefendosistabellen für die Röntgen-Siebbestrahlung. (Berichtigung.) Strahlentherapie 101, 158—160 (1956).

SEIDEL, K.: Tiefendosen bei Röntgensiebbestrahlung. Strahlentherapie 99, 549—554 (1956).

— Über verschiedene Lochgrößen bei Röntgensiebbestrahlung. Strahlentherapie 102, 109—111 (1957).

— Zur Frage kleinporiger Siebfelder in der Tiefentherapie. Strahlentherapie 104, 118—126 (1957).

— Mitteilung über Siebbestrahlungstubus. Strahlentherapie 105, 318—322 (1958).

— Feinsiebbestrahlung. Sonderband zur Strahlentherapie 43, 174—178 (1959).

Sempert u. R. Wideroe: Untersuchungen über Dosimetrie und Ausblendung von 30 MeV-Elektronenstrahlen. In: Betatron und Telekobalttherapie (J.Becker u. K. E. Scheer, Hrsg.), S. 182—190. Berlin-Göttingen-Heidelberg: Springer 1958.

Silverstone, S. M.: Grid therapy: An evaluation (Gittertherapie: Eine Bewertung). Radiology 67, 757—758 (1956).

Sitkowski, J., u. B. Grynkraut: Radioterapia raka watroby. Warszawskie czasop. lek. 1938.

Sopp, T. E., and L. Stanton: Physical measurements of radiation through a grid. Amer. J. Roentgenol. 71, 835—845 (1954).

Stašek, Vl., N. Skalová, M. Lokajíček, and Vl. Malý: Our experience with irradiation of bronchogenic carcinoma by the grid method. Neoplasma (Bratisl.) 5, 276—282 (1958).

Stepanek, Vl., and J. Metelka: Our experience with X-ray therapy over a screen in non-tumorous diseases. Čs. Rentgenol. 14, 5—6 (1960).

Streil, W.: Über die Strahlenbehandlung maligner Tumoren mit der Siebmethode. Zentr.-Org. ges. Chir. 79, 1651—1659 (1954).

— Schonung des Mesenchyms bei der Strahlenbehandlung mit dem Sieb. Strahlentherapie 97, 139—142 (1955).

Strelin, G. S.: Die Reaktion des Organismus auf Bestrahlung mit Röntgenstrahlen durch ein Metallgitter. Dtsch. Gesundh.-Wes. 10, 32 (1955).

Swart, B.: Die Intensivbehandlung großer oberflächennaher Tumoren mittels Sieb-Schichtbestrahlung. Strahlentherapie 102, 468—478 (1957).

Taber, K. W.: Current status of grid therapy. Mississippi V. med. J. 79, 271—273 (1957).

Tanei, S.: Zit. nach Rausch 1964. Nippon Acta radiol. 18, 253 (1958) [Japanisch].

Tenzel, W. V.: Experience with grid therapy. Radiology 59, 399—408 (1952).

Uhlmann, E. M., J. Ovadia u. A. Maffi: Gitterbestrahlung mit schnellen Elektronen. Strahlentherapie 108, 52—56 (1959).

Unger, E.: Histologische Untersuchungen nach experimenteller Rasterbestrahlung. Befunde an Kaninchenhoden. Strahlentherapie 132, 255—267 (1967).

Vahrson, H.: Topographische Voraussetzung der gynäkologischen Strahlentherapie. Vortrag Dtsch. Röntgenkongr. 1967.

Vallebona, A., e F. Bistolfi: L'esperienza della scuola radiologica genovese sulla roentgenterapia con grata. Nunt. radiol. (Firenze) 22, 849—870 (1956).

Villiger, U.: Die Rasterbestrahlung. Diss. Zürich 1958.

Wachsmann, F.: Experimentelle Untersuchungen zur Frage der Verträglichkeit von hohen Röntgenstrahlendosen bei Strahlentherapie. Strahlentherapie 76, 260—270 (1947).

— Definition des Begriffes „relative Herdraumdosis" und der Wert des Begriffes für die Beurteilung verschiedener Bestrahlungsmethoden. Strahlentherapie 93, 295—298 (1954).

Weitzel, G.: Erfahrungen mit der Elektronentherapie oberflächiger Tumoren. In: Betatron und Telekobalttherapie (J. Becker u. K. E. Scheer, Hrsg.), S. 63—71. Berlin-Göttingen-Heidelberg: Springer 1958.

Wendt, E.: Das Wachstum der Herzzellen ganzbestrahlter Hühnerembryonen in Gewebekultur. Strahlentherapie 118, 348—358 (1962).

Wheatley, B. M., H. J. Hodt, and E. W. Savage: The 2-million volt van de Graaff generator. II. Beam definition, beam direction, and protection problems. Brit. J. Radiol. 26, 58—62 (1953).

Wieczorkiewicz, A.: X-ray treatment with application of protective grid. Nowotwory 7, 175—180 (1957).

Wieland, C., u. F. Schröter: Hautveränderungen bei der Gitterbestrahlung. Strahlentherapie 108, 559—566 (1959).

Woenckhous, E.: Ein Hautschutzgerät bei der Röntgentiefentherapie. Röntgenpraxis 6, 36—39 (1934).

Zambelli, E., P. Ollino e J. Favinet: Basi fisiche-biologiche e cliniche della roentgenterapia con griglia. J. Accad. Med. Torino 120, 76—77 (1957).

C. Strahlentherapeutische Dosimetrie

Von

F. Wachsmann und S. Kallert

Mit 77 Abbildungen

I. Zweck und Abgrenzung

Aufgabe dieses Beitrages ist, dem Strahlentherapeuten Auskunft über alle Fragen der *praktischen Dosimetrie* zu geben. Die *Grundlagen des Nachweises und der Messung ionisierender Strahlungen* werden dabei nur stark zusammengefaßt behandelt. Ergänzt werden die folgenden Ausführungen, die sich vor allem auf die Ermittlung der Dosis bei der Einstrahlung von außen beziehen, durch spezielle Abschnitte der Dosimetrie bei der Radiumkontaktapplikation (vgl. Bd. XVI, B, III, 2). Ebenso gehören die *Dosimetrie des Strahlenschutzes* (vgl. Bd. I/1, III,) und die Behandlung von dosimetrischen Problemen der *Röntgendiagnostik* (vgl. Bd. III, E) nicht zum Thema des vorliegenden Beitrages.

Bei der *Auswahl und Behandlung des Stoffes* wurde Wert darauf gelegt, dem Strahlentherapeuten einen möglichst vollständigen Überblick über das ganze Gebiet der strahlentherapeutischen Dosimetrie zu geben. Alle vorgeschlagenen oder auch nur alle in der Praxis gelegentlich angewandten Verfahren näher zu beschreiben, war bei der kaum zu überblickenden Zahl der Veröffentlichungen zum Thema Dosimetrie in der Strahlentherapie gänzlich unmöglich. Interessenten an besonderen Methoden müssen daher auf die reichlich zitierte Literatur verwiesen werden.

Die Gliederung des Stoffes erfolgte so, daß der Beitrag, dem Charakter des Handbuches entsprechend, sowohl im Zusammenhang gelesen als auch als Nachschlagewerk benutzt werden kann. Aus diesem Grunde erfolgte eine starke Unterteilung in *Unterabschnitte*, wobei eine gewisse Wiederholung im Interesse der Verständlichkeit der Einzelabschnitte in Kauf genommen wurde. Im übrigen müssen aber diejenigen, die mehr über das Thema Dosimetrie wissen wollen, auf die einschlägigen Monographien hingewiesen werden, von denen hier genannt seien: das in einer Neuauflage leider nicht vorliegende grundlegende deutsche Werk von HOLTHUSEN und BRAUN (1933), die von HINE und BROWNELL (1956) herausgegebene amerikanische Zusammenfassung, das englische Dosimeterbuch von WHYTE (1959), das russische, auch in deutscher Sprache erschienene Werk von AGLINZEW (1961) und schließlich zum Thema Radiumdosimetrie die Neuauflage des bewährten Buches von MINDER (1961).

II. Bedeutung der Dosimetrie

Der Dosis in der Strahlentherapie kommt dieselbe Bedeutung zu wie der Dosis von Arzneimitteln in der Chemotherapie. Auch hier gilt der Satz: ,,dosis fecit venenum"! Da es sich bei den ionisierenden Strahlungen um ein biologisch außerordentlich *stark wirksames Agens* handelt, ist bei der Dosierung dieser Strahlungen dieselbe Sorgfalt anzuwenden wie bei der Verabreichung stark wirksamer Gifte. Das heißt nicht nur, daß die *Menge* der verabreichten Strahlung mit praktisch ausreichender Genauigkeit und unbedingter Zuverlässigkeit zu bestimmen ist; in dem Protokoll, das über jede Anwendung von Strahlungen zu führen ist (DIN 6809), müssen außer der Dosis auch alle anderen

Angaben enthalten sein, die zu einer genauen *Reproduzierbarkeit* der Bestrahlung erforderlich sind bzw. die erschöpfende Auskunft über die erzielte *räumliche* und *zeitliche Dosisverteilung* geben. Hierzu gehören außer der Angabe der *Strahlenart* und *Strahlenqualität* — früher Halbwertschicht (HWS), jetzt Halbwertschichtdicke (HWD) oder Strahlenenergie (z.B. in MeV) — an *geometrischen Faktoren* die benutzte Feldgröße und Feldform, der Abstand zwischen der Strahlenquelle und der Oberfläche des bestrahlten Körpers, d.h. der Focus—Haut-Abstand (FHA) oder der Quellen—Haut-Abstand (QHA), die Art der gewählten Ausblendung (Blende, Tubus oder Abdeckung) sowie Angaben über die gewählte *zeitliche Dosisverteilung*, d.h. die Protrahierung bzw. die Fraktionierung.

Die große, ja in der Regel entscheidende Bedeutung der Dosis erfordert es außerdem, daß aus jedem *Bestrahlungsprotokoll* ersichtlich sein sollte, wie die Dosis und die Dosisverteilung ermittelt wurde und wer für diese „Bestrahlungsplanung" (vgl. auch Beitrag: Grundlagen der strahlentherapeutischen Methoden, S. 1 in diesem Band) bzw. für die einzelne Bestrahlung verantwortlich ist.

III. Grundlagen der Dosismessung
1. Probleme der Dosismessung

„*Dosis*" (grichisch δόσις von δίδωμι = ich gebe) bedeutet zugemessene Arzneigabe. In der *Pharmakologie* werden die absoluten Dosen eines Arzneimittels meist in *Gewichtseinheiten* (g, mg usw.) oder in *Raumeinheiten* (cm³, Löffel, Tropfen usw.) gemessen. Bei Präparaten, die einen komplizierten Wirkungsmechanismus besitzen oder deren Zusammensetzung schwer zu standardisieren ist (z.B. Hormone oder Antibiotica), ist es außerdem üblich, nach auf ein Standardobjekt bezogenen biologischen Wirkungseinheiten zu dosieren. Neben den absoluten Dosen begegnen wir ferner den *relativen Dosen*, die auf das Gewicht des Patienten oder eines seiner Organe bezogen werden.

Da die Wirkungen ionisierender Strahlungen auf lebende Materie in erster Linie von der örtlich jedem einzelnen Gewebeelement, d.h. jeder Zelle verabreichten Dosis abhängen, wurden in der *Radiologie* von jeher *relative*, d.h. auf ein bestimmtes Volumen bzw. auf eine bestimmte Masse des bestrahlten Gewebes bezogene Dosiseinheiten benutzt, die im Sinne Pohls (1958) als *spezifische Dosen* aufzufassen sind. Das bedeutet, daß die verabreichte Dosis z.B. durch Vergrößerung der Bestrahlungsfelder — abgesehen von sekundären Einflüssen wie die Erhöhung des Streuzusatzes — nicht anwächst. Neben dieser spezifischen Dosis wird als „*absolute*" Dosisgröße die *Raum-* oder *Volumdosis* (Wachsmann, 1941) bzw. die im englischen Schrifttum *Integraldosis* (Mayneord, 1940) genannte Größe als Maß für die *Allgemeinwirkung* oder *Verträglichkeit* einer Strahlenverabreichung verwendet.

Problem der Dosimetrie ist dabei, eine physikalisch gut meßbare und reproduzierbare Strahlenwirkung zu finden, die geeignet ist, möglichst unabhängig von der *Strahlenqualität* ein Maß für die zu erwartende biologische Strahlenwirkung zu geben. Von den frühzeitig beobachteten Strahlenwirkungen erwiesen sich z.B. die Schwärzung photographischer Emulsionen (Holzknecht, 1902), die *Widerstandsänderung* von bestrahltem Selen (Fürstenau et al., 1921) oder das *Aufleuchten* gewisser Substanzen („Röntgenphotometer" von Rump) als für die Dosimetrie ungeeignet, weil sehr energieabhängig; gewisse *biologische Reaktionen*, wie z.B. das Hauterythem (Wintz und Rump, 1929) oder die Schädigung gewisser biologischer Objekte, wie von Bohnenkeimlingen (Jüngling, 1920) oder Drosophilaeiern und -puppen (Langendorff et al., 1938), als umständlich und schlecht reproduzierbar und *chemische* Strahlenwirkungen (z.B. Freund, 1904; oder Fricke und Morse, 1927) als meist zu wenig empfindlich und für die Praxis zu umständlich. Lediglich die *ionometrische Strahlenmessung* zeigte sich — allerdings auch erst nach vielen Umwegen — sowohl in bezug auf Energieunabhängigkeit als auch, was Empfindlichkeit, Reproduzierbarkeit und Einfachheit der Anwendung anbetrifft, als für praktische Dosismessungen geeignet.

Erst in den letzten Jahren, d.h. etwa seit der Einführung energiereicher *ultraharter Strahlungen* in die Therapie, ergaben sich gegen die Ionisationsmethode und die mit ihrer Hilfe gemessene Röntgeneinheit immer schwerer werdende Bedenken. Diese leiten sich aus der Tatsache ab, daß es mit wachsender Strahlenenergie und damit größer werdender Reichweite der gebildeten Sekundärelektronen immer schwerer und schließlich unmöglich wird, für die *Verifizierung der Röntgeneinheit*, etwa im Sinne der Definition der ICRU aus dem Jahre 1959, eine geeignete Meßkammer zu bauen. Zu diesem Bedenken kommt dann noch hinzu, daß die im *Ersatzmedium Luft* der Standardkammer gemessene Ionisation natürlich nicht maßgebend sein kann für die Strahlenwirkungen in Geweben mit gänzlich anderen Absorptionseigenschaften — z.B. in Knochen oder in Fettgewebe — und auch nur beschränkt ein Maß für die Absorption in sog. „weichen Geweben", deren effektive Ordnungszahl, nicht aber deren Dichte der von Luft ähnlich ist (GLOCKER, 1954 und 1960). Dann darf aber auch nicht vergessen werden, daß die Röntgeneinheit in ihrer ursprünglichen Definition nur für die Messung von Röntgen- und Gammastrahlung gedacht war. Es bestand jedoch ein wachsendes Bedürfnis, auch die Wirkungen von *anderen ionisierenden Strahlungen*, z.B. Betastrahlen, Alphastrahlen, Protonen und Deuteronen, deren biologischer Wirkungsmechanismus grundsätzlich ähnlich ist, in der gleichen Einheit zu messen. Der Versuch, für diese corpuscularen Strahlungen das „*Röntgenequivalent-physical*" (rep) einzuführen als diejenige Dosis, die die gleiche Ionisation (oder Energieabsorption) erzeugt wie ein Röntgen, war nur als Notlösung zu betrachten.

Alle diese Einwände gegen die klassische Röntgeneinheit haben dazu geführt, daß die *Dosisbegriffe* von der *internationalen Kommission für radiologische Einheiten (ICRU)*, die jeweils anläßlich der internationalen Radiologen-Kongresse tagt, immer wieder geändert und erweitert wurden (vgl. Empfehlungen der ICRU 1950, 1953, 1956 und 1959). So kommt es, daß das Thema *Dosisdefinitionen* und *Dosiseinheiten* in der Literatur aller interessierten Länder in den letzten Jahren außerordentlich viel erörtert wurde. Dabei wurden die verschiedensten Ansichten geäußert und Vorschläge gemacht, die hier wiederzugeben weit über den Rahmen dieses Beitrages hinausgeht. Von den einschlägigen Arbeiten seien deshalb — ohne jeden Anspruch auf Vollständigkeit — nach Ländern bzw. alphabetisch geordnet nur folgende genannt: *Deutschland:* BERGER, 1959; FRÄNZ und HUBNER, 1957; GLOCKER, 1953[1], 1953[2], 1956[1], 1956[2], 1958, 1959[1], 1959[2] und 1960; HOLTHUSEN, 1950; JAEGER, 1951 und 1958; MUTH, 1959; NEBOSCHEW, 1952; POHL, 1958; SOMMERMEYER, 1958; GLOCKER und RÖSINGER, 1959; HEGEWALD, 1963. *Schweiz:* SCHINZ und WIDERÖE, 1958, 1961, 1963[1], 1963[2], 1963[3], 1963[4], 1964. *Holland:* OOSTERKAMP, 1953. *Frankreich:* ALLISY, 1954. *Italien:* BISTOLFI, 1964; FOSSATI, 1959; GALLONE und FOSSATI, 1955. *England:* GRAY, 1956; MAYNEORD, 1942. *USA:* ATTIX, 1960; MARINELLI, 1954. *UdSSR:* ARDAŠNIKOW und CETVERIKOW, 1958 und 1959; JUDIN, 1956; IWANOW, 1956; POROJKOW, 1956; TICHODEEW, 1956.

2. Begriffe und Einheiten

In dieser Darstellung werden die im folgenden zusammengestellten Begriffe und Einheiten benutzt. Sie entsprechen den Empfehlungen der ICRU (International Comission on Radiological Units and Measurements) von 1962 bzw. den Deutschen Normen DIN 6809 vom Oktober 1963 oder sind verbreitet gebräuchlich.

a) Die *Energiedosis* D ist der Quotient aus dW und dm. Dabei ist dW die Energie, die der Materie in einem Volumenelement dV durch die Strahlung zugeführt wird und dm die Masse der Materie in diesem Volumenelement:

$$D = \frac{dW}{dm}.$$

Die Einheit der Energiedosis ist das Rad (Symbol rad oder neuerdings rd):

$$1 \text{ rad} = 10^{-2} \frac{\text{J}}{\text{kg}} \left(\frac{\text{Joule}}{\text{Kilogramm}} \right) = 100 \frac{\text{erg}}{\text{g}}.$$

b) Die Energiedosisleistung $\dot{D}$ ist der Differentialquotient der Energiedosis nach der Zeit:

$$\dot{D} = \frac{dD}{dt}.$$

Die Einheit der Energiedosisleistung ist das Rad/s:

$$1\,\frac{\text{rad}}{\text{s}} = 10^{-2}\,\frac{W}{\text{kg}} = 100\,\frac{\text{erg}}{\text{gs}}.$$

c) Die Ionendosis J ist der Quotient aus dQ und dm_L. Dabei ist dQ die elektrische Ladung der Ionen eines Vorzeichens, die in einem mit Luft gefüllten Volumen dV durch die Strahlung mittelbar oder unmittelbar erzeugt werden und dm_L die Masse der Luft in dV:

$$J = \frac{dQ}{dm_L}.$$

Die Einheit der Ionendosis ist das Röntgen (R):

$$1\,\text{R} = 2{,}58 \cdot 10^{-4}\,\frac{C}{\text{kg}}.$$

d) Die *Elektronengleichgewichtsdosis* (früher Standard-Ionendosis) J_E ist die von einer Röntgen- oder Gammastrahlung erzeugte Ionendosis bei Elektronengleichgewicht in Luft:

$$J_E = \left(\frac{dQ}{dm_L}\right)_E.$$

Die Einheit der Standard-Ionendosis ist ebenfalls das Röntgen (R).

e) *Elektronengleichgewicht* besteht in einem Volumenelement dV, wenn die Summe der kinetischen Energien der von Röntgen- oder Gammastrahlung erzeugten Elektronen, die in das Volumenelement eintreten, gleich der Summe der kinetischen Energien derjenigen Elektronen ist, die aus dem Volumenelement austreten.

f) Die *Ionendosisleistung* $\dot{J}$ ist der Differentialquotient der Ionendosis nach der Zeit:

$$\dot{J} = \frac{dJ}{dt}$$

mit der Einheit Röntgen/Sekunde (R/s)

$$1\,\frac{\text{R}}{\text{s}} = 2{,}58 \cdot 10^{-4}\,\frac{A}{\text{kg}}.$$

g) Die *Elektronengleichgewichtsdosisleistung* $\dot{J}_E$ ist der Differentialquotient der Elektronengleichgewichtsdosis nach der Zeit:

$$\dot{J}_E = \frac{dJ_E}{dt}$$

mit der Einheit R/s.

h) Der *Röntgenwert* ist die Ionendosisleistung in 50 cm Abstand von der Strahlenquelle (bei Röntgenstrahlung vom Brennfleck) bei einer Feldgröße von 100 cm² unter anzugebenden Betriebs- und Meßbedingungen.

Bei Röntgenstrahlung bis etwa 3 MeV und bei Gammastrahlung ist als Röntgenwert die Elektronengleichgewichtsdosisleistung frei in Luft anzugeben, bei Röntgenstrahlung über 3 MeV ist als Röntgenwert der maximale Wert der Ionendosisleistung in Wasser anzugeben.

i) Die *Einfalldosis* J_0 ist die im Zentralstrahl im Focus-Haut-Abstand frei in Luft gemessene Elektronengleichgewichtsdosis, die von der Röntgen- oder Gammastrahlung unter den Bestrahlungsbedingungen (Röhrenspannung, Röhrenstromstärke, Filter, Blende, Feldgröße) erzeugt wird.

k) Der *Streuzusatz* oder die *Streuzusatzdosis* ist der aus dem bestrahlten Körper infolge Streuung zur Einfalldosis hinzukommende Dosisanteil. Dieser Zusatz wird oft durch einen Streufaktor γ berücksichtigt, der sich als Quotient D_m/D_0 bzw. J_m/J_0 ergibt, wobei D_m bzw. J_m die Dosis an einem bestimmten Punkt an der Oberfläche eines Phantoms ist und D_0 bzw. J_0 die frei in Luft gemessene Dosis an derselben Stelle des Raumes.

l) Die *Oberflächendosis* D_0 bzw. J_0 ist die Dosis im Zentralstrahl an der Oberfläche der Strahleneintrittsseite des bestrahlten Körpers unter anzugebenden Betriebs- und Meßbedingungen. Bei Röntgen- und Gammastrahlungen mit Photonenenergien bis etwa 400 keV ist als Oberflächendosis J_{E0} die Elektronengleichgewichtsdosis anzugeben.

m) Die *Tiefendosis* J_T ist die Ionendosis im Zentralstrahl in einer anzugebenden Tiefe des bestrahlten Körpers unter anzugebenden Betriebs- und Meßbedingungen.

Bei Röntgen- und Gammastrahlung bis etwa 3 MeV ist als Tiefendosis J_{ET} die Elektronengleichgewichtsdosis angegeben.

n) Die *relative Tiefendosis* ist die auf die Oberflächendosis bezogene Tiefendosis. Sie wird in Prozenten der Oberflächendosis ausgedrückt.

o) Die *Austrittsdosis* entspricht der Oberflächendosis, jedoch auf der Oberfläche der Strahlenaustrittsseite des bestrahlten Körpers gemessen.

p) Die *Durchgangsdosis* ist die in einem bestimmten anzugebenden Abstand vom durchstrahlten Körper hinter diesem frei in Luft gemessene Ionendosis oder für Röntgen- und Gammastrahlungen unter 3 MeV die entsprechende Elektronengleichgewichtsdosis.

q) Die *Halbwertschichtdicke s* oder HWD (früher Halbwertschicht HWS) ist diejenige Schichtdicke eines in ein eng ausgeblendetes Strahlenbündel einheitlicher Richtung gebrachten Stoffes bekannter Zusammensetzung (meist Kupfer oder Aluminium), durch die die Standard-Ionendosisleistung in großem Abstand von der Schicht auf die Hälfte herabgesetzt wird. Die erste Halbwertschichtdicke s_1 ist die Halbwertschichtdicke hinter sämtlichen filternden Schichten, die zweite Halbwertschichtdicke s_2 ist die Schichtdicke des gleichen Stoffes, die die Elektronengleichgewichtsdosisleistung der durch die Halbwertschichtdicke s_1 zusätzlich gefilterten Strahlung erneut auf die Hälfte herabsetzt.

r) Der *Homogenitätsgrad H* einer Strahlung ist das Verhältnis der ersten zur zweiten Halbwertschichtdicke:

$$H = \frac{s_1}{s_2}.$$

Bei $H < 1$ nennt man die Strahlung heterogen.

Bei $H \approx 1$ nennt man die Strahlung homogen.

s) Ein *Filter* ist eine absorbierende Materialschicht, die in den Strahlengang gebracht wird, um die spektrale Zusammensetzung der Strahlung zu verändern. Die durch den Aufbau der Röhre gegebenen, nicht variierbaren Materialien, die die Strahlung immer durchdringen muß, wie z.B. die Röhrenwand, Isolierschichten, das Gehäusefenster usw., verursachen die sog. Eigenfilterung. Die Eigenfilterung wird meist ausgedrückt durch die äquivalente Dicke eines gegebenen Materials (z.B. Al).

Die *Gesamtfilterung* setzt sich aus Eigenfilterung und Zusatzfilterung zusammen.

t) Ein *Ausgleichsfilter* (Homogenisierungsfilter) dient dazu, eine gleichmäßige Dosisleistung innerhalb des Bestrahlungsfeldes herzustellen.

u) Bei *fraktionierter Bestrahlung* wird ferner unterschieden: Die *Einzeldosis*, d.h. die in einer Sitzung verabreichte Dosis[1], und die *Gesamtdosis*, d.h. die einem Feld oder einem Herd während der Bestrahlungsserie insgesamt verabreichte Dosis. (Die Summation der mehreren Feldern verabreichten Gesamtdosen ist unzweckmäßig und irreführend!)

---

[1] Strenggenommen dürfte das Wort Dosis ohne nähere Bezeichnung wie Energiedosis, Ionendosis, Elektronengleichgewichtsdosis in der Strahlendosimetrie nicht benutzt werden. Wenn es in diesem Beitrag zur Vereinfachung der Ausdrucksweise gebraucht wird, so immer in dem Sinn, daß je nach der Strahlenqualität entweder die Elektronengleichgewichtsdosis oder die Ionendosis gemessen werden soll und daß bei Messungen im Phantom aus der Ionendosis die Energiedosis zusätzlich berechnet werden kann, wenn das Luftvolumen der zur Messung benutzten Ionisationskammer so klein ist, daß die gemessene Ionisation im wesentlichen von den im Phantommaterial ausgelösten Sekundärelektronen herrührt. Dazu muß natürlich auch die Kammerwand hinreichend dünn oder noch besser aus einem Material bestehen, das dem Phantommaterial äquivalent ist (Bragg-Gray-Prinzip).

Dosis pro Serie nennt man die der Oberfläche oder dem Herd während einer zusammenhängenden Bestrahlungsserie verabreichte Dosis.

Bestrahlungszeit wird die Zeit genannt, während welcher eine Einzeldosis verabreicht wird, und *Behandlungszeit* die zur Verabreichung der Bestrahlungsserie erforderliche Zeit.

Integraldosis W nennt man das Integral der Energiedosis *D* über die gesamte interessierende Masse *m*, gemessen in g·rad:

$$W = \int_m D\,dm.$$

Die *Herdraumdosis* — oder besser die Integraldosis Herd — ist die Integraldosis im Herd und die *relative Herdraumdosis* (Wachsmann, 1941 und 1954) die Integraldosis im Herd, bezogen auf die insgesamt verabreichte Integraldosis, ausgedrückt in Prozenten dieser.

v) *Isodosen* sind Kurven gleicher Dosis bzw. Dosisleistung. Sie werden in R, Rad, R/min oder Prozent z.B. der Oberflächen- oder der Maximaldosis angegeben. Mit ihnen kann man die Verteilung der Dosis in einem bestrahlten Körper darstellen.

w) *Tissue air ratio* (TAR) ist das Verhältnis der Energiedosis an einem bestimmten Ort im Phantom zu der Energiedosis an dem gleichen Ort frei in Luft, jedoch in soviel Phantommaterial gemessen, daß der Meßpunkt im Maximum des Aufbaueffektes liegt.

x) Als *Aufbaueffekt* bezeichnet man das Anwachsen der Dosis mit wachsender Tiefe im Gewebe. Dieser Effekt läßt sich durch das Anwachsen der Sekundärelektronendichte und der Dichte der gestreuten Photonen erklären. (Näheres S. 559.)

y) Ein *Phantom* ist ein Körper aus gewebeäquivalentem Material, der entweder groß genug ist, um angemessene Streuverhältnisse zu garantieren, oder der so gebaut ist, daß er bestimmte Objekte, z.B. Teile des menschlichen Körpers, zur Bestimmung der Dosisverteilung, ersetzen kann.

Besteht das Phantom aus einem einheitlichen Material (z.B. ein Behälter mit Wasser), so heißt es homogen, werden dagegen mit unterschiedlichen Materialien die verschieden stark absorbierenden Organe des menschlichen Körpers — wie z.B. Knochen- oder Lungengewebe — simuliert, so spricht man von einem ,,*Einbauphantom*''.

Da in älteren Arbeiten noch die *alten Dosiseinheiten* gebraucht werden, seien im folgenden die verschiedenen Dosierungssysteme, auch wenn diese nur noch ein historisches Interesse besitzen, kurz aufgezählt und ihre Einheiten — soweit dies möglich ist — in Beziehung zu den heute gebräuchlichen gebracht:

Die *Holzknechteinheit* (*H*), gemessen mit dem Holzknecht-,,Radiameter'' beruht auf der Verfärbung von Barium—Kalium—Platin-Cyanür unter dem Einfluß von Röntgenstrahlen (Holzknecht, 1902). Ein *H* entspricht im konventionellen Energiebereich, stark energieabhängig und möglicherweise auch abhängig von der verabreichten Dosis infolge nicht proportionaler Anzeige des Systems (Adler, 1914), etwa einer Dosis von 50—100 R.

Die *Sabouraud-Noiré-Einheit (Sab)*, gemessen mit dem ,,Chromoradiometer'', benutzt ebenfalls Barium-Platin-Cyanür. Ein *Sab* entspricht etwa 5 *H* oder — abhängig von der Strahlenenergie — etwa 200—400 R (Grebe und Bickenbach, 1928).

Die *Kienböck-Einheit* (*X*) beruht auf der Schwärzung von nach bestimmter Vorschrift zu entwickelndem photographischem Papier. Ein *X* entspricht etwa $^1/_3 H$ oder 15—40 R.

Die *Solomon-Einheit*, auch französisches Röntgen genannt, bezieht sich auf die Ionisation in einer bestimmten Ionisationskammer durch ein Radiumpräparat von 1 g Aktivität (Murdoch und Stahel, 1928). Sie entspricht im Gebiet von 120—200 kV etwa 0,20—0,40 R.

Das *deutsche Röntgen* (R$_\text{deutsch}$), das auf Behnken (1928) zurückgeht, trägt bereits alle Merkmale des 1928 definierten ,,internationalen Röntgen'' (r). Es unterscheidet sich von diesem nur dadurch, daß es nicht auf eine Temperatur von 0° C, sondern auf 20° C bezogen ist:

1 r_{intern} bzw. neuerdings wieder 1 R = 0,94 $R_{deutsch}$.

Als seinerzeit vielbenutzte biologische Dosiseinheit ist schließlich die Hauteinheits-dosis (HED) zu erwähnen, um deren Definition und Einführung in die Strahlentherapie sich vor allem WINTZ und RUMP verdient gemacht haben. Sie entspricht nach den Ermittlungen von KÜSTNER (1927) etwa 550 R Einfalldosis oder 750 R Oberflächendosis.

3. Meßmethoden

Grundsätzlich ist durch die Definition physikalischer Größen schon deren *Meß-vorschrift* gegeben. Damit ist auch die Meßmethode bereits weitgehend festgelegt. So verlangt z.B. die Definition der Ionendosis (S. 534 dieses Beitrages), die durch die Definitionsgleichung

$$J = \frac{dQ}{dm_L}$$

ausgedrückt ist, die Bestimmung der durch die interessierende Strahlung gebildeten Ionenladung und der daran beteiligten Luftmasse. Aus der Definition folgt sogar, daß Ionen, die anderen Ursprungs sind, nicht berücksichtigt werden dürfen, d.h. z.B., daß der sog. Untergrund vom Meßergebnis abgezogen werden muß. Es lassen sich allerdings auch *alle anderen Strahlenwirkungen* zur Messung der Ionendosis benutzen, die in einem funktionellen Zusammenhang mit der Ionisation der Luft stehen. Dosimeter, die nach solchen Methoden arbeiten, müssen jedoch durch Vergleichsmessungen mit Luftionisation geeicht werden. Ganz Entsprechendes gilt für die Messung der anderen Dosisgrößen auch. Es gibt deshalb mehrere Meßmethoden. Von den wichtigsten werden im folgenden die physikalischen Grundprinzipien zusammengefaßt dargestellt.

a) Messung mit Gasdetektoren

α) *Ionisationskammer*

Eine *Ionisationskammer* ist ein mit Luft oder einem anderen Gas gefülltes geschlos-senes Gefäß, in dem sich zwei gegeneinander isolierte Elektroden befinden. Meist dient die Gefäßwand als eine Elektrode, so daß nur noch eine isoliert eingeführte Innenelektrode nötig ist (Abb. 1).

In gewöhnlichem Zustand sind Gase praktisch vollkommene *Isolatoren*. Durch Röntgen-, Gamma- oder elektrisch geladene Corpuscularstrahlen werden Gase jedoch ionisiert. Damit werden sie je nach der Ionisierungsdichte mehr oder weniger leitfähig. (Es gibt allerdings auch noch andere Ionisationsmittel wie z.B. hohe Temperatur.) Legt man an die Elek-troden eine geeignet hohe Spannung, so werden die gebildeten Ionen eingesammelt. Man kann die gesamte *Ladung* der Ionen durch Kondensatorentladung bzw. -ladung oder den *Ionisationsstrom* mit einem Strommesser messen. Ist das Kammergas Luft und seine Masse bekannt, so erhält man im ersten Falle die Ionendosis, im zweiten die Ionendosisleistung gemäß Definition.

Besonders wichtig ist dabei die Wahl der *Spannung* zwischen den Elektroden. Durch die von der elektrischen Feldstärke abhängige Beweglichkeit der Ionen ist deren Drift-geschwindigkeit und damit das zum Einsammeln erforderliche Zeitintervall bestimmt. Ist die Driftgeschwindigkeit zu gering, so daß infolge der Wärmebewegung häufig Zusammen-stöße zwischen positiven und negativen Ionen vorkommen, so werden durch *Rekombination* neutrale Moleküle gebildet und somit der Ionenstrom geschwächt. Überschreitet die elektrische Feldstärke dagegen einen bestimmten Wert, so wird die Geschwindigkeit und damit die kinetische Energie der Ionen so groß, daß sie selbst ionisieren können. Damit wird der Ionenstrom verstärkt. Dieser Effekt heißt *Gasverstärkung*. Er wird beim Proportionalzählrohr ausgenutzt. Bei weiterer Spannungssteigerung kommt man schließ-lich in den sog. *Auslösebereich*. In diesem Bereich werden die *Geiger-Müller-Zählrohre* betrieben. Abb. 2 zeigt eine Stromspannungscharakteristik, in der man die einzelnen Bereiche erkennen kann. Sie sollen jedoch erst bei der Besprechung der jeweiligen Geräte näher betrachtet werden.

Da Ionisationskammern normalerweise im *Sättigungsbereich* arbeiten, also in dem Spannungsbereich, in dem nahezu alle Ionen eingesammelt werden, in dem jedoch noch keine Verstärkung stattfindet, endet die Darstellung der Stromspannungscharakteristik für Ionisationskammern gewöhnlich vor dem Verstärkungsbereich. Abb. 3 zeigt einige *Spannungscharakteristiken*. Man sieht, daß die Sättigungsspannung (Spannung, bei der z.B. 99% Sättigung erreicht wird) von der Dosisleistung abhängt. Das ist zu erwarten, weil ja die Rekombinationsmöglichkeit von der Ionisationsdichte und damit von der Dosisleistung abhängt. Daraus folgt, daß es für jede Ionisationskammer eine *Grenzdosisleistung* gibt, oberhalb der kein Sättigungsstrom mehr erreicht werden kann, und zwar

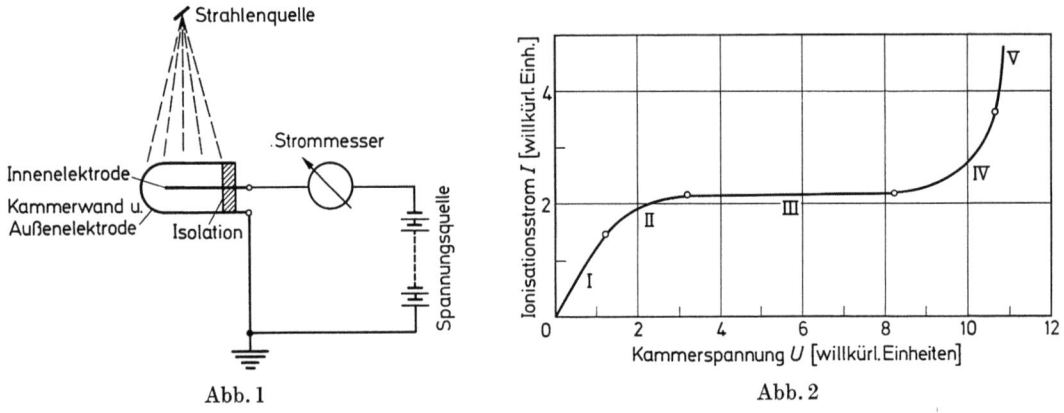

Abb. 1   Abb. 2

Abb. 1. Schematische Darstellung einer Ionisationskammer

Abb. 2. Strom-Spannungscharakteristik von Strahlendetektoren mit Gasfüllung. Bereich I: $I \ll I_{\text{Sättigung}}$ (= Gültigkeitsbereich des Ohmschen Gesetzes); Bereich II: $I < I_{\text{Sättigung}}$ (= Zwischenbereich, noch keine Sättigung erreicht); Bereich III: $I = I_{\text{Sättigung}}$ (= Sättigungsbereich, d.h. etwa 99% Sättigung); Bereich IV: $I > I_{\text{Sättigung}}$ (= Gasverstärkungsbereich, d.i. Bereich für Proportionalzähler); Bereich V: $I \gg I_{\text{Sättigung}}$ (= Auslösebereich; die Stromstärke ist nur noch durch den Innenwiderstand der Spannungsquelle und durch die Widerstände in den Stromzuführungen begrenzt)

entweder, weil sie aus technischen Gründen mit fester Spannung betrieben wird, die nicht gesteigert werden kann oder weil weitere Spannungserhöhung in den Bereich der Gasverstärkung führen würde. Die lineare Beziehung zwischen Dosisleistung und Ionisationsstrom ist also begrenzt. Das muß ganz besonders bei pulsierend arbeitenden Strahlenquellen (z.B. Betatron) beachtet werden (Boag, 1950; Jennings, 1950; Boag, 1952; Hübner, 1953; Gund und Schittenhelm, 1953; Lindell, 1954; Wachsmann, 1955; Loevinger, 1960). Dort können bereits bei relativ kleinen mittleren Dosisleistungen hohe Momentanwerte der Dosisleistung auftreten. Die Theorie der Ionisationskammern zur Dosismessung wurde von Gray (1936) ausgearbeitet. Eine neuere Bearbeitung ist bei Spencer und Attix (1955) zu finden. Genaueres zur Theorie der Ionisationskammern und ein umfassendes Literaturverzeichnis findet man in dem Buch von Kment und Kuhn (1963).

Je nach dem Verwendungszweck gibt es unterschiedliche Kammertypen. Sie unterscheiden sich entweder in der Prinzipschaltung oder in ihrem *mechanischen Aufbau*. Die Prinzipschaltung legt fest, ob die Dosis oder die Dosisleistung, also Ladung oder Strom gemessen wird (Abb. 4). Der mechanische Aufbau trägt den speziellen Meßbedingungen Rechnung.

Abb. 5 zeigt einige verschiedene *Bauformen* der gebräuchlichsten Ionisationskammern, die durch den Verwendungszweck festgelegt sind. So erlaubt z.B. die Fingerhutkammer

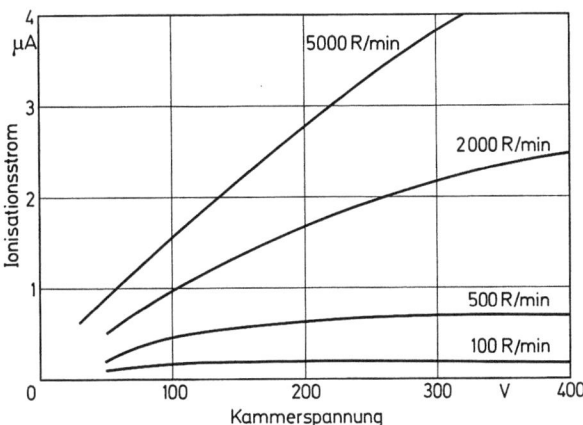

Abb. 3. Ionisationsstrom einer Siemens-Becherkammer in Abhängigkeit von der Kammerspannung bei verschiedenen Dosisleistungen (WACHSMANN, 1955)

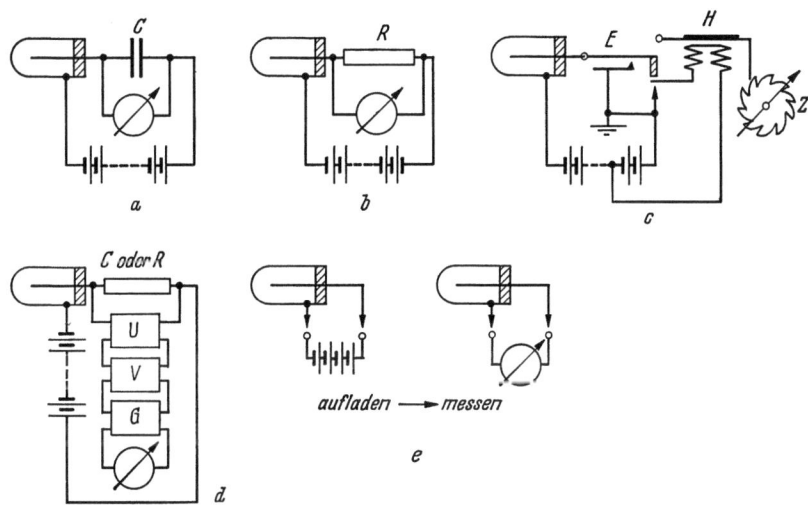

Abb. 4a—e. Verschiedene Grundschaltungen von Dosimetern. a Dosismessung durch Aufladen eines Kondensators (C) durch den Ionisationsstrom. b Dosisleistungsmessung durch Messung des Spannungsabfalls an einem Hochohmwiderstand (R). c Dosismessung in festen Teilbeträgen durch ein elektrostatisches Relais (E) und ein Zählwerk (Z). d Messung der Dosis bzw. der Dosisleistung über ein C- bzw. R-Glied unter Zwischenschaltung elektronischer Schaltelemente (U = Unterbrecher, V = Verstärker, G = Gleichrichter). e Messung der Dosis mit Kondensatorkammern

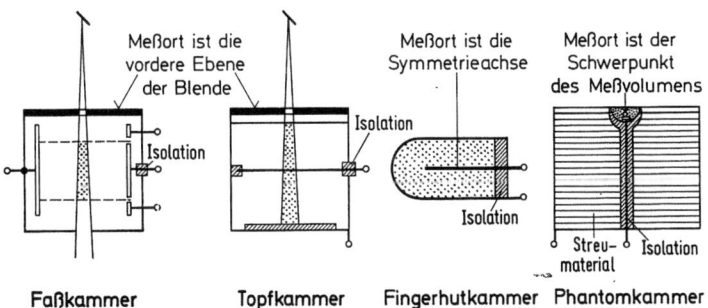

Abb. 5. Verschiedene Typen von Ionisationskammern

Messungen in Körperhöhlen oder in Phantomen, während etwa die Phantomkammer bei der Messung weicher Strahlung, wie sie in der Hauttherapie verwendet wird, Anwendung findet. Mit ihr kann man den an der Oberfläche wirksamen Streustrahlenanteil mit-erfassen, also die Oberflächendosis messen.

Es müssen aber auch noch andere Eigenschaften beachtet werden. So kann man z.B. zwischen „Wand-" und „Volumen"-Kammern unterscheiden. Die zur Dosismessung erforderliche Ionisation erfolgt nämlich indirekt, und zwar derart, daß zunächst durch Wechselwirkung der Röntgen- oder Gammastrahlung mit der Materie (Photoabsorption, Comptoneffekt und Paarbildung) freie Elektronen mit Energien kleiner oder gleich der Strahlenenergie gebildet werden (Abb. 6). Diese Elektronen werden in dem Meßgas abge-bremst und wirken dabei ionisierend. Zum Beispiel wird bei der Photoabsorption eines

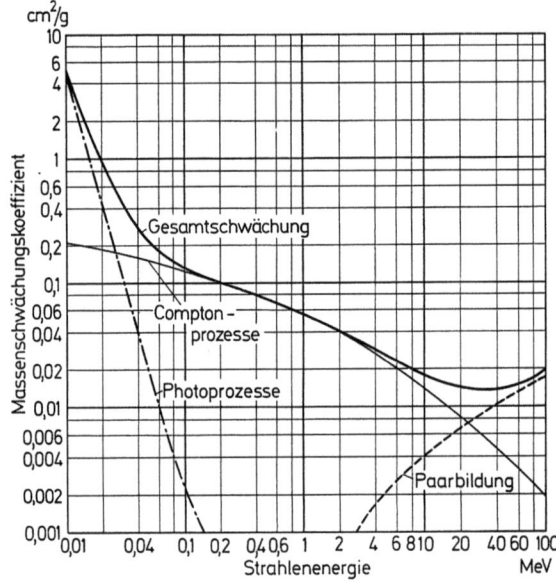

Abb. 6. Die durch Photoeffekt, Compton-Effekt und Paarbildung bewirkte Absorption von Photonen in Wasser in Abhängigkeit von der Strahlenenergie ausgedrückt als Massenschwächungskoeffizient

100 kV-Röntgenquantes ein Photoelektron mit einer Energie von etwa 100 keV frei. Dieses Photoelektron kann, da zur Bildung eines Ionenpaares eine Energie von durchschnittlich 32 eV erforderlich ist, etwa 3000 Ionenpaare bilden. Durch den Absorptionsprozeß des Strahlenquants wird primär nur ein Ionenpaar gebildet, beim Folgeprozeß entstehen im gewählten Beispiel dagegen 3000 Ionenpaare. Die zur Messung dienende Ionisation der Luft rührt also fast ausschließlich von den bei der Wechselwirkung zwischen der Strahlung und der Materie entstehenden freien Elektronen her.

Da die Kammerwand immer eine wesentlich größere Dichte hat als die das Volumen ausfüllende Luft, werden in ihr entsprechend mehr freie Elektronen pro Volumeneinheit gebildet, die zum großen Teil in die Kammer eindringen und dort ionisieren. Je nachdem die in dem Kammervolumen gebildeten Ionen überwiegend von Wandelektronen stammen oder von solchen, die im Kammergas gebildet wurden, arbeitet die Kammer als „Wand"- oder als „Volumen"-Kammer. Dabei geht sowohl das Verhältnis Wanddicke zu Volumen-größe als auch das der Volumenabmessungen zur Reichweite der Wandelektronen bestimmend auf den Kammercharakter ein (Abb. 7).

Da die Wandelektronen zur Ionisation des Meßgases wesentlich beitragen und da die Wechselwirkungsprozesse stark von der Ordnungszahl der wechselwirkenden Materie abhängen (Abb. 8), ist „luftäquivalentes" Wandmaterial erwünscht. Nur dann kann definitionsgemäß gemessen werden. Luftäquivalent bedeutet dabei lediglich, daß die effektive Ordnungszahl des betrachteten Materials gleich der der Luft ist. Weil die Luft-äquivalenz des Wandmaterials nur näherungsweise erreicht werden kann und weil ein und dieselbe Kammer bei verschiedenen Energien evtl. zwischen Wand- und Volumen-kammertyp wechseln kann, zeigen alle Ionisationskammern Abhängigkeit von der Strahlenenergie. Man muß deshalb das Meßergebnis mit einem von der Strahlenenergie abhängigen Faktor korrigieren (Abb. 9), um richtige Meßwerte zu erhalten.

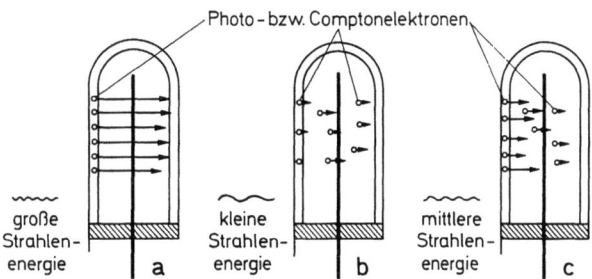

Abb. 7 a—c. Schematische Darstellung über die Herkunft der für die Ionisation im Kammergas verantwortlichen Sekundärelektronen. a Nahezu alle Sekundärelektronen stammen aus der Kammerwand; die aus dem Kammer-gas stammenden Sekundärelektronen sind vernachlässigbar („Wandkammer"). b Nahezu alle Sekundär-elektronen stammen aus dem Kammergas; die aus der Wand stammenden Sekundärelektronen sind ver-nachlässigbar („Volumenkammer"). c Es sind sowohl aus dem Kammergas als auch aus der Wand stammende Sekundärelektronen für die Ionisation im Kammergas verantwortlich. Kein Anteil ist vernachlässigbar; (hinsichtlich der Einteilung in Wand- oder Volumenkammern arbeitet diese Kammer indifferent)

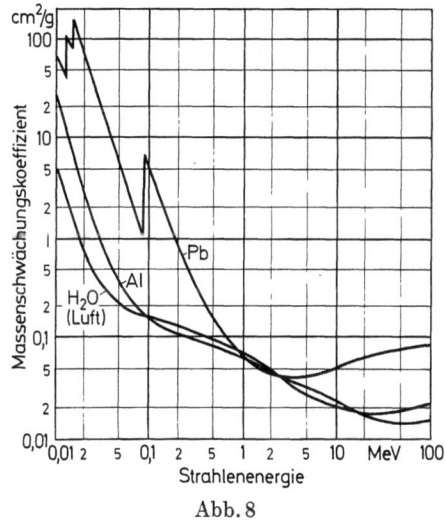

Abb. 8

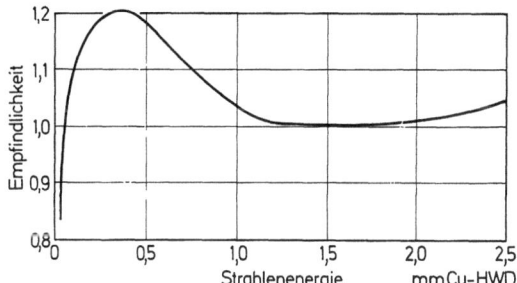

Abb. 9. Energieabhängigkeit der Anzeige einer Ioni-sationskammer (schematisch). (SEELENTAG, 1958)

Abb. 8. Vergleich der energieabhängigen Photonen-absorption in verschiedenen Materialien

Weiter ist für den mechanischen Aufbau der Ionisationskammern wesentlich, ob die Ionendosis oder die Elektronengleichgewichtsdosis gemessen werden soll (BERGER, 1964). Bei der Messung der Elektronengleichgewichtsdosis muß durch die Wanddicke (luftäquivalentes Material vorausgesetzt) Elektronengleichgewicht (Definition S. 534) garantiert sein. Zur Mes-sung der Ionisation muß die Kammerwand so dünn sein, daß sie das Meßergebnis höchstens vernachlässigbar beeinflußt, oder — besser ausgedrückt — es muß das Bragg-Graysche Prinzip erfüllt sein. Das Bragg-Graysche Prinzip besagt, man kann in einem beliebigen Medium die Ionendosis messen, wenn die Meßkammer so klein ist und ihre Wände so dünn sind, daß durch das Meßorgan Fluß und Spektrum der durch die Strahlung in diesem Medium ausgelösten Elektronen nicht gestört werden („Hohlraumkammer").

Zur Erzeugung von Elektronengleichgewicht ist erforderlich, daß die Dicke der luft-quivalenten Kammerwand größer ist als die maximale Reichweite der Sekundärelektronen, dagegen aber sehr klein im Verhältnis zur Halbwertschichtdicke der interessierenden Strahlung (Fränz und Hübner, 1957; Berger, 1959 und 1964) (Abb. 10).

Mit Ionisationskammern kann man auch die Energiedosis messen. Für Luft als bestrahltes Medium ist es einfach, weil die für die Bildung eines Ionenpaares aufgewandte Energie von der Strahlenqualität weitgehend unabhängig ist (Weiss und Bernstein, 1956; Gross et al., 1957; Bay et al., 1957; Goodwin, 1959; Reid und Johns, 1961; Meyers et al., 1961; und Booz und Ebert, 1963, mit umfangreicher Bibliographie). Damit ergibt sich ein konstanter Faktor zwischen Ionendosis und Energiedosis in Luft. In der Strahlentherapie interessiert aber die Energiedosis in den verschiedenen biologischen Geweben. Der Zusammenhang zwischen Energiedosis in biologischen Geweben und Energiedosis in Luft oder Wasser ist abhängig von der Strahlenqualität (siehe Beitrag

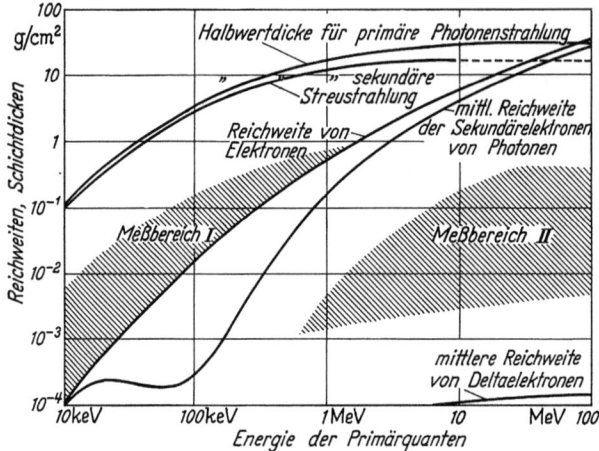

Abb. 10. Reichweiten von Primär-, Sekundär- und Tertiärstrahlung in luftäquivalenten Stoffen und Wanddicken für Luftwändekammern (Berger, 1964)

Grundlagen der strahlentherapeutischen Methoden Abb. 43, S. 36 dieses Bandes) (Breitling, Glocker und Mohr, 1956). Deshalb sind die Ionisationskammern mit gewebeäquivalenter Wand (Stenstrom und Marvin, 1946; Failla und Rossi, 1950; Rossi und Failla, 1950; Rossi und Failla, 1956; Matschke, 1962; Chambers, 1963) besonders zu erwähnen. Sie erlauben, die Energiedosis für die entsprechenden Gewebe unabhängig von der Strahlenqualität zu messen. Dabei muß allerdings entweder das Bragg-Gray-Prinzip (Gray, 1948) erfüllt sein, oder es muß auch das Kammergas gewebeäquivalent sein. Das Bragg-Gray-Prinzip bedeutet in diesem Zusammenhang eigentlich nur eindeutige Wandkammer in dem oben beschriebenen Sinne. Es gibt heute für alle biologischen Gewebe äquivalentes Kammerwandmaterial. Nimmt man an, daß biologisch wirksam nur die Ionisation im Gewebe ist, so kann man mit solchen Kammern sogar Neutronendosen messen.

β) Geiger-Müller-Zählrohr

Das Zählrohr besteht aus einem mit Luft oder einem anderen Gas (z.B. Argon) unter vermindertem Druck gefüllten, meist dünnwandigen Metallrohr, durch das in der Symmetrieachse isoliert ein dünner Metalldraht ausgespannt ist. Der Draht bildet gewöhnlich die positive Elektrode. Die zwischen Draht und Wand bestehende Spannung ist so groß, daß das Rohr im Auslösebereich (vgl. auch Abb. 2) arbeitet.

Wird im empfindlichen Zählrohrvolumen auch nur ein Ladungsträgerpaar durch Ionisation gebildet, so führt die durch das starke Feld bedingte Stoßionisation zu einer solchen Ladungslawine, daß ein kräftiger Strom fließt (Zündung). Durch die Art der Schaltung, insbesondere durch einen hohen vorgeschalteten Widerstand (Abb. 11) oder durch Beimengungen eines löschenden Gases zur Zählrohrfüllung kann erreicht werden, daß die Zündung sofort wieder abreißt und das Zählrohr für ein neues zu zählendes Teilchen bereit ist. (Einzelheiten zur Theorie der Zählrohre findet man bei KMENT und KUHN, 1963.) Der Stromstoß gibt also keine Auskunft mehr über die Anzahl der primär gebildeten Ionen. Die Stromstöße steuern ein Zählwerk. So erhält man als Meßergebnis eine Anzahl von Stromstößen pro Zeiteinheit.

Durch unterschiedliche Gestaltung der Rohrwand kann man das Zählrohr für die verschiedenartigen Teilchen und Strahlungen geeignet machen. So ist für Alphateilchen und niederenergetische Elektronen ein sehr dünnes „Fenster" erforderlich, für Elektronen mittlerer und großer Energie immer noch eine dünne Wand nötig; für harte Röntgen- und Gammastrahlung erhöht dagegen eine dicke Metallwand die Ansprechwahrscheinlichkeit infolge der in ihr ausgelösten Sekundärelektronen.

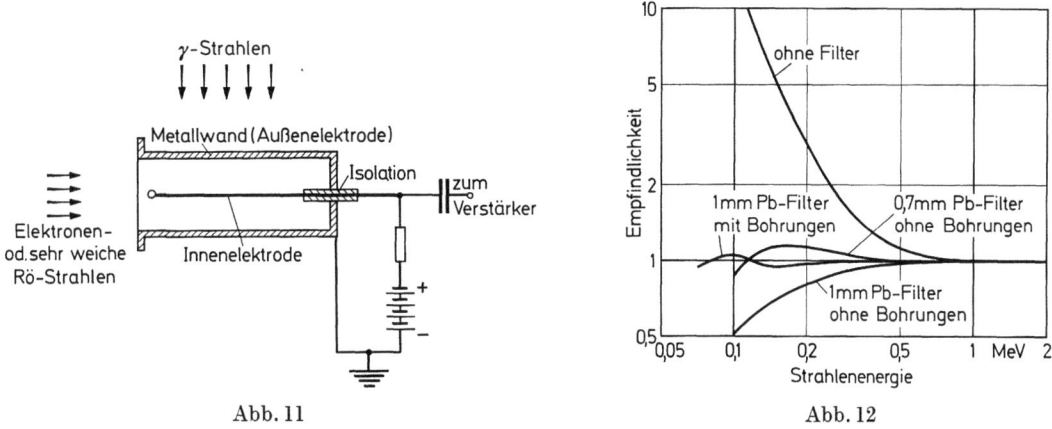

Abb. 11

Abb. 12

Abb. 11. Prinzipschaltung eines Zählrohres

Abb. 12. Energieabhängigkeit der Anzeige eines Zählrohres bei Verwendung verschiedener Filter (HARDT und LUTZ, 1963)

Durch Vergleich mit Ionisationskammermessungen kann man der Impulsrate eine Dosisleistung zuordnen. Dabei muß allerdings beachtet werden, daß die Empfindlichkeit der Zählrohre (Ansprechwahrscheinlichkeit) stark von der Art der Strahlung und bei Röntgen- und Gammastrahlung auch von der Energie abhängt (Abb. 12).

γ) Proportionalzählrohre

Proportionalzählrohre sind Ionisationskammern, deren Kammerspannung so groß ist, daß Gasverstärkung erfolgt (Abb. 2). Sie können im Strombetrieb arbeiten (FALK, 1963), werden aber meistens im Impulsbetrieb eingesetzt. Für die Vorgänge im Strombetrieb gelten die Darstellungen aus dem Abschnitt Ionisationskammern. Neu kommt lediglich hinzu, daß eine Gasverstärkung des Ionisationsstromes stattfindet. Damit wird die Kammer empfindlicher. Wie Abb. 2 zeigt, ist aber der Verstärkungsfaktor von der Kammerspannung stark abhängig, so daß mit sehr konstanten Spannungen gearbeitet werden muß.

Im Impulsbetrieb liefert das Proportionalzählrohr zwei Informationen, nämlich Impulsrate und Impulshöhe. Durch Impulshöhendiskreminierung lassen sich z.B. Energiespektren von β-Strahlungen messen. Die Impulsrate läßt sich wie beim Geiger-Müller-Zählrohr einer Dosisleistung zuordnen. Auch hier ist die Empfindlichkeit aber sehr energieabhängig.

b) Festkörperdosimetrie

Für die Dosimetrie mit Festkörpern können nur Isolatoren und Halbleiter benutzt werden. Alle nutzbaren Effekte verlangen nämlich einen gewissen Abstand ΔE zwischen Valenzband und Leitungsband (Abb. 13).

Elektronen können sich nur in den Bändern I und III aufhalten. Diese Bänder entsprechen den Schalen der Atome, zwischen denen sich Elektronen nicht aufhalten können. Die Größe der verbotenen Zone bestimmt den Charakter des Festkörpers als Halbleiter, Leiter oder Isolator. Bei Halbleitern und Isolatoren ist mindestens der Energiebetrag ΔE erforderlich, um Valenzelektronen ins Leitungsband zu heben, während sich bei den Metallen die beiden Bänder überlappen bzw. berühren oder auch das oberste Valenzband nur zum Teil besetzt ist. Die elektrische Leitung erfolgt sowohl durch die Elektronen, die aus dem Valenzband ins Leitungsband gehoben wurden als auch durch die „Löcher“, die dadurch im Valenzband hinterblieben sind.

Nur „nicht voll besetzte“ Bänder, aber auch alle „nicht voll besetzten“ Bänder können leiten.

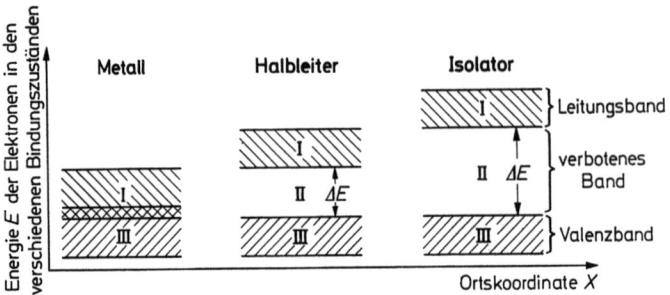

Abb. 13. Anordnung der Energiebänder für Leiter (Metall), Halbleiter und Isolatoren

Jeder Festkörper hat kristallinen Aufbau. Abb. 13 gilt für ideale Kristalle. Störstellen, z.B. Fremdatome oder auch Unregelmäßigkeiten im Kristallgitterbau (Abb. 14) können zu diskreten Energieniveaus innerhalb der verbotenen Zone führen, die von Elektronen besetzt werden können (Abb. 15). Diese Niveaus sind natürlich an den Ort der Störstelle gebunden. Das kommt im Bändermodell dadurch zum Ausdruck, daß diese Niveaus auch hinsichtlich der Abszisse (Linearausdehnung des Kristalles) diskret (kurze Striche) eingetragen sind. Umfassende Darstellungen dieses Themas findet man in vielen Fachbüchern der Physik (z.B. Spenke, 1956; Müser, 1960; Joffè, 1960; Leibfried, 1965).

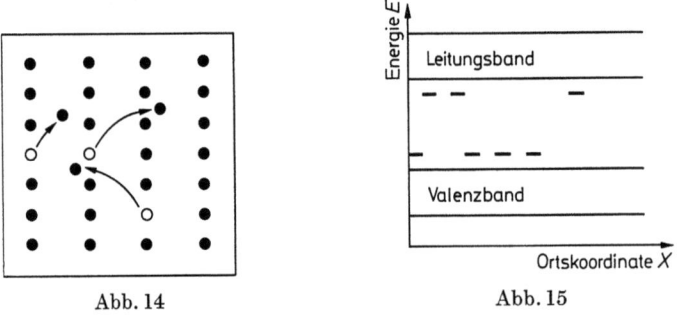

Abb. 14.   Abb. 15

Abb. 14. Zwischengitterionen und Gitterleerstellen in einem Kristall

Abb. 15. Energiebandschema eines Kristalles mit Störstellen

Am Bändermodell sollen die für die Dosimetrie wichtigen Prozesse erläutert werden (Abb. 16):

Bei der Energieübertragung auf Elektronen eines Festkörpers müssen 3 Primärprozesse unterschieden werden, nämlich 1. Anregung, 2. Abtrennung des Elektrons von „seinem“ Atom oder Ion — dabei entstehen im Kristall mehr oder weniger frei bewegliche Elektronen — und 3. die Emission von Elektronen aus dem Festkörper.

Strahlenabsorption in Festkörpern bedeutet Anheben von Elektronen aus dem Valenzband oder aus tiefer liegenden Bändern in das Leitungsband (1 in Abb. 16). Diese Elektronen können z.T. durch Haftstellen (T in Abb. 16) eingefangen werden. Solche Haftstellen sind entweder durch Störstellen von vornherein im Kristall vorhanden oder sie entstehen während der Bestrahlung, wenn z.B. Frenkelsche Fehlordnungen gebildet werden (Abb. 14).

Durch Energiezufuhr (Erhitzen) können die Elektronen aus den Haftstellen befreit werden (2 in Abb. 16) und mit sog. Aktivatoren unter Aussendung von Luminescenzlicht rekombinieren (3 in Abb. 16). Dieser Prozeß wird bei der Thermoluminescenzdosimetrie benutzt.

Durch Dotierung mit geeigneten Fremdatomen können sich bei der Bestrahlung auch metastabile Zentren im Festkörper bilden. Solche Zentren können luminescenzfähig sein (4 und 5 in Abb. 16). Dieser Prozeß wird bei der Radiophotoluminescenzdosimetrie (Glasdosimetrie) ausgenutzt.

Schließlich kann man aber auch nur die Änderung der Leitfähigkeit auswerten, die dadurch entsteht, daß Elektronen ins Leitungsband gehoben werden und Löcher im Valenzband hinterbleiben. Das wird bei der Dosimetrie mit Halbleitern und mit Sperrschichthalbleitern getan (Abb. 17).

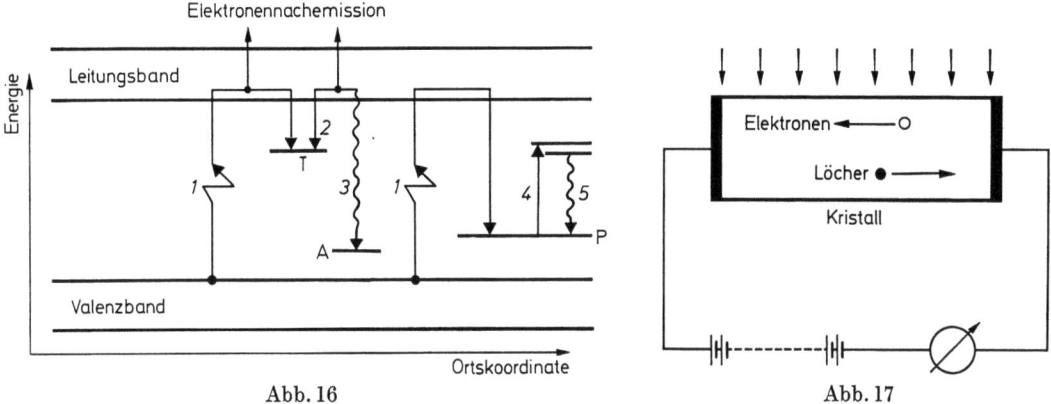

Abb. 16   Abb. 17

Abb. 16. Bändermodell eines Kristalles mit Haftstellen *T* und Radiophotoluminescenzzentren *P*. *1* Anregung; *2* Ausheizen; *3* Thermoluminescenz; *4* Anregung der Photoluminescenz; *5* Photoluminescenz
(DREXLER und SCHARMANN, 1964)

Abb. 17. Schema eines Sperrschichtdosimeters

α) *Thermoluminescenzdosimetrie*

Radiothermoluminescenz nennt man die Eigenschaft eines Kristalles, bei Erwärmung Licht auszusenden, wenn er vorher einer ionisierenden Strahlung ausgesetzt war. Dieses Luminescenzlicht kann mit einem Photomultiplier gemessen werden.

Trägt man die Lichtintensität für eine bestimmte Erhitzung (z.B. 10° C/sec) als Funktion der Temperatur auf, so erhält man die „Glow-Kurve" (Abb. 18). Sie besitzt in der Regel mehrere Maxima entsprechend der energetischen Lage der verschiedenen Haftstellenarten unterhalb des Leitfähigkeitsbandes.

Die Fläche unter der Glow-Kurve entspricht der Lichtsumme. Sie ist für einen bestimmten Kristall eindeutig der Dosis proportional. Dagegen ändern sich die Peakhöhen und auch die Temperaturlagen der Maxima bei gleicher Dosis der Aufheizgeschwindigkeit.

Thermoluminescenz zeigen verschiedene Stoffe (DANIELS, 1953; KOSSEL, 1954; PATTERSON und FRIEDMANN, 1957). In der Dosimetrie werden im wesentlichen 3 Stoffe verwendet, nämlich Calciumfluorid (GINTHER und KIRK, 1957; LUCHNER, 1957; HOUTERMANNS et al., 1957; SCHULMANN et al., 1960[1+2]), Magnesiumfluorid (BRÄUNLICH, 1961) und Lithiumfluorid (SCHÖN, 1960; CAMERON et al., 1961; BRÄUNLICH und SCHARMANN, 1962; und FRANK, 1963). Neuerdings werden allerdings auch andere Verbindungen empfohlen (KIRK, 1965; GINTHER, 1965; OSTER, 1965; und SANBORN, 1965).

Lithiumfluorid verhält sich wegen seiner günstigen mittleren Ordnungszahl (LiF 8,2; Luft 7,6; Muskel oder Wasser 7,42) unter den genannten Substanzen am besten gewebeäquivalent; seine Anzeige ist deshalb nur wenig energieabhängig (Abb. 19) (Cameron et al., 1964).

Der Meßbereich ist von dem verwendeten Thermoluminescenzmaterial abhängig. Calciumfluorid zeigt z.B. über 8 Größenordnungen von etwa 10^{-3} bis über 10^5 R einen linearen Zusammenhang zwischen Dosis und Lichtsumme (Abb. 20) (Malsky und Amato, 1963).

Thermoluminescenzdosimeter weisen einen mit der Zeit zwischen Bestrahlung und Auswertung zunehmenden Meßwertschwund auf. Diese Erscheinung, auch „Fading" genannt, kann durch eine bereits bei Zimmertemperatur auftretende thermische Entleerung vorzugsweise von Haftstellen geringer Bindungsenergien erklärt werden. Das aus Tabelle 1 ersichtliche relativ erhebliche Fading läßt sich durch geeignete thermische Behandlung der Thermoluminescenzdosimeter in der Zeit zwischen Bestrahlung und Auswertung wesentlich herabsetzen, wobei die Haftstellen geringer Bindungsenergien absichtlich geleert werden (Suntharalingam et al., 1968).

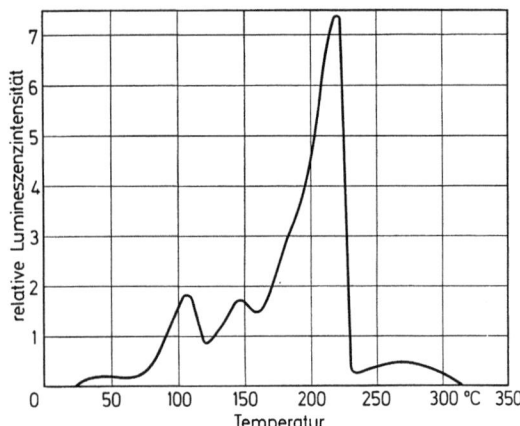

Abb. 18. Relative Luminescenzintensität eines LiF-Thermoluminescenzdosimeters in Abhängigkeit von der Temperatur (Glow-Kurve) (Kiefer-Maushart, 1964)

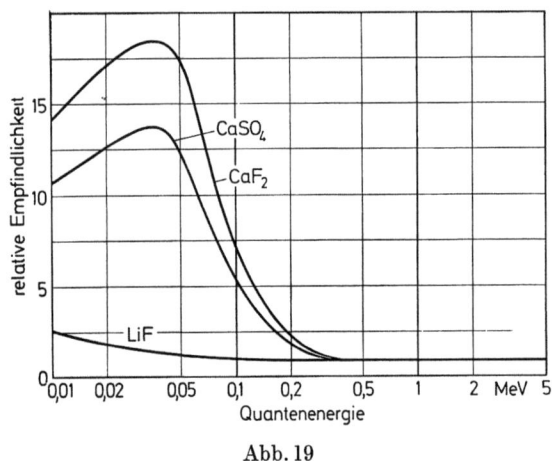

Abb. 19

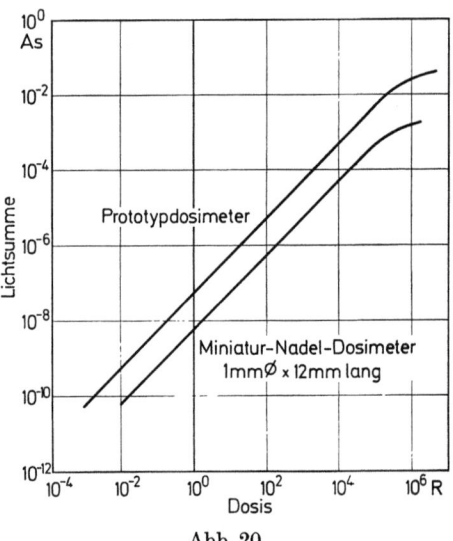

Abb. 20

Abb. 19. Energieabhängigkeit der Anzeige verschiedener Thermoluminescenzdosimeter (Frank, 1963)

Abb. 20. Zusammenhang zwischen Lichtsumme und Dosis bei Thermolumiescenzdosimetern (Schulman et al., 1960)

Tabelle 1. *Anzeigebereich und Fading einiger Thermoluminescenzdosimeter.* (Nach Drexler und Scharmann, 1964)

	CaF₂/Mn(3%)	MgF₂/Mn(0,1%)	LiF
Dosisproportionaler Anzeigebereich	1 mR bis 10^5 R	einige mR bis $> 10^4$ R	10 mR bis 10^5 R
Fading	Abnahme 10% in den ersten 16 Std; weiterer Verlust 1%/Tag	Abnahme 30% in 2 Wochen	besser als MgF₂/Mn

β) Radiophotoluminescenzdosimetrie (Glasdosimetrie)

Radiophotoluminescenz nennt man die Eigenschaft eines Stoffes, nach Anregung mit geeignetem Licht Luminescenzlicht einer bestimmten Wellenlänge auszusenden, wenn der Stoff vorher ionisierender Strahlung ausgesetzt war.

Diese Eigenschaft zeigen silberaktivierte Metaphosphatgläser. In ihnen werden die bei der Bestrahlung frei gewordenen Elektronen durch die Silberionen eingefangen. Die

so entstandenen metastabilen Silberatome sind Fluorescenzzentren. Sie senden bei Anregung mit UV-Licht (3650 Å) ein Fluorescenzlicht (etwa 6400 Å) aus, dessen Lichtintensität der Zahl der Leuchtzentren und der eingestrahlten Dosis innerhalb eines beschränkten Bereiches proportional ist. Ein Photomultiplier übersetzt das Fluorescenzlicht in elektrischen Strom. Die metastabilen Leuchtzentren werden durch die Auswertung nicht zerstört. Man kann deshalb eine Messung beliebig oft wiederholen.

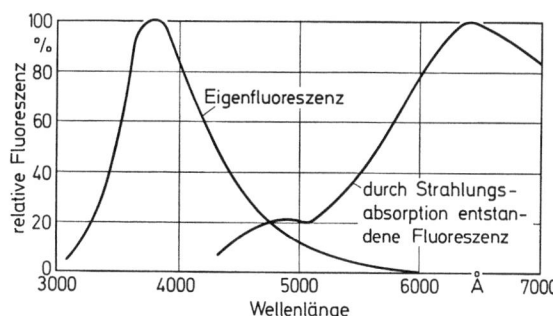

Abb. 21. Fluorescenzspektren von Metaphosphatglasdosimetern (KIEFER und MAUSHART, 1964)

Auch unbestrahlte Gläser fluorescieren. Dieses Fluorescenzlicht hat jedoch eine andere Wellenlänge (Abb. 21) als das zur Dosismessung benutzte. Da es sich bei der Messung aber nicht völlig wegfiltern läßt, wird eine kleine Bestrahlungsdosis vorgetäuscht, die

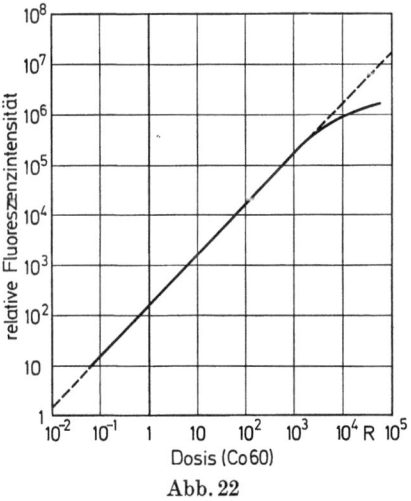

Abb. 22

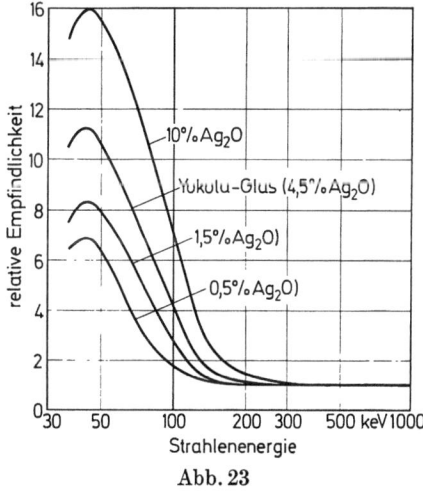

Abb. 23

Abb. 22. Fluorescenzintensität von Metaphosphatgläsern als Funktion der Dosis einer Co 60-Strahlung (YOKOTA et al., 1961)

Abb. 23. Energieabhängigkeit der Anzeige verschiedener Ag₂O-haltiger Phosphatgläser (BECKER, 1965)

als sog. „Vordosis" (Predose) insbesondere bei der Messung kleiner Dosen stört und für jedes einzelne Glasdosimeter getrennt berücksichtigt werden muß.

Der Bereich, in dem die Lichtintensität eine lineare Funktion der Dosis ist, reicht über viele Größenordnungen. Er hängt u.a. von den Abmessungen des Glasdosimeters ab. Zum Beispiel haben kleine Gläser (1 mm Durchmesser, 6 mm lang) einen linearen Meßbereich von 1—10 000 R, größere Gläser ($8 \times 8 \times 4,7$ mm³) zeigen zwischen 5×10^{-2} bis 10^3 R einen linearen Zusammenhang zwischen Fluorescenzintensität und Dosis (YOKOTA et al., 1961 und 1962; SCHULMANN und ETZEL, 1953; BARR et al., 1961; DEGELMANN et al., 1957; AMATO und MALSKY, 1963) (Abb. 22).

Die untere Nachweisgrenze ist durch die Vordosis bestimmt. Nach Ballinger und Harris (1959), Becker (1963), Miyanaga und Yamamoto (1963) und Kiefer (1964) ist ein Einfluß der Dosisleistung auf die Dosisanzeige im Bereich von 10 mR/h bis 50000 R/h nicht nachweisbar.

Die Empfindlichkeit der Phosphatgläser gegenüber Röntgen- oder Gammastrahlung ist energieabhängig. Sie hat bei etwa 50 keV ein Maximum, was sich durch den Anteil der schweren Elemente im Glas erklärt (Abb. 23) (Schulman, 1951, 1953[1+2], 1959; Auxier, 1960; Thornton und Auxier, 1960; Barr et al., 1961; Hardt et al., 1963; Becker,

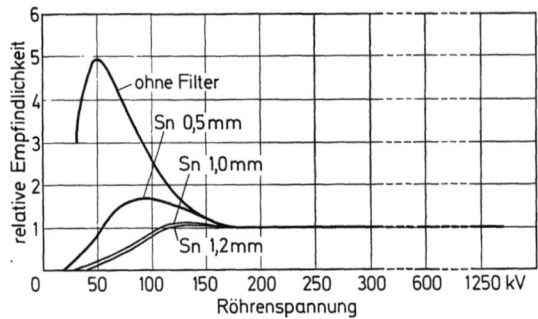

Abb. 24. Energieabhängigkeit der Anzeige von Phosphatgläsern mit unterschiedlichen Filterungen (Yokota et al., 1962)

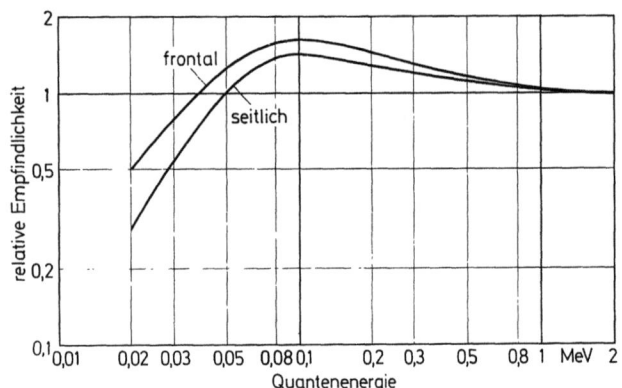

Abb. 25. Energieabhängigkeit der Anzeige eines Yokota-Glasdosimeters (8 × 8 × 4,7 mm³) mit einer 1 mm dicken Cd-Filterung, in der allseitig konische Bohrungen angebracht sind (Becker, 1963 und Kiefer-Maushart, 1964)

1965). Man kann die Energieabhängigkeit verbessern, indem man z.B. das im Glas enthaltene Barium und Kalium durch Elemente niederer Ordnungszahl ersetzt (Ginther und Schulman, 1960; Bernard, 1961; Yokota et al., 1961; Becker, 1962). Auch durch geeignete Metallfilter (Piesch, 1964) (Abb. 24), die evtl. das Glas nur teilweise abdecken (Becker, 1963[1+2]), läßt sich die Energieabhängigkeit verbessern (Abb. 25) (Malsky et al., 1961).

γ) Halbleitersperrschichtdosimeter

Nach dem Bändermodell können Halbleiter bei hinreichend tiefen Temperaturen den elektrischen Strom nicht leiten. Es ist dann nämlich aus energetischen Gründen das Valenzband voll besetzt und das Leitungsband leer, während nur teilweise besetzte Bänder leiten können. Mit steigender Temperatur werden nach den Gesetzen der Thermodynamik Elektronen aus dem Valenzband ins Leitungsband gehoben (Abb. 26). Danach kann sowohl im Valenzband als auch im Leitungsband elektrische Leitung erfolgen. Dieser Leitungsmechanismus heißt Eigenleitung (intrinsic type). Aus technischen Gründen sind derartig ideale Kristalle nicht herstellbar. Außerdem dotiert man aber oft auch ganz bewußt diese Kristalle mit gitterfremden Bausteinen. Damit erhält man Störstellen (Abb. 26). Besonders wichtig sind davon die Donatoren und die Acceptoren. Donatoren liefern Energieniveaus dicht unter dem Leitungsband, die bei hinreichend tiefen Temperaturen mit Elektronen besetzt sind. Acceptoren liefern Energieniveaus dicht über dem Valenzband, die bei hinreichend tiefen Temperaturen leer sind.

Donatoren sind z.B. Atome, die ein Valenzelektron mehr haben als die regulären Gitterbausteine, etwa ein fünfwertiges Atom in einem Gitter aus vierwertigen Atomen. Solche Atome haben ein überzähliges Elektron, wenn sie einen Normalgitterbaustein vertreten sollen. Entsprechend sind Acceptoren z.B. Atome, die ein Valenzelektron weniger haben als die regulären Gitterbausteine, wie dreiwertige Atome im Gitter aus vierwertigen. Ihnen fehlt ein Elektron, wenn sie einen normalen Gitterbaustein vertreten sollen.

Donatoren geben deshalb leicht ein Elektron ab, d.h. ein kleiner Energiebetrag ΔE hebt schon das Elektron aus dem Störstellenniveau ins Leitungsband, während ein ebenfalls kleiner Energiebetrag genügt, um ein Elektron aus dem Valenzband in ein offenes Acceptorenniveau zu heben.

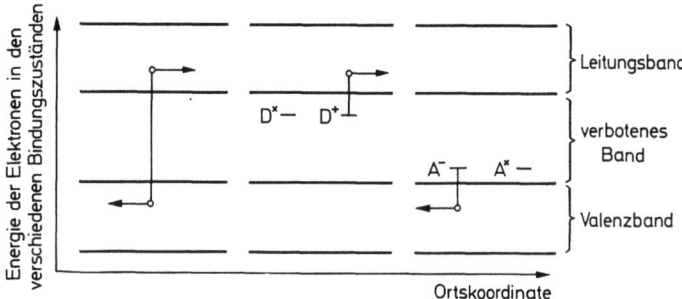

Abb. 26. Bändermodell. Links: idealer Kristall; Mitte: mit Donatoren dotierter Kristall; Rechts: mit Acceptoren dotierter Kristall

Unter dem Einfluß der Temperatur werden die Elektronen der Donatoren ins Leitungsband gehoben bzw. die Niveaus der Acceptoren aus dem Valenzband besetzt. Damit ergibt sich Leitfähigkeit durch die Elektronen im Leitungsband bzw. durch die „Löcher" (Defektelektronen) im Valenzband. (Dem widerstandslosen Durch-das-Gitter-wandern der Defektelektronen im Bändermodell entspricht im atomistischen Bild ein ohne Energieaufwand mögliches Nachrücken der Valenzelektronen in eine benachbarte Lücke.)

Dieser Leitungsmechanismus heißt Störstellenleitung. Die Störstellenterme selbst können zur Leitung nicht beitragen, weil sie ja örtlich gebunden sind. Da einmal die Leitung durch negative Elektronen, das andere Mal durch „positive Löcher" bestimmt wird, spricht man von n-Leitung (Überschußleitung) und p-Leitung (Defektleitung). Nach außen sind solche Kristalle natürlich elektrisch neutral, sie haben ja keine überzähligen Elektronen oder Löcher. Bringt man jedoch einen n-Leiter mit einem p-Leiter in Berührung, so werden durch das Konzentrationsgefälle bedingt Löcher aus dem p-Leiter in den n-Leiter hineindiffundieren und ihn dadurch positiv aufladen. Umgekehrt werden Elektronen aus dem n-Leiter in den p-Leiter diffundieren und ihn dadurch negativ aufladen. Dadurch entsteht ein elektrisches Feld, das dem Diffusionsvorgang entgegenwirkt. Es wird ein Gleichgewichtszustand erreicht. In der Schicht, in die die Elektronen bzw. Löcher eindringen konnten, werden sie miteinander rekombinieren. Die Schicht wird deshalb an Ladungsträgern, die zur Leitung beitragen, verarmen. Sie wird eine sehr geringe Leitfähigkeit, also einen hohen spezifischen Widerstand haben. Deshalb heißt sie Sperrschicht oder besser p-n-Sperrschicht. Durch eine von außen angelegte elektrische Spannung kann man die Sperrschicht vergrößern oder verkleinern, je nach Art der Polung.

Eine solche Sperrschicht ist einer Ionisationskammer vergleichbar. Anstelle der als Isolator dienenden Luft ist hier die ebenfalls als Isolator wirkende Sperrschicht, dem zwischen den Kammerelektroden bestehenden elektrischen Feld entsprechend ist hier in der Sperrschicht ebenfalls ein Feld vorhanden. Das empfindliche Volumen einer solchen Sperrschicht ist natürlich sehr klein ($\leqq 0,1$ cm³), verglichen mit dem empfindlichen Volumen von Ionisationskammern (etwa 1—1000 cm³). Die Dichte ist (z. B. bei Si) jedoch nahezu 2000mal so groß wie die der Luft unter Normalbedingungen. Außerdem beträgt die zur Bildung eines Ladungsträgerpaares nötige Energie nur etwa 3,5 eV gegenüber etwa 35 eV bei Luft. Die Ladungsausbeute pro Volumeneinheit und Ionendosiseinheit ist deshalb bei Halbleiterdosimetern nahezu 20000mal so groß wie bei Luftionisationskammern. Die Anzeige ist ähnlich der von Phosphatgläsern energieabhängig. Auch hier werden Filterumhüllungen zur Verbesserung angewandt. Whelpton und Watson (1963) erreichen mit einem Filter von 0,3 mm Pb und 0,14 mm Cu energieunabhängige Anzeige im Bereich von 0,8—14 mm Cu Halbwertschichtdicke.

Die Linearität zwischen Anzeige und Dosisleistung ist natürlich vom Kristall abhängig. Whelpton und Watson (1963) geben Linearität zwischen 0,3 und 750 R/min an.

Für dosimetrische Zwecke besonders geeignet ist der p-i-n-Übergang in Silicium oder Germanium, bei dem durch Drift von Li-Ionen im p-Typ unter Einfluß eines Feldes in Sperrichtung schließlich ein Gebiet entsteht, in dem die Acceptoren kompensiert sind, so daß eine Eigenleitungszone ($\varrho > 15\Omega$ cm) entsteht. Damit erhält man Schichtdicken von mehreren Millimetern, während normale p-n-Sperrschichten im Zehntelmillimeterbereich liegen (Baily und Mayer, 1961; Baily et al., 1961; Baily und Kramer, 1964).

Man kann solche Sperrschichtdosimeter in zwei verschiedenen Betriebsarten verwenden, nämlich

1. zur Impulszählung;

2. zur Strommessung mit angelegter, in Sperrichtung gepolter Spannung.

δ) Cadmiumsulfiddosimeter

Cadmiumsulfidkristalle arbeiten nicht einfach als „Festkörperionisationskammern", sondern sie verstärken den Ionisationsstrom gleichzeitig um den Faktor 10^3—10^4. Eine gute Darstellung über den Mechanismus der strahleninduzierten Leitung von Cadmiumsulfid wurde von Garlick (1960) und von Clayton und Briggs (1960) gegeben.

Die Empfindlichkeit ist stark abhängig von der Strahlenenergie, aber auch vom Alter des Kristalles und von seiner Bestrahlungsvorgeschichte. Hier wird ebenfalls versucht, wenigstens die Energieabhängigkeit durch geeignete Filter zu verbessern (Abb. 27).

CdS besitzt außerdem eine gewisse Anfangsträgheit gegenüber Strahlung. Wenn es sich dagegen im angeregten Zustand befindet, befolgt es Intensitätsänderungen der Strahlung sehr rasch. Man kann es durch Einbau eines gegenüber der zu messenden Strahlenintensität sehr schwachen Strahlers (30—200 mR/h) immer im angeregten Zustand halten und damit die Anstiegszeiten wesentlich verbessern (Fowler, 1963) (Abb. 28).

Die Linearität der Anzeige ist bis etwa 300 R/min gegeben (Fowler und Grant, 1960).

Die Temperaturabhängigkeit im interessierenden Bereich zwischen 20 und 37° C ist gering und führt höchstens zu 4 % Stromstärkeänderung.

ε) Szintillationsdosimetrie

Es gibt Stoffe, in denen Lichtblitze (Szintillation) erzeugt werden, wenn sie mit geladenen Teilchen, insbesondere mit Elektronen, bestrahlt werden. Da Röntgen- und Gammastrahlen beim Wechselwirken mit der Materie Elektronen (Photo-, Compton- oder Paarbildungselektronen) mit Energien, die von der Strahlenenergie abhängen, freisetzen, erzeugen auch diese Strahlungen Szintillationen. Die Intensität dieser Lichtblitze ist der absorbierten Energie proportional. Koppelt man einen solchen Szintillator optisch mit einem Multiplier, so erhält man einen dem Lichtblitz und damit der absorbierten Energie proportionalen Stromimpuls (Segrè, 1953; Rosman und Zimmer, 1956, 1957). Die Stromimpulse sind leicht in Spannungsimpulse zu übersetzen. Dann gehört zu jeder

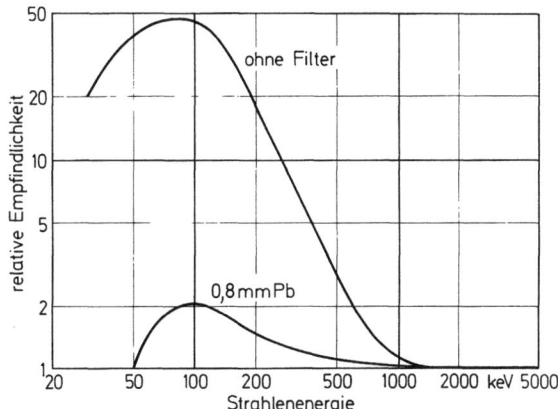

Abb. 27. Energieabhängigkeit der Anzeige eines CdS-Dosimeters mit und ohne Filterung (HOLLANDER, 1956)

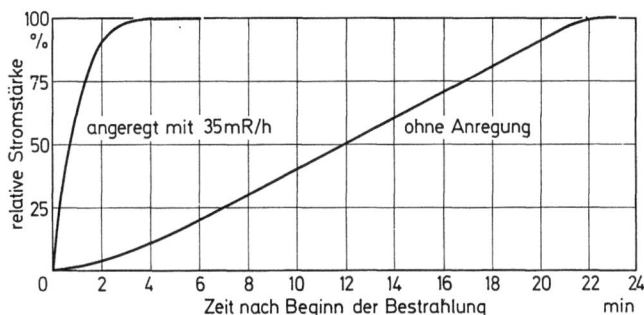

Abb. 28. Anstiegszeiten von CdS-Dosimetern mit und ohne Anregung (FOWLER, 1963)

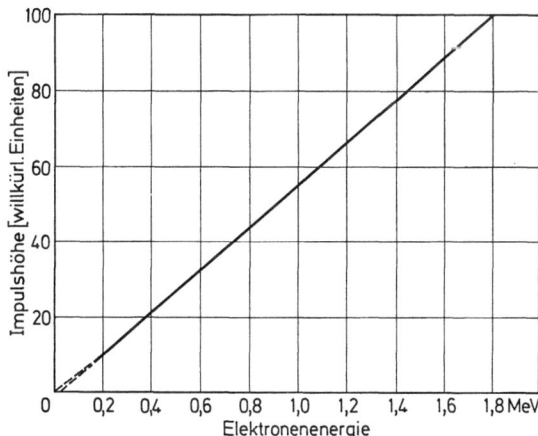

Abb. 29. Impulshöhe als Funktion der Energie, Anthracen als Szintillator (SEGRE, 1953)

Impulshöhe ein bestimmter absorbierter Energiebetrag (Abb. 29). So lassen sich durch Impulshöhendiskrimination Energiespektren aufnehmen.

Man kann aber auch die Impulsrate messen und durch Vergleich mit Ionisations-kammermessungen der Impulsrate eine Dosisleistung zuordnen.

Wie die Zählrohre, so sind auch die Szintillationszähler stark energieabhängig. Dagegen ist der Ausgangsstrom am Multiplier direkt proportional zur Energiedosis. Szintillationsdosimeter arbeiten deshalb im Strombetrieb und nicht im Impulsbetrieb. Der Szintillator kann mit einem festen oder flexiblen Lichtleiter optisch an den Multiplier gekoppelt werden. So läßt er sich sogar in Körperhöhlen einführen. Mit Versuchsdosimetern dieser Art, deren lineare Abmessungen nur einige Millimeter betragen, wurden Dosisleistungen bis hinab zu 1 rad/h gemessen (Griffith und Swindell, 1951; Glocker und Breitling, 1952; Cole et al., 1952, 1953; Belcher, 1953; Fowler, 1955; Rosman und Zimmer, 1956; Herbert, 1956; Robson und Gregg, 1956; Shalek und Cole, 1958; Henriksen, 1958; Blanks und Rohrer, 1960). Dabei wird grundsätzlich die Energiedosis im Szintillationsmaterial gemessen. Da jedoch die Dosis in Luft oder in Gewebe interessiert, ist die Anzeige energieabhängig, bedingt durch die von Gewebe oder Luft abweichende effektive Ordnungszahl des Szintillationsmaterials.

Die Empfindlichkeit anorganischer Szintillatoren fällt mit wachsender Röntgenenergie entsprechend der kleiner werdenden Absorption (Brucker, 1952) stark ab. Organische Szintillatoren wie Anthracen verhalten sich oberhalb 100 keV nahezu luftäquivalent (Smeltzer, 1950). Es gibt aber auch Szintillationsmaterialien, die über große Photonenenergiebereiche nahezu luft- oder gewebeäquivalent sind. Solche Stoffe wurden angegeben von Cole et al. (1952), Ittner und Ter-Pogossian (1952), Breitling und Glocker (1952), Mohr (1957), Rosman und Zimmer (1956) und Belcher und Geilinger (1957). Breitling et al. (1956) haben Kombinationen hergestellt, die fettäquivalent, muskeläquivalent oder knochenäquivalent sind.

ς) Verfärbungsdosimeter

Zu den Festkörperdosimetern gehören auch die Gläser und Kunststoffe, die unter dem Einfluß ionisierender Strahlung ihre Absorptionseigenschaften im sichtbaren Lichtbereich ändern.

Die hierfür am meisten benutzten Gläser sind das silberaktivierte Phosphatglas (Schulmann, 1954; Schulmann et al., 1955) und das kobaltaktivierte Borsilikatglas (Kreidl und Blair, 1956).

Bei 3500 Å besteht bei silberaktiviertem Phosphatglas linearer Zusammenhang zwischen Absorption und Dosis im Bereich 5×10^3 bis 2×10^6 rad. Man kann 2 % Genauigkeit erreichen. Die Anzeige ist von der Dosisleistung bis 4×10^8 rad/h unabhängig (Davisson et al., 1956).

Kobaltaktiviertes Borsilikatglas liefert linearen Zusammenhang zwischen Dosis und Absorption im Bereich zwischen 10^3 und 10^6 rad bei 3500 Å. Der Fehler ist dabei nicht größer als 2 %.

Andere Gläser sind beschrieben von Kirchner et al. (1958), Hedden et al. (1960), Paymal et al. (1960) und Bishay (1961).

Viele lichtdurchlässige Plastikstoffe sind zur Dosimetrie auf Grund ihrer Verfärbung durch Strahlung verwendbar. Der Meßbereich eines jeden Materials reicht gewöhnlich über 2 Dekaden, und diese Bereiche liegen zwischen 10^5 und 10^8 rad. Die Anzeige ist im allgemeinen über weite Bereiche von der Strahlenenergie unabhängig, sofern nicht schwerere Elemente im Material vorhanden sind. Der Hauptnachteil der meisten Plastikdosimeter ist die Instabilität der Verfärbungen. Beim Cellophan-Verfärbungsdosimeter z.B. ist hinreichende Konstanz der Verfärbung bekannt (Henley, 1954; Henley und Richman, 1956).

c) Kalorimetrie

In den meisten Materialien wird nahezu die gesamte absorbierte Strahlenenergie schließlich in Wärme umgesetzt. Deshalb ist die Messung dieser Wärmemenge die durch die Definition der Energiedosis bestimmte Meßmethode. (Es muß allerdings nicht die gesamte absorbierte Energie als Wärme erscheinen, da ein Teil der absorbierten Energie — meist weniger als 1 % — auch für chemische Prozesse verbraucht werden kann.)

Abb. 30 zeigt den Aufbau eines Strahlenkalorimeters. Der absorbierende Metallblock ist in einem evakuierten Gefäß mit feinen Fäden aufgehängt, um die Wärmeableitung möglichst klein zu halten. Darüber hinaus ist dieses Meßgefäß von einem

Isothermalbad umgeben. Damit bleibt der Temperaturgradient klein und die Wärmeableitung wird so weiter eingeschränkt. Die Temperaturerhöhung im Absorber wird mit
einem Thermistor gemessen. (Ein Thermistor ist ein Halbleiterwiderstand mit hohem

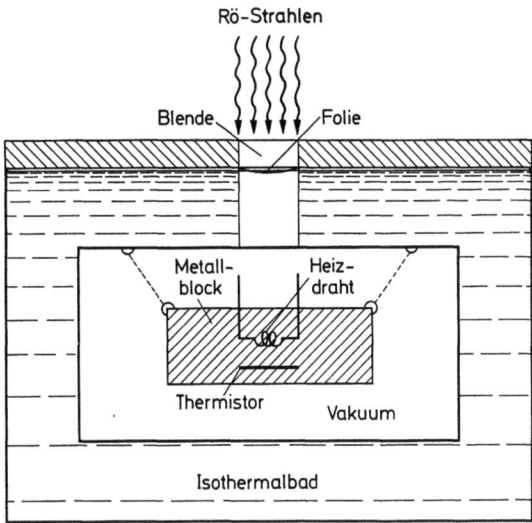

Abb. 30. Schematischer Aufbau eines Strahlen-Calorimeters

negativen Temperaturkoeffizienten.) In dem absorbierenden Materialblock ist außerdem
ein Heizdraht eingebaut, um die Thermistoranzeige zu eichen.

Tabelle 2 gibt eine Übersicht von durchgeführten calrorimetrischen Messungen.

Tabelle 2. *Übersicht über calorimetrische Messungen.* (Nach NBS Handbook 85 und anderen Angaben)

	Strahlung	Mindestdosisleistung bzw. Mindestintensität	Fehler %
LAUGHLIN und BEATTIE (1951)	130 kV Röntgenstrahlen	50 R/min	1
LAUGHLIN et al. (1953)	200 kV Röntgenstrahlen	50 R/min	1
LAUGHLIN und GENNA (1956)	250 kV Röntgenstrahlen	50 R/min	1
	400 kV Röntgenstrahlen	50 R/min	1
	^{60}Co-γ-Strahlen	50 R/min	1
	22,5 MeV Bremsstrahlung	0,5 mW/cm^2	1
EDWARDS und KERST (1953)	150—300 MeV Bremsstrahlung	10 mW/cm^2	2
MCELHINNEY et al. (1957)	1,4 MeV Bremsstrahlung	20 R/min	1,8
DOLPHIN und INNES (1956)	500 kV Röntgenstrahlung	50 R/min	1
GOODWIN (1959)	1 MeV Röntgenstrahlung	40 R/min	1,5
	^{137}Cs-γ-Strahlung	14 R/min	1
GENNA und LAUGHLIN (1955, 1956)	^{60}Co-γ-Strahlung	50 rad/min	0,7
MILVY et al. (1958, 1960)	^{60}Co-γ-Strahlung	50 rad/min	1
BERNIER et al. (1956)	^{60}Co-γ-Strahlung	30 rad/min	0,6
SKARSGARD et al. (1957)	22 MeV Bremsstrahlung	30 rad/min	0,4
REID und JONES (1961)	^{60}Co-γ-Strahlung	80 rad/min	0,5
	^{137}Cs-γ-Strahlung	20 rad/min	0,15
PETREE (1958)	^{60}Co-γ-Strahlung	120 rad/min	0,5
BRYNJOLFSSON (1960)	^{60}Co-γ-Strahlung	2×10^3 rad/min	<0,1
NAGL et al. (1964)	35 MeV Bremsstrahlung		
SANIELEVICI und NAGL (1965)	20 MeV Bremsstrahlung		

d) Chemische Dosimetrie

Es gibt chemische Systeme, die unter dem Einfluß ionisierender Strahlung chemische Veränderung erfahren. Darunter gibt es Prozesse, deren Reaktionsprodukte eindeutig der absorbierten Energie zugeordnet werden können. Sie können prinzipiell zur Dosismessung benutzt werden.

Von allen für die Dosismessung verfügbaren Systemen sind für Routinemessungen jedoch nur das Ferrosulfatdosimeter (Fricke-Dosimeter) und das Cersulfatdosimeter gebräuchlich. Eine Reihe von anderen Systemen wird allerdings benutzt, um den Meßbereich der Sulfatdosimeter zu erweitern. Die Sulfatdosimeter sind jedenfalls am verläßlichsten und erlauben, Dosen mit einer Genauigkeit von 1% zu messen.

Der Reaktionsmechanismus der von FRICKE und MORSE (1929) zuerst angegebenen Sulfatdosimeter ist ausführlich von ALLEN und ROTHSCHILD (1957) und ALLEN et al. beschrieben. Danach gilt:

Wenn Wasser in Gegenwart von Sauerstoff und von Ferro-Ionen bestrahlt wird, wird folgende Reaktion induziert:

$$
\begin{aligned}
2\,H_2O &= 2\,H + 2\,OH \\
O_2 + 2\,H &= H_2O_2 \\
2\,Fe^{++} + 2\,OH &= 2\,Fe^{+++} + 2\,OH^- \\
2\,Fe^{++} + H_2O_2 &= 2\,Fe^{+++} + 2\,OH^- \\
\hline
2\,H_2O + O_2 + 4\,Fe^{++} &= 4\,Fe^{+++} + 4\,OH^-
\end{aligned}
$$

Tabelle 3. *Vergleich chemischer Dosimeter.* (Nach NBS Handbook 85 und anderen Angaben)

Dosimeter	Meßbereich in rad	G-Wert[1]	Meßgenauigkeit Fehler in %	Art der Auswertung	Literatur
Benzoesäure	0,5—5		± 5	Fluorescenz der Oxydationsprodukte	BARR und STARK (1958)
Chinin	10—10³	2,3 (max)	± 5	Fluorescenzschwächung	BARR und STARK (1960)
Trichloräthylen	10—5·10³	—	± 5	HCL	TAPLIN (1956), SIGOLOFF (1956), (1961)
Eisen(II)Sulfat+ Essigsäure+O_2	3·10²—3·10³	225	± 5	Fe^{+++}	HART (1952)
Chloroform	10³—4·10⁴	25,8		HCL	TEPLY und BEDNAR (1958)
Fricke	4·10³—4·10⁴	15,6	± 1	Fe^{+++}	SCHULER und ALLEN (1956)
Essigsäure+O_2	10³—10⁵	3,39±0,2	± 5	H_2O_2	HART (1954)
Farben	10⁴—5·10⁵	135		Färbung	GEVANTMAN et al. (1957, 1960)
Cersulfat	5·10⁴—10⁸	2,50	± 2	Ce^{++++}	TAIMUTY et al. (1959)
Eisensulfat und Kupfersulfat	10⁵—10⁷	0,66	± 5	Fe^{+++}	SCHULER und ALLEN (1956)
Oxalsäure	1,6·10⁶—1,6·10⁸	4,9		Oxalsäure	DRAGANIC (1959)
Wasser und Kaliumjodid	10⁵—10⁹	0,58	± 5	H_2+O_2	HART und GORDON (1954)
Distickstoffmonoxid	10⁴—3·10⁹	12	± 5	N_2+O_2	HARTECK u. DONDES (1956)
Polyisobutylen in Heptan	10³—10¹⁰		± 4	Viscosität	WIESNER (1961)

[1] G-Wert ist die Zahl der veränderten Atome je 100 eV absorbierter Energie.

Die Auswertung erfolgt durch Spektrophotometrie von Fe^{+++}-Absorptionspeaks bei 304—305 mμ oder bei 224 mμ. Neuere Bestimmungen der molaren Extinktionskoeffizienten wurden durchgeführt von SCHULER und ALLEN (1957), LAZO et al (1954), HOLM et al. (1961), SCHARF und LEE (1961).

Der Meßbereich ist der Bereich zwischen 5×10^3 und 5×10^4 rad, falls das System in Gleichgewicht mit Luft steht und reicht bis 2×10^5 rad, falls das System in Gleichgewicht mit reinem Sauerstoff steht (TAPLIN, 1956). Für Dosen oberhalb 5×10^4 rad bis etwa 10^8 rad ist das Cersulfatdosimeter geeignet (HARLAN und HART, 1959).

Die Temperaturabhängigkeit ist sehr gering (SCHWARZ, 1954). Von der Dosisleistung ist die Anzeige zwischen 6 rad/min und 10^{10} rad/min unabhängig (ANDERSON, 1962; SCHULER und ALLEN, 1956).

Schließlich gibt es noch eine Vielzahl von Polymerisationsdosimetern. Sie beruhen darauf, daß bestimmte flüssige Monomere unter Bestrahlung nach Erreichen einer ganz bestimmten Dosis polymerisieren. Solche Dosimeter eignen sich für Messungen im Bereich von $300—10^7$ rad (HOECKER, 1962; NELSON und SCHULZ, 1964; RAJU, 1965).

Da die chemische Dosimetrie in der praktischen Strahlentherapie jedoch keine Rolle spielt, sei hier nur noch eine Übersicht über die wichtigsten chemischen Dosimeter und ihre Eigenschaften wiedergegeben (Tabelle 3).

e) Filmdosimeter

Photographische Schichten werden durch ionisierende Strahlung geschwärzt. Die Schwärzung S ist dabei definiert als der dekadische Logarithmus der Opazität I_0/I, mit I_0 einfallender Lichtintensität und I durch den Film hindurchgehende Lichtintensität ($S = \log I_0/I$). Sie kann photometrisch gemessen werden.

Der Schwärzungsprozeß ist von GURNEY und MOTT (1938) und MITCHELL (1957) ausführlich beschrieben und erklärt. Durch einen Verstärkungsfaktor von $10^8—10^{11}$ beim Entwickeln ist der photographische Film ein außerordentlich empfindliches Dosimeter. Die charakteristische Abhängigkeit der Schwärzung von der Dosis ist in Abb. 31 wiedergegeben. Nur in einem bestimmten Bereich ist die Zuordnung der Schwärzung zur Dosis eindeutig. Der Meßbereich umfaßt gewöhnlich 2—3 Größenordnungen. Diese Bereiche liegen zwischen 10^{-4} und 10^8 R (BECKER, 1962), abhängig vom Film und vom Entwicklungsprozeß. Die obere Grenze ist durch das Maximum der Schwärzungskurve gegeben. Bei noch höheren Dosen

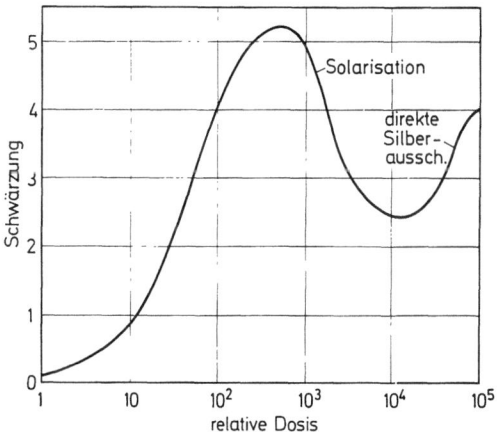

Abb. 31. Schematische Darstellung des Zusammenhanges zwischen Dosis und Schwärzung bei Dosimeterfilmen (BECKER, 1962)

tritt Schwärzungsverminderung (Solarisation) auf. Daran anschließend erfolgt erneut ein Anstieg, der durch direkt ausgeschiedenes Silber bedingt ist. Die Filmempfindlichkeit ist energieabhängig (Abb. 32), d.h., bei gleicher Strahlendosis ändert sich die Schwärzung mit der Energie der einfallenden Strahlung. Diese Abhängigkeit läßt sich genau wie bei der Festkörperdosimetrie durch den Unterschied der effektiven Ordnungszahl zwischen Luft und Filmemulsion erklären. Ähnlich wie bei den Glasdosimetern beschrieben, kann auch beim Film die Energieabhängigkeit durch geeignete Metallfilter (sog. Kompensationsfilter) verbessert werden (Abb. 33). Darüber hinaus kann die Energieabhängigkeit durch besondere Emulsionskombination und durch Fluorescenzkompensation beeinflußt werden (BECKER, 1960, 1962).

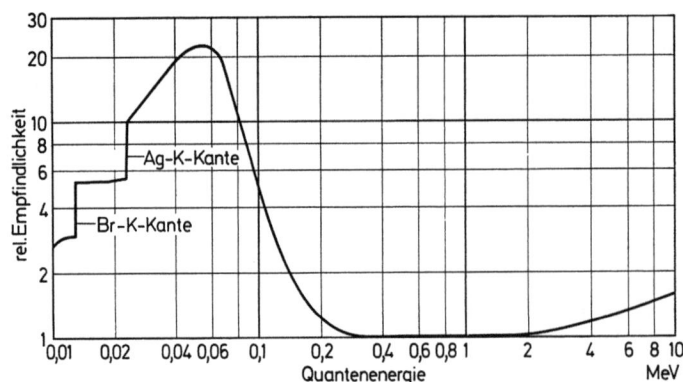

Abb. 32. Energieabhängigkeit der Dosisregistrierung photographischer Schichten.
(Schematisch nach BECKER, 1962)

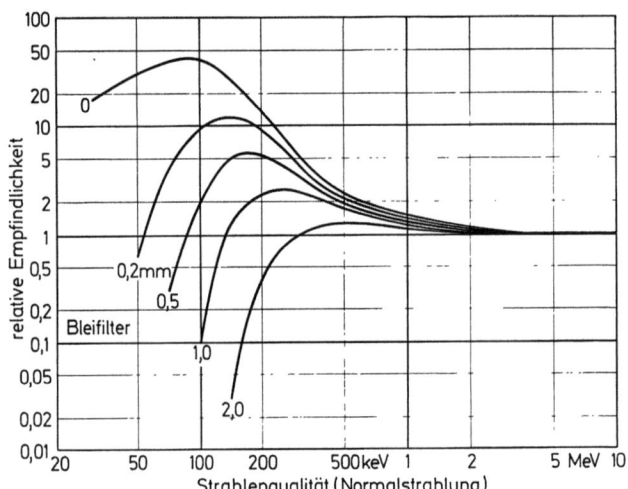

Abb. 33. Energieabhängigkeit photographischer Schichten und ihre Variation durch Kompensationsfilter
(WACHSMANN, 1964)

IV. Dosismessungen

Für spezielle Meßaufgaben sind mit den verschiedenen Meßmethoden ganz ausgezeichnete Erfolge erzielt worden (BECKER et al., 1952; MOOS und SPONGBERG, 1955; MALSKY et al., 1960 und 1961; ROSWIT, 1961; ROSWIT et al., 1965; WACHSMANN, 1965; HODORA et al., 1959; HOECKER, 1961; ARAI, 1963; TODE und BÖHRINGER, 1964; KLEIN-STÜCK und FRITZ, 1963).

Im Routinebetrieb der klinischen Dosimetrie werden aber fast ausschließlich Ionisationskammern als Dosimeter benutzt. Sie zeichnen sich durch eine relativ einfache Meßtechnik und Zuverlässigkeit aus. Außerdem haben alle anderen Dosimeter für den Routinebetrieb beachtliche Nachteile im Vergleich zu den Ionisationskammern.

Bei den Zählrohren ist z. B. die Anzeige zu sehr energieabhängig, bei den Festkörperdosimetern treten unter dem Einfluß der Strahlung Alterungserscheinungen auf, die die Empfindlichkeit unterschiedlich verändern, die chemischen Dosimeter sind für die in der Strahlentherapie auftretenden Dosen zu unempfindlich, Calorimeter sind praktisch überhaupt nur im Labor zu gebrauchen. Die folgende Darstellung wird deshalb als Meßorgan immer eine Ionisationskammer annehmen, soweit das überhaupt von Bedeutung ist.

1. Messung der Quantität einer Strahlung

Bei der Auswahl der Meßkammern müssen verschiedene Eigenschaften berücksichtigt werden. Zunächst ist jede Kammer ohne größere Korrekturen nur in einem bestimmten Strahlenenergiebereich verwendbar (BERGER, 1964). Wegen des unvermeidbaren Leckstromes gibt es für jedes Dosimeter eine untere Grenze der meßbaren Dosisleistung. Ebenso gibt es aus Sättigungsgründen eine größte meßbare Dosisleistung für jede Meßkammer. Außerdem zeigen die meisten Ionisationskammern eine Abhängigkeit von der Strahleneinfallsrichtung (WACHSMANN und AZUMA, 1961). Einzelheiten darüber sind den den Dosimetern von den Herstellern mitgegebenen Unterlagen wie Gebrauchsanweisungen und Prüfprotokollen zu entnehmen.

Jedes in der strahlentherapeutischen Praxis verwendete Dosimeter liefert zunächst das Meßergebnis nur in willkürlichen Einheiten. Damit man die Dosis oder die Dosisleistung in international gültigen Einheiten (z.B. R und R/min) angeben kann, muß das Dosimeter mit der Anzeige einer Standard-Meßanordnung verglichen werden. Da alle Dosimeter eine energieabhängige Anzeige haben, muß dieser Vergleich bei verschiedenen Strahlenqualitäten durchgeführt werden. Man bekommt dann einen energieabhängigen Korrekturfaktor, mit dem der Anzeigewert multipliziert werden muß (SEELENTAG, 1958). Solche Vergleiche müssen in regelmäßigen Abständen wiederholt werden.

Will man mittels eines Sekundärstandards ein anderes Dosimeter kalibrieren, so kann man etwa so vorgehen: Man stellt gleichzeitig beide Kammern in einer Ebene auf, die mit dem Zentralstrahl einen rechten Winkel bildet. Die Kammern sollen dabei nahe dem Zentralstrahl angeordnet sein. Man bestrahlt, vergleicht die Anzeigewerte, vertauscht die Kammerpositionen, bestrahlt und vergleicht erneut.

Ist das Feld, innerhalb dessen Grenzen sich die Kammern befinden, gleichmäßig ausgestrahlt, so werden die Verhältnisse der jeweiligen Meßwerte in beiden Fällen gleich sein. Ist die Differenz der Verhältnisse kleiner als 3%, so kann mit dem Mittelwert gerechnet werden (NBS Handbook 87). Anderenfalls müssen die beiden Kammern nacheinander an dem gleichen Ort aufgestellt werden. Bei dieser Methode ist allerdings ein Monitor erforderlich, der gleiche Dosen oder Dosisleistungen garantiert.

Natürlich sind bei beiden Methoden geeignete Vorrichtungen nötig, um den Meßort eindeutig und reproduzierbar festzulegen. Auch soll die Meßebene hinreichend weit von der Röhre entfernt sein, damit sich Fehler in der geometrischen Anordnung nicht auswirken. Die Feldgröße muß so groß sein, daß die Kammern sicher voll ausgeleuchtet sind, daß aber die Dosimeter selbst, die Verbindungskabel zu den Ionisationskammern und ihre Kupplungsstücke nicht von Strahlung getroffen werden, da in ihnen enthaltene Hohlräume eventuell als zusätzliche Ionisationsräume wirken können. Auch Haltevorrichtungen und andere Streustrahlung liefernde Körper sollen nicht von der Strahlung getroffen werden, damit das Meßergebnis nicht verfälscht wird.

Um die Streustrahlung gering zu halten, ist es am besten, die den Strahlenkegel begrenzende Blende so zwischen der Röhre und der Meßebene anzuordnen, daß sie von beiden etwa gleich weit entfernt ist.

Wenn die zu vergleichenden Kammern unterschiedlich gebaut sind, muß beachtet werden, daß die von den Kammern ausgehende Streustrahlung entsprechend unterschiedlich ist, so daß eventuell nur die Kalibriermethode möglich ist, bei der die Kammern nacheinander am gleichen Ort aufgebaut werden.

Vor Beginn einer Messung und ebenso nach Beendigung der Messung muß immer die Zuverlässigkeit der Instrumentanzeige kontrolliert werden. Dazu wird meistens eine hinreichend konstante radioaktive Strahlenquelle (z.B. Radium) benutzt, die entweder als Radiumnormal dem Meßorgan des Dosimeters — d.h. der Meßkammer — aufgesetzt wird oder als „Stromnormal" nur zur Kontrolle der richtigen Funktion des Meßgerätes dient. Damit kann gleichzeitig die Empfindlichkeit des Dosimeters dem Luftdruck und der Temperatur entsprechend auf den Eichwert eingestellt werden.

Zur Durchführung dieser Kontrolle müssen deshalb alle Geräteteile die Umgebungstemperatur angenommen haben, und auch die nachfolgenden Messungen müssen unter gleichen äußeren Bedingungen geschehen.

Vor jeder Messung muß außerdem auch geprüft werden, ob die Isolation von Kammer und Kabel in Ordnung ist. Dabei muß die Anzeige des Meßgerätes ohne und mit angeschlossener Ionisationskammer Null bzw. vernachlässigbar klein bleiben.

Bei der praktischen Durchführung von Dosismessungen treten immer wieder vielgestaltige Probleme auf (MARINELLI, 1954; BUNDE und SEWKOR, 1953 und 1954; Executive Comittee of the Hospital Physicists Assoc., 1957). Einige dieser Probleme seien im folgenden, nach der Strahlenqualität geordnet, behandelt.

a) Messung sehr weicher Strahlungen (bis 20 kV Röhrenspannung)

Sehr weiche Strahlungen werden z.B. von Berylliumfensterröhren ohne Zusatzfilter geliefert. Zu messen ist die Elektronengleichgewichtsdosis (Definition S. 534). Das dazu nötige

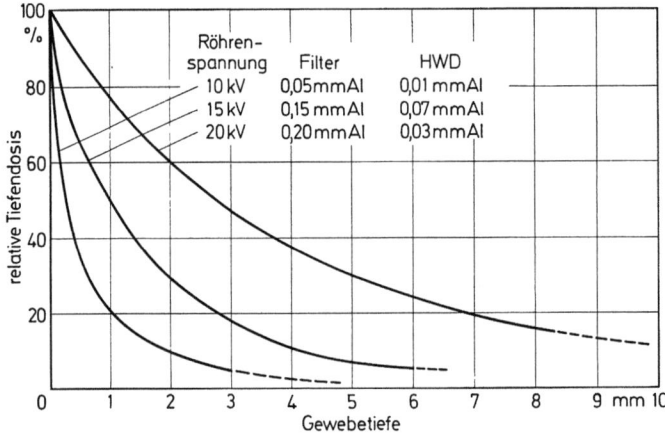

Abb. 34. Dosisabfall verschiedener sehr weicher Strahlungen in Wasser

Elektronengleichgewicht (Definition S. 534) wird dann und nur dann erreicht, wenn die Kammerwand aus luftäquivalentem Material (Definition S. 540) besteht und dicker ist als die größte Reichweite der durch die zu messende Strahlung ausgelösten Sekundärelektronen, jedoch wesentlich dünner als die Halbwertschichtdicke (Definition S. 535) des Wandmaterials für die zu messende Röntgenstrahlung. Sind diese Bedingungen nicht erfüllt, so kommt es zu Fehlmessungen. Die gemessene Größe ist dann überhaupt nicht mehr definiert. Gibt man die Ionisation in der Kammer dennoch in Röntgen an, so kann das Ergebnis von der Elektronengleichgewichtsdosis um ein Vielfaches abweichen (CHAOUL, SCHATTER und WACHSMANN, 1941). Die Halbwertschichtdicken liegen für wasseräquivalentes Material zwischen 0,2 und 3 mm, die Reichweiten der Sekundärelektronen unter 1 mg/cm² luftäquivalenten Materials. Bei einer Wandmaterialdichte von 1 g/cm² sind deshalb Wanddicken von etwa 20 µ erwünscht. Solche Wanddicken können aus Stabilitätsgründen meist nur dadurch erreicht werden, daß man die Kammer mit einem durch eine so dünne Folie verschlossenen Fenster versieht. Dabei werden diese Ionisationskammern natürlich stark richtungsabhängig. Die Richtungsabhängigkeit erschwert die Messung der Oberflächendosis, bei der der vom Körper gelieferte Streustrahlenanteil miterfaßt werden muß. Dieses Problem wird von der Phantomkammer (Abb. 5, S. 539) gelöst. Bei ihr ist die Meßkammer in einen hinreichend großen gewebeäquivalenten Streukörper eingebettet.

Bei Messung sehr weicher Strahlungen darf die Absorption in der Luft nicht vernachlässigt werden. Da die von Röntgenröhren ausgehende Strahlung nicht monoenergetisch ist, sondern im wesentlichen ein kontinuierliches Spektrum besitzt, läßt sich über die Absorption auch keine zahlenmäßige Angabe machen. Man kann also nicht aus der Messung an einem definierten Punkt über das $1/r^2$-Gesetz die Standard-Ionendosis an einem anderen Punkt berechnen. Grundsätzlich muß deshalb die Dosis bei den sehr weichen Strahlungen direkt im interessierenden Abstand gemessen werden (DAY und TAYLOR, 1949).

Die exakte Messung der Standard-Ionendosis sehr weicher Strahlung ist also nicht ganz einfach. Auf der anderen Seite wird in der Strahlentherapie aber an die Messung sehr weicher Strahlung nicht ein so hoher Genauigkeitsanspruch gestellt wie an die der härteren Strahlungen. Die Dosen von sehr weichen Strahlen fallen nämlich im Gewebe sehr steil ab und verringern sich bereits in geringen Tiefen je nach den Betriebsbedingungen auf einen Bruchteil der Oberflächendosis (Abb. 34). Aus diesem Grunde bleibt auch die Integraldosis immer klein. Es können hier also größere Schäden nur bei groben Fehlmessungen und großen Feldern zustande kommen.

Interessante Beiträge zur Messung sehr weicher Strahlungen findet man z.B. bei JENNINGS (1950), OOSTERKAMP (1950 und 1953) und JAEGER (1955).

b) Messung weicher Strahlungen (20—60 kV Röhrenspannung)

Für die Messung weicher Strahlungen gelten im allgemeinen die gleichen Überlegungen wie für die der sehr weichen.

Die Halbwertschichtdicken liegen zwischen 1,5 und 30 mm Wasser, die maximale Reichweite der Sekundärelektronen ist kleiner als 5 mg/cm² (0,05 mm Wasser) luftäquivalenten Materials. Bei einer Materialdichte von 1 g/cm³ sind also Wanddicken von 50 μ erwünscht. Muß man mit Kammern geringerer Wanddicke arbeiten, so kann man sich dadurch helfen, daß man eine Kunststoffolie geeigneter Dicke auf das Kammerfenster auflegt.

Für Röhrenspannungen oberhalb etwa 40 kV läßt sich über eine Entfernungsdifferenz von bis zu 50 cm in Luft die Dosis nach dem $1/r^2$-Gesetz ohne nennenswerten Fehler umrechnen. Eine Orientierung über den Einfluß der Absorption in Luft gibt Abb. 11 des Beitrages „Strahlentherapeutische Methoden" auf S. 11 dieses Bandes.

c) Messung mittelharter (60—150 kV Röhrenspannung) und harter (150—400 kV Röhrenspannung) Strahlungen

In diesem Energiebereich kann ebenfalls die Elektronengleichgewichtsdosis gemessen werden. Der meist benutzte Kammertyp ist die Fingerhutkammer. Umrechnungen ermittelter Werte nach dem $1/r^2$-Gesetz für die in der Strahlentherapie gebräuchlichen Abstände sind ohne weiteres möglich, vorausgesetzt, daß keine Streustrahlung stört. Die maximalen Reichweiten der Sekundärelektronen liegen zwischen 50 mg/cm² und 100 mg/cm² (0,5 und 1 mm Wasser), die Halbwertschichtdicken zwischen 20 und 50 mm Wasser. Für Material der Dichte 1 g/cm³ sind also Kammerwanddicken von 0,5—1 mm erwünscht.

d) Messung sehr harter Strahlungen (400—3000 kV Röhrenspannung)

In diesem Bereich wird die Messung der Dosis wieder schwieriger. Wegen der vergleichbar großen Reichweiten der Sekundärelektronen macht sich der Aufbaueffekt deutlich bemerkbar.

Den *Aufbaueffekt* kann man sich durch folgendes Bild erklären: Man betrachte eine an die Strahlenquelle anschließende Luftschicht, deren Dicke gerade gleich der maximalen Reichweite der durch die Strahlung ausgelösten Sekundärelektronen in Luft ist. Man eliminiere den durch das Abstandsgesetz bedingten Intensitätsabfall. Dann bleibt, abgesehen von den geringen Absorptionsverlusten, die Intensität der Strahlung im Bereich der betrachteten Luftschicht annähernd gleich, sie verhält sich wie ein streng parallel gebündelter Strahl. Man unterteile die betrachtete Luftschicht in eine Anzahl vollkommen gleich dicker paralleler Teilschichten derart, daß die Teilschichtgrenzflächen senkrecht zur Strahlenfortpflanzungsrichtung stehen und beachte, daß die Ionisation im wesentlichen durch die Sekundärelektronen bestimmt wird (S. 541). In jeder Teilschicht werden etwa gleich viel Elektronen durch die Strahlung ausgelöst. Da aber diese Elektronen aus Impuls-erhaltungsgründen vorwiegend vorwärts gestreut werden und ihre Reichweite größer ist als die Dicke der Teilschicht, ja maximal durch alle betrachteten Teilschichten hindurchreicht, werden alle Teilschichten von den — in der Strahlenrichtung gesehen — vor ihnen liegenden Teilschichten einen Elektronenbeitrag geliefert bekommen. In der ersten Teilschicht sind also nur die dort ausgelösten Elektronen wirksam, in der zweiten kommen zu den in ihr ausgelösten Elektronen solche aus der ersten dazu, in der dritten kommen sowohl aus der ersten als auch aus der zweiten Schicht Elektronen dazu. So geht das fort, bis die maximale Reichweite der Elektronen erreicht ist. Die Ionisationsdichte, die im wesentlichen durch die Sekundärelektronen bestimmt wird, wächst also von der ersten bis zur letzten Teilschicht, und damit wächst auch die Ionendosis. Bei einer näheren Betrachtung müßte man noch beachten, daß die Ionisierungsdichte der Elektronen gegen das Ende ihrer Bahn hin zunimmt und daß die Bahnlänge pro Teilschicht größer wird, da sie durch Streuung bedingt nicht mehr senkrecht zur Teilschicht-Grenzfläche verläuft. Dadurch wird das Anwachsen der Ionendosis nach der Tiefe noch unterstützt.

Der Aufbaueffekt ist natürlich nicht an Luft als Grenz-schicht gebunden, sondern spielt sich überall dort ab, wo Quantenstrahlung aus einem Medium geringerer Dichte und Ordnungszahl in ein dichteres Medium bzw. in einen Stoff höherer Ordnungszahl eintritt und zwar in einer Schicht, deren Dicke, von der Strahlenquelle aus gerechnet, vergleichbar ist mit der maximalen Reichweite der Sekundärelektronen. Diese Reichweite ist vor allem durch die Dichte des Materials bestimmt und wird deshalb im allgemeinen durch die Flächenbelegung in Gramm pro Quadratzentimeter (g/cm^2) ausgedrückt. Bei einer Strahlung von 3 MeV beträgt die maximale Reichweite der Sekundärelektronen etwa 1,5 g/cm^2, das sind nahezu 15 m in Luft, aber nur etwa 1,5 cm in Wasser. Da der Quellen-Haut-abstand meistens geringer ist als 1 m, spielt sich der Aufbaueffekt im wesentlichen im bestrahlten Körper ab (Abb. 35). Man wird ihn aber nur finden, wenn man die Ionendosis mißt. Bei Messungen der Elektronengleichgewichtsdosis findet der Aufbaueffekt nämlich in der Wand der Ionisationskammer statt. Näheres über den Aufbaueffekt, den man als Spezialfall der Grenzschicht-effekte betrachten kann, ist im Beitrag Wachsmann/Vieten, „Grundlagen der strahlentherapeutischen Methoden", in diesem Band ausgeführt.

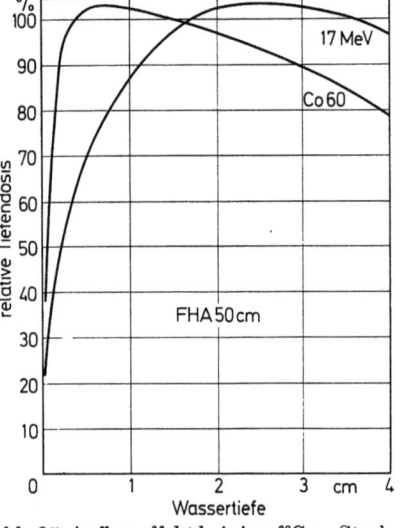

Abb. 35. Aufbaueffekt bei einer ^{60}Co γ-Strah-lung und einer 17 MeV-Bremsstrahlung bei kleinen Feldgrößen

In Wasser oder wasseräquivalentem Material beträgt die Halbwertschichtdicke von Röntgenstrahlen von etwa 200 kV bis 3 MeV etwa 6—12 cm, die maximalen Reichweiten der Elektronen 0,2—1,5 cm. Um die Elektronengleichgewichtsdosis zu messen, sind also bei sehr harten Strahlungen schon beachtliche Kammerwanddicken nötig. Man verwendet daher im allgemeinen die gleichen Kammern wie bei der mittelharten und harten Strahlung und benutzt zusätzlich eine „Aufbaukappe", die man über die Kammer zieht und deren Wanddicke wiederum der zu messenden Strahlung angepaßt sein muß. Dabei muß man allerdings beachten, daß eine solche Kammer im Bereich der sehr harten Strahlungen eine andere Empfindlichkeit haben kann. Es ist deshalb erforderlich, in einem anderen Energiebereich geeichte Kammern bei der Messung sehr harter Strahlungen vorerst überprüfen und erforderlichenfalls mit einem anderen Eichfaktor versehen zu lassen.

e) Messung ultraharter Strahlungen

Für die Messung ultraharter Strahlungen gelten die im vorigen Abschnitt angestellten Betrachtungen im verstärkten Maße. Die *Elektronengleichgewichtsdosis* ist hier praktisch nicht mehr bestimmbar, weil die maximale Reichweite der Sekundärelektronen vergleichbar mit den Halbwertschichtdicken der Strahlung wird. Die Elektronengleichgewichtsdosis ist daher für Röntgen- und Gammastrahlen oberhalb 3 MeV überhaupt nicht mehr definiert (DIN 6809). Zu bestimmen ist hier also stets nur die Ionendosis (Definition S. 534). Bei der *Ionendosismessung* mißt man je nach der Kammerwanddicke mehr oder weniger die Primärstrahlung begleitende Sekundärstrahlung mit. Solche Sekundärstrahlung wird auch außerhalb des bestrahlten Körpers von den von Strahlung getroffenen Teilen der Apparatur (Blendenrand, Bestrahlungstubus, Filter) ausgelöst (Abb. 36).

Bei Messungen der Ionendosis soll immer das Bragg-Gray-Prinzip erfüllt sein. Man nennt die Kammer dann *Hohlraumkammer*. Im Idealfall soll die Kammer so klein und sollen ihre Wände so dünn sein, daß durch die Kammer Fluß und Spektrum der Sekundärelektronen nicht gestört werden und daß die gemessene Ionisation nur von Sekundärelektronen dieses Mediums herrührt und nicht von Strahlenabsorptionsprozessen in der Kammer und in der Kammerwand. Den Einfluß der Kammerwand kann man mildern, indem man ein dem Meßmedium äquivalentes Wandmaterial benutzt.

Wegen der Einzelheiten bei der Durchführung von Messungen mit ultraharten Strahlungen kann hier nur auf die Literatur verwiesen werden (z.B. TAYLOR, 1952; CORMACK und JOHNS, 1954; BREITLING, 1960).

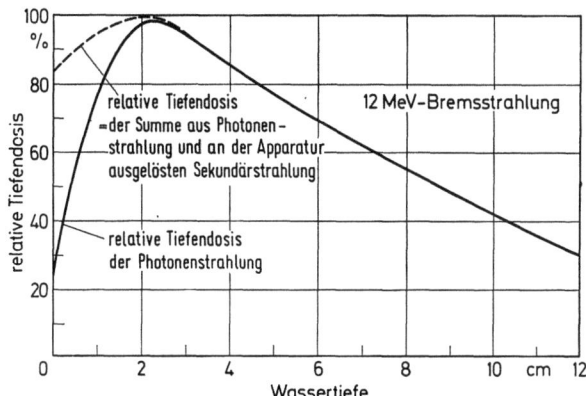

Abb. 36. Einfluß der an der Apparatur ausgelösten Sekundärstrahlung auf die Oberflächendosis und die relative Tiefendosis. (Schematisch nach NBS Handbook 87)

f) Dosismessung schneller Elektronen

Die Ionendosis schneller Elektronen kann grundsätzlich mit *dünnwandigen Ionisationskammern* gemessen werden. Die Beziehung zwischen Ionendosis und Energiedosis wird hier allerdings unübersichtlicher. Das ist durch den Polarisationseffekt (density effect) schneller Elektronen in Materie bedingt.

Die Energieverluste eines Elektrons auf seiner Bahn durch Materie setzen sich aus zwei Anteilen zusammen, von denen der eine zu Ionisation und Anregung in der Materie führt (Ionisationsverlust), der andere als Bremsstrahlung in Erscheinung tritt (Strahlungsverluste). Im Gebiet kleiner Energien sind die Strahlungsverluste sehr viel kleiner als die Ionisationsverluste und können daher vernachlässigt werden, nicht mehr aber bei Energien über 10 MeV. Das Größenverhältnis beider Verlustanteile ist nicht nur energie- sondern auch materialabhängig (Tabelle 4).

Tabelle 4. *Elektronenenergien, bei denen Ionisationsverlust und Strahlungsverlust gleich groß sind.*
(AGLINZEW, 1961)

Stoff	H_2O	Luft	Al	Pb
Energie in MeV	150	150	60	10

Die *Strahlungsverluste* sind für die Dosimetrie uninteressant, weil nach der Dosisdefinition nicht der Energieverlust einer Strahlung, sondern die Energieaufnahme der Materie die Dosis bestimmt. Die Bremsstrahlung wird aber im allgemeinen nicht am Ort ihrer Entstehung absorbiert.

Die Ionisationsverluste setzen sich wiederum aus zwei Anteilen zusammen. Das Elektron kann nämlich beim Durchgang durch Materie sowohl seiner Bahn dicht benachbarte als auch entfernt liegende Atome ionisieren. Mit wachsender Elektronenenergie wachsen beide Ionisationsverlustanteile. Das ist erklärbar durch die größerwerdenden Energiebeträge, die den einzelnen Elektronen der dicht benachbarten Atome übertragen werden (Bildung energiereicherer Sekundärelektronen) und dadurch, daß durch die Lorentz-Kontraktion des Coulombfeldes des schnellen Elektrons die Wahrscheinlichkeit der Energieübertragung auf entfernter liegende Atome wächst. Betrachtet man jedoch die Atome des bremsenden Mediums nicht als voneinander isoliert, sondern berücksichtigt die dielektrischen Eigenschaften des Materials, so wird die Wahrscheinlichkeit der

Energieübertragung auf bahnferne Atome dadurch reduziert, daß das elektrische Feld des schnellen Elektrons am Ort des bahnfernen Atoms durch *Polarisation* der dazwischenliegenden Atome geschwächt ist. Dieser die Ionisationsverluste an bahnferne Atome verringernde Polarisationseffekt ist wirksamer als der durch die Lorentzkontraktion erklärbare, die Verluste steigernde Effekt (Fermi, 1939 und 1940; Halpern und Hall, 1940 und 1948) (Abb. 37).

Weil aber der Polarisationseffekt stark von der *Materialdichte* abhängt (er wird auch häufig Dichte-Effekt oder density-effect genannt), beeinträchtigt er die Dosismessungen. Das gilt besonders für Messungen mit Ionisationskammern wegen des großen Dichteunterschiedes zwischen Luft als Meßgas und Gewebe.

Der Polarisationseffekt ist zwar quantitativ genau bekannt, das seinen jeweiligen Betrag bestimmende Energiespektrum der Elektronen dagegen variiert mit der Tiefe des bestrahlten Körpers und ist im allgemeinen unbekannt. Das bedeutet, daß zwar die

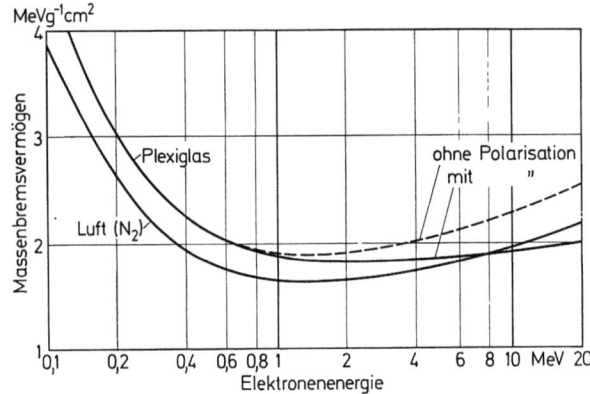

Abb. 37. Einfluß des Polarisationseffektes auf das Massenbremsvermögen von Luft und von Plexiglas (etwa gleich Wasser) in Abhängigkeit von der Elektronenenergie. (Nach Pohlit, 1959)

gemessenen Ionendosen den jeweiligen Energiedosen proportional sind, daß aber der Proportionalitätsfaktor vom Elektronenspektrum und damit vom Meßort abhängt (Laughlin et al., 1953; Pohlit, 1959 und Markus, 1964).

Für klinische Belange reicht die gemessene Ionendosis bis zu Energien von etwa 30 MeV im allgemeinen aus. Diese Auffassung wird durch Vergleich mit den Ergebnissen anderer Meßmethoden unterstützt (Markus, 1960; Loevinger et al., 1961; Minder, 1961; Markus, 1964 und Pohlit, 1965). Man sollte aber bei Dosismessungen schneller Elektronen außer den Betriebsbedingungen — wie Beschleunigungsgerät, Energie der Primärelektronen, Filterung, Tubus, Feldgröße, Abstand des Meßortes von einem charakteristischen Punkt der Strahler (z.B. Sollkreismittelpunkt bei Kreisbeschleunigern oder Strahlenaustrittsfenster) — immer auch das benutzte Dosimeter genau angeben. Nur so sind die gewonnenen Meßergebnisse reproduzierbar. Wenn es gilt, *strahlenbiologische Untersuchungen* z.B. über die relative Wirksamkeit verschiedener Strahlenarten anzustellen, darf der Polarisationseffekt dagegen nicht vergessen werden.

g) Messung sehr kleiner Dosisleistungen und Dosen

Die Messung kleiner Dosisleistungen und kleiner Dosen wird dann schwierig, wenn der durch die zu messende Strahlung erzeugte Ionisationsstrom in der Größenordnung des die Messung störenden Isolationsstromes, des sog. Fehlerstromes, ist. Zum Messen kleiner Ströme stehen zwar heute sehr empfindliche Geräte (z.B. Schwingkondensator) zur Verfügung. Sie verstärken aber die Isolationsströme genauso wie die störenden Fehlerströme, so daß das Isolationsproblem bestehen bleibt. Nun hilft man sich zwar bei der Messung kleiner Dosisleistungen und Dosen mit großen Ionisationskammern oder mit Druckkammern, die möglicherweise mit einem Gas gefüllt sind, das die Strahlung stärker absorbiert als Luft (z.B. Argon). Diesem Vorgehen sind jedoch mit Rücksicht auf die normalerweise gewünschte punktförmige Messung und die angestrebte Energieabhängigkeit in der medizinischen Dosimetrie Grenzen gesetzt. Praktisch muß man bei der Messung kleiner Dosen oder Dosisleistungen den „Selbstablauf" des Meßgerätes also besonders sorgfältig beachten. Das ist durch Leerversuche, d.h. durch Messungen bei abgeschalteter Strahlenquelle, möglich. Gewisse Dosimeter erhalten darüber hinaus von dem Hersteller Angaben darüber, von welchen kleinsten Dosisleistungen aufwärts sie in Verbindung mit den verschiedenen Ionisationskammern benutzbar sind. (Näheres über die Messung kleiner Dosen und kleiner Dosisleistungen vgl. auch Beitrag WACHSMANN „Strahlenschutzdosimetrie" in Band I/1 dieses Handbuches.)

h) Messung hoher Dosisleistungen

Ebenso wie die Messung kleiner Dosisleistungen verlangt auch die Messung hoher Dosisleistungen besondere Vorsicht. Die hier auftretenden Schwierigkeiten hängen mit den *Vorgängen* in *der Ionisationskammer* zusammen. Wird nämlich bei hohen Dosisleistungen die Ionisationsdichte zu groß, so setzt verstärkt Rekombination der gebildeten Ionenpaare ein. Schließlich wird Sättigungsstrom in der Ionisationskammer selbst mit einer hohen Saugspannung zwischen den Elektroden nicht mehr erreicht (vgl. auch Abb.3) (BOAG, 1956).

Besonders schwierige Probleme treten auf, wenn die zu messende Strahlung nicht kontinuierlich, sondern *impulsweise* mit einem großen „*Tastverhältnis*", d.h. in kurzen Impulsen und langen Pausen und mit entsprechend hohen Dosisleistungen, eingestrahlt wird (BOAG, 1950 und 1952; LINDELL, 1954; WACHSMANN, 1954).

Bei der Durchführung praktischer Dosismessungen muß also stets darauf geachtet werden, daß in der Ionisationskammer angenähert *Sättigungsbedingungen* herrschen. Die zu den verschiedenen Ionisationskammern gehörenden Gebrauchsanleitung und Prüfprotokolle enthalten im allgemeinen Angaben darüber, bis zu welchen Dosisleistungen die einzelnen Ionisationskammern benutzt werden dürfen.

Im Zweifelsfalle muß *experimentell geprüft* werden, ob alle in der Ionisationskammer gebildeten Ionen gemessen werden. Dies kann entweder durch Erhöhung der Kammerspannung und Beobachtung des Ionisationsstromes oder — wo dies nicht möglich ist — durch Veränderung des Abstandes zwischen Strahlenquelle und Meßkammer und Nachprüfung mittels des Abstandsgesetzes erfolgen. Ist das Abstandsgesetz nicht ohne weiteres anwendbar, weil die Absorption der Strahlung in der Luft nicht vernachlässigt werden darf, so kann man etwa so vorgehen: Man mißt zunächst mit geringerem Röhrenstrom, bei dem hinreichende Sättigung in der Kammer noch garantiert ist, sowohl am interessierenden Punkt P_0 als auch an einem Punkt P_1 die Dosisleistungen, wobei der Abstand vom Focus für P_1 größer ist als für P_0 (Kontrollmessung). Das Verhältnis der beiden Meßwerte ist unabhängig vom Röhrenstrom, so lange in der Kammer hinreichend gut Sättigungsstrom erreicht wird. Ist also das Verhältnis der beiden Meßwerte bei der interessierenden Dosisleistung gleich dem der Kontrollmessung, so sind die Sättigungsverhältnisse in der Kammer hinreichend gut, und die Kammer ist zur Messung solch hoher Dosisleistungen geeignet. Unterscheiden sich dagegen die beiden Meßwerte, so läßt sich aus dem bei der Kontrollmessung gewonnenen Verhältnis und aus dem Meßwert am Punkt P_1 unter Bestrahlungsbedingungen die interessierende Dosisleistung im Punkt P_0 bestimmen. Dabei muß selbstverständlich darauf geachtet werden, daß die an der Röhre liegende Hochspannung zuverlässig gleich bleibt.

i) Ausmessen von Dosisfeldern mit steil abfallender Dosisleistung

Räumlich steil abfallende oder ansteigende Dosisfelder entstehen z.B. in geringem Abstand von der Strahlenquelle oder am Rand scharf ausgeblendeter Felder. Bei der Ausmessung solcher Felder muß der Meßwert möglichst genau bestimmt sein. Dazu sind Meßorgane möglichst kleiner Abmessungen, sog. „*Mikro-Ionisationskammern*", nötig. *Mikro-Ionisationskammern* besitzen ein wirksames Volumen von wenigen Kubikmillimetern. Sehr geeignet sind deshalb die bereits erwähnten *Festkörperdosimeter* wie z.B. Cadmium-

Sulfid-Kristalle bei der Ausmessung der Isodosen in der Nähe von Radiumpräparaten. Aber auch alle anderen Festkörperdosimeter sind mit Linearabmessungen im Millimeterbereich herstellbar.

k) Messung des zeitlichen Verlaufs der Dosisleistung

Für die praktische Strahlentherapie spielt im allgemeinen nur die Dosis und möglicherweise noch die Zeit, innerhalb welcher eine bestimmte Dosis verabreicht wurde, eine Rolle. Ohne Einfluß auf den biologischen Effekt ist dagegen die Form der Spannungskurve der Apparatur und damit auch der zeitliche Verlauf der Dosisleistung. Dieser interessiert jedoch möglicherweise aus apparate- oder meßtechnischen Gründen. Deshalb seien hier in der Literatur beschriebene Meßanordnungen erwähnt, die eine *oscillographische Registrierung* des zeitlichen Verlaufs der Dosisleistung möglich machen (Taft und Henny, 1943; sowie Hübner, 1953). Diese Autoren benutzten ein Meßorgan, das einen der Meßgröße proportionalen Strom über einen Widerstand fließen läßt. Der an diesem Widerstand entstehende Spannungsabfall wurde mit Hilfe eines geeigneten Oscillographen aufgezeichnet.

2. Messung der Strahlenqualität

Strahlenqualität ist der zusammenfassende Begriff für Strahlenart und Strahlenenergie.

Alle *Wechselwirkungen* zwischen Strahlungen und Materie sind von der Strahlenqualität abhängig. Damit ist auch die Dosisverteilung in bestrahlten Körpern, die unterschiedliche Absorption in verschiedenen Materialien (Geweben) und auch die relative biologische Wirksamkeit von der Strahlenqualität abhängig.

Als verschiedene *Strahlenarten* werden in der Therapie vor allem Röntgen- und Gammastrahlen, schnelle Elektronen, Beta- und Alphastrahlen und in besonderen Forschungszentren auch Protonen, Deuteronen und Mesonen verwendet.

Die Strahlenart darf in der Therapie immer als bekannt vorausgesetzt werden. Sie ist durch das Bestrahlungsgerät gegeben.

Es können allerdings unbeabsichtigte Begleitstrahlungen auftreten, die von anderer Art als die Primärstrahlung sind. Dazu gehören die durch Kernprozesse ausgelösten Photonen- oder Teilchenstrahlungen (Joyet, 1952; Frost und Michel, 1964; Frost et al., 1965), aber auch an Geräteteilen oder im Körper ausgelöste Bremsstrahlung. Untersuchungen solcher Begleitstrahlungen gehören jedoch nicht in den Bereich der Strahlentherapie, sie werden deshalb hier nicht näher behandelt.

Es bleibt also bei der Bestimmung der Strahlenqualität praktisch nur die Energiebestimmung. Sowohl die kinetische Energie von Teilchen als auch die Photonenenergie wird in eV, keV und MeV angegeben (DIN 6809). Dabei gilt $1 \, eV = 1{,}602 \cdot 10^{-19} \, Ws = 1{,}602 \cdot 10^{-12} \, erg = 3{,}83 \cdot 10^{-20} \, cal$.

Die nähere Untersuchung zeigt, daß die in der Therapie angewandten Strahlungen immer nur durch ein ganzes *Energiespektrum* genau zu charakterisieren sind. Das gilt für alle Röntgenstrahlungen (Abb. 38), es gilt aber in gewissen Grenzen auch für beschleunigte Teilchen, z.B. für schnelle Elektronen, die ein Streufilter zur Homogenisierung der Feldausleuchtung oder für Protonen und Deuteronen, die ein Filter zur Heterogenisierung der Energie durchlaufen haben.

Es gibt viele *Methoden* für die Spektrometrie der verschiedenen Strahlenarten und für unterschiedliche Energiebereiche. Für die Energiebestimmung oder die Spektrometrie von Röntgen- und Gammastrahlen kommen Kristall- und Doppelkristallspektrometer (Kulenkampff, 1943; Muller et al., 1952; Blochin, 1957), Szintillationsspektrometer (Segrè 1953; Lidèn, 1957; Siegbahn, 1965) und Halbleiter- und Sperrschichtdetektoren (Czulius, Engler und Kuckuck, 1962; Donovan et al., 1960; und Friedland et al., 1960) in Frage. Die Energien von Protonen und Deuteronen können mit Czerenkow-Zählern (Cerenkow, 1937; Marshall, 1952; Marshall, 1954; Mott und Sutton, 1958; Jelley, 1958; Segré, 1953) oder allgemein die geladener Teilchen mittels magnetischer, elektrischer oder kombinierter Ablenkung bestimmt werden (Siegbahn, 1965).

Szintillationsspektrometer haben im Bereich der Strahlenmedizin früher größte Bedeutung gehabt. Sie sind leicht zu bedienen und durch ihre einfache Meßsonde vielseitig verwendbar. Die Meßsonde besteht dabei aus einem Kristall (häufig NaJ mit Tl aktiviert) oder einem organischen Material (z.B. Anthracen oder Stilben). Jedes in der Sonde absorbierte Photon liefert dort einen Lichtblitz, dessen Intensität proportional zur Energie des absorbierten Photons ist. Diese Lichtimpulse werden von einem Photomultiplier in elektrische Impulse übersetzt, anschließend verstärkt und mit einem Impulshöhendiskriminator in eine Vielzahl von Kanälen sortiert, von denen jeder einer bestimmten Impulshöhe und damit einer bestimmten Photonenenergie entspricht.

Bei der Gamma- oder Röntgenstrahlenspektrometrie zeigt die genauere Untersuchung allerdings etwas kompliziertere Verhältnisse als sie hier beschrieben sind. Der Lichtimpuls entsteht durch Wechselwirkung der Sekundärelektronen mit dem Sondenmaterial. Damit der Lichtimpuls wirklich der Photonenenergie entspricht, muß also die *Photonenenergie* vollständig in Elektronenenergie übertragen werden, und diese Elektronenenergie muß auch vollständig im Kristall abgegeben werden. Diese Bedingung ist nicht notwendig erfüllt, wenn Compton- oder Paarbildungsprozesse stattfinden oder wenn charakteristische Strahlung im Kristall angeregt wird; sie ist bestimmt nicht erfüllt, wenn Elektronen aus dem Kristall entweichen, bevor sie ihre gesamte kinetische Energie abgegeben haben oder wenn sie aus der Umgebung in den Kristall eindringen, nachdem sie vorher schon einen Teil ihrer Energie abgegeben haben. So können Lichtimpulse entstehen, die hinsichtlich der Photonenenergie zu klein sind. Es können sich aber auch Impulse addieren („pile up"), wenn sie zeitlich zu dicht aufeinander folgen. Damit wird eine zu hohe Energie vorgetäuscht.

Darüber hinaus treten natürlich statistische Streuungen auf. Doch sind Korrekturen möglich (DIXON und AITKEN, 1958; RAWSON und COR-MACK, 1958; HUBBEL, 1958; HETTINGER und LIDÈN, 1960).

Auch Neutronenspektrometrie läßt sich mit Szintillatoren durchführen, indem man zunächst z.B. die durch Neutronen über Rückstoßprotonen erzeugten Lichtblitze durch Impulsformdiskrimination von denen trennt, die durch die begleitende γ-Strahlung ausgelöst werden und danach Impulshöhenanalyse durchführt (BROOKS, 1959; BROEK und ANDERSCH, 1960).

Achtet man auf genügend dünne Einkapselung des Kristalles, so kann man auch *Elektronenspektrometrie* mit der Szintillationsmethode durchführen.

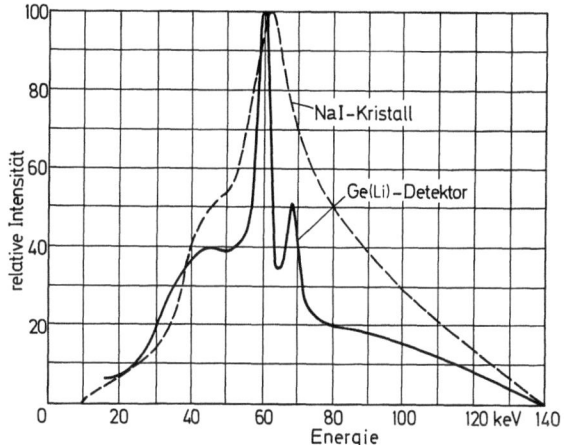

Abb. 38. Spektrale Verteilung einer Röntgenstrahlung von 140 kV Röhrenspannung, HWD = 0,3 mm Cu, 5,9 mm Al. Gemessen mit einem NaJ-Kristall (HETTINGER und STARFELT, 1958) und Germanium Detektor (DREXLER u. PERZL, 1967)

Bessere Ergebnisse erzielt man heute durch Spektrometrie mit Halbleiterdetektoren, vornehmlich Lithium gedrifteten Germaniumdetektoren (KALBITZER, MELZER, STUMPFI u. WALTHER, 1965; BOWMAN, HYDE, THOMPSON u. JARED, 1966; DREXLER u. PERZL, 1967; MAYER-KUCKUK u. MOMMSEN, 1967). Diese besitzen infolge ihrer relativ hohen chemischen Ordnungszahl Totalabsorption bei den z.Z. erreichbaren Dimensionen bis etwa 300 keV und sind in ihrem Energieauflösungsvermögen NaJ-Kristallen weit überlegen.

In der praktischen *Strahlentherapie* ist aber eine genaue Kenntnis des Spektrums der Strahlung nicht erforderlich, ja sie würde sich manchmal bei der Strahlenanwendung sogar erschwerend auswirken. Man denke nur an die Zuordnung von Tiefendosistabellen oder Isodosenkurven an Energiespektren. Man bezeichnet deshalb in der Praxis die Strahlenenergie wesentlich einfacher durch folgende Angaben:

1. für *Röntgenstrahlungen bis 3 MV Röhrenspannung* durch die Röhrenspannung und zusätzlich die Angaben der benutzten Filterung bzw. durch

a) die *1. Halbwertschichtdicke* (Definition S. 535) eines geeigneten Materials; genauer durch

b) die *1. und 2. Halbwertschichtdicke* eines geeigneten Materials oder noch genauer durch

c) eine *Schwächungskurve*, d.h. die Abhängigkeit der Elektronengleichgewichtsdosisleistung von der Schichtdicke eines geeigneten Materials.

Geeignete *Stoffe* zur Messung der Halbwertschichtdicke sind nach DIN 6809 für

sehr weiche Strahlung: Aluminium oder ein Kunststoff aus Elementen niedriger Ordnungszahl,

 weiche Strahlung: Aluminium,

 mittelharte Strahlung: Aluminium oder Kupfer,

 harte Strahlung: Kupfer,

 sehr harte Strahlung: Kupfer, Zinn oder Blei.

Für die Auswahl dieser Stoffe gilt als grobe Regel, daß wegen der Absorptionskanten die Röhrenspannung nicht kleiner sein soll als etwa das Vierfache der *K*-Kantenenergie des betreffenden Materials (Jones, 1961);

2. für *ultraharte Quantenstrahlungen* (Grenzenergie über 3 MeV) durch die Grenzenergie;

3. für *Teilchen* durch deren kinetische Energie und etwa benutzte Filter bzw. die Dicke des Strahlenaustrittsfensters;

4. für *Gammastrahlung* durch den radioaktiven Stoff und gegebenenfalls das benutzte Filter.

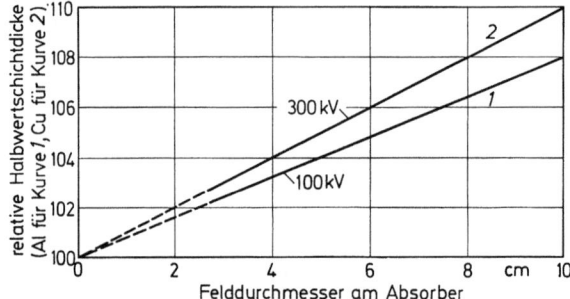

Abb. 39. Einfluß der Feldgröße auf den Wert der Halbwertschichtdicke

Die *Grenzenergiebestimmung* der unter 2. und 3. genannten Strahlungen ist über Kernreaktionen mit Schwellwertdetektoren oder bei den Teilchen auch durch Reichweitemessungen möglich (Breuer und Pohlit, 1962; Breuer et al., 1958; Markus, 1961 und Pohlit, 1965). Die dazu erforderliche Meßtechnik findet man in den Lehrbüchern der Kernphysik beschrieben. Dagegen ist die Charakterisierung von Strahlungen durch Halbwertschichtdicken in der Strahlentherapie vor allem üblich. Deshalb soll auf die wichtige Bestimmung von Halbwertschichtdicken hier näher eingegangen werden.

Die praktische *Messung der Halbwertschichtdicke* erfordert die Beachtung einiger Vorsicht, um Fehlmessungen auszuschließen. So soll z.B. im eng ausgeblendeten Strahlenkegel gemessen werden, um den Einfluß von Streustrahleneffekten klein zu halten (Abb. 39 und 40). Aus dem gleichen Grunde soll das zur HWD-Messung verwendete Material etwa in die Mitte des Abstandes zwischen Strahlenquelle und Meßkammer eingebracht werden (Seemann, 1938; Farr, 1955). Den Einfluß des Abstandes Meßkammer—Absorber für ein Beispiel zeigt Abb. 40. Die zur Messung benutzte Meßkammer muß in dem in Frage kommenden Meßbereich angenähert energieunabhängig sein (Morrison und Reed, 1952). Die zur HWD-Messung benutzten Filtermaterialien sollen möglichst rein sein (Hübner, 1958; und Jones, 1961). Außerdem kann die HWD der Strahlung insbesondere mit Wechselspannung betriebener Röntgenröhren auch von der Länge der verwendeten Kabel abhängen, da diese Einfluß auf die Welligkeit der an der Röntgenröhre liegenden Hochspannung hat (Trout, Kelley und Lucas, 1960). Auch wächst die Halbwertschichtdicke innerhalb eines Feldes von der Kathodenseite zur Anodenseite hin, bedingt durch unterschiedliche „innere Filterung" in der Anode (Abb. 41).

So gut sich die Halbwertschichtdicke zur Charakterisierung der Strahlenqualität im Bereich konventioneller Strahlungen und bis zu Strahlenenergien von etwa 3 MeV auch

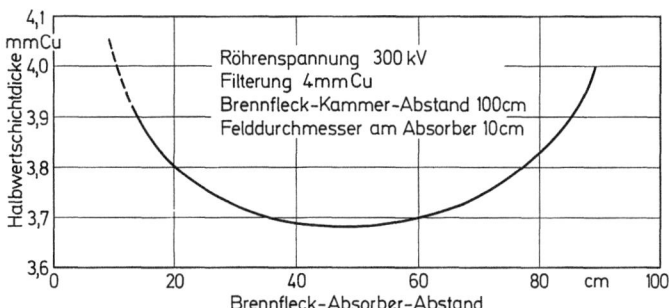

Abb. 40. Abhängigkeit der gemessenen Halbwertschichtdicken vom Abstand Brennfleck–Absorber bei gleichem Felddurchmesser am Absorber (TROUT et al., 1960)

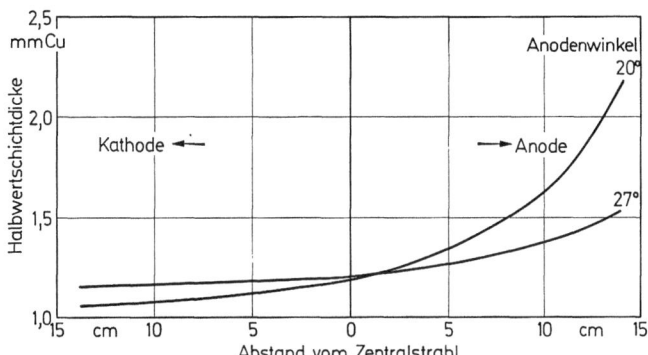

Abb. 41. Verteilung der Halbwertschichtdicken entlang einer Linie parallel zur Röhrenachse und senkrecht zum Zentralstrahl zweier Therapieröhren mit verschiedenen Anodenwinkeln (Röhrenspannung 200 kV) (NBS Handbook 87)

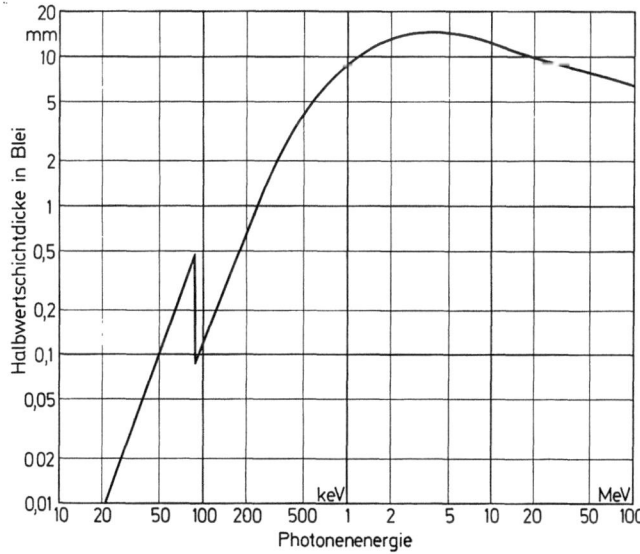

Abb. 42. Halbwertschichtdicken gemessen in Blei in Abhängigkeit von der Strahlenenergie (KOHLRAUSCH, 1962)

eignet, so ergeben sich bei *höheren Energien* doch Schwierigkeiten. Das für die Halbwert-schichtdickemessungen in diesem Härtebereich meist verwendete Blei zeigt nämlich eine kleinste Absorption bei Strahlungen von etwa 3 MeV (Abb. 42). Bei noch höheren Energien verringert sich dann die Dicke der zur Schwächung der Strahlung auf die Hälfte erforderlichen Schicht wieder. In diesem Falle sind also die in Blei-Halbwertschichtdicken ausge-drückten Werte zweideutig, um so mehr als die Durchdringungsfähigkeit der Strahlung für Wasser oberhalb 3 MeV noch bis etwa 100 MeV ansteigt. Im Gebiet der ultraharten Strahlungen ist es also eher angebracht, zur Charakterisierung der Qualität einer Röntgen-strahlung einfach die Energie der sie erzeugenden Elektronen z. B. in MeV anzugeben. Diese Energie ist aber ebenso wie die in kV angegebene Röhrenspannung nicht identisch mit der mittleren Energie der gebildeten Quanten und nur gleich der Grenzenergie dieser. Die mittlere Energie der gebildeten Quanten einer Bremsstrahlung beträgt im Gebiet der konventionellen Strahlungen bei den in der Praxis meist gebrauchten Filterungen etwa $^1/_2$ der Grenzenergie („Normalstrahlung" nach Wachsmann, 1950) und bei ultraharten Strahlungen etwa $^1/_3$ der Energie der sie erzeugenden Elektronen. Bei den ultraharten

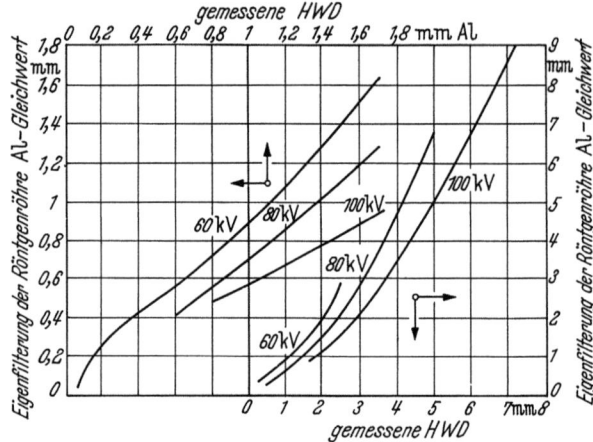

Abb. 43. Diagramm zur Ermittlung des Aluminium- bzw. Kupfergleichwertes der Eigenfilterung von Röntgenröhren aus der Röhrenspannung und der HWD. (Nach Wachsmann, 1949)

Strahlungen ist eine Aufhärtung durch vorgeschaltete Filter nicht möglich, da z. B. bei der Verwendung von Blei als Filtermaterial Quanten von etwa 3 MeV bevorzugt durch-gelassen und sowohl alle energieärmeren als auch alle energiereicheren stärker geschwächt werden!

Bei den Gammastrahlen radioaktiver Isotope handelt es sich meist um ein Linien-spektrum. Die Energie dieser kann also in keV oder MeV angegeben werden. Dabei muß man jedoch beachten, daß beispielsweise die angenähert monochromatische γ-Strahlung von ^{60}Co, deren Energie rund 1,3 MeV beträgt, in ihrer Härte und Durchdringungsfähigkeit etwa äquivalent ist der Bremsstrahlung eines Elektronenbeschleunigers von 2,5—3 MeV.

Schließlich muß hier noch erwähnt werden, daß eine Strahlung einer bestimmten Qualität ihre Halbwertschichtdicke beim Durchsetzen von Materie keineswegs beibehält. Weiche Strahlungen unter etwa 100 kV Erzeugungsspannung werden z. B. im mensch-lichen Körper (oder Wasser) meist bevorzugt aufgehärtet, härtere und insbesondere ultraharte Strahlungen durch multiple Comptonprozesse bevorzugt aufgeweicht. Die *Streustrahlung* ist im Gebiet energiereicherer Strahlungen also stets weicher und oft viel weicher als die Primärstrahlung.

Zur genauen Kennzeichnung der Qualität und besonders der spektralen Zusammen-setzung einer stets mehr oder weniger heterogenen Bremsstrahlung gehört außer der Halbwertschichtdicke noch der *Homogenitätsgrad*. Dieser wird als das Verhältnis der 1. zur 2. Halbwertschichtdicke definiert und ist identisch mit dem reziproken Wert des Inhomogenitätsgrades (Verhältnis 2. Halbwertschichtdicke/1. Halbwertschichtdicke), je-doch anschaulicher und sinnvoller als dieser.

Noch mehr als die Halbwertschichtdicke und der Homogenitätsgrad sagt die in einem bestimmten Material gemessene *Schwächungskurve* einer Strahlung aus. Verläuft diese, in halblogarithmischem Maßstab dargestellt, gerade, so handelt es sich um homogene oder praktisch homogene Strahlungen. Die Neigung der Kurve stellt ein Maß für die Härte dar. Nach oben konkav durchgebogene Kurven sind ein Zeichen für Inhomogenität, während umgekehrt nach oben konvex durchgebogene Kurven anzeigen, daß die Strahlung beim Eindringen in das Filtermaterial (Gewebe) durch Comptonprozesse aufgeweicht wurde.

Der Einfluß der *Filterung* auf die Halbwertschichtdicke einer Röntgenstrahlung ist im Beitrag „Strahlentherapeutische Methoden", Abschnitt III, 3, b ausführlich behandelt.

Hier sei lediglich auf die *Bestimmung der Eigenfilterung* von Röntgenröhren hingewiesen. In den Bestrahlungsprotokollen wird ja stets die Angabe der benutzten Filterung verlangt. Diese sollte sinnvoll immer als *Gesamtfilterung* angegeben werden, die sich aus Eigenfilterung der Röntgenröhre und des Röhrenbehälters sowie der Zusatzfilterung zusammensetzt. Abb. 43 erlaubt, aus den bei verschiedenen Röhrenspannungen (konstante Gleichspannung!) gemessenen Halbwertschichtdicken die Al- oder Cu-Gleichwerte der Eigenfilterung für die verschiedenen Spannungen abzulesen.

3. Messung bzw. Ermittlung der Integraldosis

a) Definition und Bedeutung der Integraldosis

Während die Einzeldosis D die *spezifische Energieabsorption* in jedem beliebig kleinen Massenelement dm des bestrahlten Körpers darstellt, ist die Integraldosis W die bei einer Bestrahlung in der interessierenden Masse *absorbierte Energie*. Sie ist gleich dem Integral der Energiedosis D über die gesamte interessierende Masse m:

$$W = \int_m D dm.$$

Die *Einheit* der Integraldosis ist das Grammrad (grad) bzw. das Millionenfache dieses, das Megagrammrad (Mgrad).

Während die Dosis in jedem Punkt des bestrahlten Körpers als Maß für die an dieser Stelle zu erwartende *lokale biologische Wirkung* einer Strahlung dient, besitzt die Integraldosis eine Bedeutung bezüglich der insgesamt zu erwartenden *Allgemeinwirkung*.

Freilich ist es für die ausgelöste Wirkung nicht gleichgültig, wie sich das Produkt von Dosis und Raum auf die beiden Faktoren Dosis und Raum (bzw. Masse) aufteilt und in welchem Gewebe und in welchen Organen eine bestimmte Integraldosis verabreicht wird. Diese Frage zu erörtern, ist Aufgabe der strahlenbiologischen Beiträge dieses Handbuches. Hier sei nur angedeutet, daß im allgemeinen gilt, daß die biologische Wirksamkeit einer bestimmten Integraldosis kleiner ist, wenn der Faktor Dosis klein gehalten und das durchstrahlte Volumen groß wird. Bei Ganzkörperbestrahlungen ist aber gelegentlich auch der umgekehrte Effekt zu beobachten.

Die Größe der insgesamt absorbierten Energie, die in der Literatur — ohne näher definiert worden zu sein — schon früher erwähnt worden war, wurde als *Integraldosis* (MAYNEORD, 1942; MAYNEORD und CLARKSON, 1944) bzw. als *Raumdosis* (WACHSMANN, 1941) etwa gleichzeitig genauer definiert und in Einheiten ausgedrückt. Seither wird sie zur Beurteilung der allgemeinen Strahlenbelastung mit Recht immer wieder verwandt und gelegentlich als „*relative Herdraumdosis*" oder besser „relative Integraldosis" (WACHSMANN, 1954) — das ist das Verhältnis der dem Herd vermittelten Integraldosis zur Gesamtintegraldosis — auch zum Vergleich des „Wirkungsgrades" verschiedener Bestrahlungsmethoden herangezogen (CHAOUL und GREINEDER, 1943).

b) Ermittlung der Integraldosis

Die Ermittlung der Integraldosis kann definitionsgemäß erfolgen, indem man die Dosis in jedem Volumenelement mißt, die lokalen Dosen mit der Masse der Volumenelemente multipliziert und dann die Summe aus den so gefundenen Produkten bildet. Dieses Verfahren ist — wenn man sich nicht damit begnügt, auf Kosten der Genauigkeit stark vereinfachende Annahmen zu machen — jedoch umständlich. Versuche, die Integraldosis unmittelbar zu messen, sind unter Verwendung großer *Ionisationskammern* (Beattie u. Mitarb., 1955) oder unter Hinzuziehung von Methoden der *chemischen Dosimetrie* (Gevantman und Arndt, 1960) gemacht worden. Während die erstgenannte Methode die Strahlenqualität und die Dimension des bestrahlten Körpers nicht berücksichtigt, bzw. nur gilt, wenn diese konstant bleiben, ist die zweite umständlich in der Anwendung und meist ungenau wegen verschiedener störender Faktoren. In der Regel wird die Integraldosis also berechnet.

c) Berechnung der Integraldosis

Für einfache Fälle wie z.B. für eine punktförmige Strahlenquelle (Radiumpräparat) im Innern eines regelmäßig geformten Körpers (z.B. im Zentrum eines Zylinders) läßt sich die Integraldosis auch unter Verwendung exakter Formeln (Loevinger, Holt und Hine, 1956) berechnen. Eine gewisse Schwierigkeit ergibt sich bei der Gammastrahlung daraus, daß ein Teil der strahlenden Energie im Körper nicht absorbiert wird, sondern diesen verläßt. Diesen Anteil bei exzentrisch eingelegten Präparaten und unregelmäßig geformten Körpern zu berücksichtigen, wird mindestens sehr umständlich. Leichter ist die Berechnung bei Betastrahlen, deren Strahlung im Körper ganz absorbiert wird. Von verschiedenen Autoren (z.B. Keller, 1956[1+2]; Bewley u. Mitarb., 1956; Bercy, 1959) sind ferner Verfahren angegeben worden, die Integraldosis unter Verwendung rechnerisch oder empirisch gefundener *Tabellen* oder *Kurven* zu ermitteln. Alle diese Verfahren beruhen im wesentlichen darauf, einen von der Strahlenqualität und der Körperdicke abhängigen Faktor zu benutzen, mit dem das Produkt aus Oberflächendosis und Feldgröße multipliziert wird.

Bemerkt sei hier noch, daß der Einfluß des das direkt bestrahlte Volumen umgebenden Streustrahlenmantels unter Umständen geeignet sein kann, die für das bestrahlte Volumen allein berechnete Integraldosis sehr wesentlich zu vergrößern (nach Schön und Breitling, 1957, z.B. unter gewissen Bedingungen bei 200 kV um über 100%).

Man kann jedoch vom klinischen Standpunkt auch geltend machen, daß man Dosen, die einen bestimmten kleinen Bruchteil der Maximaldosis unterschreiten (z.B. 5%), bei der Berechnung der Raumdosis außer acht lassen kann, da kaum anzunehmen ist, daß derartig kleine Dosen somatisch wirksam sind (Wachsmann, 1941).

V. Dosismeßgeräte

1. Allgemeines

Wenn hier eine Übersicht über alte und neue Dosismeßgeräte gegeben wird, so soll diese keineswegs einen Katalog von Firmen und Erzeugnissen darstellen.

Der Teil „*Geschichte der Dosismeßgeräte*" wurde vielmehr geschrieben, um das Verständnis für das was war und die Schwierigkeiten, die in der Zwischenzeit überwunden sind, zu vermitteln. Außerdem können im älteren Schrifttum genannte Dosiswerte — die auch heute noch z.B. beim Auftreten von Strahlenspätschäden von Wichtigkeit sein können — nur dann richtig beurteilt werden, wenn bekannt ist, mit welchen Dosimetern sie gemessen wurden.

Der Teil „*heute gebräuchliche Dosimeter*" soll dagegen mit den z.Z. am meisten gebrauchten Dosimetern, d.h. ihrer Wirkungsweise, ihren wesentlichsten Eigenschaften und den Grundlagen ihrer Anwendung vertraut machen. Bezüglich der Einzelheiten ihrer Benutzung muß dagegen auf die *Gebrauchsanleitungen* der Lieferfirmen hingewiesen werden. Von letzteren sei hier nur gesagt, daß es sich empfiehlt, diese — um Fehlmessungen und evtl. auch Beschädigungen der Geräte zu vermeiden — stets sehr genau durchzulesen.

Schließlich sei auch an dieser Stelle nochmals darauf hingewiesen, daß die Durchführung von Dosismessungen mit *großer Verantwortung* verknüpft ist und deshalb nicht nur ein gewisses Maß von Erfahrung und Gewissenhaftigkeit, sondern auch laufende Kritik und Kontrolle erfordert (vgl. z.B. Farr, 1955). Im Zweifelsfalle sind Messungen möglichst mit verschiedenen Meßanordnungen und verschiedenen Meßgeräten auszuführen und die Ergebnisse miteinander oder mit Werten der Literatur zu vergleichen. Diesem Zwecke dienen auch die z.B. von WACHSMANN und DIMOTSIS (1957) angegebenen Richtwerte über die bei verschiedenen Spannungen und Filterungen auftretenden Dosisleistungen von Röntgenstrahlenerzeugern.

2. Geschichte der Dosismeßgeräte

Die Art und Bauweise der im Laufe der Zeit benützten Dosismeßgeräte hängt in erster Linie von dem jeweils herrschenden *Dosisbegriff* und nur in geringerem Maße von den meßtechnischen Möglichkeiten ab. Natürlich sind die heute benutzten modernen Dosimeter technisch vollkommener, genauer und zuverlässiger und vor allem auch leichter zu bedienen als die früher gebräuchlichen. Die vor 40 Jahren üblichen *Ionisationsdosimeter* besitzen aber einschließlich der damals aufgekommenen *Kleinkammern* im Prinzip große Ähnlichkeit mit den auch heute noch benützten. Ebenso waren die Probleme beispielsweise der Film- oder Festkörperdosimetrie damals schon dieselben wie heute, nur daß z.B. die Forderung nach „Wellenlängenunabhängigkeit" in der Zwischenzeit genauer formuliert und die Wege zur *energieunabhängigen Messung* besser bekannt geworden sind. Die allgemeinen Forderungen, die an Strahlendosimeter zu stellen sind, sind aber schon seit langem mit erstaunlicher Klarheit erhoben worden (vgl. z.B. HOLTHUSEN, 1925).

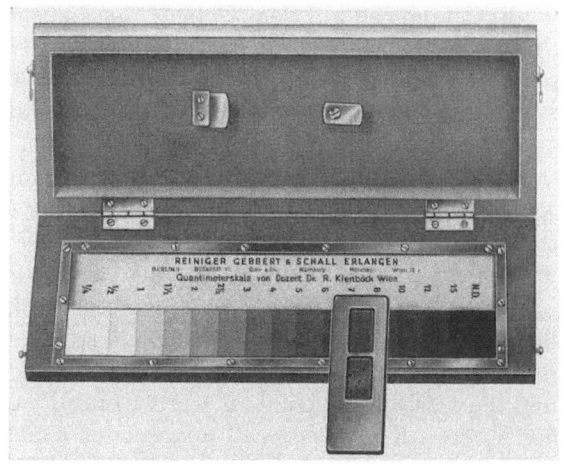

Abb. 44. Radiometer nach HOLZKNECHT (1923)

Bei der Messung der Dosisleistung bzw. der Dosis spielten nach der Entdeckung der Röntgenstrahlen lange Zeit die *photometrischen* und *chemischen Methoden* die wichtigste Rolle. Von den damals gebräuchlichen Verfahren werden z.B. von WETTERER (1913—1914) die auf der Fluorescenzwirkung von Barium-Platin-Cyanür-Schirmen beruhenden photometrischen Methoden von COURTADE, COUTREMOULINS oder GUILLEMONT genannt. Schwierigkeit dieser Dosimeter war immer die Konstanz der Empfindlichkeit der Leuchtschirme und die Messung der Helligkeit. Dazu kam die starke Energieabhängigkeit der Anzeige, auf die es zurückzuführen war, daß die auf diese Weise gemessenen Dosen kein Maß für den biologischen Effekt boten. Als *chemische Methoden* werden aus dieser Zeit das von HOLZKNECHT bereits 1902 angegebene „*Chromoradiometer*", das „*Radiometer X*" von SABONRAND-NOIRÉ, das Chromoradiometer von BORDIER oder das „*Röntgenradiometer*" von HAMPSON, die *Jodoformmethode* von FREUND oder das „*Jodradiometer*" erwähnt. Die größte Bedeutung und Verbreitung — wenigstens in Österreich und Deutschland — hat dabei das „*Radiometer*" von HOLZKNECHT erfahren (Abb. 44), dessen Vorteil es vor allem war, daß man mit Hilfe des bei ihm benutzten kontinuierlich getönten Celluloidstreifens auch Zwischenwerte ablesen konnte.

Alle diese Verfahren beruhen auf dem durch ionisierende Strahlungen bedingten *Farbumschlag* gewisser Substanzen. Lediglich beim „*Kalomel-Radiometer*" von SCHWARZ wird die radiolytische Zersetzung von Kalomel als Disismaß benützt. Auch die Nachteile aller dieser Methoden sind stets die gleichen, d.h. schlechte Reproduzierbarkeit, geringe Genauigkeit und — manchmal nicht erkannt und ausgesprochen — ihre starke Energieabhängigkeit.

Eine gewisse Bedeutung über längere Zeit hat auch das „*Röntgen-Quantimeter*"
Kienböcks erlangt, das auf der Schwärzung einer photographischen Schicht nach Entwicklung unter Standardbedingungen beruht. Zu den Nachteilen der chemischen Dosimeter kommt hier noch die Umständlichkeit der Anwendung.

Ein „*Festkörperdosimeter*" in unserem heutigen Sinne ist das auf der Abnahme des
Widerstandes von Selen beruhende „*Intensimeter*" von Fürstenau. Nachteile dieses
Systems sind die Trägheit und Ermüdung und wieder die Energieabhängigkeit.

Sehr alt sind auch die ersten Versuche, auf der Luftionisation beruhende Dosimeter
zu bauen. So schlägt wohl als erster Villard „als Dosiseinheit diejenige Strahlenmenge
vor, die auf dem Wege der Ionisierung von Luft eine elektrostiatische Einheit pro Kubikzentimeter Luft unter normalen Temperatur- und Druckverhältnissen freimacht". Auf
diesem Prinzip beruht sein „Quantitometer".

Bald kommen auf dem Gebiete der Ionisationsdosimeter dann auch die „wandlosen"
Großkammern auf (vgl. z.B. Holthusen, 1924), auf deren Basis Küstner (1924) mit
seinem „*Eichstandgerät*" in Deutschland als erster die *Absolutbestimmung der R-Einheit*
vornahm. Dieses Gerät ist heute noch als besonders genaues und zuverlässiges Laborgerät im Gebrauch (vgl. Abb. 47).

Ebenfalls Anfang der 20er Jahre wird von Friedrich und Glasser (1923) die erste
Kleinkammer beschrieben und interessanterweise bereits auf fast alle der dabei auftretenden Probleme, wie z.B. das der „*luftäquivalenten Wand*" hingewiesen. Näher
untersucht werden diese später von Braun und Küstner (1929).

Kleinkammern werden in der Folgezeit bei fast allen Dosimeterkonstruktionen benützt,
bieten sie doch erstmalig die Möglichkeit, die Dosis an einem verhältnismäßig gut definierten Ort, und zwar nicht nur die *Einfallsdosis*, sondern auch die Oberflächendosis
und die Dosis im bestrahlten Körper oder Phantom zu ermitteln. Mit derartigen „*Fingerhut*"- oder „*Kugelkammern*" ausgerüstet sind also beispielsweise das „*Iontoquantimeter*"
von Reiniger-Gebbert und Schall, das „*Ionometer*" nach Martius (1923), das
„*Siemens-Röntgendosimeter*" und das „*Ionometer*" von Koch und Sterzel, die ersten
drei gleich mit einem angebauten Phantom, um auch Tiefendosen messen zu können.
Wesentlich gefördert wurde die Konstruktion dieser Dosimeter dabei durch Wolf, der
mit seinen *Quarzfadenelektrometern* geeignete empfindliche Ablesegeräte zur Verfügung
stellte.

Einzelheiten der Konstruktion aller im Vorhergehenden genannten Geräte beschreibt
Holthusen (1925).

Obwohl diese in den letzten Abschnitten beschriebenen Dosimeter schon durchaus
brauchbare Geräte darstellen, war ihre Energieabhängigkeit — nach heutigen Auffassungen — doch noch ausgesprochen schlecht. Um dies zu demonstrieren, sei hier ein
Bild von Holthusen (1926) wiedergegeben (Abb. 45).

Das erklärt auch, weshalb der Streit über die biologische Wirksamkeit der verschiedenen Strahlenqualitäten des konventionellen Energiebereiches (10—200 kV Röhrenspannung) so lange anhielt. Selbst noch 1949 wurde gelegentlich die Meinung vertreten,
daß die erythemerzeugende Wirkung weicher Strahlungen stärker sei als die harter
[nach Glauner und Langendorff (1949) HED bei weichen Strahlungen 400 R, bei
harten dagegen 800 R!].

In der Folgezeit, das ist etwa in den 30er Jahren, wurden die handelsüblichen Dosimeter — nicht nur in Bezug auf die Energieunabhängigkeit, sondern auch hinsichtlich
anderer technischer und praktischer Eigenschaften — langsam weiter vervollkommnet.
Eine sehr gute Beschreibung des Standes der Technik in dieser Zeit findet sich in der
Monographie von Holthusen und Braun (1933).

Das große und das kleine „*Eichstandgerät*" nach Küstner und das „*Panzerdosimeter*",
alle drei von Spindler und Hoyer in Göttingen hergestellt, ließen die Messung der

Einfallsdosis in einem großen Energiebereich mit guter Genauigkeit zu; das „*Hammerdosimeter*" von den PTW in Freiburg mit seinem zu erstaunlicher Präzision und Zuverlässigkeit entwickelten elektrostatischen Relais paßte sich in seinen verschiedenen Ausführungsformen insbesondere auch als mitmessendes, mit Dosisdruckern usw. kombiniertes Gerät vielseitigen Meßaufgaben an; das „*Siemens-Universaldosimeter*" zur wahlweisen Messung der Dosisleistung oder der Dosis mit seinem schönen, robusten und direkt ablesbaren Quadrantenelektrometer erfüllte hohe praktische Meßansprüche ähnlich wie das „*Mekapion*" von STRAUSS in Wien mit seinem elektronischen Relais.

Zu diesen mit über mehr oder weniger lange Anschlußkabel zwischen Meßgerät und Kammer arbeitenden Geräten kommen die von SIEVERT angegebenen „*Kondensatorkammern*".

In den *USA* fand dagegen das ursprünglich von FRIEDRICH und GLASSER (1923) geschaffene und von der Firma Victoreen in Cleveland gebaute, auch auf dem *Konden-*

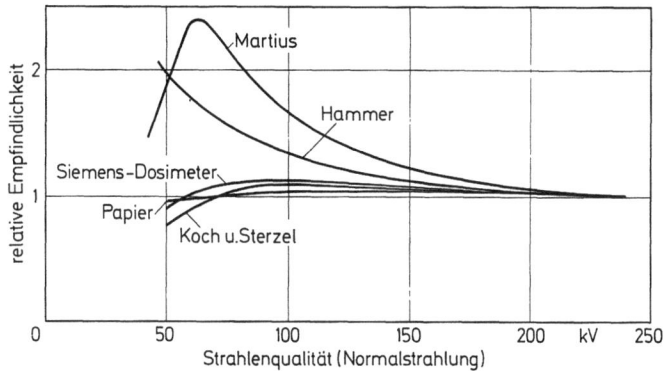

Abb. 45. Energieabhängigkeit verschiedener alter Dosimeter bzw. Meßkammern nach einer Darstellung von HOLTHUSEN aus dem Jahre 1926. (Die hier untersuchten Geräte sind natürlich nicht identisch mit den heute von den gleichen Herstellern gebauten und zum Teil noch mit gleichen Namen bezeichneten!)

satorkammerprinzip beruhende Dosimeter weite Verbreitung und Bedeutung. Hier kam es so weit, daß man die mit diesem Gerät gemessenen Dosiswerte schlechthin „*Victoreen R*" bezeichnete (s. auch Abb. 52 und Ausführungen auf S. 578).

Wenn hier von alten „Dosimeter-Methoden" die Rede ist, dann müssen der Vollständigkeit halber auch noch die verschiedenen Systeme der „*biologischen Dosimetrie*" wenigstens kurz erwähnt werden. Auch hier war es vor allem die starke Energieabhängigkeit der physikalischen Dosimeter, die verschiedene Forscher veranlaßte, auf biologische Reaktionen auszuweichen, in der Hoffnung, mit diesen besser reproduzierbare und von der verwendeten Apparatur weniger abhängige Ergebnisse zu erzielen. In diesem Zusammenhang ist vor allem die von WINTZ und WITTENBECK (1933—1935) genau definierte „*Hauteinheitsdosis* (HED) zu erwähnen, deren Äquivalent später zu etwa 750—800 R (oder r) — einschließlich Streustrahlung — festgestellt wurde. Es ist erstaunlich, wie lange diese „Dosiseinheit" und das auf der Beobachtung der Hautreaktion beruhende Dosierungssystem an vielen Stellen noch Grundlage für die Strahlendosierung blieb. Erst nachdem sich die fraktionierte Bestrahlungsmethode durchsetzte, wurde sie schließlich aufgelassen, da bei dieser Verabreichungsart der *Fraktionierungsfaktor* als störende Größe hinzutrat.

Neben der HED spielte in den 20er Jahren aber auch noch die „*Bohnendosis*" von JÜNGLING (1920), die „*Askariseier-Methode*" von HOLTHUSEN (1924), die Dosierung mit *Drosophila melanogaster*-Eiern oder -Puppen (PACKARD, 1926) u.a. wenigstens in der Forschung eine Rolle. Für die strahlentherapeutische Praxis kamen diese Verfahren natürlich kaum in Frage.

3. Heute gebräuchliche Dosimeter und ihre wesentlichen Eigenschaften

a) Allgemeines

Die in der strahlentherapeutischen Praxis benützten Dosimeter beruhen heute fast ausschließlich auf dem *Ionisationsprinzip*. Sofern zur Lösung spezieller dosimetrischer Probleme — wie z. B. zur Messung der Dosis im Körperinneren („in vivo-Dosimetrie" von Roswit, 1961) oder der Verteilung der Dosis im Körper oder hinter einem Gitter — gelegentlich andere Verfahren, d. h. z. B. *Festkörperdosimeter* oder *Filmdosimeter* benützt werden, so wird die Anzeige dieser immer auf die eines Ionisationsdosimeters bezogen.

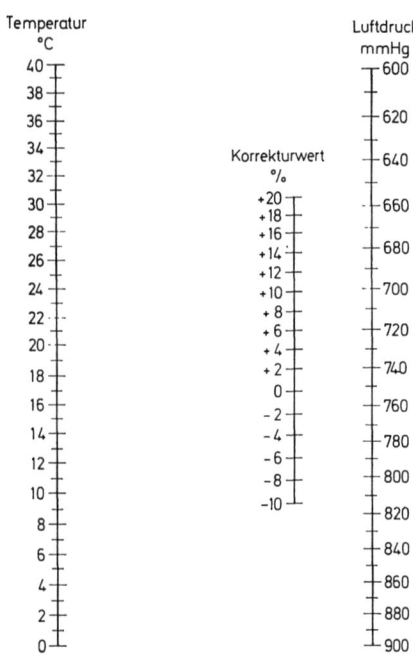

Abb. 46. Nomogramm zur Temperatur- und Luftdruckkorrektur für Dosimeter mit offenen Ionisationskammern; Bezugswert 20°C und 760 mm Hg

Diese Dosimeter stellen also stets eine indirekte Methode dar (Wachsmann, 1965), die das Vorhandensein eines Ionisationsdosimeters nicht entbehrlich macht. Das gleiche gilt z. Z. auch noch für die absorbierte Energie unmittelbar, d. h., Rad-Einheiten messenden *calorimetrischen* Dosimeter (z. B. Laughlin und Genna, 1956, oder Nagl et al., 1964), die nur zu Eich- und Vergleichszwecken benützt werden.

Teilt man nun die gebräuchlichen Dosimeter in *Arten* ein, so ergeben sich, je nachdem von welchem Standpunkt man die Dosimeter betrachtet, etwa folgende Gruppen:

Zu *Eich- und Kontrollzwecken* wird in der strahlentherapeutischen Praxis in größeren Instituten heute noch eine „wandlose" Faßkammer, und zwar das von Pychlau modernisierte und modernen Erfordernissen der Technik und des Strahlenschutzes angepaßte Küstner-Dosimeter (Näheres s. S. 575) benützt. Als *Sekundärstandard* kann darüber hinaus aber auch jedes andere zuverlässige und kalibrierte — evtl. mit einer Korrekturtabelle versehene — Dosimeter verwendet werden. Diese Dosimeter sollten jedoch möglichst nicht im täglichen Routinebetrieb, sondern, ihrem Bestimmungszweck entsprechend, nur zur Kontrolle anderer Dosimeter eingesetzt werden. Auch empfiehlt es sich, Substandard-Dosimeter in regelmäßigen Zeitabständen, d. h. längstens etwa alle 3 Jahre, durch eine zuverlässige Stelle — in Deutschland durch die Physikalisch-Technische Bundesanstalt in Braunschweig — überprüfen zu lassen.

Der Meßgröße entsprechend ist ferner zu unterscheiden zwischen *Dosisleistungsmessern* und *Dosimetern* schlechthin. Viele Konstruktionen sind — sofern das Meßprinzip dies zuläßt — dabei heute so gebaut, daß wahlweise oder evtl. auch gleichzeitig beide Größen gemessen werden können („Universaldosimeter").

Mit Ausnahme des Küstner-Eichstandgerätes, das natürlich nur zur Messung der *Einfallsdosis* ohne Patienten geeignet ist, oder von gewissen Monitorinstrumenten, sind heute die praktisch benützten Dosimeter in der Regel so konstruiert, daß sie sowohl zur Messung der „*Frei-Luft-Dosis*" als auch zur Messung *am oder im Phantom* bzw. zur Mitmessung während der Bestrahlung verwendet werden können.

Aus *Strahlenschutzgründen* sind dabei alle in der strahlentherapeutischen Praxis heute benützten Dosimeter — einschließlich des Küstner-Pychlauschen Präzisionsdosimeters — so gebaut, daß sie aus der *Entfernung* abgelesen werden können. Dies ist im übrigen auch aus *meßtechnischen Gründen* erforderlich, da das Ablesegerät oder genauer gesagt der Teil des Dosimeters, in dem der Ionisationsstrom gemessen wird, nicht von

Strahlen getroffen werden darf, damit in ihm keine die Messung verfälschende Ionisationsströme entstehen.

Der *Energiebereich* der zu messenden Strahlungen wird nicht durch das Dosimeter, sondern einzig und allein durch die angeschlossenen *Meßkammern* bestimmt. Dabei ist es grundsätzlich unmöglich, mit ein und demselben Dosimeter in einem von der Weichstrahltherapie bis zur Therapie mit ultraharten Strahlungen reichenden Energiebereich definitionsmäßig richtig die Ionen- bzw. Elektronengleichgewichtsdosis zu messen (vgl. S. 534). Diesem Rechnung tragend, werden die modernen Strahlendosimeter heute deshalb in der Regel mit einer *Reihe von Meßkammern* für die verschiedenen *Energiebereiche*, darüber hinaus aber auch für *verschiedene Empfindlichkeiten* angeboten. Dabei macht sich — bedingt durch die Forderungen der Praxis, d.h. der möglichst punktförmigen Messung und der Messung in Körperhöhlen — allgemein eine Tendenz zu kleinen Ionisationskammern bemerkbar.

Zu erwähnen sind hier noch die Einrichtungen zur Kontrolle der *richtigen Funktion* eines Dosimeters, die nach DIN 6817 in Deutschland vorgeschrieben sind. Diese Vorrichtungen — früher meist „*Radiumnormale*", heute besser „*Stromnormale*" genannt — sind im Prinzip Ionisationskammern, in denen ein konstanter Ionisationsstrom durch einen in die Kammer eingebauten radioaktiven Strahler entsprechend langer Lebensdauer erzeugt wird. Während früher für diesen Zweck bevorzugt Radium (Halbwertzeit 1750 Jahre) verwendet wurde, wird heute aus Strahlenschutzgründen der leichter abschirmbare Betastrahler C 14 (Halbwertzeit 5570 Jahre) benützt.

Diese Stromnormale werden dabei in der Regel „offen", d.h. derart ausgeführt, daß sich in ihnen unter dem Einfluß der Temperatur und des Luftdruckes dieselbe *Luftdichte* einstellt wie draußen und damit auch dieselbe wie in den ebenfalls offenen Ionisationskammern. Letztere bei den als Wandmaterial in Frage kommenden Werkstoffen abgeschmolzen herzustellen, wäre schwierig. Hierdurch wird erreicht, daß bei einer Einstellung der Empfindlichkeit auf den Ionisationsstrom im Stromnormal automatisch auch die Ionisationskammer richtig anzeigt. Wird dagegen der zur Kontrolle des Dosimeters benützte Strom z.B. elektronisch konstant gehalten, so ist es erforderlich, eine *Temperatur- und Luftdruckkorrektion* für die Dosimeteranzeige zu benützen (vgl. Abb. 46).

Die *Einstellung* der Empfindlichkeit der benützten Dosimeter hat im übrigen nach jeder Temperatur- und Luftdruckänderung neu zu erfolgen. Auch ist bei der Vornahme der Einstellung darauf zu achten, daß die Temperatur der Meßkammer die gleiche ist, wie die Temperatur des Stromnormals. Ist das Stromnormal im Gehäuse eines nennenswert Energie verzehrenden Dosimeters (Glühbirnen, Elektronenröhren usw.) untergebracht, so können sich *Anwärmefehler* ergeben, die zu beachten sind!

b) Ionisationsdosimeter verschiedener Bauart

Auch hier soll vermieden werden, einen Katalog der verschiedenen Erzeugnisse zu geben, sondern nur auf die wesentlichen Eigenschaften der meist verwendeten Dosimeter und ihre Verwendung verwiesen werden.

Das *Präzisionsdosimeter von Küstner-Pychlau* (Abb. 47) mit einer Faßkammer von etwa 15 cm Durchmesser und 30 cm Länge (Fläche des Eintrittsfensters etwa 1 cm²) unterscheidet sich vom ursprünglichen Küstner-Eichstandgerät vor allem dadurch, daß die Ladungsmessung nicht mit einem Wulffschen Einfadenelektrometer, sondern über das bewährte elektrostatische Relais des Hammerdosimeters erfolgt. Hierdurch ist Fernmessung aus strahlensicherer Entfernung von der Meßkammer möglich. Jedes Ansprechen des Relais und somit jeder Sprung des angeschlossenen Zählwerks entspricht einer Dosis von etwa 0,5 R. Eine elektromagnetische Stoppuhr gestattet eine genaue Zeitablesung einer voreinstellbaren Impulszahl, wodurch die Meßgenauigkeit auf ± 0,4 % gebracht wird. Im Bereich von 60—300 kV Normalstrahlung ist die Wellenlängenabhängigkeit des Dosimeters kleiner als ± 0,5 %, wodurch das Gerät als Sekundärstandard sehr geeignet wird.

Als sehr universelles und praktisches Gebrauchsdosimeter hat in Deutschland das *Siemens-Dosimeter* (Abb. 48) weite Verbreitung gefunden. Dieses, mit einem robusten und mit Hilfe eines Lichtmarkenzeigers leicht ablesbaren Quadrantenelektrometers arbeitende Dosimeter kann mit Hilfe eines Schalters auf mehrere Dosisleistungs- und mehrere Dosismeßbereiche umgeschaltet werden. Neuerdings lassen sich an ihm auch Kondensator-Kleinkammern mit einem Meßbereich bis 100 R ablesen, wodurch das Gerät für die Durchführung von Simultanmessungen geeignet wird. Die zahlreichen übrigen Meßkammern werden über ein *hochisoliertes* Kabel an das Gerät angeschlossen, dessen einwandfreier *Isolationszustand* kontrolliert werden kann, indem man — wie dies bei derartigen Dosimetern stets üblich ist — erst das Dosimeter allein in Betrieb nimmt, dann das Kabel und zuletzt die Meßkammer anschließt.

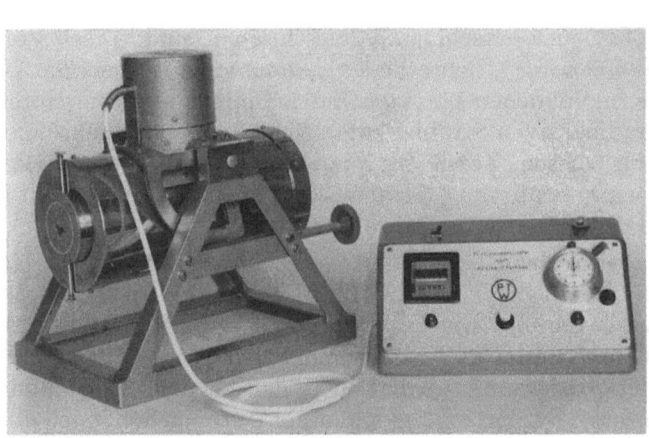 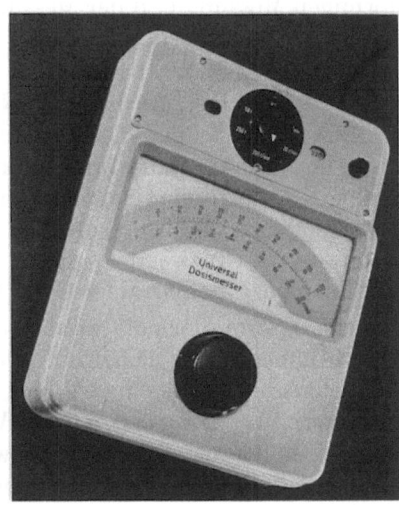

Abb. 47   Abb. 48

Abb. 47. Präzisionsdosimeter nach KÜSTNER-PYCHLAU der Physikalisch-Technischen Werkstätten in Freiburg; Faßkammer mit Zählwerk und Stoppuhr

Abb. 48. Siemens-Röntgendosimeter mit Quadrantenelektrometer zur Messung der Dosisleistung und der Dosis in verschiedenen Meßbereichen sowie zum Ausmessen von Kondensatorkammern

Ein in der strahlentherapeutischen Praxis viel verbreitetes und tatsächlich sehr vielseitiges und brauchbares Gerät ist auch das *Simplex-Dosimeter* der Physikalisch-Technischen Werkstätten in Freiburg (Abb. 49). Dieses arbeitet mit einer Elektrometerröhre, die in einem unmittelbar mit der Kammer verbundenen Meßkopf untergebracht ist. Wird durch den Ionisationsstrom das Gitterpotential dieser Röhre erhöht, so steigt der mit Hilfe eines Zeigerinstrumentes gemessene Anodenstrom, der ein Maß für die eingestrahlte Dosis darstellt, kontinuierlich an. Sobald dieses Instrument seinen Vollausschlag erreicht hat, bewirkt eine Kippschaltung, daß einerseits die Ladung vom Gitter der Elektrometerröhre abgeleitet und andererseits das Zählwerk betätigt wird. Dieser Vorgang wiederholt sich, so lange die Meßkammer bestrahlt wird. Mit dem Instrument kann nur die Dosis gemessen bzw. die Dosisleistung aus der mitgemessenen Bestrahlungszeit berechnet werden.

Das Dosimeter kann auch so benützt werden, daß es nach Erreichen eines voreinstellbaren Dosiswertes den *Röntgenapparat* abschaltet. Diese Möglichkeit enthebt den für die Durchführung der Bestrahlung Verantwortlichen jedoch nicht seiner Sorgfaltspflicht!

Sehr vielseitig in der Anwendung ist das mit einem elektronischen Verstärker arbeitende *Dosimeter der Firma Philips* (Abb. 50). In ihm wird der Ionisationsstrom einem Unterbrecher zugeleitet, so daß ein Wechselstrom bzw. eine Wechselspannung entsteht, die verstärkt und wieder gleichgerichtet mit einem relativ unempfindlichen und robusten Drehspul-instrument gemessen werden kann. Das Instrument kann auf verschiedene Meßbereiche umgeschaltet werden und ist auch zur Messung mit Kondensatorkammern geeignet.

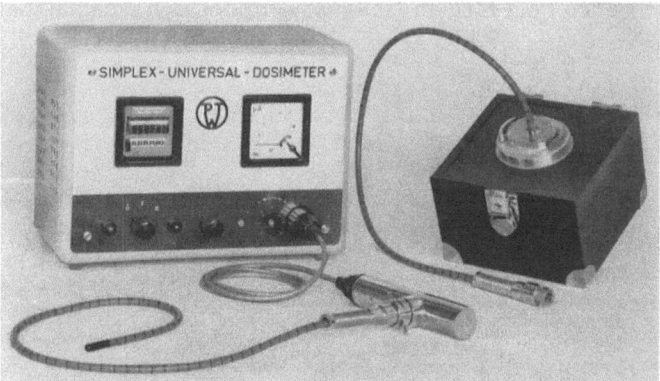

Abb. 49. Simplex-Universaldosimeter ·der Physikalisch-Technischen Werkstätten in Freiburg mit Meßkopf und angeschlossener Schlauchkammer. Rechts: Stromnormal mit eingeführter Schlauchkammer

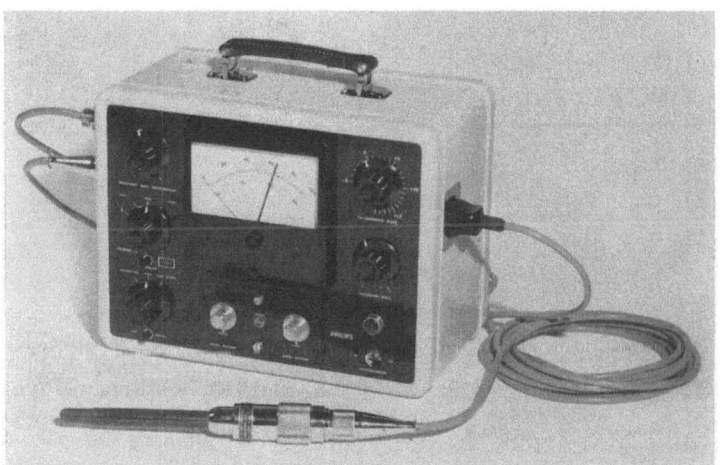

Abb. 50. Philips-Dosimeter mit elektronischem Verstärker zur Messung der Dosisleistung und der Dosis mit angeschlossener Fingerhutkammer

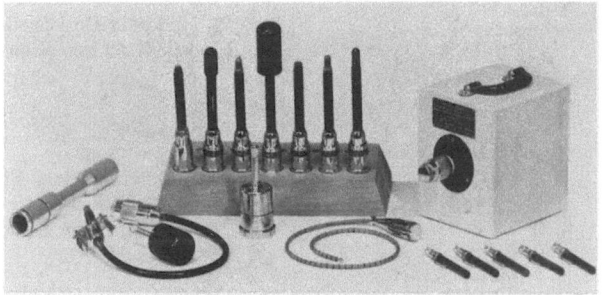

Abb. 51. Meßkammern des Philips-Dosimeters

Seine Empfindlichkeitseinstellung erfolgt durch Vergleich mit einem elektronisch stabilisierten Strom, d.h., daß Korrekturen für Temperatur und Luftdruck angebracht werden müssen, wofür am Gerät aber eine besondere Korrekturvorrichtung vorgesehen ist. Zum Dosimeter steht eine Reihe verschiedener Ionisationskammern zur Verfügung (Abb. 51).

In den USA und auch in anderen Ländern weiteste Verbreitung gefunden hat das *Victoreen-Kondensatorkammer-Dosimeter* Modell 570 (Abb. 52). Diesem Gerät sagt man eine besondere Zuverlässigkeit nach, was durchaus glaubhaft ist, da sein Aufbau denkbar einfach und unkompliziert ist: In dem kleinen Gehäuse befindet sich eine netzbetriebene Auflade-

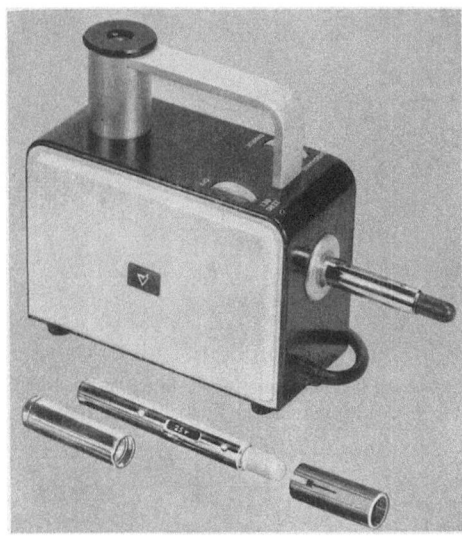

Abb. 52

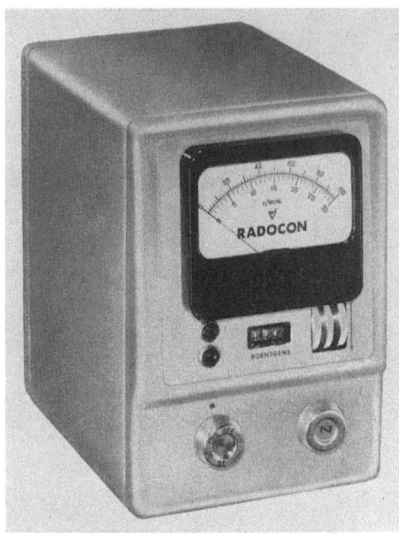

Abb. 53

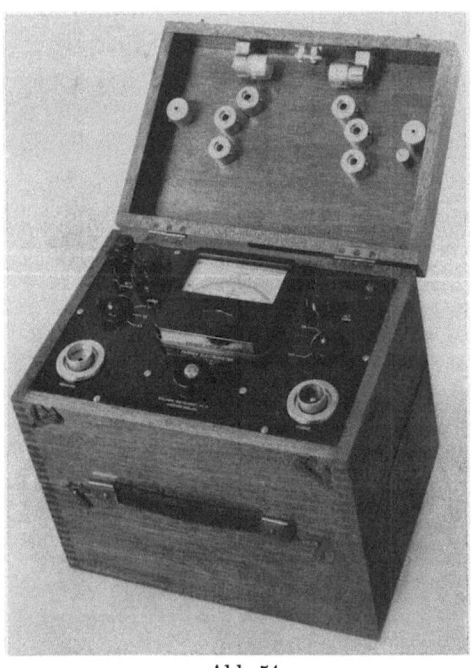

Abb. 54

Abb. 52. Victoreen-Kondensatorkammer-Dosimeter Modell 570. Meßbereiche der für verschiedene Energiebereiche zur Verfügung stehenden Kammern 0,025—2500 R Endausschlag

Abb. 53. Modernes Dosisleistungs- und Dosismeßgerät „Radocon 575" von Victoreen/Cleveland, USA

Abb. 54. Baldwin-Farmer-Elektrometer der Baldwin Instrument C. Ltd. Dartford/Kent zum Ausmessen der Ladung von Kondensatorkammern

vorrichtung für die einschiebbaren verschiedenen Kondensatorkammern und ein über ein Mikroskop ablesbares Einfadenelektrometer. Die Ablesung durch ein Okular ist allerdings nicht gerade sehr bequem, so daß das Gerät mit dem, dem Kondensatorkammerprinzip entsprechend, natürlich nur Dosen und keine Dosisleistungen gemessen werden können — nach deutschem Geschmack als Gebrauchsinstrument für die Strahlentherapie heute veraltet wirkt. Die Kontrolle der Empfindlichkeit und die Einstellung auf die herrschende Luftdichte kann mit einem getrennten Stromnormal vorgenommen werden.

Victoreen, die führende amerikanische Dosimeterfirma, stellt im übrigen für die verschiedenen Verwendungszwecke auch noch zahlreiche andere moderne Dosimeter her. Von diesen sei hier nur noch das „Radocon" Modell 575 (Abb. 53) erwähnt, das sowohl zur Messung der Dosisleistung als auch gleichzeitig zur Messung der Dosis geeignet ist. Seine Wirkungsweise ist elektronisch über eine komplizierte Verstärkerschaltung mit Tachometer-

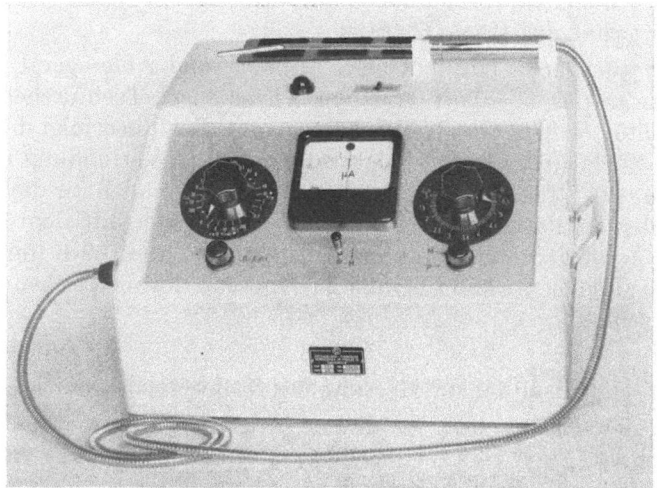

Abb. 55. Bomke-Dosimeter der Physikalisch-Technischen Werkstätten in Freiburg zur Messung kleiner Dosisleistungen mit besonders kleinen Ionisationskammern

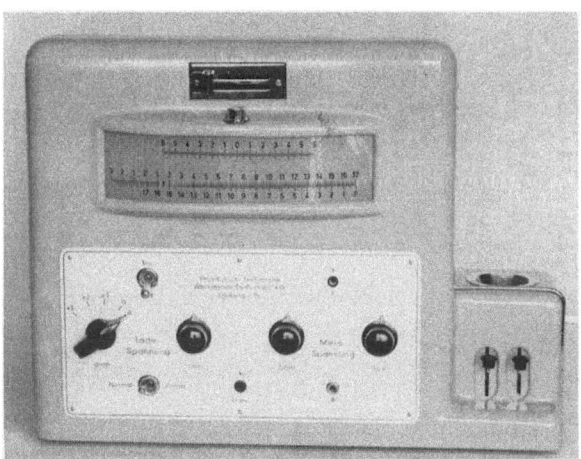

. Abb. 56. Kondiometer der Physikalisch-Technischen Werkstätten in Freiburg

Generator zur Betätigung des dosisleistungsproportional laufenden Zählwerkes. Elektronisch ist auch die Kontrollvorrichtung, wobei bei Luftdichteänderungen Korrekturen der Anzeige erforderlich sind.

In England ist noch immer das *Baldwin-Farmer-Dosimeter* (Abb. 54), oder besser gesagt Elektrometer, weit verbreitet. Es dient zur Ausmessung der Ladung von Kondensatorkammern. Das Gerät, das dem konservativen englischen Geschmack entsprechend in einem Holzgehäuse geliefert wird, arbeitet, von eingebauten Batterien gespeist, mit einer Elektrometerröhre und zeichnet sich durch seine kleine Eingangskapazität von nur 0,5 pF und einem großen Eingangswiderstand von etwa 10^{16} Ohm vorteilhaft aus. Zum Gerät wird eine Reihe von z.T. auch sehr kleinen Ionisationskammern mit Meßbereichen von 0,3—600 R Endausschlag geliefert. Eine Empfindlichkeitskontrolle ist nicht vorgesehen.

Von den in der strahlentherapeutischen Praxis verwendeten *Spezialdosimetern* sei das nach seinem Erbauer benannte *Bomke-Dosimeter* (Abb. 55), das von den Physikalisch-Technischen Werkstätten in Freiburg hergestellt wird, erwähnt. Dieses Gerät arbeitet mit einer Elektrometerröhre in Kompensationsschaltung und zeichnet sich durch hohe Empfindlichkeit aus. In Verbindung mit einer kleinen, in das Rectum oder in die Blase einführbaren Ionisationskammer dient es vornehmlich zur Messung der Dosisleistung von Radiumpräparaten in der gynäkologischen Therapie.

Schließlich sei auch noch ein deutsches Auflade- und Ablesegerät für Kondensatorkammern, und zwar das ebenfalls von den Physikalisch-Technischen Werkstätten in Freiburg hergestellte „*Kondiometer*" (Abb. 56) genannt. Bei ihm erfolgt die Anzeige auf einer leicht ablesbaren Skala über ein Spiegelgalvanometer. In Verbindung mit verschiedenen Kammern, die z.T. für Strahlenschutzmessungen, z.T. aber auch für die Simultanmessung in Phantomen oder an Patienten gedacht sind, lassen sich mit dem Gerät Dosen von wenigen μ R (mit Argon-Hochdruckkammern) bis zu mehreren 100 R (mit 6 mm-Membrankammern) messen. Das Gerät kann bei der Lösung von dosimetrischen Spezialproblemen oft sehr nützlich sein.

c) Hilfsmittel zur Messung der Halbwertschichtdicke

Zur Messung der Härte einer Strahlung, d.h. der Halbwertschichtdicke, können grundsätzlich auch *lose Filter* verschiedener Dicke eines einwandfrei reinen Filtermaterials (vor allem Aluminium oder Kupfer) verwendet werden. Bei der Messung mit losen Filterblechen ergeben sich jedoch meßtechnische und vor allem strahlenschutztechnische

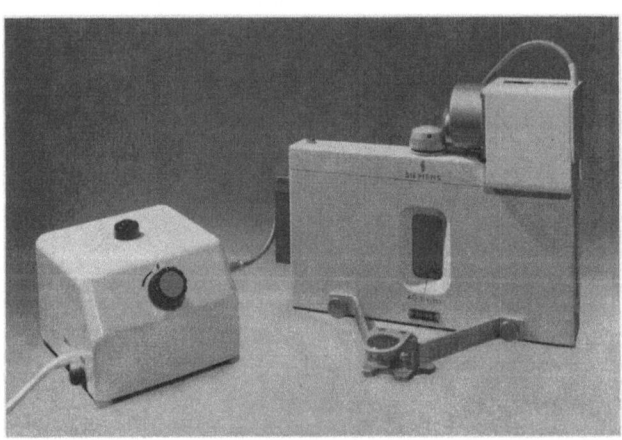

Abb. 57. Halbwertschichtdickenmesser, bestehend aus je zwei elektromotorisch fernbetätigt gegeneinander verschiebbaren Keilfilterpaaren aus Aluminium bzw. Kupfer (Siemens AG, Erlangen)

Schwierigkeiten. Deshalb wurden von einigen Dosimeterherstellern besondere praktische Halbwertschichtmesser herausgebracht. Hier soll nur der zum *Siemens-Dosimeter* gehörige *Halbwertschichtmesser* erwähnt werden, der aus Paaren von Aluminium bzw. Kupferkeilen entgegengesetzt verlaufender Steigung besteht, die ferngesteuert so gegeneinander verschoben werden können, daß in den vorgesehenen Grenzen kontinuierlich jede Filterstärke eingestellt werden kann (Abb. 57).

d) Nicht auf der Ionisation beruhende Dosimeter

Da natürlich auch die Ionisationsdosimeter ihre meßtechnischen Grenzen haben — als störend wird in der modernen „Mikrodosimetrie" oft insbesondere die räumliche Ausdehnung der Ionisationskammern empfunden — besteht, wie bereits erwähnt (vgl.

Abschnitt V), in letzter Zeit zunehmend die Tendenz, *Festkörperdosimeter* in die Strahlentherapie einzuführen. Soweit diese Bestrebungen bereits zu in der Praxis brauchbaren Konstruktionen geführt haben, sollen diese in den folgenden Zeilen erwähnt werden:

Das Prinzip der Strahlenmessung durch *Widerstandsänderung* wurde neu aufgegriffen, nachdem es auf Grund von Arbeiten von FRERICHS (1946 und 1947), BROSER et al. (1950) sowie HOLLANDER (1956) möglich geworden war, *Cadmium-Sulfidkristalle* zu züchten,

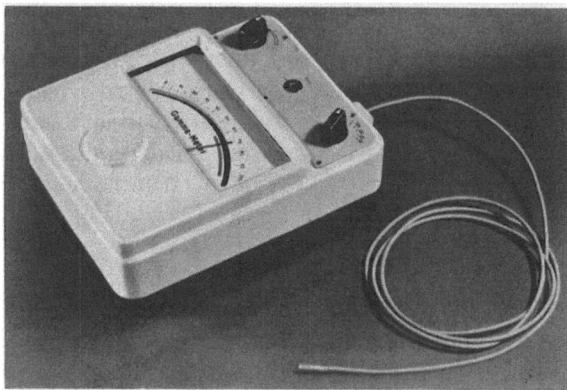

Abb. 58. Gammameter zur Messung der Dosisleistung von Radium- oder Kobalt-60-Präparaten mit einer dünnen, in Körperhöhlen einführbaren wahlweise flexiblen oder durch eine Überwurfhülse versteiften Sonde mit einem Cadmium-Sulfiddetektor sehr kleiner Abmessungen (Siemens AG, Erlangen)

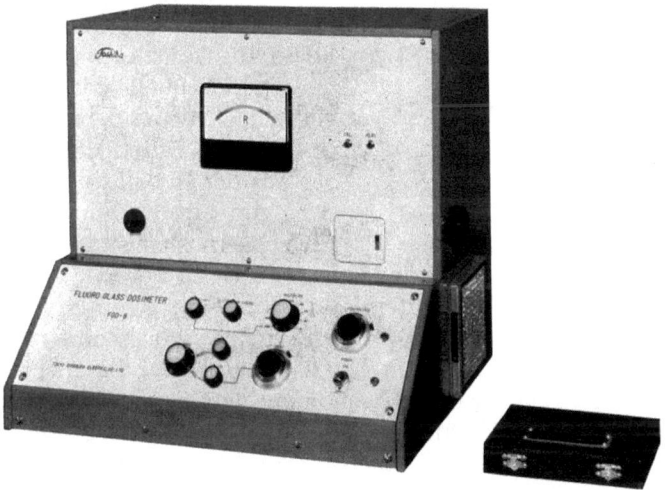

Abb. 59. Glasdosimeter Type FGD-6 der Firma Toshiba Hoshasan Kabushiki-Kaisha, Tokio/Japan

die ihre Leitfähigkeit unter dem Einfluß von sichtbarem und ultraviolettem Licht sowie von Röntgen- und Corpuscularstrahlen in weiten Grenzen ändern. Obwohl auch Cadmium-Sulfidkristalle — ähnlich wie Selen — bei weitem nicht gewebeäquivalent sind und daher Röntgen- und Gammastrahlen nicht energieunabhängig messen, gelang es doch mit ihrer Hilfe, besonders zur Ausmessung der Isodosen von Radium- oder Kobaltpräparaten geeignete Dosimeter herzustellen, die sich durch ihre Einfachheit, Empfindlichkeit und den nahezu punktförmigen Detektor auszeichnen. Durch Umhüllung des Cadmium-Sulfidkristalles mit einer Goldkappe kann im Gebiet der harten Gammastrahlung radioaktiver Strahler einschließlich der durch sie erzeugten Sekundärstrahlung ausreichende Energieunabhängigkeit erzielt werden (BECKER et al., 1952; REUSS et al., 1954).

Für die Praxis wird ein auf der Leitfähigkeitsänderung von Cadmium-Sulfid beruhendes Gerät zur Messung der Dosisleistung von Radium oder Kobalt-60-Präparaten von den

Siemens AG, Erlangen unter dem Namen „*Gammameter*" herausgebracht. Die Schwierigkeit der zeitlichen Inkonstanz der Anzeige bzw. der „Ermüdung" der Kristalle wird bei diesem Gerät dadurch umgangen, daß die Sonde im Ruhezustand der Strahlung eines im Gerätegehäuse untergebrachten radioaktiven Strahlers ausgesetzt wird, der auch gleichzeitig zur Eichung dient (Abb. 58).

Das Gerät hat mehrere Meßbereiche, deren Endausschläge zwischen 50—1000 R/h liegen. Die Dosisleistungen müssen an Hand der abgelesenen Skalenwerte aus Eichkurven entnommen werden, da besonders im Gebiet höherer Dosisleistung keine strenge Proportionalität zwischen der Dosisleistung und dem über den Kristall fließenden Strom besteht. Ein dem Gammameter ähnliches Gerät, jedoch mit Meßbereichen von 300—30000 R/h, wird von der englischen Firma AEJ, London, hergestellt.

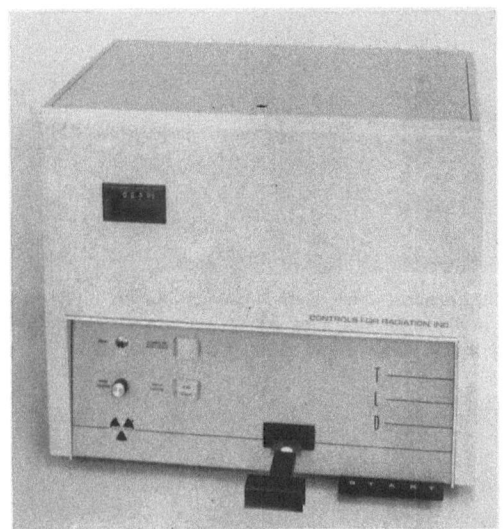

Abb. 60. Thermoluminescenzdosimeter „Con-Rad" der Controls for Radiation Inc., Cambridge/Mass., mit pulverisiertem Lithium-Fluorid arbeitend

Die Grundlagen der *Radiophotoluminescenzdosimetrie*, besonders von Silberphosphatgläsern, wurden bereits beschrieben (vgl. S. 547). Hier sind nur noch Angaben über das z. Z. einzige in der Strahlentherapie verwendbare *Glasdosimeter*, dem Toshiba Fluoro-Glasdosimeter Typ FGD-6, Tokyo, zu machen, um dessen Entwicklung sich vor allem YOKOTA verdient gemacht hat.

Das *Toshiba-Glasdosimeter* besteht aus 3 Teilen, die in einem gemeinsamen Gehäuse untergebracht sind: Einem Netzanschluß- und Spannungskonstanthaltungsteil, der Ultraviolett-Lichtquelle mit dem Photoelektronenvervielfacher und dem eigentlichen Meßgerät (s. Abb. 59). Durch Vergleich der Photolumineszenz der Meßgläser mit der Photolumineszenz von mit bekannten Dosen bestrahlten Eichgläsern gleicher Abmessungen kann mit guter Genauigkeit auf die zu ermittelnde Dosis geschlossen werden. Vorteil des Verfahrens ist, daß die Dimensionen der Dosimetergläser sehr klein gehalten werden können. So werden z.B. für die von ROSWIT (1961) propagierte „in vivo-Dosimetrie" sog. „*Fluorods*" von nur 0,8 mm Durchmesser und 6 mm Länge benützt. Bei der Auswertung muß allerdings vorsichtig vorgegangen werden, da schon geringfügige Verunreinigungen der Glasoberfläche, besonders bei der Messung kleiner Dosen, das Meßergebnis stark verfälschen können, da die Anzeige mit der Zeit zwischen Bestrahlung und Messung zunächst zunimmt (einstündiges thermisches Stabilisieren der Meßwerte bei 100° C zur Erzielung der maximalen Endempfindlichkeit) und vor allem, da die Gläser energieabhängig anzeigen. Sie lassen sich daher bevorzugt zur Messung harter Strahlungen (z. B. von ^{60}Co) verwenden, während im Bereich konventioneller Strahlungen mit dem Auftreten größerer Fehler, insbesondere in größeren Phantomtiefen oder im Streustrahlenmantel, zu rechnen ist (WACHSMANN, 1965). Die anderen amerikanischen, englischen und deutschen Auswertegeräte für Glasdosimeter sind nur für *Strahlenschutzzwecke* gedacht.

Thermoluminescenzdosimeter bieten bei Verwendung von *Lithium-Fluorid* für die strahlentherapeutische Dosimetrie vor allem deshalb gute Aussichten, weil Lithium-Fluorid nahezu dieselbe *effektive Ordnungszahl* wie Gewebe besitzt und deshalb eine weitgehend energieunabhängige Messung ermöglicht. Da auch die Empfindlichkeit und die anderen meßtechnischen Eigenschaften des Lithium-Fluorids sehr gut sind, haben sich bereits mehrere amerikanische Firmen entschlossen, Thermoluminescenzdosimeter für die strahlentherapeutische Praxis zur Lösung spezieller Meßaufgaben zu bauen. In diesem Zusammenhang seien die Firmen: Controls for Radiation Inc., Cambridge (Mass.) (Abb. 60), die Harshaw Chemical Company, Cleveland (Ohio) und die Edward Germershausen and Grier Inc. (EGG Inc.), Santa Barbara (Californien), genannt.

Da alle Thermoluminescenzdosimeter ähnlich aufgebaut sind, sei hier nur das „Con-Rad"-Thermoluminescenzdosimeter der ersten Firma näher beschrieben. Bei ihm wird — wie im übrigen bei den anderen Dosimetern auch — eine kleine Menge von etwa 40 mg Lithium-Fluorid-Pulver in kleinen Kapseln oder Röhrchen aus Kunststoff der Strahlung ausgesetzt. Zur Messung wird das bestrahlte Pulver in einem Schälchen ausgebreitet und automatisch erhitzt, wobei das entstehende Luminescenzlicht, das der absorbierten Dosis in weiten Grenzen (von 0,01—100000 R!) proportional ist, über einen Photoelektronen-vervielfacher gemessen und über ein Zählwerk digital gezählt. Da die Verwendung von Pulver meßtechnisch in der Praxis nicht gerade angenehm ist, hat die Firma neuerdings, Lithium-Fluorid in Kunststoff, d.h. in Teflon eingebettet und auch gesinterte LiF-Körper hergestellt, um so zu kompakten Dosimetern zu gelangen.

So interessant das Verfahren auch ist und so nützlich es zur Lösung von dosimetrischen Spezialproblemen sein mag, für die *tägliche Praxis* des Strahlentherapeuten scheint es uns heute noch nicht reif zu sein (WACHSMANN, 1965). Außerdem darf nicht vergessen werden, daß auch dieses Dosimeter nicht zur unmittelbaren Messung von Dosen in R-Einheiten geeignet ist, sondern stets nur neben einem Ionisationsdosimeter zu *Relativmessungen* verwendet werden kann.

VI. Praktische Dosimetrie

Bei der Behandlung mit ionisierenden Strahlen ist neben der *Höhe der Dosis* die *Verteilung der Dosis* im Körper von entscheidender Bedeutung. Das ergibt sich aus der Aufgabenstellung, einem bestimmten Gebiet, dem Herd, eine für das Behandlungsziel hinreichend hohe Dosis zu vermitteln und dabei die außerhalb des Herdes liegenden Gebiete möglichst wenig mit Strahlung zu belasten. Der behandelnde Arzt muß also sowohl die Dosis an einem bestimmten Punkt im Körper (z.B. dem Mittelpunkt des Herdes), als auch die Dosisverteilung im Körper kennen. Beide Größen sind in sehr komplexer Weise abhängig von der Art und Energie der verwendeten Strahlen, vom Focusabstand, von der Feldgröße, der Zahl und Anordnung der Felder und von der Art und Größe des bestrahlten Körpers usw. Eine rechnerische Bestimmung der Dosisverteilung ist deshalb praktisch nur schwer möglich.

Nur in seltenen Fällen kann die Dosis direkt *am Herd mitgemessen* werden. Dies ist nur in Körperhöhlen oder bei Oberflächenbehandlungen möglich. Im allgemeinen ist der Herd für das Meßorgan nicht zugänglich, und die Dosisverteilung im ganzen kann niemals am Patienten gemessen werden.

Man muß deshalb aus Messungen an *Phantomen* auf die Herddosis und auf die Dosisverteilung im Körper des Patienten schließen. An Phantomen ermittelt man sowohl die relativen Tiefendosen — das ist die Dosis im Zentralstrahl in Abhängigkeit von der Gewebstiefe, bezogen auf die Dosis an der Oberfläche oder bei sehr harten und ultraharten Strahlen und bei Corpuscularstrahlen, bezogen auf die Dosis im Dosismaximum (Abb. 1a und b im Beitrag: Grundlagen der strahlentherapeutischen Methoden von WACHSMANN und VIETEN in diesem Band) — als auch den Verlauf der Isodosen, das sind Kurven gleicher Dosisleistung (Abb. 33—39 im Beitrag WACHSMANN und VIETEN: Grundlagen der strahlentherapeutischen Methoden in diesem Band).

1. Phantome

Die zur Durchführung von Dosismessungen benutzten Phantome müssen den menschlichen Körper in zweifacher Hinsicht nachahmen:

1. bezüglich Form und Größe;
2. bezüglich Absorption und Streuung der benutzten Strahlung.

Sie müssen außerdem gestatten, an jedem beliebigen Ort innerhalb des Phantoms Meßorgane zur Messung der Dosis einbringen zu können.

Stoffe, die sich gegenüber Strahlungen beliebiger Qualität hinsichtlich der Wechselwirkung mit der Strahlung genauso verhalten wie Gewebe, heißen *gewebeäquivalent*. Besteht diese Gewebeäquivalenz nur für einen bestimmten Strahlenqualitätsbereich, so muß dieser Bereich als Einschränkung mitgenannt werden (Herve, 1964; Markus, 1964).

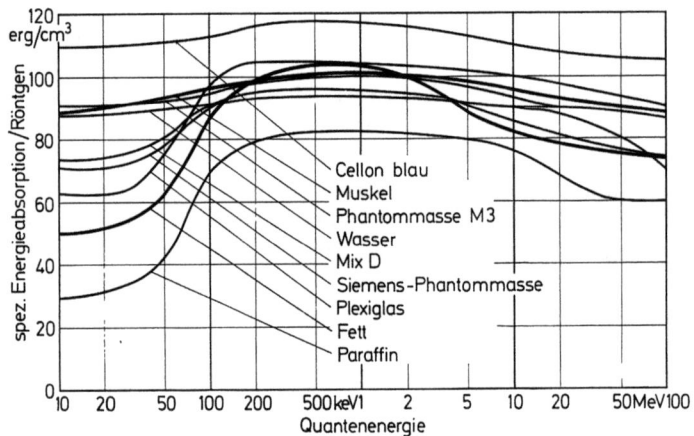

Abb. 61. Energieabsorption pro Kubikzentimeter und Röntgen für verschiedene Phantommaterialien (Markus, 1956)

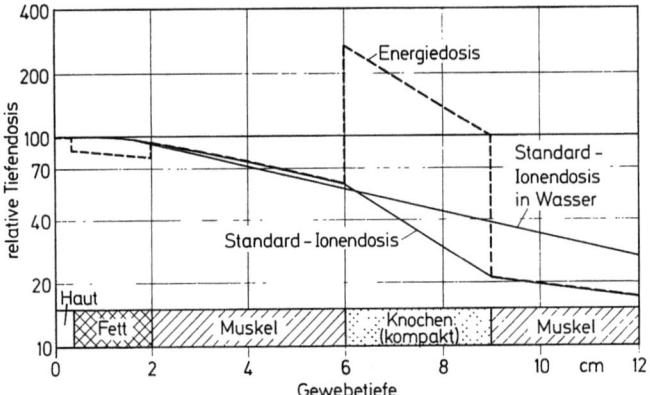

Abb. 62. Verlauf der relativen Tiefendosiskurven (Standard-Ionendosis und Energiedosis) in einem aus unterschiedlichen Schichten bestehenden Phantom verglichen mit der relativen Tiefendosis in Wasser (Hine und Brownell, 1956)

Wasser und *Plexiglas* sind neben anderen Stoffen geeignete Materialien für die Imitation von weichem Gewebe. Im Wasser können auch die Meßkammern ungehindert bewegt werden. Die hochisolierten und gegen Feuchtigkeit sehr empfindlichen Meßkammern müssen allerdings, wenn sie im Wasserphantom verwendet werden sollen, gut gegen eindringende Feuchtigkeit geschützt werden. Sofern sie dies nicht bereits durch ihre Bauweise sind, empfiehlt es sich, sie durch einen Überzug aus Naturkautschuk, Vaseline oder einen wasseräquivalenten Kunststoff zu schützen.

Man kann z.B. *Behälter aus Plexiglas* herstellen, die in der Form dem menschlichen Körper nachgebildet sind und sie zur Messung mit Wasser füllen. Statt Wasser wird gelegentlich auch Reis, Zucker, granulierter Kunststoff oder Paraffin, Bienenwachs, Holz und Bolus Alba als Phantommaterial verwendet. Diese Stoffe sind jedoch bei *weichen Strahlungen* nicht hinreichend gewebeäquivalent (Herve, 1953 und 1955;

YIANNAKOPOULOS, 1956; und WAGNER, 1956). Durch geeignete Beimengungen anderer Stoffe, z.B. Magnesiumoxyd oder Magnesium-Carbonat, kann bei Wachs oder Paraffin eine bessere Gewebeäquivalenz erreicht werden. Solche verbesserten Phantommaterialien sind z.B. „Mix D" (SPIERS, 1946; JONES, 1952) oder „Lincolnshire Bolus" (LINDSAY und STERN, 1953; OOSTERKAMP und PROPER, 1958).

Abb. 61 zeigt das Absorptionsverhalten verschiedener Phantommaterialien, verglichen mit Wasser, Muskelgewebe und Fett. Bei *harten und ultraharten Strahlungen* spielen geringe Unterschiede in der effektiven Ordnungszahl der benutzten Phantommaterialien ebenso wie bei schnellen Elektronen (v. D. DECKEN, 1956) kaum eine Rolle.

Nachdem SPIERS (1946) und WACHSMANN (1949) auf den Einfluß der nicht wasseräquivalenten *Absorption in verschiedenen Körpergeweben* wie z.B. Fett, Lunge und Knochen aufmerksam gemacht haben, wird das beim Bau von Phantomen mehr und mehr berücksichtigt (JACOBSEN und KNAUER, 1956; HARRIS et al., 1956; WÜRTHNER, 1964). Dadurch werden Fehler bei der Messung der Herddosis in Phantomen vermieden, die beim Thorax wegen der geringen Absorption der Lunge bis zu + 100 % und im Schädel oder Becken wegen der größeren Absorption im Knochen bis zu − 30 % betragen können (Abb. 62) (WACHSMANN und ADAM, 1964; SUNDBOM und WALSTAM, 1964). Im Handel ist z.B. ein Menschenphantom, bei dem alle wesentlichen Organe berücksichtigt sind und das mit vielen kleinen Bohrungen für Meßorgane versehen ist (Abb. 91 im Beitrag WACHSMANN und VIETEN: Grundlagen der strahlentherapeutischen Methoden in diesem Band).

Es können natürlich dem Verwendungszweck gut angepaßte Phantome immer selbst hergestellt werden, doch ist dieses Vorgehen ziemlich mühselig und zeitraubend.

2. Messung der relativen Tiefendosis

Die relative Tiefendosis ist die wichtigste Größe zur Charakterisierung der *Tiefenwirkung* einer Strahlung. Von ihr abgeleitete Größen sind die „*relative Tiefendosis 10*" (rel. TD_{10}) — das ist die relative Tiefendosis in 10 cm Gewebstiefe — und die *Gewebe-*

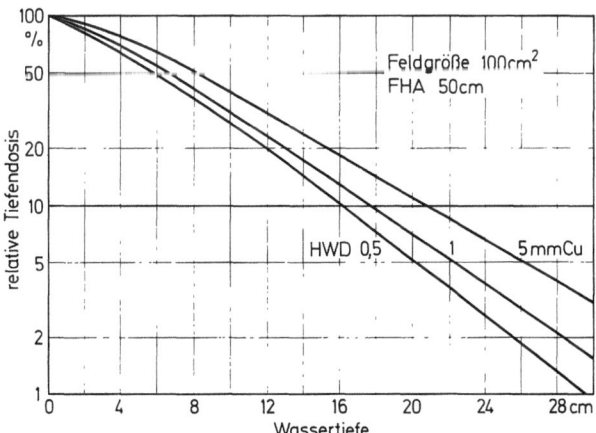

Abb. 63. Verlauf der relativen Tiefendosiskurven für harte Strahlungen verschiedener Halbwertschichtdicke bei sonst gleichen Bestrahlungsbedingungen. (Nach WACHSMANN und DIMOTSIS, 1957)

halbwerttiefe — das ist diejenige Gewebetiefe, in der die relative Tiefendosis 50 % beträgt. Diese beiden Größen sind anschaulich und zur Charakterisierung der Tiefenwirkung einer Strahlung geeignet.

Die *relative Tiefendosis* wird meist in „unendlich großen" Wasserphantomen gemessen. Sie ist außer von der Strahlenqualität (Abb. 63) auch noch vom Focus—Haut-Abstand (Abb. 64) und von der Feldgröße (Abb. 65) abhängig. Es muß deshalb streng darauf geachtet werden, daß diese Parameter bei der Messung am Phantom und bei der Behandlung, für die die Phantommessung benutzt werden soll, übereinstimmen.

Zur *Messung der relativen Tiefendosis* ist nicht viel zu sagen: Es muß eine möglichst kleine, im Gebiet der verwendeten Strahlungen einschließlich der gebildeten Sekundärstrahlungen hinreichend energieunabhängige und wegen der aus allen Richtungen einfallenden Streustrahlung auch ausreichend richtungsunabhängige Meßkammer benutzt werden.

Bei *sehr harten* und *ultraharten Strahlungen*, bei denen der Aufbaueffekt in Erscheinung tritt, ist der Wert der Oberflächendosis nur schwer zu bestimmen. Deshalb ist es zweck-

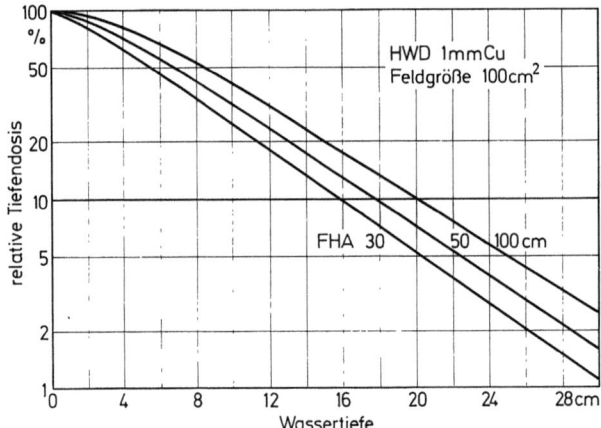

Abb. 64. Verlauf der relativen Tiefendosiskurven bei verschiedenen Brennfleck-Hautabständen bei sonst gleichen Bestrahlungsbedingungen. (Nach Wachsmann und Dimotsis, 1957)

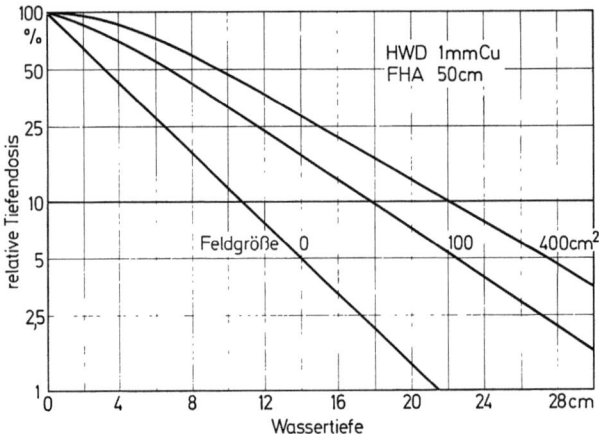

Abb. 65. Verlauf der relativen Tiefendosiskurven bei verschiedenen Feldgrößen bei sonst gleichen Bestrahlungsbedingungen. (Nach Wachsmann und Dimotsis, 1957)

mäßig, die relative Tiefendosis solcher Strahlungen nicht auf die Oberflächendosis, sondern auf die *Maximaldosis* zu beziehen, die je nach der Strahlenenergie in verschiedenen Tiefen auftritt.

3. Bestimmung von Isodosen

Die *relativen Tiefendosen* geben die Dosisverteilung im Körper nur im Zentralstrahl wieder. Sie gestatten, für einen bestimmten zu behandelnden Herd z.B. aus seiner Tiefe die geeignete Strahlenqualität auszuwählen und die Bestrahlungszeit zu ermitteln, die nötig ist, um im Herd eine bestimmte Dosis zu verabreichen.

Der Strahlentherapeut muß aber die räumliche Dosisverteilung im Herd und im ganzen durchstrahlten Körper des Patienten kennen. Ebenso wie die relativen Tiefendosen werden die *räumlichen Dosisverteilungen* entweder am Phantom ausgemessen oder errechnet und als Isodosen aufgezeichnet. Im allgemeinen werden auch die Isodosenwerte in Prozenten des Dosismaximums oder der Oberflächendosis, im Einzelfall aber auch als Absolutwerte angegeben.

Die Ausmessung von räumlichen Dosisverteilungen ist ziemlich mühselig. Man hilft sich dadurch, daß man entweder gleichzeitig mit mehreren Kondensatorkammern (Abb. 90 im Beitrag: WACHSMANN und VIETEN: Grundlagen der strahlentherapeutischen Methoden, in diesem Band) mißt (sog. „Simultandosimetrie") oder — wesentlich eleganter — durch Verwendung von *Isodosenschreibern* (KEMP, 1946; MAUCHEL und JOHNS, 1954; KEMP, 1954; BERMAN et al., 1955; MAUCHEL et al., 1955; ROSMAN und ZIMMER, 1956; KEMP und BURNS, 1958; BIRKNER et al., 1960; BIRKNER et al., 1962; SCHOKNECHT, 1964). Das Prinzip dieser Schreiber beruht darauf, daß eine Meßkammer oder ein anderes

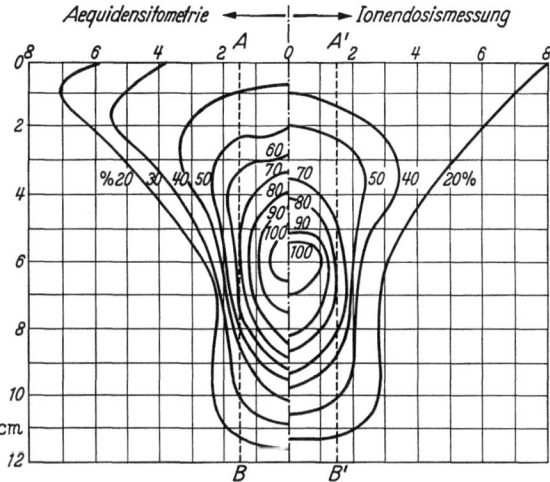

Abb. 66. Vergleich von Isodosen, die mit Ionisationskammern (rechte Bildhälfte) und mit Filmen (linke Bildhälfte) gewonnen wurden (Pendelbestrahlung mit einer ⁶⁰Co-Quelle) (KELLER, 1964)

Meßorgan durch eine elektronische Einrichtung mit Hilfe von zwei kreuzweise angeordneten Elektronenmotoren so bewegt wird, daß sie sich entlang einer Linie konstanter Dosisleistung, d.h. einer Isodose, bewegt. Mit dem Meßorgan ist dabei eine Schreibvorrichtung verbunden.

In jedem Fall muß das zur Ausmessung von Isodosen benützte Meßorgan möglichst klein sein (z.B. Fingerhutkammer mit 5 mm Durchmesser und 10 mm Länge), um die tatsächlichen örtlichen Dosen hinreichend genau zu messen. Bei der Strahlung von Röntgenröhren und Beschleunigern muß außerdem mittels eines Monitors für eine konstante Dosisleistung der Strahlenquelle gesorgt werden.

Auch die *rechnerischen Bestimmungen von Isodosen* — etwa aus relativen Tiefendosen — sind sehr zeitraubend, wenn nicht geeignete Computer und geübtes Personal verfügbar sind.

Die wichtigste Methode zur *Berechnung der Isodosen von Einzelfeldern* ist die von CLARKSON (1941), die von verschiedenen Autoren weiter entwickelt wurde. Bei dieser Methode werden für jeden Punkt die primären und die sekundären Strahlenanteile besonders ermittelt. Die Streuanteile sind dabei durch Streufunktionen bestimmt, die sich wiederum aus Tiefendosendaten für kreisrunde Felder ergeben. CLARKSONs Überlegungen wurden von TRANTER (1956) modifiziert. Diese Methode ist wahrscheinlich die schnellste, wenn kein Computer verfügbar ist. Eine andere rechnerische Bestimmungsmöglichkeit stammt von MEREDITH und NEARY (1944). Dabei werden als Ausgangsdaten ebenfalls relative Tiefendosen benützt. Nach dieser Methode wurden von TSIEN (1958) Isodosenkarten für 50 verschiedene Feldgrößen vieler Energien berechnet.

Noch mühseliger als für Stehfelder ist die Bestimmung der räumlichen Dosisverteilung bei der Kreuzfeuermethode und bei der *Bewegungsbestrahlung*. Bei letzterer muß zum Ausmessen der Dosisverteilung innerhalb eines Körperquerschnittes mindestens ein vollständiger Bewegungsablauf erfolgen.

Eine besonders einfache Methode ist die Ausmessung der Dosisverteilung in Körperquerschnitten mit Hilfe von *Filmen* (KÖLLE, EICHHORN und DEGENHARDT, 1956; MOOS und SANDBERG, 1957; STANTON, 1962; RAKOW, 1965; LESCRENIER, 1965; HEINZLER, 1965). Leider ist sie im Bereich konventioneller Strahlungen wegen der starken Energieabhängigkeit der Emulsionen nicht anwendbar. Bei härteren Strahlungen beispielsweise von Kobalt 60 erscheint diese Methode jedoch möglich (GRANKE et al., 1954), obwohl der mit der Tiefe zunehmende weichere Streustrahlenanteil dort und am Feldrand zu

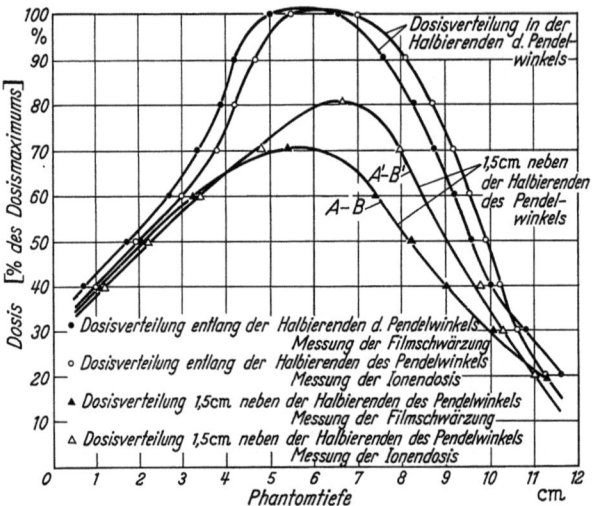

Abb. 67. Vergleich der Tiefendosen zu den in Abb. 66 gezeigten Isodosen (KELLER, 1964)

hohe Dosen (10—30%) vortäuscht (RAKOW, 1961; KRUGLOW, 1961; und KELLER, 1964) (Abb. 66 u. 67). Wahrscheinlich werden diese Fehler bei noch energiereicherer Röntgenstrahlung (z.B. des Betatrons) vernachlässigbar (WACHSMANN, 1961). Ebenso scheint das Verfahren bei der Ausmessung der Isodosen schneller Elektronen anwendbar (TOCHILIN und GOLDEN, 1953; MARKUS und PAUL, 1953; BREITLING und SEEG, 1963).

4. Ermittlung der Dosisverteilung

Um die *Dosis* an einem bestimmten Ort auf dem *Zentralstrahl* im Innern des zu bestrahlenden Körpers zu bestimmen, sind im wesentlichen 2 Verfahren gebräuchlich:

Entweder man mißt die *Einfallsdosis* (Definition auf S. 534), multipliziert das Meßergebnis mit dem *Streufaktor* (Streuzusatzdosis), erhält damit die *Oberflächendosis* und multipliziert weiter mit der *prozentualen Tiefendosis*, die zu der Tiefe des fraglichen Punktes und den gewählten Betriebsbedingungen (Focus—Haut-Abstand, Strahlenqualität und Feldergröße) gehört. Der dazu nötige Streufaktor ist aus vielen Messungen für alle konventionellen Strahlungen und alle Feldgrößen genügend genau bekannt (MAYNEORD und LAMERTON, 1941; BRAESTRUP, 1944; CIPOLLARO, 1950; GLASSER et al., 1952; JOHNS u. Mitarb., 1954; WACHSMANN u. Mitarb., 1954; GREENING, 1954).

Oder aber man mißt gleich die *Oberflächendosis* (Definition auf S. 535) und multipliziert das Meßergebnis mit der *prozentualen Tiefendosis*. Um die Oberflächendosis zu messen, legt man das Dosimeter so auf die Phantomoberfläche, daß der Schwerpunkt des Meßorgans (z.B. Ionisationskammer) in der Ebene der Oberfläche liegt (Abb. 68).

Im *sehr harten* und *ultraharten Strahlenbereich* ist es jedoch nicht sinnvoll, von der Einfallsdosis oder der Oberflächendosis auszugehen. Diese beiden Größen sind nämlich bei sehr harten und ultraharten Strahlungen nicht mit hinreichender Sicherheit befriedigend genau bestimmbar, und zwar sowohl weil die Ionendosis wegen des Aufbaueffektes (Abb. 35) zu stark von der Wanddicke der benutzten Meßkammer bzw. der Dicke des Meßorgans abhängt als auch wegen der das Meßergebnis beeinträchtigenden Sekundärstrahlung (Abb. 36). Man mißt hier deshalb mit Hilfe einer Ionisationskammer mit Aufbaukappe oder in Wasser die Ionendosis in einer Tiefe, die vergleichbar ist mit der Tiefe des Dosismaximums. In diese Messungen gehen die erwähnten Störeffekte kaum ein, und so kann man ohne weiteres wieder entsprechende Tabellenwerte benutzen.

Selbstverständlich müssen die Messungen in beiden Fällen, d.h. beim Anfertigen der Tabellen und bei ihrer Benutzung, unter exakt gleichen Bedingungen erfolgen, unter denen auch die Bestrahlung durchgeführt werden soll. Es müssen also nicht nur der Focus—Haut-Abstand und die Strahlenqualität die gleichen sein, sondern es muß möglichst auch derselbe oder ein in Bezug auf Streustrahlung usw. ähnlicher Tubus benutzt werden.

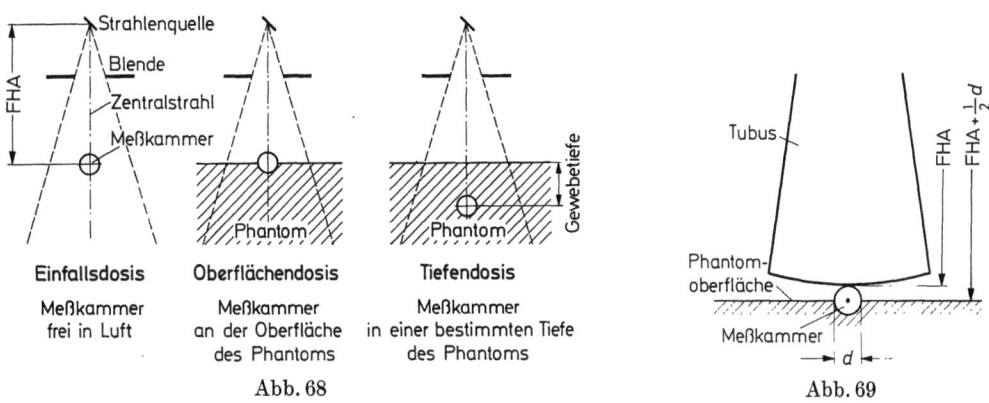

Abb. 68. Anordnung der Meßkammer zur Bestimmung der Einfalls-, Oberflächen- und der Tiefendosis

Abb. 69. Bei Benützung eines nicht offenen Tubusses muß bei der Bestimmung der Oberflächendosis entsprechend dem Abstandsgesetz eine Korrektur des Meßwertes vorgenommen werden

Wenn es sich dabei um einen nicht offenen Tubus handelt, muß der Meßwert entsprechend dem $1/r^2$-Gesetz korrigiert werden, weil der Tubus dann unvermeidlich um die halbe Dicke der Kammer von der Oberfläche entfernt ist, die er bei der Messung eigentlich berühren sollte (Abb. 69).

Beide Verfahren können den gesuchten Wert sehr genau liefern, vorausgesetzt, daß die Meßmethoden und Bedingungen bei dieser Messung übereinstimmen mit denen bei der Bestimmung der relativen Tiefendosen. Allerdings gilt das nur dann, wenn die betrachteten Körpergebiete homogen sind und aus sog. „weichem", d.h. wasseräquivalentem Gewebe bestehen, da ja die relativen Tiefendosen in homogenem Material gemessen wurden. Andernfalls müssen Korrekturen angebracht werden wegen der je nach Gewebeart unterschiedlichen Strahlenabsorption (BIRKNER und WACHSMANN, 1955; BURLIN, 1957; DUTREIX, DUTREIX und TUBIANA, 1960; KELLER und JE, 1963; CIRLA und CORTISSONE, 1963; RICHTER und SCHIRRMEISTER, 1964; SUNDBOOM und WALSTAM, 1964; WACHSMANN und KELLER, 1965).

Die Absorption wird durch die *Dichte* und durch die *mittlere Ordnungszahl* des absorbierenden Materials bestimmt. Beide Eigenschaften können für unterschiedliche biologische Gewebe verschieden sein. Der Einfluß der Dichte ist unabhängig von der Strahlenenergie. Dagegen ist der Einfluß der mittleren Ordnungszahl stark energieabhängig (Abb. 8). Im Energiebereich zwischen etwa 300 kV und 30 MeV verhalten sich die verschiedenen biologischen Gewebe jedoch hinsichtlich der durch die mittlere Ordnungszahl bestimmten Absorption nahezu gleich (Abb. 43, S. 36 im Beitrag WACHSMANN und VIETEN dieses Bandes). Die Berücksichtigung der unterschiedlichen Gewebeabsorption durch den sog. *Gewebefaktor* ist mit geeigneten Literaturhinweisen im Beitrag Wachsmann und Vieten: Grundlagen der strahlentherapeutischen Methoden, in diesem Band auf den S. 33—37, näher behandelt.

Die benötigten relativen Tiefendosen können nicht in jedem Institut gemessen werden. Man benutzt daher veröffentlichte Werte. Dazu gibt es eine Anzahl von guten

Tabelle 5. *Einige Beispiele von tabellierten Tiefendosiswerten nach Strahlenqualitätsbereichen geordnet.*
(Unter Mitverwendung der Angaben nach NBS Handbook 87)

Halbwertschicht-dicke, Beschleunigungsspannung oder Radionuklid	Braestrup (1944)	Johns (1961)	Johns et al. (1952)	Johns et al. (1953)	Johns et al. (1954)	Laughlin et al. (1951)	Newbery und Bewlwy (1955)	Shapiro et al. (1956)	Wachsmann u. Dimotsis (1957)	Wideroe (1959)	Brit. J. Radiol. Suppl. 10 (1961)
0,01—1,0 mm Al									+		+
1,0—8,0 mm Al	+	+		+	+				+		
0,5—3,0 mm Cu				+	+				+		
1,0—4,0 mm Cu									+		+
Cäsium-137									+		+
2 MeV									+		
Kobalt-60		+	+						+		
4 MeV									+		+
8 MeV							+		+		
15 MeV									+		+
20—25 MeV						+		+	+		
30—35 MeV									+	+	

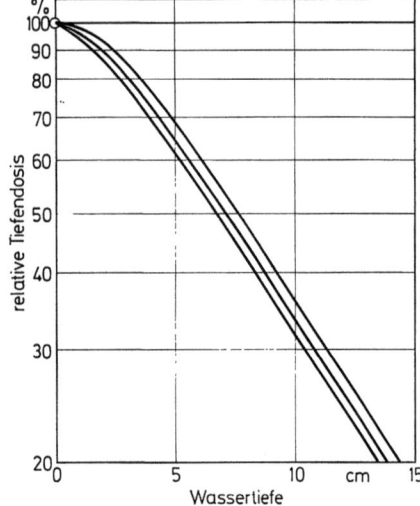

Abb. 70. Von verschiedenen Autoren gemessene relative Tiefendosen für gleiche Bestrahlungsbedingungen (NBS Handbook 87)

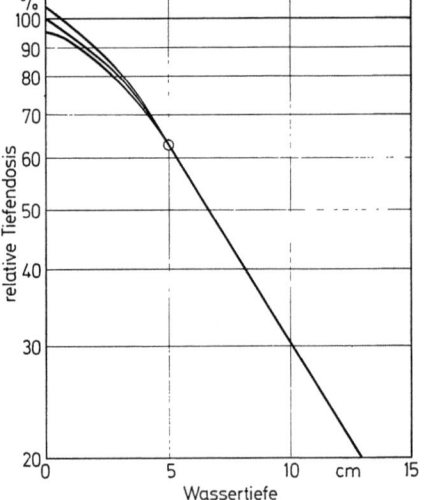

Abb. 71. Die in Abb. 70 gezeigten relativen Tiefendosen, jedoch nicht auf den Wert an der Oberfläche, sondern auf den Wert in 5 cm Tiefe normiert (NBS Handbook 87)

Tabellenwerken. In Tabelle 5 sind für die einzelnen Energiebereiche einige genannt. In diesen Tabellen sind die benutzten Bestrahlungsbedingungen im einzelnen angegeben, so daß sich immer geeignete Angaben finden lassen.

Beim Vergleich der einzelnen Werte miteinander zeigt sich aber, daß selbst für gleiche Bedingungen die Angaben der einzelnen Autoren voneinander z.T. erheblich abweichen (Abb. 70). Diese *Abweichungen* werden jedoch klein oder verschwinden vollständig, wenn als Bezugswert nicht die Oberflächendosis, sondern die Dosis in einer geeigneten Tiefe, z.B. die Dosis in 5 cm Tiefe, verwendet wird (Abb. 71).

Die auftretenden Differenzen in Oberflächennähe sind klinisch im allgemeinen nicht so wichtig, weil doch meistens Vielfelder- oder Bewegungsbestrahlung angewendet wird, die eine starke Entlastung der Oberfläche ermöglichen. Die ICRU (NBS Handbook 87) empfiehlt deshalb, grundsätzlich von der Messung der *Dosis in geeigneter Tiefe* von z. B. 5 cm auszugehen. Um diese Messung möglichst einfach zu gestalten, schlägt sie den in Abb. 72 gezeigten Plastikbehälter als Wasserphantom vor.

Um umfangreiche Justierarbeiten zu vermeiden, ist der *Behälter* mit einem eingeschweißten Plastikrohr und einer Strichmarkierung für die Wasseroberfläche versehen. Ist der Behälter bis zur Markierung mit Wasser gefüllt, so bestimmt die Achse des Rohres eine definierte Wassertiefe. Das Rohr legt dadurch den Meßort fest und schützt die Kammer vor Feuchtigkeit. Es muß außerdem so gebaut sein, daß Kammerwand und Rohrwand sich berühren, so daß die Kammer nicht von einer Luftschicht umgeben ist.

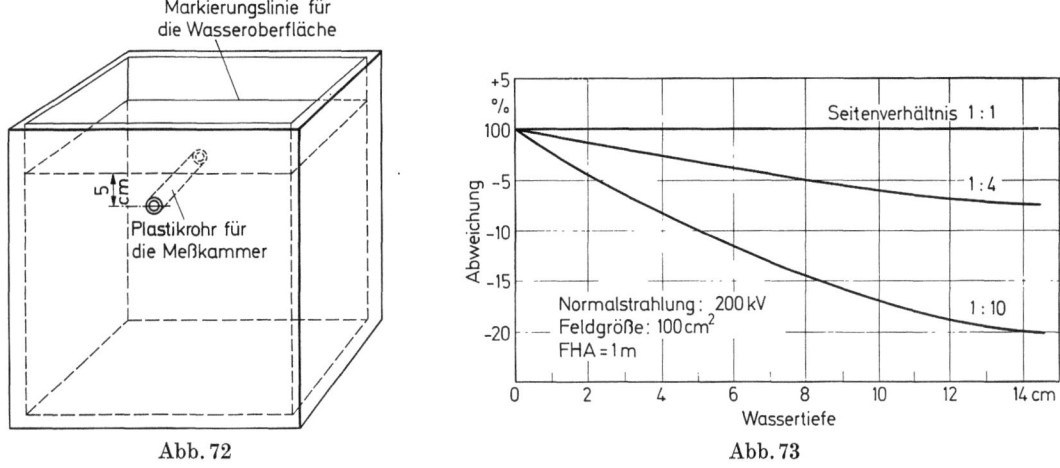

Abb. 72   Abb. 73

Abb. 72. Von der ICRU vorgeschlagener Plastik-Behälter zur Messung der Dosis in 5 cm Tiefe (NBS Handbook 87)

Abb. 73. Einfluß der Feldform auf den Verlauf der relativen Tiefendosen, bezogen auf die Tiefendosen eines quadratischen Feldes gleicher Feldgröße

Bei der *Benutzung von Tiefendosistabellen* kann es vorkommen, daß die zur Bestrahlung ausgewählten Bedingungen wie Strahlenqualität (also HWD), Focus—Haut-Abstand, Feldgröße und Feldform unter den Parameterwerten der Tabelle nicht erscheinen. Dann lassen sich für die gesuchte HWD und ebenso für die gesuchte Feldgröße die Dosiswerte aus solchen benachbarter Parameterwerte durch Interpolieren bestimmen. Für die Umrechnung von Focus—Haut-Abständen hat BURNS (1961) eine Beziehung angegeben. Bei gleicher Feldgröße sind die Tiefendosen aber noch von der Feldform abhängig, z.B. liefern rechteckige Felder geringere Tiefendosen als quadratische oder kreisförmige gleicher Fläche. Die Beziehungen zwischen rechteckigen, quadratischen und kreisförmigen Feldern hat DAY (1961) tabellarisch zusammengestellt (Tabelle 6 und 7).

In Abb. 73 ist der Einfluß der Feldform auf den Verlauf der relativen Tiefendosen graphisch dargestellt.

Vom Zentralstrahl fällt die Dosis je nach der Energie der verwendeten Strahlung und der Feldgröße nach dem *Feldrand* hin mehr oder weniger steil ab. Zur Ermittlung dieses Abfalles sind Berechnungsmöglichkeiten bekannt (CLARKSON, 1941; MEREDITH und NEARY, 1944; QUIMBY et al., 1956; TRANTER, 1956). Diese werden aber in der Klinik kaum angewendet, da sie zu aufwendig sind. Man benutzt vielmehr die im vorigen Abschnitt und im Beitrag WACHSMANN und VIETEN: Grundlagen der strahlentherapeutischen Methoden in diesem Band näher beschriebenen *Isodosen*, die in umfangreichen *Kartenwerken* verfügbar sind. Zum Beispiel ist ein kompletter Kartensatz für Strahlenenergien entsprechend einer Halbwertschichtdicke von 1,0; 1,5; 2,0; 2,5 und 3,0 mm Cu von der International Atomic Energy Agency 1962 herausgegeben worden mit je 50 verschiedenen

Tabelle 6. *Seitenlängen, die zu vorgegebenen Rechtecken hinsichtlich der relativen Tiefendosen äquivalente Quadratflächen ergeben* (nach DAY 1961)

Lange Rechteckseite in cm	Kurze Rechteckseite in cm																								
	1	2	3	4	5	6	7	8	9	10	11	12	13	14	15	16	17	18	19	20	22	24	26	28	30
1	1,0																								
2	1,4	2,0																							
3	1,6	2,4	3,0																						
4	1,7	2,7	3,4	4,0																					
5	1,8	3,0	3,8	4,5	5,0																				
6	1,9	3,1	4,1	4,8	5,5	6,0																			
7	2,0	3,3	4,3	5,1	5,8	6,5	7,0																		
8	2,1	3,4	4,5	5,4	6,2	6,9	7,5	8,0																	
9	2,1	3,5	4,6	5,6	6,5	7,2	7,9	8,5	9,0																
10	2,2	3,6	4,8	5,8	6,7	7,5	8,2	8,9	9,5	10,0															
11	2,2	3,7	4,9	5,9	6,9	7,8	8,6	9,3	9,9	10,5	11,0														
12	2,2	3,7	5,0	6,1	7,1	8,0	8,8	9,6	10,3	10,9	11,5	12,0													
13	2,2	3,8	5,1	6,2	7,2	8,2	9,1	9,9	10,6	11,3	11,9	12,5	13,0												
14	2,3	3,8	5,1	6,3	7,4	8,4	9,3	10,1	10,9	11,6	12,3	12,9	13,5	14,0											
15	2,3	3,9	5,2	6,4	7,5	8,5	9,5	10,3	11,2	11,9	12,6	13,3	13,9	14,5	15,0										
16	2,3	3,9	5,2	6,5	7,6	8,6	9,6	10,5	11,4	12,2	13,0	13,7	14,3	14,9	15,5	16,0									
17	2,3	3,9	5,3	6,5	7,7	8,8	9,8	10,7	11,6	12,4	13,2	14,0	14,7	15,3	15,9	16,5	17,0								
18	2,3	4,0	5,3	6,6	7,8	8,9	9,9	10,8	11,8	12,7	13,5	14,3	15,0	15,7	16,3	16,9	17,5	18,0							
19	2,3	4,0	5,4	6,6	7,8	8,9	10,0	11,0	11,9	12,8	13,7	14,5	15,3	16,0	16,7	17,3	17,9	18,5	19,0						
20	2,3	4,0	5,4	6,7	7,9	9,0	10,1	11,1	12,1	13,0	13,9	14,7	15,5	16,3	17,0	17,7	18,3	18,9	19,5	20,0					
22	2,3	4,0	5,5	6,8	8,0	9,1	10,3	11,3	12,3	13,3	14,2	15,1	16,0	16,8	17,6	18,3	19,0	19,7	20,3	20,9	22,0				
24	2,4	4,1	5,5	6,8	8,1	9,2	10,4	11,5	12,5	13,5	14,5	15,4	16,3	17,2	18,0	18,8	19 6	20,3	21,0	21,7	22,9	24,0			
26	2,4	4,1	5,5	6,9	8,1	9,3	10,5	11,6	12,6	13,7	14,7	15,7	16,6	17,5	18,4	19,2	20,1	20,9	21,6	22,4	23,7	24,9	26,0		
28	2,4	4,1	5,6	6,9	8,2	9,4	10,5	11,7	12,8	13,8	14,8	15,9	16,8	17,8	18,7	19,6	20,5	21,3	22,1	22,9	24,4	25,7	27,0	28,0	
30	2,4	4,1	5,6	6,9	8,2	9,4	10,6	11,7	12,8	13,9	15,0	16,0	17,0	18,0	18,9	19,9	20,8	21,7	22,5	23,3	24,9	26,4	27,7	29,0	30,0

Tabelle 7. *Kreisdurchmesser, die zu vorgegebenen Rechtecken hinsichtlich der relativen Tiefendosen äquivalente Kreisflächen liefern* (nach DAY 1961)

Lange Rechteckseite in cm	Kurze Rechteckseite in cm																								
	1	2	3	4	5	6	7	8	9	10	11	12	13	14	15	16	17	18	19	20	22	24	26	28	30
1	1,1																								
2	1,5	2,2																							
3	1,8	2,7	3,4																						
4	1,9	3,0	3,9	4,5																					
5	2,1	3,3	4,2	5,0	5,6																				
6	2,2	3,5	4,6	5,4	6,1	6,7																			
7	2,3	3,7	4,8	5,7	6,5	7,2	7,8																		
8	2,3	3,8	5,0	6,0	6,9	7,7	8,4	8,9																	
9	2,4	3,9	5,2	6,5	7,2	8,1	8,8	9,5	10,1																
10	2,4	4,0	5,4	6,5	7,5	8,4	9,2	9,9	10,6	11,2															
11	2,5	4,1	5,5	6,7	7,7	8,7	9,6	10,3	11,1	11,7	12,3														
12	2,5	4,2	5,6	6,8	7,9	8,9	9,9	10,7	11,5	12,2	12,8	13,4													
13	2,5	4,2	5,7	6,9	8,1	9,2	10,1	11,0	11,8	12,6	13,3	13,9	14,5												
14	2,5	4,3	5,8	7,1	8,3	9,3	10,4	11,3	12,2	13,0	13,7	14,4	15,0	15,6											
15	2,5	4,4	5,9	7,2	8 4	9,5	10,6	11,5	12,4	13,3	14,1	14,8	15,5	16,1	16,7										
16	2,6	4,4	5,9	7,3	8,5	9,7	10,7	11,8	12,7	13,6	14,4	15,2	15,9	16,6	17,2	17,8									
17	2,6	4,4	5,9	7,3	8,6	9,8	10,9	11,9	12,9	13,9	14,7	15,6	16,3	17,0	17,7	18,3	18,3								
18	2,6	4,4	6,0	7,4	8,7	9,9	11,0	12,1	13,1	14,1	15,0	15,9	16,7	17,4	18,1	18,8	19,4	20,0							
19	2,6	4,5	6,0	7,4	8,8	10,0	11,2	12,3	13,3	14,3	15,3	16,2	17,0	17,8	18,5	19,3	19,9	20,5	21,1						
20	2,6	4,5	6,1	7,5	8,8	10,1	11,3	12,4	13,5	14,5	15,5	16,4	17,3	18,1	18,9	19,7	20,4	21,0	21,6	22,2					
22	2,6	4,5	6,1	7,6	8,9	10,2	11,5	12,6	13,7	14,8	15,8	16,8	17,8	18,7	19,5	20,3	21,1	21,9	22,6	23,2	24,4				
24	2,6	4,5	6,2	7,7	9,0	10,3	11,6	12,8	13,9	15,0	16,1	17,2	18,2	19,1	20,0	20,9	21,7	22,6	23,3	24,1	25,4	26,6			
26	2,6	4,5	6,2	7,7	9,1	10,4	11,7	12,9	14,1	15,2	16,4	17,4	18,5	19,4	20,4	21,4	22,3	23,1	24,0	24,8	26,2	27,6	28,7		
28	2,7	4,6	6,2	7,7	9,1	10,5	11,8	13,0	14,2	15,4	16,5	17,6	18,7	19,7	20,8	21,7	22,7	23,6	24,5	25,4	27,0	28,4	29,8	30,9	
30	2,7	4,6	6,2	7,7	9,2	10,5	11,8	13,1	14,3	15,5	16,7	17,8	18,9	20,0	21,0	22,0	23,0	24,0	24,9	25,8	27,6	29,2	30,6	31,9	33,1

Feldgrößen für jede Strahlenenergie. Für die sehr harten und ultraharten Strahlungen beabsichtigt die IAEA eine entsprechende Sammlung anzulegen. Geeignete Literaturzitate für alle Energiebereiche sind im Beitrag WACHSMANN und VIETEN: Grundlagen der strahlentherapeutischen Methoden in diesem Band genannt.

Es ist jedoch wichtig, daß man Isodosenkarten und Tiefendosistabellen oder Kurven, die man verwenden will, miteinander vergleicht. Stimmen sie nicht überein, so empfiehlt es sich, die Schnittpunkte der Isodosen mit der Symmetrieachse nach den relativen Tiefendosen zu korrigieren und durch die neugewonnenen Punkte Parallelen zu den gegebenen Isodosen zu zeichnen. Man muß außerdem ebenso wie bei den Tiefendosis-

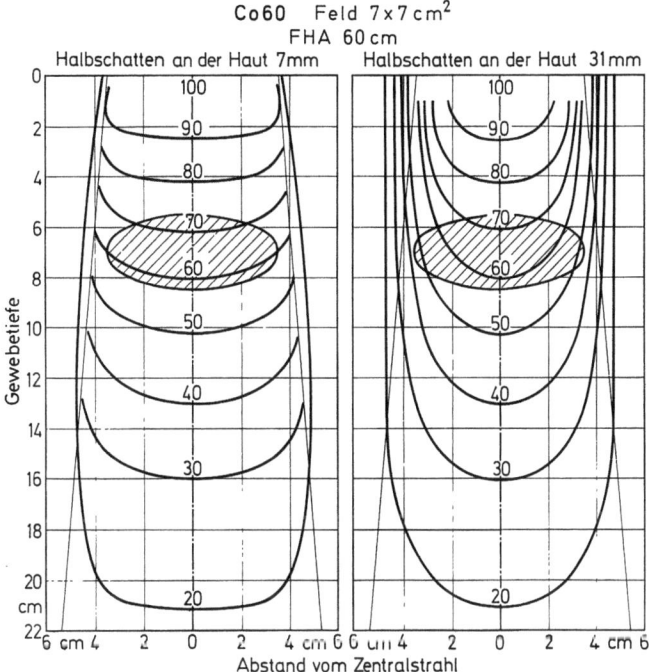

Abb. 74. Vergleich der Isodosen zweier verschiedener Kobalt-60-Quellen. In den beiden Fällen sind alle Bestrahlungsbedingungen gleich bis auf den unterschiedlich großen Halbschatten (NBS Handbook 87)

tafeln darauf achten, daß die Isodosen unter den gleichen Betriebsbedingungen gewonnen wurden, bei denen sie benutzt werden sollen. Dabei kann auch der Gerätetyp von Bedeutung sein. Abb. 74 zeigt z.B. die Isodosen von 2 verschiedenen Telekobaltgeräten bei gleichem Quellen—Haut-Abstand und gleicher Feldgröße, jedoch unterschiedlich großem Halbschatten auf der Haut. Bei geometrisch identischen Herden ergibt sich in diesem Beispiel von der Herdmitte zum seitlichen Rand des angenommenen Herdes einmal ein Abfall von 65 % auf 60 %, das andere Mal von 65 % auf 48 %, das sind — bezogen auf die Dosis in der Herdmitte — einmal 7 %, das andere Mal 26 %. Um eine hinreichend homogene Ausleuchtung des Herdes zu erreichen, müßte man bei der Quelle mit dem größeren Halbschatten auch ein größeres Feld benutzen, was natürlich eine stärkere Belastung der vor Strahlenwirkungen zu schonenden „gesunden Umgebung" bedeutet.

a) Zusammensetzung von Isodosen*

Zur Behandlung tiefliegender Tumoren werden in der Regel mehrere Felder kombiniert, deren Strahlenkegel sich im Herd überschneiden. Für die Dosisverteilung gilt dabei das Superpositionsprinzip.

---

* Dieses Thema wurde auch im Beitrag WACHSMANN und VIETEN „Grundlagen der strahlentherapeutischen Methoden", Abschnitt III, Bestrahlungsplanung, behandelt.

Die Zusammensetzung der beispielsweise bei der *Kreuzfeuerbestrahlung* sich überlagernden Isodosen der Einzelfelder zu *Summenisodosen* kann in der Art vorgenommen
werden, daß in ein Raster die von den einzelnen Feldern gelieferten Dosen eingetragen
und die Summendosiswerte dann für jeden Punkt einzeln durch Addition gebildet werden
(Wachsmann und Barth, 1959). Dieses Verfahren ist jedoch, wenn man es sorgfältig
durchführt, sehr umständlich. In der Praxis begnügte man sich früher deshalb meist damit,
die Summendosis lediglich im Herd oder sogar nur in der Herdmitte und höchstens noch
an einigen wenigen besonders interessierenden Punkten des Körpers zu bilden. Das läßt
sich aber mit der neuerdings immer häufiger erhobenen Forderung nach „Genauigkeit
in der Strahlentherapie" (Dahl und Vikterlöf, 1960) nicht mehr vereinen.

Um die *Dosisverteilung kombinierter Felder* mit einem tragbaren zeitlichen Aufwand
zu bestimmen, werden eine Vielzahl von Hilfsmitteln angeboten. Dabei handelt es sich
um rechenschieberartige Geräte (Martin, 1946), um einfache mechanische Vorrichtungen
(Mayneord, 1948), um Zeichenhilfen (Haas, 1953), um optische Integratoren (Workeley,
Tooze und Fry, 1953) und schließlich um den Einsatz von digitalen Rechenanlagen
(Tsien, 1955 und 1958; Sterling, Perry und Bahr, 1961; Wood, 1962; Sterling,
Perry und Weinkam, 1963; Halldèn, Ragnhult und Roos, 1963; Schoknecht, 1964;
Busch, 1964; Hope und Walters, 1964; Richter und Schirrmeister, 1964; Richter
und Schirrmeister, 1965[1+2]).

b) Bestimmung der Dosisverteilung bei der Bewegungsbestrahlung

Bei den verschiedenen Formen der Bewegungsbestrahlung treten je nach der Art der
Bewegung, der verwendeten Strahlenqualität sowie Form und Abweichung von der Wasser-
äquivalenz des bestrahlten Körperabschnittes verschiedene dosimetrische Probleme auf.
Diese zu lösen wurden in den letzten 25 Jahren unzählige Untersuchungen angestellt, die
hier auch nur einigermaßen vollständig wiederzugeben unmöglich ist. Es können also nur
Probleme aufgezeigt und die zu ihrer Lösung grundsätzlich eingeschlagenen Wege genannt
werden. Im übrigen aber müssen die Ausführungen — was die praktische Durchführung
der Dosimetrie anbetrifft — auf einige wenige, in der Praxis vor allem gebräuchliche
Verfahren beschränkt werden, die z.B. von Wachsmann und Barth (1959) dargestellt
wurden.

α) Entwicklung der Dosimetrie der Bewegungsbestrahlung

Bei den ersten Versuchen mit wandernden Strahlenkegeln gingen Bender und
Kohler (1939, 1940, 1943 und 1947) zunächst — auch was die Dosisermittlung anbetrifft — ganz von den Vorstellungen der Stehfeldbestrahlung aus. Ihre Methode der
Dosisbestimmung beruhte auf der Ermittlung der *mittleren Herdtiefe* („Fahrstrahl") und
dem Herauslesen einer zu dieser Tiefe gehörenden relativen Tiefendosis („Intensitäts-
faktor"), die jedoch nur für die Drehachse galt. Um die Dosis im Dosismaximum und
auf der Haut sowie entlang verschiedener Körperradien zu erhalten, werden empirisch
ermittelte Dosisverlaufskurven benutzt (Wachsmann und Barth, 1959).

du Mesnil (1937, 1938, 1939[1+2] und 1940) versuchte die Dosisverteilung aus der
Tiefendosis und der *Belichtungszeit* jedes einzelnen Punktes zu berechnen, fand dabei
aber, daß die Streustrahlung die Ergebnisse in stärkerem Maße zu fälschen vermag als
dies bei der Stehfeldbestrahlung der Fall ist (du Mesnil, 1941).

Schließlich wiesen Neumann und Wachsmann (1942) darauf hin, daß *nicht wasseräquivalent absorbierende Gewebe* und Organe (z.B. luftgefüllte Lunge sowie Knochen der
Wirbelsäule, des Beckens oder des Schädels) die Herddosis sehr wesentlich zu verändern
vermögen — ein Umstand, der bei der Stehfeldbestrahlung früher merkwürdigerweise
vernachlässigt worden war.

In der Folgezeit wurden dann die verschiedensten Verfahren angegeben, die Dosisverteilung bei der Bewegungsbestrahlung unter Vermeidung genannter Fehlerquellen
zu ermitteln. Diese befassen sich dabei mit der *Dosis in der Drehachse* und der *Dosis im*

Herd, der *Oberfläche* und z.T. auch mit der *Dosis entlang des ganzen durchstrahlten Körperquerschnittes*. Sie stützen sich zum größten Teil auf umfangreiche Phantommessungen (BAERWOLFF und SCHUMACHER, 1957; BATHO und YOUNG, 1961; BENDER, 1942 und 1952; BOTTLER und LÖHR, 1961; BURLIN, 1957; CASTRO et al., 1955; CRAIG, 1965; DAHL und VIKTERLÖF, 1958 und 1960; EBERL, 1962; FOWLER und FARMER, 1957; FRANGELLA, 1955; FRANKE, 1957 und 1965; HAGEMANN und DU MESNIL DE ROCHEMONT, 1964; HAYNES und FROESE, 1958; HERVE, 1955; HULTBERG et al., 1959; JENNINGS, 1957; JENNINGS und MCCREA, 1957; JOHNS et al., 1956; JONES et al., 1956; KELLER, 1964; KUTTIG und FRISCHBIER, 1960; MARQUES et al., 1956; PALMIERI, 1956; PLESCH, 1956; QUIMBY und COHEN, 1957; SCHOKNECHT, 1963; SCHUMACHER und BAERWOLFF, 1956; STEED, 1953; WACHSMANN, 1959; WICHMANN, 1957; WORTHLEY und WHEATLEY, 1952; ZIELER, 1953).

β) Bestimmung der Dosis in der Drehachse

Zur Bestimmung der Dosis in der Drehachse wurde zunächst nach wie vor die mittlere Tiefe der Drehachse benutzt. Dabei löste man sich jedoch mehr und mehr von Begriffen, die wohl für die Stehfeldbestrahlung, nicht aber für die Bewegungsbestrahlung zutreffend sind, wie z.B. vom konstanten Focus—Haut-Abstand, an dessen Stelle der *konstante Focus—Drehachsen-Abstand* trat, von der Hautfeldgröße, die durch die *Achsfeldgröße* ersetzt wurde und von den Intensitätsfaktoren oder relativen Tiefendosen, indem man an die Stelle dieser *Tiefenfaktoren* (WACHSMANN und DIMOTSIS, 1957) oder die tumor-air-ratio (JOHNS, 1953; KLIGERMAN et al., 1954; WHEATHLEY, 1955; JOHNS et al., 1956; STERN, 1956; ENNUYER und GUENOT, 1957; MICELI und DE CASTRO, 1957) setzte. Dabei wurde erkannt, daß bei stark von der Kreisform abweichenden Körperformen zusätzliche Fehler entstehen, die zu vermeiden das „*Herdabstandsverhältnis*" berücksichtigende Tabellen zur Dosisermittlung bei Pendelbestrahlung herausgegeben wurden (ZIELER, 1953; WICHMANN, 1957). Zur Berücksichtigung der nicht wasseräquivalent absorbierenden Gewebe wurden ferner Korrekturfaktoren angegeben (z.B. WACHSMANN und BARTH, 1959; WACHSMANN und KELLER, 1965).

γ) Bestimmung der Herddosis

Das Dosismaximum fällt bei Pendelwinkeln, die kleiner als 360° sind, nicht mit der Pendelachse zusammen. Und zwar verlagert sich das *Dosismaximum* auf der Pendelwinkelhalbierenden oder auf der durch den kleinsten Herd—Haut-Abstand festgelegten Linie in Abhängigkeit vom Pendelwinkel, von der Achsenfeldbreite und der Strahlenqualität aus der Pendelachsenlage (BENDER und KOHLER, 1939, 1940 und 1947; KUTTIG, 1956; WACHSMANN und BARTH, 1959; EBERL, 1962; und KELLER, 1964). Die Abweichung von der Pendelachse beträgt bei Pendelwinkeln von 180° im Bereich der konventionellen Strahlungen etwa eine halbe Achsenfeldbreite (Abb. 75), bei kleineren Winkeln mehr.

Abb. 76 zeigt, wie tief die Pendelachse unter verschiedenen Bedingungen etwa gelegt werden muß, damit das Dosismaximum in die Tumormitte fällt.

Besonders bei der Megavolttherapie muß man aber beachten, daß entlang der Pendelwinkelhalbierenden der Anstieg zum Dosismaximum wesentlich steiler ist als der Abfall. Man kann also im allgemeinen den Herd nicht dadurch besonders gleichmäßig ausleuchten, daß man das Dosismaximum in die Herdmitte legt, sondern man muß das Maximum geeignet über die Herdmitte legen (Abb. 77).

Um wieviel die *Herddosis* dann größer ist als die Dosis in der Drehachse, läßt sich aus bei unterschiedlichen Bedingungen gemessenen Dosisabfallkurven ablesen. Eine Vielzahl von solchen Dosisverteilungskurven ist von KELLER (1964) angegeben worden.

Daneben werden zur Berechnung der Herddosis auch besondere *Hilfsmittel* beschrieben, wie z.B. ein rechenschieberartiges Gerät, mit dem sich die Dosis in der Drehachse, im Herd oder an jedem beliebigen Punkt des durchstrahlten Körperquerschnittes berechnen läßt (O'CONNOR, 1954; BRAESTRUP und MOONEY, 1955; BÜCHNER, 1955; O'SHEA u. Mitarb., 1957).

38*

Zur Erleichterung der Dosisermittlung tragen auch *Hilfsvorrichtungen* für die Bestrahlungsplanung wie Zeichengeräte (Spechter, 1957), Vorrichtungen und Verfahren zur Isodosenbestimmung oder zur mechanisierten Summation von Isodosen — z.B. unter Verwendung von Lochkarten (Tsien, 1955) — bei. Ebenso werden kombiniert mechanisch-elektrische Einrichtungen, die durch Abtasten der Körperkontur die Dosis in der Drehachse automatisch zu ermitteln versuchen (Moos und Webster, 1952; Bercy, 1955) und Berechnungsmöglichkeiten mit digitalen Rechenanlagen angegeben (Schirrmeister und Richter, 1964).

Schließlich muß noch die Möglichkeit erwähnt werden, die nicht wasseräquivalente Absorption im durchstrahlten Körper durch Messung der „*Durchgangsdosis*" zu berück-

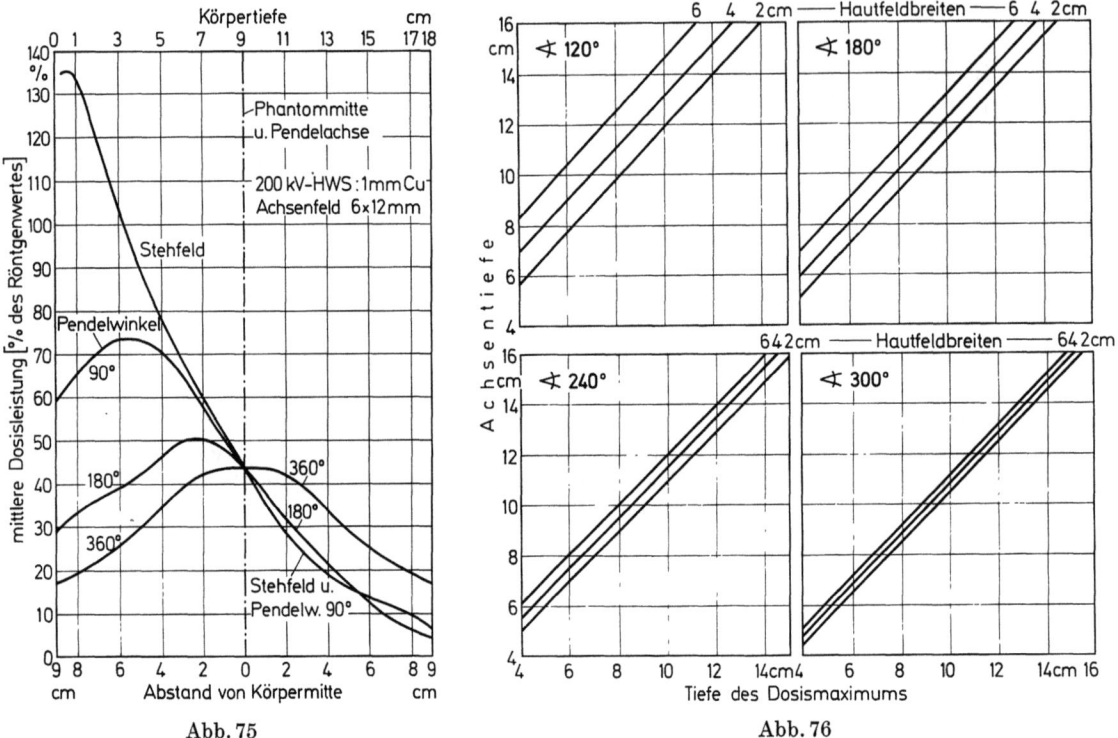

Abb. 75   Abb. 76

Abb. 75. Dosisverteilung im Zentralstrahl eines Stehfeldes und entlang der Halbierenden der Pendelwinkel bei zentrischer Einstellung der Pendelachse in einem zylindrischen wasseräquivalenten Körper von 18 cm Durchmesser (Keller, 1964)

Abb. 76. Erforderliche Achsentiefe bei verschiedenen Feldbreiten konventioneller Strahlungen und bei verschiedenen Pendelwinkeln, um das Dosismaximum in einer vorgegebenen Tiefe zu bekommen (Wachsmann und Dimotsis, 1957)

sichtigen. Diese ursprünglich von Neumann und Wachsmann (1942) angegebene Methode findet heute immer weitere Verbreitung (z.B. Robbins und Mészáros, 1952; Bercy und Herve, 1952; O'Connor, 1956; Pfalzner, 1956; Fedoruk und Johns, 1957; Burlin, 1957; Braestrup, Hertsch und Mooney, 1958; Bullen und Inch, 1958 und Baily und Beyer, 1958). Es fehlt freilich auch nicht an Stimmen, die auf die Fehler und Grenzen der Methode, die im übrigen nur bei Rotations- oder Pendelwinkeln von 360° anwendbar ist, hinweisen (Dahl und Vikterlöf, 1956).

Die verschiedenen, zur Ermittlung der Herddosis angegebenen Verfahren sind alle soweit brauchbar, daß es für jede Methode und jeden Bestrahlungsfall möglich ist, die interessierenden Dosen mit ausreichender Genauigkeit zu bestimmen. Trotzdem hat aber die unmittelbare *Messung der Herddosis* nicht an Interesse verloren. Sie sollte mit Hilfe von Kleinkammern in zugänglichen Körperhöhlen (z.B. Mundhöhle, Oesophagus, Rectum und Vagina) wenigstens gelegentlich durchgeführt werden, um die Richtigkeit der angewendeten Methoden nachzuprüfen (WACHSMANN und BARTH, 1959).

δ) *Bestimmung der Oberflächendosis*

Bei der Bewegungsbestrahlung verliert natürlich die Oberflächendosis an Bedeutung. Dennoch muß der Arzt die Oberflächenbelastung kennen. Alle Verfahren zur Berechnung der Oberflächendosis beruhen darauf, die Oberflächendosen in empirisch gefundenen Kurven oder Tabellen unter Berücksichtigung von Strahlenqualität, Pendelwinkel, Feldbreite, Pendeltiefe und anderen Parametern darzustellen (FIEBELKORN, 1955; ROSSMANN, 1954; MARQUÈS, BRU und DELPLA, 1956; GOMBERT, 1956; WACHSMANN und DIMOTSIS, 1957; und PLESCH, 1960). Unserer Auffassung nach sollte man häufiger davon Gebrauch machen, die Oberflächendosis durch eine aufgelegte kleine Isolationskammer *mitzumessen* (WACHSMANN und BARTH, 1959). Dabei darf nicht vergessen werden, daß die Oberflächendosis bei der Bewegungsbestrahlung stets an der Stelle ihren höchsten und kritischen Wert erreicht, wo die Haut am nächsten an die Drehachse heranreicht und nicht etwa dort, wo der Focus—Haut-Abstand am kleinsten ist.

Auch bei der *tangentialen Pendelbestrahlung* kann die Oberflächendosis mitgemessen werden. Über die bei dieser Technik auftretende Dosisverteilung nach der Tiefe müssen Phantommessungen Auskunft geben (HARE, TRUMP und WEBSTER, 1952; ROSSMANN, 1954; MAURER, ROOS und WEDEMEYER, 1956; KELLER, 1964).

Bei der Vielgestaltigkeit der bei der Bewegungsbestrahlung auftretenden dosimetrischen Probleme ist es hier unmöglich, auf Einzelheiten näher einzugehen.

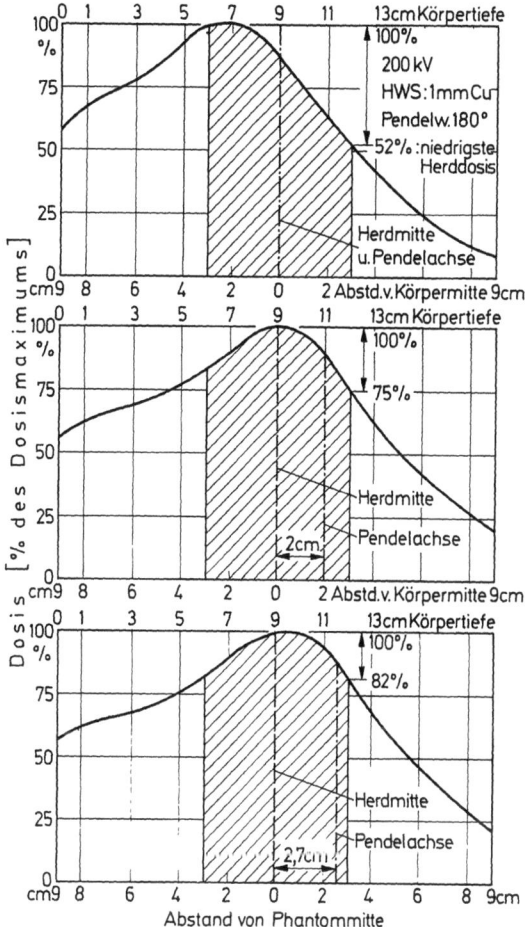

Abb. 77. Zweckmäßige Tiefenlage der Pendelachse bei Pendelbestrahlung mit 200 kV und 180° Pendelwinkel mit dem Ziel einer möglichst gleichmäßigen Herddurchstrahlung (200 kV). Oben Pendelachse in Herdmitte (Achstiefe 9 cm); Gleichmäßigkeit der Herdausstrahlung: Die Dosis im Herdgebiet schwankt zwischen 100 und 52%. Mitte Dosismaximum in Herdmitte (Achstiefe 11 cm); Gleichmäßigkeit der Herdausstrahlung: Die Dosis im Herdgebiet schwankt zwischen 100 und 75%. Unten Bestmögliche Gleichmäßigkeit der Herddurchstrahlung (Achstiefe 11,5 cm); Gleichmäßigkeit der Herdausstrahlung: Die Dosis im Herdgebiet schwankt zwischen 100 und 82%. (KELLER, 1964)

Es kann vielmehr nur auf das in diesem Abschnitt besonders reichlich zitierte Schrifttum verwiesen werden.

c) Dosisermittlung bei Siebbestrahlung

Die Siebbestrahlungstechnik soll im gesunden Gewebe eine möglichst inhomogene, im Herd dagegen eine möglichst homogene Dosisverteilung liefern. Unterscheidet man hinter dem Sieb zwischen abgedeckten und nicht abgedeckten Zonen — je nachdem ob die betrachteten Gewebe hinter einer Öffnung oder hinter einem Steg des Siebes liegen — so ist der *Homogenitätsquotient Q* definiert als das Verhältnis der Dosisleistungen in den beiden unterschiedlich belasteten Geweben:

$$Q = \frac{\text{Dosisleistung im abgedeckten Gewebe}}{\text{Dosisleistung im nicht abgedeckten Gewebe}} .$$

Dabei werden die zu vergleichenden Messungen in einer zum Sieb planparallelen Ebene vorgenommen. In einer solchen Meßebene ist in allen Grenzzonen der Dosisgradient groß. Deshalb sind sehr kleine Meßorgane nötig. Soweit Ionisationskammern benutzt werden (Jacobsen und Lipmann, 1952; Loevinger, 1952; Cohen und Palazzo, 1952; Bruce und Johns, 1954; Sopp und Stanton, 1954; Bozóky und Rodé, 1955; Seidel, 1956; Ebert, Finke und Sigmund, 1958; Herve und Ghys, 1958; Breitling, 1960), haben diese Durchmesser bis herunter zu 1,5 mm gehabt.

Es liegt nahe, mit *Filmen* zu arbeiten. Da aber die Strahlenqualität in den offenen und abgedeckten Feldern sehr verschieden sein kann, macht sich die Energieabhängigkeit der Filmdosimeter störend bemerkbar. Dennoch wurden von verschiedenen Autoren interessante Messungen durchgeführt (Cohen und Pallazzo, 1952; Eichhorn und Matschke, 1956; Seidel, 1956; Ebert, Finke und Sigmund, 1958; Herve und Ghys, 1958).

Besonders eignen sich hier wegen ihrer kleinen Abmessungen *Festkörperdosimeter*, deren Durchmesser bei etwa 1 mm liegen kann (Kröker, 1956; Breitling, 1957; Krokowski, 1957; Oeser und Krokowski, 1958).

Bei Betrachtungen über die Oberflächendosis bei der Siebbestrahlungstechnik muß man zwischen der maximalen Dosis $OD_{\max}$ und der mittleren Dosis OD an der Oberfläche unterscheiden. Die *maximale Oberflächendosis* ist die Dosis an den *nicht abgedeckten Hautstellen*. Sie kann mit den oben erwähnten kleinen Meßkammern direkt mitgemessen werden. Sie kann mit hinreichender Genauigkeit aber auch aus der Einfallsdosis I_{SE} (Definition S. 534) und dem für offene Felder geltenden Streuzusatz γ (Definition S. 534) berechnet werden. Der Streuzusatz darf dabei allerdings nicht in voller Größe, sondern nur in einem dem Öffnungsverhältnis $ÖV$ entsprechenden Anteil eingesetzt werden. Das Öffnungsverhältnis $ÖV$ ist der Quotient aus offener Siebfläche und Gesamtsiebfläche:

$$ÖV = \frac{F_o}{F_s} = \frac{\text{offene Siebfläche}}{\text{gesamte Siebfläche}} .$$

Man erhält also für die maximale Oberflächendosis ($OD_{\max}$)

$$OD_{\max} = I_{SE} \cdot \gamma \cdot ÖV .$$

Entsprechend erhält man für die mittlere Oberflächendosis (OD)

$$\overline{OD} = \frac{OD_{\max} F_o + OD_{\min} F_a}{F_s}$$

mit $OD_{\min}$ Oberflächendosis an den abgedeckten Hautstellen; F_a Fläche der Siebstege, also $F_a = F_s - F_o$.

Die Oberflächendosis an den *abgedeckten Hautstellen* setzt sich zusammen aus dem Streustrahlenanteil und dem das Siebmaterial durchsetzenden Strahlenrest.

In der *Tiefe* rechnet man zweckmäßig nur noch mit *mittleren Dosen*. Dies ist begründet, da bei der in der Regel angewandten fraktionierten Bestrahlung die Einzelfelder nie genau lage- und richtungsgleich angelegt werden können, so daß es in der Tiefe zuverlässig zu einer mehr oder weniger vollkommenen Verwischung der Dosis kommt. Zur Berechung der Dosis in der Tiefe kann man die relativen Tiefendosen aus den für die benutzte Strahlenart geltenden Dosistabellen für offene Felder verwenden. Man muß dabei natürlich von der mittleren Oberflächendosis ausgehen und darf als Feldfläche nur die unmittelbar bestrahlte Fläche, also die Gesamtfläche mal Öffnungsverhältnis, benutzen. Andere Methoden werden angegeben von Jacobson und Lipman (1952), Hiltemann (1955), Schröck-Vietor (1956) und Seidel (1956).

VII. Übertragung der Dosis auf den Patienten

(Dieses Thema ist auch im Beitrag WACHSMANN und VIETEN: Strahlentherapeutische Methoden, Abschnitt IV, 4, S. 105 in diesem Band behandelt.)

Nachdem die Bestrahlungsbedingungen festgelegt worden sind, bleibt die Aufgabe, die Bestrahlung durchzuführen. Hierbei treten Probleme auf, wie die Patientenlagerung und die korrekte Einstellung, die sicherstellt, daß der Herd richtig bestrahlt wird. Schließlich muß die Übertragung der vorgesehenen Herddosis garantiert werden. Dazu bieten sich 3 verschiedene *Methoden* an, nämlich

1. die *direkte Dosisermittlung* durch Messen am Herd während der Strahlenbehandlung;

2. die *halbdirekte Dosisermittlung* durch Mitmessen an einer zugänglichen, außerhalb des Herdes gelegenen Stelle und Umrechnung auf die Dosis am Herd und

3. die *indirekte Dosisermittlung* oder Dosierung nach Zeit, indem man die Dosisleistung der benutzten Apparatur mißt und daraus die Zeit berechnet, die erforderlich ist, um am Herd die gewünschte Dosis zu erhalten.

1. Direkte Mitmessung der Dosis

Der während jeder Bestrahlung durchgeführten *Dosismessung* wird häufig die *größte Genauigkeit und Zuverlässigkeit* nachgesagt. Dies trifft insofern zu, als beim Mitmessen der Dosis eventuelle Schwankungen der Dosisleistung sofort erkannt und berücksichtigt werden können. Auf der anderen Seite kann jedes immer mögliche Versagen des Dosimeters katastrophale Folgen haben, falls man sich nur auf die Anzeige des mitmessenden Dosimeters verläßt. Man muß also neben der direkten Mitmessung stets die nach der indirekten Dosisermittlung erforderliche Bestrahlungszeit beachten.

Direkte Dosisermittlung ist an der *Körperoberfläche* immer möglich. Bei einfachen Stehfeldbestrahlungen erübrigt sie sich im allgemeinen. Bei Bewegungsbestrahlung sollte sie dagegen in Zweifelsfällen immer durchgeführt werden. Dabei soll das Meßorgan möglichst „schattenfrei" sein, um keine Störungen im Bestrahlungsfeld hervorzurufen. Direkte Dosisermittlung ist aber auch in *Körperhöhlen* möglich, wie in der Mundhöhle, in der Vagina, im Rectum. Insbesondere wird man mit Festkörperdosimetern, z.B. den Fluorods, die Abmessungen von 1 mm Durchmesser und 6 mm Länge haben, auch an schwer zugänglichen Körperstellen mitmessen können (MALSKY et al., 1961; ROSWIT, 1961).

Bei *Messungen am Phantom* ist zwar jeder Punkt zugänglich; gewisse Fehler, die sich aus dem unterschiedlichen Absorptionsverhalten verschiedener Gewebe ergeben, werden aber den Phantommessungen immer anhaften. Diese Fehler können bei der direkten Dosisermittlung vermieden werden.

2. Halbdirekte Dosisermittlung

a) Messung der Oberflächen- oder Durchgangsdosis

Als halbdirekte Dosisermittlung bezeichnet man es, wenn man die Dosis nicht am Herd, sondern an einer anderen, für das Meßorgan zugänglichen Stelle während der Bestrahlung mißt. Dabei werden auch etwaige Schwankungen in der Dosisleistung erfaßt. Für die Bestimmung der *Herddosis* aus der Dosis am Meßort vertraut man aber den vorhandenen, im Phantom ermittelten Zahlenwerten, z.B. den relativen Tiefendosen. Vor- und Nachteile der halbdirekten Dosisermittlung sind dann der direkten ähnlich.

b) Dosismonitor

Eine besondere Form der halbdirekten Mitmessung der Dosis ist die Verwendung eines sog. Dosismonitors. Hierunter versteht man ein Meßgerät, dessen empfindliches Organ an einem beliebigen, zum Erfolgsort der Strahlung in keinem bestimmten Verhältnis stehenden Ort (z.B. am Strahlenaustrittsfenster der Röhrenhaube oder im Bestrahlungs-tubus) angebracht ist und mit dem dort die Dosisleistung oder Dosis hinsichtlich ihrer Größe und Konstanz überwacht wird. Die Umrechnung der vom Dosismonitor angezeigten Dosis in die interessierende *Dosis am Erfolgsort* geschieht in diesem Falle durch empirisch festgestellte, für die betreffende Anordnung geltende Umrechnungsfaktoren. Die Ver-wendung von Dosismonitor-Instrumenten ist insbesondere bei Apparaturen mit nicht konstanter Dosisleistung (z.B. Teilchenbeschleuniger) unentbehrlich (Taft, 1948; Zieler, 1952; und Gódán, 1957).

Dosismonitoren müssen nicht energieunabhängig anzeigen, da jede eventuelle Energie-abhängigkeit in den Umrechnungsfaktor einbezogen werden kann. Dosismonitoren werden zweckmäßigerweise in *relativen Einheiten*, d.h. einfach in Teilstrichen, geeicht.

Sowohl die Dosismonitoren als auch die direkt mitmessenden Dosimeter können als *Dosisleistungsschreiber* oder als *Dosisdrucker* gebaut werden, wobei als Ergebnis unab-hängig von einem eventuellen Versagen des die Apparatur Bedienenden, die eingestrahlten Dosiswerte *dokumentarisch* evtl. gleich auf den Bestrahlungskarten festgehalten werden. Wenngleich der Vorteil dieser Möglichkeit nicht abgestritten werden kann, so wird sie in der Praxis — mit Ausnahme von Sonderfällen — doch nur selten angewendet.

3. Die indirekte Dosisermittlung

Für die indirekte Dosisermittlung wird die *Dosisleistung* der *Apparatur* unter den für die Bestrahlung benutzten verschiedenen Bedingungen in einem festen Abstand vom Focus frei Luft gemessen. Meistens wird der sog. *Röntgenwert* (Definition S. 534) gemessen. Dazu wird aus einer Tabelle die relative Tiefendosis entnommen und dann die erforderliche Bestrahlungszeit (*t*) nach der folgenden Formel berechnet:

$$t = \frac{D}{\dot{D}_m} \cdot \frac{(FH)^2}{(FH)_m^2} \cdot \frac{1}{\gamma} \cdot \frac{1}{rT}$$

mit *t*   gesuchte Bestrahlungszeit;
   D gewünschte Dosis am Herd;
   $\dot{D}_m$ gemessene Dosisleistung frei Luft (unter den gleichen Bedingungen, unter denen die Bestrahlung durchgeführt werden soll, gemessen);
   FH Focus—Haut-Abstand bei der Bestrahlung;
   $(FH)_m$ Abstand des Meßpunktes vom Brennfleck;
   γ Streufaktor (Definition S. 534);
   rT relative Tiefendosis als Dezimalbruch (z.B. 65 % = 0,65).

Die Einheit der Zeit wird durch die eingesetzte Dosisleistung D festgelegt. Gibt man z.B. die Dosisleistung in Röntgen pro Minute an, so erhält man die Bestrahlungszeit in Minuten.

Dieses Verfahren ist einwandfrei, verlangt aber eine stete Aufmerksamkeit hinsichtlich der Richtigkeit der eingestellten Bestrahlungsdaten und der Konstanz der Dosisleistung der Strahlenquelle. So muß bei seiner Anwendung *die Dosisleistung der Apparatur* in nicht zu großen Zeitabständen immer wieder nachgemessen werden. Über diese Messungen ist ein *Dosismeßbuch* zu führen. In jedem Falle muß diese Messung wiederholt werden, wenn an der Apparatur Änderungen vorgenommen wurden (z.B. Austausch der Röntgen-röhre), die auf die Dosisleistung von Einfluß sein können. Das gleiche gilt aber auch für den Fall, daß irgendwelche Gründe dafür bestehen, an der Richtigkeit der Dosierung zu zweifeln, z.B. beim Auftreten unerwartet starker oder beim Ausbleiben erwarteter Strahlenreaktionen.

Bei Apparaturen, deren Dosisleistung nicht allein von den eingestellten Betriebsdaten abhängt (z.B. beim Betatron), ist die Dosierung nach Zeit nicht anwendbar; hier muß auf einen *Dosismonitor* oder auf direkte *Mitmessung der Dosis* zurückgegriffen werden.

Bei Apparaturen mit zwangsweise über lange Betriebszeiten konstant bleibender Dosisleistung (z. B. Kobalt-Fernbestrahlungsapparaturen) kann sie umgekehrt bedenkenlos benutzt werden.

Bei der halbdirekten und bei der indirekten Dosisermittlung muß der Einfluß *nicht wasseräquivalent absorbierender* durchstrahlter Gewebeschichten auf die Dosisverteilung berücksichtigt werden. Es können sonst Fehler entstehen, die die wahren Dosen um den Faktor 2 und mehr verfälschen, weil ja die relativen Tiefendosen in der Regel in homogenen Phantomen gemessen werden.

Der Einfluß solcher nicht wasseräquivalent absorbierender Gewebeschichten auf die Dosisverteilung und geeignete Korrekturmöglichkeiten sind im Beitrag WACHSMANN und VIETEN: Strahlentherapeutische Methoden, in Abschnitt I, 5 behandelt.

Literatur

ADLER, E.: Versuche über das Kienböcksche und Holzknechtsche dosimetrische Verfahren. Strahlentherapie 5, 465—470 (1914).

AGLINZEW, K. K.: Dosimetrie ionisierender Strahlung. Berlin: VEB Deutscher Verlag der Wissenschaften 1961.

ALLEN, A. O., and V. D. HOGAN: Studies in the radiolysis of ferrous sulfate solutions; effect of oxygen concentrations in 0,8 N sulfuric acid. Radiat. Res. 7, 591—603 (1957).

— —, and W. G. ROTSCHILD: Studies in the radiolysis of ferrous sulfate solutions; effect of acid concentration in solutions containing oxygen. Radiat. Res. 7, 603—608 (1957).

ALLISY, A.: Les tendances nouvelles en dosimetrie. J. Radiol. Électrol. 35, 572—577 (1954).

AMATO, C. G., and S. J. MALSKY: Radiophotoluminescent dosimetry. J. nucl. Med. 4, 181—218 (1963).

ARAI, T.: Clinical application of fluorod dosimetry. Nippon Acta radiol. 23, 753—772 (1963).

ARDAŠNIKOW, S. N., u. N. S. ČETVERIKOV: Zur Frage der Definition des Röntgens in den „Empfehlungen der internationalen Kommission für radiologische Einheiten" von 1953. Kernenergie 1, 866—872 (1958).

— — Grundlegende dosimetrische Einheiten in den „Empfehlungen der internationalen Kommission für radiologische Einheiten" von 1956. Med. radiol. 1, 73—77 (1959).

ATTIX, F. H.: Radiation dose, concepts and units. In: Irradiation technology. New York: H. Ellis, McGray-Hill 1960.

AUXIER, J. A., C. H. BERNARD, and W. I. THORNTON: Silver metaphosphate glass for γ-ray measurements in coexistent neutron and γ-radiation fields. Proc. of IAEA-Symposium Wien 1960.

BAERWOLF, G., u. W. SCHUMACHER: Über Meßergebnisse am Organismus bei der tangentialen Pendelbestrahlung der Mamma. Strahlentherapie 104, 450—469 (1957).

BAILY, N. A., and N. S. BEYER: Exit dosage for 2-MeV x-rays. Radiology 70, 395—397 (1958).

— R. J. GRAINGER, and J. W. MAYER: Capabilities of lithium drifted p-i-n junction detectors when used for gamma-ray spectroscopy. Rev. Sci. Instr. 32, 865—866 (1961).

BAILY, N. A., and G. KRAMER: The lithium-drifted silicon p-i-n junction as an x-ray and gamma-ray dosimeter. Radiat. Res. 22, 53—80 (1964).

—, and J. W. MAYER: A p-n junction semiconductor radiation detector for use with beta- and gamma-ray-emitting isotopes. Radiology 76, 116 (1961).

BALLINGER, E. R., and P. S. HARRIS: Field study of the AgPO$_3$ glass personnel dosimeter. Los Alamos Scientific Laboratory Rept. No LA 2298, 1959.

BALZ, G., R. BIRKNER u. F. WACHSMANN: Experimentelle Untersuchungen über die Absorption von Röntgenstrahlen in verschiedenen Geweben. Strahlentherapie 97, 382—388 (1955).

BARR, N. F., and M. B. STARK: The destruction of the fluorescence of quinine in acid solution by 250 kVp x-rays. Radiat. Res. 9, 89—90 (1958).

— Chemical dosimetry with fluorescence compounds: The destruction of the fluorescence of quinine by gamma rays. Radiat. Res. 12, 1—4 (1960).

— — J. HANDS, and J. S. LAUGHLIN: Dosimetry with small silver-activated glass rods. Hlth Phys. 7, 48—53 (1961/62).

— —, and J. S. LAUGHLIN: A comparision of two fluorometers designed to measure the radiation-induced fluorescence of silver-activated glass rods. Radiology 76, 113—115 (1961).

— — — Calibration of the absorbed dose produced in water by betatron electrons with the bencoic-acid dosimeter. Radiology 78, 625—627 (1962).

BATHO, H. F., and M. E. J. YOUNG: Calculation of the dose distribution in circumaxial rotation therapy with 280-kVp radiation. Radiology 77, 458—464 (1961).

BAY, Z., W. B. MANN, H. H. SELIGER, and H. O. WYCKOFF: Absolute measurement of W_{air} for sulfur-35 beta rays. Radiat. Res. 7, 558—569 (1957).

BEATTIE, J. W., W. J. HENDERSON, W. S. MOOS, L. L. HAAS, and R. A. HARVEY: A large ionization chamber for integral dose measurements in betatron radiation therapy. Radiology 64, 219—226 (1955).

Becker, J., K. E. Scheer u. A. Kübler: Ein neues Strahlenmeßgerät mit einer biegsamen Kristallmeßsonde und seine Anwendung in der Klinik. Strahlentherapie 88, 34—43 (1952).

Becker, K.: Probleme und Ergebnisse der Filmdosimetrie ionisierender Strahlen. Phot. Korr. 96, 83—88, 99—104, 115—125 (1960).

— Filmdosimetrie. Grundlagen und Methoden der photographischen Verfahren zur Strahlendosismessung. Berlin-Göttingen-Heidelberg: Springer 1962.

— Über die Energieabhängigkeit von Dosimetergläsern. Vortrag bei der 9. Sitzg des Arbeitskreises IV/2 der Dtsch. Atomkommission 1962.

— Phosphatglasdosimeter für die Routine-Personen-Dosisüberwachung in kerntechnischen Anlagen. Nukleonik 5, 154—159 (1963).

— Capabilities and limitations of the different methods applied in personnel dosimetry. Proc. of ENEA-Symposium Madrid 1963.

— High γ-dose response of recent silver-activated phosphate glasses. Hlth Phys. 11, 523—529 (1965).

Behnken, H.: Zur Frage der Röntgendosiseinheit. Strahlentherapie 29, 192—198 (1928).

Belcher, E. H.: Radiation dosimetry with scintillation detectors. Brit. J. Radiol. 26, 455—457 (1953).

—, and J. E. Geilinger: Improved scintillating media for radiation dosimetry. Brit. J. Radiol. 30, 103—105 (1957).

Bender, M.: Über einige Meßergebnisse an Phantomen bei Pendel- bzw. Rotationsbestrahlungen. Strahlentherapie 71, 535—537 (1942).

— Beitrag zur Praxis der Pendel-Therapie. Strahlentherapie 87, 229—232 (1952).

—, u. A. Kohler: Über Messungen bei der Pendelbestrahlung. Strahlentherapie 65, 468—476 (1939); 67, 669—692 (1940).

— — Zur Pendelbestrahlung. Messungen an kreiszylindrischen Phantomen. Strahlentherapie 72, 289—306 (1943).

— — Über den Einfluß der Feldform auf die Dosengrößen bei stehender und bewegter Röhre. Strahlentherapie 76, 493—501 (1947).

Bercy, A.: Considerartions a propos de l'utilisation en cyclothérapie d'une methode de mesure basée sur l'interpolation des doses d'entrée et de sortie. J. belge Radiol. 38, 253—270 (1955).

— Graphiques et tableaux permettant le calcul rapide de la dose intégrale absorbée en grammes-röntgen et en grammes-rad pour toutes les modelités de radiothérapie. J. belge Radiol. 42, 602—623 (1959).

—, et A. Herve: Introduction á méthode de mesure en cyclothérapie. J. belge Radiol. 4, 642—658 (1952).

Berger, H.: Die praktische Anwendung der neuen Dosisbegriffe nach DIN 6809. In: Strahlentherapie, Sonderbd. 43, 444—461 (1959).

— Physikalische und begriffliche Grundlagen der Dosimetrie. Radiologe 8, 237—245 (1964).

Berman, M., J. S. Laughlin, M. Yonemitsu, and S. Vacirca: Automatic isodose recorder. Rev. Sci. Instr. 26, 328—333 (1955).

Bernard, C. H., W. T. Thornton, and J. H. Auxier: Silver metaphosphate glass for X-ray measurements in coexistent neutron and γ-radiation fields. Hlth Phys. 4, 236—243 (1961).

Bernier, J. P., L. D. Skarsgard, D. V. Cormack. and H. E. Johns: A calorimetric determination of the energy-required to produce an ion pair for cobalt-60 gamma rays. Radiat. Res. 5, 613—633 (1956).

Bewley, D. K., A. L. Batchelor, J. Lowe, E. Nataadidjaja, and R. Opie: Integral doses at 200 kV and 8 MeV. Brit. J. Radiol. 32, 36—46 (1959).

Birkner, R., H. Bradaczek, F. Kossel u. G. Pohle: Ein Gerät zur selbsttätigen Aufzeichnung von Stehfeldisodosen. Fortschr. Röntgenstr. 93, 216—230 (1960).

— — — — Ein Verfahren zur vollautomatischen Isodosenermittlung bei Bewegungsbestrahlung. Strahlentherapie 118, 226—239 (1962).

Bishay, A. M.: A bismuth lead borate glass dosimeter for high-level gamma measurements. Phys. Chem. Glasses 2, 33—40 (1961).

Bistolfi, F.: Le concept d'energie absorbée et les définitions modernes dosimétriques. J. Radiol. Électrol. 45, 133—148 (1964).

Blanks, B. A., and R. H. Rohrer: A sensitive gamma-ray dosimeter. Amer. J. Roentgenol. 83, 581—582 (1960).

Blochin, M. A.: Physik der Röntgenstrahlen. Berlin: VEB Verlag Technik 1957.

Boag, J. W.: Ionization measurements at very high intensities. I. Pulsed radiation beams. Brit. J. Radiol. 23, 601—611 (1950).

— The saturation curve for ionization measurements in pulsed radiation beams. Brit. J. Radiol. 25, 649—650 (1952).

— Ionization chambers. In: Hine and Brownell, Radiation Dosimetry. New York: Academic Press 1956.

Booz, J., u. H. G. Ebert: Mittlerer Energieaufwand W zur Bildung eines Ionenpaares in Gasen durch Elektronen, Beta-, Gamma- und Röntgenstrahlung. Strahlentherapie 120, 7—33 (1963).

Bottler, E., u. E. Löhr: Messungen des Isodosenverlaufs bei Kobalt-60-Pendelbestrahlung an einem Schädelphantom. Strahlentherapie 115, 326—332 (1961).

Bowman, H. R., E. K. Hyde, S. G. Thompson, and R. C. Jared: Application of high-resolution semiconductor detectors in X-ray emission spectrography. Science 151, 562—568 (1966).

Bozóky, L., u. I. Rodè: Physikalische und klinische Untersuchungen mit Rasterbehandlung. Radiol. clin. (Basel) 24, 240—254 (1955).

Braestrup, C. B.: Depth dose measurements for 100, 120 and 135 kV roentgen rays. Radiology 42. 258—272 (1944).

— G. Hertsch, and R. T. Mooney: Transit dose system for cobalt 60 rotating teletherapy equipment. Amer. J. Roentgenol. 79, 400—405 (1958).

—, and R. T. Mooney: Physical aspects of rotating telecobalt equipment. Radiology 64, 17—28 (1955).

Bräunlich, P.: Zur Thermolumineszenz von MgF₂/ Mn. Z. Naturforsch. 16a, 869—872 (1961).

—, u. A. Scharman: Dosimetrie mit Hilfe der Thermolumineszenz von Lithiumfluorid. Nukleonik 4, 65—67 (1962).

BRAUN, R., u. H. KÜSTNER: Zur Physik der Fingerhutkammer. Teil I: Strahlentherapie 32, 550—581; Teil II: 32, 739—758; Teil III: 33, 273—295; Teil IV: 33, 551—559 (1929).

BREITLING, G.: Bestimmung der Dosisverteilung bei Siebbestrahlung mit dem Leuchtstoffdosimeter. Fortschr. Röntgenstr. 86, 254—256 (1957).

— Physikalische Grundlagen der Siebbestrahlung. Strahlentherapie, Sonderbd. 46, 51—59 (1960).

— Probleme der Dosismessung am Betatron. Röntgen-Bl. 13, 305—314 (1960).

—, u. R. GLOCKER: Über die Wellenlängenabhängigkeit von Scintillationszählern im Röntgengebiet. Naturwissenschaften 39, 84 (1952).

— — u. H. MOHR: Die Messung der Röntgendosis in Fett, Muskel und Knochen, mit Hilfe von Leuchtstoffen verschiedener Zusammensetzung. Fortschr. Röntgenstr. 84, 561—566 (1956).

—, u. W. SEEGER: Zur Filmdosimetrie schneller Elektronen. Strahlentherapie 122, 483—492 (1963).

BREUER, H., D. HARDER u. W. POHLIT: Zur Energie-Reichweite - Beziehung für monoenergetische schnelle Elektronen. Z. Naturforsch. 13a, 567—568 (1958).

—, u. W. POHLIT: Der $(\gamma, 2n)$ Prozeß in O_{16} von 28,9 bis 32,5 MeV. Nuclear Phys. 30, 417—423 (1962).

BROEK, H. W., and C. E. ANDERSCH: The stilben scintillation crystal as a spectrometer for continuous fast-neutron spectra. Rev. Sci. Instr. 31, 1063—1069 (1960).

BROOKS, F. D.: A scintillation counter with neutron and gamma-ray discriminators. Nuclear Instr. 4, 151—163 (1959).

BROSER, I., H. ORSER u. R. WARMINSKY: Über das Leitvermögen von Cadmiumsulfidkristallen bei Anregung durch harte und mittelharte Röntgenstrahlen. Z. Naturforsch. 5a, 214—215 (1950).

BRUCE, W. R., and H. E. JOHNS: Investigation of grid fields with a miniature ionization chamber. J. Canad. Ass. Radiol. 5, 29—41 (1954).

BRUCKER, G.: Energy dependence of scintillating crystals. Nucleonics 10, No 11, 72—74 (1952).

BRYNJOLFSSON, A.: Calorimetric measurements of gamma-rays in the Co-60 irradiation facility of Risø. Risø Report 16 (1960).

BÜCHNER, H.: Ein neuer Weg zur raschen und einfachen Dosisermittlung bei der Pendelbestrahlung. Strahlentherapie 98, 441—446 (1955).

BULLEN, M. A., and W. R. INCH: Rotation therapy with a cobalt 60 unit. III. Integration of the transmitted beam as a mean of estimating tumour dose. Acta radiol. (Stockh.) 50, 395—409 (1958).

BUNDE, E., u. A. SEWKOR: Kurzer Lehrgang der praktischen Dosimetrie I—IV. Röntgen- u. Lab.-Prax. 6, 291—296 (1953); 7, 13—18, 131—138, 319—327 (1954).

BURLIN, T. E.: The evaluation of the dose to the thorax in rotational cobalt 60-therapy. Brit. J. Radiol. 30, 543—549 (1957).

BURNS, J. E.: Conversion of percentage depth doses from one F.S.D. to another, and calculation of tissue/air ratios. Brit. J. Radiol., Suppl. 10 (1961).

BUSCH, M.: Der geometrische Aufbau rechteckiger Bestrahlungsfelder aus Standard-Feldelementen (Formeln zur Berechnung von Dosisverteilungen). Strahlentherapie 124, 54—59 (1964).

CAMERON, J. R., F. DANIELS, and N. JOHNSON: Radiation dosimeter utilizing the thermoluminescence of lithium fluoride. Science 134, 333—334 (1961).

— D. ZIMMERMAN, G. KENNEY, R. BUCH, R. BLAND, and R. GRANT: Thermoluminescent radiation dosimetry utilizing LiF. Hlth Phys. 10, 25—29 (1964).

CASTRO, V., C. SOIFER, and E. H. QUIMBY: Calculation of dosage in vertical rotation therapy using standard isodose charts. Amer. J. Roentgenol. 73, 815—826 (1955).

ČERENKOW, P. A.: Letters to the editor. Phys. Rev. 52, 378—379 (1937).

CHAMBERS, F. W.: Miniature tissue equivalent ionization chambers and their use. Aerospace Med. 34, 193—196 (1963).

CHAOUL, H., u. K. GREINEDER: Zur Frage der Raumdosis bei einigen wichtigen Bestrahlungsarten. Strahlentherapie 73, 627—635 (1943).

— T. SCHATTER u. F. WACHSMANN: Grundsätzliches über die Dosimetrie der Nahbestrahlung. Strahlentherapie 69, 231—248 (1941).

CIPOLLARO, A. C.: Beryllium window radiations for superficial therapy. Arch. Derm. Syph. (Chic.) 62, 214—221 (1950).

CIRLA, A., e C. CORTISSONE: Calcolo della correzione per le differenze di densità di tessuto nella telecobaltoterapia delle neoplasie endotoraciche. Radiobiol. Radioter. Fis. med. 18, 100—123 (1963).

CLARKSON, J. R.: A note on depth doses in fields of irregular shape. Brit. J. Radiol. 14, 265—268 (1941).

CLAYTON, C. G., and G. A. BRIGGS: Symposium on Solid State Conductivity. Phys. in Med. Biol. 4, 358—369 (1960).

COHEN, O. H., and W. L. PALAZZO: The grid technique of radiotherapy with depth dose measurements. Amer. J. Roentgenol. 67, 470—476 (1952).

COLE, D. P., P. A. DUFFY, M. E. HAYES, W. S. LUSBY, and E. L. WEBB: The phosphor-phototube radiation detector. Elec. Eng. 71, 935—939 (1952).

— E. B. MOORE, and R. J. SHALEK: A simplified automatic isodose recorder. Nucleonics 11, No 4, 46—48 (1953).

CORMACK, D. V., and H. E. JOHNS: The measurement of high-energy radiation intensity. Radiat. Res. 1, 133—157 (1954).

CRAIG, D.: Determination of dose in arc therapy by numerical integration. Brit. J. Radiol. 38, 285—287 (1965).

CZULIUS, W., H. D. ENGLER u. H. KUCKUCK: Halbleiter-Sperrschichtzähler. Ergebn. exakt. Naturwissenschaften 34, 236—348 (1962).

DAHL, O., u. K. J. VIKTERLÖF: Dosierungsprobleme bei Rotationsbestrahlung des Ösophagus-Karzinoms, physikalische und klinische Gesichtspunkte. In: Sonderband Strahlentherapie 35, 39—46 (1956).

— — Dosisverteilungen bei Pendelbestrahlung in dem Bereich zwischen 200 und 250 kV. Acta radiol. (Stockh.), Suppl. 171, (1958).

Dahl, O., u. K. J. Vikterlöf: Attainment and value of precision in deep radiotherapy. Acta radiol. (Stockh.), Suppl. 189, (1960).

Daniels, F., and D. F. Saunders: Thermoluminescence as a research tool. Science 117, 343—349 (1953).

Davisson, S., S. A. Goldblith, and B. E. Proctor: Glass dosimetry. Nucleonics 14, No 1, 34—39 (1956).

Day, H., and L. S. Taylor: Absorption of x-rays in air. Radiology 52, 239—247 (1949).

Day, M. J.: The equivalent field method for axial dose determinations in rectangular fields. Brit. J. Radiol., Suppl. 10 (1961).

Decken, C. B. v. d.: Plexiglas als Phantommasse für die Messung von Dosisverteilungen schneller Elektronen. Strahlentherapie 99, 227—229 (1956).

Degelman, J., A. B. Callahan, and G. P. Fulton: An improved fluorometer for miniature glass rod radiation detectors. Radiat. Res. 6, 548—553 (1957).

DIN 6809: Röntgen- und Gammastrahlung in der Medizin und Biologie. Regeln für die Dosimetrie. Berlin: Beuth Ausgabe Oktober 1963.

DIN 6817: Klinische Dosimeter mit Ionisationskammern für Röntgen- und Gammastrahlung. Regeln für die Herstellung. Oktober 1963.

Dixon, W. R., and J. H. Aitken: The resolution correction in the scintillation spectrometry of continuous X-rays. Canad. J. Phys. 36, 1624—1633 (1958).

Dolphin, G. W., and G. S. Innes: A calorimetric method used in the dosimetry of x-ray beams from a 1 MeV generator. Phys. in Med. Biol. 1, 161—174 (1956).

Donovan, P. F., G. L. Miller, and B. M. Foreman: Application of thick-depletion layer silicon p-n-junctions to proportional detection of gamma radiation and penetrating nuclear particles. Bull. Amer. Phys. Soc. 5, 355 (1960).

Draganic, I.: Action des rayonnements ionisants sur les solutions aqueuses d'acide oxalique: acide oxalique utilisé comme dosimètre chimique pour les doses entre 1,6 et 160 M rads. J. Chim. Phys. 56, 9—20 (1959).

Drexler, G., and F. Perzl: Spectrometry of low-energy γ- and X-rays with Ge(Li)-detectors. Nucl. Instr. & Methods 48, 332—334 (1967).

— — Messung von Röntgenspektren mit Lithium-gedrifteten Germanium - Halbleiterdetektoren. Atompraxis 13, 185—187 (1967).

— — Spektren diagnostischer Röntgenstrahlen. Bericht über die 48. Tagg. der Dtsch. Röntgenges. vom 20. bis 23. April 1967 in Baden-Baden, S. 65—67. Stuttgart: Georg Thieme 1968.

Du Mesnil de Rochemont, R.: Dosierungsgrundlagen der Rotationsbestrahlung. Strahlentherapie 60, 648—674 (1937).

— Die Dosenbestimmung bei Rotationsbestrahlung. Strahlentherapie 63, 176—182 (1938).

— Zur Dosenberechnung bei der Rotationsbestrahlung. Strahlentherapie 66, 593—608 (1939).

— Tiefenwirkung, Dosisbestimmung und Einstelltechnik bei der Rotationsbestrahlung. Fortschr. Röntgenstr., Tagungsheft 60, 101 (1939).

Du Mesnil de Rochemont, R.: Die Dosisverteilung bei der Rotationsbestrahlung. Strahlentherapie 68, 221—253 (1940).

— Über die Beeinflussung der Oberflächendosis durch den Streustrahlenmantel und durch die Ungleichmäßigkeit der Intensität im Strahlenquerschnitt. Strahlentherapie 69, 407—416 (1941).

Dutreix, J., A. Dutreix et M. Tubiana: Evaluation des doses tenant compte de l'hétérogénéité de l'organisme en télécobalttthérapie. Radiobiol. Radiother. (Berl.) 1, 3—17 (1960).

Eberl, J.: Isodosen in der Bewegungsbestrahlung. Strahlentherapie 117, 301—315 (1962).

Ebert, H. G., H. Finke u. R. Sigmund: Dosisverhältnisse bei der Siebbestrahlung homogener und inhomogener Medien. Fortschr. Röntgenstr. 88, 109—112 (1958).

Edwards, P. D., and D. W. Kerst: Determination of photon flux for energies between 150 MeV and 300 MeV. Rev. Sci. Instr. 24, 490—495 (1953).

Eichhorn, H.-J., u. S. Matschke: Untersuchungen über die Dosisverteilung bei der Siebbestrahlung am Phantom und Patienten. Strahlentherapie 99, 536—548 (1956).

Ennuyer, A., et J. Guenot: La roentgenthérapie pendulaire et ses applications au traitement des tumeurs des voies aérodigestives supérieures. J. Radiol. Électrol. 38, 25—40 (1957).

Executive Committee of the Hospital Physicists Ass. Code of Practic for x-Ray Measurements 1957.

Failla, G., and H. H. Rossi: Dosimetry of ionising particles. Amer. J. Roentgenol. 64, 489—491 (1950).

Falk, W.: Dosisleistungsmessung mit dem Großflächen-Proportionalzählrohr. Direct Information 10/63 (1963).

Farr, R. F.: The specification of roentgen ray output and quality. Acta radiol. (Stockh.) 43, 152—160 (1955).

Fedoruk, S. O., and H. E. Jones: Transmission dose measurement for cobalt-60 radiation with special reference to rotation therapy. Brit. J. Radiol. 30, 190—195 (1957).

Fermi, E.: The absorption of mesotrons in air and in condensed materials. Phys. Rev. 56, 1242 (1939).

— The ionization loss of energy in gases and in condensed materials. Phys. Rev. 57, 485—493 (1940).

Fiebelkorn, H. J.: Die Oberflächenbelastung bei der Pendelkonvergenzbestrahlung. Strahlentherapie 97, 272—276 (1955).

Fossati, F.: Dose, dosi ed unità di dose in radioterapia. Nunt. radiol. (Firenze) 25, 221—235 (1959).

Fowler, J. F.: Problems in the design of a fluorescencemeter for interstitial therapy, and a practical design of instrument. Brit. J. Radiol. 28, 104—110 (1955).

— Solid-state dosimeters for in-vivo measurements. Nucleonics 21, 60—64 (1963).

—, and F. T. Farmer: Measured dose distributions in arc and rotation therapy: A critical comparison of moving and fixed field techniques. Brit. J. Radiol. 30, 653—659 (1957).

—, and E. H. Grant: Symposium on solid state conductivity. IV. Solid state radiation detectors, with particular reference to low dose rates. Phys. in Med. Biol. 4, 345—357 (1960).

FRÄNZ, H., u. W. HÜBNER: Zur Frage des Dosisbegriffes und der Dosiseinheiten. Strahlentherapie 102, 590—595 (1957).

FRANK, M.: Thermolumineszenzdosimetrie mit LiF und Energieabhängigkeit von Thermolumineszenzdosimetern der Phosphore CaF_2: Mn und LiF. Kernenergie 6, 76—80 (1963).

FRANKE, H. D.: Die räumliche Dosisverteilung im Kehlkopfbereich bei Bewegungsbestrahlung. Strahlentherapie 102, 617—628 (1957).

— Die räumliche Dosisverteilung im Kehlkopfbereich bei Pendelbestrahlung mit Telekobalt. Strahlentherapie 126, 14—26 (1965).

FRERICHS, R.: Über die optischen und die elektrischen Eigenschaften des reinen Cadmiumsulfids. Naturwissenschaften 33, 281—282 (1946).

— Über die durch Röntgenstrahlen und Elektronen erzeugte elektrische Leitfähigkeit von Kristallen. Z. angew. Chem. 59, 94 (1947).

FREUND, L.: Ein neues radiometrisches Verfahren. Wien. klin. Wschr. 1904, 417—418.

FRICKE, H., and S. MORSE: The relation of chemical, colloidal and biological effects of roentgen rays of different wavelengths to the ionization which they produce in this. Amer. J. Roentgenol. 18, 426—432 (1927).

— — The actions of x-rays on ferrous sulfate solutions. Phil Mag. 7, 129—135 (1929).

FRIEDLAND, S., J. W. MAYER, and J. S. WIGGINS: Tiny semiconductor is fast, linear detector. Nucleonics 18, No 2, 54—59 (1960).

FRIEDRICH, W., u. A. GLASSER: Untersuchungen und Betrachtungen über das Problem der Dosimetrie. Strahlentherapie 14, 362—388 (1923).

FROST, D., u. L. MICHEL: Über die zusätzliche Dosiskomponente durch Neutronen bei der Therapie mit schnellen Elektronen sowie mit ultraharten Röntgenstrahlen. Strahlentherapie 124, 321—350 (1964).

— — u. E. SCHWARZ: Die Radiomarkierung organischer Verbindungen durch C 12 (γ) C 11-Reaktion mittels Bremsstrahlung eines 35 MeV-Betatrons. Strahlentherapie 127, 510—515 (1965).

FÜRSTENAU, R., M. IMMELMANN u. J. SCHÜTZE: Leitfaden des Roentgenverfahrens für das roentgenologische Hilfspersonal. Stuttgart: Ferdinand Enke 1921.

GALLONE, P., e F. FOSSATI: Sul concetto di „dose" in radioterapia. Radiol. med. (Torino) 41, 259—280 (1955).

GARLICK, G. F. J.: Symposium on solid state conductivity. I. Radiation-induced conductivity. Phys. in med. Biol. 4, 325—333 (1960).

GENNA, S., and J. S. LAUGHLIN: Absolute calibration of a cobalt-60 gamma-ray beam. Radiology 65, 394—407 (1955).

— — Calorimetric measurement of energy locally absorbed in an irradiated medium. AEC Contract Report AT (30—1), 1956, p. 1451.

GEVANTMAN, L. H.: Radiation effects in gels. Radiat. Res., Suppl. 2, 608 (1960).

GEVANTMAN, L. H., and J. H. ARNDT: The measurement with chemical dosimetry of absorbed integral dose in large phantoms. Radiology 75, 599—601 (1960).

— R. C. CHANDLER, and J. F. PESTANER: Tridimensional examination of chemical systems irradiated in gel media. Radiat. Res. 7, 318 (1957).

GINTHER, R. J.: Vortrag gehalten anläßlich der int. Konf. über Lumineszenzdosimetrie in Stanford University, Californien, vom 21.—23. Juni 1965.

—, and R. D. KIRK: The thermoluminescence of CaF_2:Mn. Electrochem. Soc. 104, 365—369 (1957).

—, and J. H. SCHULMAN: New glass dosimeter is less energy dependent. Nucleonics 18, No 4, 92—95 (1960).

GLASSER, O., E. H. QUIMBY, L. S. TAYLOR, and J. L. WEATHERWAX: Physical foundations of radiology. New York: P. B. Hoeber 1952.

GLAUNER, G., u. H. LANGENDORFF: In: JÜNGLING, Allgemeine Strahlentherapie. Stuttgart: Ferdinand Enke 1949.

GLOCKER, R.: Über das Grundgesetz der physikalischen Wirkungen von Röntgenstrahlen verschiedener Wellenlänge. II. Z. Physik 136, 352—366 (1953).

— Dosisbegriff und Röntgeneinheit. Z. Physik 136, 367—373 (1953).

— Dosisbegriff und Dosismessung im ultraharten Gebiet. Strahlentherapie 93, 1—14 (1954).

— Grundprobleme der heutigen Dosimetrie. Sonderbände zu Strahlentherapie 35, 276—284 (1956).

— Der Dosisbegriff und die Dosiseinheiten „Röntgen" und „rad". Fortschr. Röntgenstr. 84, 137—150 (1956).

— Die Ermittlung der in einem Stoff wirksamen Röntgenenergie aus Ionisationsmessungen in Luft. Z. Physik 152, 521—537 (1958).

— Grundfragen der Röntgenstrahlendosimetrie. Fortschr. Röntgenstr. 90, 101—109 (1959).

— Über die Einordnung der Luftionisationsmessung in das System der Röntgendosimetrie. Fortschr. Röntgenstr. 91, 123—124 (1959).

— Die Übertragbarkeit von Röntgendosismessungen von einem Stoff auf einen anderen. Fortschr. Röntgenstr. 93, 617—630 (1960).

—, u. G. BREITLING: Der Kristallscintillationszähler als neues Dosismeßverfahren. Strahlentherapie 88, 92—101 (1952).

—, u. S. RÖSINGER: Chemische und biologische Wirkung von Röntgen- und Korpuskularstrahlen, ein Beitrag zur Frage einer universellen Dosimetrie. Naturwissenschaften 46, 202—203 (1959).

GÓDÁN, F.: Dózisjelző készülék röntgen-mélytherápiás gépekhez. Magy. Radiol. 9, 35—38 (1957).

GOMBERT, H. J.: Methode zur Errechnung der mittleren Hauteinfalldosis und der mittleren Oberflächendosis bei der Bewegungsbestrahlung. Strahlentherapie 101, 542—545 (1956).

GOODWIN, P. N.: Calorimetric measurements on a cesium-137-teletherapy unit. Radiat. Res. 10, 6—12 (1959).

GRANKE, R. C., K. A. WRIGHT, W. W. EVANS, J. E. NELSON, and J. G. TRUMP: The film method of tissue dose studies with 2.0 MeV roentgen rays. Amer. J. Roentgenol. 72, 302—307 (1954).

Gray, L. H.: An ionization method for the absolute measurements of γ-ray energies. Proc. roy. Soc. A **156**, 578—596 (1936).

— The experimental determination by ionization methods of the rate of emission of beta- and gamma-ray energy by radioactive substances. Brit. J. Radiol. **22**, 677—697 (1948).

— The transition from roentgen to rad. Brit. J. Radiol. **29**, 355—358 (1956).

Grebe, L., u. W. Bickenbach: Die Beziehung der R-Einheit zur Sabouraud-Einheit. Strahlentherapie **27**, 358—363 (1928).

Greening, J. R.: A survey of surface back-scatter factors for radiations generated at 200 to 250 kV. Brit. J. Radiol. **27**, 532—534 (1954).

Griffith, H. D., and G. E. Swindell: Measurement of skin dose in radium therapy. Brit. J. Radiol. **24**, 337—340 (1951).

Gross, W., C. Wingate, and G. Failla: Average energy lost by sulfur-35 beta rays per ion pair produced in air. Radiat. Res. **7**, 570—580 (1957).

Gund, K., u. R. Schittenhelm: Die physikalischen Eigenschaften der Strahlenbündel der 15 MeV Elektronenschleuder der Siemens-Reiniger-Werke. Strahlentherapie **92**, 506—531 (1953).

Gurney, R. W., and N. F. Mott: The theorie of the photolysis of AgBr and the photographic latent image. Proc. roy. Soc. **164**, 151—167 (1938).

Haas, L. L.: A more rapid method of isodose analysis. Radiology **61**, 222—225 (1953).

Hagemann, G., u. R. du Mesnil de Rochemont: Zur Achsendosisbestimmung bei der Co-60-Pendelbestrahlung. Strahlentherapie **124**, 16—21 (1964).

Halldén, H., I. Ragnhult, and B. Roos: Computer method for treatment planning in external radiotherapy. Acta radiol. Ther. **1**, 407—416 (1963).

Halpern, O., and H. Hall: Energy losses of fast mesotrons and electrons in condensed materials. Phys. Rev. **57**, 459—460 (1940).

— — The ionization loss of energy of fast charged particles in gases and condensed bodies. Phys. Rev. **73**, 477—486 (1948).

Hardt, H. J., J. Heuser u. A. Rudloff: Phosphatglasdosimetrie. Atompraxis **9**, 45—48 (1963).

—, u. E. Lutz: Verbesserung der Energieabhängigkeit von Zählrohren. Nukleonik **5**, 39—40 (1963).

Hare, H. F., J. G. Trump, and E. W. Webster: Rotational scanning of breast malignancies with supervoltage radiation. Amer. J. Roentgenol. **68**, 435—447 (1952).

Harlan, J. T., and E. J. Hart: Ceric dosimetry: Accurate measurement at 10^8 rads. Nucleonics **17**, 102—111 (1959).

Harris, J. H., W. J. Tuddenham, L. Stanton, F. Glauser, and E. P. Pendergrass: The developement of a chest phantom for use in radiologic dosimetry. Radiology **67**, 805—814 (1956).

Hart, E. J.: Mechanismus of the gamma-ray-induced chain oxidation of aqueous ferrous sulfate-formic acid-oxygen solutions. J. Amer. chem. Soc. **74**, 4174 (1952).

— Gamma-ray-induced oxidation of aqueous formic acid-oxygen solution, effect of oxygen and formic acid concentrations. J. Amer. chem. Soc. **76**, 4312—4331 (1954).

Hart, E. J., and S. Gorden: Gas evolution for dosimetry of high gamma, neutron fluxes. Nucleonics **12**, No 4, 40—43 (1954).

Harteck, P., and S. Dondes: Nitrous oxide dosimeter for high levels or betas, gammas, and thermal neutrons. Nucleonics **14**, No 3, 66—72 (1956).

Haynes, R. H., and G. Froese: Averged tumor-air ratios for 360-degree cobalt-60 rotation therapy. Radiology **70**, 507—515 (1958).

Hedden, W. A., J. F. Kirchner, and B. W. King: Investigation of some glasses for high-level gamma-radiation dosimeters. J. Amer. ceram. Soc. **43**, 413—415 (1960).

Hegewald, H.: Der Bedeutungswandel der Dosisbegriffe und die Schlußfolgerungen für die praktische Dosimetrie. Radiobiol. Radiother. (Berl.) **4**, 483—490 (1963).

Heinzler, F.: Untersuchungen mit Ionisationskammern und der Filmschwärzung zur Bestimmung der Isodosen bei der Pendelbestrahlung mit exzentrisch gelegener Pendelachse der ultraharten Röntgenstrahlung einer 17 MeV-Elektronenschleuder (Betatron). Strahlentherapie **128**, 148—183 (1965).

Henley, E. J.: Gamma-ray dosimetry with cellophane-dye systems. Nucleonics **12**, No 9, 62—63 (1954).

—, and D. Richman: Cellophane dye dosimeter for 10^5 to 10^7 roentgen range. Analyt. Chem. **28**, 1580—1582 (1956).

Henriksen, T.: A scintillation dosimeter for 31 MeV betatron radiation. Acta radiol. (Stockh.) **49**, 377—381 (1958).

Herbert, R. J. T.: A scintillation dose-ratemeter using a tuned low frequency amplifier. Brit. J. Radiol. **29**, 345—349 (1956).

Herve, A.: A propos des milieux absorbants en dosimétrie. J. belge Radiol. **36**, 113—118 (1953).

— Méthode de dosimétrie en radiothérapie rotatoire. J. Radiol. Électrol. **36**, 432—438 (1955).

— Phantome für strahlentherapeutische Messungen. Radiologe **4**, 291—292 (1964).

—, et R. Ghys: Étude dosimétrique et clinique de la radiothérapie á travers grille. Acta radiol. (Stockh.) **49**, 72—85 (1958).

Hettinger, G., and K. Lidén: Scattered radiation in a water phantom irradiated by roentgen photons between 50 and 250 keV. Acta radiol. (Stockh.) **53**, 73—92 (1960).

Hiltemann, H.: Tiefendosistabellen für Röntgenbestrahlung durch ein Rastergitter. Strahlentherapie **97**, 317—319 (1955).

Hine, G. J., and G. L. Brownell: Radiation dosimetry. New York: Academic Press Inc. Publ. 1956.

Hodara, M., M. Friedmann, and G. J. Hine: Radiation dosimetry with fluorods. Miniature glass rod dosimetry. Radiology **73**, 693—706 (1959).

Hoecker, F. E.: Practical uses for the radiation polymerisation dosimeter in radiation therapy. Radiology **76**, 116—117 (1961).

— Characteristics of the radiation polymerization dosimeter. Hlth Phys. **8**, 381—389 (1962).

HOLLANDER jr., L. E.: Special CdS cells have high x- and γ-ray sensitivity. Nucleonics **14**, No 10, 68—71 (1956).

HOLM, N. W., A. BRYNJOLFSSON, and J. E. MAUL: Absolute measurements on the Co^{60} irradiation facility at Risø. Selected topics in radiation dosimetry, p. 371—376. Vienna: Int. Atomic Energy Agency 1961.

HOLTHUSEN, H.: Über die Beziehung zwischen physikalischer und biologischer Dosimetrie. Strahlentherapie **17**, 49—68 (1924).

— Biologische Dosierung der Röntgenstrahlen mit Askariseiern. Klin. Wschr. **1924**, 185—194.

— Die qualitative und quantitative Messung der Röntgenstrahlen. In: H. MEYER, Lehrbuch der Strahlentherapie, Bd. I/1. Berlin u. Wien: Urban & Schwarzenberg 1925.

— Der derzeitige Stand der physikalischen Meßmethoden. Strahlentherapie **22**, 1—37 (1926).

— Die Entwicklung des Dosisbegriffs im Gebiete der ionisierenden Strahlungen. Strahlentherapie **82**, 487—502 (1950).

—, u. R. BRAUN: Grundlagen und Praxis der Röntgenstrahlendosierung. Leipzig: Georg Thieme 1933.

HOLZKNECHT, G.: Das Chromoradiometer. Bericht des II. int. Kongr. für Elektrologie und Radiologie, Bern 1902.

HOPE, C. S., and J. H. WALTERS: The computation of single and multiple field depth doses for 4 MV X-rays. Phys. in Med. Biol. **9**, 517—519 (1964).

HOUTERMANS, F. G., E. JÄGER, M. SCHÖN u. H. STAUFFER: Messungen der Thermolumineszenz als Mittel zur Untersuchung der thermischen und Strahlungsgeschichte von natürlichen Mineralien und Gesteinen. Ann. Physik **20**, 283—292 (1957).

HUBBELL, J. H.: Response of a large sodium-iodine detector to high energy X-rays. Rev. Sci. Instr. **29**, 65—68 (1958).

HÜBNER, W.: Oszillographie von Intensitätsschwankungen der Röntgenstrahlung. Z. angew. Physik. **5**, 461—463 (1953).

— Über den Einfluß von Fremdstoffen in Filtersubstanzen bei Schwächungs- und Halbwerteschichtmessungen. Fortschr. Röntgenstr. **89**, 629—634 (1958).

HULTBERG, S., O. DAHL, R. THORAEUS, K. J. VIKTERLÖF, and R. WALSTAM: Kilocurie cobalt 60 therapy at the radiumhemmet. Acta radiol. (Stockh.), Suppl. 179 (1959).

Int. Atomic Energy Agency (IAEA): Isodose charts and depth dose tables for medium energy X-rays. London: Butterworth & Co. 1962.

ICRU (International Commission on Radiological Units and Measurements): Radiation quantities and units. Report No 6 (1950); No 7 (1953); No 8 (1956); No 9 (1959); No 10a (1962).

ITTNER, W. B., and M. TER-POGOSSIAN: Air-equivalence of scintillation materials. Nucleonics **10**, No 2, 48—53 (1952).

IWANOW, B. I.: Über die Mängel der neuen Definition des Röntgen. Ismeritelnaja Technika 1, 16—18 (1956).

JACOBSON, L. E., and A. LIPMAN: Depth dose investigation for perforated grid therapy at 200 kilovolts. Amer. J. Roentgenol. **67**, 458—469 (1952).

JACOBSON, L. F., and I. S. KNAUER: Correction factors for tumor dose in the chest cavity due to diminished absorption and scatter in lung tissue. Radiology **67**, 863—876 (1956).

JAEGER, R.: Der Stand der Röntgendosimetrie 1950. Z. angew. Physik **3**, 191—198 (1951).

— Die Strahlendosimetrie in der Dermatologie. Strahlentherapie **98**, 41—58 (1955).

— Die Einheiten der Strahlendosimetrie und ihre Zusammenhänge. Atomkernenergie **3**, 21—27 (1958).

JELLEY, J. V.: Čerenkov radiation and its applications. London: Pergamon Press 1958.

JENNINGS, W. A.: Physical aspects of the roentgen radiation from a Berillium window tube operated over a range 2—50 kVp for clinical purposes. Acta radiol. (Stockh.) **33**, 435—483 (1950).

— Percentage depth dose in moving-field therapy. Radiology **68**, 698—707 (1957).

—, and A. L. McCREA: Dose distribution in conical rotation therapy with a 2-MeV generator. Radiology **68**, 689—697 (1957).

JOFFÈ, A. F.: Physik der Halbleiter. Berlin: Akademie-Verlag 1960.

JOHNS, H. E.: The physics of radiation therapy. Springfield (Ill.): Ch. C. Thomas 1953.

— The physics of radiology. Springfield (Ill.): Ch. C. Thomas 1961.

— E. R. EPP, D. V. CORMACK, and S. O. FEDORUK: Depth dose data and diaphragm design for the Saskatchewan 1000 curie cobalt unit. Brit. J. Radiol. **25**, 302—308 (1952).

— —, and S. O. FEDORUK: Depth dose data 75 kVp to 140 kVp. Brit. J. Radiol. **26**, 32—37 (1953).

— J. W. HUNT, and S. O. FEDORUK: Surface backscatter in the 100 kV to 400 kV range. Brit. J. Radiol. **27**, 443—448 (1954).

— M. T. MORRISON, and G. F. WHITMORE: Dosage calculations for rotation therapy. Amer. J. Roentgenol. **75**, 1105—1116 (1956).

JONES, D. E. A.: Water-equivalence of "mix D". Brit. J. Radiol. **25**, 272 (1952).

— The suitability of materials used for the measurement of the halfvaluethickness of X-ray beams. Brit. J. Radiol. **34**, 801—806 (1961).

— C. GREGORY, and I. BIRCHALL: Dosage distribution in rotational cobalt 60 therapy. Brit. J. Radiol. **29**, 196—201 (1956).

JOYET, G.: Die durch Betatronbestrahlung in den Geweben induzierte Radioaktivität. Oncologia (Basel) **5**, 1—12 (1952).

JUDIN, M. F.: Weiteres zur Frage der Definition des Röntgen. Ismeritelnaja Technika 1, 18—19 (1956).

JÜNGLING, O.: Die praktische Verwendbarkeit der Wurzelreaktion von Vicia faba equina zur Bestimmung der biologischen Wertigkeit von Röntgenstrahlen. Münch. med. Wschr. **1920**, 1141—1144.

KALBITZER, S., W. MELZER, W. STUMPFI u. P. WALTHER: Ein γ-Spektrometer für den Röntgenbereich mit Halbleiterdetektoren und gekühltem Vorverstärker. Z. angew. Physik **13**, 253—256 (1967).

Keller, H. L.: Die Ermittlung der Raumdosis bei der Röntgenbestrahlung. Fortschr. Röntgenstr. 84, 73—77 (1956).
— Grundlagen der Raumdosisermittlung bei allen gebräuchlichen Qualitäten der Röntgenbestrahlung. Fortschr. Röntgenstr. 85, 333—338 (1956).
— Filmdosimetrie in der Strahlentherapie. Radiologe 4, 272—275 (1964).
— Dosisverteilung und Dosisermittlung bei der Pendelbestrahlung (200 kV bis 17 MeV). München u. Berlin: Urban & Schwarzenberg 1964.
—, u. S. R. Je: Faktoren zur Berücksichtigung nicht wasseräquivalenter Gewebe bei Strahlungen zwischen 100 kV und 17 MeV. Strahlentherapie 122, 531—541 (1963).
Kemp, L. A. W.: The exploration of X-ray dose distribution: An automatic method. Brit. J. Radiol. 19, 488—501 (1946).
— A review of the theory, calibration techniques, and applications of an ionization current comparator, with an investigation of its capabilities as a precision instrument. Amer. J. Roentgenol. 71, 853—863 (1954).
—, and J. E. Burns: Physical measurements on the London Hospital Picker C 3000 cobalt unit. Acta radiol. (Stockh.) 49, 471—484 (1958).
Kiefer, H.: Erfahrungen bei der Anwendung der Phosphatglas-Dosimetrie. In: Strahlenschutz in Forschung und Praxis, Bd. 4. Freiburg i. Breisgau: Rombach 1964.
—, u. R. Maushart: Strahlenschutzmeßtechnik. Karlsruhe: G. Braun 1964.
Kirchner, J. F., B. W. King, M. J. Oestmann, P. Schall, and G. D. Calkins: Recent research in high-level gamma desimetry. Peaceful Uses of Atomic Energy 21, 199—203 (1958).
Kirk, R. D.: Vortrag gehalten anläßlich der int. Konf. über Lumineszenzdosimetrie in Stanford University, Californien, vom 21.—23. Juni 1965.
Kleinstück, E., u. H. Fritz: Die chemische Dosimetrie als Übersichts- und Kontrollmeßmethode bei Kobalt 60- und Radiumbehandlungen. Radiobiol. Radiother. (Berl.) 4, 627—634 (1963).
Kligerman, M. M., E. G. Rosen, and E. H. Quimby: Rotation therapy technics applicable to standard deep-x-ray machines. Radiology 62, 183—194 (1954).
Kment, K., u. A. Kuhn: Technik des Messens radioaktiver Strahlung. Leipzig: Akademische Verlagsgesellschaft Geest & Portig 1963.
Kölle, H. W., H. J. Eichhorn u. K. H. Degenhardt: Die Herstellung von Isodosentafeln mittels einer photographischen Methode. In: Probleme und Ergebnisse aus Biophysik und Strahlenbiologie, S. 205—227. Leipzig: Georg Thieme 1956.
Kohlrausch, F.: Praktische Physik, Bd. II. Stuttgart: B. G. Teubner 1962.
Kossel, W.: Simultan-Dosimetrie von Strahlungsfeldern im lebenden Objekt. Naturwissenschaften 41, 209 (1954).
Kreidl, N. J., and G. E. Blair: Recent developements in glass dosimetry. Nucleonics 14, No 3, 82—83 (1956).
Kröker, P.: Über die Siebbestrahlung. Fortschr. Röntgenstr. 85, 523—533 (1956).

Krokowsky, E.: Herddosen bei Siebbestrahlung. Fortschr. Röntgenstr. 86, 256—262 (1957).
Küstner, H.: Die Standardisierung der Röntgendosismessung. Strahlentherapie 17, 1—48 (1924).
— Wieviel R-Einheiten entspricht die HED? Strahlentherapie 26, 120—146 (1927).
Kulenkampff, H.: Die Energieverteilung im Spektrum der Röntgen-Bremsstrahlung. Ann. Physik 43, 17—85 (1943).
Kuttig, H.: Der Einfluß der Strahlenqualität auf Tiefendosis und Dosisverteilung bei Stehfeld- und Bewegungsbestrahlung in homogenen und geschichteten Medien. Strahlentherapie 101, 241—247 (1956).
—, u. H. J. Frischbier: Zur Herddosis und Dosisverteilung bei der Telekobalt-Pendelbestrahlung. Strahlentherapie 112, 251—261 (1960).
Langendorff, H., L. Graf u. J. Graf: Biologische Bestimmung der Dosisverteilung und der prozentualen Tiefendosis bei normaler und extrem harter Röntgenstrahlung. Strahlentherapie 62, 561—568 (1938).
Laughlin, J. S., J. M. Beattie, J. E. Lindsay, and R. A. Harvey: Dose distribution measurements with the University of Illinois 25 MeV medical betatron. Amer. J. Roentgenol. 65, 787—799 (1951).
—, and J. W. Beattle: Calorimetric determination of the energy flux of 22.5 MeV x-rays. Rev. Sci. Instr. 22, 572—574 (1951).
— W. J. Henderson, and R. A. Harvey: Calorimetric evaluation of the roentgen for 400 kV and 22.4 MeV roentgen rays. Amer. J. Roentgenol. 70, 294—312 (1953).
—, and S. Genna: Calorimetric methods, chapt. 9. In: Radiation dosimetry (Hine and Brownell). New York: Academic Press Inc. 1956.
Lazo, R. M., H. A. Dewhurst, and M. Burton: The ferrous sulfate radiation dosimeter: A calorimetric calibration with gammarays. J. chem. Phys. 22, 1370—1375 (1954).
Leibfried, G.: Bestrahlungseffekte in Festkörpern. Stuttgart: B. G. Teubner 1965.
Lescrenier, C., A. J. Stracey, and C. H. Jones: A new method of obtaining isodose curves using film dosimetry. Phys. in Med. Biol. 10, 567—569 (1965).
Lidèn, K., and N. Starfelt: Scintillation spectrometry of continous γ- and x-ray spectra below 1 MeV. Ark. Fysik 7, 428—457 (1957).
Lindell, B.: Roentgen dose measurements on a radiation of very high intensity. Acta radiol. (Stockh.) 42, 398—410 (1954).
Lindsay, D. D., and B. E. Stern: A new tissue-like material for use as bolus. Radiology 60, 355—362 (1953).
Loevinger, R.: Depth dose curves for grids in x-ray therapy. Radiology 58, 351—360 (1952).
— Recombination loss in ionization chambers in a pulsed beam. Radiology 74, 110—111 (1960).
— J. G. Holt, and G. J. Hine: Internally administred radioisotopes. In: Hine and Brownell, Radiation dosimetrie. New York: Academic Press 1956.

LUCHNER, K.: Über die Thermolumineszenz von natürlichem Flußspat. Z. Physik 149, 435—452 (1957).

MALSKY, S. J., and C. G. AMATO: Thermoluminescent dosimetry. J. nucl. Med. 4, 181—218 (1963).

— — C. B. REID, C. SPRECKELS, and L. MADDALONE: In vivo dosimetry with miniature glass rods. Amer. J. Roentgenol. 85, 568—572 (1961).

— B. ROSWIT, C. AMATO, C. B. REID, S. M. UNGER, and C. SPRECKELS: In-vivo dosimetry with miniature glass rods. Radiology 74, 107 (1960).

MARINELLI, L. D.: X-ray dosimetry: General principles and experimental factors. Radiat. Res. 1, 23—33 (1954).

MARKUS, B.: Über den Begriff der Gewebeäquivalenz und einige „wasserähnliche" Phantomsubstanzen für Quanten von 10 keV bis 100 MeV sowie schnelle Elektronen. Strahlentherapie 101, 111—131 (1956).

— Ionisationsdosimetrie und Dosisverteilungen schneller Elektronen in Knochengewebe. Strahlentherapie 113, 379—393 (1960).

— Energiebestimmung schneller Elektronen aus Tiefendosismessungen. Strahlentherapie 116, 280—286 (1961).

— Beiträge zur Entwicklung der Dosimetrie schneller Elektronen. Strahlentherapie 124, 33—52 (1964).

—, u. W. PAUL: Photographische Dosimetrie in elektronenbestrahlten Körpern. Strahlentherapie 92, 612—620 (1953).

MARQUES, P., A. BRU et M. DELPLA: Méthode d'établissement des courbes isodoses en cyclo-radiothérapie. J. Radiol. Électrol. 37, 329—333 (1956).

MARSHALL, J.: Particle counting by Čerenkov radiation. Phys. Rev. 86, 685—692 (1952).

— Čerenkov counters. Ann. Rev. nuclear Sci. 4, 141—156 (1954).

MARTIN, J. H.: A computor for X-ray isodose curve production. Brit. J. Radiol. 19, 343—346 (1946).

MARTIUS, H.: Über Röntgenstrahlenmessung im Tiefentherapiebetrieb. Strahlentherapie 16, 277—287 (1923).

MATSCHKE, S.: Messungen mit gewebeäquivalenten Ionisationskammern. In: Probleme und Ergebnisse aus Biophysik und Strahlenbiologie, Bd. III, S. 10—16. Leipzig: VEB Gg. Thieme 1962.

MAUCHEL, G. A., E. R. EPP, and H. E. JONES: A self-balancing device for the measurement of ionization current ratios. Brit. J. Radiol. 28, 50—53 (1955).

—, and H. E. JONES: Automatic isodose plotter. Nucleonics 12, No 12, 50—51 (1954).

MAURER, H. J., I. ROOS u. U. WEDEMEYER: Zur tangentialen Pendelbestrahlung beim Mammakarzinom. I. Mitt. Strahlentherapie 100, 324—328 (1956).

MAYER-KUCKUK, T., u. H. MOMMSEN: Die Verwendung von Halbleiterdetektoren zur Röntgenspektroskopie. Z. Instrumentenk. 10, 309—315 (1967).

MAYNEORD, W. V.: Energy absorption. Brit. J. Radiol. 13, 235—247 (1940).

— The measurement of radiation for medical purposes. Proc. physical Soc. 54, 405—421 (1942).

MAYNEORD, W. V.: Développements recents dans les aspects physiques de la thérapeutique par les radiations. J. Radiol. Électrol. 29, 461—467 (1948).

—, and J. R. CLARKSON: Energy apsorption, part I. Integral dose when the whole body is irradiated. Brit. J. Radiol. 17, 151—157, 177—182 (1944).

—, and L. F. LAMERTON: A survey of depth dose data. Brit. J. Radiol. 14, 255—264 (1941).

McELHINNEY, J., B. ZENDLE, and S. R. DOMEN: Calorimetric determination of the power in an 1400 kV x-ray-beam. Radiat. Res. 6, 40—54 (1957).

MEREDITH, W., and G. J. NEARY: The production of isodose curves and the calculation of energy absorption from standard depth dose data. Brit. J. Radiol. 17, 75—82 (1944).

MEYERS, IIT., W. H. LE BLANC, D. M. FLEMING, and H. O. WYCKOFF: An adiabatic calorimeter for high precision standardization and determination of W (air), paper presented at meeting of Radiation Research Society, Washington 1961.

MICELI, R., e E. DE CASTRO: La roentgenterapia ortocinetica. Radiol. med. (Torino) 43, 255—273 (1957).

MILVY, P., N. BARR, J. GEISSELSODER, and J. S. LAUGHLIN: Calorimetric determination of local absorbed dose. IXth Int. Congr. Radiology, Trans. Stuttgart: Georg Thieme 1960.

— S. GENNA, N. BARR, and J. S. LAUGHLIN: Calorimetric determination of local absorbed dose. Peaceful Uses of Atomic Energy 21, United Nations Geneva 1958.

MINDER, W.: Radiumdosimetrie, 2. Aufl. Berlin-Göttingen-Heidelberg: Springer 1961.

MITCHELL, J. W.: Die photographische Empfindlichkeit. Phot. Korr. 1. Sonderheft (1957).

MIYANAGA, I., and H. YAMAMOTO: Studies on silver activated metaphosphate glass as a personnel monitoring dosimeter. Hlth Phys. 9, 965—972 (1963).

MOHR, H.: Vergleichende Dosismessungen im Phantom mit Leuchtstoffdosimeter und Ionisationskammer. Fortschr. Röntgenstr. 85, 486—490 (1957).

MOOS, W. S., u. G. H. SANDBERG: Eine photographische Methode zur Bestimmung von Isodosen in der Strahlentherapie. Strahlentherapie 102, 223—228 (1957).

—, and F. SPONGBERG: CdS-crystal-probes are convenient for dosimetry in body cavities. Nucleonics 13, 88—90 (1955).

—, and E. W. WEBSTER: An automatic tissue dose computer for use in supervoltage rotational therapy. Radiology 59, 729—736 (1952).

MORRISON, M. T., and G. W. REED: A note on the determination of half-value layers of soft x-rays. Brit. J. Radiol. 25, 270—272 (1952).

MOTT, E. W., and R. B. SUTTON: Scintillation and Čerenkov counters. In: Handbuch der Physik, Bd. 45, Instrumentelle Hilfsmittel der Kernphysik II. Berlin-Göttingen-Heidelberg: Springer 1958.

MÜSER, H. A.: Einführung in die Halbleiterphysik. Darmstadt: Dr. Dietrich Steinkopff 1960.

MULLER, D. F., H. C. HOYT, D. J. KLEIN, and J.W.M. DuMOND: Precision measurements of nuclear γ-ray wavelengths of Jr^{192}, Ta^{182}, RaTh, Rn, W^{187}, Cs^{127}, An^{198} and annihilation radiation. Phys. Rev. 88, 776—793 (1952).

MURDOCH, J., u. E. STAHEL: Vergleichende Studie von zwei dosimetrischen Röntgeneinheiten — das französische R (Solomon) und das deutsche R (Behnken). Strahlentherapie 27, 561—571 (1928).

MUTH, H.: Aktuelle Probleme der Dosimetrie ionisierender Strahlen. Strahlentherapie 109, 412—425 (1959).

NAGL, J., A. SANIELEVICI, and R. WIDERÖE: Calorimetric dose measurements with 35-MeV betatron electron radiation. Nature (Lond.) 203, 632—633 (1964).

NBS Handbook 85. Physical aspects of irradiation. Washington 1964.

NBS Handbook 87. Recommendations of the Int. Commission on Radiological Units and Measurements. Washington 1963.

NEBOSCHEW, A. F.: Die röntgenenergetischen Begriffe und Größen. Fortschr. Röntgenstr. 76, 782—796 (1952).

NELSON, F. R., and R. J. SCHULZ: The polyacrylamide dosimeter. Radiology 82, 120—123 (1964).

NEUMANN, W., u. F. WACHSMANN: Ermittlung der Herddosis bei Rotationsbestrahlung unter Berücksichtigung der Absorptionsunterschiede im Gewebe. Strahlentherapie 71, 438—449 (1942).

NEWBERY, G. R., and D. K. BEWLEY: The performance of the Medical Research Council 8 MeV linear accelerator. Brit. J. Radiol. 28, 241—251 (1955).

O'CONNOR, J. E.: A method of estimating doses in arc therapy. Brit. J. Radiol. 27, 453—458 (1954).

— A transit dose technique for the determination of dosis in inhomogeneous bodies. Brit. J. Radiol. 29, 663—667 (1956).

OESER, H., u. E. KROKOWSKI: Zur Frage der Siebbestrahlung. Röntgen-Bl. 11, 385—391 (1958).

OOSTERKAMP, W. J.: Dose measurements on contacttherapy-tubes. Acta radiol. (Stockh.) 33, 491—506 (1950).

— General considerations regarding the dosimetry of roentgen and gamma radiation. Appl. sci. Res. 3, 477—478 (1953).

—, and J. PROPER: The water equivalence of the phantom material Mix D for soft x-rays. Brit. J. Radiol. 31, 644 (1958).

O'SHEA, W. A., C. H. CHANG, and F. HUTCHINSON: A simplified ruler method for dosage calculation in rotational therapy in the intermediate voltage range. Radiology 69, 88—93 (1957).

OSTER, G.: Vortrag gehalten anläßlich der int. Konferenz über Lumineszenzdosimetrie in Stanford University, Californien, vom 21.—23. Juni 1965.

PACKARD, CH.: A biological measure of X-ray dosage. J. Cancer Res. 11, 282—291 (1927).

PALMIERI, G. G.: Norme patriche per la taratura di apparecchi per stratiterapia determinazione approssimativa della dose fisica. Radiobiol. Radioter. Fis. med. 3, 341—347 (1956).

PATTERSON, D., A. and H. FRIEDMANN: Milliroentgen dosimetry with thermoluminescence. J. opt. Soc. Amer. 47, 1136—1137 (1957).

PAYMAL, M., M. BONNAUD, and P. LE CLERK: Radiation dosimeter glasses. Proc. Int. Symp. Selected Topics in Radiation Dosimetry IAEA, Vienna, Austria, June 7—13, 1960.

PETREE, B.: Absorbed dose calorimetry for high dose rates. Radiat. Res. 9, 166 (1958).

PFALZNER, P. M.: Rotation therapy with a cobalt 60 unit. II. Transit dose measurements as a means of correcting tumour dose for non water-equivalent absorbing media. Acta radiol. (Stockh.) 45, 62—68 (1956).

PIESCH, E.: Die Verwendung von silberaktivierten Metaphosphatgläsern zur Bestimmung einer Personen- und Ortsdosis von Gamma- und Neutronenstrahlung. Atompraxis 10, 268—276 (1964).

PLESCH, R.: Über die zweckmäßige Bestimmung der Herddosis bei der Pendelbestrahlung. In: Strahlentherapie, Sonderband 35, 307—316 (1956).

POHL, R. W.: Ionisationsdosimeter und die Einheit Röntgen. Strahlentherapie 107, 1—11 (1958).

POHLIT, W.: In: Strahlenbiologie, Strahlentherapie, Nuklearmedizin und Krebsforschung. Ergebnisse 1952—1958. Stuttgart: Georg Thieme 1959.

— Dosimetrie zur Betatrontherapie. Stuttgart: Georg Thieme 1965.

POROJKOW, I. W.: Definition des Röntgen in Verbindung mit der Anwendung dieser Einheit für alle ionisierenden Strahlungen. Ismeritelnaja Technika 1, 20—23 (1956).

QUIMBY, E. H., and B. S. COHEN: Effects of radiation quality, target axis distance, and field size on dose distribution in rotation therapy. Amer. J. Roentgenol. 78, 819—830 (1957).

— — V. CASTRO, and W. J. MEREDITH: Calculation of tissue doses and data for the production of isodose curves, using standard depth dose tables. Radiology 66, 667—685 (1956).

RAJU, M. R.: Polymer solutions as radation dosimeters. Phys. in Med. Biol. 10, 515—524 (1965).

RAKOW, A.: Isodosenkurven bis Co 60-Bewegungsbestrahlung mit einer billigen photographischen Methode. Minerva fisioter. 6, 137 (1961).

— Der Wert der photographischen Bestimmung der Dosisverteilung für die Bestrahlungsplanung. Radiobiol. Radiother. (Berl.) 6, 69—76 (1965).

RAWSON, E. G., and D. V. CORMACK: A matrix to correct for scintillator escape effects. Nucleonics 16, No 10, 92—97 (1958).

REID, W. B., and H. E. JOHNS: Measurement of absorbed dose with calorimeter and determination of W. Radiat. Res. 14, 1—16 (1961).

REUSS, A., R. PLESCH, U. MAYER u. C. v. MUSCHWITZ: Einige Gesichtspunkte zur Messung von Radium- und Radiokobaltstrahlung mit der Kadmium-Sulfid-Kristallsonde. Strahlentherapie 94, 385—393 (1954).

RICHTER, J., u. D. SCHIRRMEISTER: Ein Verfahren zur Berechnung der Dosisverteilungen mit digitalen Rechenautomaten. Strahlentherapie 123, 45—58 (1964).

— — Die Ermittlung von Dosisverteilungen mit digitalen Rechenautomaten unter Berücksichtigung von Randabfall und Streuung. Strahlentherapie 126, 177—184 (1965).

RICHTER, J., u. D. SCHIRRMEISTER: Die Berücksichtigung von Gewebeinhomogenitäten bei der Ermittlung von Dosisverteilungen mit digitalen Rechenautomaten. Strahlentherapie 127, 550—559 (1965).

ROBBINS, R., and J. MÉSZÁROS: The calculation of rotation therapy tumour doses at 250 kV by means of the transmitted dose rate. Radiology 63, 381—389 (1954).

ROBSON, J. W., and E. C. GREGG: A scintillation crystal roentgen ray dosimeter. Amer. J. Roentgenol. 76, 979—987 (1956).

ROSMAN, I. M., and K. G. ZIMMER: An isodose plotter of simple design. Brit. J. Radiol. 29, 688 (1956).

—— Über die Anwendung von Szintillatoren in der Dosimetrie. Z. Naturforsch. 11 B, 46—52 (1956a).

—— Über die Anwendung von Szintillatoren in der Dosimetrie — II. Atomkernenergie 2, 429—437 (1957).

ROSSI, H. H., and G. FAILLA: In: Medical physics, vol. 2. Chicago: Year Book Publ. 1950.

—— Tissue-equivalent ionization chambers. Nucleonics 14, No 2, 32—37 (1956).

ROSSMANN, K.: Die Dosisverteilung auf der Hautoberfläche und ihre Berechnung bei der Pendelbestrahlung. Fortschr. Röntgenstr. 81, 659—669 (1954).

ROSWIT, B.: In vivo dosimetry with gold-sheathed miniature glass rods. Amer. J. Roentgenol. 85, 572—582 (1961).

— S. J. MALSKY, C. B. REID, C. G. AMATO, and L. MÄDDALONE: The measurement of radiation dosage within the living subject — the need and the means. Vortrag gehalten anläßlich des XI. int. Congr. of Radiology, 22.—28. 9. 1965 in Rom. Int. Congr. Series No 105, Excerpta Medica Foundation, 1763—1771 (1967).

SANBORN, E. N.: Vortrag gehalten anläßlich der int. Konf. über Lumineszenzdosimetrie in Stanford University, Californien, vom 21.—23. Juni 1965.

SANIELEVICI, A.: Kalorimetrische Tiefendosismessungen für 20 MeV-Elektronenstrahlung. Strahlentherapie 127, 560—565 (1965).

SCHARF, K., and R. M. LEE: Investigation of the spectrophotometric method of measuring the ferric ion yield in the ferrous sulfate dosimeter. Radiat. Res. 14, 498 (1961).

SCHINZ, H. R., u. R. WIDERÖE: Bemerkungen zu der vorgeschlagenen Definitionsänderung der Röntgeneinheit. Fortschr. Röntgenstr. 89, 486—490 (1958).

—— Einige ketzerische Bemerkungen zur Strahlentherapie. Fortschr. Röntgenstr. 95, 261—275 (1961).

—— Das Planck und das rad. Schweiz. med. Wschr. 1963, 837—838.

—— Strahlendichte und Strahlendosis. Ein neuer Vorschlag zur Beseitigung der gegenwärtigen Verwirrung bei Strahlenmessungen. Dtsch. med. Wschr. 1963, 1043—1050.

—— Planck, rad, Röntgen und Rho. Strahlentherapie 122, 408—415 (1963).

—— Das Planck als neue Einheit der medizinischen Radiologie: Zürcher Vorschlag. Oncologia (Basel) 16, 347—350 (1963).

—— Meßprobleme der Radiologie. Energetische und meßtechnische Einheiten. Röntgen-Bl. 17, 261—271 (1964).

SCHIRRMEISTER, D., u. J. RICHTER: Die Berechnung von Dosisverteilungen mit digitalen Rechenautomaten bei mehraxialer Pendelbestrahlung. Strahlentherapie 125, 211—218 (1964).

SCHOEN, D., u. G. BREITLING: Die Bedeutung der Streustrahlung für die Raumdosis. Strahlentherapie 103, 490—493 (1957).

SCHÖN, M.: Dosimetry of ionizing radiation and of neutron with the aid of thermoluminecence. Proc. of IAEA-Symposium Wien 1960.

SCHOKNECHT, G.: Berechnung der Dosisverteilung bei tangentialer Pendelbestrahlung mit Kobalt 60. Strahlentherapie 122, 341—348 (1963).

— Bestimmung von Stehfeldisodosen mit einem Scanner. Fortschr. Röntgenstr. 101, 77—79 (1964).

— Berechnung und Ausdrucken von Dosisverteilungen für die Co-60-Teletherapie mit dem Datenverarbeitungssystem IBM 1401 nach experimentell bestimmten Ausgangswerten. Strahlentherapie 125, 75—90 (1964).

SCHRÖK-VIETOR, W.: Dosismessung bei Siebbestrahlung. Strahlentherapie 97, 143—145 (1955).

SCHULER, R. H., and O. A. ALLEN: Yield of the ferrous sulfate radiation dosimeter: an improved cathode-ray determination. J. chem. Phys. 24, 56—64 (1956).

—— Radiation chemistry studies with cyclotron beams of variable energy: Yields in aerated ferrous sulfate solution. J. Amer. chem. Soc. 79, 1565—1572 (1957).

SCHULMAN, J. H.: Dosimetry of X-rays by radiophotoluminescence. J. appl. Phys. 22, 1479—1487 (1951).

— Radiophotoluminescence dosimetry system of the US Navy. Nucleonics 11, No 10, 52—56 (1953).

— Measurement of high doses of Co⁶⁰ gamma-rays by absorption changes in phosphate glass. NRL Momorandoum Report No 266 (1954).

— Solid state dosimeters for radiation measurement. Hlth Phys. 1, Progress in Nuclear Energy, 150—159 (1959).

— F. H. ATTIX, E. J. WEST, and R. J. GINTHER: New thermoluminescent dosimeter. Rev. Sci. Instr. 31, 1263—1269 (1960).

—, and H. W. ETZEL: Small-volume dosimeters for X-rays and gamma-rays. Science 118, 184—186 (1953).

— R. J. GINTHER, R. D. KIRK, and H. S. GOULART: Thermoluminescent dosimeter has storage stability, linearity. Nucleonics 18, No 3, 92—102 (1960).

— C. C. KLICK, and H. RABIB: Measuring high doses by absorption changes in glass. Nucleonics 13, No 2, 30—33 (1955).

SCHUMACHER, W., u. G. BAERWOLFF: Neuere Meßergebnisse am Organismus über die Dosis bei der Pendelbestrahlung im kleinen Becken. Strahlentherapie 99, 63—71 (1956).

SCHWARZ, H. A.: Temperature coefficient of the radiation induced oxidation of ferrous sulfate. J. Amer. chem. Soc. 76, 1587—1588 (1954).

SEELENTAG, W.: Zur Wellenlängenabhängigkeit verschiedener Ionisationskammern. Fortschr. Röntgenstr. 89, 753—763 (1958).

SEEMANN, H. E.: Secondary radiation intensity as a function of certain geometrical variables. Amer. J. Roentgenol. 39, 628—633 (1938).

Segrè, E.: Experimental nuclear physics, vol. 1. New York: John Wiley & Sons, Inc. 1953; London: Chapman & Hall Ltd. 1953.

Seidel, K.: Tiefendosen bei Röntgensiebbestrahlung. Strahlentherapie 99, 549—554 (1956).

Shalek, R. J., and A. Cole: A scintillation probe for the measurement of radiation dose in body cavities. Amer. J. Roentgenol. 79, 450—452 (1958).

Shapiro, G., W. S. Ernst, and J. Ovadia: Radiation dose distribution in water for 22.5 MeV peak roentgen rays. Radiology 66, 429—437 (1956).

Siegbahn, K.: α, β, γ-ray spectroskopy. Amsterdam: North-Holland Publ. Co. 1965.

Sigoloff, S. C.: Fast-neutron intensive chemical gamma-ray dosimeter. Nucleonics 14, No 10, 54—56 (1956).

— Chemical and colorimetric dosimetry: the tetrachlorethylene chemical dosimeter system. Selected topics in radiation dosimetry. Vienna: Int. Atomic Energy Agency 1961.

Skarsgard, L. D., J. P. Bernier, D. V. Cormack, and H. E. Johns: Calorimetric determination of the ratio of energy absorption to ionization for 22-MeV X-rays. Radiat. Res. 7, 217—228 (1957).

Smeltzer, J. C.: Energy dependence of the naphtalene scintillation detector. Rev. Sci. Instr. 21, 699 (1950).

Sommermeyer, K.: Zur Definition der Dosiseinheiten. Fortschr. Röntgenstr. 88, 453—457 (1958).

Sopp, T. E., and L. Stanton: Physical measurements of radiation through a grid. Amer. J. Roentgenol. 71, 835—845 (1954).

Spechter, H. J.: Das „Lokalisationsgerät" und „Tastzeichengerät" als Hilfsmittel zur Einstellung und Dosisberechnung bei der Bewegungsbestrahlung gynäkologischer Tumoren. Strahlentherapie 103, 571—573 (1957).

Spencer, L. V., and F. H. Attix: Theory of cavity ionization. 1. Genfer Atomkonf., UN-Publ. 1955.

Spenke, E.: Elektronische Halbleiter. Eine Einführung in die Physik der Gleichrichter und Transistoren. Berlin-Göttingen-Heidelberg: Springer 1956.

Spiers, F. W.: Effective atomic number and energy absorption in tissues. Brit. J. Radiol. 19, 52—63 (1946).

— Dosage in irradiated soft tissues and bone. Brit. J. Radiol. 24, 365—370 (1951).

Stanton, L.: Determination of isodose curves for supervoltage and cobalt-60-teletherapy machines with x-ray film. Radiology 78, 445—460 (1962).

Steed, P. R.: Three-dimensional dose distribution with rotation techniques. Brit. J. Radiol. 26, 65—70 (1953).

Stenstrom, K. W., and J. F. Marvin: Ionization measurements with bone chambers and their application to radiation therapy. Amer. J. Roentgenol. 55, 759—770 (1946).

Sterling, Th., H. Perry, and G. Bahr: A practical procedure for automating rafiation treatment planning. Brit. J. Radiol. 34, 726—733 (1961).

— —, and J. Weinkam: A simplified system of digitising isodoses and direct print-out of dose distribution. Brit. J. Radiol. 36, 63—70, 522—527 (1963).

Stern, B. E.: Dose calculation for moving field therapy. Brit. J. Radiol. 29, 518—519 (1956).

Sundbom, L., u. R. Walstam: Bestrahlungsplanung in der Strahlentherapie. Radiologe 4, 256—262 (1964).

Suntharalingam, N., J. R. Cameron, E. Shuttleworth, M. West, and J. F. Fowler: Fading characteristics of thermolumiescent lithiumfluoride. Phys. in Med. Biol. 13, 97—104 (1968).

Taft, R. B.: A monitor meter. Amer. J. Roentgenol. 60, 260—262 (1948).

—, and G. C. Henny: Ionization oscillograms. Amer. J. Roentgenol. 50, 258—261 (1943).

Taimuty, S. I., L. H. Towle, and D. L. Peterson: Ceric dosimetry: Routine use at 10^5—10^7 rads. Nucleonics 17, No 8, 103—107 (1959).

Taplin, G. V.: In: Hine and Brownell, Radiation dosimetry. New York: Academic Press 1956.

Taylor, L. S.: The measurement of x- and gamma radiation over a wide energy range. Brit. J. Radiol. 24, 67—89 (1951).

Teplý, J., and J. Bednàr: In: Radiation chemistry of aqueous chloroform solution. Peaceful Uses of Atomic Energy, vol. 29. Unites Nations Geneva 1958.

Thornton, W. T., and J. A. Auxier: Some X-ray and fast neutron responses characteristics of silver metaphosphate glass dosimeters. ORNL 2912 (1960).

Tichodeew, P. M.: Über die Definition des Röntgen. Ismeritelnaja Technika 1, 15—16 (1956).

Tochilin, E., and R. Golden: Film measurement of beta-ray depth dose. Nucleonics 11, 26—29 (1953).

Tode, D., u. V. Böhringer: Die Anwendung des Thermolumineszenzdosimeters „Lumimeter II" in der Medizin. Vortrag IX. Kongr. Med. Wiss. Ges. für Röntgenologie in der DDR 14.—17. 10. 1964.

Tranter, F. W.: A method of calculating isodose curves from central axis depth dose data. Brit. J. Radiol. 29, 92—94 (1956).

Trout, E. D., J. P. Kelley, and A. C. Lucas: Determination of half-value layer. Amer. J. Roentgenol. 84, 729—740 (1961).

Tsien, K. C.: The application of automatic computing machines to radiation treatment planning. Brit. J. Radiol. 28, 432—439 (1955).

— A study of basic external radiation treatment techniques with the aid of automatic computing machines. Brit. J. Radiol. 31, 32—40 (1958).

Wachsmann, F.: Über den Begriff „Raumdosis". Strahlentherapie 70, 653—658 (1941).

— In: Meyer-Matthes, Die Strahlentherapie. Stuttgart: Georg Thieme 1949.

— Vorschläge zur Standardisierung der Bestrahlungsbedingungen in der Röntgentherapie. Strahlentherapie 83, 41—50 (1951).

— Definition des Begriffes „relative Herdraumdosis" und Wert des Begriffes für die Beurteilung verschiedener Bestrahlungsmethoden. Strahlentherapie 93, 295—298 (1954).

— Sättigungserscheinungen in Ionisationskammern bei verschiedenen Betriebsarten. Strahlentherapie 97, 113—118 (1955).

— Ist es bei der Therapie mit ultraharten Strahlungen noch erforderlich, Bewegungsbestrahlung anzuwenden? Ann. Med. intern. Fenn. 48, 348—359 (1959).

WACHSMANN, F.: Über die mit ultraharten Strahlungen erreichbare Dosisverteilung. Radiologe 1, 245—252 (1961).
— Technik und Ergebnisse der Personendosismessung mit Filmen. In: Atomstrahlung in Medizin und Technik. München: Thiemig 1964.
— Festkörperdosimetrie in der Therapie mit konventionellen und ultraharten Strahlungen. Vortrag gehalten anläßlich des XI. int. Congr. of Radiology, 22.—28. 9. 1965 in Rom. Int. Congr. Series No 105, Excerpta Medica Foundation, Vol. II, 1802—1808 (1967).
—, u.W. E. ADAM: Die Dosimetrie in der strahlentherapeutischen Praxis. Radiologe 4, 246—255 (1964).
—, u. I. AZUMA: Untersuchungen über die Winkelabhängigkeit von Ionisationskammern. Strahlentherapie 116, 287—296 (1961).
—, u. G. BARTH: Die Bewegungsbestrahlung. Stuttgart: Georg Thieme 1959.
—, u. A. DIMOTSIS: Kurven und Tabellen für die Strahlentherapie. Stuttgart: S. Hirzel 1957.
— K. HECKEL u. C. G. SCHIRREN: Die Größe der Rückstreuung bei verschiedener Tiefe des Streukörpers. Strahlentherapie 94, 161—168 (1954).
—, u. H. L. KELLER: Neue Messungen über den Gewebefaktor bei verschiedenen Strahlenqualitäten und Einzelheiten über seine Berücksichtigung bei der Bestrahlungsplanung. Radiobiol. Radiother. (Berl.) 6, 29—34 (1965).
WAGNER, G.: Vergleichende Dosismessungen langwelliger Röntgenstrahlen in verschiedenen Phantomsubstanzen. Strahlentherapie 100, 291—309 (1956).
WAMBERSIE, A.: La dosimétrie chimique au sulfate ferreux. Ann. Radiol. 7, 247—248 (1964).
WEISS, J., and W. BERNSTEIN: Energy required to produce one ion pair in several noble gases. Phys. Rev. 103, 1253 (1956).
WETTERER, J.: Handbuch der Röntgentherapie, 2. Aufl., Bd. I. Leipzig: O. Nemnich 1913/14.
WHEATLEY, B. M.: A method of dose calculation with applications to moving-field therapy. Brit. J. Radiol. 28, 566—573 (1955).
WHELPTON, D., and B. W. WATSON: A p-n junction photovoltaic dedector for use in radiotherapy. Phys. in Med. Biol. 8, 33—42 (1963).
WHYTE, G. N.: Principles of radiation dosimetry. London: Wiley 1959.
WICHMANN, H.: Zur Frage der Phantommessung und der Anwendung von Standard-Isodosen bei der Bewegungsbestrahlung. Strahlentherapie 104, 287—294 (1957).

WIDEROE, R.: Integraldosen für 200 kV-Roentgen und für Megavoltstrahlen. Strahlentherapie 110, 1—9 (1959).
WIESNER, L.: The use of polyisobutylene solutions for measuring doses from 10^3 rad up to about 10^{10} rad. Selected topics in radiation dosimetry, p. 361—370. Vienna: Int. Atomic Energy Agency 1961.
WINTZ, H., u. W. RUMP: Die physikalischen und technischen Grundlagen der Röntgenstrahlentherapie. In: Lehrbuch der Strahlentherapie, Bd. IV. Berlin u. Wien: Urban & Schwarzenberg 1929.
—, u. F. WITTENBECK: Klinik der gynäkologischen Röntgentherapie. In: STOEKEL, Handbuch der Gynäkologie, Bd. IV/2. München: J. F. Bergmann 1933/1935.
WOOD, R. G.: The computation of dose distributions in cobalt rotational therapy. Brit. J. Radiol. 35, 482—484 (1962).
WORKELEY, B., J. TOOZE, and R. FRY: Applications of Wheatley's optical integrator. Brit. J. Radiol. 26, 109—110 (1953).
WORTHLEY, B. W., and B. M. WHEATLEY: A generalised method of rapid dosage estimation with particular reference to 200 kV therapy. Brit. J. Radiol. 25, 491—501 (1952).
WÜRTHNER, K.: Tissue-equivalent phantoms in diagnostical and therapeutical radiology. Med.-Markt 12, 458—460 (1964).
YIANNAKOPOULOS, A.: Vergleichende Messungen der relativen Tiefendosen in Phantomen aus verschiedenen Stoffen. Strahlentherapie 100, 477—480 (1956).
YOKOTA, R., S. NAKAJIMA, and E. SA KAI: High sensitivity silver-activated phosphate glass for the simultaneous measurement of thermal neutrons, γ- and/or β-rays. Hlth Phys. 5, 219—224 (1961).
— —, and H. OSAWA: A new excellent dosimeter utilizing silver-activated glass and Toshiba-developed fluorometer has a range of 30 mR to 3,000 R of γ-rays for personnel monitoring. Toshiba Review, Spring 1962.
ZIELER, E.: Ein neuer Röntgenwertmesser. Fortschr. Röntgenstr., Beiheft zu 76, 57—58 (1952).
— Messung der Halbwertschicht bei ölisolierten Röntgenröhren. Z. angew. Physik 4, 293—297 (1952).
— Zur Dosisbestimmung bei der Bewegungsbestrahlung. Strahlentherapie 89, 592—595 (1953).

Namenverzeichnis — Author Index

Die *kursiv* gesetzten Seitenzahlen beziehen sich auf die Literatur

Page numbers in *italics* refer to the bibliography

Sachverzeichnis

(Deutsch-Englisch)

Bei gleicher Schreibweise in beiden Sprachen sind die Stichwörter nur einmal aufgeführt

Subject Index

(English-German)

Where English and German spelling of a word is identical, the German version is omitted